Schulz

**Pathologie der Haustiere
Teil II**

Pathologie der Haustiere

Begründet von K. Nieberle und P. Cohrs
als „Lehrbuch der speziellen pathologischen Anatomie der Haustiere"

Neu bearbeitet von Klaus Dämmrich, Wolfgang Drommer, Harro Köhler,
Claus Messow, Joachim Pohlenz, Leo-Clemens Schulz und Gerhard Trautwein

Herausgegeben von Leo-Clemens Schulz

Teil II: Krankheiten und Syndrome

Gustav Fischer Verlag Jena · 1991

CIP-Titelaufnahme der Deutschen Bibliothek

Nieberle, Karl:
Pathologie der Haustiere / begr. von K. Nieberle und P. Cohrs.
Neu bearb. von Klaus Dämmrich ... Hrsg. von Leo-Clemens
Schulz. — Jena : Fischer.
  Früher u. d. T.: Nieberle, Karl: Lehrbuch der speziellen pathologischen
  Anatomie der Haustiere
  ISBN 3-334-00299-3
NE: Cohrs, Paul:; Dämmrich, Klaus [Bearb.]; Schulz, Leo-Clemens
  [Hrsg.]

Teil 2. Krankheiten und Syndrome. — 1. Aufl. — 1991. —
  ISBN 3-334-00320-5

Pathologie der Haustiere / begr. von K. Nieberle u.
P. Cohrs. Neu bearb. von Klaus Dämmrich ... Hrsg.
von Leo-Clemens Schulz. — Jena : Gustav Fischer Verl.
Früher u. d. T.: Lehrbuch der speziellen pathologischen
Anatomie der Haustiere

Teil 2. Krankheiten und Syndrome. — 1. Aufl. — 1991. —
  332 S.

1. Auflage
Alle Rechte vorbehalten
© Gustav Fischer Verlag Jena, 1991
LSV 2974
Lektor Dr. Dr. Roland Itterheim
Printed in Germany
Satz und Druck: Interdruck GmbH Leipzig
Bestellnummer 534 739 0

Inhaltsverzeichnis (Teil II)

18.	Pferd (W. Drommer)	11
18.1.	Virusbedingte Krankheiten	11
18.1.1.	Tollwut	11
18.1.2.	Aujeszkysche Krankheit	12
18.1.3.	Infektiöse Anämie der Einhufer	12
18.1.4.	Bornasche Krankheit	13
18.1.5.	Afrikanische Pferdepest	14
18.1.6.	Pferdepocken	15
18.1.7.	Equine Influenza	15
18.1.8.	Arteriitis equorum	16
18.1.9.	Rhinopneumonitis	16
18.1.10.	Enzephalomyelitis	17
18.1.11.	Papillomatose	18
18.2.	Durch Bakterien und Pilze bedingte Krankheiten	18
18.2.1.	Milzbrand (Anthrax)	18
18.2.2.	Rotz (Malleus)	19
18.2.3.	Kontagiöse equine Metritis	20
18.2.4.	Listeriose	21
18.2.5.	Salmonellosen	21
18.2.6.	Leptospirose	22
18.2.7.	Druse	23
18.2.8.	Fohlenlähme	23
18.2.8.1.	Frühlähme	23
18.2.8.2.	Spätlähme	24
18.2.9.	Tetanus (Starrkrampf)	24
18.2.10.	Tuberkulose	25
18.2.11.	Botryomykose	26
18.2.12.	Ehrlichia-Infektion	26
18.2.13.	Pararauschbrand (Malignes Ödem)	27
18.2.14.	Lymphangiitis epizootica	27
18.3.	Parasitär bedingte Krankheiten	28
18.3.1.	Räude	28
18.3.2.	Habronematose	29
18.3.3.	Strongylidose	30
18.3.4.	Strongyloidose	31
18.3.5.	Piroplasmose	31
18.3.6.	Beschälseuche	32
18.3.7.	Sonstige parasitäre Erkrankungen	33
18.4.	Sonstige Krankheiten	33
18.4.1.	Leukose	33
18.4.2.	Colitis X	34
18.4.3.	Chronisch-obstruktive Lungenerkrankung (COPD)	35
18.4.4.	Vergiftungen	35
18.4.4.1.	Taxus-Vergiftung	35
18.4.4.2.	Goldregen-Vergiftung	36
18.4.4.3.	Kreuzkraut-Vergiftung	36
18.4.4.4.	Phosphorsäureester-Vergiftung	36
18.4.5.	Belastungsinduziertes Lungenbluten	37
18.4.6.	Hyperlipämie der Ponies	37
18.4.7.	Pemphigus vulgaris	38
19.	Wiederkäuer (J. Pohlenz)	39
19.1.	Virusbedingte Krankheiten	39
19.1.1.	Adenovirusenteritis	39
19.1.2.	Coronavirusenteritis	39
19.1.3.	Rotavirusenteritis	40
19.1.4.	Calicivirusenteritis	41
19.1.5.	Astrovirusinfektion	41
19.1.6.	Bredavirusinfektion	41
19.1.7.	Togavirusinfektion	42
19.1.7.1.	Empfängliche (seronegative), immunkompetente, nichttragende Rinder	42
19.1.7.2.	Empfängliche (seronegative), tragende Tiere	43
19.1.7.3.	Mucosal disease	43
19.1.7.4.	Infektion des Feten und Abort	43
19.1.7.5.	Border disease	44
19.1.8.	Rinderpest	45
19.1.9.	Bösartiges Katarrhalfieber	46
19.1.10.	Infektiöse bovine Rhinotracheitis	46
19.1.11.	Caprine Herpesvirusinfektion	48
19.1.12.	Bluetongue	48
19.1.13.	Lippengrind	49
19.1.14.	Vesikuläre Stomatitis	50
19.1.15.	Papulöse Stomatitis	51
19.1.16.	Papillomatose	51
19.1.17.	Maul- und Klauenseuche	52
19.1.18.	Enzootische Rinderleukose	53
19.1.19.	Aujeszkysche Krankheit	54
19.1.20.	Bornasche Krankheit	55
19.1.21.	Traberkrankheit	56
19.1.22.	Louping Ill	57
19.1.23.	Akabanevirus-Infektion	57
19.1.24.	Chlamydienabort	57
19.1.25.	Enzootischer Abort beim Rind	58

19.1.26.	Rindergrippe-Komplex und Pneumonien beim Rind	58		19.4.5.	Lungenwurmbefall	84
				19.4.6.	Kriebelmückenbefall	85
19.1.27.	Pneumonien bei Schaf und Ziege	62		19.4.7.	Parasitär bedingte Aborte	85
19.1.27.1.	Atypische Pneumonie	62		19.4.7.1.	Trichomoniasis	86
19.1.27.2.	Progressive Pneumonie	63		19.4.7.2.	Toxoplasmose	86
19.1.27.3.	Lungenadenomatose	63		19.4.7.3.	Sarkosporidiose	86
19.2.	Bakterielle Infektionen	64		19.5.	Intoxikationen	86
19.2.1.	Clostridienenterotoxämie	64		19.5.1.	Bleivergiftung	86
19.2.1.1.	Clostridium perfringens Typ A	64		19.5.2.	Kupfervergiftung	87
19.2.1.2.	Clostridium perfringens Typ B	64		19.5.3.	Selenvergiftung	88
19.2.1.3.	Clostridium perfringens Typ C	65		19.5.4.	Fluorvergiftung (Fluorose)	89
19.2.1.4.	Clostridium perfringens Typ D	65		19.5.5.	Quecksilbervergiftung	89
19.2.1.5.	Clostridium perfringens Typ E	66		19.5.6.	Eibenvergiftung	90
19.2.2.	Clostridium-septicum-Infektionen	66		19.5.7.	Adlerfarnvergiftung	90
19.2.2.1.	Bradsot	66		19.5.8.	Pyrrolizidinalkaloid-Vergiftung	91
19.2.2.2.	Malignes Ödem	66		19.5.9.	Aflatoxikose	91
19.2.2.3.	Mastitis	67		19.5.10.	Nitrat/Nitrit-Vergiftung	91
19.2.3.	Rauschbrand	67		19.5.11.	Paraquatvergiftung (Dipyridylvergiftung)	92
19.2.4.	Tetanus	67				
19.2.5.	Botulismus	68		19.5.12.	Organophosphat- und Carbamatvergiftungen	92
19.2.6.	Bazilläre Hämoglobinurie	68				
19.2.7.	Milzbrand	69		19.5.13.	Vergiftungen mit chlorierten Kohlenwasserstoffen	93
19.2.8.	Salmonellose	69				
19.2.8.1.	Salmonellose beim Kalb	69		19.5.14.	Monensinvergiftung	93
19.2.8.2.	Salmonellose bei älteren Rindern und erwachsenen Tieren	70		19.5.15.	Furazolidonvergiftung	93
				19.6.	Mangelkrankheiten	94
19.2.8.3.	Salmonellose beim Schaf	70		19.6.1.	Zerebrokortikalnekrose	94
19.2.8.4.	Aborte	70		19.6.2.	Weißmuskelkrankheit	95
19.2.9.	Escherichia-coli-Infektionen	71		19.7.	Stoffwechselstörungen	96
19.2.9.1.	Kolienterotoxämie	71		19.7.1.	Kalzinose	96
19.2.9.2.	Dickdarminfektionen	71		19.7.2.	Urolithiasis	96
19.2.9.3.	Koliseptikämie	71		19.8.	Ergänzungen	97
19.2.9.4.	Kolimastitis	71		19.8.1.	Blitzschlag — Stromtod	97
19.2.10.	Haemophilus-somnus-Infektion	72		19.8.2.	Cancer Eye	98
19.2.11.	Listeriose	73				
19.2.12.	Leptospirose	74		20.	Schwein (L.-Cl. Schulz)	99
19.2.13.	Nekrobazillose	75		20.1.	Virusbedingte Krankheiten	99
19.2.14.	Paratuberkulose	76		20.1.1.	Transmissible Gastroenteritis (TGE)	99
19.2.15.	Tuberkulose	77		20.1.2.	Epizootische Virusdiarrhoe (EVD)	99
19.2.16.	Pasteurellose	77		20.1.3.	Erbrechen und Kümmern der Saugferkel	100
19.2.17.	Campylobacter-Infektionen	78				
19.2.18.	Brucellose	79		20.1.3.1.	Vomiting and wasting disease	100
19.2.19.	Corynebakterien-Infektionen	80		20.1.3.2.	Ontario-Enzephalitis	100
19.2.20.	Q-Fieber	80		20.1.4.	Adenovirusinfektionen	100
19.3.	Mykosen	80		20.1.5.	Calcivirus- und Astrovirusinfektionen	100
19.3.1.	Mucormykose	80				
19.3.2.	Aspergillose	81		20.1.6.	Rotavirusinfektionen	100
19.3.3.	Dermatomykosen	81		20.1.7.	Europäische Schweinepest	101
19.3.4.	Mykotischer Abort	81		20.1.8.	Afrikanische Schweinepest	102
19.4.	Parasitäre Krankheiten	82		20.1.9.	Aujeszkysche Krankheit	102
19.4.1.	Kokzidiose	82		20.1.10.	Teschen-Talfan-Infektion	103
19.4.2.	Kryptosporidiose	82		20.1.11.	Tollwut (Rabies)	104
19.4.3.	Fasziolose	83		20.1.12.	Enzephalomyokarditis (EMC)	105
19.4.4.	Trichostrongyliden-Befall	83		20.1.13.	Schweineinfluenza	105
19.4.4.1.	Hämonchose	83		20.1.14.	Einschlußkörperchenrhinitis	105
19.4.4.2.	Ostertagiose	84		20.1.15.	Maul- und Klauenseuche	106
19.4.4.3.	Trichostrongylose	84		20.1.16.	Bläschenkrankheit	107
19.4.4.4.	Cooperia- und Nematodirus-Befall	84		20.1.17.	Vesikuläres Exanthem	107

Inhaltsverzeichnis 7

20.1.18.	Vesikuläre Stomatitis	107
20.1.19.	Pocken	108
20.1.20.	Leukose	108
20.1.21.	SMEDI-Syndrom	108
20.2.	Durch Bakterien und Pilze bedingte Krankheiten	109
20.2.1.	Salmonellose	109
20.2.2.	Intestinaler Adenomatose-Komplex	110
20.2.3.	Koliruhr	111
20.2.4.	Kolienterotoxämie	112
20.2.5.	Dysenterie	112
20.2.6.	Leptospirose	113
20.2.7.	Eitrig-hämorrhagische Blasen- und Nierenentzündung	114
20.2.8.	Mastitis-Metritis-Agalaktie-Syndrom	114
20.2.9.	Staphylococcus-hyicus-Infektion	114
20.2.10.	Pemphigoid der Neugeborenen	115
20.2.11.	Streptokokkose	115
20.2.12.	Otitis media et interna	116
20.2.13.	Multiple Abszesse (sog. Pyobazillose)	116
20.2.14.	Pasteurellose	117
20.2.15.	Bordetella-bronchiseptica-Pneumonie	117
20.2.16.	Rhinitis atrophicans (Schnüffelkrankheit)	118
20.2.17.	Glässersche Krankheit	118
20.218.	Haemophilus-Pleuropneumonie	119
20.2.19.	Rotlauf	119
20.2.20.	Listeriose	120
20.2.21.	Brucellose	120
20.2.22.	Tuberkulose	121
20.2.23.	Milzbrand (Anthrax)	122
20.2.24.	Pararauschbrand	122
20.2.25.	Clostridium-perfringens-Typ-C-Infektion	123
20.2.26.	Tetanus	123
20.2.27.	Seltene Clostridiosen	123
20.2.28.	Aktinomykose	124
20.2.29.	Mykoplasmenpolyserositis	124
20.2.30.	Enzootische Pneumonie	124
20.2.31.	Dermatomykosen	125
20.3.	Parasitäre Krankheiten	125
20.3.1.	Eperythrozoonose	125
20.3.2.	Kryptosporidiose	126
20.3.3.	Lungenwurmbefall	126
20.3.4.	Sarkoptesräude	126
20.3.5.	Parasiten des Darmes	126
20.3.5.1.	Askaridose	126
20.3.5.2.	Balantidiose	127
20.3.5.3.	Hyostrongylose	127
20.3.5.4.	Kokzidiose	127
20.3.5.5.	Oesophagostomose	127
20.3.5.6.	Strongyloidose	127
20.3.5.7.	Trichurose	127
20.4.	Intoxikationskrankheiten	127
20.4.1.	Kupfervergiftung	127
20.4.2.	Arsanilsäurevergiftung	128
20.4.3.	Quecksilbervergiftung	128
20.4.4.	Todesfälle nach parenteraler Eisenapplikation	128
20.4.5.	Cumarinvergiftung	129
20.4.6.	Vergiftung mit organischen Phosphorsäureestern	129
20.4.7.	Kochsalzvergiftung	129
20.4.8.	Nitrat-Nitrit-Vergiftung	130
20.4.9.	Kohlenmonoxidvergiftung	130
20.4.10.	Vergiftungen mit Güllegas, CO_2, H_2S, NH_3, CH_4	130
20.4.11.	Aflatoxin-Intoxikation	130
10.4.12.	Mykotoxische Nephropathie	131
20.4.13.	Mykotoxikose durch Fusarium-Arten	131
20.4.14.	Ergotinvergiftung	131
20.4.15.	Ricinvergiftung	132
20.4.16.	Parakeratose	132
20.4.17.	Enterohämorrhagisches Syndrom	132
20.5.	Mangelkrankheiten	133
20.5.1.	Vitamin-E-Mangel	133
20.5.2.	Selenmangel	133
20.5.3.	Maulbeerherzkrankheit	133
20.5.4.	Toxische Leberdystrophie (Hepatosis diaetetica)	134
20.5.5.	Eisenmangelanämie	134
20.5.6.	Pantothensäuremangel	134
20.5.7.	Thiaminmangel	134
20.5.8.	Biotinmangel	135
20.5.9.	Nicotinsäuremangel	135
20.5.10.	Vitamin-A-Mangel	135
20.5.11.	Riboflavinmangel	135
20.6.	Stoffwechselkrankheiten, genetisch oder immunregulatorisch bedingte Krankheiten	136
20.6.1.	Myopathien	136
20.6.1.1.	Belastungsmyopathie	136
20.6.1.2.	Akute Rückenmuskelnekrose	136
20.6.1.3.	Atrophie der kaudalen Oberschenkelmuskulatur	136
20.6.1.4.	Grätschen der Saugferkel	136
20.6.1.5.	Alimentäre Myopathie	137
20.6.2.	Hitzschlag	137
20.6.3.	Magenulkus	137
20.6.3.1.	Multiple Ulzera in der Drüsenschleimhaut	137
20.6.3.2.	Ulkus der Pars oesophagica	137
20.6.4.	Zitterkrankheit	138
20.6.5.	Haarlosigkeit (Hypotrichie)	138
20.6.6.	Dermatosis vegetans	138
20.6.7.	Pityriasis rosea	139
20.6.8.	Epitheliogenesis imperfecta	139
20.6.9.	Isohämolytische Anämie	139
20.6.10.	Thrombozytopenische Purpura	139
20.6.11.	Idiopathischer Herztod	140
20.6.12.	Myxödem	140
20.6.13.	Hypoglykämie und Hypothermie der Saugferkel	140

20.6.14.	Porphyrie	141		21.3.3.	Toxoplasmose	162
20.6.15.	Atresia ani	141		21.3.4.	Parasitosen des Darmes bei Hunden und Katzen	162
20.7.	Leitsymptome	141		21.3.5.	Parasitosen der Haut bei Hunden und Katzen	163
20.7.1.	Hämorrhagische Diathese	141				
20.7.2.	Anämie	141				
20.7.3.	Zyanose	141		21.4.	Vergiftungen	164
20.7.4.	Ödembereitschaft	141		21.4.1.	Thalliumvergiftung	164
20.7.5.	Aszites	142		21.4.2.	Dicumarol-(Warfarin-)Vergiftung	165
20.7.6.	Plötzlicher Tod	142		21.4.3.	Alpha-Naphthylthioharnstoff-(ANTU-)Vergiftung	165
20.7.7.	Ikterus	142				
20.7.8.	Aborte	142		21.4.4.	Vergiftungen mit organischen Phosphorsäureestern (Alkylphosphate)	165
20.7.9.	Totgeburten	142				
20.7.10.	Mumifizierte Früchte	142		21.4.5.	Vergiftungen mit chlorierten Kohlenwasserstoffen	166
20.7.11.	Osteopathien	142				
21.	**Hund und Katze** (K.Dämmrich)	143		21.4.6.	Metaldehydvergiftung	166
				21.4.7.	Kohlenmonoxidvergiftung	166
21.1.	Virusbedingte Krankheiten	143		21.4.8.	Ethylenglycolvergiftung	166
21.1.1.	Parvovirose der Hunde	143		21.4.9.	Aflatoxikose	167
21.1.2.	Infektiöse Enteritis der Katzen	144		21.5.	Mangelkrankheiten	167
21.1.3.	Hepatitis contagiosa canis	144		21.5.1.	Vitamin-E-Mangel bei Katzen	167
21.1.4.	Aujeszkysche Krankheit bei Hunden und Katzen	145		21.5.2.	Thiaminmangel bei Hunden und Katzen	167
21.1.5.	Herpesvirus-Infektion bei Hunden	146				
21.1.6.	Staupe der Hunde	146		21.6.	Stoffwechselkrankheiten, genetisch oder immunregulatorisch bedingte Krankheiten	168
21.1.7.	Tollwut bei Hunden und Katzen	147				
21.1.8.	Rota- und Coronavirus-Infektionen bei Hundewelpen	148		21.6.1.	Chronische Hypervitaminose A bei Katzen	168
21.1.9.	Feline Infektiöse Peritonitis	149				
21.1.10.	Infektionen mit dem Felinen Leukämie-Virus	149		21.6.2.	Chronische Hypervitaminose D	168
				21.6.3.	Cushing-Syndrom	168
21.1.11.	Zwingerhusten der Hunde	150		21.6.4.	Hyperparathyreoidismus bei Hunden und Katzen	169
21.1.12.	Schnupfenkomplex der Katzen	151				
21.2.	Durch Bakterien und Pilze bedingte Krankheiten	152		21.6.5.	Diabetes mellitus	169
				21.6.6.	Hyperöstrogenismus	170
21.2.1.	Leptospirose bei Hunden	152		21.6.7.	Maldigestions- und Malabsorptionssyndrome	170
21.2.2.	Brucellose bei Hunden	152				
21.2.3.	Tularämie bei Hunden und Katzen	153		21.7.	Leitsymptome	171
21.2.4.	Salmonellose bei Hunden und Katzen	153		21.7.1.	Adipositas (Obesitas)	171
				21.7.2.	Allgemeine Anämie	172
21.2.5.	Akute bakteriell bedingte Enteritis	154		21.7.3.	Ikterus	172
21.2.6.	Pseudotuberkulose der Katzen	154		21.7.4.	Haarausfall, Haararmut, Haarlosigkeit	173
21.2.7.	Listeriose bei Hunden und Katzen	155				
21.2.8.	Milzbrand (Anthrax)	155		21.7.5.	Urämie	173
21.2.9.	Infektionen mit Gasbranderregern bei Hunden und Katzen	155		21.7.6.	Zwergwuchs	174
21.2.10.	Tetanus bei Hunden und Katzen	156		22.	**Pelztiere** (G.Trautwein)	175
21.2.11.	Botulismus bei Fleischfressern	156		22.1.	Virusbedingte Krankheiten	175
21.2.12.	Tuberkulose bei Hunden und Katzen	157		22.1.1.	Virusenteritis der Nerze	175
				22.1.2.	Aleutenkrankheit der Nerze	175
21.2.13.	Nocardiose bei Hunden und Katzen	157		22.1.3.	Staupe	176
21.2.14.	Ehrlichiose der Hunde	158		22.1.4.	Aujeszkysche Krankheit	177
21.2.15.	Neorickettsiose der Hunde	158		22.1.5.	Tollwut	177
21.2.16.	Hämobartonellose der Katzen	159		22.1.6.	Infektiöse Enzephalopathie der Nerze	178
21.2.17.	Dermatomykosen	159				
21.2.18.	Systemmykosen	160		22.2.	Bakteriell bedingte Krankheiten	178
21.3.	Parasitäre Krankheiten	161		22.2.1.	Streptokokkeninfektionen	178
21.3.1.	Leishmaniose der Hunde	161		22.2.2.	Infektionen mit Pseudomonas aeruginosa	179
21.3.2.	Babesiose der Hunde	161				

Inhaltsverzeichnis

22.2.3.	Salmonellose	179
22.2.4.	Infektionen mit E. coli	179
22.2.5.	Klebsiella-Infektionen	180
22.2.6.	Pasteurellose	180
22.2.7.	Tularämie	180
22.2.8.	Milzbrand (Anthrax)	180
22.2.9.	Botulismus	181
22.2.10.	Malignes Ödem (Gasödem)	181
22.2.11.	Tuberkulose	191
22.2.12.	Nocardiose	182
22.2.13.	Seltene bakterielle Infektionen	182
22.3.	Parasitäre Krankheiten	182
22.3.1.	Toxoplasmose	182
22.3.2.	Verminöse Pneumonie	182
22.3.3.	Kokzidiose	183
22.4.	Vergiftungen	183
22.4.1.	Vergiftungen mit anorganischen Substanzen	183
22.4.1.1.	Bleivergiftung	183
22.4.1.2.	Zinkvergiftung	183
22.4.1.3.	Phosphorvergiftung	183
22.4.1.4.	Kochsalzvergiftung	183
22.4.2.	Vergiftungen mit organischen Verbindungen	183
22.4.2.1.	Insektizide	183
22.4.2.2.	Rodentizide	184
22.4.2.3.	Holzschutzmittel	184
22.4.3.	Arzneimittelvergiftungen	184
22.4.4.	Vergiftungen durch Pflanzen und verdorbene Futtermittel	184
22.4.4.1.	Giftpflanzen	184
22.4.4.2.	Verdorbene Futtermittel	184
22.4.4.3.	Fischmehlvergiftung	184
22.4.4.4.	Aflatoxikose	185
22.5.	Mangelkrankheiten	185
22.5.1.	Vitamin-A-Mangel	185
22.5.2.	Vitamin-B_1-Mangel	185
22.5.3.	Vitamin-B_2-Mangel	185
22.5.4.	Vitamin-B_6-Mangel	186
22.5.5.	Folsäuremangel	186
22.5.6.	Biotinmangel	186
22.5.7.	Vitamin-D-Mangel (Rachitis)	186
22.5.8.	Vitamin-E-Mangel	186
22.6.	Störungen der Reproduktion	187
22.6.1.	Störungen während der Trächtigkeit	187
22.6.2.	Verluste während der Peripartalperiode	187
22.6.3.	Verluste in den ersten vier Lebenstagen	187
22.6.4.	Verluste bei älteren Welpen	187
23.	**Kaninchen** (C.Messow)	188
23.1.	Virusbedingte Krankheiten	188
23.1.1.	Aujeszkysche Krankheit	188
23.1.2.	Bornasche Krankheit	188
23.1.3.	Fibromatose	189
23.1.4.	Herpesvirus-III-Infektion	189
23.1.5.	Lymphosarkomatose	189
23.1.6.	Myxomatose	190
23.1.7.	Papillomatose	190
23.1.8.	Pocken	191
23.1.9.	Stomatitis vesiculosa	191
23.1.10.	Tollwut	192
23.1.11.	Infektiöse Keratokonjunktivitis	192
23.2.	Bakteriell bedingte Krankheiten	192
23.2.1.	Aktinobazillose	192
23.2.2.	Ansteckender Schnupfen	192
23.2.3.	Bordetellose	193
23.2.4.	Clostridiose	194
23.2.5.	Koliinfektionen	194
23.2.6.	Diplokokkeninfektionen	195
23.2.7.	Infektiöse Enteritiden (Dysenterie-Komplex)	195
23.2.7.1.	Kaninchendysenterie	195
23.2.7.2.	Mukoide Enteritis	195
23.2.7.3.	Diphtheroide Darmentzündung	196
23.2.8.	Listeriose	196
23.2.9.	Malleomyces-Infektionen	197
23.2.10.	Nekrobazillose	197
23.2.11.	Pasteurellose	197
23.2.12.	Pseudomonas-Infektionen	198
23.2.13.	Salmonellose	199
23.2.14.	Spirochätose	199
23.2.15.	Staphylokokkose	200
23.2.16.	Streptokokkeninfektionen	200
23.2.17.	Tuberkulose	201
23.2.18.	Tularämie	201
23.2.19.	Tyzzersche Krankheit	202
23.2.20.	Yersiniose	202
23.3.	Mykosen	203
23.3.1.	Aspergillose	203
23.3.2.	Trichophytie	203
23.3.3.	Favus	204
23.4.	Parasitäre Krankheiten	204
23.4.1.	Protozoen	204
23.4.1.1.	Kokzidiose	204
23.4.1.2.	Mikrosporidiose	205
23.4.1.3.	Toxoplasmose	206
23.4.2.	Helminthen	206
23.4.2.1.	Nematoden	206
23.4.2.2.	Cestoden	207
23.4.2.3.	Trematoden	207
23.4.2.4.	Akanthozephalen	208
23.4.3.	Milben	208
23.4.3.1.	Räudemilben	208
23.4.3.2.	Raubmilben	209
23.4.3.3.	Haarbalgmilben	209
23.4.3.4.	Grasmilben	209
23.4.4.	Zecken	210
23.4.5.	Flöhe und Läuse	210
23.4.6.	Myiasis	210
24.	**Vögel** (H.Köhler)	211
24.1.	Virusbedingte Krankheiten	211
24.1.1.	Aviäre Enzephalomyelitis	211
24.1.2.	Virushepatitis der Enten	212

24.1.3.	Virushepatitis der Puten	213		24.2.13.	Yersiniose	257
24.1.4.	Tollwut	213		24.2.14.	Pasteurella-gallinarum-Infektion	257
24.1.5.	Ansteckende Bursakrankheit	214		24.2.15.	Geflügelcholera	258
24.1.6.	Virus-Arthritis des Huhnes	214		24.2.16.	Pasteurella-haemolytica-Infektion	259
24.1.7.	Infektiöse Myokarditis der Gössel	215		24.2.17.	Pasteurella-anatipestifer-Infektion	260
24.1.8.	Amerikanische Pferdeenzephalomyelitis	216		24.2.18.	Streptobazillose	260
				24.2.19.	Rotlauf	261
24.1.9.	Meningoenzephalitis der Puten	217		24.2.20.	Listeriose	262
24.1.10.	Influenza-A-Infektion	217		24.2.21.	Milzbrand	263
24.1.11.	Virus-N-Infektion des Huhnes	220		24.2.22.	Botulismus	263
24.1.12.	Newcastle-Krankheit	220		24.2.23.	Nekrotisierende Enteritis	264
24.1.13.	Parainfluenza-2-Virus-Infektion	222		24.2.24.	Ulzerative Enteritis	264
24.1.14.	Yucaipa-Virus-Infektion	222		24.2.25.	Geflügeltuberkulose	265
24.1.15.	Infektiöse Bronchitis	222		24.2.26.	Psittakose/Ornithose	266
24.1.16.	Infektiöse Enteritis der Puten	224		24.2.27.	Mycoplasma-gallisepticum-Infektion	268
24.1.17.	Geflügelleukose (Hämoblastosen)	225		24.2.28.	Infektiöse Synovitis	270
24.1.17.1.	Lymphomatose	226		24.2.29.	Mycoplasma-meleagridis-Infektion	271
24.1.17.2.	Myelose	227		24.3.	Ätiologisch ungeklärte Krankheiten	272
24.1.17.3.	Myelozytomatose	228		24.3.1.	Blauflügelkrankheit (Blue wing disease)	272
24.1.17.4.	Monozytenleukose	228				
24.1.17.5.	Osteopetrose	229		24.3.2.	Aszites-Syndrom	273
24.1.17.6.	Erythroleukose	229				
24.1.17.7.	Leukosen-assoziierte Geschwulstform	230		**25.**	**Voraussetzungen zur Sicherung der postmortalen Diagnose (L.-Cl.Schulz)**	**274**
24.1.17.8.	Retikuloendotheliose	230				
24.1.17.9.	Lymphoproliferative Krankheit der Puten	232		25.1.	Diagnose, Wahrscheinlichkeits- und Differentialdiagnose	274
24.1.17.10.	Lymphoproliferative Krankheit der Wachteln	232		25.2.	Bedeutung von Befund und Diagnose im forensischen Gutachten	276
24.1.18.	Infektiöse Hepatitis der Gössel	232				
24.1.19.	Wachtelbronchitis	233		25.3.	Todeszeitbestimmung	277
24.1.20.	Einschlußkörper-Hepatitis des Huhnes	234		25.4.	Materialentnahme für ergänzende Untersuchungen	278
24.1.21.	Hämorrhagische Enteritis der Puten	234		25.4.1.	Bestimmungen an Körperflüssigkeiten	278
24.1.22.	Marmormilz-Krankheit der Fasanen	235				
24.1.23.	Egg-Drop-Syndrom	235		25.4.2.	Materialentnahme für histologische Untersuchungen	278
24.1.24.	Infektiöse Laryngotracheitis	236				
24.1.25.	Entenpest	237		25.4.3.	Materialentnahme für bakteriologische Untersuchungen	280
24.1.26.	Pachecosche Krankheit	237				
24.1.27.	Herpesvirusinfektion der Tauben	238		25.4.4.	Materialentnahme für virologische Untersuchungen	280
24.1.28.	Mareksche Krankheit	238				
24.1.29.	Pockendiphtheroid	240		25.4.5.	Materialentnahme für parasitologische Untersuchungen	280
24.1.30.	Infektiöses Malabsorptionssyndrom	242				
24.1.31.	Infektiöse Anämie der Küken	244		25.4.6.	Materialentnahme für toxikologische Untersuchungen	280
24.1.32.	Puten-Rhinotracheitis	245				
				25.4.7.	Futtermittelanalyse	281
24.2.	Bakteriell bedingte Krankheiten	245		25.5.	Diagnostische Tötung	281
24.2.1.	Geflügelspirochätose	245		25.5.1.	Explosivgeschoß und Bolzenschußapparat	281
24.2.2.	Infektiöse Campylobacter-Infektion	246				
24.2.3.	Staphylokokken-Infektion	247		25.5.2.	Chloroformnarkose mit anschließender Entblutung	281
24.2.4.	Streptokokken-Infektion	248				
24.2.5.	Pseudomonas-Infektion	249		25.5.3.	Injektion von Narkotika	282
24.2.6.	Brucellose	249		25.5.4.	Intrakardiale Injektionen	282
24.2.7.	Bordetellose	250		25.5.5.	Perfusionstechnik am Ganzkörper	282
24.2.8.	Pullorumkrankheit	250		25.5.6.	Instillationstechnik an Organen	283
24.2.9.	Paratyphoid	252				
24.2.10.	Salmonella-arizonae-Infektion	253		**Lehr- und Handbücher (für Teil I und Teil II)**		**284**
24.2.11.	Koliseptikämie	254				
24.2.12.	Koligranulomatose	256		**Sachregister**		**286**

18. Pferd

W. Drommer

18.1. Virusbedingte Krankheiten

18.1.1. Tollwut

Bei der Tollwut (Rabies, Lyssa) handelt es sich um eine Infektionskrankheit, die vornehmlich Säugetiere und den Menschen befällt. Die Tollwut ist weltweit verbreitet, lediglich Gebiete mit insularer Lage (z. B. Großbritannien, Irland, Japan, Australien, Malta, Zypern) sowie Schweden, Finnland und Norwegen und die Iberische Halbinsel sind bisher weitgehend verschont geblieben.

Ätiologie: Familie *Rhabdoviridae; Genus Lyssavirus* (mehrere Serotypen) das Tollwutvirus tritt unter natürlichen Bedingungen als *Straßenvirus, Waldvirus* und *Fledermausvirus* auf. Das Virus wird u. a. mit dem Speichel, der hochkontagiös ist, aber auch durch Urin, Kot, Milch, Blut und Trachealschleim ausgeschieden. Die Infektion erfolgt i. d. R. durch Biß. Eine orale bzw. aerogene Infektion ist besonders in Höhlen Südamerikas möglich (Fledermaus-Tollwut). Desweiteren kann es zur Infektion kommen, wenn infizierter Speichel mit Wunden in Kontakt kommt. Beim Pferd wird die Tollwut meist durch tollwütige Karnivoren (urbane Tollwut) übertragen. Das Virus wandert zentripetal über die peripheren Nerven zu den Spinalganglien und gelangt dann nach Vermehrung über Dendriten und Neuriten von Ganglienzelle zu Ganglienzelle ins Gehirn. Danach erfolgen wiederum eine Vermehrung und zentrifugale Ausbreitung über die peripheren Nerven. In Speicheldrüse, Korneaepithel und braunem Fettgewebe findet eine zusätzliche Virusvermehrung statt. *Inkubationszeit:* 3 Wochen bis 3 Monate.

Anamnese: Juckreiz an der Bißstelle (z. B. Lippe, Nasenflügel, Vorderextremität), Fieber, erhöhte Erregbarkeit, verstärkte Aggressivität, besonders gegenüber Hunden, dummkollerartiges Benehmen; Lähmungserscheinungen, die mit Schlingstörungen beginnen, sich in heiserem Wiehern und Nystagmus fortsetzen und später zu schwankendem Gang, besonders der Hinterextremitäten, führen. Im Endstadium können die Tiere meist nicht mehr aufstehen oder stürzen plötzlich zusammen. *Makroskopisch* sind keine charakteristischen Befunde zu erheben. Vereinzelt werden Fremdkörper (Steine, Holz, Metallteile) im Magen gefunden. *Mikroskopisch* zeigt sich im ZNS von Tier zu Tier ein wechselndes Bild, da die entzündliche Reaktion (lympho-plasmazelluläre perivaskuläre Infiltrate) recht unterschiedlich ist. Besonders im Ammonshorn, Kleinhirn und Hippocampus besteht eine Polioenzephalitis. Im Zytoplasma der Nervenzellen lassen sich Negrische Körperchen nachweisen. Je nach Anzahl der untergehenden Nervenzellen bilden sich reagible Gliaknötchen (Babessche Wutknötchen).

Differentialdiagnose: Bleivergiftung, Botulismus, Tetanus, Listeriose, verschiedene Formen der Pferdeenzephalomyelitis, Bornasche Krankheit, Aujeszkysche Krankheit, Dummkoller, Bissig- und Bösartigkeit.

Ergänzende Untersuchungen: Korneatest (Virusantigennachweis), Immunfluoreszenz, Virusnachweis mit Hilfe des Mäuseinokulationstestes.

Literatur

Joyce, J. R., and L. H. Russell (1981): Clinical signs of rabies in horses. Comp. Cont. Ed. 3, 56.

Martin, M. L., and P. A. Sedmak (1983): Rabies, Part I. Epidemiology, pathogenesis and diagnosis. Comp. Cont. Ed. Prac. Vet. 5, 521.

18.1.2. Aujeszkysche Krankheit

Die Aujeszkysche Krankheit (Pseudowut, infektiöse Bulbärparalyse) kommt beim Pferd selten vor. Im akuten Krankheitsverlauf zeigen die Pferde zentralnervöse Erscheinungen mit mittel- bis hochgradigem Juckreiz.

Ätiologie: porcines Herpesvirus Typ 1. Nach Aufnahme virushaltigen Futters gelangt der Erreger auf neurogenem Wege u. a. über die Äste des Nervus trigeminus und N. glossopharyngeus, seltener über vegetative Bahnen des Digestionsapparates, in das Gehirn. Im Verlauf der Ausbreitung des Virus kommt es zur Nekrose von Nervenzellen und Neurogliazellen. Es entwickelt sich eine Hirnstammenzephalitis mit Ganglioneuritis der Hirnnerven. Es kommt zu motorischen Ausfallserscheinungen (Bulbärparalyse), Hyperästhesien und extremem Juckreiz im Kopf-Hals-Bereich. *Inkubationszeit:* 2—8 Tage.

Anamnese: Das klinische Bild ist gekennzeichnet durch Fieber, Unruhe, Freßunlust und teilweise hochgradigen Juckreiz sowie bisweilen gesteigerte Reflexerregbarkeit. In klinisch ausgeprägten Fällen führt die Erkrankung innerhalb von drei Tagen zum Tode. *Makroskopisch* sind i. d. R. keine charakteristischen Befunde zu erheben. *Mikroskopisch* zeigt sich eine Meningoencephalitis non purulenta. Vereinzelt können jedoch, wie auch bei anderen Herpesvirusinfektionen, neutrophile Granulozyten im perivaskulären Bereich auftreten. Weiterhin sind Gliaknötchen sowie Nerven- und Gliazelldegenerationen bzw. -nekrosen mit oder ohne eosinophile Kerneinschlußkörperchen vom Typ Cowdry A festzustellen.

Differentialdiagnose: Herpes-equi-1-Infektion (Rhinopneumonitis), Bornasche Erkrankung, Tollwut, Tetanus, Intoxikationen.

Ergänzende Untersuchungen: immunfluoreszenzmikroskopische Untersuchung (Virusantigennachweis), Antikörpernachweis (Neutralisationstest, ELISA-Test).

Literatur

Bergmann, V., und C. H. Becker (1967): Untersuchungen zur Pathomorphologie und Pathogenese der Aujeszkyschen Krankheit. Pathol. Vet. 4, 97—119, 493—512.
Crandall, R. A. (1982): Pseudorabies (Aujeszky's disease). Vet. Clin. North. Am. 4, 321—331.

18.1.3. Infektiöse Anämie der Einhufer

Die ansteckende Anämie ist weltweit verbreitet und tritt sporadisch oder enzootisch, besonders in Sumpfgebieten und Flußtälern, auf. Das Infektionsspektrum umfaßt alle Einhuferspezies; andere Tierspezies sind nicht empfänglich.

Ätiologie: Lentivirus (Familie *Retroviridae*). Die Infektion erfolgt durch stechende Insekten oder iatrogen durch kontaminiertes Instrumentarium (z. B. Thermometer). Die Ausscheidung des Virus geschieht über Augen- und Nasensekret sowie Speichel, Milch, Harn und Kot. *Inkubationszeit:* 1—4 Wochen. 2—5 Tage nach Ansteckung kommt es innerhalb der Inkubationszeit zur Virämie mit Virusvermehrung im lymphoretikulären System (besonders Leber, Milz, Lymphknoten, Knochenmark). Der Virusgehalt im Blut ist in der febrilen Periode am höchsten. Das Virus befindet sich in mononukleären Zellen und Erythrozyten. Aufgrund der Anlagerung von neutralisierenden Antikörpern und Komplement an die infizierten Erythrozyten kommt es zur Hämolyse (intra- und extravaskuläre Hämolyse). Antigen-Antikörper-Reaktionen sind weiterhin verantwortlich für das Entstehen einer Immunkomplexerkrankung, welche sich in Form von Leberparenchymschäden und Glomerulonephritiden manifestiert. Die deutliche lymphoidzellige Infiltration ist im Sinne einer immunologischen Reaktion zu interpretieren. Die periodischen Attacken während des chronischen Verlaufs sind durch verschiedene Virusstämme bzw. subtile Änderungen der Virusstruktur bedingt, die nicht durch die vorhandenen Antikörper neutralisiert werden können.

Die *Anamnese* der Erkrankung ist recht unterschiedlich. Die ersten auffälligen Symptome sind dabei meist Leistungsabfall, Müdigkeit und Abmagerung bei erhaltener Freßlust.

● **Akute Verlaufsform**
Gekennzeichnet durch plötzlich auftretendes Fieber (42 °C), Tachykardie, Blutungen (besonders Zungenunterseite), Abmagerung, Milzschwellung (rektal), Ödeme am Unterbauch, leichten Ikterus mit geringgradiger Anämie. *Makroskopisch* zeigen sich petechiale Blutungen auf den serösen Häuten, hochgradige hämorrhagische Milzschwellung, Lymphknotenvergrößerung, Muskatnußzeichnung der Leber sowie eine Rötung des Fettmarks im Bereich der Röhrenknochen aufgrund einer überstürzten

Hämatopoese. *Mikroskopisch* weist die Milz eine hochgradige Hämosiderinspeicherung in den Kupfferschen Sternzellen auf sowie eine hochgradige Vermehrung lympho-histiozytärer Zellen im Bereich des Interstitiums und entlang der Sinusoide. Weiterhin wird vereinzelt eine Myodegeneratio cordis angetroffen.

● **Subakute bis chronische Verlaufsform**
Anamnestisch hinweisend ist hierbei ein intermittierendes, innerhalb weniger Stunden schwankendes Fieber bis 41 °C. Fieberanfälle treten innerhalb von 2—3 Monaten auf, wobei die Krankheit 3 Tage bis 3 Wochen dauern kann. Die Tiere zeigen Depression, Schwäche, Koordinationsstörungen aufgrund einer Leptomeningitis des Rückenmarks, Senkungsödeme, Milzschwellung und hämatologisch nachweisbare Anämie. *Makroskopisch* dominieren eine trockene, himbeerfarbene, stark vergrößerte Milz mit deutlicher Follikelbildung (Sagomilz), deutliche Lymphknotenvergrößerung, Muskatnußzeichnung der Leber und lehmfarbene, brüchige Bezirke im Bereich der Herzmuskulatur sowie in chronischen Fällen Herzschwielen. *Mikroskopisch* zeigt die Milz eine hochgradige pulpöse Hyperplasie. Der Hämosideringehalt ist in der Milz aufgrund der hochgradigen lymphoidzelligen Proliferation zurückgegangen. Die Leber zeigt lymphoidzellige Infiltrate, besonders im Glissonschen Dreieck, sowie Vermehrung der Makrophagen und Kupfferschen Sternzellen im Bereich der Sinusoide, die Hämosiderin gespeichert haben (Eisenverschiebung). Die Lymphknoten weisen ebenfalls eine hochgradige Infiltration mit lymphoiden Zellen auf. Die Herzmuskulatur zeigt herdförmig hyalinschollige Degeneration mit entzündlicher Reaktion und späterer Narbenbildung (Herzschwiele).

● **Latente Phase**
Sie ist klinisch nur durch vereinzelte Fieberanfälle gekennzeichnet und bleibt aufgrund der geringgradigen klinischen und makroskopischen Veränderungen unentdeckt. Infizierte Pferde bleiben lebenslang Virusträger. Eine Heilung ist nicht möglich.

Differentialdiagnose: parasitär bedingte Anämien (Piroplasmose), infektiöse Arteriitis, Pferdepest, Druse, Wurminvasionen, Salmonellosen, Unterernährung, Magen-Darm-Katarrhe.

Ergänzende Untersuchungen: Nachweis präzipitierender Antikörper im Immundiffusionstest, NT, KBR; für den direkten Virusnachweis gibt es noch keine verläßliche Routinemethode.

Literatur

Issel, C. J., and L. Coggins (1979): Equine infectious anemia: Current knowledge. J. Am. Vet. Med. Assoc. 174, 727.

Tashjian, R. J. (1984): Transmission and clinical evaluation of an equine infectious anemia herd and their offspring over a 13-year period. J. Am. Vet. Med. Assoc. 184, 282.

18.1.4. Bornasche Krankheit

Bei der Borna-Enzephalomyelitis (Meningoencephalomyelitis infectiosa) handelt es sich um eine virusbedingte, nichteitrige Meningoenzephalomyelitis mit meist letalem Ausgang.

Ätiologie: vermutlich *neurotropes, RNS-haltiges Virus* mit dem Charakter eines slow virus. *Inkubationszeit:* 4—12 Wochen. Das Auftreten der Erkrankung ist geographisch stark geprägt und jahreszeitlichen Schwankungen (Mai, Juni am häufigsten) unterworfen. Die meisten Erkrankungsfälle finden sich im deutschsprachigen Raum, und zwar in Sachsen, Thüringen, Bayern, Hessen, Baden-Württemberg und Baden. Betroffen sind u. a. Schafe, Kaninchen und jüngere Pferde. Das Virus gelangt von der Nasenschleimhaut über den Nervus olfactorius ins Gehirn, wobei die Ausbreitung von Zelle zu Zelle erfolgt. Die Virusvermehrung findet dabei besonders in neuralen, aber auch in nicht-neuralen Zellen statt.

Anamnese: Störung des Allgemeinbefindens, Gastroenteritis, Entzündungen des oberen Respirationstraktes sowie später Erregungs- und Depressionszustände mit Bewußtseinsstörung, unvermitteltes Zusammenbrechen, Speichelfluß, Nystagmus und Paresen. Im Durchschnitt dauert die Erkrankung 10—14 Tage, selten 4—6 Wochen. Die Letalität beträgt 80—90%. Das Virus wird mit Nasenschleim und Speichel sowie mit großer Wahrscheinlichkeit über Harn und Milch ausgeschieden. *Makroskopisch* lassen sich keine charakteristischen Befunde erheben. Histologisch dominiert eine Polioencephalomyelitis non-purulenta, wobei besonders die graue Substanz des Hirnstammes und des Rückenmarks betroffen ist.

Differentialdiagnose: alle Störungen des Zentralnervensystems, Tollwut, Rhinopneumonitis, Tetanus, Listeriose, Traumen, Geschwülste, Hitzschlag, Vergiftungen, Vitaminmangel.

Ergänzende Untersuchungen: Immunfluoreszenz, Nachweis von KBR-Antigenen im Gehirn, intrazerebrale Verimpfung von Gehirnmaterial auf Kaninchen.

Literatur

Ihlenburg, H., und H. Brehmer (1964): Beitrag zur latenten Borna-Erkrankung des Pferdes. Mh. Vet.-Med. 19, 463—465.

Rott, R., und K. Frese (1983): Some pathogenic aspects of Borna disease. Immunol. Nerv. Syst. Infect., ed. by P. O. Behan, V. ter Meulen and F. C. Rose, Amsterdam, Netherland, Elsevier, 269—273.

18.1.5. Afrikanische Pferdepest

Bei der Afrikanischen Pferdepest (African horse sickness, Pferdesterbe, Pestis equorum) handelt es sich um eine perakut bis subakut verlaufende, saisongebundene Viruserkrankung der Einhufer, die vorwiegend in trockenen und tropischen Klimazonen beiderseits des Äquators angetroffen wird. 1965 überschritt die Krankheit die Sahara und wurde in Marokko, Tunesien und Spanien diagnostiziert. Durch einen Import von Zebras für den Zoo in Madrid kam es 1987 in Spanien zu einem größeren Ausbruch.

Ätiologie: Orbivirus (Familie Reoviridae), 10 verschiedene Serotypen. Nach Infektion des Pferdes mit virushaltigem Blut vermehrt sich der Erreger zunächst im Lymphgewebe, wobei bereits 2 Tage p.i. in Lymphknoten, Milz, Thymus und Pharynxmukosa der Erreger nachgewiesen werden können. Weiterhin wird häufig Virus in den Endothelzellen der Lungenkapillaren sowie der Blut- und Lymphgefäße im Kopf-Hals-Bereich beobachtet. Die Virusvermehrung in den Endothelzellen führt zu einer erhöhten Permeabilität mit nachfolgender Ausbildung eines Lungenödems sowie von Unterhautödemen im Kopfbereich und Hämorrhagien. Die Übertragung der Erkrankung erfolgt durch blutsaugende Mücken (*Culicoides, Aedes* und *Anopheles*). Nur in feuchtwarmen Gebieten mit Vorkommen dieser Insekten tritt die Seuche endemisch auf. Sobald die Temperaturen sinken, geht die Seuche zurück. Das Virus vermehrt sich in den Speicheldrüsen der Insekten. Hunde stellen u. a. ein Virusreservoir dar.

Klinisch sind vier Verlaufsformen bekannt.

● **Pulmonale oder perakute Form (Dunkop)**
Inkubationszeit: 2—5 Tage. Die Tiere zeigen eine Temperaturerhöhung auf 40—41 °C, Dyspnoe, Hustenanfälle, Schweißausbrüche, Zyanosen der Schleimhäute, schwankenden Gang und Muskelzittern. Der Tod kann innerhalb weniger Stunden eintreten. Die Letalität liegt bei 95%. *Makroskopisch* zeigen sich ein Hydrothorax (mehrere Liter seröse Flüssigkeit in der Brusthöhle), hochgradiges alveoläres und interstitielles Lungenödem, Ödematisierung der mediastinalen und mesenterialen Lymphknoten, petechiale Blutungen im Fundusbereich des Magens sowie im Dünn- und Dickdarm, z. T. katarrhalisch-hämorrhagische Gastritis und Duodenitis, subkapsuläre Milzblutungen sowie hochgradige peri-, epi- und endokardiale Blutungen. Die *mikroskopischen* Befunde sind unspezifisch und ergeben keine weiteren Diagnosen.

● **Kardiale oder ödematöse subakute Form (Dikkop)**
Inkubationszeit: 7—14 Tage. Die Körpertemperatur steigt auf 39—40 °C, wobei besonders Ödeme im Kopfbereich (Konjunktiven, Lippen, Larynx-Pharynx-Bereich, Ösophagus, Zunge) sowie in der Unterhaut von Nacken, Hals, Vorderextremitäten, Unterbrust und Bauchbereich bestehen. Häufig sind Dyspnoen, Unruhen und Kolikerscheinungen zu beobachten. Der Tod tritt durch Herzversagen innerhalb von 4—8 Tagen ein. Die Letalität liegt bei 50%. *Makroskopisch* zeigen sich Hydroperikard, Aszites, flächenhafte Blutungen im Herzmuskel sowie Unterhautödeme im Kopf-Hals-Bereich. *Mikroskopisch* ist besonders eine fokale Nekrose von Herzmuskelzellen mit lympho-histiozytärer Reaktion zu beobachten.

● **Gemischte oder akute Verlaufsform**
Inkubationszeit: 5—7 Tage. Die Symptome sind ähnlich denen bei der pulmonalen und kardialen Form. Es dominieren besonders die Lungenbefunde. Die Letalität liegt bei 80%.

● **Horse-sickness-Fieber**
Inkubationszeit: 5—14 Tage. Die Erkrankung wird besonders bei Maultieren, Eseln und Zebras beobachtet. *Anamnestisch* zeigt sich nur eine leichte Temperaturerhöhung ohne Störung des Allgemeinbefindens, wodurch die Erkrankung leicht übersehen werden kann. Pathologisch-anatomisch sind keine charakteristischen Befunde zu erheben.

Differentialdiagnose für die 4 Verlaufsformen: Pferdearteriitis, Trypanosomiasis, Babesiose, Milzbrand, Piroplasmose, Vergiftungen, Spirochätose.

Ergänzende Untersuchungen: Bei klassischem Verlauf stellen die klinischen und pathologisch-anatomischen Befunde einen guten Hinweis dar. Zur weiteren Absicherung sollten ein direkter Virusnachweis (Beimpfung von Zellkulturen und intrazerebrale Injektion in Babymäuse) sowie ein Antigennachweis durch immunfluoreszenzmikroskopische Untersuchungen vorgenommen werden. Weiterhin sind eine Agargelpräzipitation, ein Antikörpernachweis durch Virusneutralisationstest und Komplementbindungsreaktion sowie ELISA möglich.

Literatur

Erasmus, B. J. (1972): The pathogenesis of African Horse Sickness. Proc. 3rd Int. Conf. Eq. Inf. Dis., 1–11.
Maurer, F. D. (1960): African horse sickness. J. Am. Vet. Med. Assoc. 138, 15–16.

18.1.6. Pferdepocken

Die Pockenerkrankung der Pferde (Horse Pox, Viral papular stomatitis) ist eine heute kaum noch anzutreffende Erkrankung, die sich meist in Form einer pustulösen Maulentzündung und eines papulösen Hautexanthems mit starker Verhornung an der Fesselbeuge (Schmutzmauke) äußert.
Ätiologie: Vacciniavirus (Orthopoxvirus commune). Dieses Virus wird seit ca. 150 Jahren für die Herstellung von Impfstoffen gegen die Menschenpocken (Variola) benutzt und kann bei den meisten Säugern fokale Pockenerkrankungen hervorrufen. Pferde infizieren sich meist an frisch pockenschutzgeimpften Menschen. *Inkubationszeit:* 5–8 Tage.
Anamnestisch äußert sich die Erkrankung durch Speicheln, Freßunlust und/oder Überempfindlichkeit des Fesselbereiches in Verbindung mit Temperaturerhöhung. Nach Infektion kommt es zur Ausbildung von Bläschen im Maul- und Fesselbeugegebereich. Man findet kleine, rosettenartige, hyperämische Papeln, aus welchen sich oberflächlich ausgedehnte Bläschen und Pusteln entwickeln. *Makroskopisch* sieht man an der äußeren Haut papulovesikuläre Exantheme mit starker Verhornung und im Bereich der Maulschleimhaut Effloreszenzen (Stomatitis pustulosa). Wenn keine Sekundärinfektionen eintreten, erfolgt die Abheilung meist ohne Narbenbildung nach ca. 2 Wochen.
Differentialdiagnose: papuläre Virusdermatitis der jungen Pferde.
Ergänzende Untersuchungen: Immunfluoreszenz, elektronenmikroskopischer Nachweis intrazytoplasmatischer Einschlußkörperchen.

Literatur

Botija, S. (1959): Epizootia de virvela equina (horsepox) en España. (Epidemiology of horsepox in Spain:) Proc. 16th. Int. Vet. Congr. Vol. 2, 487–488.

Eby, C. H. (1958): A note in the history of horsepox. J. Am. Vet. Med. Assoc. 132, 420–422.

18.1.7. Equine Influenza

Die Pferdeinfluenza (infektiöse Bronchitis und Bronchopneumonie, Hoppegartener Husten) ist eine weltweit vorkommende, hochkontagiöse, akut verlaufende, vorwiegend lokale Viruserkrankung des Respirationstraktes bei Einhufern.
Ätiologie: Orthomyxovirus Influenza A equi 1 oder equi 2. Die Übertragung erfolgt überwiegend aerogen durch Tröpfcheninfektion, wobei es aufgrund des kräftigen Hustens und der hohen Kontagiosität des Erregers zu einer sehr schnellen Durchseuchung des gesamten Bestandes kommt (Morbidität bis zu 100%). Nach Virusvermehrung in der Nasenschleimhaut kommt es innerhalb von 2–4 Tagen zu einer raschen Ausbreitung des Virus über den gesamten Respirationstrakt. Selten bildet sich eine virämische Phase aus. *Inkubationszeit:* 1–3 Tage, bei Fohlen 4–5 Tage.
Anamnese: Kardinalsymptome der Pferdeinfluenza sind ein sich plötzlich einstellendes hohes Fieber (39,5–41 °C), das ca. 6–36 Stunden anhält, und ein charakteristischer trockener, hohler Husten mit katarrhalischer Entzündung der Atmungsorgane, Schwellung der Kehlgangslymphknoten und leichter Ikterus. Werden die Tiere sofort ruhiggestellt und keiner Belastung ausgesetzt, so kommt es innerhalb von 1–3 Wochen ohne zusätzliche Behandlung zur Ausheilung. Bei Nichtbeachtung der Ruhigstellung entstehen auf der Basis von Sekundärinfektionen oftmals schwere Spätschäden, die schließlich zur Entwicklung chronisch-obstruktiver Lungenerkrankungen führen. Bei der bösartigen Form *(Brüsseler Krankheit)* kommt es aufgrund einer sekundären Infektion mit E. coli und Staphylokokken zu eitrig-abszedierenden und nekrotisierenden Bronchopneumonien, die vielfach tödlich enden. Die Virusausscheidung erfolgt mit dem Nasenschleim infizierter Tiere mindestens bis zum 5. Tag nach Auftreten der klinischen Symptome.
Makroskopisch sind im Bereich des Respirationsapparates bei reiner Virusinfektion nur geringgradige Veränderungen, wie Hypersekretion, leichte Bronchitis und Verdacht einer Pneumonie, zu beobachten. Nur bei Sekundärinfektionen treten katarrhalisch-eitrige Bronchitis und Pneumonie in den Vordergrund. *Mikroskopisch* sind eine Peribronchiolitis nodosa, Atelektasen sowie herdförmige in-

terstitielle Pneumonie und herdförmige alveoläre Emphyseme feststellbar.

Differentialdiagnose: Rhinopneumonitis-Virus-Infektion, chronisch obstruktive Lungenerkrankung.

Ergänzende Untersuchungen: Virusisolierung aus dem Bereich der nasopharyngealen Schleimhaut während der 48. bis 72. Stunde der Erkrankung (Bebrütung im Hühnerei). Routinemäßig werden die HAH-AK bestimmt.

Literatur

Gerber, H. (1969): Clinical features, sequelae and epidemiology of equine influenza. Proc. 2nd Int. Conf. Eq. Inf. Dis., 63—80.

Hinshaw, V. S., C. W. Naeve, R. G. Webster, A. Douglas, J. J. Skehel and J. Bryans (1983): Analysis of antigenic variation in equine 2 influenza A virus. Bull. Wld. Hlth. Org. 61, 153.

18.1.8. Arteriitis equorum

Die equine Arteriitis (Pferdestaupe, Pinkeye, Equine viral arteritis) ist eine zyklische, fieberhafte Virusallgemeinerkrankung, die durch systemische Schädigung des Gefäßsystems in Form von Degenerationen und Nekrosen der Media kleinerer Arterien gekennzeichnet ist.

Ätiologie: Pestivirus (Familie *Togaviridae*). Obwohl diese Erkrankung seit langem bekannt ist, liegen über ihre Ausbreitung außerhalb der USA, wo mehr als 75% der Tiere serologisch positiv reagieren (Serumneutralisationstest), nur wenige Informationen vor. Serologische Untersuchungen lassen allerdings vermuten, daß diese Erkrankung, die bei allen Altersstufen und Rassen des Pferdes vorkommt, weltweit verbreitet ist. In frisch infizierten Beständen beträgt die Seuchendauer i. d. R. 4—6 Wochen. Dabei ist die Ausbreitungstendenz jedoch gering. Die weitaus meisten Infektionen verlaufen klinisch inapparent. 24 Std. p. i. erfolgt die Virusvermehrung in der Lunge, wohin das Virus durch infizierte Makrophagen gelangt. In den nächsten 2—4 Tagen ist das Virus in den Körperlymphknoten nachweisbar. Von hier erfolgt eine systemische Infektion des Endothels und der Media kleiner Arteriolen. Aufgrund von Zelldegenerationen im Bereich der Gefäßwand kommt es zu Permeabilitätsstörungen mit Ausbildung von subkutanen Ödemen, Aszites, Hydrothorax und diversen Parenchymschädigungen. *Inkubationszeit:*

3—10 Tage. Erkrankungen werden häufig nach Einstallung eines neuen Tieres im Bestand beobachtet, wobei die Morbidität 50% betragen kann. Die Letalität ist gering.

Anamnestisch zeigt sich ein Temperaturanstieg mit Leukopenie. Aufgrund der Panvaskulitis kommt es zu Gliedmaßenödemen (vom Kronrand bis über Tarsal- bzw. Karpalgelenke — schmerzhaft und warm) sowie Ödemen des Unterbauches, der Unterbrust und der gesamten Unterhaut. Begleitet werden diese Symptome von Anorexie, Mattigkeit und gestörtem Sensorium. Weiterhin zeigen sich Konjunktivitis, Lichtscheu und Lidödeme (Pinkeye) mit Tränenfluß.

Ferner können Koliken sowie später Durchfälle und Ikterus beobachtet werden. *Makroskopisch* dominieren durch die hochgradigen Permeabilitätsstörungen Ödeme und Hämorrhagien der Subkutis im Bereich der Gliedmaßen und des Abdomens sowie subpleurale und interlobäre Ödeme der Lunge, Blutungen und Ödematisierung von Zäkum und Kolon, Aszites, Hydrothorax, Hydroperikard. *Mikroskopisch* zeigt sich im Bereich der Gefäße eine Panvaskulitis mit endothelialer Proliferation, Medianekrosen, fibrinoiden Verquellungen sowie perivaskulären lympho- und leukozytären Infiltraten. Aufgrund dieser Gefäßdefekte lassen sich in verschiedensten Organen degenerative Veränderungen nachweisen.

Differentialdiagnose: Rhinopneumonitis, Trypanosomeninfektion, Purpura haemorrhagica, Pferdepest.

Ergänzende Untersuchungen: Virusisolierung aus Blut (während der Fieberphase), Nasenspülflüssigkeit und abortierten Feten; Antikörpernachweis.

Literatur

Mumford, J. A. (1985): Preparing for equine arteritis. Equ. Vet. J. 17, 6.

McCollum, W. H. (1981): Pathologic features of horses given avirulent equine arteritis virus intramuscularly. Am. J. Vet. Res. 42, 1218—1220.

18.1.9. Rhinopneumonitis

Die Rhinopneumonitis der Pferde (Virusabort der Pferde, Influenza catarrhalis) ist eine durch das equine Herpesvirus Typ 1 (EHV 1) verursachte hochkontagiöse, meist fieberhafte, zyklisch verlaufende Allgemeinerkrankung, die sich klinisch unterschiedlich darstellt. Sie äußert sich beim Fohlen als milde katarrhalische Entzündung des oberen Respirationstraktes. Bei trächtigen Stuten führt sie dagegen i. d. R. zwischen dem 7. und 10. Trächtigkeitsmonat zum Abort. Zum Teil werden die intrauterin infizierten Feten lebensschwach geboren, sterben aber in den ersten Lebenstagen. Weiterhin wird durch dieses Virus eine Enzephalomyelitis mit ausgedehnten Paresen verursacht. Häufig kommen klinisch inapparente Verlaufsformen vor.

Die EHV-1-Infektion der Pferde ist weltweit verbreitet und nimmt in allen Ländern zu. Das Infektionsspektrum umfaßt Pferd, Esel und Maultier. Die Übertragung erfolgt direkt durch Kontakt von Tier zu Tier oder aerogen. Eintrittspforten stellen besonders der Respirationstrakt und der Genitalapparat dar. Wie bei allen Herpesvirusinfektionen bleiben einmal infizierte Tiere latent infiziert und fungieren lebenslang als Virusreservoir. Die Ausscheidung erfolgt mit Nasensekret, Fruchtwasser, Nachgeburt sowie Fetus. Diese zyklische Infektionskrankheit nimmt ihren Ausgang von der Nasenschleimhaut, wo die primäre Virusvermehrung erfolgt. Später gelangt der Erreger über das Lymphsystem in das Blut. Besonders im Fetus erfolgt eine starke Virusvermehrung mit nachfolgender Nekrose in Leber, Milz und Lunge. *Inkubationszeit:* 3—10 Tage.

Anamnestisch zeigen Jungtiere ausgeprägte respiratorische Symptome mit Temperaturerhöhung (39—40 °C). Werden die Tiere ruhiggestellt, so erfolgt meist keine sekundäre bakterielle Infektion. Der Infektionsverlauf bei älteren Pferden ist klinisch meist inapparent, führt jedoch bei trächtigen Stuten 3—5 Wochen bis 4 Monate p.i. zum Abort. Charakteristisch ist das seuchenhafte Abortieren im 7.—10. Trächtigkeitsmonat. Die Frucht ist meist frisch, die Eihäute sind unverändert. Das Allgemeinbefinden der Stute ist ungestört, Puerperalstörungen treten kaum auf. Nur selten abortieren infizierte Stuten mehrmals hintereinander. Vereinzelt zeigen Stuten zentralnervöse Störungen mit Ataxien, Paralysen und Lähmungen des Afters, der Blase und des Schweifes (Hammelschwanz). *Makroskopisch* zeigt sich im oberen Respirationstrakt eine katarrhalische Entzündung, die bei Sekundärinfektion purulent sein kann. Später entwickeln sich eine Pneumonie sowie eine Pleuritis. Die **Abort-Form** läßt an Uterus und Eihäuten keine Veränderungen erkennen. Das abortierte Fohlen zeigt subkutane Ödeme, seröse Ergüsse in der Körperhöhle, Pneumonie, follikuläre Hyperplasie der Milz mit Follikelnekrosen, miliare Nekrosen der Leber sowie petechiale bzw. ekchymale Blutungen. *Mikroskopisch* lassen sich intranukleäre Einschlußkörperchen (Typ Cowdry A) in Leberzellen und in Epithelzellen von Trachea, Bronchien und Alveolen sowie in Retikulumzellen der Milz nachweisen. Bei der **ZNS-Form** zeigen die abortierten Feten disseminierte herdförmige Nekrosen im ZNS mit Gliareaktion und intranukleäre Einschlußkörperchen. Erwachsene Tiere, besonders Stuten, weisen eine Myelitis, seltener Myeloenzephalitis, auf. Daraus entwickelt sich die „Equine Paralyse" bzw. „Equine Parese". *Mikroskopisch* zeigen Venulen und Arteriolen (besonders des Rückenmarks) hyaline Thromben sowie perivaskulär disseminierte Ödeme und Achsenzylinderschwellung im Bereich der weißen Substanz. Die Gliareaktion ist je nach Verlaufsform unterschiedlich stark ausgeprägt. In der Regel werden bei der Stute (im Gegensatz zum Fetus) keine Einschlußkörperchen im ZNS gefunden. Vielfach entsteht eine Neuritis der Cauda equina.

Differentialdiagnose: Infektionen des Respirationstraktes (Influenzaviren, Reoviren, Rhinoviren, bakterielle Erreger), Abortursachen beim Pferd (Salmonella abortus equi, Actinobacillus equuli, hämolysierende Streptokokken, mykotische Aborte, Brucella abortus, Corynebacterium pseudotuberculosis, Leptospiren, equines Herpesvirus Typ 3) sowie Ursachen für Paralysen (Bornasche Erkrankung, Vergiftungen, Tetanus, Listeriose, Togavirusenzephalitiden).

Ergänzende Untersuchungen: direkte Virusisolierung in der Gewebekultur, Immunfluoreszenz, serologische Untersuchung der Stute (Antikörpernachweis).

Literatur

Allen, G. P., and J. I. Bryans (1985): Molecular epizootiology, pathogenesis, and prophylaxis of Equine Herpesvirus-1 Infection. In: Pandey, R. (ed.): Progress in Veterinary Microbiology and Immunology. S. Karger, Basel.

Campbell, T. M., and M. G. Studdert (1983): Equine Herpesvirus Type 1 (EHV-1). Vet. Bull. **53**, 135.

18.1.10. Enzephalomyelitis

Die **Amerikanische Pferdeenzephalomyelitis** ist eine durch Arthropoden übertragene Viruserkrankung der Equiden (Pferd und Esel), an der auch der Mensch sowie vereinzelt andere Tierspezies erkranken können. Es ist ein Eastern-, Western- und Venezuelatyp zu unterscheiden. Wildvögel dienen als Virusreservoire.

Ätiologie: Alphaviren.
Die *Inkubationszeit* beträgt 1—3 Wochen.

Anamnese: Die Tiere zeigen biphasisches Fieber, Unruhe, Hypersensibilität, unkoordinierte Bewegung, Sehstörung, laufen im Kreis oder gegen Hindernisse, später stellen sich Depressionen und Paralysen ein. *Makroskopisch* sind keine Besonderheiten feststellbar. *Mikroskopisch* zeigen sich Nervenzelldegenerationen, kleine Malazieherde in Gehirn und Rückenmark mit Ansammlung von neutrophilen Granulozyten sowie eine Enzephalomyelitis vorwiegend in der grauen Substanz.

Die **Japan-B-Enzephalitis** kommt bei Mensch und Pferd in Japan, China und Taiwan vor. Sie wird durch *Culex*-Arten übertragen (s. ZNS).
Ätiologie: Flavivirus.
Die *Inkubationszeit* ist unklar. *Makroskopisch* lassen sich keine charakteristischen Befunde erheben. *Histologisch* zeigt sich eine Polioenzephalomyelitis mit Nervenzelldegeneration und Neuronophagie.

Differentialdiagnose: Bornasche Krankheit, Tollwut, Aujeszkysche Krankheit, Botulismus, Hydrozephalus, Gehirntumoren.

Ergänzende Untersuchungen: Virusisolierung, Immunfluoreszenz, serologische Untersuchungen (Nachweis neutralisierender und hämagglutinationshemmender Antikörper).

Literatur

Forest, E. (1974): Forms of equine encephalomyelitis in North America. MV Quebec 4, 28—32.
Gibbs, E.P.J. (1976): Equine viral encephalitis (review article). Equine vet. J. 8, 66—71.
Taylor, R. F. (1983): Equine encephalitis in North America. In: Proc. 3rd Int. Symp. World Assoc. Vet. Lab. Diagn., June 13—15, Ames Iowa (USA) 2, 699—706.

18.1.11. Papillomatose

Die Papillomatose ist eine kontagiöse Viruskrankheit, wobei sich Papillome in der Haut und Schleimhaut (besonders Maulhöhle und Penis) bilden. Am häufigsten sind Jungpferde (Jährlinge) betroffen.
Ätiologie: Papillomvirus (Familie Papovaviridae).
Die *Inkubationszeit* beträgt 3—4 Monate, experimentell 3—6 Wochen. Die Infektion erfolgt über direkten oder indirekten Kontakt (blutsaugende Insekten, Hautverletzungen). *Makroskopisch* sind in der Haut sowie in der Schleimhaut von Nase, Lippe und Penis ca. 1 cm große Warzen zu beobachten, die jedoch auch einen Durchmesser von ca. 6 cm annehmen können. *Mikroskopisch* handelt es sich um Papillome oder Fibropapillome mit Nachweis von intranukleären Einschlußkörperchen in den Epithelzellen. Eine Spontanheilung ist möglich.

Differentialdiagnose: equines Sarkoid, papilläre Akanthome (Oral Plaques), Hauthörner, Pocken, Karzinome, Aktinomykose, Granulome, Dermatitis nodosa.

Ergänzende Untersuchungen: klinische und histologische Diagnose; Virusnachweis ist schwierig.

Literatur

Cook, R. H., and C. jr. Olson (1951): Experimental transmission of cutaneous papilloma of the horse. Am J. Pathol. 27, 1087—1097.
Junge, R.E., J.P.Sundberg and W.D.Laucaster (1984): Papillomas and squamous cell carcinomas of horses. J. Amer. Vet. Med. Assoc. 185, 656—659.
Sundberg, J. P., K. S. Todd jr. and J. A. Dipietro (1985): Equine papillomatosis: is partial resection of lesions an effective treatment? Vet. Med. 80, 71—72.

18.2. Durch Bakterien und Pilze bedingte Krankheiten

18.2.1. Milzbrand (Anthrax)

Ätiologie: Bacillus anthracis (grampositive, aerobe Sporenbildner). Es handelt sich i.d.R. um eine akut verlaufende Infektionskrankheit von septikämischem Charakter mit tödlichem Ausgang. Die Krankheit ist weltweit verbreitet, kommt jedoch häufiger im Bereich feuchter, sumpfiger Wiesen und Almen sowie während der wärmeren Jahreszeit vor. Am häufigsten wird die Erkrankung im Nahen und Fernen Osten, in großen Teilen Afrikas, in Süd- und Nordamerika sowie in Europa (vorwiegend im Mittelmeerraum) angetroffen. Das Pferd zeigt eine größere Resistenz gegenüber dem Erreger als Schaf und Rind. *Inkubationszeit:* 1—2 Tage, selten länger.

Anamnese: Beim Pferd herrscht i.d.R. die akutseptikämische Form vor. Sie ist gekennzeichnet durch Fieber (41—42 °C), Pulsbeschleunigung, erschwerte Atmung, hyperämisch-zyanotische Schleimhäute, Kolikerscheinungen mit blutigem Darminhalt, Schwächezustände, schwankenden Gang mit Krämpfen im Bereich der Muskulatur der Extremitäten. Die Tiere verenden schließlich unter

Krämpfen innerhalb von 5—12 Stunden an Asphyxie. Bei der **perakuten Verlaufsform** zeigen sich keine klinischen Symptome, der Tod tritt plötzlich ein. Intermittierende Kolikerscheinungen charakterisieren die **subakute Verlaufsform**, die sich über 90 Tage erstrecken kann. Bei der **lokalen Form**, die prognostisch am günstigsten ist, zeigen sich Karbunkel und Ödeme der Haut und Unterhaut im Bereich von Hals, Brust, Bauch und Gliedmaßen. Die Aufnahme der Milzbrandsporen mit dem Futter oder dem Trinkwasser ist die häufigste Infektionsquelle der Pferde (Bodenseuche). Nach oraler Aufnahme keimen die Sporen im Rachenraum oder im Dünndarm aus, dringen in Lymphspalten ein und vermehren sich. Je nach Resistenz des Organismus und Virulenz der Milzbrandbazillen gelangen die Erreger über den Blutstrom in die Blutbahn. Die schnelle und stark pathogene Wirkung der Milzbrandbazillen wird auf ein noch nicht näher bekanntes Toxin zurückgeführt, so daß schon Stunden nach der Infektion der Tod eintreten kann.

● **Makroskopischer Befund bei der septikämischen Verlaufsform**
Kadaver fault sehr rasch, Totenstarre nur unvollkommen oder fehlend, Unterhautödeme an Hals, Vorderbrust, Euter sowie Schulter- und Kehlkopfgegend, zyanotisch verwaschene Schleimhäute, schwarzrot bis teerartig gefärbtes, nicht geronnenes Blut, hochgradige hyperämische Milzschwellung mit teerfarbenem Blut. Schwellung von Lymphknoten, Leber und Milz mit Blutungen.

● **Makroskopischer Befund bei der subakuten Form**
Neben den oben beschriebenen Befunden sind die Stauungshyperämien und Blutungen in allen Parenchymen noch stärker ausgeprägt. Der Darm zeigt einen blutigen, schwarzroten Inhalt. Die Schleimhaut, besonders des Dünndarmes, ist hochgradig geschwollen in Verbindung mit hämorrhagischer Infarzierung und Karbunkelbildung. Im Bereich der Karbunkel, die eine kugelige bis längliche Form aufweisen, ist die Schleimhaut hochgradig geschwollen und nekrotisch. Vereinzelt wird auch eine Myodegeneratio cordis festgestellt.

● **Lokale Form**
Bei der lokalen Form werden *makroskopisch* Karbunkel von harter Konsistenz beobachtet. Es handelt sich um herdförmige Nekrosen der Unterhaut mit serös-hämorrhagischer Infiltration.

Differentialdiagnose: Koliken verschiedener Ursache, Sonnenstich, Pasteurellosen, Schockzustände, Vergiftungen, Gasödeme, hämorrhagische Darmentzündungen.

Ergänzende Untersuchungen: Nachweis des Erregers im Abklatschpräparat von Milz und Leber sowie im Ausstrichpräparat aus dem Herzblut mit der Safraninfärbung nach Olt oder der Giemsa-Färbung nach Foth; Thermopräzipitation nach Ascoli (durch Fäulnis nicht beeinflußt).

Literatur

Kauker, E., und K. Zettl (1963): Milzbrand in der Welt (1955—1961) Berl. Münch. Tierärztl. Wschr. 76, 172—174, 194—197.
Wagener, K., und W. Bisping (1971): Milzbrand. In: J. Daniels et al.: Das öffentliche Gesundheitswesen, Band III, Teil A/II. Georg Thieme, Stuttgart, 480.

18.2.2. Rotz (Malleus)

Ätiologie: Pseudomonas mallei (früher Malleomyces mallei). Diese meist chronisch verlaufende Erkrankung der Einhufer und des Menschen wird heute in Europa und Nordamerika nicht mehr angetroffen. Vereinzelt sind Krankheitsfälle aus dem Irak, der Türkei, Indien und dem ostasiatischen Raum bekannt. Die Krankheit kann auch auf andere Tierarten (z. B. Goldhamster, Meerschweinchen, Frettchen, Kamele, Löwen, Tiger, Leoparden) übertragen werden. Die Erregerausscheidung geschieht vorwiegend über Nasensekret, Speichel sowie eiternde Hautwunden. Die Ansteckung erfolgt über kontaminiertes Futter oder Trinkwasser, seltener durch Tröpfcheninfektion bei engem Kontakt.
Inkubationszeit: 2—3 Tage, z. T. mehrere Wochen. Der pathogenetische Verlauf ist dem der Tuberkulose vergleichbar. Der Erreger gelangt nach Aufnahme durch die Schleimhaut des Nasen-Rachen-Raumes über die Lymphbahnen zum Lymphknoten (Primäraffekt, Primärkomplex), vermehrt sich dort und bildet Granulome. Je nach Abwehrlage des Organismus gelangen die Erreger in die Blutbahn (Frühgeneralisation) und bilden in verschiedenen Organen, besonders in der Lunge, Rotzknötchen. Bei Infektion verletzter Hautbereiche entsteht der primäre *Hautrotz*, nach Inhalation des Erregers der primäre *Nasenrotz*.

Anamnese: Rotz tritt in einer akuten und chronischen Verlaufsform auf, wobei Esel ausschließlich und Maultiere vorwiegend an akutem Rotz und Pferde überwiegend an chronischem Rotz erkranken.

● **Akuter Rotz**

2—3 Tage nach Infektion Fieber (ca. 42 °C), Schüttelfrost, entzündliche Schwellung der Kehlgangslymphknoten sowie einseitiger, gelber, schleimiger bis eitriger Nasenausfluß, der später blutig durchsetzt ist. Rotzknötchen (z. T. aufgebrochen — Ulzera) auf der Schleimhaut von Nase, Rachenhöhle und Kehlkopf. *Makroskopisch:* Die Rotzknötchen kommen am häufigsten in den Schleimhäuten der vorderen Luftwege sowie in Lunge, Haut und regionären Lymphknoten, seltener in Milz, Leber, Hoden und Knochen vor. Bei den Rotzknötchen handelt es sich um hirsekorn- bis stecknadelkopfgroße, durchscheinend grauweiße Knötchen, die von einem roten Hof umgeben sind. Im Zentrum zeigt sich eine gelbweiße bis schmierige, z. T. verkäste oder verkalkte Masse. Die Knötchen zerfallen rasch, wodurch sich Geschwüre bilden. Der Ulkusgrund ist mit mißfarbenem Eiter bedeckt und von einem wallartigen Rand umgeben. Diese Ulzera heilen in Form feinstrahliger, eisblumenartiger Narben aus. *Mikroskopisch* handelt es sich um ein spezifisches Granulom mit zentraler Ansammlung von neutrophilen Granulozyten und Erregern, histiozytärer Demarkation sowie Ansammlung von Lymphozyten, Plasmazellen und Riesenzellen. Peripher wird das Granulom von Fibroblasten, Fibrozyten und Kollagenfibrillen umgeben. Die eisblumenähnlichen, grauweißen, narbigen Einziehungen (abgeheiltes Ulkus) bestehen vorwiegend aus Kollagenfibrillen und Fibrozyten.

● **Chronischer Rotz**

Die Erkrankungsdauer beträgt Monate bis Jahre. *Klinisch* zeigen sich unregelmäßige, rekurrierende Fieberschübe, chronische Bronchitis mit trockenem Husten, wechselnde Dyspnoe, verschärfte Atemgeräusche sowie Leistungsminderung und Abmagerung bis zur Kachexie. *Makroskopisch* sind Rotzknötchen in den Schleimhäuten der oberen Luftwege sowie besonders in der Lunge zu beobachten, wobei sich durch Konglomerierung zahlreicher miliarer Knötchen eine malleöse Pneumonie entwickeln kann. Stellenweise bilden sich Kavernen aus. Die Lymphknoten sind hochgradig vergrößert. Je nach Krankheitsdauer entwickelt sich um das Granulom vermehrt Bindegewebe, so daß bis zu faustgroße Knoten entstehen können *(Schwielenrotz).* Bei dieser Form lassen sich auch Rotzknoten in Leber, Milz, Niere und Hoden sowie vereinzelt in anderen Organen nachweisen. An den Hinterextremitäten wird bei der chronischen Form gelegentlich eine Rotzphlegmone *(Elephantiasis malleosa)* beobachtet. Die Extremitäten sind bis zum Sprunggelenk hochgradig geschwollen, wobei in der Haut Knötchen und Geschwüre feststellbar sind.

Differentialdiagnose: **Nasenrotz:** chronischer Nasenkatarrh (meist beidseitiger Ausfluß), traumatische Geschwüre, Druse (keine Knötchenbildung), Tuberkulose, Stomatitis vesicularis. **Hautrotz:** Lymphangitis ulcerosa (Hinterextremitäten), Lymphangitis epizootica, Sporotrichose. **Lungenrotz:** Tuberkulose, Bronchopneumonien, Nocardiose, Parasitenknoten, Botryomykose.

Ergänzende Untersuchungen: histologische Untersuchung der Knötchen (spezifisches Granulom); allergologische Methode: Mallein-Augenprobe (3 Wochen p.i. frühestens positiv); serologische Methode: Serumlangsamagglutionation (7 Tage p.i. positiv, bei Hautrotz erst nach 2 Wochen), Komplementbindungsreaktion (12—14 Tage p.i. positiv, vereinzelt erst nach 3—4 Wochen); Tierversuch (meist Meerschweinchen).

Literatur

Mayer, H. (1981): Pseudomonas mallei und Pseudomonas pseudomallei. Im: Blobel, H., und T. Schließer (Hrsg.): Handbuch der bakteriellen Infektionen bei Tieren, Band III. VEB Gustav Fischer Verlag, Jena.

Mendelson, R. W.: Glanders (1950): US Armed Forces Med. J. 1, 781—784.

18.2.3. Kontagiöse equine Metritis

Ätiologie: Haemophilus equigenitalis. Es handelt sich um eine wechselseitig übertragbare Infektion der Genitalien des Pferdes, wobei klinisch kranke, aber auch völlig gesunde Tiere Träger des Erregers sein können. Die Erreger werden nicht nur durch den Deckakt, sondern auch durch unsaubere Veterinärinstrumente, Schweifschützer, Scheidentücher usw. übertragen. Diese Erkrankung wurde erstmals 1977 in England beschrieben. Sie ist heute in mehreren Ländern beheimatet, wobei vorwiegend Traber- und Vollblutzuchtbetriebe betroffen sind. *Inkubationszeit:* 24—48 Stunden. Die Pathogenese ist weitgehend unklar. Der Erreger verursacht Entzündungserscheinungen im Endometrium sowie in der Schleimhaut von Vagina und Zervix. Dabei kommt es zwei Tage p.i. zur Proliferation der Epithelzellen mit intrazellulärer Vakuolisierung der basalen Epithelzellen und subepithelialer mononukleärer Infiltration.

Anamnese: Beim Hengst sind keine Symptome sichtbar. Bei der Stute zeigt sich im Bereich der

Vulva ein grauer, undurchsichtiger, mukopurulenter Ausfluß. *Makroskopisch* bestehen eine Vaginitis und Zervizitis mit trüben, schleimig-eitrigen Massen auf der Oberfläche sowie eine geringgradige akute Endometritis mit fokalen Schleimhautnekrosen. *Mikroskopisch* finden sich eine Proliferation des Schleimhautepithels im Bereich von Uterus, Zervix und Vagina mit Vakuolisierung der basalen Zellen sowie eine Infiltration mit lympho-histiozytären Zellen sowie einzelnen neutrophilen Granulozyten im intra- und subepithelialen Bereich. Im Uterus ist gelegentlich eine fokale Nekrose der Uterusschleimhaut feststellbar.

Differentialdiagnose: Genitalinfektionen mit *Streptococcus zooepidemicus* und *Streptococcus equi.*

Ergänzende Untersuchungen: Erregernachweis durch Tupferproben von Klitoris und Zervix sowie beim Hengst Tupferproben aus der Fossa glandis, der Glans penis, dem Vorsekret und dem Sperma. Die Tupferproben sind im Transportmedium gekühlt sehr schnell in das Untersuchungslabor zu bringen, um innerhalb von 48 Stunden verarbeitet zu werden.

Literatur

Tillmann, H., B. Meinecke und R. Weiss (1982): Genitalinfektionen beim Pferd. Tierärztl. Prax. 10, 91–114.
Carter, G. R. (1984): Diagnostic procedures in veterinary bacteriology and microbiology. 4. Ed., C. Thomas, Springfield/Illinois.

18.2.4. Listeriose

Ätiologie: Listeria monocytogenes. Listerien sind als Schmutz- und Bodenkeime weltweit verbreitet. *Inkubationszeit:* 7–30 Tage. Schlechte Silage ist häufig eine Infektionsquelle. Bei Pferden wird Listeriose nur selten beobachtet. Nach Eindringen der Keime in die ungeschädigte Schleimhaut erfolgt eine lymphogene, hämatogene und neurogene Ausbreitung. Es entwickelt sich eine aszendierende Neuritis.

Anamnese: Erhöhung der Körpertemperatur (39,5 °C), Koordinationsstörungen, Paresen der Extremitäten, gestörte Futteraufnahme, apathisches Verhalten und teilweise eitrige Konjunktivitis. Unter Paralyse tritt schließlich der Tod ein. *Makroskopisch:* i. d. R. keine charakteristischen Veränderungen. *Mikroskopisch:* eitrige Herdenzephalitis, besonders im Bereich des Hirnstammes, sowie Leptomeningitis nonpurulenta. Bei der septikämischen Form, die besonders bei Fohlen gesehen wird, lassen sich miliare Lebernekrosen feststellen.

Differentialdiagnose: Leptospirose, Botulismus, Tollwut, Virusinfektionen des ZNS.

Ergänzende Untersuchungen: bakteriologischer Erregernachweis.

Literatur

Belin, M. (1946): La listerellose équine. Bull. Acad. Vet. Fr. **19**, 176–181.
Ladds, P. W., S. M. Dennis and C. O. Njoku (1974): Pathology of listeric infection in domestic animals. Vet. Bull. **44**, 67–74.
Pulst, H. (1964): Listeriose bei einem Fohlen. Mh. Vet.-Med. **19**, 742–744.

18.2.5. Salmonellosen

Ätiologie: 1. Salmonella abortus equi – Salmonellenabort; 2. Salmonellosen durch andere Arten, z. B. S. typhimurium, S. dublin, S. enteritidis, S. newport. Die Übertragung erfolgt durch infiziertes Futter oder Trinkwasser. Der Salmonellenabort ist in Gestüten eine häufige Abortursache. Bei den sonstigen Salmonellosen handelt es sich um fäkal-orale Schmutz- und Schmierinfektionen (schlechte hygienische Bedingungen). Fohlen und ältere Pferde sind am anfälligsten in den wärmeren Jahreszeiten (Mai bis Mitte September).

● **Salmonellen-Abort**

Inkubationszeit: 2–4 Wochen, z. T. 6 Wochen. Am häufigsten erfolgt der Abort im 4.–8. Trächtigkeitsmonat.

Anamnese: Die Stute zeigt Fieber, Scheidenausfluß, Schwellung der Vulva sowie vereinzelt Kolik und Mastitis. Der Abort erfolgt plötzlich, wobei Fohlen und Eihäute ausgestoßen werden. Aborte vor dem 7. Trächtigkeitsmonat werden als gutartig und nach dem 7. Monat als bösartig bezeichnet, da sich bei der Stute i. d. R. eine Retentio secundinarum mit Endometritis und Metritis entwickelt. *Makroskopisch* sind die Eihäute serös und sulzig; aufgrund starker Blutungen kommt es vielfach zur Trennung zwischen Allantois und Chorion. Die Zotten sind im Bereich der Hämatome verdickt, z. T. nekrotisch und mit eitrigem Zelldetritus bedeckt. Der tot geborene Fetus zeigt eine deutliche Autolyse (im Gegensatz zum Abort durch Rhinopneumonitis-Virus), subepikardiale und subseröse Blutungen, ein serös-blutiges Unterhautödem sowie Hämorrhagien der Magen-Darm-Schleimhaut. Vereinzelt weisen Fetus und Eihäute keine Veränderungen auf. S. abortus-equi kann auch eine septikämische Erkrankung auslösen, wobei neben einer hochgradigen Störung des Allgemeinbefindens Lungen- und Hodenentzündungen, Widerristfisteln, Abszesse in mehreren Organen und Bursitiden beobachtet werden.

● **Sonstige Salmonellosen**
Anamnese: hochgradige Störung des Allgemeinbefindens, hohes Fieber, verwaschene bis zyanotische Schleimhäute, Durchfall; innerhalb von 8—36 Stunden kann bei Fohlen und alten Pferden der Tod eintreten. *Makroskopisch:* diphtheroid-nekrotisierende Enteritis, besonders in Ileum und Dickdarm, hyperämische bis hyperplastische Milzschwellung, fibrinöse Perikarditis, Pleuritis und Peritonitis, Nekrose oder Granulome mit zentraler Nekrose in Leber, Niere, Milz und Lunge; eitrige Orchitis, Leberverfettung unterschiedlichen Grades, Myokarditis, Abszesse der Unterhaut, besonders im Thoraxbereich, Vermehrung der Synovia mit Fibrinbeimengungen in den Gelenken und Sehnenscheiden (Arthritis, Tendovaginitis, Bursitis), deutliches Lungenödem sowie in einzelnen Fällen katarrhalisch-eitrige oder abszedierende Bronchopneumonie, gelegentlich fibrinöse Pneumonie.
Differentialdiagnose: 1. **Salmonellen-Abort**: Abort durch Streptococcus zooepidemicus, Virusabort (EHV-1), E. coli, Corynebacterium equi, Brucella abortus, Hefen, Pilze, nichtinfektiöse Ursachen (z. B. Trauma). 2. **Sonstige Salmonellosen**: andere septikämisch verlaufende Infektionen, Milzbrand, protrahierter Schock.
Ergänzende Untersuchungen: bakteriologische Untersuchung von Kot, Eiter aus Abszessen, Punktaten aus Gelenken.

Literatur

Gibbons, D. F. (1980): Equine Salmonellosis: a review. Vet. Rec. 106, 356—359.
Smith, B. P. (1981): Salmonella infections in horses. Compend. Cont. Educ. 3, 4.

18.2.6. Leptospirose

Ätiologie: Leptospira grippotyphosa, L. pomona, L. icterohaemorrhagiae, L. tarassovi, L. sejroe. Es werden besonders Pferde mit Weidegang befallen, da das Erregerreservoir besonders Mäuse, Hamster, Ratten, Igel, Schlangen, Eidechsen und andere Wildtiere sowie Schweine und Rinder darstellen, die die Leptospiren mit dem Harn ausscheiden. *Inkubationszeit:* bis zu 3 Wochen. Es handelt sich um eine bei Pferden seltene, akut bis chronisch verlaufende Erkrankung. Die Leptospiren dringen über den Magen-Darm-Kanal oder durch verletzte Hautstellen mittels Eigenbewegung in den Körper ein und gelangen über die Blutbahn in verschiedene Organe (septikämische Phase). Beim Pferd soll die Vermehrung besonders in der Leber erfolgen. Aufgrund der Antikörperbildung kommt es zur Zerstörung der Leptospiren mit Freisetzung von Toxinen, die u. a. zur Erythrozytenzerstörung führen (toxische Phase). Die Folgen sind Anämie, Ikterus, Hämoglobinurie. Bei hohem Antikörpertiter weichen die Leptospiren in die Tubuli contorti der Niere aus (Nephritis). Des weiteren können zentralnervöse Erscheinungen sowie Augenkomplikationen (Periodische Augenentzündung) auftreten.

Anamnese: ● **peraktuter Verlauf**
Beim Pferd sehr selten; Inappetenz, Leistungsdepression, Blutharnen, hohes Fieber.

● **Akuter Verlauf**
Fieber (40—40,5 °C), Inappetenz, Leistungsminderung, nach einigen Tagen Fieberabfall mit Ikterus, steifer Gang und Lähmung sowie Myalgien. Außerdem sind petechiale Schleimhautblutungen, Koliken, Durchfälle, Oligurie, roter Harn, Konjunktivitis sowie Lichtscheu feststellbar. Die Erkrankungsdauer beträgt ca. 2 Wochen.

● **Chronischer Verlauf**
Abmagerung, periodische Fieberschübe, petechiale Blutungen im Bereich der Schleimhäute, rezidivierender Ikterus, selten Aborte, Hämaturie, periodische Augenentzündung. *Makroskopisch:* petechiale Blutungen auf den Schleimhäuten, fokale Haut- und Schleimhautnekrosen, Ikterus, Anämie. Besonders beim chronischen Verlauf Nierenvergrößerung mit grauweißen, streifigen bis knötchenförmigen Herden in der Rindenschicht: diffus verteilte kleine Lebernekrosen, vereinzelt Meningoenzephalitis; bei einigen Tieren treten nur Augenveränderungen in Form der *periodischen Augenentzündung* auf, wobei jedoch bei dieser Erkrankung auch noch andere Ursachen diskutiert werden (s. Kapitel Auge).

Differentialdiagnose: Infektiöse Anämie, Bornasche Krankheit, Listeriose, Piroplasmose.

Ergänzende Untersuchungen: wiederholte Blutuntersuchungen im Abstand von 8 Tagen, Grenztiter beim Antikörpernachweis beträgt beim Pferd 1:800 (Titerverlauf zur Diagnose „Listeriose" ist wichtig), direkter Erregernachweis im nativen Material (Harn, Augenkammerwasser) mit Hilfe der Dunkelfeldmikroskopie.

Literatur

Ellis, W. A. (1983): Leptospiral infection in aborted equine fetuses. Equ. Vet. J. 15, 321—324.
Williams, R. D. (1973): Experimental chronic uveitis. Ophthalmic signs following equine leptospirosis. Invest. Ophthalmol. 10, 948—954.

18.2.7. Druse

Ätiologie: Streptococcus equi, serologische Gruppe C. Weltweit verbreitete, hochkontagiöse, akute Infektionskrankheit der Pferde, die vielfach enzootisch auftritt (typisches Herdengeschehen). Charakteristisch ist eine katarrhalisch-eitrige Entzündung der oberen Luftwege mit Abszeßbildung der regionären Lymphknoten. Die häufigsten und schwersten Erkrankungen sind bei Fohlen und Jährlingen zu beobachten. Die Druse (engl. Strangles) tritt aber auch bei älteren Tieren auf. Der Erreger dringt über den Nasen-Rachen-Raum ein und gelangt über das Lymphsystem (Ductus thoracicus) in die Blutbahn. *Inkubationszeit:* 2—8 Tage.

Anamnese: hohes Fieber (40—41,5 °C), Apathie, trockener Husten, anfangs seröser, später eitriger Nasenausfluß, Schwellung der retropharyngealen und subparotidealen Lymphknoten, metastasierende abszedierende Pneumonie nach Einatmung infizierten Speichels. *Makroskopisch:* katarrhalisch-eitrige Rhinitis im Bereich der Nasenschleimhaut, besonders in der Nasenscheidewand, multiple Abszesse und Geschwüre, Lymphadenitis apostematosa, besonders der mandibulären und retropharyngealen Lymphknoten; bei Durchbruch der Abszesse (besonders im Bereich der subparotidealen Lymphknoten) kann es zur Schlundkopffistelbildung und zur Parotitis kommen. Häufig sind retropharyngeale Unterhautphlegmonen zu beobachten. Abszeßdurchbrüche von den Lymphknoten in den Luftsack führen zum Luftsackempyem; weiterhin sind Empyeme in den Nasennebenhöhlen feststellbar, eitrig-abszedierende Pneumonien, Brusthöhlenergüsse sowie eitrige Pleuritis mit Abszeßbildung der mediastinalen Lymphknoten; durch eingedickten Eiter kommt es im Luftsack zur Konkrementbildung; metastatisch entstandene Abszesse der Darmlymphknoten, eitrige Konjunktivitis, Abszesse in Gehirn, Leber, Milz, Muskulatur und Haut (Hautdruse). Selten wird eine Neuritis der Cauda equina (sog. Hammelschwanzsyndrom) beobachtet. **Deckdruse:** Der Erreger wird durch den Deckakt übertragen. *Makroskopisch* zeigt sich eine Vereiterung der periproktalen Lymphknoten mit purulenter Vaginitis und Vulvitis.

Differentialdiagnose: Fohlenlähmekomplex, Infektion mit Corynebacterium equi, Streptococcus zooepidemicus (keine Abszesse), Malleus, Rhinovirusinfektion, enzootische Bronchopneumonie, pyämische Form der Salmonellose, chronische Entzündungen der oberen Luftwege mit Empyembildung in Nebenhöhlen und Luftsack, Zahnfisteln (i. d. R. nur einseitig).

Ergänzende Untersuchungen: bakteriologischer Nachweis von Streptococcus equi in eitrigem Nasen- oder Luftsacksekret sowie in Lymphknoten.

Literatur

Knight, A. P., J. L. Voss, A. E. McChesney and H. G. Bigbee (1975): Experimentally induced Streptococcus equi infection in horses with resultant guttural pouch empyema. Vet. Med. Small Anim. Clin., 70, 1194—1195, 1198—1199.
Pichl, C. A. (1984): Clinical observations on an outbreak of strangles. Can. Vet. J. 25, 7.

18.2.8. Fohlenlähme

Die Fohlenlähme stellt eine perakut bis subakut verlaufende infektiöse Erkrankung der Saugfohlen dar. Ihr Name leitet sich von der häufig zu diagnostizierenden Arthritis ab. Oft dominieren aber auch Septikämien, Pneumonien, Nephritiden und ruhrartige Durchfälle, die nicht mit Gelenkaffektionen einhergehen. Die Verbreitung ist weltweit.

Frühlähme
Ätiologie: Actinobacillus equuli.

Spätlähme
Ätiologie: Streptococcus zooepidemicus.
Vielfach kommen Mischinfektionen vor.

18.2.8.1. Frühlähme

Es handelt sich um eine Infektionskrankheit der neugeborenen Fohlen, die schon in den ersten Lebensstunden auftreten kann und vielfach zum Tode führt. Die Stute beherbergt den Erreger, *Actinobacillus equuli,* im Nasen-Rachen-Raum und im Darm. Die Infektion erfolgt vielfach intrauterin, aber auch sofort nach der Geburt omphalogen oder oral. Nach der Infektion kommt es aufgrund der Hypogammaglobulinämie des neugeborenen Fohlens schnell zur Septikämie.

Anamnese: ● **Perakuter Verlauf**
Die Fohlen zeigen 12—24 Stunden post partum Fieber (41 °C), extremen Konditionsverlust, stark injizierte Konjunktivalgefäße, Dyspnoe, apathisches Verhalten, Festliegen; i. d. R. erfolgt der Tod innerhalb weniger Stunden.

● **Akuter Verlauf**
Die ersten klinischen Erscheinungen treten 24—72 Stunden post partum auf. Sie sind gekennzeichnet durch Mattigkeit, Fieber (40 °C), struppiges Haarkleid, stark gerötete Konjunktiven, Saugunlust, Gelenkschwellung, Lahmheit, herabhängende steife Kopfhaltung, urinösen Geruch (Nephritis), Diarrhoe und Exsikkose. *Makroskopisch:* fibrinöseitrige Polyarthritis, besonders der Knie-(Gonitis), Tarsal-(Tarsitis) und Atlantookzipitalgelenke; Eiterherde in der Nierenrinde, hämorrhagische Diathese, hochgradiges Lungenödem. *Mikroskopisch:* fibrinös-eitrige Synovialitis, hochgradige Vermehrung der neutrophilen Granulozyten in der Synovia; besonders in der Nierenrinde fokale Nephritis purulenta mit Parenchymeinschmelzung.

18.2.8.2. Spätlähme

Diese durch *Streptococcus zooepidemicus* verursachte Infektionskrankheit bei älteren Fohlen tritt nach erstem Kontakt mit der Stute, nach dem Absetzen, bei Umstellung in andere Bestände oder nach ersten Belastungen (z. B. Training auf der Rennbahn) auf. Für das Auftreten und den Grad der Erkrankung ist die Widerstandskraft des Tieres von großer Bedeutung.
Anamnese: Die Erkrankung der Fohlen beginnt i. d. R. in der 2. Lebenswoche mit Fieber (40 °C), verminderter Sauglust, Steifigkeit, Lahmheit (Schwellung der Gelenke — schmerzhafte Arthritis), im späteren Verlauf Diarrhoe, Pneumonie, Schwellung der Kehlgangslymphknoten, mukopurulente Rhinitis, zentralnervöse Erscheinungen (unphysiologische Kopfhaltung). Der Krankheitsverlauf ist bei einigen Tage alten Fohlen meist akut bis subakut, bei älteren subakut bis chronisch. *Makroskopisch:* fibrinös-eitrige Polyarthritis, die im Tarsal- und Karpalgelenk beginnt; fibrinös-eitrige Pleuritis, eitrige Bronchopneumonie, eitrige Omphalophlebitis, Rhinitis purulenta, herdförmige eitrige Hepatitis, Nephritis, Lymphadenitis sowie Meningitis. *Mikroskopisch:* Leber: herdförmige Ansammlung von neutrophilen Granulozyten mit Parenchymnekrosen (fokale Hepatitis purulenta); Niere, besonders Rindenschicht: Einschmelzung von Glomerula und Tubuli (purulente Herdnephritis) in Verbindung mit einer Lymphadenitis purulenta (ohne Abszeßbildung — Unterschied zur Druse); fibrinös-eitrige Meningitis; fibrinös-eitrige Synovialitis mit Knorpelalterationen; bei subakutem bis chronischem Verlauf: Osteomyelitis der Epiphyse von Femur, Tibia und Radius sowie Patella bei etwa 3 Monate alten Fohlen; im Gelenk Viskositätsänderung der Synovia mit Vermehrung der neutrophilen Granulozyten und lysosomalen Enzyme; Proliferation der Synovialdeckzellen mit Pannusbildung und Knorpelschädigung (Verlust der Proteoglycane, Demaskierung der Kollagenfibrillen, Metachromasieverlust, Knorpelerosionen bis -fissuren).

Differentialdiagnose der Fohlenlähme: septikämischer Verlauf der Salmonellose, Koliseptikämie, Klebsiellensepsis, Leptospirose, Infektion mit Staphylococcus aureus und Corynebacterium equi, Druse, Gliedmaßenerkrankungen mit Lahmheiten.

Ergänzende Untersuchungen: bei Fohlenlähme bakteriologischer Erregernachweis.

Literatur

Firth, E. C. (1983): Current concepts of infectious polyarthritis in foals. Equ. Vet. J. **15**, 5—9.

Platt, H. (1973): Septicemia in foal. A review of 61 cases. Br. Vet. J. **129**, 221—229.

18.2.9. Tetanus (Starrkrampf)

Intoxikationskrankheit im Anschluß an eine lokale Infektion von oberflächlichen oder tiefen Wunden.
Ätiologie: Clostridium tetani. Der Erreger ist weltweit verbreitet. Die sehr widerstandsfähigen Sporen kommen ubiquitär im Erdboden vor (Bodenseuche). Am häufigsten tritt die Erkrankung in den Tropen auf. Der Mensch, das Pferd und das Schaf sind die für das Tetanustoxin empfindlichsten Spezies. Es handelt sich um eine typische Wundinfektion. Dabei ist charakteristisch, daß die Erreger während des gesamten Krankheitsverlaufes an der Eintrittspforte (Wunde) verbleiben. Nach Auskeimung der Sporen kommt es zu Vermehrung und anschließender Toxinbildung. Selten gelangen die Erreger über die Lymph- und Blutbahn in andere Organe. Vereinzelt siedeln sich Sporen in der geschädigten Darmschleimhaut an. *Clostridium tetani* synthetisiert die Exotoxine Tetanospasmin, Tetanolysin und ein nicht spastisch wirkendes Toxin. Die klinischen Veränderungen werden vorwiegend durch Tetanospasmin verursacht, das seinen Angriffsort im ZNS hat. Das Toxin gelangt über die neuromotorischen Endplatten intraaxonal zentripe-

tal zu den Ventralhörnern des Rückenmarks und von hier aus über Dendriten und Neuriten ins Gehirn. Die Blut-Hirn-Schranke scheint zu verhindern, daß das Toxin direkt auf dem Blutweg das ZNS erreicht. Bei perakutem Krankheitsverlauf innerhalb von 24 Stunden kann jedoch eine Passage des Toxins durch die Blut-Hirn- bzw. Blut-Liquor-Schranke nicht ganz ausgeschlossen werden. Die Toxine bewirken eine Stimulation des peripheren und sympathischen Nervensystems sowie eine Veränderung des Adrenokortikoid- und Catecholamin-Stoffwechsels; in späteren Phasen der Erkrankung kommt es zur neuromuskulären Blockade. *Inkubationszeit:* wenige Tage bis mehrere Wochen.

Anamnese: Freßunlust, gespannter Gang, immer stärker werdender Muskelspasmus, bretthart gespannte Muskulatur, gestreckte und steife Kopfhaltung, aufgerichtete Ohren, Schweifrübe steht vom Rumpf ab, stelziger Gang, Gelenke nur noch teilweise einknickbar, Sägebockstellung der Gliedmaßen, Maul kann nicht geöffnet werden, Vorfall des dritten Augenlides, Erhöhung der Atemfrequenz, erhöhte Schreckhaftigkeit, wobei leichte Streßsituationen einen generalisierten Muskelspasmus auslösen können. Vor dem Tod erhöht sich die Körpertemperatur auf 42—43 °C. *Makroskopisch:* Vielfach sind keine charakteristischen Veränderungen feststellbar. Der Körper muß sorgfältig nach frischen und älteren Haut- sowie Schleimhautwunden untersucht werden. Aufgrund einer Paralyse der Pharynx- und Larynxmuskulatur kommt es vereinzelt zu Aspirationspneumonien; die Haut zeigt vereinzelt Dekubitusstellen. *Mikroskopisch* werden gelegentlich Blutungen in der Muskulatur sowie eine hyalinschollige Degeneration der Skelettmuskulatur festgestellt.

Differentialdiagnose: sehr charakteristisches klinisches Krankheitsbild, kaum verwechselbar. Vergleichbar ist diese Erkrankung mit gewissen Stadien der Tollwut und Pseudowut sowie der Strychninvergiftung.

Ergänzende Untersuchungen: Tierversuch.

Literatur

Ansari, M. M. (1982): Tetanus. Comp. Cont. Ed. 4, 473.
Beroza, G. E. (1980): Tetanus in the horse. J. Am. Vet. Med. Assoc. 177, 1152.

18.2.10. Tuberkulose

Pferde zeigen gegenüber Tuberkelbakterien eine hohe angeborene Widerstandskraft. Aus diesem Grunde tritt Tuberkulose auch bei starker Exposition der Pferde nur relativ selten auf.

Ätiologie: Am häufigsten kommt beim Pferd die Infektion mit *Mycobacterium bovis* (ca. 80%) vor, dann folgen *M. avium* und sehr selten *M. tuberculosis*. Vorwiegend orale Infektion; meist bildet sich nur ein Primärkomplex aus. Es sind jedoch auch die chronische Organtuberkulose, Frühgeneralisation und Niederbruchsform zu beobachten.

Anamnese: In Abhängigkeit vom Sitz der tuberkulösen Entzündung sind die klinischen Symptome recht unterschiedlich. Im fortgeschrittenen Stadium werden Abmagerung, struppiges Haarkleid, starke Beeinträchtigung der Leistung sowie deutlich vergrößerte Lymphknoten beobachtet. *Makroskopisch:* Aufgrund der vorwiegend oralen Infektion liegt der Primärkomplex meist im Darmtrakt. Vielfach ist dieser jedoch nur unvollständig, wobei nur die Mesenteriallymphknoten bis faustgroß angeschwollen und von speckiger Konsistenz sind. Häufig konfluieren mehrere Lymphknoten zu einer großen, geschwulstähnlichen, grauweißen bis speckigen Umfangsvermehrung; zentrale Verkalkungen und Verkäsungen dieser Lymphknoten sind sehr selten. Stellenweise ist die Darmschleimhaut verdickt und zeigt Ulzera.

Mycobacterium avium führt beim Pferd zur granulomatösen Enteritis.

Klinisch werden Appetitlosigkeit, intermittierende Koliken und Diarrhoe beobachtet. *Makroskopisch* zeigen sich hochgradig vergrößerte Mesenteriallymphknoten, die schon rektal palpierbar sind. Die tuberkulösen Granulome befinden sich vornehmlich in der Dünndarmschleimhaut. Sie ist diffus verdickt, zeigt Ulzera, Zottenatrophie und stellenweise Abszesse der Krypten. In späteren Stadien bilden sich Fibrosen der Serosa und Lymphangiektasien aus. *Mikroskopisch* sind die tuberkulösen Granulome vom produktiven Typ. Das Zentrum, bestehend aus Epithelzellen und Mykobakterien, wird von Lymphozyten, Plasmazellen, Riesenzellen und Histiozyten sowie peripher von Fibroblasten und Fibrozyten mit Kollagenfibrillen umgeben. Das ortsständige lymphatische Gewebe des Darmes ist hochgradig hyperplastisch.

Bei Stuten wird bei Infektion mit *M. bovis* häufig eine *Eutertuberkulose* festgestellt. Dabei kann eine Euterhälfte stark vergrößert und derb sein oder das Parenchym allgemein mehrere, unterschiedlich große, derbe bis fluktuierende Knoten aufweisen. Weiterhin wird relativ häufig die Hauttuberkulose mit ulzerativem Durchbruch und hochgradiger Schwellung der regionären Lymphknoten festgestellt.

Differentialdiagnose: chronische Infektionskrankheiten, Endoparasitosen, Lymphadenose, Tumoren.

Ergänzende Untersuchungen: Tuberkulinprobe, mikroskopischer und bakteriologischer Erregernachweis, histologische Untersuchung der pathognomonischen Granulome.

Literatur

Innes, J. R. M. (1949): Tuberculosis in the horse. Br. Vet. J. 105, 373—383.

Lesslie, J. W., and D. R. T. Davies (1958): Tuberculosis in a horse caused by the avian type tubercle bacillus. Vet. Rec. 70, 82—84.

Nielsen, S. W., and F. R. Spratling (1968): Tuberculous spondylitis in a horse. Br. Vet. J. 124, 503—508.

18.2.11. Botryomykose

Es handelt sich um eine chronische Infektionskrankheit, die vornehmlich beim Pferd auftritt (sehr selten).

Ätiologie: Staphylococcus aureus. Die Infektion erfolgt an Scheuerstellen der Haut, z. B. durch Geschirr oder Sattel, sowie im Bereich von Hautverletzungen.

Anamnese: Die infizierten Hautbezirke schwellen phlegmonös an. Danach entstehen über Monate bis Jahre knotenförmige Umfangsvermehrungen in der Haut, die Fußballgröße erreichen können. Die Knoten sind unter der höckrigen und meist haarlosen Hautoberfläche verschiebbar. Aus aufgebrochenen Botryomykosegranulomen entstehen Fisteln, die meist monatelang nicht abheilen. *Makroskopisch* zeigt die Subkutis eine hochgradige Proliferation eines harten, grauweißen Bindegewebes, das auf der Schnittfläche zahlreiche linsen- bis erbsengroße Knötchen enthält (Granulome der Botryomykose). Einzelne Knötchen können zu größeren konfluieren. Bei Anschnitt entleert sich eine gelbliche, sahnige Masse, die kleine, sandkorngroße, gelbweiße Klümpchen (Botryomykome = froschlaichähnlich aneinanderliegende Traubenkokken) enthalten. Diese **Hautbotryomykose** kommt in allen Hautbezirken vor, am häufigsten jedoch im Schulter-Hals-Bereich, an Widerrist und Kopf sowie an den Extremitäten. Die regionären Lymphknoten schwellen sekundär an und sind granulomatös verändert. Die **Muskelbotryomykose** geht von einer Scheuerstelle der Haut aus. Meist ist der M. brachiocephalicus (sog. Brustbeule vor dem Schultergelenk) betroffen. Der bis zu Faust- oder Kopfgröße verdickte Muskel zeigt eine grauweiße, bindegewebige Induration mit zahlreichen gelblichen Knötchen. Der Lymphknoten ist beteiligt. Die **Samenstrangbotryomykose** entsteht gelegentlich nach Kastration. Der Samenstrang ist hochgradig verdickt und hart mit Fistelbildung in die Kastrationswunde und deutlicher Anschwellung der Leistenlymphknoten. Bei der **Euterbotryomykose** lassen sich in einer oder in beiden Euterhälften erbsen- bis hühnereigroße, derbe, grauweiße, im Zentrum erweichte Knoten beobachten, die vielfach fisteln, wobei sich graubrauner, mit zahlreichen Körnchen durchsetzter Eiter entleert. Selten ist eine Botryomykose in Lunge, Leber, Milz, Uterus (Endometritis) und Niere feststellbar. *Mikroskopisch* sind die Botryomykosegranulome durch einen hohen Bindegewebsanteil und eine charakteristische Erregerdruse gekennzeichnet. Aufbau: 1. zentrale Erregerdruse: einzelne oder in Haufen zusammengelagerte Kokken, die von einer charakteristischen Schleimhülle (Reaktionsprodukt des Körpers) umgeben sind; bei dichter Zusammenlagerung einzelner Erregerkonglomerate entstehen traubenähnliche Strukturen (Traubenpilzerkrankung). 2. Wall von polymorphkernigen Granulozyten. 3. Histiozytäre Zone: keine Epitheloidzellen, sondern retikuläre, bindegewebsähnliche Zellen; kontinuierlich in die 4. Schicht, eine stark proliferierende Fibroblastenzone, übergehend.

Differentialdiagnose: Lymphangitis epizootica, Nocardiose.

Ergänzende Untersuchungen: bakteriologischer Erregernachweis.

Literatur

Shults, F. S., P. C. Estes, J. A. Franklin and C. B. Richter (1973): Staphylococcal botryomycosis in a specific pathogen-free mouse colony. Lab. Anim. Sci. 23, 36—42.

18.2.12. Ehrlichia-Infektion

Es handelt sich um eine akute Darmerkrankung der adulten Pferde, die erstmals 1979 in Montgomery Country, Maryland (USA), festgestellt wurde. Die selten diagnostizierte Erkrankung tritt vorwiegend in der Nähe von größeren Flüssen wärmerer Länder und saisonbedingt vereinzelt in beiden deutschen Staaten und in der Schweiz bevorzugt Mitte Juni bis Mitte August auf.

Ätiologie: Equine granulozytäre Ehrlichiose:

Ehrlichia equi; Equine monozytäre Ehrlichiose (Potomac Horse Fever): *Ehrlichia risticii*. Der Übertragungsmodus ist unbekannt. Arthropoden (Läuse, Flöhe, Zecken, Milben) werden als natürliche Überträger vermutet.

Anamnese: Fieber, Anorexie, milde Depression, Ödeme an Unterbauch und Gliedmaßen, herabgesetzte Darmmotorik und Ataxien. Innerhalb von 24—48 Std. kann sich eine profuse, wäßrige Diarrhoe entwickeln, die bis zu 10 Tagen anhält. Der seltenere perakute Verlauf ist gekennzeichnet durch Fieber, verringerte Darmgeräusche, injizierte Schleimhäute, abdominale Aufblähung sowie starken Abdominalschmerz. Die Tiere sterben meist, bevor sich eine Diarrhoe entwickelt. Im Blut zeigen sich eine Leuko-, Lympho- und Thrombozytopenie sowie ein herabgesetzter Hämatokritwert. Im Zytoplasma der neutrophilen und eosinophilen Granulozyten sind sphärische, grampositive, 0,4—2,0 µm große „granular bodies" einzeln oder multipel nachweisbar. *Makroskopisch* sind nur unspezifische Alterationen in Form von petechialen Blutungen und Ödemen in Muskulatur, Faszien und Subkutis sowie ein Ikterus zu beobachten. *Mikroskopisch* zeigen die Arterien und Venen von Muskulatur und Faszien sowie von Nieren, Herz, Gehirn und Lunge eine nekrotisierende Arteriitis bzw. Phlebitis. Die Endothelzellen und die glatten Muskelzellen der Gefäße sind geschwollen; perivaskulär finden sich Lymphozyten, Plasmazellen und einzelne neutrophile Granulozyten. Aufgrund der Gefäßschäden zeigt sich vielfach auch eine Orchitis.

Differentialdiagnose: akute toxische Enterokolitis, Salmonellose, Clostridienbefall, orale Antibiotikagaben, Virusenzephalitis, Lebererkrankungen, infektiöse Anämie, Morbus maculosus, Influenza, Virusarteriitis.

Ergänzende Untersuchungen: klinische Befunde, lichtmikroskopische Darstellung der Erreger im Zytoplasma der neutrophilen und eosinophilen Granulozyten (Giemsa- oder Wright-Leishman-Färbung). Elektronenmikroskopisch zeigen die Erreger 2 periphere Membranen; Erregernachweis in der Gewebekultur; Tierversuch (Mäuseinokulationstest oder Blutübertragung von infiziertem auf gesundes Pferd — Symptome nach 10—14 Tagen); serologische Untersuchung.

Literatur

Gerhards, H., F. Offeney und K.T. Friedhoff (1987): Ehrlichia-Infektion beim Pferd. Pferdeheilkunde 3, 283—291.

Gribble, D. H. (1969): Equine ehrlichiosis. J. Am. Vet. Med. Assoc. 155, 462—469.
Whitlock, R. H., J. E. Palmer, C. E. Benson, H. M. Acland, A. Jenney and M. Ristic (1984): Potomac horse fever: Clinical characteristics and diagnostic features. Proc. 27th Annu. Mtg. Am. Assoc. Vet. Lab. Diagnosticians, 103—124.

18.2.13. Pararauschbrand (Malignes Ödem)

Eine in wenigen Tagen zum Tode führende Wundinfektionserkrankung, die durch Gasbildung mit ödematös-phlegmonösen Alterationen an Muskulatur und Bindegewebe charakterisiert ist.

Ätiologie: Clostridium septicum sowie Beteiligung von *Cl. novyi* und *Cl. perfringens.*

Der Erreger befindet sich im Boden. Über offene Wunden, nach schweren Geburten (Geburtspararauschbrand) oder bei Operationen durch infizierte Instrumente erfolgt die Infektion.

Anamnese: Fieber (40—41 °C), anfangs heißes und schmerzhaftes, später kühles und schmerzloses Ödem, Buttersäuregeruch; beim Betasten Knistergeräusche, Atemnot, zum Teil Durchfall.

Makroskopisch: Die hämorrhagischen Ödeme nehmen ihren Ausgang von infizierten Wunden der Haut und Schleimhaut. Besonders die Unterhaut zeigt mit Gas vermischte Ödeme; Lungenödem. Ödeme der Vulva und Vagina sowie blutig-sulzige Verdickung des Endometriums. *Mikroskopisch* besteht ein hochgradiges entzündliches Ödem mit Gefäßwandschädigung, die die Ursache für die starke Permeabilitätsstörung ist; sekundäre Degeneration der Herz- und Skelettmuskulatur.

Differentialdiagnose: Rauschbrand.

Ergänzende Untersuchungen: bakteriologischer Erregernachweis, Tierversuch.

Literatur

Breuhausm, B. A. (1983): Clostridial muscle infections following intramuscular injections in the horse. J. Equine Vet. Sci 3, 42—46.
McLaughlin, S. A., W. C. Rebhun and T. J. Van Winkle (1979): Clostridium septicum infection in the horse. Equine Pract. 1, 17—20.

18.2.14. Lymphangitis epizootica

Die Lymphangitis epizootica (Pseudorotz, Afrikanischer oder Japanischer Rotz) ist eine chronische, selten tödlich verlaufende Pilzerkrankung und führt bei Einhufern zur Erkrankung der Haut und der oberflächlichen Lymphgefäße.

Ätiologie: Histoplasma (Cryptococcus) farciminosum. Es handelt sich dabei um einen Bodensaprophyten, der im Gewebe hefeähnlich wächst und in Kultur ein Myzel bildet. Die Erkrankung ist im deutschsprachigen Raum seit dem 2. Weltkrieg nicht mehr aufgetreten, enzootisch dagegen in einigen Mittelmeerländern sowie in Afrika, im Nahen und Fernen Osten.

Anamnestisch besteht eine chronisch-indurative Ulzeration der Haut und Lymphgefäße, besonders an den Gliedmaßen. Die ulzerativen und exsudativen Prozesse beginnen zunächst an der Eintrittspforte der Erreger, wobei sie bereits hier zum Stillstand kommen oder sich zentripetal entlang der Lymphgefäße ausbreiten können. Dabei schwillt das Nachbargewebe an und zeigt intradermal kleine, im Durchmesser ca. 1 cm große Knötchen, die einige Tage später ulzerieren. Die entzündeten Lymphgefäße sind verdickt und hart, die regionären Lymphknoten geschwollen. Die Knötchen mit zentraler Nekrose fließen zusammen und bilden größere Herde, die von einer festen Kapsel umgeben werden. Die Haut zwischen den Läsionen bleibt anfangs unverändert, verdickt sich jedoch im chronischen Verlauf durch die exzessiven Ulzerationen, wobei sie auf der Unterhaut nicht mehr verschieblich ist. Die Veränderungen können unter Narbenbildung verheilen. Der chronische Verlauf zieht sich 3—12 Monate hin, schwächt die Tiere erheblich, führt jedoch selten zu Todesfällen. Rhinitis und Konjunktivitis sind selten.

Makroskopisch lassen sich in der **Haut** intradermale und subkutane Knötchen, Ulzerationen der Haut oft entlang der oberflächlichen Lymphgefäße, verhärtete Lymphgefäße und Schwellung der Lymphknoten feststellen. *Mikroskopisch* zeigt die verdickte Haut ein stark ausgebildetes Granulationsgewebe mit kleinen purulenten Herden sowie mit neutrophilen Granulozyten angefüllte, dilatierte und verdickte Lymphgefäße. Im Granulationsgewebe herrschen große Makrophagen vor, die im Zytoplasma ovale, 2—3 µm große Kryptokokken enthalten. Im Bereich der **Augen** zeigen sich vereinzelt eine Konjunktivitis sowie Ausbildung von Granulationsgewebe (flache, knopfähnliche Strukturen). Das 3. Augenlid ist geschwollen und weist zunächst kleine Papeln auf, die später ulzerieren. Im Bereich der **Nase** kommt es vereinzelt zu einer mukopurulenten Rhinitis, wobei der Nasenausfluß in großer Menge Pilze enthält. Auf der Nasenschleimhaut bilden sich flache, gelbe Papeln oder Knoten, die aufbrechen und kraterförmige, granulierende Ulzera mit leichter Blutungstendenz ausbilden. Die nasalen Veränderungen finden sich oft in der Nähe der äußeren Nasenöffnung und können sich hier auf die Maulschleimhaut ausdehnen. Im Bereich der **Lunge** zeigen sich vereinzelt solide, granulomatöse Herde mit eitriger Einschmelzung. Die regionären Lymphknoten weisen i. d. R. eine purulente Lymphadenitis auf. Ganz selten werden auch Eiterherde in Pleura, Milz, Leber, Hoden, Tunica vaginalis und Knochenmark beobachtet.

Differentialdiagnose: Lymphangitis ulcerosa, Hautrotz, unspezifische Lymphangitis (besonders der Hinterbeine), Sommerwunden.

Ergänzende Untersuchungen: histologische Untersuchung der veränderten Hautbezirke mit Nachweis der Pilze (PAS-Reaktion, Bauer's und Gridley's Pilzfärbung).

Literatur

Singh, T., B.M.L. Varmani and N.P. Bhalla (1965): Studies on epizootic lymphangitis. II. Pathogenesis and histopathology of equine histoplasmosis. Indian J. Vet. Sci. 35, 111—120.

Richer, F.J.C. (1977): La lymphangite epizootique. Revue générale de la maladie et observations cliniques en Republique du Senegal. Thèse Ecole Nationale Vétérinaire d'Alfort.

18.3. Parasitär bedingte Krankheiten

18.3.1. Räude

Unter dem Sammelbegriff „Räude" sind mit Juckreiz einhergehende, vorwiegend chronisch verlaufende, enzootische Hautkrankheiten zu verstehen, die beim Pferd durch drei verschiedene Räudemilbenarten hervorgerufen werden und deren Verlauf durch bestimmte Haltungs- und Ernährungsfaktoren beeinflußt wird. Die Infektion erfolgt fast ausschließlich direkt durch Kontakt. Alle Räudemilben sind stationär-permanente, streng wirtsspezifische Ektoparasiten.

● **Sarkoptes-Räude**

Ätiologie: Sarcoptes equi. Es handelt sich meist um eine **Kopfräude**, wobei die 0,2—0,45 mm großen Erreger im Stratum spinosum in sogenannten Bohrgängen sitzen (Grabmilbe). Die Erkrankung beginnt am Kopf, dehnt sich über Hals und Schulter bis zur Sattellage aus, wobei auch der gesamte Körper mit Ausnahme der distalen Gliedmaßenbereiche befallen sein kann. *Makroskopisch* zeigen sich Hautknötchen, -bläschen, -krusten und -borken mit flächenhaftem Haarausfall sowie kleieartigen Belägen und Faltenbildung der Haut; regelmäßig treten Kratzwunden auf. Die Sarkoptes-Räude stellt eine Zooanthroponose dar.

● **Psoroptes-Räude (Steißräude)**
Ätiologie: Psoroptes equi. Diese 0,5—0,8 mm lange Saugmilbe sticht die Haut an und ernährt sich von Lymphe und Gewebssäften sowie vereinzelt von Blut. Bevorzugt betroffen sind dabei langhaarige Bereiche des Körpers, wie Mähne und Schweif. *Makroskopisch* sind große Knoten mit stark zerklüfteten Borken charakteristisch, die sich deutlich von dem gesunden Gewebe abheben. Bei starkem Befall kommt es zu Störungen des Allgemeinbefindens mit deutlicher Abmagerung.

● **Chorioptes-Räude (Fußräude)**
Ätiologie: Chorioptes bovis. Diese schuppenfressende, 0,3—0,6 mm lange Milbe sitzt besonders in der Fesselbeuge und nagt die oberflächlichen Epidermisschichten an. Die Epidermiszellen dienen als Nahrung, wobei es sekundär zu entzündlichen Hautreaktionen kommt. Im Anfangsstadium sind *makroskopisch* umschriebene, serös-zellige Infiltrate, Bläschen und Krusten zu sehen. Später entwickeln sich aufgrund des freigelegten Koriums rötliche, granulationsgewebsähnliche, übelriechende, nässende bis schmierige Flächen. Im chronischen Verlauf bilden sich multiple, millimeter- bis zentimeterdicke, warzenähnliche Gebilde (sog. Warzenmauke). *Klinisch* sind alle Räude-Formen von starkem Juckreiz begleitet.
Differentialdiagnose: Dermatomykosen, chronische Ekzeme.
Ergänzende Untersuchungen: Hautgeschabsel am Übergang vom erkrankten zum gesunden Gewebe mikroskopisch untersuchen.

Literatur

Fadok, U. A. (1984): Parasitic skin diseases of large animals. Vet. Clin. North. Am. 6, 3.
Pascoe, R. R. (1980): Mites in „head shaker" horses. Vet. Rec. **107**, 234.

18.3.2. Habronematose

Man unterscheidet eine Magen- und eine Haut-Habronematose (Sommerwunden). *Ätiologie: Habronema muscae* (gelb-orangefarbener Magenwurm) — diffuse Gastritis. *Habronema microstoma* (Großer Weißer Magenwurm) — diffuse Gastritis mit Ulzera. *Drascheia megastoma* (Kleiner Weißer Magenwurm) — diffuse Gastritis mit Granulombildung.
Überträger und Zwischenwirte sind Fliegen, in denen sich die Entwicklung von der 1. bis zur 3. Larve vollzieht.

● **Magenhabronematose**
Nach oraler Aufnahme der 3. Larve bohrt sich diese in die Magenschleimhaut und bildet in der Submukosa je nach Erreger unterschiedlich große Knötchen, die bei D. megastoma im Kardiabereich Hühnereigröße erreichen können. Nach Eiablage der geschlechtsreifen Weibchen wandern diese aus der Magenschleimhaut aus und sterben ab. *Anamnestisch* sind infolge der chronischen Gastritis Verdauungsstörungen sowie Koliken und Abmagerungen feststellbar.

● **Sommerwunden** (Dermatitis verminosa, Kaloris, kutane Habronematose)
Die oben erwähnten Erreger können auch eine persistierende granulomatöse Hauterkrankung verursachen, die besonders im Sommer und in heißen Gegenden auftritt. Die Fliegen setzen an kleinen Hautdefekten die 3. Larve ab, die tief in die Dermis eindringt und eine starke Ausbildung eines Granlationsgewebes verursacht. Diese Larve macht keine Körperwanderung durch, sondern bleibt in der Haut liegen. Eine Weiterentwicklung in der Haut erfolgt nicht. Diese Erkrankung kommt besonders in Südeuropa, UdSSR, Australien und Nordamerika vor.
Anamnestisch zeigen die Tiere an Kopf, distalen Gliedmaßenenden und Sattellage Schwellung, Juckreiz und Schmerzhaftigkeit von schlecht heilenden Wunden, die besonders in den Sommermonaten auftreten. Das Granulationsgewebe neigt leicht zu Blutungen. Im Herbst klingen die Wunden ab, wobei sich Narben und Narbenkeloid ausbilden. Im darauffolgenden Sommer kommt es oft zu Rezidiven. *Makroskopisch* zeigen sich ein blumenkohlartig über die Hautoberfläche ragendes Granulationsgewebe mit Randnekrosen, seröser Exsudation und krustösen Belägen sowie Haarausfall an den betreffenden Stellen. *Mikroskopisch* findet sich Granulationsgewebe mit zahlreichen eosinophilen Granulo-

zyten und vereinzelten Larvenanschnitten (eosinophile, granulomatöse Dermatitis).

Differentialdiagnose: akute Verletzungen (z. B. Kronentritt), Sommerbluten (Parafilaria multipapillosa), Fibropapillom, Sarkoid, Keloid.

Ergänzende Untersuchungen: histologische Hautuntersuchung, direkter Larvennachweis; im Kot sind die Larven nur sehr schwer anzureichern.

Literatur

Kirkland, K. D., R. M. Corwin and J. R. Coffman (1982): Habronemiasis in an Arabian stallion. Equ. Pract. 3, 34—36.

Reddy, A. B., S. N. S. Gaur and U. K. Sharma (1976): Pathological changes due to Habronema muscae and Drascheia megastoma infection in horses. Indian J. Anim. Sci. 46, 207—210.

18.3.3. Strongylidose

Die häufigsten und wirtschaftlich bedeutsamsten, weltweit vorkommenden Nematoden der Equiden sind die im Dickdarm parasitierenden Palisadenwürmer aus der Familie Strongylidae. Diese Familie umfaßt ca. 60 Arten, die sich aus zwei Unterfamilien, den Strongylinae und den Trichonematinae, zusammensetzen. Aufgrund ihrer Größe und Biologie unterteilt man die Palisadenwürmer der Pferde in große und kleine Strongyliden. Zu den großen Strongyliden zählt man drei Arten:

Strongylus vulgaris (2—2,5 cm lang); *S. edentatus* (2,5—4 cm lang); *S. equinus* (2,5—4,5 cm lang). Die kleinen Strongyliden setzen sich aus ca. 50 Unterarten zusammen (1—1,5 cm lang). Sie sind im Gegensatz zu den großen Strongyliden, die eine langdauernde Entwicklungsphase in verschiedenen Körperregionen durchlaufen, weniger pathogen, da sie eine kürzere und weniger intensive histiotrope Entwicklungsphase in der Dickdarmschleimhaut durchmachen und größtenteils kein Blut saugen.

Entwicklung: Nach einer 1—2 Wochen dauernden exogenen Entwicklung vom Ei bis zur Larve erfolgt die Infektion oral durch Aufnahme der infektionsfähigen dritten Larve. Diese häutet sich im Dünndarm, wandert in die Dickdarmschleimhaut ein und wird dort nach zellulärer Reaktion in Knötchen eingeschlossen. Die weitere Entwicklung verläuft nun bei großen und kleinen Strongyliden zeitlich und örtlich unterschiedlich.

● **Kleine Strongyliden**

Die kleine Larve entwickelt sich in den Knötchen zu präadulten 4.—5. Stadien. Diese wandern in das Darmlumen zurück, wo sie an der Schleimhaut festgesaugt die Entwicklung beenden (keine weitere Wanderung). Die Präpatenz der verschiedenen Arten beträgt 6—12 Wochen.

● **Große Strongyliden**

Die Larven verlassen die Dickdarmschleimhaut und treten eine artspezifische, ausgedehnte und langwierige intraabdominale Wanderung an. *S. vulgaris* dringt in die Arteriolen der Dickdarmwand ein und wandert entgegen dem Blutstrom in der Intima bis zur Arteria mesenterialis cranialis. Hier entwickelt sich eine Endarteriitis verminosa thromboticans. Im weiteren Verlauf werden die Larven zur Darmwand zurückgeschwemmt und gelangen von hier ins Darmlumen, wo die Eiablage erfolgt. Die Präpatenzzeit beträgt 6—7 Monate. *S. equinus* gelangt über die Dickdarmwand durch die Serosa in die Peritonealhöhle und von dort aus in die Leber und das Pankreas. Über den retroperitonealen Teil des Pankreas erreicht er als präadultes 5. Stadium das Zäkum. Die Präpatenzzeit beträgt 9—10 Monate. Die dritten Larven von *S. edentatus* gelangen von der Darmwand über die Vena portae in die Leber, wo eine Häutung stattfindet. Danach wandert die Larve unter das parietale Blatt des Peritoneums. Einzelheiten über die Rückwanderung sind noch nicht bekannt. Die Präpatenzzeit beträgt 10—11 Monate. Aufgrund der unterschiedlichen Wanderungen treten die verschiedensten klinischen und pathomorphologischen Veränderungen auf.

Vielfach sind *klinisch* Fieber, Inappetenz, Abmagerung, Anämien, Verdauungsstörungen mit Kolikerscheinungen sowie motorische Störungen (Paresen und Paralysen) feststellbar. *Makroskopisch* lassen sich Knötchen in der Mukosa der Kolon- und Zäkumschleimhaut (3. bzw. 4. und 5. Larvenstadium) feststellen. Im Bereich der vorderen Gekröswurzel zeigt sich eine unterschiedlich stark ausgeprägte Endarteriitis verminosa thromboticans, wobei es aufgrund der Gefäßwandschädigung zu ausgedehnten Wurmaneurysmen kommen kann. Abgeschwemmte Thromben führen zu Infarkten im Bereich des Kolons, die die thrombotisch-embolischen Koliken verursachen. Durch wandernde Larven im Bereich des Rückenmarks treten Paresen auf. Auf der Aortenoberfläche sind vielfach Kriechspuren (sog. „Jetlines") und vereinzelt Abscheidungsthromben feststellbar.

Differentialdiagnose: Beim Auftreten einer Anämie sollte die infektiöse Anämie ausgeschlossen werden.

Ergänzende Untersuchungen: Insgesamt ist der

Nachweis schwer wegen der langen Präpatenzzeiten. Im Verlaufe der patenten Infektion erfolgt der Einachweis durch eine koproskopische Untersuchung im Flotationsverfahren.

Literatur

Bueno, L., Y. Ruckebusch and Ph. Dorchies (1979): Disturbances of digestive motility in horses associated with strongyle infections. Vet. Parasitol. 5, 253—260.

Osbourne, C. P., and J. L. Duncan (1985): Strongylus vulgaris in the horse: its biology and veterinary importance. 2nd ed. Commonwealth Institute of Parasitology, Commonwealth Agricultural Bureaus of the United Kingdom. Misc. Publ., No. 9, 68 pp.

18.3.4. Strongyloidose

Es handelt sich um einen häufig bei Fohlen anzutreffenden Dünndarm-Nematoden aus der Familie Rhabditidae. Parasitisch lebt nur das parthenogenetische Weibchen, das bis zu 8—9 mm lang wird. Es handelt sich bei der Strongyloidose um eine typische Aufzuchtkrankheit der Fohlen.

Ätiologie: Strongyloides westeri. Epizootologie: Aus den mit den Fäzes ausgeschiedenen Eiern schlüpfen Larven, die nach 2 Häutungen als dritte Larven infektionsfähig sind bzw. aus denen sich auch eine freilebende Generation entwickeln kann. Die Infektion der Fohlen erfolgt i. d. R. galaktogen, aber auch perkutan. Die Larven erreichen über Lymph- und Blutweg die Lunge. Von den Alveolen über Bronchien, Trachea, Ösophagus und Magen gelangen die Larven in den Dünndarm, bohren sich in die Schleimhaut (Häutung) und sind bereits 9 Tage p.i. geschlechtsreif. Bei schon länger bestehenden Strongyloides-Infektionen gelangen die Larven nicht in den Dünndarm, sondern von der Lunge über den großen Kreislauf in die Muskulatur. Werden trächtige Stuten infiziert, so werden die Larven über das Euter mit der Milch bis zum 50. Tag post partum ausgeschieden, so daß Saugfohlen schon ab dem 10. Lebenstag patent infiziert sein können.

Anamnestisch lassen sich nur bei massivem Befall und schlechtem Ernährungszustand der Fohlen leichte Durchfälle und Störungen des Allgemeinbefindens sowie pulmonale Symptome feststellen. *Makroskopisch* ist der Zwergfadenwurm leicht zu übersehen. Deshalb sollte ein Schleimhautgeschabsel untersucht werden. Vielfach zeigt sich eine Enteritis catarrhalis. Beim Vorliegen einer Bronchopneumonie bei Saugfohlen sollte die Lunge auf Strongyloides untersucht werden. Bei schweren Parasitosen können ausgedehnte Hämorrhagien in Lunge und Magen-Darm-Trakt sowie eine Peritonitis vorliegen. *Mikroskopisch* zeigt das befallene Gewebe neben Wurmanschnitten kleine Granulome, die aus neutrophilen und eosinophilen Granulozyten sowie Lymphozyten und Epitheloidzellen bestehen.

Ergänzende Untersuchungen: Ab 10. Lebenstag der Fohlen lassen sich charakteristische U-förmige Embryonen in den Parasiteneiern mit dem Flotationsverfahren nachweisen, wenn sofort nach der Entnahme lichtmikroskopisch untersucht wird. Bei nicht sofortiger Kotuntersuchung sollte der Kot im Brutschrank bei 20—25 °C für 12 Stunden aufbewahrt werden, wobei dann die geschlüpften Larven nachweisbar sind (Auswanderverfahren).

Literatur

Schlichting, C. K., und M. Stoye (1982): Vorkommen und Bekämpfung von Infektionen mit Strongyloides westeri Ihle 1917 (Strongyloididae) bei Fohlen. Prakt. Tierarzt 63, 154—161.

Stone, W. M., and F. W. Smith (1973): Infection of mammalian hosts by milkborne nematode larvae. A review. Exp. Parasitol. 34, 306—312.

18.3.5. Piroplasmose

Die Piroplasmen verursachen besonders in tropischen und subtropischen Ländern bei Haus- und Nutztieren erhebliche Erkrankungen und bewirken bedeutende wirtschaftliche Verluste. Die Erreger parasitieren i. d. R. in Blutzellen von Säugetieren und werden durch Zecken übertragen. Man unterscheidet zwei Familien: 1. *Babesidae* (Gattung *Babesia*) vermehren sich im Warmblüter ausschließlich in Erythrozyten; 2. *Theileriidae* (Gattung *Theileria*) vermehren sich zuerst in den Lymphozyten und anschließend in den Erythrozyten.

Ätiologie: Equine Piroplasmose wird durch 2 *Babesia*-Arten verursacht: *B. caballi* (vorkommend in Südeuropa, Asien, Afrika, Mittel- und Nordamerika) und *B. equi* (vorkommend in Europa, Asien, Nord-, West- und Ostafrika sowie Südamerika). *Pathogenese:* Der Erreger wird während des Saugaktes der Zecken durch den Speichel auf das Pferd übertragen. Innerhalb von 7—10 Tagen entsteht eine Parasitämie, bei der 3—7 % (B. caballi) bzw. 60—85 % (B. equi) der Erythrozyten befallen sind. Es entwickelt sich eine hämolytische

Anämie, wobei B. equi die schwereren klinischen Symptome verursacht.

Klinisch verläuft die Infektion mit B. caballi meist mild. Bei B. equi entwickeln sich hohes Fieber (über 40 °C), Apathie, Anorexie, Schweißausbruch, Tachypnoe, Tachykardie, blasse oder ikterische Schleimhäute, Ekchymosen am 3. Augenlid und Ödeme an Kopf, Rumpf und Gliedmaßen. Zum Teil sind diese klinischen Erscheinungen mit Koliken, Obstipationen und Diarrhoe vergesellschaftet. Hämatologisch zeigen sich eine Senkung des Hämatokritwertes, eine deutliche Leukozytose sowie Lymphozytopenie und Neutrophilie. Aufgrund des Erythrozytenzerfalls kommt es zur Hämoglobinurie (selten bei B. caballi). Bei B. equi kann der Tod nach 7–12 Tagen eintreten. Chronische Infektionen dauern über Monate und sind durch allmähliche Abmagerung und Schwäche der Hinterhand gekennzeichnet. *Makroskopisch* zeigen sich ein ausgedehnter Ikterus im Bereich der Körperschleimhäute, gelbgefärbtes Exsudat in Brust- und Bauchhöhle, Hämorrhagien in verschiedenen Organen, Knochenmarkhyperplasie, Spleno- und Hepatomegalie sowie vereinzelt Hydroperikard und Aszites. *Mikroskopisch* bestehen aufgrund des Erythrozytenzerfalls eine Hyperplasie des blutbildenden Gewebes (besonders Knochenmark) sowie aufgrund der Anoxie zentrolobuläre Lebernekrosen.

Differentialdiagnose: Infektiöse Anämie, Purpura haemorrhagica, equine virale Arteriitis, equine Ehrlichiose.

Ergänzende Untersuchungen: unter Praxisverhältnissen schwierig, da Symptome unspezifisch; direkter Parasitennachweis im Blut- und Gewebeausstrich gelingt meist nur in den ersten 14 Tagen. Latente Infektionen lassen sich durch serologische Untersuchungen nachweisen (KBR und ELISA).

Literatur

Chevrier, L., C. Soule et P. Dorchies (1979): Les piroplasmoses équines inapparentes. Bull. Acad. Vet. France 52, 37–43.
Friedhoff, K. T. (1982): Die Piroplasmen der Equiden – Bedeutung für den internationalen Pferdeverkehr. Berl. Münch. Tierärztl. Wschr. 95, 368–374.

18.3.6. Beschälseuche

Bei der Beschälseuche (Exanthema coitale paralyticum, Dourine; „dourine" – arab. Schmutz) handelt es sich um eine durch den Deckakt wechselseitig übertragbare, oft tödlich verlaufende Infektion der Equiden. Die Seuche tritt heute u. a. in Afrika und im Nahen Osten, vereinzelt in Mittel- und Südamerika sowie in Südost-Europa und der UdSSR auf. In der Bundesrepublik Deutschland ist die Erkrankung seit 1953 nicht mehr festgestellt worden.

Ätiologie: Der Erreger ist *Trypanosoma equiperdum,* der sich ursprünglich aus *Trypanosoma brucei (Nagana)* entwickelt hat. Im Verlaufe dieses Evolutionsschrittes wurde der bisherige Wirt, die Tsetse-Fliege, aufgegeben. Die Übertragung bei Trypanosoma equiperdum erfolgt nun nur noch ausschließlich durch direkten Kontakt über den Deckakt. Dies hat zu einer starken Einengung des Wirtsspektrums geführt, so daß natürliche Infektionen nur noch bei Equiden angetroffen werden. *Inkubationszeit:* 1–4 Wochen, z. T. mehrere Monate.

Anamnestisch verläuft diese Erkrankung i. d. R. chronisch und erstreckt sich über einen Zeitraum von ½–2 Jahren. Gewöhnlich werden 3 Krankheitsstadien beobachtet:

● **Primärstadium** (genitale Manifestation)
Die initialen Veränderungen befinden sich im Genitaltrakt (bei Stuten: Vagina und Vulva, bei Hengsten: Urethra) und in der näheren Umgebung. Der Erreger dringt in die intakte Schleimhaut ein und vermehrt sich durch Zweiteilung in den submukösen Lymphspalten. Es entwickelt sich ein mukoider Vaginal- bzw. Urethraausfluß in Verbindung mit einem nicht schmerzhaften kalten Ödem der Genitalien und des umliegenden Gewebes. Gelegentlich kommt es bei Hengsten aufgrund der Ödematisierung zu einem Penisprolaps. Im weiteren Verlauf entstehen kleine Knötchen auf der Genitalschleimhaut, bei denen es sich *mikroskopisch* um hyperplastische Lymphfollikel handelt. Diese Knötchen ulzerieren später und hinterlassen die pathognomonischen pigmentlosen Flecken der Schleimhaut (*„Krötenflecke"*). Es sind auch Geschwüre an den Schamlippen, am After und in deren Umgebung feststellbar. Die scharf begrenzten, pigmentlosen Krötenflecke können nach mehreren Monaten wieder verschwinden. Bereits während der Inkubationszeit und im Verlauf des Primärstadiums sind die Parasiten im Genitalsekret nachweisbar.

● **Sekundärstadium** (kutane Manifestation)
Je nach Virulenzgrad des betreffenden Trypanosomenstammes und der Empfindlichkeit und Kondition des Pferdes kommt es 4–9 Wochen p. i. zur intermittierenden oder kontinuierlichen Parasitämie. Dabei entstehen in Abhängigkeit von der Lokalisation der Erreger multifokal rundliche oder ringför-

mige (bis zu 5 cm Durchmesser) ödematöse Schwellungen in der Haut (besonders an den Körperseiten und auf der Kruppe). Diese *makroskopisch* markstück- bis handtellergroßen Quaddeln werden als *„Talerflecken"* bezeichnet. Durch zentrales Einsinken der nicht schmerzhaften und keinen Juckreiz verursachenden Quaddeln entstehen die sog. *„Ringflecken"*. Sie verschwinden nach einigen Tagen und bilden sich an anderen Stellen neu aus. Vereinzelt hinterlassen diese Schwellungen eine lokale Depigmentierung der Haut und der Haare (weiße Flecken). Sie ähneln den sog. *Krötenflecken* der Genitalschleimhaut und werden wie diese als trophoneurotische Depigmentierungen interpretiert. Der Allgemeinzustand der Tiere verschlechtert sich im Verlaufe dieses Stadiums.

● **Tertiärstadium** (nervöse bzw. generalisierte Manifestation)

Hier dominiert *klinisch* die peripher-nervöse, sensible und motorische Störung, die durch eine Polyneuritis verursacht wird. Es ist eine Hyperästhesie der Haut sowie später eine Hyper- und Anästhesie feststellbar. Nachhandataxien, Lähmungen des Afterschließmuskels, der Harnblase, des Penis, des N. facialis und des N. recurrens (Kehlkopfpfeifen) sind charakteristische klinische Befunde. *Makroskopisch* werden Kachexie sowie Dekubitus durch Festliegen der Tiere und eine hypostatische Pneumonie beobachtet.

Differentialdiagnose: Koitalexanthem, Deckdruse, Erkrankung des ZNS.

Ergänzende Untersuchungen: Erregernachweis im Ausstrich von Scheiden- und Harnröhrenschleimhaut, Sekret der Genitalien und Lymphknotenpunktaten (Dunkelfeld, Duscheverfahren, Giemsa-Färbung); serologische Untersuchung: Komplementbindungsreaktion (nach 3 Wochen positiv), ELISA, indirekte Immunfluoreszenz; klinisches Krankheitsbild und epizootiologische Situation.

Literatur

Barrowman, P. R. (1976): Observations on the transmission, immunology, clinical signs und chemotherapy of dourine (Trypanosoma equiperdum infection) in horses, with special reference to cerebro-spinal fluid. Onderstepoort J. Vet. Res. 43, 55—66.

Moulton, J. E., J. L. Coleman and M. K. Gee (1975): Pathogenesis of Trypanosoma equiperdum in rabbits. Am. J. Vet. Res. 36, 357—366.

18.3.7. Sonstige parasitäre Erkrankungen

Kriebelmücken *(Familie Simuliidae)* verursachen bei massivem Befall aufgrund einer Atemlähmung mit Herz-Kreislauf-Insuffizienz perakute Todesfälle (s. Haut).

Lungenwurmbefall *(Dictyocaulus arnfieldi)* wird vorwiegend bei Eseln und Kleinpferden angetroffen. *Anamnestisch* zeigen die Tiere vermehrt Sekret in Trachea und Bronchien sowie zytologisch vermehrt eosinophile Granulozyten, Mastzellen und Lungenwurmeier. Warmblutpferde erkranken sehr selten (s. Lunge). Durch Kotuntersuchung ist diese Erkrankung nur schwer oder nicht zu diagnostizieren. Es ist eine bronchoskopische Untersuchung nötig (s. Lunge).

Literatur

Fischer, J., E. Deegen und R. Lieske (1982): Bronchoskopischer Nachweis einer patenten Lungenwurminfektion beim Pferd. Tierärztl. Prax. 10, 219—224.

Gasterophilus-Infektion

Gasterophilus intestinalis kommt hauptsächlich in der Pars proventicularis, selten im Drüsenmagen und Duodenum vor.

Gasterophilus haemorrhoidalis besiedelt den Vor- und Drüsenmagenbereich sowie das Duodenum.

Anamnestisch sind i. d. R. keine Krankheitssymptome zu erheben.

Makroskopisch: Die Larven bohren sich in die Schleimhaut, bilden kraterförmige Bohrtrichter und ernähren sich von Blut, Lymphflüssigkeit und Detritusmassen. Bei massivem Befall chronische Entzündung (Ulzera) mit Epithelhyperplasie. Vereinzelt können papillomatöse und adenomatöse Wucherungen auftreten. Nach Ablösen der Larven von der Schleimhaut heilen die Veränderungen ab.

18.4. Sonstige Krankheiten

18.4.1. Leukose

Die als relativ selten geltende Erkrankung beim Pferd ist weltweit verbreitet und weder gattungs-, rasse-, geschlechts- noch altersgebunden.

Die *Ätiologie* ist noch unklar. Virusbedingte Ursachen werden diskutiert. *Klinisch* ist die Diagnose teilweise schwer zu stellen, da häufig nur Lymphknoten der Bauchhöhle geschwollen sind. Weitere charakteristische Symptome sind Abmagerung, Konditionsverlust, Splenomegalie, Vergrößerung verschiedener Körperlymphknoten, Schleimhautblässe, Tachykardie und Apathie. Die lymphatische Leukose geht vielfach mit einem Exophthalmus, bilateralem Lidödem sowie mit Schwellung der Membrana nicitans einher. *Makroskopisch* wird zwischen einer **generalisierten Verlaufsform** und einer **regional-multizentrischen Form** unterschieden, die wiederum in eine lienale, mediastinale, mesenteriale und intestinale Form unterteilt wird. Bei der multizentrischen Form dominieren diffus vergrößerte, grau-weiß aussehende Lymphknoten sowie eine vergrößerte Milz. Die **kutane Form** der Leukose beim Pferd geht mit diffusen Verdickungen und grau-weißen Knotenbildungen in der Haut einher. Die **Thymusform** wird von den meisten Autoren nicht als eigenständige Form angesehen. Bei der **lienalen Form** kann die Milz bis zu 55 kg schwer werden, und bei der **mediastinalen Form** lassen sich kopfgroße Lymphknoten nachweisen. Die **mesenteriale** und die **intestinale Verlaufsform** sind relativ selten. Leukotische Wucherungen werden bei dieser Verlaufsform an den Mesenteriallymphknoten sowie an der Darmwand mit hirnwindungsartiger Verdickung der Mukosa beobachtet. *Mikroskopisch* werden die Tumoren lymphatischer Zellen beim Pferd zusätzlich nach dem Differenzierungsgrad unterschieden. Lichtmikroskopisch sind 5 Typen zu unterscheiden:
a) wenig differenzierter Typ;
b) lymphoblastischer Typ;
c) lymphozytischer bis prolymphozytischer Typ;
d) Histiozyten-, Histioblasten- und Histiolymphozytentyp;
e) myeloischer Typ.
Vielfach zeigen die Pferde eine Myodegeneratio cordis, degenerative Verfettung der Leber, Nebennierenrindenhypoplasie sowie Degeneration der Epithelzellen des Tubulus contortus.
Differentialdiagnose: Gegenüber der lymphatischen Leukose sind vor allem Tuberkulose, Infektiöse Anämie, Petechialfieber (Morbus maculosus) sowie andere Neoplasien abzugrenzen.
Ergänzende Untersuchungen: Blutbild, Knochenmarkausstrich; die lymphatische Leukose des Pferdes verläuft z. T. aleukämisch.

Literatur

Jaeschke, G., und R. Rudolph (1965): Die Leukose des Pferdes. 1. Nomenklatur, Klinik und Pathologie. Berl. Münch. Tierärztl. Wschr. 98, 88—94.
Madewell, B. R., G. P. Carlson, N. J. Maclachan und B. F. Feldman (1982): Lymphosarcoma with leukemia in a horse. Am. J. Vet. Res. 43, 807—812.

18.4.2. Colitis X

Der Terminus „Colitis X" (Typhlokolitis der Pferde) wird benutzt, wenn kein spezifisches Agens bei perakuter und akuter Kolitis mit Diarrhoe nachzuweisen ist.
Die *Ätiologie* ist unklar. Diese Erkrankung des Kolons und Zäkums tritt sporadisch auf und wird in Zusammenhang mit Streß, Antibiotika-Applikationen und experimenteller Anaphylaxie beobachtet. Die Abgrenzung zur akuten Salmonellose ist klinisch schwierig. Die *Pathogenese* ist unklar und mit großer Wahrscheinlichkeit multifaktoriell. In vielen Fällen waren die Pferde vor dem Auftreten der Colitis X starken Streßsituationen (schweres Training, Transport), Futterwechsel oder Antibiotikabehandlungen ausgesetzt. Aufgrund der Belastung können eine *Dysbakteriose* mit Anstieg der gramnegativen Enterobakterien (einschließlich Salmonellen) und ein Abfall der Anaerobierfermentation entstehen. Der durch die veränderte Mikroflora bedingte pH-Wert-Abfall in Zäkum und Kolon führt über eine Schädigung der Schleimhäute zur Aufnahme von Endotoxinen mit nachfolgender Schockmanifestation.
Anamnestisch zeigen sich im Initialstadium Inappetenz, Fieber, Depression, plötzlich einsetzende Diarrhoe (große Mengen wäßrigen, übelriechenden Kotes). Später kann der Darminhalt auch hämorrhagisch sein. Aufgrund der Dehydratation kommt es zur Absenkung des Hautturgors und zum Anstieg des Kreatin- und Harnstoff-Gehaltes im Blut. Charakteristisch ist eine Leukopenie. *Makroskopisch* sind das große Kolon und das Zäkum dilatiert; sie enthalten sehr flüssigen Inhalt. Die Schleimhaut ist hyperämisch, ödematös, z. T. hämorrhagisch. Die regionären Lymphknoten weisen deutliche Hyperämie mit Ödematisierung auf. Die Nebennierenrinde zeigt Hämorrhagien; Peritoneum, Pleura und Epikard weisen petechiale Blutungen auf. Die meisten Organe spiegeln das Bild eines Endotoxin- bzw. Kreislaufschocks wider. *Histologisch* sind herdförmige Nekrosen der Kolonschleimhaut sowie Mikrothromben in der Mukosa und Submukosa zu

diagnostizieren. In fortgeschrittenen Stadien zeigen sich im Bereich der Mukosa vermehrt Fibrin, einzelne neutrophile Granulozyten und deutlich dilatierte Lymphgefäße.

Differentialdiagnose: Endotoxinschock, akute Salmonellose, starker Strongylidenbefall, Applikation von Phenylbutazon, Trichomonas-Infektion, Potomac horse fever.

Ergänzende Untersuchungen: bakteriologische Untersuchung des Darminhaltes.

Literatur

Schiefer, H. B. (1981): Equine colitis X, still an enigma. Can. Vet. J. 22, 162—165.
Umemura, T. (1982): Histopathology of colitis X in the horse. Jpn. J. Vet. Sci. 44, 717—724.

18.4.3. Chronisch-obstruktive Lungenerkrankung (COPD)

Bei der COPD des Pferdes handelt es sich um eine chronische Lungenerkrankung, die mit Dyskrinie, Bronchospasmus, lumeneinengenden Bronchialwandprozessen und alveolären Emphysemen einhergeht.

Ätiologisch handelt es sich um ein *polyfaktorielles Geschehen.* Die wichtigsten Ursachen sind verschiedene Infektionen der Atemwege (Bakterien, Viren, Mykoplasmen und Pilze), allergisch-asthmatoide Reaktionen (Pollen, Stroh- und Heustaub), umweltbedingte Irritationen des Respirationstraktes (hohe Luftfeuchte, Kaltluft, Ammoniak usw.) sowie verminderte Bewegung der Tiere.

Anamnestisch zeigen sich eine immer stärker werdende Leistungsminderung, feuchter bis trockener (mitunter aber auch fehlender) Husten, exspiratorische Dyspnoe (Dampfrinne), Dyskrinie sowie ein erweitertes Lungenperkussionsfeld und eine respiratorische Partial- bzw. Globalinsuffizienz. Die *Pathogenese* ist noch nicht völlig geklärt. Verschiedene Noxen verursachen einen initialen Schaden an den Clarazellen mit Störung der Synthese des serösen Schleimes und ihrer Entgiftungsfunktion. Weiterhin scheinen die bronchioläre Surfactantsubstanz und die alveoläre Hypophase des Surfactant beeinflußt zu werden. Von den Bronchioli schreitet der Prozeß in Richtung Trachea und Alveolen fort, wobei sich in den Bronchiolen und Bronchien eine obstruktive Bronchitis mit Mastzellenvermehrung zwischen den Epithelzellen und im Bereich des Lungenparenchyms eine Verbreiterung der Blut-Luft-Schranke mit herdförmigen Fibrosen entwickeln. *Makroskopisch* zeigt die Trachea bei mittel- bis hochgradig erkrankten Tieren zähen Schleimbelag bei geröteter und verdickter Schleimhaut; im Lungenparenchym finden sich herdförmige Fibrosen, peribronchioläre grauweiße Verdickungen sowie ausgedehnte Emphyseme. *Licht- und elektronenmikroskopisch* finden sich im Bereich der luftleitenden Wege Zilienverlust, Becherzellhyper- bzw. -metaplasie, Bronchialepithelhyperplasie, peribronchioläre entzündliche Infiltrate, peribronchiale Fibrosierungen, deutliche Vermehrung der Mastzellen, vermehrte Ansammlung von Schaumzellen im Bronchiallumen sowie Erweiterung der Interzellularspalten im Bronchial- und Trachealbereich. Am Ort des Gasaustausches im Lungenparenchym zeigen sich Degenerationen der Alveolarepithelzellen Typ 1 mit gleichzeitig hochgradiger Proliferation der Alveolarepithelzellen Typ 2, Ödematisierung der Alveolarsepten mit nachfolgender Fibrosierung und damit hochgradiger Verbreiterung der Blut-Luft-Schranke sowie alveoläre Emphyseme unterschiedlichen Grades.

Differentialdiagnose: verschiedenste chronische Lungenerkrankungen.

Ergänzende Untersuchungen: intensive klinische Untersuchung des Respirationstraktes (Perkussion, Blutgasanalyse, Endoskopie), Lungenbiopsie, Test auf Hyperreagibilität.

Literatur

Damman-Tamke, U. (1982): Die chronisch obstruktive Bronchitis des Pferdes. Eine Literaturstudie. Vet.-med. Diss., Tierärztliche Hochschule Hannover.
Kaup, F. J., W. Drommer, C. Iregui, E. Deegen und H. A. Schoon (1985): Licht- und elektronenmikroskopische Befunde bei Pferden mit chronisch obstruktiver Bronchitis. 9. Arb.-Tag. Fachgr. Pferde-Krkh. DVG, Münster.

18.4.4. Vergiftungen

18.4.4.1. Beereneibe (Taxus baccata)

Taxus baccata (Beereneibe) ist ein als Zierstrauch verwendetes Nadelgehölz, das in allen Pflanzenteilen giftige Substanzen, bestehend aus einem Alkaloidgemisch und blausäurehaltigen Verbindungen, enthält. Vergiftungen treten bei allen Haustieren auf, am empfindlichsten sind jedoch das Schwein und das Pferd. Die tödliche Dosis für das Pferd beträgt 0,2—2 g/kg Körpergewicht.

Anamnese: Der Vergiftungsverlauf ist perakut bis akut. Das wirksame Alkaloid Taxin führt zur Lähmung des Atemzentrums und des Herzens. Die Tiere brechen apoplektiform zusammen und verenden, teilweise kommt es vorher zu Dyspnoe, Muskeltremor und Schwäche.

Das *Sektionsbild* ist unspezifisch. Beim selteneren protrahierten Verlauf treten Entzündungserscheinungen auf der Schleimhaut des Magen-Darm-Traktes sowie in der Niere infolge der Ausscheidung auf. Pathomorphologisch zeigen sich eine akute Gastroenteritis, Entzündung der Niere und Blase sowie Hyperämie und Ödematisierung des Gehirns.

Literatur

Knight, A. P. (1987): Poisonous plants. Comp. cont. Educ. 9.
Hapke, H.-J. (1975): Toxikologie für Veterinärmediziner. Enke Verlag, Stuttgart.
Blood, D. C., and O. M. Radostits (1989): Diseases caused by chemical agents — II. In: Blood, D.C., and O.M., Radostits (Eds.): Veterinary Medicine, 7. ed. London, 1353.

18.4.4.2. Goldregen (Laburnum anagyroides)

Goldregen (*Laburnum anagyroides* s. *vulgare*) ist ein Zierstrauch, der in Wurzelrinde, aber auch in Blättern, Blütenknospen, Samen und Stammrinde das giftige Alkaloid Cytisin enthält, welches auch in der getrockneten Pflanze noch wirksam ist. Cytisin hat nikotinähnliche Wirkung und führt zur Ganglienerregung. Die tödliche Dosis für das Pferd beträgt 0,5 g/kg Körpergewicht.

Anamnese: Die Intoxikation verläuft perakut. Nach örtlicher Reizung und Entzündung kommt es nach Resorption zunächst zur Erregung (Krämpfe), dann über Lähmung des vegetativen und zentralen Nervensystems zum Tod durch Atemstillstand. Charakteristisch ist Schweißausbruch, der besonders beim Pferd zu beobachten ist. Das Toxin wird mit der Milch ausgeschieden.

Das *Sektionsbild* beschränkt sich auf Erscheinungen der Asphyxie mit hochgradiger Hyperämie in allen Organen.

18.4.4.3. Kreuzkraut (Senecio)

Die verschiedenen Arten des Kreuzkrautes *(Senecio)* wachsen wild auf Äckern und enthalten zahlreiche Alkaloide, die auch noch in Heu und Silage wirksam sind. Am häufigsten führen Seneciobeimengungen im Heu zu Vergiftungen, da die frische Pflanze von den Tieren gemieden wird. Am empfindlichsten sind Pferde, Wiederkäuer und Vögel. Häufig handelt es sich um chronische Vergiftungen. Die Senecio-Alkaloide (Pyrrolizidine) sind Lebergifte und führen zu akuten oder chronischen Leberdegenerationen, welche zahlreiche Vergiftungserscheinungen bedingen.

Anamnese: Neben Apathie, aber auch Erregung und Ataxie kommt es vor allem zum charakteristischen Ikterus. *Makroskopisch* zeigt die Leber eine trübe Schwellung, fettige Degeneration sowie später zirrhotische Prozesse. *Mikroskopisch:* Zellteilungsstörungen mit Riesenzellbildung als Folge der antimitotischen Toxinwirkung, Auftreten von kleinzelligen, teilweise adenomartigen Regenerationsherden, extramyeloischer Hämatopoese sowie intra- und interlobulärer Fibrosen (hypertrophische Leberzirrhose). Von großer Bedeutung sind ferner degenerative Prozesse in der quergestreiften Muskulatur, des Pankreas, der Nieren und des Gehirns, wobei letztere zu dem Begriff der „Leber-Hirn-Krankheit" geführt haben.

Diese beim Pferd durch *Senecio-*, aber auch durch *Crotalaria-* und *Heliotropium*-Arten bedingte Lebererkrankung wird auch als **Schweinsberger Krankheit**, Zdarer Pferdeseuche, Kimberley Horse Disease, Winton oder Walking Disease bzw. Missouri River Bottom Disease bezeichnet.

Literatur

Hooper, P. T. (1978): Pyrrolizidine alkaloid poisoning — pathology with particular reference to differences in animal and plant species. In: Effects of Poisonous Plants on Livestock, R.F.Keeler, K.R. van Kampen and L. F. James (Eds.), 161—176. Academic Press, New York.
McLean, E. K. (1970): The toxic actions of pyrrolizidine (Senecio) alkaloids. Pharmacol. Rev. 22, 429—483.

18.4.4.4. Phosphorsäureester

Intoxikationen mit organischen Phosphorsäureestern (Alkylphosphate, Organophosphate), die als Weichmacher in der Kunststoffindustrie und als Insektizide Verwendung finden, verlaufen meist fulminant und dramatisch. Bereits eine Stunde nach oraler Aufnahme kommt es zu ausgeprägten Vergiftungserscheinungen. Obwohl die Organophosphate schnell abgebaut und ausgeschieden werden, können die Symptome mehrere Tage anhalten, wobei die Prognose günstig ist, wenn das Tier die ersten 24 Stunden überlebt.

Die toxische Wirkung der Phosphorsäureester beruht v. a. auf einer Hemmung der Cholinesterase, was zu einer endogenen Acetylcholinvergiftung führt.

Anamnese: Das klinische Bild der akuten Intoxikation zeigt sich in einer extremen Steigerung der Parasympathikus-Aktivität. Neben starkem Speichelfluß und erhöhter Tränensekretion kommt es durch die Erregung der glatten Muskulatur zu Erbrechen, Durchfall und Kolik. Charakteristisches Leitsymptom ist die Pupillenverengung (Miosis). Auffällig sind ferner Störungen der Innervation der Skelettmuskulatur. Es kommt zu fibrillären Zuckungen sowie später zu tonischen Krämpfen, welche an den Extremitäten beginnen und dann auf Kopf und Rumpf übergehen. Der Tod ist Folge einer starken Bradykardie sowie Lähmung des Atemzentrums und des Zwerchfells.

Die Diagnosestellung beruht auf der Bestimmung des Cholinesterase-Spiegels.

Das *Sektionsbild* ist unspezifisch und besteht aus Bronchokonstriktion und pulmonalen Ödemen. Bei protrahiertem Verlauf kommt es infolge der Anoxie zu Hämorrhagien sowie ferner zur Neuropathie mit degenerativen Veränderungen im zentralen und peripheren Nervensystem.

Literatur

Barrett, D. S., and F. W. Oehme (1985): A review of organophosphorus ester-induced delayed neurotoxicity. Vet. Hum. Toxicol. **27**, 22—37.

Heavner, J. E. (1984): Toxicity of organophosphorus compounds. J. Amer. Vet. Med. Assoc. **184**, 30.

18.4.5. Belastungsinduziertes Lungenbluten

Bei dem belastungsinduzierten Lungenbluten, einem auch als „exercise induced pulmonary hemorrhage" bezeichneten Krankheitsbild, handelt es sich um vor allem bei älteren Vollblutpferden nach dem Rennen oder dem Training meist kurzfristig auftretende Hämorrhagien im Respirationstrakt, die vereinzelt auch zum Tod führen können. Dabei zeigen 50 % aller Rennpferde nach dem Rennen endoskopisch Blutungen, nur 2 % haben blutigen Nasenausfluß.

Ätiologie und *Pathogenese* des Lungenblutens sind unklar. Stuten und Wallache scheinen besonders betroffen zu sein. Das Auftreten der Blutungen hängt ab von Dauer und Intensität der Belastung. Diskutiert wird, ob eine bei schwerer Anstrengung auftretende Beanspruchung und Überdehnung des normalen Lungengewebes ausreicht, um Hämorrhagien zu erzeugen, oder ob dazu eine Vorschädigung der Lunge, z. B. in Form einer chronischen Bronchitis, notwendig ist. Angeborene Koagulopathien haben keine pathogenetische Bedeutung.

Das Tracheobronchialsekret dieser Tiere enthält vermehrt Hämosiderophagen. *Mikroskopisch* finden sich zum Teil hochgradige intraalveoläre und interstitielle Ansammlungen von Erythrozyten und Hämosiderin. In einigen Fällen konnten Veränderungen wie bei chronischer Bronchitis mit Zerreißungen der Alveolarsepten nachgewiesen werden. Ferner soll es zu Proliferation der Bronchialgefäße kommen. Insgesamt scheint der dorsale Bereich der kaudalen Lungenlappen der Ursprungsort der Blutungen zu sein.

Differentialdiagnostisch muß an Luftsackerkrankungen, Zubildungen im Nasen-Rachen-Raum, progressive Hämatome der Ethmoidalregion, Frakturen und ulzerative Rhinitiden gedacht werden.

Literatur

Pascoe, J. A. (1986): Pulmonary hemorrhage in exercising horses: a review. In: Deegen, E., and R. E. Geadle (Eds.): Lung function and respiratory diseases in the horse. Hippiatrika Verlagsgesellschaft, Calw, S. 81—83.

O'Callaghan, M. W., J. R. Pascoe, T. R. O'Brien, W. J. Hornof and D. K. Mason (1987): Exercise-induced pulmonary hemorrhage in the horse: results of a detailed clinical, post mortem and imaging study. II. Gross pathology. III. Subgross findings in lungs subjected to latex perfusions of the bronchial and pulmonary arteries. Equ. Vet. J. **19**, 389—404.

18.4.6. Hyperlipämie der Ponies

Bei dem Hyperlipämiekomplex der Ponies handelt es sich um eine metabolische Erkrankung, die hauptsächlich in der Hochträchtigkeit und der frühen Laktationsphase auftritt. Anamnestisch besteht häufig ein Zusammenhang zu Ernährungsstörungen, entweder als Folge gastrointestinaler oder anderer Erkrankungen, Futterdeprivation oder infolge eines erhöhten Nährstoffumsatzes, welche letztlich alle in einer extrem gesteigerten Mobilisierung des Depotfettes resultieren. Die Pathogenese der Erkrankung ist unklar. Zugrunde liegt wahrscheinlich eine Störung des Fettstoffwechsels. Die Erkrankung kann durch Fasten nur bei normalen Ponies, nicht bei Großpferden ausgelöst werden. Möglicherweise ist die bei Ponies im Vergleich zu Großpferden vorhandene geringere Sensibilität gegenüber Insulin von pathogenetischer Bedeutung.

Anamnese: Der klinische Verlauf dauert meist 6—8 Tage und ist gekennzeichnet durch Depression, Gewichtsverlust, Inappetenz und anfangs erhöhte neuromuskuläre Erregbarkeit, welche schließlich in Anorexie, Somnolenz und hepatischem Koma und nicht selten tödlich enden. Häufig werden Zwangsbewegungen und Unfähigkeit zum Trinken beobachtet. Die Blutlipidwerte sind stark erhöht, in der Terminalphase kommt es zu einer irreversiblen metabolischen Azidose sowie fettigem Durchfall.

Makroskopisch zeigen die Tiere eine hochgradige Verfettung besonders von Leber, Nieren, Nebennierenrinde und Skelettmuskulatur. Nicht selten liegen Leberrupturen vor. Das Serum ist milchähnlich, auf dem Blut finden sich häufig Fetttropfen. *Mikroskopisch* zeigen sich ausgedehnte Gefäßthrombosierungen mit Nephrosen und generalisierten Skelettmuskeldegenerationen.

18.4.7. Pemphigus vulgaris

Pemphigus vulgaris ist eine Autoimmunerkrankung der Haut. *Makroskopisch* sind in der Haut und im Bereich der Schleimhaut (besonders Maulschleimhaut) Bläschen, Blasen sowie später eine erosive bis ulzerative Dermatitis mit Krustenbildung zu sehen. *Mikroskopisch* bestehen in frühen Stadien eine Akantholyse (Lösung des Zellgefüges) und Bläschenbildung mit mononukleärer Entzündung. Die Autoantikörper gegen die Interzellularsubstanz der Epidermis sowie der kutanen Schleimhaut lassen sich mit der direkten und indirekten Immunfluoreszenz nachweisen.

Differentialdiagnose: Systemischer Lupus erythematodes, Subkorneale Pustulöse Dermatitis, Diskoider Lupus.

Ergänzende Untersuchungen: klinischer und histomorphologischer Befund, direkte und indirekte Immunfluoreszenzmethode.

Literatur

Jeffort, L. B., and J. R. Field (1985): Current concepts of hyperlipemia in horses and ponies. Vet. Rec. 116, 461—466.

Schotman, A. J. H., and G. Wagenaar (1969): Hyperlipemia in ponies. Zbl. Vet.med. (A) 16A, 1—7.

Literatur

Messer, N. T., and A. P. Night (1982): Pemphigus foliaceus in a horse. J. Amer. Vet. Med. Assoc. 180, 938—940.

Schulte, A., P. Stadler, P. Otto, E. Deegen und G. Trautwein (1989): Pemphigus foliaceus beim Pferd. Pferdeheilk. 5, 23—30.

19. Wiederkäuer

J. Pohlenz

19.1. Virusbedingte Krankheiten

19.1.1. Adenovirusenteritis

Es handelt sich um eine sporadisch auftretende, weltweit verbreitete Krankheit bei Kälbern im Alter von 1–8 Wochen, selten bei älteren Tieren. Die Krankheit ist deshalb von Bedeutung, weil sie häufig auch als Pneumoenteritis auftritt. Sie wird durch verschiedene Typen (wahrscheinlich 10) des *bovinen Adenovirus* hervorgerufen, die untereinander variieren können.

Anamnese: fieberhafte Durchfallerkrankungen mit Krusten an trockenem Flotzmaul sowie Nasen- und Tränenfluß. Dem Durchfall können Blut und Fibrinanteile beigemengt sein. Tiere zeigen gelegentlich Husten. *Makroskopisch:* multifokale Nekrosen im Pansen, seltener im Psalter, die zu einer breitflächigen Ruminitis konfluieren können. Gelegentlich kommen Ulzerationen am Pansenpfeiler vor. Ödeme mit kleinen Ulzerationen und Blutungen im Labmagen. Stark dilatierte, flüssigkeitsgefüllte Darmschlingen und hämorrhagisch-fibrinöse Enteritis. Über den Peyerschen Platten Pseudomembranen und Nekrosen, vor allem im Bereich der aggregierten Follikel im Dickdarm. Letzteres wird häufiger bei älteren Tieren beobachtet. *Mikroskopisch:* auffallend intranukleäre Einschlußkörperchen in Endothelien der Intestinalgefäße, vergesellschaftet mit Mikrothromben. Darüber ischämische Nekrose des Epithels. Nekrosen im Zentrum der depletierten Follikel der Peyerschen Platten.

Differentialdiagnose: IBR, Salmonellose, bei älteren Tieren Bösartiges Katarrhalfieber, BVD.

Ergänzende Untersuchungen: Erregernachweis oft schwierig, da die verschiedenen Serotypen des Adenovirus bestimmter Zellkultursysteme bedürfen. Der Nachweis von Einschlußkörperchen in Endothelien, gelegentlich auch in Zellkernen der Epithelien, kann zur Diagnose herangezogen werden. Fluoreszenzmethoden für die verschiedenen Serotypen sind bisher nicht routinemäßig verfügbar.

Obwohl Adenoviren von *Schafen* bereits isoliert wurden, besteht keine Klarheit darüber, ob diese Viren pathogenetische Bedeutung haben können. Sie sind gemeinsam mit Kokzidien nachgewiesen worden, darum ist eine Spezifität der Darmschleimhautveränderung nicht nachzuweisen.

Literatur

Mattson D. E. (1973): Adenovirus infection in cattle. J. Amer. Vet. Med. Assoc. 163, 894–896.

Thompson, K. G., G. W. Thomson and J. N. Henry (1981): Alimentary tract manifestations of bovine adenovirus infections. Can. Vet. J. 22, 68–71.

19.1.2. Coronavirusenteritis

Die Infektion ist in Kälberherden weit verbreitet und kann außer bei Neonaten auch bei bis zu sechs Wochen alten Tieren vorkommen und (seltener in Milchmastherden) auch bei noch älteren Tieren eine Rolle spielen.

Anamnese: Vier bis sechs Tage alte Kälber zeigen Depression und profusen Durchfall. Nach zunehmender Dehydratation mit Azidose kommt es zu einer relativen Hyperkaliämie, die für die Todesursache verantwortlich gemacht wird, wenn Tiere länger am Flüssigkeitsverlust leiden. Bei überlebenden Kälbern geht der Durchfall nach 8–10 Tagen zurück. Sie entwickeln sich schlecht. *Makroskopisch:* wenig spezifisch, schlaffe, dilatierte, meist flüssigkeitsgefüllte, dünnwandige Darmschlingen im Dünndarm, Vergrößerung der Mesenteriallymphknoten, die gelegentlich ödematös und etwas gerötet sein können, vereinzelt Petechien im Labmagen. Die *mikroskopische* Untersuchung ist nur bei frisch sezierten Kälbern auszuwerten: vor allem im hinteren Teil des Dünndarms starke Zottenatrophie und Fusion von Restzotten. In der frühen Phase der Erkrankung sind die stummelförmigen Zotten mit kugeligen, sich vorwölbenden, abschilfernden Zellen bedeckt, in der späteren Phase sind die Zotten mit einem flachen Epithel abgedeckt. Die Krypten sind dilatiert und mit Zelltrümmern angefüllt. Fast regelmäßig findet sich eine multifokale Kolitis, bei der ebenfalls Krypten dilatiert und mit Zelltrümmern angefüllt sind (Kryptabszesse).

Differentialdiagnose: Rotavirusinfektion, Kryptosporidieninfektion, bestimmte Koliinfektionen, in späterem Lebensalter Salmonellose, in Ausnahmefällen BVD.

Ergänzende Untersuchungen: spezifische Immunfluoreszenz an Gefrierschnitten des Ileums und Kolons mit Fluoreszenz in Krypten und Oberflächenepithelien. Elektronenmikroskopischer Nachweis von Viruspartikeln im Kot. Eine ELISA-Methodik, die für den Nachweis des bovinen Coronavirus spezifisch sein soll, ist verfügbar.

Von einigen Autoren wird angenommen, daß die Winterdysenterie (s. dort) mit einer Coronavirusinfektion in Verbindung gebracht werden kann, nachdem nachgewiesen ist, daß Coronaviren unabhängig von anderen Erregern (Vibrionen) bei Fällen mit Dysenterie nachzuweisen waren. Der endgültige Beweis hierfür muß noch erbracht werden.

Beim *Schaf* sind Coronaviren in Verbindung mit Zottenatropie nachgewiesen worden. Experimentelle Untersuchungen hierzu sind nicht bekannt.

Literatur

Espinasse, J., et al. (1982): Winterdysentery: a coronaviruslike agent in the feces of beef and dairy cattle with diarrhea. Vet. Rec. 110, 385.

Langpap, T. J., N. E. Bergeland and D. E. Reed (1979): Coronaviral enteritis of young calves: virologic and pathologic findings in naturally occurring infections. Am. J. Vet. Res. 40, 1476—1478.

Lewis, L. B., and R. W. Phillips (1978): Pathophysiologic changes due to coronavirus-induced diarrhea in the calf. J. Amer. Vet. Med. Assoc. 173, 636—643.

19.1.3. Rotavirusenteritis

Rotavirusinfektionen sind bei allen Haustieren weit verbreitet und als Jungtierinfektionen bekannt. Sie sind vom Kalb auf das Schwein und auch auf das Schaf übertragbar und spielen sich als Dünndarminfektionen ab. Bei einzelnen Tierspezies gibt es unterschiedliche Rotavirusstämme, die eine unterschiedliche Pathogenität besitzen können. Sie verursachen Zerstörung des absorptiven Epithels. Daraus resultieren eine Malabsorption und eine Maldigestion. Durch gleichzeitigen Übertritt unzureichend verdauter Milch ins Kolon kommt es zu Gärungen, die dann wiederum funktionelle Dickdarmstörungen zur Folge haben.

Anamnese: Meist Kälber im Alter von 4—5 Tagen, seltener bis zu 2—3 Wochen, sind an wäßriger Diarrhoe erkrankt. Der Kot ist meist noch gelblich gefärbt und hat kaum Beimengungen von Fibrin oder Blut, solange nicht andere Infektionen beteiligt sind. Erwachsene Tiere erkranken selten, können aber Träger des Virus sein. Länger anhaltende Diarrhoe bei den Kälbern führt zu Dehydratation und Exsikkose mit Tod. *Makroskopisch:* unspezifisch, meist aufgeblähte, schlaffe, dünnwandige Darmschlingen, geringgradige Vergrößerung der Darmlymphknoten. Die Darmwand kann gerötet sein und eine katarrhalische Enteritis vorgetäuscht werden. *Mikroskopisch:* vor allem im vorderen bis hin zum mittleren Dünndarm sind die Zotten verkürzt. In der frühen Phase der Erkrankung sind die Oberflächenepithelien abgerundet und werden ins Darmlumen abgeschilfert, später sind Restzotten mit flachem kuboidalem Epithel bedeckt. Häufig finden sich Zottenfusionen und fast regelmäßig Ansammlungen von Zelltrümmern in Krypten. In der Lamina propria finden sich regelmäßig vermehrt eosinophile Granulozyten und wenig neutrophile Granulozyten, vor allem dann, wenn die Durchfallerkrankung einige Tage bestanden hat. Auch Mastzellen sind regelmäßig in der Mukosa nachweisbar. Die Läsionen können in der Anfangsphase der Krankheit nur im vorderen Dünndarm vorliegen; da aber Tiere meist in der späteren Phase untersucht werden, empfiehlt es sich, vom mittleren und hinteren Dünndarm histologische Schnitte anzufertigen.

Differentialdiagnose: Coronavirusinfektion, Adenovirusinfektion, E.-coli-Infektionen, Kryptosporidiose; wenn bei älteren Tieren vorkommend, Salmonellose und IBR.

Ergänzende Untersuchungen: spezifische Immunfluoreszenz in den Zottenepithelien des Dünndarmes. Nachweis von Viruspartikeln in Kotproben mit Hilfe der Elektronenmikroskopie. ELISA. Latexagglutinationstest.

Die Rotavirusinfektion beim *Schaf* verläuft sehr ähnlich wie beim Kalb. Beim Schaf läßt sich allerdings das Rotavirus auch im Kolonepithel nachweisen, beim Kalb nicht.

Literatur

Mebus, C. A., et al. (1971): Pathology of neonatal calf diarrhea induced by a reolike virus. Vet. Pathol. **8**, 490–505.
Moon, H. W., et al. (1978): Pathogenic relationships of rotavirus, E. coli and other agents in mixed infections in calves. J. Amer. Vet. Med. Assoc. **173**, 577–583.

19.1.4. Calicivirusenteritis

Diese durch ein kleines Virus (Newbury agent) verursachte Durchfallerkrankung ist bisher in Europa wenig bekannt. Sie kann aber in einzelnen Herden, in denen die neonatale Diarrhoe beim Kalb von Bedeutung ist, eine große Rolle spielen. Wahrscheinlich gibt es verschiedene Virusstämme, deren pathogenetische Bedeutung im einzelnen noch nicht sicher aufgeklärt ist. Es handelt sich um eine Dünndarminfektion mit daraus resultierender Maldigestion und Malabsorption, die die Durchfallerkrankung erklären.
Anamnese: bei Kälbern unter acht Tagen meist milde, nur Durchfälle mit gelblichem Kot, bei Tieren im Alter von zwei bis drei Wochen profuse, wäßrige Durchfälle. Die Krankheit kann sich im Bestand schnell ausbreiten. *Makroskopisch:* etwas gebläht, Flüssigkeit enthaltende Dünndarmschlingen, mißfarbener Kot im Dickdarm, in dem keine festen Kotpartikel nachweisbar sind; gelegentlich Lymphstauung und geringgradige Vergrößerung der Darmlymphknoten. Nur in Einzelfällen bei experimentellen Untersuchungen wurden Blutbeimengungen zum Kot nachgewiesen. *Mikroskopisch:* Die Veränderungen sind auf das Jejunum und das vordere Ileum begrenzt. Die Zotten sind kurz und plump, zeigen vermehrt Zellinfiltrationen der Lamina propria. An einzelnen Zotten wird Abschilferung des Epithels beobachtet, das durch kuboidale Zellen ersetzt ist. Im späteren Verlauf der Krankheit werden Zottenfusionen beobachtet und auffällige Infiltrationen von Makrophagen in den zentralen Lymphkanälen der verkürzten plumpen Zotten.
Differentialdiagnose: Rota-, Corona-, Breda-Virus-Infektionen, Kryptosporidiose, andere mit Durchfallerkrankung einhergehende Infektionen (Salmonellose).
Ergänzende Untersuchungen: spezifische Immunfluoreszenz. Nachweis von Partikeln im Kot, möglichst in der allerersten Phase des Durchfalls.

Literatur

Bridger, J. C., G. A. Hall and J. F. Brown (1984): Characterization of calici-like virus (Newbury agent) found in association with astrovirus in bovine diarrhea. Infect. Immun. **43**, 133–138.
Hall, G. A., J. C. Bridger and B. E. Brooker (1982): Enteropathology of gnotobiotic calves infected with a calicivirus-like (Newbury) agent. Proceedings of XIIth World Vet. Congress on Diseases of Cattle. The Netherlands **1**, 217–221.
Woode, G. N., and J. C. Bridger (1978): Isolation of small viruses resembling astroviruses and caliciviruses from acute enteritis of calves. J. Med. Microbiol. **11**, 441–452.

19.1.5. Astrovirusinfektion

Die Bedeutung der Astrovirusinfektion für Kälber ist bis heute noch unzureichend geklärt, jedoch ist bei Lämmern nachgewiesen, daß Astroviren eindeutig eine Diarrhoe erzeugen. Beim Kalb hingegen hat sich herausgestellt, daß das Astrovirus selektiv die M-Zellen auf Domes über Peyerschen Platten befällt und zerstört.
Anamnese: Lämmer in den ersten Lebenstagen zeigen wäßrigen Durchfall, der meist gelblichbraun gefärbt ist. *Makroskopisch:* dünnbreiiger Darminhalt, etwas dilatierte Darmschlingen. *Mikroskopisch:* Zottenatrophie, vor allem im mittleren Dünndarm und Beginn des Ileums, beim Kalb Zerstörung der M-Zellen in Domes sowohl im mittleren Dünndarm als auch im Ileum.
Differentialdiagnose: beim Lamm Rotavirusinfektion, E.-coli-Infektion.
Ergänzende Untersuchungen: Immunfluoreszenz, Erregernachweis aus Kotproben.

Literatur

Snodgrass, D. R., K. W. Angus, E. W. Gray, J. B. Menzies and G. Paul (1979): Pathogenesis of diarrhea caused by astrovirus infections in lambs. Arch. Virol. **60**, 217–226.
Woode, G. N., J. F. Pohlenz, N. E. Kelso-Gourley and J. A. Fagerland (1984): Astrovirus and Breda Virus Infection of Dome Cell epithelium of Bovine Ileum. J. Clin. Microbiol. **19**, 623–630.

19.1.6. Bredavirusinfektion

Diese zunächst 1982 im USA-Bundesstaat Iowa entdeckte neue Virusinfektion, die nach dem Herkunftsort „Breda" genannt wurde, scheint bei Tieren weit verbreitet zu sein und auch beim Menschen eine Rolle zu spielen. Nach neuerer Nomenklatur gehört dieses Virus in die Gruppe der *Toroviridae* und ist andernorts auch als *Bern-Virus* beschrieben. Aus experimentellen Untersuchungen liegen Kenntnisse über die Pathologie und Pathogenese dieser Erkrankung vor.

Anamnese: Kälber im Alter von fünf bis 14, seltener 20 Tagen, und in Ausnahmefällen Kälber im Alter von 6–8 Wochen zeigen wäßrige Durchfälle. Die Krankheit breitet sich schnell im Bestand aus. Die Tiere zeigen innerhalb weniger Tage zunehmende Verschlechterung, dem Kot sind vom 2. Tage an Blut und Fibrinfetzen beigemengt. Die Verluste bei dieser Krankheit sind groß. *Makroskopisch:* stark aufgeblähte, dünnwandige Darmschlingen, die mit wäßrigem, übelriechendem Inhalt gefüllt sind. Im Dickdarm stets dünnflüssiger, schleimiger, manchmal etwas blutiger Inhalt. Die Darmgefäße sind stark injiziert, die Lymphknoten mäßig bis mittelgradig geschwollen. Gelegentlich Petechien im Labmagen und im Bereich des Thymus. *Mikroskopisch:* von der Mitte des Dünndarmes an starke Zottenatrophie und Fusion der Darmzotten mit Hyperplasie der Krypten. Auffällig multifokale Nekrosen in Kryptzellen auch im Dickdarm.

Differentialdiagnose: Coronavirusinfektion, Rotavirusinfektion, Kryptosporidiose, bakterielle Infektionen in der Neonatalphase des Kalbes.

Ergänzende Untersuchungen: spezifische Immunfluoreszenz, elektronenmikroskopische Untersuchung der Kotprobe, Hämagglutinationshemmungstest.

Literatur

Fagerland, J.A., J.F.L.Pohlenz and G.N.Woode (1986): A Morphological Study of the Replication of Breda Virus (Proposed Family Toroviridae) in Bovine Intestinal Cells. J. gen. Virol. 67, 1293–1304.

Woode, G. N., J. F. Pohlenz, N. E. Kelso Gourley and J. A. Fagerland (1984): Astrovirus and Breda Virus Infections of Dome Cell Epithelium of Bovine Ileum. J. Clin. Microbiol. 19, 623–630.

19.1.7. Togavirusinfektion

Die bovine Virusdiarrhoe (BVD, Mucosal disease – MD, generalisierte Schleimhautkrankheit, BVD/MD-Komplex) wird durch ein *Pestivirus* aus der Gruppe der *Togaviridae* hervorgerufen. Das Virusantigen ist sehr eng mit dem Erreger der Europäischen Schweinepest und dem Erreger der Border disease beim Schaf verwandt. Beide Spezies (Schaf und Schwein) können latent mit dem BVD-Virus infiziert sein. Während der letzten Jahre hat sich gezeigt, daß mehrere unterschiedlich pathogene Stämme in der Rinderpopulation vorkommen. Sie werden auf Grund serologischer Untersuchungen vor allem durch ihr Verhalten in der Zellkultur unterschieden, wobei besonders das zytopathogene und das nichtzytopathogene Wachstum von Bedeutung sind. Die Übertragung des Virus erfolgt durch Inhalation oder orale Aufnahme von infiziertem Speichel und Körperflüssigkeiten wie Urin und Kot. Außerdem ist die Infektion durch Samen, kontaminierte Plazenta oder Uterusschleim bei Eitransplantationen möglich. Das Virus kann die Plazentaschranke überschreiten und während der Trächtigkeit zu diaplazentaren Infektionen führen. Während vieler Jahre herrschte die Meinung vor, daß die verschiedenen Erscheinungsbilder dieses Krankheitskomplexes lediglich unterschiedliche Verlaufsformen seien. Seit 1984 gibt es jedoch eine neue Hypothese, die die als unheilbar angesehene Mucosal disease deutlich in ihrer Pathogenese von der BVD unterscheidet. Danach erkranken nur solche Tiere an Mucosal disease, die zu einem bestimmten Zeitpunkt (vor dem 120. Trächtigkeitstag) diaplazentar mit einem nichtzytopathogenen Virus infiziert werden und später, nach der Geburt, mit einem homologen oder sehr ähnlich gearteten Virus superinfiziert werden. Nach diesen neueren Erkenntnissen kann die BVD-Virusinfektion in die folgenden Erscheinungsbilder unterteilt werden.

19.1.7.1. Empfängliche (seronegative), immunkompetente, nichttragende Rinder

Die Erkrankung verläuft meist subklinisch, die meisten Tiere zeigen kurze Fieberschübe, Leukopenie und häufig Immunsuppression. Diese Immunsuppression kann andere Infektionen wie Digestionstrakt- und Respirationstraktinfektionen aller Art begünstigen. Meist tritt sie im Alter von 6 Monaten bis zu 2 Jahren auf. Inkubationszeit 5–7 Tage, Virämie kann bis zu 15 Tage andauern. Die Tiere zeigen Diarrhoe, selten kommt es zum Tode. Sie entwickeln nach 3–4 Wochen hohe Antikörpertiter, die für Jahre bestehenbleiben können. Die Bedeutung der Infektion bei neugeborenen Kälbern ist bisher noch unzureichend erforscht. Experimentelle Infektionen von Neugeborenen führen zur subklinischen, nur selten milden Erkrankung, von der sich die Tiere schnell erholen. Die meisten neugeborenen Kälber sind durch die Aufnahme von Kolostrum geschützt. Tiere, die ohne Kolostrum aufgezogen werden oder aber solche, die erst später Kolostrum erhalten, sind jedoch gefährdet.

19.1.7.2. Empfängliche (seronegative), tragende Tiere

Das Muttertier erkrankt höchstens subklinisch oder gar nicht, der Fetus dagegen wird entsprechend der Art des infizierenden Virusstammes durch diaplazentare Übertragung in unterschiedlicher Form geschädigt. Dabei besteht eine Abhängigkeit von der Gestationsphase, in der die Infektion erfolgt. Es kann zur Fruchtresorption, zum Abort, zur mumifizierten Frucht, zu Mißbildungen, zur Geburt von schwachen und mangelhaft entwickelten Kälbern sowie persistierend infizierten Tieren kommen, die dem BVD-Virus gegenüber immuntolerant sind, aber bei der Geburt normal erscheinen können. Während viele Infektionen zwischen dem 50. und 100. Tag der Trächtigkeit zum Abort oder zum Bild mumifizierter Früchte führen, kommt es bei Infektionen zwischen dem 100. und 130. Tag häufig zu einer Reihe von Mißbildungen. Hierbei sind vorwiegend Veränderungen am Zentralnervensystem hervorzuheben. Sie beziehen sich vorwiegend auf das Auftreten von Mikroenzephalie, zerebrellärer Hypoplasie, Hydrozephalus, mangelnder Myelinisierung des Rückenmarks, Veränderungen am Auge mit Bildung von Katarakten, Degeneration der Retina, Mikrophthalmie. Ferner werden in diesem Zeitraum Thymushypoplasien, Hypotrichose, Alopezie, Rachischisis, reduzierte Ausbildung der Knochen und mangelnde Lungenreife beobachtet.

Eine Besonderheit bei der BVD-Infektion stellt die sog. *Immuntoleranz* dar, die wahrscheinlich bei Infektionen vor dem 125. Trächtigkeitstag erfolgt und dann zustande kommt, wenn das Immunsystem des sich entwickelnden Fetus noch nicht ausgebildet ist. Neuere Erkenntnisse zeigen, daß wahrscheinlich nur nichtzytopathogene Stämme des Virus eine persistierende Infektion verursachen. Tiere, die die intrauterine Infektion überleben, werden persistierend infiziert geboren, sie bleiben lebenslang virämisch, haben keine oder nur geringe Mengen von neutralisierenden Antikörpern im Blut. Gelegentlich entwickeln sich schwache oder mangelhaft wachsende Keime. Tiere, die erst später infiziert werden (im 2. und 3. Drittel der Trächtigkeit), entwickeln schon intrauterin Antikörper gegen das Virus.

19.1.7.3. Mucosal disease

Es handelt sich um eine besondere Form der BVD-Infektion, bei der wahrscheinlich Tiere, die persistierend mit dem nichtzytopathogenen Virus infiziert sind, nach der Geburt, meist nach Verlust der kolostralen Antikörper, mit einem zytopathogenen Virus infiziert werden. Ob sich ein zytopathogenes Virus aus dem nichtzytopathogenen Virus im Tier selbst entwickeln kann oder ob ein zweiter Virusstamm, der homolog zum nichtzytopathogenen Stamm paßt, von außen her das Tier infizieren muß, ist bisher ungeklärt. Die meist tödlich verlaufende akute Mucosal disease geht einher mit Leukopenie, unstillbaren Durchfällen, erosiv-ulzerativer Stomatitis mit Veränderungen an Maulschleimhaut, Zahnhals, Zunge, Papillen der Backenschleimhaut und am harten Gaumen. Das Flotzmaul sowie die vorderen Teile der Nasenschleimhaut können in die Läsionen einbezogen sein. Fast regelmäßig treten erosiv-ulzerative Veränderungen am Ösophagus auf, gelegentlich sind Pansenpfeiler und Vormagenschleimhaut einbezogen. Regelmäßig kommt es zu extremen Ulkusbildungen im Labmagen und zu schweren katarrhalisch- bis fibrinös-diphtheroiden Enteritiden, die über den Peyerschen Platten beginnen und das Kolon vor allem im Bereich der aggregierten Lymphfollikel betreffen. Der Krankheitsverlauf führt nach unstillbarer Diarrhoe zu Exsikkose. Der unstillbare Durchfall, ausgelöst durch die hämorrhagisch- bis fibrinös-diphtheroide Enteritis, führt zur Exsikkose. Nur vereinzelte Tiere überleben die akute Phase der Mucosal disease und können bis zu 18 Monaten an rezidivierenden Durchfallepisoden erkranken. Persistierend infizierte Tiere und Tiere, die chronische Mucosal disease haben, sind wahrscheinlich Virusausscheider, die für die Herde eine große Gefahr bedeuten.

19.1.7.4. Infektion des Feten und Abort

Aborte, die durch dieses Virus ausgelöst werden, bleiben oft unerkannt, weil sie in der frühen Phase der Trächtigkeit erfolgen. Schädigungen am Fetus sind bei dieser Infektion abhängig vom Alter desselben. Der unerkannte Abort oder in seltenen Fällen die Mumifikation erfolgen, wenn empfängliche Kühe im ersten Drittel der Trächtigkeit bis zum 4. Monat infiziert werden. Infektionen zu einem späteren Zeitpunkt (Mitte bis Ende zweites Drittel der Trächtigkeit) führen meist nicht zum Absterben der Frucht, die Virusinfektion zerstört jedoch Gewebsanlagen mit teratogenen Schäden im ZNS, in der

Haut und den Bronchien. Lebend geborene Tiere zeigen Lebensschwäche, Mißbildungen am Auge, Kleinhirnhypoplasie, Hautareale ohne Haare und entwickeln einen Antikörpertiter gegen das Virus, der bestimmt werden muß, bevor die Tiere erstmals Kolostrum aufnehmen. Im letzten Drittel der Trächtigkeit infizierte Feten überleben die Infektion ohne sichtbaren Schaden und entwickeln Antikörpertiter, darum ist ein Virusnachweis aus Organen solcher Tiere unmöglich. Daraus ergibt sich, daß die Labordiagnose ausgesprochen schwer zu stellen ist und wie ein Mosaik zusammengesetzt werden muß. Eine Vaskulitis der Plazenta ohne makroskopisch sichtbare Veränderungen kann Hinweise geben. Lebensschwach geborene und mit Mißbildungen behaftete Kälber sollten Anlaß zu systematischen serologischen Untersuchungen sein. Der Ausschluß anderer Erreger in der Herde sowie ausgedehnte Herdenbeobachtung können eine endgültige Diagnose ermöglichen.

19.1.7.5. Border disease

Die Border disease (Hairy-Shaker, Enzootische Zitterkrankheit, Hypomyelinogenesis congenita) ist eine durch ein *Pestivirus*, das eng mit dem Virus der Mucosal disease und der Europäischen Schweinepest verwandt ist, hervorgerufene Virusinfektion bei Schafen. Die latent verlaufende Infektion geht mit leichten Fieberschüben und Leukopenie einher und verursacht klinische Erscheinungen nur bei tragenden Muttertieren, häufig Erstlingen. Aborte können während der gesamten Tragzeit vorkommen, erfolgen meist aber um den 90. Trächtigkeitstag. Folgende *Merkmale* sind typisch: akute Plazentitis, die sich um den 10. Tag der Infektion zeigt; Ödeme im Gewebe zwischen den Kotyledonen mit Wandnekrosen der Kapillaren im basalen Drittel der Kotyledonen; Atrophie der Chorionzotten und Ansammlungen von Makrophagen und Lymphozyten. Feten, die diese Infektion überstehen, werden meist 3—4 Tage zu früh geboren, zeigen verminderte Geburtsmasse, sind lebensschwach und fallen durch Muskelzittern im Kopf-Hals-Bereich oder am ganzen Körper auf. Tonisch-klonische Krämpfe können vorkommen. Die Wolle hat Haarcharakter mit vermehrter Anzahl primärer Haarfollikel und reduzierter Anzahl sekundärer Haarfollikel. *Histologisch* läßt sich am ZNS ein deutlicher Mangel an Myelin in Gehirn und Rückenmark darstellen. Die Astroglia ist unverändert, die Oligodendroglia reduziert, und in sog. Typ-III-Zellen, die vermehrt auftreten, finden sich feine Fetttröpfchen. Zum Virusnachweis mittels Immunfluoreszenz sind Lymphknoten oder Milz abortierter Feten geeignet, bei lebend geborenen Tieren ergibt sich die Verdachtsdiagnose aus dem Ergebnis der histologischen Befunde. Weitere serologische Untersuchungen in der Herde sind erforderlich.

Mikroskopische Untersuchung: im Bereich des vorderen Verdauungstrakts erosiv-ulzerative Stomatitis mit gelegentlich vorkommenden Vaskulopathien. Im Darm Depletion der Follikel der Peyerschen Platten und erosiv-ulzerative Enteritis im Frühstadium, Nekrosen über den Peyerschen Platten, später sich auf den ganzen Darm ausbreitend mit Krypthyperplasie, hoher Mitoserate und Einstülpung von Schleimhaut in atrophische Lymphfollikel. Im Kolon in der frühen Phase Krypthyperplasie mit hoher Mitoserate, im Spätstadium Atrophie der Schleimhaut mit Ulzeration.

Differentialdiagnose: bei oralen Läsionen mit Diarrhoe: Rinderpest, Bösartiges Katarrhalfieber. Bei Krankheiten mit oralen Läsionen ohne Diarrhoe: Maul- und Klauenseuche, vesikuläre Stomatitis, bovine papuläre Stomatitis und nekrotisierende Stomatitis. Bei Krankheiten mit Diarrhoe, aber ohne orale Läsionen: Salmonellose, Winterdysenterie, Paratuberkulose, Mangelkrankheiten, parasitäre Erkrankungen, Vergiftungen.

Ergänzende Untersuchungen: bei Mucosal-disease-Virusnachweis aus verschiedenen Organen wie Schilddrüse, Milz, Niere, Peyerschen Platten und Darmlymphknoten mit Hilfe der Immunfluoreszenz. Am lebenden Tier Virusnachweis aus Speichel oder Nasensekret sowie Kot. Bei Tieren, die latent an der bovinen Virusdiarrhoe erkranken, ist der Virusnachweis aus Nasensekret oder Kotproben nicht in jedem Fall möglich, ein Nachweis des Anstiegs der Serumtiter nach 2—3 Wochen kann versucht werden. Der Nachweis der Krankheit bei abortierten Feten ist schwierig, im 2. und 3. Drittel der Trächtigkeit sind serologische Untersuchungen aus dem Herzblut möglich. Aus abortierten Feten, die persistierend infiziert sind, kann der Virusnachweis oder der Antigennachweis mittels Immunfluoreszenz aus Speicheldrüsen, Schilddrüse und Milz versucht werden. Der Antigennachweis aus Material des zentralen Nervensystems ist in bestimmten Regionen (Ammonshorn, Großhirnrinde) möglich.

Literatur

Baker, J.C. (1987): Bovine viral diarrhea virus: A Review. J. Am. Vet. Med. Assoc. **190**, 1449—1458.

Bolin, S.R., A.W. McClurkin, R.C. Cutlip and M.F. Coria (1985): Severe clinical disease induced in cattle persistently infected with noncytopathic bovine viral diarrhea virus by superinfection with cytopathic bovine viral diarrhea virus. Am. J. Vet. Res. 46, 573—576.

Stöber, M. (1984): Current knowledge of the BVD syndrome of Cattle: agent, immune response, course and spread, control. Bovine Pract. 19, 49—60.

Trautwein, G., M. Hewicker, B. Liess, S. Orban and E. Grunert (1986): Studies on transplacental transmissibility of a bovine virus diarrhoea (BVD) vaccine virus in cattle. III. Occurrence of central nervous system malformations in calves born from vaccinated cows. J. Vet. Med. B 33, 260—268.

19.1.8. Rinderpest

Die Rinderpest ist eine hochkontagiöse, fieberhaft verlaufende, verlustreiche Virusinfektion aller Wiederkäuer und des Schweines. Sie ist in Afrika und Asien heimisch und besonders aus differentialdiagnostischen Gesichtspunkten und zur Vermeidung von Neueinschleppung für diese Darstellung von Bedeutung. Der *Erreger* ist ein *Paramyxovirus* aus der Familie *Morbilliviridae* (immunologisch dem Staupevirus der Hunde, dem Morbillivirus der Seehunde und dem Masernvirus des Menschen sehr nahe verwandt). Die Übertragung des Virus erfolgt durch Tierkontakt (direkt) oder nach Übertragung des Erregers über belebte oder unbelebte Vektoren (indirekt) bei Tierverkehr oder Tiertransporten (auch Export und Import von Zuchtmaterial). Das Virus wird aus dem Nasensekret infizierter Tiere aufgenommen und breitet sich schnell über das Nasenepithel und den Respirationstrakt im lymphoretikulären System und über eine Virämie aus. Bei Neuausbrüchen in einer nichtimmunen, empfänglichen Tierpopulation sind alle Altersgruppen beiderlei Geschlechts und aller Rassen in gleicher Weise für die Infektion empfänglich. Die *Inkubationszeit* beträgt 3—15 Tage mit Variationen entsprechend der Adaptation verschiedener Virusstämme, die immunologisch einander alle sehr ähnlich sind. Morbidität und Mortalität sind abhängig von der Immunitätslage und betragen bei Neuausbrüchen in nichtimmunen Herden 100% bzw. 50%. In gleicher Weise sind verschiedene Verlaufsformen dieser Krankheit erklärlich.

● **Perakute Form.** Plötzliche Todesfälle. Die Tiere zeigen bei der Sektion über den ganzen Körper ausgebreitete Blutungen, nekrotisierende Rhinitis mit Krusten um das Flotzmaul.

● **Akute Form.** *Anamnese:* hohes Fieber, Schwäche, Abgeschlagenheit, Speichel-, Nasensekret- und Tränenfluß, mit starker Hyperämie der Schleimhäute. Erhöhte Puls- und Atemfrequenz; nach 4—6 Tagen tritt übelriechender Durchfall auf, der schnell völlige Dehydratation bei Verweigerung der Futter- und Wasseraufnahme zur Folge hat. Die Tiere können infolge der Schleimhauterosionen und -ulzerationen im Epithel des vorderen Verdauungstraktes nicht fressen und wiederkäuen. Exsikkose mit rauhem, von Speichel und Kot beschmutztem Haarkleid stellen sich ein. *Makroskopisch:* Erosionen und Ulzerationen an Zungenbasis, hartem und weichem Gaumen (selten im hinteren Ösophagus und den Vormägen). Hyperämie und Ödem im Labmagen mit Nekrosen im Pylorus; Blutungen und Stauungen im Dünn- und Dickdarm mit Nekrosen der Schleimhaut über den Peyerschen Platten und den schleimhautassoziierten Lymphfollikeln. *Mikroskopisch:* Erosionen und Ulzeration der Schleimhäute des Digestionstraktes mit perivaskulärer mononukleärer Infiltration. Nekrosen und Verlust von Lymphozyten in Peyerschen Platten und Lymphknoten, woraus eine klinisch erkennbare Leukopenie zu erklären ist.

● **Subakute und chronische Form** und seltene Merkmale. Erosionen in Blase und Vagina und Hautläsionen, die als krustöses Ekzem am Hals, in den Flanken, am Euter oder Skrotum imponieren; eine eitrige Keratokonjunktivitis kann sich ausbilden.

Differentialdiagnose: Die Krankheit wird meist bei Neueinschleppung in eine empfängliche Population durch die hohe Morbidität und Mortalität zu erkennen sein. Die Bovine Virusdiarrhoe und das Bösartige Katarrhalfieber müssen ausgeschlossen werden, und nur in Ausnahmefällen können Abgrenzungen zu den nicht mit Diarrhoe und Enteritis einhergehenden Stomatitiden wie MKS, vesikuläre Stomatitis und papulöse Stomatitis notwendig sein.

Diagnose: Der direkte Virusnachweis aus Suspensionen von Milz, Lymphknoten und Blut kann über eine Gewebekultur versucht werden. Die serologische Untersuchung zur Bestimmung neutralisierender Antikörper aus wiederholt entnommenen Serumproben ist zur Krankheitsfeststellung nicht geeignet. Mit Hilfe der Immunfluoreszenz kann das Virus in infizierten Organen nachgewiesen werden. Die Gewebsproben sollten von akut erkrankten, frisch sezierten Tieren entnommen und ohne Zeitverlust untersucht werden.

Literatur

Appel, M. E., et al. (1980): Morbillivirus infections of animals and man. In: Comparative Diagnosis of Viral Diseases (Ed. E. Kurstak). Academic Press, New York.

Scott, G. R. (1964): Rinderpest. Adv. vet. Sci. 9, 113—224.

19.1.9. Bösartiges Katarrhalfieber
(BKF, Malignant catarrhal fever — MCF, Bovine malignant catarrh — BMC, Snotziekte)

Die Krankheit ist weltweit verbreitet und tritt meist sporadisch, sehr selten enzootisch bei Hausrindern, Büffeln, Bison, Hirsch und verschiedenen in Zoologischen Gärten gehaltenen Klauentieren (Banteng, Gaur, Elch) auf. Die *Ätiologie* dieser Krankheit ist nur bedingt aufgeklärt. Während für die in Afrika auftretende Krankheit ein *bovines Herpesvirus 3* als Ursache nachgewiesen ist, läßt sich dies für die in Europa und Nordamerika vorkommende, klinisch und morphologisch identische Erkrankung nicht nachweisen. Die für das BKF typischen Gefäßwandschädigungen werden auf immunologische Prozesse, ausgelöst durch eine oder verschiedene Virusinfektionen, zurückgeführt. Sowohl für das Afrikanische BKF als auch für das in USA und Europa vorkommende ist der Kontakt mit anderen Wiederkäuern (in Afrika Wildebeest, in Europa und USA Schafe), die nicht klinisch erkranken, in der Übertragungskette als gesichert anzunehmen. Die *Inkubationszeit* beträgt 14—60 Tage (bei experimentellen Infektionen mit dem bovinen Herpesvirus 37—50 Tage). Alle Altersgruppen und Rassen sind empfänglich, in der Praxis werden aber meist ältere Tiere (über ein Jahr) erkrankt angetroffen. Die Morbidität ist gering (nur selten Enzootien), die Mortalität sehr hoch.

Es werden klinisch verschiedene Erscheinungsformen unterschieden: die histologisch nachweisbaren Alterationen sind für alle Formen ähnlich, leicht diagnostizierbar und variieren nur entsprechend der Dauer der Erkrankung.

● **Perakute Form.** Tod nach 2—3 Tagen hohen Fiebers mit Mattigkeit und Konjunktivitis, vermehrt Nasen- und Augensekret. *Makroskopisch:* akute Rhinitis, Konjunktivitis, stark gefüllte Vormägen, Schwellung der Lymphknoten, vor allem im vorderen Körperbereich.

● **Akute und subakute Form.** Wechselndes Fieber, Mattigkeit, Konjunktivitis, Trübung der Kornea, Panophthalmitis, Tränenfluß mit verkrustetem Sekret um die Augen und Benommenheit. Diese Symptomatik wird auch als *Kopf-Augen-Form* bezeichnet und kann in die Intestinalform übergehen oder aber über einige Wochen bestehenbleiben und schließlich zum Tode führen. Bei der *Intestinalform* werden blutig-wäßrige Durchfälle mit Fibrinfetzen und allen Anzeichen der Stomatitis (s. Virusdiarrhoe und Rinderpest), einhergehend mit Rhinitis, im weiteren Verlauf der Erkrankung sichtbar. Bei allen Formen: ZNS-Störungen mit Läsionen an der Körperoberfläche, häufig im Bereich der Klauen und des Interdigitalspaltes.

● **Mild verlaufende, atypische Form** ist selten und vor allem von experimentellen Infektionen mit dem bovinen Herpesvirus 3 bekannt. *Makroskopisch* ist die akute und subakute Intestinalform nicht von der BVD und Rinderpest zu unterscheiden. *Mikroskopisch:* Fibrinös-diphtheroide Rhinitis und Tracheitis (wie bei IBR) sind häufig; multiple, grauweiße Herde in Leber und Niere, die in letzterer infarktähnlich erscheinen, kommen in einzelnen Fällen vor. Generalisierte nekrotisierende Vaskulitis und perivaskuläre lympho-plasmazelluläre Infiltrate unter Beteiligung eosinophiler und seltener neutrophiler Granulozyten in allen Organen und ausgeprägt auch in den Schleimhautläsionen.

Differentialdiagnose: alle Erkrankungen, die mit Stomatitis einhergehen, vorrangig BVD, Rinderpest und Bluetongue, IBR wegen der Beteiligung des Respirationstraktes, Salmonellose und akute Vergiftungen, die gemeinsam mit Verätzungen am vorderen Verdauungstrakt zu Durchfällen führen.

Diagnose: im allgemeinen mit Hilfe histologischer Untersuchungen möglich. Der Ausschluß von BVD und Rinderpest wird empfohlen, wenn seuchenhaftes Auftreten in Endemien vorkommt. Der virologische Nachweis des vermeintlichen bovinen Herpesvirus 3 aus Leukozyten ist schwierig und muß aus Frischblut auf der Höhe der Virämie innerhalb kurzer Zeit durchgeführt werden, ist also für diagnostische Zwecke praktisch nicht verwertbar.

Literatur

Pierson, R. E., R. M. Hamdy, A. H. Dardiri, D. H. Ferris and G. M. Schloer (1979): Comparison of African and American forms of malignant catarrhal fever: Transmission and clinical signs. Am. J. vet. Res. 40, 1091—1095.

Plowright, W. (1968): Malignant catarrhal fever. J. Amer. Med. Assoc. 152, 795—806.

19.1.10. Infektiöse bovine Rhinotracheitis
(IBR, Infektiöse pustulöse vulvovaginitis — IPV, Necrotic rhinitis, Red nose)

Es ist eine in allen Ländern mit intensiver Rinderhaltung weitverbreitete Virusinfektion, die bei allen Rinderrassen und Tieren aller Altersgruppen beiderlei Geschlechts vorkommt. Sie verläuft selten tödlich, wird aber bei endemisch vorkommenden Pneumonien bei Jungtieren als eine Schrittmacherinfektion angesehen. Der Erreger ist das *bovine Herpesvirus 1* aus der Familie *Herpetoviridae*. Das Virus wird im Nasen-Rachen-Raum vermehrt und über Nasen- und Tränensekret sowie Sekrete aus dem Genitaltrakt von infizierten Tieren ausgeschieden und auf andere übertragen. Entsprechend der Virusausbreitung im Körper können die einzelnen Organsysteme variierend betroffen sein, was zu den verschiedenen Erscheinungsformen der IBR führt: Erscheinungen am oberen Respirationstrakt mit Konjunktivitis, wenn das Virus über den Nasentränengang die Adnexe des Auges befällt; letzteres kann allein ohne Symptome am Respirationstrakt vorkommen. Ausbreitung des Virus über die Ganglien des Trigeminus mit darauffolgenden ZNS-Erscheinungen. Es gibt die *Genitalform*, die entweder lokal entsteht (pustulöse Vulvovaginitis, Balanoposthitis), durch Schleimhautkontakt oder nach einer Virämie, bei der das Virus über Leukozyten sich im Körper ausbreitet und zu Aborten oder auch in seltenen Fällen zur Mastitis führt, und die *generalisierte Form*, die beim neugeborenen Kalb mit schwerwiegenden Alterationen an mehreren Organsystemen meist tödlich verläuft. Die Morbidität ist hoch, die Mortalität gering. Die *Inkubationszeit* beträgt 2—6 Tage, Aborte werden aber auch noch 1—2 Monate nach einer Infektion beobachtet. Die nachfolgend näher beschriebenen Verlaufsformen können entweder getrennt oder in allen Kombinationen, meist jedoch vereint mit bakteriellen Sekundärinfektionen vorkommen und so vor allem für die Diagnose am Sektionstisch stark variieren.

Typisch: 1. **Respirationstrakt- oder Augenform.** *Anamnese:* plötzliches Auftreten von Fieber (bis zu 42 °C), Hyperämie der Nasenschleimhäute und der Konjunktiven, Hypersekretion von Tränen- und Nasensekret, fokale, grauweiße, nekrotische Beläge auf der Nasenschleimhaut (gut sichtbar am Septum), Verweigerung der Futteraufnahme und Milchrückgang bei betroffenen Kuhherden. Kurzatmigkeit und gelegentlich Hustenreiz. Todesfälle meist nur in Verbindung mit Sekundärinfektionen. *Makroskopisch:* nekrotisch-diphtheroide Beläge auf der Nasen- und Sinusschleimhaut. Katarrhalisch-eitrige Konjunktivitis mit Ödemen. Zentrifugal sich ausbreitende Korneatrübung; Laryngitis und Pharyngitis mit Schwellung, Rötung und Ödematisierung der retropharyngealen Lymphknoten. Diphtheroid-nekrotisierende Tracheitis und Bronchitis, meist in Verbindung mit sekundärer Bronchopneumonie der Spitzenlappen und vikariierenden Emphysemen. Mangelnde Retraktion des Lungenparenchyms mit Ödem und Rötung (interstitielle Pneumonie), gelegentlich Thrombosierungen großer Lungengefäße mit Infarkten. *Mikroskopisch:* Die hochgradige virusbedingte Zellschädigung mit Verlust der Zilien, die Ursache für das Eindringen der sekundären Infektionserreger ist, kann nur im frühen Stadium erkannt werden. Später fibrinös-nekrotische Beläge auf nekrotischem Epithel mit starker Infiltration von Neutrophilen und mononukleären Zellen; in ödematöser Submukosa Blutungen und perivaskuläre Infiltrate sowie Vaskulitis. Im Frühstadium ohne bakterielle Sekundärinfektion Blutungen und Plaques in der Schleimhaut, als multifokale Nekrosen mit Einschlußkörperchen in den Epithelzellkernen, auch im Bronchialepithel vorkommend.

2. **Pustulöse Vulvovaginitis.** *Makroskopisch:* multifokale Plaques in Vaginal- und Präputialschleimhaut mit variierender Schwellung der Lymphfollikel und starker Rötung und Ödematisierung der Schleimhaut. *Mikroskopisch:* pustulöse Schleimhautläsionen mit ballonierender Degeneration der Epithelzellen, Nekrosen an Oberfläche und perivaskulärer Infiltration in der Tiefe. Aborte meist in zweiter Hälfte der Trächtigkeit (5. und 6. Monat). Bei Neueinschleppung des Erregers in eine Herde hohe Morbiditität (bis zu 60%). Diffuse Plazentitis (ähnlich wie bei Leptospirose). Nekrose in Kotyledonen, die Eihäute zwischen den Kotyledonen sind ödematös und gelblich verfärbt (nicht regelmäßig nachweisbar). Fetus meist autolytisch, da oft erst später abgestoßen. Ödeme und vermehrt rötliche Körperhöhlenflüssigkeit. Multifokale Nekrosen in Leber, seltener in Niere, Lunge und Milz. Obwohl das Gewebe oft autolytisch ist, sind die Nekrosen als abgegrenzte Herde zu erkennen. *Diagnose:* histologischer Nachweis der Nekrosen in oben angeführten Geweben. Fluoreszenzmikroskopischer Nachweis am Gefrierschnitt aus Nebenniere und Niere ist häufiger erfolgreich als aus anderen Geweben. Die direkte Virusisolierung ist nur in etwa einem Drittel der Fälle möglich und sollte aus der Plazenta erfolgen. Bestimmung des Anstiegs von Serumantikörpertitern aus gepaarten Blutproben (2—4facher Titeranstieg).

3. Seltener vorkommend: **ZNS-Form**, meist bei Jungtieren. *Anamnese:* Inkoordination, Kreisbewegungen, Schwäche, Festliegen. *Mikroskopisch:* nichteitrige Meningoenzephalomyelitis und Vaskulitis.

4. Seltener vorkommend: Infektion erfolgt intrauterin oder bei bzw. kurz nach der Geburt. *Anamnese:* akute fieberhafte, innerhalb weniger Tage

tödlich verlaufende **Allgemeininfektion** mit Atemnotsyndrom und Durchfall. *Makroskopisch:* Plaques auf allen Schleimhäuten des oberen Atmungs- und Verdauungstraktes (wie bei pustulöser Stomatitis), erosive Ösophagitis und Ruminitis, Retikulitis und Omasitis, fibrinöse Rhinitis und Tracheitis, multiple Lebernekrosen, generalisierte Lymphknotenschwellung. *Mikroskopisch:* wie bei vorher beschriebenen Organalterationen; Lebernekrosen sind charakteristische miliare Koagulationsnekrosen mit entzündlicher Infiltration.

Differentialdiagnose: für Form 1: alle mit Stomatitis und Rhinitis einhergehenden Infektionen, Rinderpest, BKF, BVD und andere Virusstomatitiden sowie infektiöse Keratokonjunktivitis (Pinkeye), alle mit Pneumonie verlaufenden Virus- und Bakterieninfektionen.

Für Form 2: verschiedene andere Aborturachen beim Rind, BVD, Salmonellen-, Trichomonaden-, Campylobacter-Infektionen und andere.

Für Form 3: ZNS-Erkrankungen bei Jungrindern, BKF (Einzelfälle), Aujeszkysche Krankheit (schnell tödlich), Zerebrokortikalnekrose, Listeriose (typische histologische Veränderungen) und Bleivergiftung (Nachweis aus Organen).

Für Form 4: akute bakterielle Infektionen (Pneumokokken, Salmonellen, invasive E. coli) und Virusinfektionen, die vorrangig Diarrhoe verursachen.

Ergänzende Untersuchungen: Virusnachweis mittels Immunfluoreszenz aus verändertem Gewebe (Trachea, Bronchien, Nasenschleimhaut, Lymphknoten). Virusisolierung über Zellkultur aus Sekreten oder Organmaterial. Gepaarte Serumproben für den Nachweis eines Serumantikörpertiters bei Neuausbrüchen im Bestand.

Literatur

Ehrensperger, F., und J. Pohlenz (1979): Infektiöse bovine Rhinotracheitis bei Kälbern. Schweiz. Arch. Tierhlk. 121, 635–643.

Gibbs, E. P., and M. M. R. Weyemann (1977): Bovine Herpesvirus. Part I: Bovine Herpesvirus 1. Vet. Bull. 47, 317.

Kahrs, R. F. (1981): In: Viral Diseases of Cattle. The Iowa State University Press, Ames/Iowa, pp. 135–156.

19.1.11. Caprine Herpesvirusinfektion

Eine eigenständige caprine Herpesvirusinfektion wurde bei *Ziegenlämmern* in der Schweiz beobachtet. Der Erreger ist vom bovinen Herpesvirus deutlich zu unterscheiden, Kälber und Schaflämmer erkranken bei experimentellen Infektionen nicht. Da von diesem Krankheitsbild nur Einzelausbrüche beschrieben sind, lassen sich keine sicheren Aussagen über Pathogenese, Mortalität und Morbidität machen. *Anamnese:* bei Zicklein im Alter bis zu zwei Wochen plötzlich auftretende Konjunktivitis, seröser bis purulenter Nasenausfluß, Erosionen in der Maulhöhle, aufgekrümmter Rücken und Steifheit in den Hintergliedmaßen. Tod der Tiere innerhalb $1/2-4$ Tagen nach ersten Krankheitszeichen, einzelne Tiere überleben und kümmern. *Makroskopisch:* erosiv-ulzerative Stomatitis, Ösophagitis und Ruminitis; Erosionen und Blutungen im Labmagen. Ulzerative Typhlitis und Kolitis vorwiegend im proximalen Kolon. Schwellung der Darmlymphknoten, gelegentlich Petechien in Harnblase und Haut. *Mikroskopisch:* typische Veränderungen wie bei Stomatitis erosiva mit Nekrosen und ballonierenden Degenerationen im Epithel. Intranukleäre Einschlußkörperchen im Bereich der Randgebiete der Nekrosen. Variierende Infiltration von Entzündungszellen in Submukosa mit Ödemen; geringgradige interstitielle Pneumonie.

Differentialdiagnose: Lippengrind, andere Stomatitiden.

Ergänzende Untersuchungen: Virusnachweis aus Organmaterial, Darminhalt, Leber, Konjunktivalsekret.

Literatur

Berrios, P. E., and D. G. McKercher (1975): Characterization of a caprine Herpesvirus. Am. J. vet. Res. 36, 1755–1762.

Mettler, F., M. Engels, P. Wild und A. Bivetti (1979): Herpesvirusinfektion bei Zicklein in der Schweiz. Schweiz. Arch. Tierheilk. 121, 655–662.

19.1.12. Bluetongue

Die Blauzungenkrankheit (Bluetongue disease, Sore muzzle) wird durch ein *Orbivirus* aus der Familie *Reoviridae* hervorgerufen und tritt meist bei Schafen, selten bei Rindern, die aber das Virusreservoir sein sollen, und bei anderen Wiederkäuern (beim Hirsch als Epizootic hemorrhagie disease, EHD) auf. Es sind zahlreiche Serotypen dieses Virus nachgewiesen worden. Die *Übertragung* erfolgt durch Stechmücken (Culicoides). Dadurch ist ein saisonales und regionales Auftreten der Krankheit bedingt (Südstaaten der USA, Iberische Halbinsel,

Mittlerer und Naher Osten, Afrika). Charakteristisch sind Ödembildung mit Zyanose der Zunge nach einer Virämie, Ödeme an Backen und unter der gesamten Mundschleimhaut mit Erosionen und Nekrosen am Flotzmaul. Infolge von Myopathien und Lederhautentzündung im Hornschuh sind die Tiere lahm. Die Virusausbreitung erfolgt über das Gefäßsystem, die Epithelläsionen sind eine Folge der Gefäßwandalterationen. Morbidität und Mortalität sind bei Neuausbrüchen in einer Region hoch, sinken aber nach erster Durchseuchung schnell ab. Die Inkubationszeit ist wegen des vor allem beim Rind subklinischen Verlaufes schwer zu bestimmen, sie beträgt bei experimentellen Infektionen 2—8 Tage.

Typisch (Schaf): *Anamnese:* Fieber bis zu 40,5—41 °C über 4—6 Tage; 48 Stunden nach Auftreten des Fiebers Ödeme mit Rötung der Schleimhäute von Nase und oberem Verdauungstrakt. Schluckbeschwerden und manchmal blutiger, schaumiger Nasenausfluß mit Verkrustungen um Flotzmaul und Lippen, verbunden mit Erosionen der Schleimhäute des oberen Verdauungstraktes.

Seltener: dysenterieähnliche Durchfallepisoden; Festliegen der Tiere infolge Erosionen am Kronsaum mit Lederhautentzündung und Muskeldegenerationen. *Makroskopisch:* Ödeme im Kopfbereich, erosiv-ulzerative Stomatitis und Kronsaumnekrosen. Blutungen, hyalinschollige Degeneration und Nekrosen im Myokard und in der Skelettmuskulatur. *Mikroskopisch:* Hyperämie und Blutungen um Gefäße, Arteriitis mit Endothelhyperplasie und Degeneration, Infiltration von Lymphozyten und Neutrophilen, vor allem im Bereich der Maulschleimhäute, des Gehirns und der Plazenta, Myodegenerationen, Blutungen und Nekrosen in Herz- und Skelettmuskulatur. Aborte kommen beim Rind nur sporadisch vor, sind aber ausgeprägt beim Schaf. Auftreten von Todgeburten, gehäuften Aborten und mißgebildeten Neugeborenen kann Anzeichen für eine latente Infektion in Herden beider Spezies sein. Die Mißbildungen sind gekennzeichnet durch Arthrogrypsis und Hydranenzephalie, einhergehend mit Prognathie, Agnathie, abgebogenem Unterkiefer. Kälber und Schafe können lebensschwach und bedingt durch die ZNS-Schädigung festliegend geboren werden. Die Diagnose ist schwierig zu stellen und wie bei der BVD und der Akabanevirus-Infektion nur als Mosaikdiagnose möglich. In dazu eingerichteten Laboratorien können gepaarte Blutproben, die mit Hilfe der Komplementbindungsreaktion untersucht werden, Serokonversion zeigen. Der Virusnachweis kann aus heparinisiertem Blut, das nicht eingefroren werden sollte, erfolgen.

Atypisch (Schaf): In Gebieten, in denen diese Krankheit heimisch ist, verläuft sie oft subklinisch. Die Symptome, wie oben beschrieben, sind viel weniger intensiv ausgeprägt, Sekundärinfektionen und Aspirationspneumonien infolge der Schluckbeschwerden kommen gelegentlich vor; Hautschäden sind seltener.

Verlaufsformen beim Rind: meist subklinisch, inapparent, nur gelegentlich klinisch wie bei subakuter Mucosal disease. Die diaplazentare Infektion führt zu Fetopathien mit Aborten oder Arthrogryposis, Agnathie, Prognathie, Hydrozephalus und/oder lebensschwach geborenen Kälbern, wenn die intrauterine Infektion nicht zur Abstoßung der Frucht führt.

Differentialdiagnose: Schaf: Lippengrind, ovine Herpesinfektion, Rinderpest; Rind: subakute BVD, BKF, Rinderpest und andere mit Stomatitis einhergehende Infektionen. Eine in Japan beschriebene, sehr ähnlich verlaufende Krankheit, die Ibaraki disease, muß regional berücksichtigt werden.

Diagnose: Wegen des häufig inapparenten Verlaufes ist der Virusnachweis schwierig; alle unter Differentialdiagnose erwähnten Krankheiten sollten ausgeschlossen werden.

Literatur

Bowne, J. G. (1971): Bluetongue Disease. Adv. vet. Sci. 15, 1.

Metcalfe, H. E., and A. J. Luedke (1980): Bluetongue and related diseases. Bov. Pract. 15, 188.

19.1.13. Lippengrind

Der ansteckende Lippengrind (Ecthyma contagiosum, Orf, Scabby mouth, Sore mouth, Contagious pustular dermatitis) ist eine hochkontagiöse Virusinfektion bei Schaf und Ziege, seltener bei Gemsen und Steinböcken und kommt gelegentlich beim Menschen vor (an Händen und Lippen). Der *Erreger*, als *Orf-Virus* aus der Gruppe der *Parapoxviren* bekannt, ist dem Ziegenpockenvirus ähnlich und kommt in Form verschiedener Virusstämme vor. Die Ausbreitung der Infektion erfolgt meist durch direkten Tierkontakt oder kontaminierte Vektoren. Die Läsionen finden sich vornehmlich an den Lippen, am Flotzmaul, in der Maulhöhle, seltener an den distalen Gliedmaßen, am Euter oder Skrotum. Todesfälle sind selten und meist eine Folge von Sekundärinfektionen, die mit Pneumonie einhergehen. Die Morbidität kann unter bestimmten Bedingungen (Klima, Immunitätslage, Haltung der Tiere, Zusammenbringen von Tiergruppen) bis zu 90 % betragen. Die Inkubationszeit wird mit 3—8 Tagen angegeben.

Typisch: *Anamnese:* Schaf- und Ziegenlämmer im Alter von 2—6 Monaten zeigen Papeln und Pusteln, zunächst teigig-schmierige, später trockene, geklüftete Krusten, im Lippenwinkel beginnend und sich schnell auf die Ober- und Unterlippe und bis in die Nasenlöcher ausbreitend. *Makroskopisch:* erosiv-ulzerative Cheilitis und Stomatitis mit Schorfbildung, häufig sich in der Tiefe ausbreitend mit Phlegmone oder abgegrenzten Nekrosen. *Mikroskopisch:* Vakuolisierung des erodierten Stratum spinosum mit Ausbildung von Mikrovesikeln nach ballonierender Degeneration der Epithelzellen. Proliferation im Stratum basale und sowohl intraepitheliale als auch subepitheliale perivaskuläre Infiltration von Neutrophilen und Lymphozyten mit starker Ödematisierung des Koriums. Es ist umstritten, ob die nur vorübergehend auftretenden eosinophilen intrazytoplasmatischen Einschlußkörperchen als „typisch" angesehen werden dürfen.

Seltener (atypisch): Erkrankungen bei jüngeren Tieren. Veränderungen am Kronsaum und im Interdigitalspalt mit Ausdehnung auf die Haut an Innenschenkel, Euter oder Skrotum; bei erwachsenen Tieren pustulöse Veränderungen an den Zitzen (auch beim Rind möglich); eine bösartige Form kann sich auf den Gastrointestinaltrakt ausdehnen und führt zu länger andauernder Krankheit von 2—3 Wochen. Dabei finden sich gelegentlich papulomatöse Wucherungen im vorderen Verdauungstrakt sowie in den Vormägen. Von einigen Autoren werden die oben aufgeführten Erscheinungsbilder auch als *labiale Form*, *pedale Form* und *genitale Form* bezeichnet.

Differentialdiagnose: ulzerative Dermatitis der Schafe; in Europa, außer in Großbritannien, nicht vorkommend; Läsionen an Scheide und Präputium intensiver (kontagiöse Balanoposthitis und Vulvitis), gekennzeichnet durch konfluierende Geschwüre mit nur dünner Schorfbildung; Bluetongue; generalisierte Stomatitis; Ödeme im Kopfbereich; MKS: auch andere Klauentiere erkranken, Fieber; Rinderpest: akute Todesfälle, Ausdehnung der Krankheit auf alle Altersgruppen; Schafpocken: harte, narbige Krusten, über den ganzen Körper ausgebreitet mit systemischer entzündlicher Reaktion. Verlauf eher seuchenhaft.

Ergänzende Untersuchungen: histologischer Befund in Verbindung mit Anamnese; elektronenoptischer Nachweis von typischem Orf-Virus in den Epithelien.

19.1.14. Vesikuläre Stomatitis

Es handelt sich um eine übertragbare Virusinfektion, die Läsionen im vorderen Verdauungstrakt, an den Klauen und am Euter verursacht. Diese Krankheit ist in Nord-, Süd- und Zentralamerika heimisch und kommt zur Zeit in Europa nicht vor. Der *Erreger* ist ein *Rhabdovirus*, von dem zwei verschiedene Typen mit mehreren Subtypen bekannt sind. Die Ansteckung erfolgt von Tier zu Tier mit infiziertem Speichel. Eine Übertragung durch Insekten ist wahrscheinlich, als Virusreservoir werden wildlebende Tiere, aber auch Pflanzen angesehen. Das über Oberflächenläsionen im Bereich des Flotzmaules oder der Maulhöhle, der Klauen oder der Zitzen am Euter ins Epithel gelangende Virus kann sich schnell vermehren und verursacht Papeln, Pusteln und Bläschen, die von denen bei der MKS nicht zu unterscheiden sind. Die Inkubationszeit beträgt 12—24 Stunden, die Morbidität wird normalerweise mit 5—10 % angegeben, kann aber in Einzelfällen bis zu 80 % betragen; Todesfälle sind nicht bekannt. Diese Erkrankung hat große Ähnlichkeit mit der MKS.

Häufig vorkommend: *Anamnese:* Tiere aller Altersgruppen können erkranken. Fieberanstieg bis zu 41,5 °C, Speicheln, Abgeschlagenheit, Schmatzen und seröser Nasenausfluß sind erste Anzeichen wie bei MKS. Lahmheiten treten erst nach Sekundärinfektionen an den Klauen auf. Typische Merkmale und flüssigkeitsgefüllte Bläschen im Durchmesser bis zu 2 cm an der Zunge, dem Flotzmaul und der Backenschleimhaut. Da die Blasen schnell platzen, finden sich oft nur Schorfbildungen. Die typische Bläschenbildung kann fehlen. Im allgemeinen heilt die Krankheit binnen 3—4 Tagen ab. **Seltener vorkommend:** Bei Milchkühen extreme Läsionen an den Zitzen und Zitzenkuppen, die zu sekundärer Mastitis Anlaß geben. *Mikroskopisch:* hochgradige inter- und intrazelluläre Ödeme, Hyperämie und Infiltration von Neutrophilen im Stratum spinosum. Epithelzellnekrosen nach ballonierender Degeneration mit Ausbildung von Mikro- und später Makrovesikeln, die fehlen können. Keine Einschlußkörperchen.

Differentialdiagnose: mit Stomatitis einhergehende Krankheiten, bei denen primär keine Diarrhoe vorkommt (MKS, Bluetongue, Stomatitis papu-

losa). Da diese Stomatitis auch bei Equiden vorkommt, kann das Pferd als Indikatortier angesehen werden.
Ergänzende Untersuchungen: Virusnachweis aus Blasenflüssigkeit oder Epithel einer frischgeplatzten Blase zur Abgrenzung gegenüber der MKS. Der Virusnachweis kann auch aus Blut versucht werden. Serum (in gepaarten Proben) dient zum serologischen Nachweis, wenn erforderlich.

19.1.15. Papulöse Stomatitis

Die papulöse Stomatitis (pustulöse Stomatitis, Rat tail disease) ist eine harmlose, nicht zum Tode führende Virusinfektion bei Kälbern und Jungrindern bis zu 3 Jahren. Sie ist weltweit verbreitet und kommt bei allen Rinderrassen und zu allen Jahreszeiten vor. Der *Erreger* ist ein *Parapoxvirus* aus der Familie *Poxviridae*. Es ist bisher unvollkommen abgeklärt, ob die proliferative Stomatitis der Rinder, bei der die primär ähnlichen Läsionen zu Gewebsproliferationen mit Ausbildung gestielter, warzenähnlicher Gebilde und starker Krustenbildung von demselben oder einem sehr nahe verwandten Virus verursacht werden. Die Übertragung der papulomatösen Stomatitis erfolgt durch direkten oder indirekten Kontakt durch Belecken eng aufgestellter oder gepferchter Jungtiere oder durch infizierte Umgebung aus der Einstreu und den Stallgeräten. In das Stratum spinosum eingedrungene Viruspartikel verursachen eine schnelle Replikation in diesen Zellen, die bei gleichzeitiger lokaler Entzündungsreaktion degenerieren. Die Morbidität variiert entsprechend anderen Faktoren (Besatzdichte, andere Infektionen). Todesfälle als Folge dieser Infektion sind nicht bekannt. Die Inkubationszeit kann bis zu 2 Monate betragen.
Typischer Verlauf: *Anamnese:* 10—25% der Masttiere zeigen Reduktion der Futteraufnahme und leichte Temperaturerhöhung. Oft verläuft die Erkrankung unerkannt, wenn nicht Tiere vor Auktionen oder Transporten zum Verkauf speziell auf das Vorliegen von Infektionen untersucht werden.
Makroskopisch: kleine (1—2 mm hohe und 2—20 mm im Durchmesser) Effloreszenzen am Flotzmaul, um die Nasenlöcher, auf der Schleimhaut der Lippen und seitlich oder ventral an der Zunge sowie an Zahnfleisch und am Gaumen. Daraus entstehen Epithelabhebungen mit grauem Zentrum und deutlich demarkierter roter Peripherie. Bei Verkrustungen bilden sich braunrote Schorfe, die nach Ablösungen als Erosionen zu erkennen sind. *Mikroskopisch:* ballonierende hydropische Degeneration der Spinosumzellen. Intrazytoplamatische Einschlußkörperchen, die hufeisenartige Struktur annehmen können. Proliferation der Epidermis und Infiltration von Neutrophilen, Makrophagen und Lymphozyten bei fokaler intraepithelialer Nekrose.
Seltener vorkommend: bei jüngeren Tieren (von 2 Wochen an), gelegentlich bei älteren Tieren auf Ösophagus und Vormägen ausgebreitet. Bei Masttieren als Rat-tail-Syndrome: eine nekrotisierende Dermatitis an der Schwanzspitze des Feedlot-cattle. Die Haare an der Schwanzspitze fallen aus, und trockene Nekrosen werden sichtbar; Sekundärinfektionen können von hier aszendieren und zu Rückenmarkinfektionen führen. Es ist bisher unklar, ob gleichzeitig im Futter vorkommende Mykotoxine (Fusarium) an der Entstehung dieses Syndroms beteiligt sind (Schwanzspitzennekrosen und Hyperkeratose).
Differentialdiagnose: Nur in Ausnahmefällen verläuft diese Infektion sehr heftig; dann sollte MKS aus seuchenprophylaktischen Gründen ausgeschlossen werden. Das Vorkommen anderer Stomatitiden kann zu Verwechslungen führen. Da bei BVD und Rinderpest meist Diarrhoen gesehen werden, sind diese Krankheiten leicht auszuschließen.
Ergänzende Untersuchungen: histopathologischer Befund mit Einschlußkörperchen. Elektronenmikroskopischer Virusnachweis (ähnlich wie bei Orf.)

Literatur

Crandall, R. A. (1978): Bovine papular Stomatitis: Its occurrence in beef cattle. Univ. Ill. Agric. Exp. Stn. Bull. **20**, 14—15.

Griesemer, R. A., and C. R. Cole (1961): Bovine papular Stomatitis: I. Histopathology. Am. J. Vet. Res. **22**, 482—486.

19.1.16. Papillomatose

Warzen (infektiöse kutane Fibropapillome, bovine Papillomatose) sind weltweit vorkommende, vor allem bei Jungrindern auftretende, virusbedingte, gutartige Neoplasmen der Haut, seltener der Schleimhäute im oberen Verdauungstrakt, im Genitaltrakt und an der Kornea. Der *Erreger* ist ein RNS-Virus, ein *Papillomavirus* aus der Familie *Papovaviridae*. Er kommt bei allen Rinderrassen, in allen Altersstufen und zu allen Jahreszeiten vor; Tiere im Alter von ½—2 Jahren werden aber am häufigsten von Warzen befallen. Die Übertragung erfolgt durch Kontakt. Das Virus wird dabei mechanisch in die Haut eingerieben und induziert die Proliferation von Fibroblasten mit epithelialer Hyperplasie. Die Inkubationszeit kann 1—4 Monate dauern bei einer Morbidität bis zu 60%. Todesfälle sind nicht bekannt. Bei der *kutanen Papillomatose* sind entweder gestielte oder breitflächige, meist an der Oberfläche zerklüftete Warzen Ursache der Beanstandung von Ausstellungstieren, oder es treten wirtschaftliche Einbußen beim Verkauf der Häute wegen unzureichender Lederqualität ein. Die *Genitalform* hat Störungen beim Deckakt mit wiederholten Blutungen vor allem am Penis zur Folge. Warzen am Ösophagus oder in den Vormägen können zu Störungen beim Ruktus oder zu verminderter Futteraufnahme führen.

Ergänzende Untersuchungen: Der histologische Befund ergibt eine vorrangige Proliferation der Fibroblasten mit Hyperplasie der Epidermis. Einschlußkörperchen kommen nicht vor. Im Nukleus von Zellen des Stratum corneum können bei elektronenmikroskopischer Untersuchung Viruspartikel gefunden werden.

Literatur

Cheville, N. F., and C. Olson (1964): Epithelial and fibroblastic proliferation in bovine cutaneous papillomatosis. Pathol. Vet. 1, 248—257.

Jensen, R., and D. R. Mackey (1979): In: Diseases of Feedlot Cattle. 3rd Ed. Lea and Fiebiger, Philadelphia.

19.1.17. Maul- und Klauenseuche

Die Maul- und Klauenseuche (MKS, Foot-and-mouth disease — FMD, Aphthenseuche, Fièvre aphteuse) ist eine hochkontagiöse Seuche, die durch ein *Aphthovirus* aus der Familie der *Enteroviren* verursacht wird. Gegenwärtig sind sieben serologisch unterscheidbare *Virustypen* bekannt: A, O, C, SAT 1—3 (South African Territories) und Asia-1. Durch die Komplementbindungsreaktion lassen sich bis zu 60 Subtypen voneinander abgrenzen. Das Virus breitet sich durch direkten oder indirekten Kontakt über Ingestion oder Inhalation schnell aus. Klauentiere aller Altersgruppen sind für die Infektion empfänglich. Beim Pferd ist nie eine natürliche Infektion beobachtet worden. Die Inkubationszeit beträgt beim Rind 12 Stunden bis zu 2 Wochen, ist im allgemeinen aber mit 2—6 Tagen anzunehmen. Die durch das epitheliotrope Virus verursachten Läsionen konzentrieren sich auf die Schleimhäute des vorderen Verdauungstraktes, die Haut im Bereich der Klauen und des Euters, in seltenen Fällen werden Skelett- oder Herzmuskel befallen. Bei Einschleppung des Virus in eine nichtimmune Population ist die Morbidität sehr hoch (bis zu 100%, die Mortalität ist meist gering. Die Folgekrankheiten, besonders im Bereich der Klauen, können dazu führen, daß die Tiere unwirtschaftlich werden und geschlachtet werden müssen. Die staatlichen Bemühungen, diese Seuche beim ersten Auftreten durch Schlachtung aller im Bestand vorhandenen Klauentiere schnell zu merzen, lassen oft keine Aussage über die Mortalitätsrate zu. Akute Todesfälle kommen meist bei neugeborenen Kälbern vor.

Typischer Verlauf: Anamnese: Mehrere Tiere im Bestand erkranken gleichzeitig mit hohem Fieber (bis 41 °C), Verweigerung der Futteraufnahme, rapidem Milchrückgang, Depression, Anorexie und gelegentlichem Schüttelfrost. Nach wenigen Stunden zeigen sich extremer Speichelfluß, typisches Schmatzen und Lahmheit. *Makroskopisch:* Blasenbildung in der kutanen Schleimhaut des vorderen Verdauungstraktes, der Maulschleimhaut, der Zunge, des Ösophagus, des Pansenpfeilers, des Euters (vornehmlich Zitzen), der Vagina, am Kronsaum und im Interdigitalspalt. Geplatzte Blasen, meist 1—2 cm im Durchmesser (können auch größer sein), hinterlassen einen freiliegenden, rotgefärbten, manchmal schorfbedeckten Papillarkörper. *Mikroskopisch:* Die vesikulöse Stomatitis ist gekennzeichnet durch ballonierende Degeneration der Spinosumzellen mit hochgradigem intra- und extrazellulärem Ödem, Ablösung der oberen Epithelschicht, woraus die Blasenbildung zu erklären ist. Vereinzelt Blutungen und subepitheliale mononukleäre Infiltrate.

Seltener vorkommend: *Anamneses:* In Ländern, in denen regelmäßig gegen die MKS vakziniert wird, kann nach länger zurückliegenden Vakzinationen und durch Zukauf und Tierwechsel im Bestand die Immunität bei einzelnen Individuen so reduziert sein, daß sie subklinisch erkranken. Die Tiere zeigen Lahmheit, Mattigkeit; das beschriebene Bild der typischen MKS-Infektion entwickelt sich langsam und unvollkommen. Derartige Ausbrüche können auch 1—2 Wochen nach einer Vakzination auftreten, wenn sich Reaktivierungen des Vakzinevirus ereignen. *Makroskopisch:* Die Läsionen sind ähnlich, aber weniger intensiv ausgeprägt. Das

frühe Erkennen dieses Krankheitstyps ist von Bedeutung, da auch diese Tiere Virusausscheider sind.
Mikroskopisch: nicht abweichend vom typischen Erscheinungsbild.

Plötzliche Todesfälle bei Kälbern, Schaf- und Ziegenlämmern und gelegentlich bei adulten Tieren können erste Anzeichen der Bestandserkrankung sein oder nach Durchseuchung eines Bestandes auftreten. Sie sind Folge schwerwiegender Herzmuskelveränderungen. *Makroskopisch:* grauweiße Streifen, vorrangig im Septum und linken Ventrikel („Tigerherz") oder multiple, kleine, grauweiße Herde im Myokard. *Mikroskopisch:* hyaline Degeneration befallener Myokardfasern, Myokardnekrose und intensive, vorwiegend lymphozytäre Infiltration unter Beteiligung von neutrophilen Granulozyten. Die Skelettmuskulatur kann in gleicher Weise verändert sein (Myositis). Dies trägt zur Apathie, Schwerfälligkeit und Lahmheit der Tiere bei. Als Folgekrankheiten müssen tiefgreifende Stomatitiden mit Sekundärinfektionen, Nekrobazillose, Aktinomykose u. a. sowie Mastitiden und Aborte angesehen werden.

Differentialdiagnose: Alle mit Stomatitis und Salivation einhergehende Erkrankungen des vorderen Verdauungstraktes; zunächst die mit Bläschenbildung (Stomatitis vesiculosa) einhergehenden; das vesikuläre Exanthem, die vesikuläre Stomatitis und die populöse Stomatitis, bei denen Enteritis im allgemeinen nicht vorkommt. Auch bei MKS ist eine Enteritis ausgesprochen selten. Im fortgeschrittenen Stadium, in dem die Bläschenbildung durch Krusten- und Schorfbildungen nicht mehr zu erkennen ist, müssen Rinderpest, Bovine Virusdiarrhoe, Bluetongue und das Bösartige Katarrhalfieber sowie chemisch, physikalisch oder durch Stoffwechselkrankheiten induzierte Stomatitiden ausgeschlossen werden.

Ergänzende Untersuchungen: Wegen der Anzeigepflicht und der hohen Kontagiosität dieser Erkrankung sollte auch im Verdachtsfall sofort Material von einer frischen Aphthe mit Aphtheninhalt unfixiert, aber in dazu bereitgestellten Gläschen präserviert, an ein zur Untersuchung eingerichtetes Institut eingesandt werden. Die Identifikation des Virustyps bei einem Neuausbruch kann für die zu wählende Vakzine bei vorbeugenden Ringimpfungen von Bedeutung sein. Mit Hilfe der Immunfluoreszenz kann an Abstrichen von Läsionen oder besser am Gefrierschnitt von Gewebe die Infektion nachgewiesen werden. Die Virusisolierung kann aus Speichel und Ösophagopharyngealflüssigkeit, aus Blut (eine Virämie ist nur kurz und im Frühstadium ausgeprägt) und bei einer Sektion aus Lymphknoten, Niere, Nebenniere, Schilddrüse und Myokard durchgeführt werden.

Literatur

Callis, J.J. (1980): FMD in Cattle: Some relationships between pathogenesis and epizootiology. Bov. Pract. 15, 164—170.

Hendersen, W. M., et al. (1978): Review of the control of foot and mouth disease. Brit. vet. 134, 3—9.

19.1.18. Enzootische Rinderleukose

Die Leukose des Rindes (Leukämie, Bovine Lymphosarcoma, Enzootic bovine leukosis, Bovine viral leukosis — BVL) ist eine tödlich verlaufende, systemische, blastomatöse Proliferation von Blutzellen (beim Rind meist lymphoblastischen Ursprungs), die sich in verschiedenen Verlaufsformen darstellt. Während für die bei älteren Tieren häufig vorkommende *enzootische Form* die *Virusätiologie* gesichert ist, fehlt bisher der ätiologische Erregernachweis für die drei bei jüngeren Tieren sporadisch auftretenden Formen der *Hautleukose,* der *juvenilen* oder *Kälberleukose* und der *Thymusleukose.* Als *Erreger* der enzootischen Virusleukose ist das *bovine Leukosevirus (BLV),* das in gleicher Form auch auf Schafe übertragbar ist, bekannt. Es ist ein RNS-Onkornavirus aus der Familie *Retroviridae* (auch als C-type particles bekannt), das in seiner Entwicklung an Lymphozyten gebunden ist. Die Virusausbreitung erfolgt durch horizontale und vertikale Übertragung. Da Lymphozyten das BLV tragen, sind Blutübertragungen, Insektenstiche, Gebrauch chirurgischer Instrumente oder unsterilisierte Injektionskanülen sicher am Übertragungsgeschehen beteiligt. Die Übertragung auf Kälber über infizierte Blutzellen in der Milch ist nachgewiesen, aber seltener.

Die *Pathogenese* ist durch experimentelle Untersuchungen näher abgeklärt. 8 Tage nach der Infektion ist das Virus in der Milz nachweisbar, und nach weiteren 7 bis 8 Tagen wird das Virus in den Leukozyten des peripheren Blutes gesehen. 6 Wochen nach der Infektion sind Serumantikörper zu identifizieren. Für die Beurteilung der Infektion wurden folgende 3 Kriterien aufgestellt: 1. Angehen einer permanenten Infektion mit der Entwicklung nachweisbarer Antikörper. Diese Tiere sind latente Virusträger. 2. Angehen einer permanenten Infektion, Nachweis von Serumantikörpertitern und persistierende Lymphozytose. 3. Auftreten von Tumoren bei Tieren, die über längere Zeit nach einer angegangenen Infektion seropositiv reagierten und ein Stadium einer persistierenden Lymphozytose durchlaufen haben. Letzteres muß nicht in jedem Fall auftreten. Die Entwicklung des letztgenannten Stadiums kann viele Monate bis 3—4 Jahre dauern. Die Morbidität kann in einigen Herden groß sein (Fehlen von genetischer Resistenz, Vektoren, die eine schnelle Übertragung verursachen); die Mortalität (spontane Todesfälle) ist sehr niedrig. Todesfälle treten durch Verbluten aus leukotischen Geschwüren im Labmagen oder nach Milzruptur oder Herztamponade infolge leukotischer Veränderungen im Gewebe auf.

Bei **enzootischer Rinderleukose** *(häufig)*: *Anamnese*: bei Tieren älter als 2—3 Jahre, Abmagerung, reduzierte Futteraufnahme, Anämie, Schwäche, Leistungsrückgang. Vergrößerung der oberflächlichen Körperlymphknoten und Sichtbarwerden kleiner Knötchen in der Haut (Hämolymphknoten). *Makroskopisch*: Vergrößerte Lymphknoten sind speckig graurot verfärbt, Mark und Rinde nicht abgrenzbar, häufig Nekrosen und Blutungen auf der Schnittfläche sichtbar; Milzschwellung mit Abzeichnung von Follikeln auf der Schnittfläche und unter der Kapsel; Organmanifestation im Labmagen, in Dünn- und Dickdarm vorrangig über Lymphfollikeln, im Herzen im rechten Atrium (Muskulatur von streifiggrauweißem Gewebe durchsetzt); Leberschwellung bei graurötlicher Verfärbung. *Seltenere Organmanifestation*: Rückenmark (Kompression durch perineurale Ausbreitung des Tumorgewebes um Nervenabgänge und im Sub- und Epiduralraum), Uterus (knotige Verdickung im gesamten Organ), Vortreten eines oder beider Augen nach tumoröser Entartung der Lymphfollikel in der Augenhöhle, Nephrose nach Kompression der Ureteren durch tumorös entartete Lymphknoten, Verlegung des Pharynx durch Vergrößerung der retropharyngealen Lymphknoten und Entartung der Tonsillen und des Waldeyerschen Rachenringes. Alle makroskopischen Veränderungen sind entweder allein oder in verschiedenen Kombinationen möglich und können in glatter und quergestreifter Muskulatur und im Nervengewebe sowie in allen Parenchymen vorkommen. *Mikroskopisch*: in Lymphknoten Verlust der Architektur und diffuse Infiltration der tumorös entarteten Blutzelltypen, meist lymphoblastische Zellen mit reichlich Mitosen (myeloische und eosinophile Leukosen sind selten, aber möglich). In allen anderen Organen Infiltrationen der Tumorzellen ins Parenchym (in der Leber häufig periportal).

Sporadisch auftretende Formen:
1. **juvenile Form** oder **Kälberleukose**: bei Kälbern im Alter von 2 Wochen bis zu 6 Monaten (selten spontan bei der Geburt), Schwäche, Fieber und plötzlich auftretende Schwellung aller Körperlymphknoten; seltener kardiogene Stauungen und rezidivierendes Aufblähen.
2. **Thymusform**: bei Tieren im Alter von 1—2 Jahren. Lokalisation des Tumorwachstums im Thymus; Lymphknoten und Knochenmark können gleichzeitig betroffen sein. Ödeme am Triel sind eine Folge der Stauung der Vena jugularis.
3. **Hautleukose**: selten vorkommend; bei Tieren unter 3 Jahren charakterisiert durch grauweiße Erhabenheiten von 1—5 cm im Durchmesser, die schwach behaart sind und Schuppung zeigen. Beginnend am Hals und Rücken, können sie sich über den ganzen Körper ausbreiten und bei längerem Bestehen zusammenfließen. Leicht erodierbar mit Blutaustritt, können sich zurückbilden und erneut auftreten. Einhergehend mit Lymphknotenschwellungen und später generalisierter Leukose.

Differentialdiagnose: In den meisten Fällen ist die Diagnose klinisch gesichert. In Einzelfällen, wenn nur ein Organ oder einzelne Lymphknoten befallen sind, müssen granulomatöse Prozesse ausgeschlossen werden.

Ergänzende Untersuchungen: Einsendung von verändertem Gewebe zur histologischen Untersuchung ist in den meisten Fällen ausreichend, um eine Leukose zu diagnostizieren, reicht aber nicht aus, um Differenzierungen zur näheren Klassifikation vorzunehmen. Für systematische Bekämpfungs- und Eradikationsprogramme sind bestimmte Untersuchungsverfahren staatlich vorgeschrieben.

Literatur

Ferrer, J. F. (1980): Bovine lymphosarcoma. Adv. vet. Sci. 24, 2.
Parodi, A. L. (1978): Commission of European Communities. Third International Symposium on Bovine Leukosis. Am. rech. vet. 9, 901.
Reed, V. J. (1981): Enzootic bovine leucosis. Can. vet. J. 22, 95.

19.1.19. Aujeszkysche Krankheit

Die Aujeszkysche Krankheit (Pseudowut, Mad itch, Pseudorabies), gelegentlich auch als infektiöse Bulbärparalyse bezeichnet, ist eine beim Wiederkäuer fast ausnahmslos tödlich verlaufende Virusinfektion. Der *Erreger* ist das *porcine Herpesvirus* aus der Familie *Herpetoviridae*. Infektionen nehmen ihren Weg vom natürlichen Wirt, dem Schwein (seltener, wenn überhaupt, von der Ratte), entweder aerogen oder durch Hautverletzungen und können, wie kürzlich nachgewiesen, auch durch Kontakt von Rind zu Rind erfolgen, wenn der Erreger in eine Herde eingeschleppt ist. Die Virusvermehrung erfolgt bei oraler Aufnahme im Nasen-Rachen-Raum, und infektiöses Virus kann in den ersten Tagen der Infektion im Nasensekret ausgeschieden werden. Später gelangt der Erreger auf dem Nervenweg in den Bulbus olfactorius oder zu Basalganglien (Ganglion trigeminale) und von dort in das Gehirn oder bei Infektionen der kaudalen Körperhälfte ins Rückenmark. Experimentelle Untersuchungen haben ergeben, daß entsprechend dem Ort der Infektion ein kraniales und ein kaudales Verteilungsmuster unterschieden werden können. Es wird angenommen, daß beim Rind (wahrscheinlich auch bei Schaf und Ziege), anders als beim Schwein, eine hämatogene Ausbreitung des Erregers fehlt. Die Gehirn- und Rückenmarkläsionen sind Ursache des klinischen Erscheinungsbildes. Die Morbidität ist, abgesehen von Ausnahmen, gering, die Mortalität ist hoch (nur wenige Fälle, in denen ein Wiederkäuer die Infektion überstanden hat, sind dokumentiert). Die Inkubationszeit beträgt 3—10 Tage (bei experimentellen Infektionen mit hohen Virusdosen 48 Stunden). Infizierte Tiere sterben 12—60 Stunden nach Auftreten erster Symptome oder werden plötzlich ohne vorher beobachtete Erscheinungen tot aufgefunden.

Anamnese: Automutilation infolge Juckreizes, Lecken, Beißen und Reiben der Haut von Kopf, Flanke, Hals oder Anus bzw. Scheide an Gegenständen; Lecken der Rüsselscheibe bei vermehrtem Sekretfluß aus der Nase, Speichelfluß. Die betroffenen Hautstellen können bluten und tiefe Lazerationen aufweisen. Verweigerung der Futteraufnahme, seltener Aggressivität, Kolik, Tympanie, zielloses Ausschlagen, Konvulsionen, Festliegen; beschleunigte Atmung, Fieberanstieg bis zu 41 °C und Depression sind häufiger. *Makroskopisch:* schwerwiegende, oft tiefgreifende Hautläsionen an Stellen des Juckreizes mit Blutungen und Ödemen, agonales Lungenödem, Petechien und Ödeme in Nasenschleimhaut (kann extrem gerötet sein und fibrinöse Belege aufweisen), Trachea und Lunge. Zungen- und Maulschleimhaut: Erosionen durch mechanische Schädigung infolge der Lecksucht. Blutungen im Myokard und subepi- und -endokardial sowie in allen serösen Häuten. Stauung und Blutungen in den Meningen. Schwellung und Rötung sowie variierende Ödematisierung der Lymphknoten. *Mikroskopisch:* lymphozytäre Infiltrationen um Nerven und lazerierten Hautbezirken mit Blutungen und Ödemen. Nichteitrige Meningoenzephalitis und Ganglioneuritis. Nervenzellnekrosen mit intranukleären Einschlußkörperchen. Ausbildung von Gliaherden, gelegentlich lokale Gewebsnekrose; Myokarddegeneration und fokale Myokarditis.

Differentialdiagnose: Tollwut (Immunfluoreszenz); nervöse Form der IBR (Immunfluoreszenz); Tracheitis; nekrotisierende Rhinitis; Zerebrokortikalnekrose; UV-Licht-Bestrahlung zeigt Polioenzephalomalazie an; Bleivergiftung (Nachweis von Blei aus Blut, Leber, Gehirn und Niere); Schlundverstopfung und Ileus nach Darmdrehung oder Invagination.

Ergänzende Untersuchungen: Virusnachweis aus Gehirnmaterial über die Immunfluoreszenz, Zellkultur oder durch Injektion von Gehirnmaterial in Kaninchen. Das Ergebnis der histologischen Untersuchung in Verbindung mit der Anamnese ist ziemlich typisch. Beim Schaf und in seltenen Fällen auch bei der Ziege verläuft die Krankheit ähnlich wie beim Rind. Aus klinischen Berichten ist bekannt, daß Pruritus seltener als zielloses Herumlaufen, Absondern von der Herde und Ataxie vor dem im Tod endenden Festliegen vorkommt. Über eine Infektion beim Schaf als Folge einer Injektion mit einer nichtsterilisierten Kanüle, die vorher für Schutzimpfungen mit abgeschwächtem Lebendimpfstoff bei Schweinen benutzt wurde, ist berichtet worden.

Literatur

Hopp, W. (1983): Inaugural-Dissertation. Tierärztliche Hochschule Hannover: Pathogenese und Klinik der Aujeszkyschen Krankheit des Rindes nach experimenteller Infektion über den Atmungs-, Verdauungs- und Geschlechtsapparat sowie über die Haut.
Wittman, G., and S. A. Hall (1982): Aujeszky's Disease: Current Topics in Veterinary Medicine and Animal Science, Vol. 17. Martinus Nijhoff Publishers, The Hague, Boston, London.

19.1.20. Bornasche Krankheit

Die Bornasche Krankheit (infektiöse Meningoenzephalomyelitis) wird durch ein bisher nicht sicher klassifiziertes, sehr widerstandsfähiges, *neurotropes Virus* verursacht. Die Krankheit kommt bei Pferd und Schaf vor, das Rind kann Virusüberträger sein. Die Ansteckung erfolgt durch aerogene Infektion, das Virus dringt über die Nasenschleimhäute aszendierend entlang den Nervenbahnen ins ZNS ein und breitet sich peripher über die Nerven aus. Es erkranken Tiere aller Altersstufen, junge Tiere (unter 4 Monaten) werden jedoch selten befallen. Die Morbidität ist niedrig (1—5 %, selten bis zu 15 % in einer Herde), die Mortalität hoch, die Krankheitsdauer nach Auftreten erster Symptome schwankt zwischen 1—20 Tagen (im Durchschnitt 4—6 Tage), die Inkubationszeit kann von 4 Wochen bis zu 6 Monaten betragen.

Anamnese: Absondern von der Herde, Teilnahmslosigkeit, Freßunlust, gelegentlich Schlundkopflähmung, schwerfälliges Aufstehen der viel herumliegenden Tiere, im Endstadium zunehmende Bewußtseinsstörungen und Festliegen in Seitenlage mit Ruderbewegungen. *Makroskopisch:* unspezifisch, Hyperämie der Meningen. *Mikroskopisch:* deutliche lympho-plasmazelluläre, perivaskuläre Infiltrate wie bei Virusinfektionen. Proliferation der Astroglia, Schwund von Nervenzellperikarya; Stammganglien und graue Substanz im Hirnstammbereich können intensiver befallen sein als der Kortexbereich. Joest-Degensche Einschlußkörperchen (Cowdry Typ B) in Zellkernen von Neuronen und seltener Astrozyten. Neuronophagie.

Differentialdiagnostisch sind folgende ZNS-Krankheiten beim Schaf auszuschließen: CCN, Zönurose, Aujeszkysche Krankheit, Listeriose, Tollwut, ferner Intoxikationen und Enterotoxämie.

Ergänzende Untersuchungen: histologische Untersuchung des Gehirns (Verteilungsmuster und Joest-Degensche Einschlußkörperchen). Virusnachweis über Zellkultur. Fluoreszenzmikroskopischer Antigennachweis im Gewebe; Tierversuch über empfängliche Kaninchen.

Literatur

Metzler, A., U. Frei und K. Danner (1976): Virologisch gesicherter Ausbruch der Bornaschen Krankheit in einer Schafherde in der Schweiz. Schweiz. Arch. Tierheilk. **118**, 483—492.

Metzler, A., F. Ehrensperger und K. Danner (1979): Bornavirus-Infektion bei Schafen: Verlaufsuntersuchungen nach spontaner Infektion, unter besonderer Berücksichtigung der Antikörperkinetik im Serum und Liquor cerebrospinalis. Schweiz. Arch. Tierheilk. **121**, 37—48.

19.1.21. Traberkrankheit

Die Traberkrankheit (Scrapie, Gnubberkrankheit) ist eine bei Schaf und Ziege bekannte, übertragbare, infektiöse Krankheit, die zu den Slow virus infections gezählt wird, ohne daß eine Virusätiologie gesichert ist. Das übertragbare Agens wird als *Scrapie agent* bezeichnet. Es wird in verschiedene Klassen eingeteilt; 20 unterscheidbare „agents" sind definiert. Die Klassifizierung wird auf Grund der Rassenempfänglichkeit vorgenommen (genetisch bedingt); einige Rassen scheinen resistenter zu sein als andere. Morphologische Veränderungen sind auf das ZNS beschränkt. Die Infektion erfolgt wahrscheinlich bei der Geburt mit Fruchtwasser oder durch die Plazenta, eine intrauterine Infektion ist möglich. Die natürliche Krankheit tritt bei Tieren im Alter zwischen 2 und 5 Jahren auf, was auf eine außergewöhnlich lange Inkubationszeit zurückzuführen ist (in resistenten Herden 902 ± 200 Tage, in empfänglichen Herden 178 ± 5 Tage bei subkutanen experimentellen Infektionen). Die Morbidität variiert (2—10 %), die Mortalität ist hoch.

Anamnese: Schreckhaftigkeit, Speichelfluß, plötzliches Zusammenstürzen, atypisches Verhalten und Bewegungsstörungen mit Einknicken in den Gelenken und Ataxien. Juckreiz, bei dem sich die Tiere an Gegenständen scheuern oder benagen, woraus starke Wollschäden resultieren. Zerzaustes Vlies. *Makroskopisch:* oben beschriebene Wollschäden, Abmagerung der Tiere. *Mikroskopisch:* Degeneration der Nervenzellen, die große Vakuolen enthalten (vorwiegend in Kerngebieten der Medulla oblongata, im Pons und Mittelhirnbereich). Entzündliche Infiltrationen fehlen, hingegen können Mikrogliaproliferation vorkommen.

Differentialdiagnose: Bornasche Krankheit, Listeriose, Polioenzephalomalazie, Tollwut. Der klinische Verlauf kann nur zu einer Verdachtsdiagnose führen. Bei den Wollschäden sollte die Psoroptesräude ausgeschlossen werden.

Ergänzende Untersuchungen: histologische Diagnose von Gehirn und Rückenmark; ein empfängliches Versuchstier ist die Maus.

Literatur

Hiepe, Th., V. Bergmann und R. Jungmann (1973): Beitrag zur klinischen und pathomorphologischen Diagnostik der Traberkrankheit des Schafes. Mh. Vet.-Med. **28**, 905—907.

Kimberlin, R. H. (1981): Scrapie. Brit. Vet. J. **137**, 105—112.

19.1.22. Louping Ill

Louping Ill (Springkrankheit der Schafe, Trembling, Zeckenenzephalitis, Encephalomyelitis ovis) ist eine akute Virusinfektion des ZNS, die alle Haustiere befallen kann und auch auf den Menschen übertragbar ist. Der *Erreger* ist ein *Flavivirus* und wahrscheinlich mit der beim Menschen bekannten Frühsommermeningoenzephalitis (Tick-borne-enzephalitis, Zentraleuropäische Enzephalitis) identisch (Arbo B aus der Familie Togaviridae). Die Übertragung des Virus ist an Zecken gebunden (hauptsächlich *Ixodes ricinus*), andere blutsaugende Arthropoden sollen als Vektoren möglich sein. Die Inkubaktionszeit beträgt 5—18 Tage. 4—6 Tage nach einem Fieberschub (Virämie) lokalisiert sich der Erreger im Gehirn und verursacht typische Symptome. Das saisonale Auftreten der Krankheit hängt mit der Lebensweise der Zecken und mit der Tatsache zusammen, daß Lämmer über Kolostrum geschützt sein können und diese passive Immunität nach 3—4 Monaten verlieren.

Anamnese: plötzliche Todesfälle bei Lämmern oder Jährlingen. Bei anderen Tieren in der Herde Fieber und Mattigkeit über 3—4 Tage, dann Erholung und danach Zittern, Muskelkrämpfe, Gleichgewichtsstörungen, Ataxie, Parese der Gliedmaßen und Seitenlage mit Ruderbewegungen. *Makroskopisch:* keine auffälligen Veränderungen. *Mikroskopisch:* ausgedehnte nichteitrige Meningoenzephalomyelitis mit besonderer Beteiligung der Ventralhörner des Rückenmarks beim Schaf; Zellinfiltrate bestehen aus Lymphozyten und Plasmazellen mit reichlich Makrophagen. Bei der Zeckenenzephalitis der anderen Tierarten wird im Gehirn ein fleckförmiges Verteilungsmuster beschrieben.

Differentialdiagnose: Tollwut (Immunfluoreszenz, beim Wiederkäuer meist nur dezente Zellinfiltration); Pseudowut (Virusnachweis und Einschlußkörperchen); Listeriose (typische Hirnstammläsion mit Mikroabszeßbildung, histologisch); Polioenzephalomalazie (meist ohne Fieber verlaufend, typische histologische Veränderungen im Cortex cerebri); Bornasche Krankheit (Joest-Degensche Einschlußkörperchen).

Ergänzende Untersuchungen: histologische Untersuchung von Gehirn und Rückenmark. Sollte zum Zeitpunkt der Sektion keine Möglichkeit zur Viruszüchtung bestehen, so sollte Gehirngewebe vom Hirnstamm in 30—50 %igem Glycerol sichergestellt werden, um den Virusnachweis zu ermöglichen.

Literatur

Doherty, P. C., and H. W. Reid (1971): Louping-ill encephalomyelitis in the sheep. II. Distribution of virus and lesions in nervous tissue. J. Comp. Pathol. 81, 531—536.

Reid, H. W. (1983): In: Diseases of Sheep (Ed. W. B. Martin). Blackwell Scientific Publ. Chapter 14, pp. 76—79.

19.1.23. Akabanevirus-Infektion

Das Akabanevirus, das nach dem Ort der ersten Isolierung aus Insekten benannt ist, ist ein *RNS-Virus* aus der Familie *Bunyaviridae*. Dieses Virus wurde in Verbindung mit epidemieartigem Auftreten von Aborten, tot geborenen Kälbern und Lämmern und dem Arthrogryposis-Hydranenzephalie-Syndrom (AHS) gefunden. Sichere Berichte über das Vorkommen dieses Virus liegen außer aus Japan nur aus Australien und Israel vor. Die Infektion verläuft außer bei tragenden Tieren inapparent und führt entsprechend der Dauer der Trächtigkeit zu Aborten oder schweren kongenitalen Mißbildungen. Letztere zeigen sich in Überdehnung der Gelenke, die in Beugestellung fixiert sind (häufiger an den Vorderbeinen als an den Hinterbeinen), Muskelatrophien und gelegentlichen Knochenanomalien der Schädelknochen sowie Kyphose, Lordose oder Skoliose. Das Gehirn zeigt Flüssigkeitsansammlungen in Höhlenbildungen im Großhirn und seltener im Pons und Hirnstammbereich. *Histologisch* finden sich zusätzlich perivaskuläre Infiltrate und Anzeichen Wallerscher Degeneration, Reduktion der Ventralhörner und Demyelinisierungen im Rückenmark. Zur Diagnose ist der Virusnachweis aus abortierten Feten erforderlich; bei lebend geborenen, mißgebildeten Kälbern gelingt der Virusnachweis wegen intrauterin gebildeter Antikörper nicht. Der Virusnachweis aus den das Virus übertragenden Insekten kann dazu beitragen, die Diagnose zu untermauern. Antikörpertiterbestimmung aus dem Serum der mißgebildeten Feten (bevor Kolostrum aufgenommen wurde) oder der Muttertiere trägt zur Bestätigung einer Herdendiagnose bei.

19.1.24. Chlamydienabort

Der Chlamydienabort der Schafe (Enzootischer Abort der Schafe, früher auch als Virusabort der Schafe bekannt, Enzootic ovine abortion) wird durch *Chlamydia psittaci* verursacht (240—300 nm großes, kokkoides, azidophiles Elementarkörperchen). Die meisten Aborte erfolgen in den letzten zwei oder drei Trächtigkeitswochen, Lämmer können lebensschwach wenige Tage zu früh geboren werden. Abortierte Feten sind wenig autolytisch. Der Erreger, der oral über Wasser oder Futter aufgenommen wird (Ausscheidung des Erregers über Fruchtwasser und Plazenta bei Aborten), vermehrt sich nach hämatogener Ausbreitung in den Chorionepithelien. Diese werden zerstört, und die Produktion von Progesteron, das besonders gegen Ende der Trächtigkeit funktionelle Bedeutung erlangt, sistiert. Die Inkubationszeit beträgt bei oraler experimenteller Infektion 53—77 Tage. Eine Plazentitis steht im Vordergrund der Veränderungen. Einzelne oder alle Kotyledonen sind mißfarben und nekrotisch. Das dazwischenliegende Gewebe ist von flockigem, graurötlichem Exsudat bedeckt. *Histologisch* nachweisbare Elementarkörperchen (modifizierte Ziehl-Neelsen-Färbung) in Epithelien mit Infiltration von Makrophagen und Neutrophilen sowie Lymphozyten. Der Fetus zeigt mäßige Unterhautödeme und mäßige Ansammlungen blutig-seröser Körperhöhlenflüssigkeit. Fokale Nekrosen sind selten makroskopisch in der Leber erkennbar, können aber bei histologischer Untersuchung auch in Milz, Lunge und Lymphknoten gefunden werden. Die Diagnose erfolgt durch histologischen Nachweis von Elementarkörperchen, Plazentitis, immunfluoreszenzmikroskopischen Nachweis und Züchtung des Erregers im Hühnerei sowie Anwendung der Komplementbindungsreaktion für serologische Untersuchungen.

19.1.25. Enzootischer Abort des Rindes

Der nur in bestimmten Regionen Kaliforniens vorkommende Enzootische Abort des Rindes wird nach neueren Erkenntnissen nicht durch Chlamydien, sondern durch ein von Zecken übertragenes *Virus* ausgelöst: Abort im letzten Drittel der Trächtigkeit, Totgeburten und lebensschwach geborene Kälber sind möglich; diffuse Plazentitis mit Nekrosen in Kotyledonen, Ödeme und gelbliche Verfärbung der Eihäute zwischen den Kotyledonen (ähnlich wie bei IBR oder Leptospirose). Fetus meist wenig autolytisch, wenn ausgestoßen. Petechien an Nasen- und Maulschleimhaut, gelbliche Flüssigkeit in Körperhöhlen, mäßige subkutane Ödeme, knotige Beschaffenheit von Lymphknoten und Milz. *Histologisch:* granulomatöse Veränderungen in Lymphknoten und Milz, seltener Leber, mit fokalen Nekrosen und Vaskulitis. Aufgrund der langen Überlebenszeit experimentell infizierter Feten, der auftretenden granulomatösen Entzündung und Vaskulitis sowie typischer Atrophien im Kortex des Thymus wird derzeit ein immunologisch induziertes Krankheitsgeschehen postuliert. Die histologischen Untersuchungsergebnisse aus Organen des Fetus und der Plazenta werden als typisch angesehen.

19.1.26. Rindergrippe-Komplex und Pneumonie beim Rind

Die Enzootische Bronchopneumonie der Rinder (Rindergrippe, Shipping-fever-complex) ist eine ätiologisch uneinheitliche Erkrankung junger Rinder (Alter: 3 Monate), die als *Faktorenseuche* angesehen wird. Die 3 Hauptfaktoren sind: 1. das für eine Lungeninfektion empfängliche Jungrind, das nach Abschwächung der kolostralen Immunität unter den Bedingungen des Zusammentreibens auf Märkten, in Mastanstalten oder Feedlots und in Transportfahrzeugen auf engem Raum Infektionen ausgesetzt ist; 2. die unter diesen Situationen auftretenden Umweltbedingungen (Mikro- und Makroklima, Luftfeuchtigkeit, Austrocknung der Schleimhäute, Ammoniakgehalt der Luft, Futter- und Wasserentzug auf Transporten und Märkten usw.), die als „Streß" oder als „Crowding" bezeichnet werden, und 3. das Vorkommen verschiedener Infektionserreger mit variierender Virulenz, von denen mindestens zwei, oft aber mehrere wahrscheinlich synergistisch am Entstehen dieses Krankheitskomplexes beteiligt sind. Es sind dies: 10 verschiedene Viren aus 6 Virusfamilien (Herpesviren: Infektiöse Bovine Rhinotracheitis, Bösartiges Katarrhalfieber, Bovines Herpesvirus Typ 4; Adenoviren: Adenovirus 1—7, wobei nur einzelne größere Affinitäten zum Lungengewebe zeigen; Paramyxoviren: Respiratory syncytial virus und Parainfluenza-3-Virus; Reoviren: verschiedene Subtypen; Picornaviren: Rhinovirus, Enterovirus; Togaviren: Bovine Virusdiarrhoe, evtl. nur indirekt durch Immunsuppression und Schädigung anderer Abwehrmechanismen beteiligt); verschiedene Bakterien (Pasteurellen: P. haemolytica, P. multocida, Haemophilus somnus, Streptokokken. Actinomyces pyogenes u. a.) und Mykoplasmen (aus 12 beim Rind vorkommenden sind 4 häufiger beim Pneumoniegeschehen beteiligt: M. bovirhinis, M. bovis, M. dispar und Ureoplasma sp.). Alle genannten Erreger können aerogen als Tröpfcheninfektion in den oberen Respirationstrakt gelangen und von dort aus nach Adhäsion bzw. lokal-invasivem Eindringen ihre Ausbreitung über den Bronchialbaum bis hin in die Alveolen oder aber auch lymphogen-hämatogen erwirken. Experimentelle Untersuchungen haben gezeigt, daß weder Infektionen mit den genannten Viren noch Bakterien oder Mykoplasmen allein dieses Krankheitsbild auslösen. Aus diesen Experimenten läßt sich aber grundsätzlich eine derzeit diskutierte Hypothese für den Ablauf der Vorgänge beim Zustandekommen dieses Syndroms wie folgt ablesen: Virusinfektionen meist als Vorläufer des akuten und subakuten Krankheitsgeschehens schädigen durch Zerstörung der Epithelien, im Nasen-Rachen-Raum, in Trachea, im Bronchialbaum und in den Alveolen sowie durch eine interstitielle Pneumonie mit Ödem und Proliferation von Pneumozyten das mukoziliäre Selbstreinigungs- und Abwehrsystem. Dabei werden sowohl die Schleimsekretionsvorgänge als auch die Schleimqualität verändert und auf zellulärer Basis die bakterielle Adhäsion und damit die Kolonisierung des unteren Respirationstraktes begünstigt. Gleichzeitig hemmen die meisten der genannten Virusinfektionen die Makrophagenfunktion, verursachen eine Leukopenie und beeinträchtigen somit die Funktion von Neutrophilen und Lymphozyten. Durch diese virusinduzierten Schädigungen der Abwehrmechanismen wird den unterschiedlichen bakteriellen Infektionen entsprechend ihren eigenen Pathogenitätskriterien der Weg bereitet, wobei bakterielle Endo- oder Exotoxine (oft auch Zytotoxine), Fimbrien, Enzyme von Bakterien oder Stoffwechselprodukte aus Bakterienkapseln entweder allein oder in verschiedenen Kombinationen die Proliferation von Epithelien stimulieren, die peribronchioläre und perivaskuläre Zellproliferation infolge immunologisch gesteuerter Prozesse induzieren, die Mikrozirkulation schädigen oder durch Thrombusbildungen exsudative Entzündungen mit Ödemen, Nekrosen und Sequestrierungen sowie Abszeßbildungen provozieren. Durch diese Vorgänge wird die meist lobulär bis lobär begrenzte Bronchopneumonie mit dem typischen kranioventralen Verteilungsmuster (infolge des Gravitationsgesetzes, das auch im Luftwegsystem der Lunge gilt) und der häufigen fibrinösen Pleuritis erklärlich. Die Morbidität kann bei diesem Krankheitskomplex sehr hoch sein, die Mortalitätsrate variiert entsprechend den Verhältnissen, erreicht jedoch in extremen Fällen bis zu 10 %. Die Inkubationszeit beträgt im allgemeinen für das Einzeltier 2—5 Tage, die Erkrankungsdauer wird mit 3—7 Tagen angegeben, und der Zeitraum, in dem diese Erkrankung eine Herde durchläuft, wird mit 3—4 Wochen angenommen.

Anamnese: in der *Frühphase:* rauhes Haarkleid, trockenes Flotzmaul, Tränenfluß, vermindert Futteraufnahme, einzelne Tiere liegen viel und verweigern die Futteraufnahme bei Körpertemperaturen zwischen 40,5 °C und 42,0 °C. *Später* erscheinen die Tiere schwach, müde und lustlos, der Nasenausfluß ist schleimig-eitrig und das Flotzmaul mit eingetrockneten Sekretmassen bedeckt; häufig Konjunktivitis. Schnelles Atmen ist von Husten begleitet, der besonders beim Auftreiben der Tiere deutlich wird. In der *Endphase* sind Schnappatmung mit Schaum vor dem Maul, Flankenschlagen und Zyanose der Schleimhäute häufig. Das Krankheitsbild kann von Herde zu Herde und Krankheitsausbruch zu Krankheitsausbruch stark variieren, deshalb werden häufig vorkommende und seltenere Merkmale hier nicht unterschieden. Entsprechend den am jeweiligen Krankheitsausbruch beteiligten Erregern können bei Tieren oder Tiergruppen gleichzeitig Episoden von Diarrhoe vorkommen, oder auch einzelne Tiere an ZNS-Symptomen leiden. Von einigen Autoren werden zwei epidemiologisch zu unterscheidende Entitäten genannt: 1. die **saisonal gebundene „Enzootische Bronchopneumonie"**, die als ansteckende fieberhafte Erkrankung des Jungrindes im Alter von 3—18 Wochen fast ausschließlich im Winter vorkommt, und 2. die unabhängig von der Jahreszeit auftretende, in direktem zeitlichem Zusammenhang mit einem Zusammenbringen von Tieren („Crowding") stehende **ganzjährig auftretende „Enzootische Bronchopneumonie"**. Beide Formen sind morphologisch nicht voneinander zu unterscheiden und von eingangs diskutierten Faktoren geprägt. *Makroskopisch:* akute katarrhalische, oft eitrig-fibrinöse Rhinitis, Sinusitis, Pharyngitis und Laryngitis mit oft blauroter Verfärbung und starker Ödematisierung der gesamten Schleimhäute des oberen Respirationstraktes; fibrinöse Tracheitis, wenn IBR beteiligt ist, sonst katarrhalische Tracheitis. Trachea meist angefüllt mit Schaum, dem von der Bifurcatio abwärts zähflüssige, schleimig-eitrige Exsudatmassen beigemengt sind. Gelegentlich Blutbeimengungen zum Bronchialschleim; Spitzenlappen sowie der Anhangslappen, die ventralen Anteile der Mittellappen und der Zwerchfellappen sind von derbelastischer Konsistenz mit akzentuierter Läppchenzeichnung und Verbreiterung der interlobulären Septen. Verfestigte Lungenlappen sind mit Fibrin bedeckt und häufig durch Adhäsion miteinander verklebt, in späteren Stadien fibröse Verwachsungen, häufiger aufs Perikad übergreifend, einzelne Läppchen sind blaurot verfärbt; infarzierte

Bezirke zeigen schwarzrote Verfärbung und imponieren im späteren Zeitpunkt als landkartenartige Bezirke mit gelblich-grauer Sequestrierung und späterer Abkapselung, besonders auf der Schnittfläche sichtbar (auf letzterer ferner thrombosierte, stark dilatierte Lymph- und Blutgefäße erkennbar). Aus angeschnittenen Bronchien ist dickflüssiges, eitrig-schleimiges Exsudat abpreßbar, gelegentlich sind Bronchiektasien makroskopisch erkennbar. Übergangsgebiete zum intakten, nicht verfestigten Gewebe sind vor allem in subpleuralen Gebieten blaßrosarot (emphysematös) und in anderen Bezirken variierend rot und ödematös. Regionäre Lymphknoten (retropharyngeale, mediastinale, bronchiale) sind in der akuten Phase stark gerötet, geschwollen, ödematös, in späteren Stadien deutlich vergrößert, derb, auf der Schnittfläche granuliert durch follikuläre Hyperplasie. *Histologisch:* Alveolen angefüllt mit Fibrin, Neutrophilen und Makrophagen; frei im Lumen der Alveolen, sofern innerhalb von Nekrosen erkennbar, meist ausgedehnte Bakterienkolonien; dilatierte Kapillaren und Venen mit Thrombosierung von Blut- und Lymphgefäßen. Später Demarkation nekrotischer Herde mit Fibroblastenproliferation und Gefäßsprossung sowie Abkapselung abszedierender Herde mit deutlicher Mikro- und Makroabszeßbildung. In vielen Fällen Bronchiektasie, Metaplasie oder Hyperplasie der Bronchialschleimhaut sowie peribronchiale Hyperplasie von Lymphfollikeln. Bei einigen der genannten Infektionen sind histologisch erkennbare Merkmale charakteristisch und können als Kriterien für eine ätiologische Verdachtsdiagnose herangezogen werden. Deshalb sollten regelmäßig zumindest zwei Lokalisationen, eine aus dem typisch veränderten Gewebsbereich und eine aus dem Randgebiet mit noch intaktem Gewebe und wenn möglich natürlicher Begrenzung (Pleura), betrachtet werden. Als histologisch typisch angesehen werden:

für IBR eitrig-fibrinöse Rhinitis und Tracheitis mit Vaskulitis und interstitieller Pneumonie. Intranukleäre Einschlußkörperchen in Epithelien können in der akuten Phase gefunden werden. *Parainfluenza-3-Virus (PI-3):* Bronchiolitis und Peribronchiolitis mit variierendem Anteil mononukleärer Zellinfiltrate sowie intranukleären und intrazytoplasmatischen Einschlußkörperchen in bronchiolären und alveolären Epithelien, Auftreten mehrkerniger Riesenzellen. *RSV:* Synzytien im alveolären und bronchiolären Epithel mit bis zu 20 Kernen in Riesenzellen. Einschlußkörperchen (manchmal multipel, kompakt eosinophil, sphärisch oder länglich, umgeben von einem Hof) innerhalb der Synzytien möglich, squamöse Metaplasie und Hyperplasie der Epithelien. *Adenoviren:* gleichzeitiges Auftreten von Enteritis in der Herde engt den Verdacht auf eine Adenovirusinfektion ein (Pneumoenteritis); intranukleäre Einschlußkörperchen in Epithelien (auch in Nieren, Nebenniere und Darm). Die *Lungenseuche*, verursacht durch *Mycoplasma mycoides* subsp. *mycoides*, stellt ein einheitliches Krankheitsbild dar, ist als Contagious bovine pleuropneumonia bekannt und führt in Asien, Afrika und Australien durch seuchenhaftes Auftreten zu schweren Verlusten. Die Krankheit ist in Nordamerika getilgt und kommt in Europa nur auf der Iberischen Halbinsel und in Osteuropa vor. Die Lungenveränderungen sind selten beidseitig und gekennzeichnet durch meist subpleurale Sequesterbildung infolge der ausgeprägten Thrombenbildung, hochgradige chronische Pleuritis mit Verwachsungen und gelegentlich gleichzeitigem Auftreten von Arthritiden.

Die *Wild- und Rinderseuche* wird als primäre Pasteurellose, verursacht durch Typ B1 oder auch Typ D4 von *P. multocida*, angesehen und verläuft perakut als Septikämie mit Ödembildung und Hämorrhagien; wenn die Tiere überleben, ist eine fibrinöse Pleuropneumonie mit starker Gewebssequestierung typisch. *Differentialdiagnostisch* zu beachten sind ferner granulomatöse Pneumonien (z. B. Tuberkulose, Aspergillose, Pneumonitis durch Adjuvantien, parasitäre Pneumonien, atypische interstitielle Pneumonie, Weideemphysem — Fog fever, meist bei Tieren älter als 2 Jahre auftretend).

Ergänzende Untersuchungen: Die makroskopische Diagnose ist meist bei der Sektion zu stellen. Für eine systematische Behandlung oder eventuelle Prophylaxe ist der Nachweis der an einem bestimmten Krankheitsausbruch beteiligten Erreger von Bedeutung. Deshalb sollte wie folgt vorgegangen werden: Bestimmung der beteiligten Bakterien mit entsprechenden Nährböden und Kultivierungsverfahren inklusive einer Resistenzbestimmung. Bei Verdacht nach histologischer Untersuchung Kultivierung von Mykoplasmen. Entnahme von Tupferproben von Nasensekret akut erkrankter Tiere aus der Herde zur Virusisolierung bzw. Anwendung der Immunfluoreszenz. Entnahme gepaarter Blutproben zur Bestimmung von Serumantikörpertitern.

Literatur

Bryson, G. B., M. S. McNulty, E. F. Logan and P. F. Cush (1983): Respiratory syncytial virus pneumonia in young calves: Clinical and pathologic findings. Am. J. Vet. Res. 44, 1648—1655.

Jericho, K. W. F., C. Darcel and E. V. Langford (1982): Respiratory Disease in Calves Produced with Aerosols of Parainfluenza-3 Virus and Pasteurella haemolytica. Can. J. Comp. Med. 46, 293—301.

Loan, R. W. (1984): Bovine Respiratory Desease. (A Symposium). Texas A & M University Press, College Station.

Yates, W. D. G. (1982): A Review of Infectious Bovine Rhinotracheitis, Shipping Fever Pneumonia and Viral-Bacterial Synergism in Respiratory Disease of Cattle. Can. J. comp. Med. 46, 225—263.

● **Interstitielle Pneumonie beim Rind**
Außer den in Verbindung mit Virusinfektionen sich entwickelnden interstitiellen Pneumonien beim Rind werden zwei differentialdiagnostisch bedeutungsvolle Krankheitsentitäten häufiger beobachtet: 1. die **akute interstitielle Pneumonie**, auch Acute bovine pulmonary emphysema and edema oder Fog fever genannt und mit dem in Mitteleuropa als Weideemphysem bekannten Krankheitsbild identisch und 2. die **chronische interstitielle Pneumonie**, die auch als Hypersensitivity pneumonitis, Farmer's lung oder Urner-Pneumonie bekannt ist und auch als atypische interstitielle Pneumonie bezeichnet wird.

1. Das **Weideemphysem** tritt 3—14 Tage nach dem Umtreiben von Tieren von einer mageren Weide auf eine frisch gedüngte, voll gewachsene (fette) Weide auf. Als Ursache für das Zustandekommen des Emphysems wird eine Intoxikation mit Tryptophan angesehen, aus dem das 3-Methylindol (Skatol) frei wird. Diese Freisetzung von Skatol erfolgt im Pansen durch Einwirkung von Pansenbakterien und Protozoen. Bestimmte Pflanzen (Raps und andere Brassica-Arten u. a.) scheinen besonders hohe Gehalte an Tryptophan aufzuweisen. Auch Substanzen, die aus verschimmelten Sweet potatoes nachgewiesen wurden (4-Ipomeanol in Kombination mit Ipomeanaron) verursachen ein nahezu identisches Krankheitsbild. Die Beobachtung, daß meist Kühe (älter als 2 Jahre) erkranken, muß wohl darauf zurückgeführt werden, daß viel häufiger Kühe als Mastrinder auf Umtriebsweiden gehalten werden. Experimentelle Untersuchungen haben gezeigt, daß sowohl Fütterung von Tryptophan als auch intravenöse Gaben von 3-Methylindol das Emphysem bei jüngeren Tieren verursachen. Die Morbidität schwankt zwischen 30 und 60%. Die Mortalitätsrate ist abhängig von der Menge der aufgenommenen toxischen Substanzen. Bis zu 30 % schwer erkrankter Tiere können innerhalb von 4 Tagen nach Auftreten der Symptome sterben.

Anamnese: Bei der zum Tod führenden schweren Form sind Dyspnoe, Maulatmung und Schaum vor dem Maul typisch. Im Frühstadium sind die Tiere schläfrig, später aggressiv. *Makroskopisch:* Stauungshyperämie und Blutungen in schaumgefüllter Trachea. In terminalen Bronchien kann der Schaum rötlich verfärbt sein. Ausgedehntes interstitielles Emphysem mit Gasblasenbildung unter der Pleura, gelegentlich auch im Mediastinum und in den regionären Lymphknoten (seltener auch klinisch erkennbar subkutanes Emphysem über den Schultern am Rücken). Lungen sind nicht kollabiert, ödematös und meist von dunkelroter Farbe. *Mikroskopisch:* Verbreiterung interstitieller Septen, Stauungshyperämie, Ödemflüssigkeit und hyaline Membranen in Alveolen. Proliferation von Typ-2-Pneumozyten zunehmend 4—6 Tage nach Exposition der Tiere zur toxischen Substanz. Gleichzeitig treten vermehrt Monozyten und Makrophagen in den Alveolarsepten und in geringerer Anzahl in den Alveolen auf.

Differentialdiagnose: Enzootische Bronchopneumonie, allergisch-hyperergische Pneumonien, granulomatöse und parasitäre Pneumonien.

Ergänzende Untersuchungen: histologische Untersuchungen.

2. Die **atypische interstitielle Pneumonie** beruht auf allergischer Genese und ist eine Folge der Inhalation von Pilzsporen thermorphiler Aktinomyzeten (Micropolyspora faeni, Thermoactinomyces vulgaris) aus verschimmeltem Heu (Farmer's lung, Pilzzüchterlunge). Die Krankheit entwickelt sich langsam und tritt vorrangig bei Stallhaltung und im Winter auf. Die Veränderungen werden als Folge einer durch Immunkomplexe ausgelösten Hypersensibilitätsreaktion interpretiert.

Anamnese: zunehmender Husten, Schweratmigkeit, Leistungsminderung, selten Todesfälle; Tiere müssen jedoch wegen Unwirtschaftlichkeit abgetan werden. *Makroskopisch:* gelber Schleim in tieferen Bronchien und Bronchiolen. Über die ganze Lunge verteilt derbe, grau-weiße bis grau-gelbliche Knötchen, die mit einer helleren, blassen Zone umgeben sind. Lungen sind mangelhaft retrahiert. *Mikroskopisch:* ähnlich wie beim Weideemphysem Verbreiterung der interstitiellen Septen und alveoläres Ödem mit auffälligen hyalinen Membranen. Zusätzlich charakteristische lympho-plasmazelluläre Bronchiolitis und Bronchitis mit obliterierender Bronchiolitis und zunächst Hyperplasie der Typ-2-Pneumozyten, später Metaplasie dieser Zellen, die dann Zilien tragen oder sekretorische Funktionen annehmen. In den verbreiterten Alveolarsepten Infiltration von Eosinophilen, Mastzellen und im Bereich der Granulome vermehrt epitheloide Zellen und Riesenzellen, in Randgebieten interstitielle Fibrose.

Eine in Mitteleuropa seltene, aber in den USA und Kanada in Feedlots beobachtete **interstitielle Pneumonie bei Jungrindern** im Alter zwischen 9 und 12 Monaten tritt auf, wenn Jungtiere auf Laufflächen verbracht werden, die vorher mit askaridenbefallenen Schweinen genutzt wurden. Dyspnoe, Tachypnoe und Husten sind 7–10 Tage nach der Exposition zu Eiern von Ascaris suum, wenn die Larven in die Lunge gelangen, typisch. *Makroskopisch:* variierende Verfestigung des Lungenparenchyms mit rosarot marmorierter Verfärbung; interstitielles und alveoläres Emphysem mit interlobulärem Ödem. *Mikroskopisch:* Die in den Alveolen liegenden Larven sind von Neutrophilen und Erythrozyten umgeben, Makrophagen und Eosinophile können in reichlicher Anzahl im eiweißreichen, fibrinhaltigen Exsudat der Alveolen vorhanden sein. Die Alveolarsepten sind verdickt und enthalten Zellinfiltrate, die Bronchiolitis wird als Folge der Askaridenwanderung gedeutet. Ob eine allergisch-hyperergische Reaktion am Zustandekommen der Läsionen beteiligt ist, konnte bisher nicht sicher bewiesen werden.

Differentialdiagnose: s. Weideemphysem.

Ergänzende Untersuchungen: histologische Untersuchung.

Literatur

Eigenmann, U. J. E., H. Horber und H. Jucker (1979): Das Weideemphysem des Rindes. Schweiz. Arch. Tierheilk. 121, 49–54.

Lay, J. C., and D. O. Slanson (1982): The Bovine Pulmonary Inflammatory Response: Adjuvant Pneumonitis in Calves.

Schiefer, B., M. U. Jayasekara and J. H. L. Mills (1974): Comparison of Naturally Occurring and Tryptophan-Induced Bovine Atypical Interstitial Pneumonia. Vet. Pathol. 11, 327–339.

19.1.27. Pneumonie bei Schaf und Ziege

Ähnlich wie beim Rind kommen bei Schaf und Ziege Virusinfektionen (Parainfluenza-3-, Adeno-, Reo- und Respiratory-syncytial-virus) als Ursache für eine durch Pasteurellen dominierte Lungeninfektion in Frage. Das klinische Bild und die morphologischen Veränderungen mit dem typischen Verteilungsmuster der kranioventralen Ausbreitung der eitrigen Bronchopneumonie sind charakteristisch. Zusätzlich spielen beim Schaf und wohl ähnlich auch bei der Ziege die Pasteurellosen als eigenständige, akut verlaufende Erkrankungen eine wichtige Rolle. Ferner kommen zwei als slow virus infection bekannte Pneumonien vor.

19.1.27.1. Atypische Pneumonie

Die atypische Pneumonie (Atypical pneumonia, Chronic non-progressive pneumonia) ist eine proliferative, exsudative Pneumonie, bei der die Spitzenlappen oder Teile von ihnen derb und fest erscheinen und durch dunkle Farbe deutlich vom Nachbargewebe abgegrenzt sind. Die Krankheit befällt Schafe im Alter von 2–12 Monaten, verläuft häufig subklinisch und führt selten zum Tode, führt jedoch zu wirtschaftlichen Einbußen und hat differentialdiagnostische Bedeutung. Als *Erreger* werden *Mycoplasma ovipneumoniae* in Verbindung mit *Pasteurella haemolytia Typ A* angesehen; andere Erreger können am Krankheitsgeschehen beteiligt sein (P. multocida, Mycoplasma arginini, Chlamydia sp.). Bis zu 40 % der Tiere in einer Herde können erkranken, die Mortalität ist niedrig.

Anamnese: chronischer Husten, gelber, schleimiger Nasenausfluß, Abgeschlagenheit der Tiere. Schwerwiegende klinische Erscheinungen treten nur bei Mischinfektionen auf; wenn *M. ovipneumoniae* als alleiniger Erreger vorkommt, bleiben auch Temperaturerhöhungen aus, die anderenfalls 3–5 Tage lang zu Depressionen der Tiere führen. *Makroskopisch:* scharfe Demarkation verfestigter Spitzenlappen mit dunkelroter oder grauroter Verfärbung. Gelegentlich mäßig vermehrt Brusthöhlenflüssigkeit, die Fibrinfäden enthält. *Mikroskopisch:* Hyperplasie der Bronchialepithelien und je nach Dauer der Erkrankung Ausbildung manschettenartiger Proliferationen von mononukleären Zellen und Plasmazellen um Bronchien und Bronchioli. Später Kondensierung zu Lymphfollikeln. In Alveolarsepten mononukleäre Infiltration. In Alveolen reichlich Makrophagen, Neutrophile und Lymphozyten.

Diagnose: Nachweis der Mykoplasmen aus Nasensekret und Lungenveränderungen; gleichzeitiger Nachweis von P. haemolytica aus Lungengewebe ist häufiger als aus Nasensekret. Ein ELISA-Test zum Nachweis der Mykoplasmen steht zur Verfügung.

Differentialdiagnose: akute Enzootische Pneumonie, wenn bei älteren Tieren auftretend; Adenomatose und progressive Pneumonie; in seltenen Fällen chronische Lungenwurmpneumonien.

19.1.27.2. Progressive Pneumonie

Die progressive Pneumonie (Marschsche Pneumonie, Maedi — Visna) ist eine in Europa, Asien, Afrika und Nordamerika vorkommende, meist ältere Tiere befallende Lungenerkrankung. Das verursachende *Virus* gehört in die Familie *Lentiviridae* und ist mit den RNS-Tumorviren nahe verwandt. Ein diesem Virusantigen sehr nahestehendes Retrovirus verursacht bei Ziegen Arthritis, Leukoenzephalitis und eine interstitielle Pneumonie. Es ist bisher nicht gesichert, ob die Erkrankung bei Schaf und Ziege durch denselben Erreger hervorgerufen wird. Die Infektion wird den Slow virus infections zugeordnet. Tiere erkranken meist erst nach dem zweiten Lebensjahr an der Maedi (Pneumonieform) und nur selten vor Ablauf des ersten Lebensjahres, obwohl junge Tiere Träger der Infektion sind. Die Inkubationszeit kann 3—4 Jahre betragen. In Ländern, in denen die Infektion heimisch ist, können 40—60% der Schafe Antikörpertiter besitzen.

Anamnese: langsam fortschreitende Schwäche und Abmagerung. Tiere bleiben hinter der Herde zurück. Zunehmender trockener Husten mit serösem bis schleimigem Nasenausfluß, erhöhte Atemfrequenz, Abdominalatmung. Meist müssen Tiere wegen Atemnot gemerzt werden. Bei Beteiligung des ZNS (Visna) gestörtes Verhalten, in der Endphase der Erkrankung Kreisbewegungen, Ataxie, Parese der Nachhand. *Makroskopisch:* Bei Eröffnen des Brustkorbes kollabieren die Lungen nicht; Eindrücke der Rippen sind auf dem Parenchym sichtbar. Lungengewicht kann um das Zwei- bis Dreifache vermehrt sein. Einheitliche graurote Verfärbung des Parenchyms, im Frühstadium multiple, kleine graurötliche, knotenförmige Herde, die später konfluieren und dem Gewebe eine derbe, gummiartige Konsistenz verleihen. Makroskopische Veränderungen am ZNS sind nicht zu erkennen. Die Lungenlymphknoten können um ein Vielfaches vergrößert sein. *Mikroskopisch:* hochgradige Proliferation von Lymphfollikeln im peribronchialen und perivaskulären Bereich; Hyperplasie der bronchialen und bronchiolären Muskeln und Verdikkung der Alveolarsepten. Nur gelegentlich Proliferation von Typ-2-Pneumozyten. In Spätstadien Fibrose. Bei Sekundärinfektionen Infiltration von Neutrophilen. Im Gehirn, speziell in periventrikulären Bereichen und im Plexus choreoideus, Infiltrationen von Lymphozyten und Plasmazellen sowie perivaskuläre Infiltrate mit Demyelinisierungen.

Diagnose: histologische Befunde, Alter der Tiere.

Differentialdiagnose: Lungenadenomatose, akute Pneumonie und Pasteurellose, Wurmpneumonie.

19.1.27.3. Lungenadenomatose

Lungenadenomatose (Pulmonary adenomatosis, Jaagziekte) ist ein virusinduzierter, übertragbarer Lungentumor, der auf Schafe begrenzt bleibt. Es wird auch vermutet, daß Ziegen infiziert werden können. Als *Erreger* werden zwei Viren angesehen: ein *Retrovirus* und ein *Herpesvirus*. Letzteres kann allein die Krankheit nicht induzieren; es wird aber angenommen, daß es am Krankheitsgeschehen beteiligt sein kann; wahrscheinlich ist ein Retrovirus allein krankheitsauslösend. Die Inkubationszeit ist lang (mehrere Monate), so daß vorwiegend Tiere im Alter von 1—4 Jahren erkranken, nur in Ausnahmefällen tritt die Adenomatose bei 5—6 Monate alten Tieren auf. Die Ausbreitung der Infektion erfolgt wahrscheinlich als Tröpfcheninfektion. Die Verschleppung von Herde zu Herde oder in andere Länder erfolgt durch Zukauf infizierter Tiere.

Anamnese: Klinische Erscheinungen treten nur bei älteren Tieren auf. Langsam fortschreitende Schwäche, Abmagerung, Nasenausfluß und Husten. Abfluß wäßrigen, schaumigen Exsudates bei Senken des Kopfes wird als wichtiges diagnostisches Kriterium angesehen. Die Krankheitsdauer kann 2—6 Monate betragen. *Makroskopisch:* im Anfangsstadium irregulär verteilte grauweiße Knötchen, die von einem hellen Saum (Emphysem) umgeben sind. Nach offensichtlicher klinischer Erkrankung kollabieren die Lungen nicht und sind von konfluierenden, größeren, grauroten Knoten durchsetzt, die auf der Schnittfläche kleine Knötchen zeigen. Die Knoten können bindegewebig induriert sein. Lymphknoten sind vergrößert und können Tumormetastasen enthalten. *Mikroskopisch:* papilliforme Proliferation kuboidaler bis zylindrischer Epithelien, die ins Alveolarlumen vorragen. Das Epithel kann zwei- und mehrreihig sein. Der Tumor tritt multizentrisch auf; in angrenzenden, normal erscheinenden Alveolen finden sich regelmäßig große, schaumig erscheinende, protoplasmareiche Makrophagen. Regelmäßig kommen interstitielle Zellinfiltrationen von Lymphozyten und Plasmazellen vor.

Diagnose: histopathologische Befunde.

Differentialdiagnose: progressive Pneumonie, Wurmpneumonien, wenn bei jüngeren Tieren auftretend, Enzootische Pneumonie und atypische Pneumonie.

Literatur

Tontis, A., G. Bestetti, H. König und H. Luginbühl (1979): Enzootisches Auftreten von Lungenadenomatose bei 13 Schafen in der Nähe von Bern. Schweiz. Arch. Tierheilk. 121, 251–262.

Hermanns, W., L.-Cl. Schulz, M. Bruns, H. Behrens und E. Kallweit (1981): Vergleich der morphologischen und serologischen Befunde bei der Maedi-Virus-Infektion der Schafe. Dtsch. Tierärztl. Wschr. 88, 349–392.

19.2. Bakterielle Infektionen

19.2.1. Clostridienenterotoxämie

Als Clostridienenterotoxämie werden Krankheiten bezeichnet, die durch *Toxine* von *Clostridium perfringens* verursacht werden. Diese Toxine entstehen nach Proliferation des Erregers im Darmlumen. Clostridium perfringens hat verschiedene Typen, die entsprechend der Art ihrer Toxinbildung unterschieden und in die Gruppe A bis E eingeteilt werden. Clostridium perfringens kommt sowohl im Boden als auch im Vormagen und Darm gesunder Tiere regelmäßig vor. Die Bedingungen, die zur Überwucherung von Erregern im Darmlumen führen, sind bisher nicht sicher abgeklärt. Es ist lediglich bekannt, daß energiereiches Futter oder aber die Verabreichung verdorbenen Futters die Vermehrung des Erregers begünstigt. Veränderungen in der Magensäureproduktion nach Parasitosen werden ebenso als begünstigende Faktoren angesehen wie die Anwesenheit von Stärke im Dünndarm, um eine Überwucherung dieses Erregers zustande kommen zu lassen. Ein wesentlicher Faktor, der bis heute noch nicht sicher abgeklärt ist, ist die Tatsache, daß sich bei Motilitätsstörungen im Darm eine Clostridiose schnell ausbreiten kann und durch eine Hypomotilität wahrscheinlich das Überwuchern des Erregers begünstigt wird. Die vier wichtigsten Toxine sind *Exotoxine*, die als *Alpha-, Beta-, Epsilon-* und *Iota-Toxine* bezeichnet werden. Von einigen Typen der genannten Clostridienstämme können zwei oder gar drei dieser Toxine gleichzeitig gebildet werden. Außerdem bildet dieser Erreger noch acht weitere Toxine, die antigene Wirkungen ausüben können. Die durch die verschiedenen Typen von Clostridium perfringens verursachten Krankheiten sind unterschiedlich und verlaufen auch bei Schaf und Rind wiederum unterschiedlich. Sie haben die größere Bedeutung bei Schafen und sollen im folgenden dem Typ entsprechend dargestellt werden.

19.2.1.1. Clostridium perfringens Typ A

Ausgesprochen seltene Erkrankung bei Lämmern oder Kälbern (Alphatoxin, Lecithinase, zerstört Zellmembran und verursacht Hämolyse und Zellnekrose).

Anamnese: Einzeltiere werden tot oder moribund mit Ikterus und Hämoglobinurie gefunden. Bei Kälbern kann gleichzeitig wäßrige Diarrhoe beobachtet werden. *Makroskopisch:* Ikterus, Anämie und Anzeichen intravasaler Hämolyse. *Mikroskopisch:* meist wegen rasch einsetzender Autolyse nicht zu interpretieren.

Differentialdiagnose: Leptospirose, Kupfervergiftung, Hämoglobinurie, verursacht durch Clostridium haemolyticum.

Ergänzende Untersuchungen: über anaerobe Kultur, wobei ein Toxinnachweis erforderlich ist.

19.2.1.2. Clostridium perfringens Typ B

(Große Mengen an β-Toxin, geringe Mengen an Alpha- und Epsilon-Toxin). Der pathologische Wirkungsmechanismus für das β-Toxin ist bisher nicht sicher geklärt.

Anamnese: plötzliche Todesfälle ohne vorherige Anzeichen bei Lämmern im Alter bis zu 14 Tagen. Bei Kälbern und Lämmern können dysenterieartige Durchfälle mit Schleim- und Fibrinbeimengungen dem plötzlichen Tod vorausgehen. Bei etwas älteren Tieren kann diese Dysenterie in eine eher chronische Form übergehen und mit Depression, Futterverweigerung und Schwäche einhergehen. In Ausnahmefällen wird vermutet, daß bei Milchmastfütterung auch Kälber älter als 2–3 Wochen bis zum Alter von 10 Wochen mit Clostridium perfringens Typ B befallen sein können und nach 2–3 Tagen sterben. *Makroskopisch:* hochgradige hämorrhagische Enteritis im hinteren Teil des Dünndarmes, vornehmlich Ileum. Bei Tieren, die einige Zeit erkrankt waren, können Ulzerationen oder fibrinös-diphtheroide Beläge im hinteren Dünndarm vorhanden sein. In der Bauchhöhle sind meist serosanguinöse, mit Fibrinflocken angereicherte Flüssigkeitsmengen zu finden. Selten sind Fibrinbeläge auf den veränderten Darmschlingen breitflächig nachweisbar. Die Leber ist blaß und brüchig, die Nieren erscheinen geschwollen, die Lungen sind meistens mangelhaft retrahiert und ödematös. Im Perikardialraum sind mäßige Mengen von gelblicher Flüssigkeit. *Mikroskopisch:* hämorrhagisch-fibrinöse bis ulzerative Enteritis mit Nachweis von massenhaft Erregern *(Clostridium perfringens).* In Ausnahmefällen im Hirnstamm Veränderungen wie bei der fokal-symmetrischen Enzephalomalazie (FSE).

Differentialdiagnose: andere Clostridiosen, akute bakterielle Darminfektionen, die mit hämorrhagisch-fibrinöser Enteritis einhergehen (Salmonellosen).

Ergänzende Untersuchungen: Nachweis des Erregers aus abgebundener Darmschlinge, evtl. spezifische Immunfluoreszenz am Schnittpräparat. Toxinnachweis ist erforderlich.

19.2.1.3. Clostridium perfringens Typ C
Synonym: „Struck" (produziert große Mengen Betatoxin und geringe Mengen Alphatoxin)

Anamnese: plötzliche Todesfälle bei jungen Masttieren (Schaf und Rind, seltener bei älteren Ziegen). Dem plötzlichen Tod gehen selten ZNS-Störungen im Terminalstadium voraus. Koliksymptome werden ebenfalls beobachtet. *Makroskopisch:* Anfüllung der Bauchhöhle mit bis zu 3 l klarer, gelblicher Flüssigkeit, die sofort bei Zutritt von Luft gerinnt. Nur wenn die Sektion sofort nach dem Tode durchgeführt wird, sind diese Flüssigkeiten rötlich angefärbt. Hochgradige Füllung der Gefäße im gesamten Bauch- und Brusthöhlenraum. Starke Rotfärbung der Dünndarmschlingen, vor allem mittleres Jejunum und Ileum, seltener Ulzerationen im Dünndarm, die mit Fibrin bedeckt sein können, Blutbeimengungen mit Fibrinansammlungen im Darminhalt, meist keine Veränderungen im Dickdarm. In anderen Organen Veränderungen wie bei Toxinämie mit vermehrt Transsudat in Perikardial- und Pleurahöhle und petechialen Blutungen an den serösen Häuten. *Mikroskopisch:* hochgradige hämorrhagisch-fibrinöse Enteritis im Jejunum und Ileum, gelegentlich Ulzera. In seltenen Fällen kann die Krankheit auch bei neugeborenen Schaf- und Ziegenlämmern sowie Kälbern auftreten. Bereits im Alter von 12 Stunden können diese mit einer massiven hämorrhagisch-nekrotisierenden Enteritis befallen sein.

Differentialdiagnose: andere Clostridiosen, Salmonellose, andere mit hämorrhagisch-fibrinöser Enteritis einhergehende Darmerkrankungen, akute Vergiftungen.

Ergänzende Untersuchungen: Erregernachweis, Toxinnachweis, evtl. Anwendung spezifischer Immunfluoreszenz. Der Erreger vermehrt sich im Darmlumen und muß bei frisch gestorbenen Tieren aus dem Darminhalt in großen Mengen nachgewiesen werden.

19.2.1.4. Clostridium perfringens Typ D
(Pulpy kidney disease, Breinierenkrankheit, Enterotoxämie der Schafe, Ziegen und Kälber)

Große Mengen an Epsilontoxin und wenig Alphatoxin. Das Epsilontoxin liegt zunächst als inaktives Prototoxin vor, das durch enzymatische Umsetzungen bei der Verdauung aktiviert werden muß, wobei Trypsin den Hauptaktivator darstellt. Das Prototoxin wird nur während der Bakterienvermehrung freigesetzt.

Anamnese: Meist junge Masttiere bis zu einem Jahr werden plötzlich tot aufgefunden; solche, die einige Zeit überleben, zeigen zentralnervöse Störungen, Schwäche, Festliegen und Krämpfe mit oder ohne Nystagmus und extreme Atembewegungen während der Krampfzustände. Bei seltenem längerem Verlauf kann Durchfall beobachtet werden. Die Tiere überleben nur in Ausnahmefällen, dann werden die typischen Symptome der fokal-symmetrischen Enzephalomalazie beobachtet, die auch mit Blindheit, Ataxie und Parese der Hinterbeine einhergehen kann. *Makroskopisch:* meist gut genährte Tiere, deutliche Vermehrung der Körperhöhlenflüssigkeit. Petechiale Blutungen in serösen Häuten, besonders am Herzen. Außer einer Hyperämie der Darmwand mit gelegentlich starker Injektion der Gefäße und Ödematisierung der Mesenteriallymphknoten sind keine Veränderungen in der Darmschleimhaut nachweisbar, obwohl der Erreger sich in der Darmschleimhaut vermehrt und seine Toxine produziert. Der Darminhalt kann allerdings verflüssigt sein und manchmal dunkler gefärbt. Die Organe gehen schnell in Autolyse über. Auch beim frisch sezierten Tier ist die Niere breiig, die Leber geschwollen und brüchig. Meist mittel- bis hochgradiges Lungenödem, Pleura und Peritoneum gelegentlich mit Fibrinfäden bedeckt. *Mikroskopisch:* bei sofortiger Sektion nach dem Tode frische Nekrosen in der Niere, im Bereich des Hirnstammes deutlich fokal-symmetrische Enzephalomalazie (FSE), herdförmig-perivaskuläre Blutungen und Ödeme mit Plasmadiapedesen in Hirnrinde, Corpus striatum, Thalamus. Wenn die Tiere länger krank waren, zeigen sich in den veränderten Bezirken der Enzephalomalazie reaktive Prozesse.

Differentialdiagnose: andere Clostridiosen, Zerebrokortikalnekrose, akute Bleivergiftung, Phosphorsäureestervergiftungen.

Ergänzende Untersuchungen: Kulturnachweis von Clostridium perfringens, Toxinnachweis, evtl. Immunfluoreszenz. Nachweis von Glukose in Harn und Blut.

19.2.1.5. Clostridium perfringens Typ E

Ausgesprochen seltene Krankheit, nur beim Kalb vorkommend. Der Erreger produziert große Mengen an Iotatoxin und geringe Mengen an Alphatoxin. Das Iotatoxin ist ebenfalls zunächst als Prototoxin vorhanden und wird durch proteolytische Enzyme im Darmlumen aktiviert.

Anamnese: Tiere sterben perakut. *Makroskopisch:* stark hyperämische Labmagen- und Dünndarmschleimhaut mit deutlichen Magenulzera und Vergrößerung stark geröteter Mesenteriallymphknoten, mäßig vermehrt Herzbeutelflüssigkeit und Petechien. *Mikroskopisch:* Ulzera im Labmagen.

Differentialdiagnose: andere Clostridiosen.

Ergänzende Untersuchungen: Erregernachweis, Toxinnachweis.

Literatur

Buxton, D., and K. T. Morgan (1976): Studies of lesions produced in the brains of colostrum deprived lambs by Clostridium welchii (Cl. perfringens) type D toxin. J. Comp. Path. 86, 435—447.

Buxton, D., K. A. Linklater and D. A. Dyson (1978): Pulpy kidney disease and its diagnosis by histological examination. Vet. Res. 102, 241.

Sterne, M. (1981): Clostridial infections. Br. Vet. J. 137, 443—454.

19.2.2. Clostridium-septicum-Infektionen

Der Erreger ist 2—10 μm lang und 0,4—1,0 μm breit, abgerundet, kann filamentös erscheinen, wenn sich Ketten bilden, färbt sich grampositiv in frischen Kulturen und gramnegativ, wenn die Kulturen länger inkubiert sind, ist peritrich begeißelt und hat keine Kapsel. Der schnelle und intensive Krankheitsverlauf bei einer Infektion mit *Clostridium septicum* wird erklärt durch die Produktion mehrerer *Toxine* (Alphatoxin verursacht Nekrose und Hämolyse, Betatoxin enthält eine B-Oxyribonuklease, Gammatoxin produziert Hyaluronidase, Deltatoxin verursacht Nekrose und Hämolyse). Damit einhergehend ist schnelle Autolyse bei den Infektionen zu beobachten. Dieser Erreger wird für drei Krankheiten verantwortlich gemacht.

19.2.2.1. Bradsot

Eine kurz und intensiv verlaufende Krankheit (Braxy), die meist schnell zum Tod führt. Tritt meist im Herbst oder Winter bei im Frühjahr geborenen Jungschafen auf. (Angefrorenes Futter soll optimale Bedingungen für das Wachstum von Clostridium septicum schaffen.) Tiere verweigern die Futteraufnahme, zeigen hohes Fieber und meist Gasansammlungen und Kolik, kommen innerhalb von Stunden zum Festliegen mit Koma. *Makroskopisch:* Ansammlungen großer Mengen bernsteinfarbener Flüssigkeit in den Körperhöhlen, die im Bereich der Bauchhöhle meist rötlich gefärbt sind. Starke Unterbauchödeme, die sich auf die Hintergliedmaßen ausbreiten, sind nicht selten. Typisch ist die hämorrhagisch-nekrotisierende Labmagenentzündung, die mit Ulzeration einhergehen kann und landkartenähnliche Zeichnung zeigt.

Differentialdiagnose: andere Clostridiosen.

Ergänzende Untersuchungen: anaerobe Kultur aus Labmageninhalt bzw. veränderten Schleimhautbezirken, Immunfluoreszenz, histologische Untersuchung, solange das Material frisch entnommen ist.

19.2.2.2. Malignes Ödem
(Pararauschbrand, Geburtsrauschbrand)

Von einzelnen Autoren wird behauptet, daß diese *Wundinfektion* allein durch Clostridium septicum hervorgerufen wird, andere nehmen Doppel- oder kombinierte Clostridieninfektionen (Clostridium perfringens, Clostridium oedematiens Typ A und Clostridium sordelli) als Ursache für den Pararauschbrand an.

Anamnese: Im Bereich einer Wundinfektion entwickelt sich innerhalb weniger Tage eine ungewöhnliche Umfangsvermehrung mit starker Ödem- und Gasbildung, Haut- oder Schleimhaut sind gespannt und verfärben sich braunschwarz. Hohes Fieber, Toxämie und meistens Tod innerhalb von zwei Tagen. *Makroskopisch:* extreme hämorrhagisch-ödematisierte phlegmonöse Veränderungen, die sich vorwiegend entlang der Faszien oder im lockeren Bindegewebe ausbreiten und nicht die Muskeln primär betreffen. Die Oberfläche, Schleimhaut oder Haut, ist schwarz verfärbt und zeigt Gangräncharakter. Die Krankheit kann nach der Geburt als typischer Geburtsrauschbrand allein im Uterus ablaufen. Dies wird als *Physometra* bezeichnet. *Mikroskopisch:* ausgedehnte Phlegmone mit Ausbreitung der Veränderungen über Faszien und im lok-

keren Bindegewebe ohne starke Beteiligung der Muskulatur.
Differentialdiagnose: Rauschbrand, andere Wundinfektionen.
Ergänzende Untersuchungen: anaerobe Kultur aus dem Wundbereich, spezifische Immunfluoreszenz, Nachweis von Erregern im histologischen Bild.

19.2.2.3. Mastitis

Diese Krankheit ist ausgesprochen selten. Es ist nicht sicher, ob nicht auch andere Clostridien in ähnlicher Weise, ähnlich wie beim Geburtsrauschbrand, am Zustandekommen einer nekrotisierenden Mastitis verantwortlich sein können.

19.2.3. Rauschbrand

Im Gegensatz zum Pararauschbrand handelt es sich beim Rauschbrand (Black leg) um eine durch Ingestion entstandene Krankheit. Der Erreger, *Clostridium feseri (C. chauvoei)*, breitet sich wahrscheinlich vom Magen-Darm-Trakt über den Körper aus. Er befällt vornehmlich Rinder, seltener Schafe. Es handelt sich um eine Infektion, die fast ausnahmslos im Sommer als *Weideinfektion* auftritt und in bestimmten Gegenden besonders dominiert. Die Krankheit ist beim Rind bei 9 Monate bis 2 Jahre alten Tieren sehr viel häufiger als bei jüngeren oder älteren Tieren und wird ausgesprochen selten vor dem dritten Monat oder nach dem dritten Lebensjahr beobachtet. Im Vordergrund der Veränderung stehen die Muskelalterationen.
Anamnese: Gut genährte Tiere zeigen hohes Fieber, Abgeschlagenheit, Schwäche und Freßunlust. Schwellung der Haut über den Schultern oder am Rücken mit stark knisterndem Geräusch beim Betasten. Schwellung im Hautbereich schnell zunehmend, innerhalb 24—36 Stunden verschlechtert sich der Allgemeinzustand schnell; die Tiere verenden im Kreislaufkollaps mit Schaum vorm Maul.
Makroskopisch: stark aufgeblähter Kadaver, beim Anschneiden tritt nach ranziger Butter riechendes Gas aus, vor allem die Körpermuskulatur ist betroffen, sulzig durchtränkt, braunschwarz gefärbt mit knisternder, trockener Schnittfläche. Bei Luftzutritt hellt die Muskulatur auf, aus dem Unterhautbindegewebe oder dem interstitiellen Gewebe der Muskeln fließt schaumig-blutige Flüssigkeit ab. *Mikroskopisch:* frische Nekrosen mit Blutungen in der Muskulatur, deutliches Ödem zwischen zerfallenen Muskelfasern, die Koagulationsnekrose kann breitflächig mehrere Muskelfasern gleichzeitig betreffen, kann aber auch nur in einzelnen Fasern vorhanden sein. Frische Nekrosen können auch im Herzen sowie in der Niere gefunden werden. Die Nebenniere zeigt Blutungen.
Differentialdiagnose: Pararauschbrand, andere Clostridieninfektionen.
Ergänzende Untersuchungen: Das 3—8 µm lange und 1,5 µm breite Clostridium mit abgerundeten Enden ist pleomorph und peritrich begeißelt, beweglich und kann zentrale oder subterminale ovale Sporen besitzen. Im Ausstrich aus verändertem Muskelgewebe und Kulturnachweis mit anaerober Anzüchtung läßt sich der Nachweis erbringen und evtl. durch spezifische Immunfluoreszenz bestätigen.

Literatur

Martig, J. (1966): Zur Differentialdiagnose zwischen Rauschbrand und Pararauschbrand mit Hilfe der Immunfluoreszenz. Schweiz. Arch. Tierheilk. **108**, 303—324.

Zettl, K., und E. Kauker (1957): Das Vorkommen von Milzbrand und Rauschbrand in der deutschen Bundesrepublik. Berl. Münch. Tierärztl. Wschr. **72**, 426—429.

19.2.4. Tetanus

Der Tetanus (Wundstarrkrampf) tritt als Folge einer lokalen Wundinfektion bei Rind, Schaf und Ziege nicht selten auf (nach Kastration, nach Schwanzamputation). Es ist eine nichtansteckende, als Toxämie verlaufende Krankheit mit spastisch-tonischen Krämpfen. *Erreger: Clostridium tetani*, ein 2—5 µm langes und etwa 0,5 µm breites, peritrich begeißeltes, bewegliches Stäbchen mit endständiger Sporenbildung (Trommelschlegel). Die Toxinproduktion erfolgt nach Luftabschluß, wenn der Erreger tief in Wunden eindringt. Die Krankheit ist in ihrem klinischen Verlauf sehr typisch, weshalb nur eine ausführliche Anamnese dem Pathologen den Hinweis auf eine mögliche Wundinfektion geben kann.
Anamnese: Steifheit, Trismus, sägebockartige Stellung, Nickhautvorfall bei aufgerissenen Augen, steife, nach hinten gerichtete Ohren und gegen Ende des Leidens Erhöhung der Körpertemperatur sind typisch. *Makroskopisch:* nur unspezifische Befunde, asphyxie-bedingte Blutungen bzw. dunkel gefärbtes, schlecht gerinnendes Blut, Lungenödem, gelegentlich Emphysem und diffuse petechiale Blu-

tungen. Es ist wichtig, nach Wundinfektionen vor allem Stichverletzungen zu suchen, um evtl. in Verbindung mit einem tiefen Herausschneiden der Wunde einen Erregernachweis führen zu können.
Differentialdiagnose: Hypomagnesiämie (Tetanie), Bleivergiftung, Hirnrindennekrose.
Ergänzende Untersuchungen: aus Wunde bzw. Wundsekret Nachweis von Toxin im Tierversuch, Kultur des Erregers.

Literatur

Buhl, K. (1934): Tetanus beim Rinde. Tierärztl. Rdsch. 40, 739—741.
Morrow, D. A. (1963): Tetanus in cattle. Cornell Vet. 53, 445—449.

19.2.5. Botulismus

Der Botulismus (Toxische Bulbärparalyse) ist eine bei Haustieren fast ausnahmslos tödlich verlaufende Krankheit, die durch die Aufnahme toxinhaltiger Nahrung ausgelöst wird. Progressive schlaffe Lähmungen zunächst der Zungen-, Kau- und Schluckmuskulatur und später der gesamten Körpermuskulatur beherrschen das klinische Bild. Das *Toxin* stammt aus *Clostridium botulinum,* einem 2—4 µm langen und 0,5—0,8 µm dicken, sporenbildenden Stäbchen. Der Erreger produziert verschiedene Toxintypen, wobei für Wiederkäuer Typ C und D verantwortlich gemacht werden.
Anamnese: verzögerte Nahrungsaufnahme, langsames Kauen, Speicheln und Zurückfließen aufgenommener Tränke. Später Paralyse der Zunge, Verzögerung des Pupillarreflexes und Ausfall der Abwehrreflexe. Nach 1—3 Tagen Festliegen und Dahinsiechen des Tieres bis hin zur totalen Lähmung der Atemmuskulatur. *Makroskopisch:* Es sind keine spezifischen Organveränderungen nachweisbar. Bei sezierten Tieren fällt auf, daß der Psalter hart und ausgetrocknet ist, gelegentlich wird eine katarrhalische Enteritis beobachtet. Lungenödem und Petechien am Herzen oder an den serösen Häuten müssen als unspezifisch angesehen werden. *Mikroskopisch:* perivaskuläre Blutungen um Gefäße im Bereich des Corpus striatum und Zerfall von Purkinje-Zellen. Letztere Befunde müssen mit Vorsicht interpretiert werden, und es ist nicht klar, ob sie als spezifisch anzusehen sind.
Differentialdiagnose: Hypokalzämie, Tollwut, Morbus Aujeszky, Listeriose, Bleivergiftung, andere Vergiftungen.

Ergänzende Untersuchungen: Erregernachweis nicht möglich. Toxinnachweis aus dem verendeten Tier nur bedingt möglich, aus Herzblut kann Toxinnachweis versucht werden (Tierversuch). Wenn Anteile von verwesten Kadavern ins Heu oder Futter übergegangen sind, sollte versucht werden, das Toxin aus derartigen Substanzen nachzuweisen.

Literatur

Almejew, Ch. (1968): Pathomorphologie des Botulismus beim Rind. Mh. Vet.-Med. 23, 178—181.
Müller, J. (1963): Equine and bovine botulism in Denmark. Bull. Off. Int. Epizoot. 59, 1379—1390.

19.2.6. Bazilläre Hämoglobinurie

Diese Krankheit (Redwater disease) kommt häufiger beim Rind als beim Schaf vor und ist wahrscheinlich an bestimmte Klimazonen gebunden. Sie ist eine Sommerkrankheit, die aus den USA gut bekannt, weniger in Europa beschrieben ist. Der Erreger ist *Clostridium haemolyticum,* ein 4—5 µm langes und 1 µm dickes, sporenbildendes, bewegliches Stäbchen, das Ektotoxin produziert. Dieses ist ein β-Toxin, das intravaskuläre Hämolyse, Anämie und entsprechend Hämoglobinurie verursacht.
Anamnese: Meist sind erwachsene Tiere befallen; sie zeigen angestrengte Atmung, Reduktion der Pansenmotorik und Abfall der Milchleistung. Erhöhte Körpertemperatur und Hämoglobinurie. Gelegentlich blutig-schleimiger Durchfall. Anämie schreitet schnell fort und führt in Verbindung mit Exsikkose nach Durchfall innerhalb von wenigen Tagen zum Tode. *Makroskopisch:* Anämie, Ikterus, ausgedehnte subkutane Ödeme. Hämorrhagien im Dünndarm und Labmagen, vermehrt blutige Flüssigkeit in Körperhöhlen. Leber: stark vergrößert mit deutlich anämischen Bezirken, die durch einen dunkel-blauroten Rand abgegrenzt sind, wahrscheinlich handelt es sich um frische Nekrosen. Braun-rot marmorierte Nieren und portweinähnliche Verfärbung des Harnes. Gelegentlich wird eine hämorrhagisch-fibrinöse Peritonitis beobachtet. *Mikroskopisch:* Erreger oder dessen Sporen können in Kupfferschen Sternzellen gesehen werden.
Differentialdiagnose: andere, mit Ikterus und Hämolyse einhergehende Erkrankungen, Leptospirose, Anaplasmose, Milzbrand.
Ergänzende Untersuchungen: Nachweis des Er-

regers aus veränderten Leberbezirken (Infarkte) und aus Blut; die immunfluoreszenzmikroskopische Untersuchung soll spezifisch sein.

Literatur

Jones, G. R., and B. C. Swindle (1965): Bacillary hemoglobinuria (red water disease) in Florida. J. Amer. vet. Med. Assoc. 147, 146—147.

19.2.7. Milzbrand

Der Milzbrand (Anthrax, Splenic fever) ist eine meist bei Schaf und Rind perakut oder akut verlaufende Infektionskrankheit, die als Zoonose bekannt ist. Der *Erreger* ist *Bacillus anthracis* in einer Länge von 5—6 µm und einer Dicke von 1—1,5 µm, unbeweglich, aerob und grampositiv. Da der Erreger nach Zutritt von Luft schnell Sporen bildet (der Erreger selbst zerfällt nach Einwirkung von Fäulnisprozessen oder Hitze), sollte eine Obduktion eines milzbrandverdächtigen Kadavers erst vorgenommen werden, nachdem ein Erregernachweis aus Blut (Ohrvenenblut) oder blutigem Kot durchgeführt ist. Der Erreger gelangt meist aerogen oder durch Futteraufnahme, nur seltener nach Verletzungen in den Körper und verursacht Septikämie.
Anamnese: perakute Todesfälle in einer Herde oder akut auftretende Schwäche, Benommenheit, Abort, hohes Fieber und Zittern, bei länger dauernder Krankheit (2—3 Tage) Ödeme am Kehlgang, Unterbauch und Blutaustritt aus den Körperöffnungen, vor allem blutiger Kot. *Makroskopisch:* bei notgeschlachteten Tieren himbeerfarbenes Blut, sonst dunkel, teerfarbenes, nur langsam gerinnendes Blut, Körper übersät mit septikämischen Blutungen, subkutane Ödeme, vor allem Serosa der Bauchhöhle und der Därme wie mit Blut besspritzt aussehend, Mesenteriallymphknoten hämorrhagisch infiltriert; hämorrhagische bis nekrotisierende Enteritis. Am auffälligsten ist eine stark vergrößerte, geschwollene, weiche Milz (hämorrhagischer Tumor). Bei der eher beim Schaf vorkommenden perakuten Form kann die extreme Milzschwellung, die als typisch angesehen wird, nur stark reduziert ausgebildet sein. *Mikroskopisch:* in stark gefüllten Blutgefäßen der Milz Leukozytose mit kettenförmig angeordneten Erregern. Typisch für den septikämisch verlaufenden Milzbrand ist, daß die Erreger immer intravaskulär zu finden sind.
Differentialdiagnose: akute Vergiftungen (Blei, Süßklee), akute Leptospirose, akute bazilläre Hämoglobinurie, andere Clostridieninfektionen, Septikämien.
Ergänzende Untersuchungen: mikroskopisch aus Ohrvenenblut oder Blutausstrich bzw. Tupfer mit Körperflüssigkeiten. Die Ausstriche sollten mit speziellen Kapselfärbungen behandelt werden. Aus Blutproben läßt sich die Präzipitationsreaktion nach Ascoli durchführen. Spezifische Immunfluoreszenz.

Literatur

Spears, H. N., and J. C. Davidson (1959): Anthrax. Vet. Rec. 71, 637—643.
Zettl, K., und E. Kauker (1959): Das Vorkommen von Milzbrand und Rauschbrand in der deutschen Bundesrepublik. Berl. Münch. Tierärztl. Wschr. 72, 426—429.

19.2.8. Salmonellose

Die Allgemeininfektion mit Salmonellen wird als Salmonellose bezeichnet. Sie ist weltweit verbreitet und kommt bei praktisch allen Haustierarten in gleicher Weise vor. Aus der Vielzahl der etwa 2000 bekannten pathogenen Salmonellen spielen bei Wiederkäuern vor allem *Salmonella typhimurium, Salmonella enteritidis* und *Salmonella dublin* eine vorrangige Rolle. Beim Schaf kann in Ausnahmefällen *Salmonella abortus ovis* vorkommen. Der gramnegative Erreger ist ein 1—3 µm langes, begeißeltes, sporenloses Stäbchen der Rinder als Erreger einer Zoonose bekannt. Sie kommt bei Rindern häufiger vor als bei Schafen und verläuft bei Kälbern intensiver und mit größeren Verlusten als bei erwachsenen Rindern. Der Erreger breitet sich über das Darmepithel im Körper aus. Während einige Stämme durch ihre Adhäsion an Entrozyten mit wahrscheinlicher Toxinproduktion pathogenetisch wirksam sind, können andere invasiv über die Enterozyten in den Körper gelangen und sich über Blut- wie Lymphweg ausbreiten. Wahrscheinlich können Salmonellen oder deren Toxine auch die Sekretionsmechanismen des Darmes stimulieren und auf die Prostaglandinsynthese Einfluß nehmen. Einzelheiten über pathogenetische Mechanismen der Salmonellen bei Wiederkäuern sind nur unzureichend bekannt.

19.2.8.1. Salmonellose beim Kalb

Anamnese: Nur selten erkranken Kälber jünger als zwei Wochen, meist sind Tiere im Alter von 2—6 Wochen befallen. Fieber, Inappetenz, blutiger

Durchfall mit Fibrinbeimengungen sind typisch für die *enteritische Form.* Bei der *septikämischen Form* kommen Gelenkschwellungen und meningitische Symptome hinzu. Nicht selten zeigen die Tiere Husten. Vor allem an Durchfall erkrankte Tiere sind therapieresistent und siechen dahin, bis sie nach 3—5 Tagen sterben. Häufig sind mehrere Tiere in ähnlicher Weise befallen, und die Krankheit breitet sich rasch im Bestand aus. *Makroskopisch:* Bei der akuten mit Enteritis einhergehenden Form finden sich im Labmagen sowie im mittleren und hinteren Dünndarm, aber auch im Kolon, hämorrhagische bis fibrinöse Enteritiden mit Ulzerationen. Der Darminhalt ist übelriechend und graugrünlich verfärbt. Darmlymphknoten sind blutig infiltriert, geschwollen und ödematös. Die Gallenblasenwand ist gerötet und enthält Petechien. Häufig befinden sich in der Leber multifokale Nekrosen. Bei der septikämischen Form kann es gleichzeitig zu einer Serositis, Polyarthritis und Meningitis serofibrinosa kommen. Häufig sind akute bis subakute Pneumonien mit nekrotischen Herden zu finden. *Mikroskopisch:* fibrinöse Enteritis im hinteren Dünndarm und Kolon, Nekrosen in Leber, Milz und Lymphknoten, gelegentlich auch im Zentrum der Peyerschen Platten. Eitrig-nekrotisierende Pneumonie. Serofibrinöse, akute bis subakute eitrige Meningitis und Synovialitis.

Differentialdiagnose: Kryptosporidiose, protrahiert verlaufende Koliinfektionen (Septikämie), Coronavirusinfektion.

Ergänzende Untersuchungen: bakteriologische Untersuchung mit Differenzierung auf Spezialnährböden bzw. mit biochemischer Bestimmung des Erregers. Serologische Typendifferenzierung. Histologische Untersuchung von Leber und Milz mit dem Nachweis typischer granulomatöser Veränderungen.

19.2.8.2. Salmonellose bei älteren Rindern und erwachsenen Tieren

Anamnese: Meist sind Einzeltiere betroffen. In Zuchtherden können gehäuft Aborte ohne weitere Krankheitserscheinungen vorkommen. Perakute Todesfälle mit Anzeichen der Septikämie sind seltener als protahiert verlaufende unheilbare Durchfälle mit Blut- und Fibrinbeimengungen zum Kot. Die Krankheit kann nicht selten in Verbindung mit einer Bovinen Virusdiarrhoe-Infektion vorkommen. *Makroskopisch:* Anzeichen einer Septikämie mit Milzschwellung, petechialen Blutungen, hämorrhagischer bis fibrinöser Enteritis mit Ulkusbildung und hochgradiger Schwellung und blutiger Infiltration der Darmbeinlymphknoten sowie Schwellung aller Körperlymphknoten. Akute bis subakute Arthritis und Tendovaginitis. Herdförmig-nekrotisierende Pneumonie. *Mikroskopisch:* s. Kalb; die Milzveränderungen können fehlen.

Differentialdiagnose: BVD, andere septikämisch verlaufende Infektionskrankheiten.

Ergänzende Untersuchungen: s. Kalb. Bei länger mit Antibiotika behandelten Tieren kann der Nachweis erschwert sein und nur über ein Anreicherungsverfahren gelingen.

19.2.8.3. Salmonellose beim Schaf

Die für Kalb und Jungrind häufig auftretenden Typen kommen ebenfalls beim Schaf vor. Bei dieser Spezies wird zusätzlich das Vorkommen von *Salmonella abortus ovis* in den letzten sechs Wochen der Trächtigkeit beobachtet.

Anamnese: Abort ohne vorherige Krankheitsanzeichen. Meist fehlt auch Durchfall. *Makroskopisch:* Die abortierten Feten und auch die Plazenta sehen frisch aus und zeigen keine typischen makroskopischen oder mikroskopischen Veränderungen. Die Krankheit kann endemisch auftreten und große Verluste verursachen.

19.2.8.4. Aborte

Allgemeinerkrankungen mit Enteritis erfolgen bei Rind und Schaf nach Infektionen mit *Salmonella typhimurium* oder *Salmonella dublin* meist am Ende einer Trächtigkeit. Beim Schaf sind außerdem Aborte mit *Salmonella abortus ovis* möglich. Die Veränderungen sind unspezifisch. Die Plazenta ist rot, kann Blutungen enthalten und zeigt deutliche Nekrosen im Gewebe zwischen den Kotyledonen. Fetus meist autolytisch. Erregernachweis über Kultur oder Immunfluoreszenz aus Labmageninhalt fetaler Leber oder veränderter Plazenta.

Differentialdiagnose: Chlamydieninfektion, Listeriose, Leptospirose, Toxoplasmose.

Ergänzende Untersuchungen: s. Nachweis der anderen genannten Salmonellen.

Literatur

Jack, E.J. (1968): Salmonella abortus ovis: an atypical salmonella. Vet. Rec. **82**, 558—561.

Petrie, L., et al. (1977): Salmonellosis in young calves due to Salmonella enteritidis. Vet. Rec. **101**, 398—402.

Fisher, E.W., and A.A.Martinez (1975): Studies of neonatal calf diarrhoea: III. Water balance studies in neonatal salmonellosis. Br. Vet. J. **131**, 643—651.

19.2.9. Escherichia-coli-Infektionen
(Kälberruhr, Weiße Ruhr, Koliruhr)

Während früher angenommen wurde, daß bei der neonatalen Diarrhoe des Kalbes vorwiegend Kolikeime die Ursache dieser Krankheit seien, ist heute bekannt, daß eine Reihe anderer Erreger entweder gemeinsam oder allein die Kälberdiarrhoe verursachen. Aus der Vielzahl der E.-coli-Stämme sind nur einzelne kälberpathogen und verursachen definierte Krankheitsbilder. Bei erwachsenen Tieren spielt wahrscheinlich die Kolimastitis die Hauptrolle der Koliinfektionen. Der Erreger, ein gramnegatives Bakterium, kommt in Form vieler differenzierbarer Stämme vor, die unterschiedliche *pathogenetische Mechanismen* besitzen. Dabei spielen drei für das Zustandekommen von Kälberkrankheiten eine Rolle:
1. die Adhäsion von Kolikeimen, die das K-99-Antigen (F 5) entwickeln und durch die Produktion von Enterotoxin schnell zum Tod führen;
2. die Fähigkeit von bestimmten Kolitypen, sich im Dickdarm anzuheften und zwischen den Mikrovilli der Enterozyten einzunisten. Diese Typen werden auch „attaching-and-effacing"-Typen genannt. Sie produzieren ein Toxin, das dem Shigellentoxin ähnlich ist und Hypersekretion vor allem im Bereich des hinteren Darmes verursacht.
3. Die sich invasiv im Körper ausbreitenden Kolikeime, die bei Neugeborenen meist dann, wenn ausreichender Schutz durch Kolostrum fehlt, zur Septikämie führen, wobei nicht auf den Darmtrakt bezogene Symptome im Vordergrund stehen.

19.2.9.1. Kolienterotoxämie

Anamnese: meist Kälber am ersten und zweiten, selten bis hin zum dritten Lebenstag zeigen wasserdünne, gelblich-weiße Durchfälle und Verweigerung der Tränke. Sie verlieren große Mengen an Flüssigkeit, sind schnell hochgradig exsikkotisch und kommen ins Koma. *Makroskopisch:* hochgradige Austrocknung der Unterhaut, mäßig gefüllte Darmschlingen mit flüssigem bis breiigem, weißlich-gelbem Inhalt im Kolon, häufig vermehrt geronnener Labmageninhalt. Starke Injektion der Mesenterialgefäße und mäßige Ödematisierung der Lymphknoten, gelegentlich starke Rötung von Darmwand und Mesenteriallymphknoten. Mäßiges Lungenödem, gelegentlich Petechien. *Mikroskopisch:* auf langen Dünndarmzotten adhäsiv Bakterien anhaftend. Gefäße stark hyperämisch, gelegentlich Mikrothromben nachweisbar. In Einzelfällen im Ileum Abschilferung von Epithelien.
Differentialdiagnose: Rota-, Corona-, Breda-, Adeno-, Calicivirusinfektionen, Chlamydieninfektionen, Kryptosporidieninfektion.

19.2.9.2. Dickdarminfektionen

Die Infektion vornehmlich des Dickdarmes mit besonderen Kolitypen ist in Europa bisher wenig bekannt. Sie unterscheidet sich von der vorgenannten Form der Koliinfektion dadurch, daß Tiere bis zu sechs Tagen befallen sein können und vor allem Kolonveränderungen auftreten, die histologisch und auch fluoreszenzmikroskopisch nachgewiesen werden müssen. Der Nachweis bestimmter Kolitypen erfolgt über den Kulturnachweis und mit Hilfe der Immunfluoreszenz sowie mit Hilfe serologischer Differenzierung.

19.2.9.3. Koliseptikämie

Anamnese: Neugeborene Kälber bis hin zum 8. oder 10. Lebenstag zeigen fieberhafte Erkrankung mit Schwäche, Schwellung der Gliedmaßen und langsam zunehmender Hinfälligkeit, die von Durchfall begleitet sein kann. *Makroskopisch:* Tonsillitis, Schwellung des Nabels, Petechien an serösen Häuten, Milzschwellung und Rötung sowie Schwellung aller Körperlymphknoten. Gelegentlich kann ein serofibrinöses Exsudat in Bauch-, Brust- oder Herzbeutelhöhle vorliegen. Serofibrinöse Synovialitis und Tendovaginitis. *Mikroskopisch:* Neben den Anzeichen der akuten bis subakuten Serositis kommt nicht selten eine akute eitrige Meningoenzephalitis hinzu.
Differentialdiagnose: andere mit Septikämie einhergehende bakterielle Infektionen (Klebsiellen, bei älteren Tieren Salmonellen, Pseudomonas, Listeriose).
Ergänzende Untersuchungen: Kulturnachweis und Differenzierung der invasiv wachsenden Serogruppen mit Hilfe serologischer Testverfahren.

19.2.9.4. Kolimastitis

Anamnese: kurz nach dem Kalben auftretende akute Entzündung eines oder zweier Euterviertel mit starker Lymphknotenschwellung, hohem Fieber und starker Störung des Allgemeinbefindens. *Makroskopisch:* Das befallene Euterviertel ist stark geschwollen, derb und fest, der Milchcharakter ist völlig verlorengegangen, das Sekret besteht aus Blut und Fibrinflocken. Auf der Schnittfläche sind große Bezirke landkartenähnlich abgegrenzt und als Gangrän zu erkennen. Die regionären Lymphknoten sind hochgradig vergrößert und blutig infiltriert. *Mikroskopisch:* breitflächige Nekrosen mit starker hyperämischer Abgrenzung, multiple Thrombosierungen von Gefäßen. Ausgedehnte Infiltration von neutrophilen Granulozyten und Makrophagen.

Differentialdiagnose: Mastitis, hervorgerufen durch Bacillus cereus, Clostridieninfektionen, Klebsielleninfektionen.

Ergänzende Untersuchungen: Bakterienkultur und serologische Differenzierung von bestimmten Kolistämmen.

Literatur

Bellamy, J. E. C., and S. D. Acres (1979): Enterotoxigenic colibacillosis in colostrum-fed calves: pathologic changes. Am. J. Vet. Res. **40**, 1391–1397.

Mason, R. W., and A. Corbould (1981): Colisepticemia of lambs. Aust. Vet. J. **57**, 458–460.

19.2.10. Haemophilus-somnus-Infektion

Die Haemophilus-somnus-Infektion beim Rind, auch als infektiöse, septikämische, thrombotisch-embolische Meningoenzephalitis (ISTEME) oder Sleeper syndrome bekannt und wahrscheinlich am Weak calf syndrome beteiligt, wird durch ein pleomorphes, unbewegliches, unbekapseltes, keine Hämolyse verursachendes, gramnegatives Bakterium verursacht. Der *Erreger* kann unterschiedliche Organmanifestationen entwickeln und wird entweder im Gewebe des ZNS, der Lungen oder im Urogenitaltrakt gefunden und ist seltener an Arthritiden oder Tendovaginitiden beteiligt. Die *Pathogenese* ist unvollkommen geklärt. Da auch Tiere, die hohe Serumantikörpertiter besitzen, septikämisch erkranken können, wird diskutiert, daß die Entstehung von Antigen-Antikörper-Komplexen an der Entwicklung der regelmäßig beobachteten Vaskulitis, die als Ursache für die charakteristische Thrombenbildung angesehen wird, beteiligt ist. Wahrscheinlich ist eine vorherige Sensibilisierung des Organismus mit diesem Erreger notwendig, um das typische Bild der meist bei Masttieren auftretenden thrombotisch-embolischen Meningoenzephalitis zu erzeugen. Die Morbidität ist meist mit 2 % (selten bis zu 10 %) anzunehmen, die Mortalität befallener Tiere ist hoch. Bei experimentellen intravenösen oder intranasalen Inokulationen an Kälber betrug die Inkubationszeit 19–92 Stunden. Die verschiedenen Organmanifestationen sind wie folgt charakterisiert.

● **Vorrangige ZNS-Beteiligung.** *Anamnese:* zunächst bei Einzeltieren in Mastgruppen (seltener bei älteren Tieren und Kühen), Tiere im Koma, mit oder ohne Opisthotonus und Fieber (40–41 °C); bei näherer Inspektion der Herde können einige Tiere mit unsicherem Gang, Ataxie, Schwäche, Steifheit oder später mit Kreisbewegungen oder Zwangsbewegungen vorgefunden werden. Plötzliche Todesfälle kommen vor. Festliegende Tiere können bis zu drei Tagen, seltener bis zu einem Monat überleben. *Makroskopisch:* vemehrt meist stark getrübter Liquor, Hyperämie der Meningen, multiple, 1–15 mm große Infarkte (meist auf der Schnittfläche besser zu identifizieren), irregulär verteilt in allen Teilen des Gehirns und Rückenmarks möglich. Schwellung der großen Gelenke und Sehnenscheiden, gefüllt mit serosanguinöser, oft Fibrinflocken enthaltender Synovia, Schwellung regionärer Lymphknoten, gelegentlich Petechien an serösen Häuten. Bei dieser Form werden manchmal bei der Sektion fokale, lobulär oder sublobulär begrenzte, fibrinös-eitrige Pneumonien mit Mikroabszessen beobachtet. *Mikroskopisch:* nekrotisierende Vaskulitis mit Thrombenbildung, Infarkten und Einschmelzungsherden. Je nach Alter der Veränderung: neutrophile Granulozyten gemeinsam mit Makrophagen oder lymphoplasmazellulären Infiltrationen. In Kapillaren und entzündlich veränderten kleineren Gefäßen Bakterien. Akute fibrinöse Synovialitis und Tendovaginitis. Bei experimentellen Infektionen wurden Vaskulitis, Thromben und Mikrothromben auch in Myokard, Niere, Leber und Körperlymphknoten nachgewiesen.

● **Lungenform.** *Makroskopisch:* Bei systematischen Untersuchungen zur Abklärung der Bronchopneumonie der Rinder (Shipping-fever) wurde in einer beträchtlichen Anzahl von Lungen Haemophilus somnus aus akuten eitrigen Bronchopneumonien mit Mikroabszessen und Pleuritis isoliert. Die typische Vaskulitis war in diesen Fällen selten. ZNS-Erscheinungen wurden bei dem von diesen Tieren stammenden Material nur ausnahmsweise gesehen.

● **Urogenitalform.** Der Nachweis von Haemophilus somnus aus Uterustupfern bei Metritis, nekrotisierenden Uterusentzündungen, aus einem im 7. Trächtigkeitsmonat abortierten Kalb und aus dem Samen (bei systematischen Untersuchungen zur Qualitätskontrolle) bei Zuchtbullen deutet darauf

hin, daß dieser Erreger weit verbreitet sein kann und Untersuchungen zur Pathogenese notwendig sind, um diese Infektionskrankheit besser zu verstehen.
Differentialdiagnose: ZNS-Form: Zerebrokortikalnekrose (meist kein Fieber, im UV-Licht erkennbare Verfärbungen im Kortex); Listeriose (vorwiegend monozytäre Zellen im Liquorausstrich, histologisch: Verteilungsmuster und eher Mikroabszesse als Vaskulitis); Bleivergiftung (anamnestische Erhebungen und Bleinachweis aus Organen und Blut, keine entzündlichen makroskopischen und mikroskopischen ZNS-Veränderungen); Aujeszkysche Krankheit (meist schneller Tod, keine deutlichen makroskopischen ZNS-Veränderungen). Andere seltenere Ursachen von ZNS-Störungen. **Lungenform:** alle mit infektiöser Bronchopneumonie beim Rind (Rindergrippe, Shipping-fever-complex) einhergehenden Erkrankungen.
Ergänzende Untersuchungen: steril entnommener Liquor und ein halbes Gehirn für mikrobiologische Untersuchungen zum Erregernachweis. Histologische Untersuchungen.

Literatur

Andrews, J.J., T.D. Anderson, L.N. Slife and G.W. Stevenson (1985): Microscopic Lesions Associated with the Isolation of Haemophilus somnus from Pneumonic Bovine Lungs. Vet. Pathol. 22, 95—103.

Stephens, L.R., P.B. Little, B.N. Wilkie and D.A. Barnum (1981): Infectious thromboembolic meningoencephalitis in cattle: A review. J. Amer. Vet. Med. Assoc. 178, 378—384.

19.2.11. Listeriose

Die Listeriose (Drehkrankheit, Circling disease) ist eine bei Rind, Schaf, Ziege und wohl auch bei allen Wildwiederkäuern in drei Erscheinungsformen verlaufende (Gehirn-Augen-Form, Metritis- und Abortform, Septikämie) bakterielle Infektionskrankheit. Saisonale Häufungen von Krankheitsausbrüchen gegen Ende des Winters sind möglich. Der *Erreger* ist ein grampositives, peritrich begeißeltes, aerobes oder mikroaerophiles Stäbchen von 1—2 µm Länge. Er kommt in 5 serologisch unterscheidbaren Typen mit einzelnen Subtypen vor und ist in der Umwelt weit verbreitet, lange (Monate bis Jahre) im Erdboden, Mist oder Silage haltbar und häufig in saprophytärer Besiedelung der Schleimhäute (Tonsillen, Rachenring, Vormägen) bei Haustieren zu finden. Bisher unvollkommen abgeklärte, den Infektionsablauf begünstigende Faktoren (Klima, Fütterung, Silage, Immunitätslage) werden in der *Pathogenese* diskutiert. Für die Gehirnform wird ein sich über die Nasen- oder Maulschleimhaut (Molarenwechsel) aszendierend auf die Trigeminus- und Glossopharyngicus-Äste ausbreitender Infektionsweg angenommen, bei den zwei anderen Formen kommt es wahrscheinlich zu lokal-invasiven, sich hämatogen ausbreitenden Infektionen. Die Morbidität variiert entsprechend den begünstigenden Faktoren und liegt meist zwischen 5—10 %. Die Mortalität ist, bezogen auf die Gehirnform, sehr hoch, da Nutztiere, die nach erfolgreicher Behandlung die Krankheit überstehen, wegen der nachhaltigen ZNS-Schädigung unwirtschaftlich sind.

- **Gehirn-Augen-Form.** *Anamnese:* einseitiges Verdrehen des Kopfes mit Schluckbeschwerden, Speichelfluß, Nasen- und Lippenzuckungen, Konjunktivitis, Pansenfülle, Kreisbewegungen, Hängenlassen eines oder beider Ohren bzw. Augenlider, Vorstrecken der Zunge, später Ataxie, Seitenlage und Festliegen mit Ruderbewegungen. Bei der Augenform treten plötzliche Todesfälle allein nach Keratokonjunktivitis ein. *Makroskopisch:* starke Füllung des Pansens mit trockenem Inhalt. Subkutane Blutungen an exponierten Stellen, wenn Tiere in extremis längere Zeit verharrten. Stark vermehrter, manchmal leicht geröteter Liquor, Hyperämie der Meningen, auf der Schnittfläche des Gehirns im Medulla-Pons-Hirnstamm-Bereich Nekrosen oder Blutungen, oft einseitig. *Mikroskopisch:* je nach Dauer der Erkrankung und Erregertyp unterschiedlich ausgebildete eitrige Enzephalitis mit Mikroabszessen, in granulomatöse Enzephalitis übergehend im Bereich der Kerngebiete der genannten Gehirnnerven. Kann unilateral oder irregulär bilateral sein. Gelegentlich erregerhaltige Makrophagen nachweisbar. Je weiter die entzündliche Infiltration vom Mikroabszeß entfernt ist, umso mehr Monozyten und Lymphozyten finden sich im Infiltrat im Virchow-Robinschen Raum. Panenzephalitis gleichen Typs bei der invasiv-hämatogenen Form der Jungtiere.
- **Metritis- und Abortform.** *Makroskopisch:* Metritis mit Aborten und Nachgeburtsverhaltung; multifokale, gelblich erscheinende Nekrosen auf den Kotyledonen oder der Plazenta; Nekrosen in den Parenchymen (Leber, Milz, seltener Niere und Lunge) des abortierten Fetus. *Mikroskopisch:* miliare Nekrosen mit Neutrophilen und reichlich Makrophagen, die Erreger (Spezialfärbungen) enthalten können.

● **Septikämie.** Vorrangig bei Jungtieren vorkommend, die kurz vor oder bei der Geburt infiziert sind. *Makroskopisch:* Milz- und Lymphknotenschwellung. Folliculäre Hyperplasie der Milz mit Nekrosen. Miliare Parenchymnekrosen, meist in der Leber. *Mikroskopisch:* wie bei Metritis- und Abortform.

Differentialdiagnose: **Gehirnform:** Zerebrokortikalnekrose (meist auf Masttiere beschränkt, Nekrosen im UV-Licht sichtbar, histologische Veränderungen in der Hirnrinde); Zönurose (Zysten im Gehirnparenchym makroskopisch sichtbar); Tollwut (Immunfluoreszenz aus Hippokamp und Medulla oblongata); Bornasche Krankheit (histologischer Befund); Otitis interna (meist makroskopisch erkennbar). **Abortform:** Ausschluß anderer Aborterreger. **Septikämie:** akute, mit Septikämie einhergehende bakterielle Infektionen; beim Kalb IBR.

Ergänzende Untersuchungen: Liquor (vermehrt Leukozyten, Erhöhung von Gesamteiweiß und Glucose). Erregernachweis aus Liquoraspirat oder Liquortupfer bzw. aus dem Parenchym (manchmal Kälteanreicherung erforderlich). Histologischer Befund (Verteilungsmuster); bei Augenform: histologischer Befund; bei Septikämie und Abortform: Erregernachweis aus Parenchymen und Labmageninhalt, histologischer Befund.

Literatur

Büning, U. (1975): Auswertung der im Tiergesundheitsamt der Landwirtschaftskammer Hannover bei Schafen diagnositizierten Listeriosefälle. Vet.-med. Diss., Hannover.

Dennis, S. M., and C. O. Njoku (1974): Pathology of Listeria infections in domestic animals. Vet. Bull. **44**, 67—74.

19.2.12. Leptospirose

Die Leptospirose ist eine bakterielle, akut, subakut oder chronisch verlaufende Infektionskrankheit, die alle Altersgruppen von Rindern in unterschiedlicher Weise befallen kann. Schafe und Ziegen sind seltener erkrankt. Der *Erreger* ist *Leptospira interrogans*, von dem über 100 verschiedene Serotypen aus mindestens 18 unterscheidbaren Serogruppen bekannt sind; die häufigsten bei Wildwiederkäuern, Ziegen, Schafen und Rindern identifizierten sind *L. pomona, L. grippotyphosa, L. hardjö, L. canicola* und seltener *L. icterohaemorrhagiae*. Der Erreger wird mit dem Harn ausgeschieden und ist weit in der Umwelt verbreitet. Er gelangt über Schleimhäute (Konjunktiva, Mukosa des oberen Respirationstrakts und Maulschleimhaut) sowie Hautläsionen in Lymphgefäße und über das Kreislaufsystem in die Leber. Einige Serotypen verursachen Hämolyse, wodurch Ikterus und Anämie erklärlich sind. Sie werden später im Verlauf von Hämoglobinurie in der Niere lokalisiert, andere (z. B. L. hardjö) reichern sich nach einer Septikämie im trächtigen Uterus an (Abort) und können zu Mastitis bzw. zu Endothelschäden im Euter Anlaß geben, woraus Blutmelken resultiert. Die Inkubationszeit ist mit 3—10 Tagen anzunehmen, die Morbidität kann sehr hoch sein, die Mortalität ist bei hochempfänglichen Kälbern größer als bei Masttieren oder Kühen.

● **Akute Form.** *Anamnese:* Meist Kälber erkranken an Septikämie mit Fieber und Hämorrhagien, Ikterus sowie Anämie infolge der Hämolyse; Hämoglobinurie, Schwäche. Diese Form ist bei erwachsenen Tieren selten. Bei Rind und Schaf kann die Septikämie ZNS-Störungen auslösen (Meningitis). *Makroskopisch:* Ikterus, hämorrhagische Diathesen an allen serösen Häuten, Leberschwellung, Lungenödem, Nierenschwellung. *Mikroskopisch:* Tubulonephrose, Glomerulitis, hypoxische Lebernekrosen und Leberzelldegeneration.

● **Subakute bis chronische Form.** Häufiger bei Mastrindern (Feedlot) und Kühen. *Anamnese:* Leistungsrückgang, Schwäche, Anämie, milder Ikterus, bei Kühen Milchrückgang und Blutmelken. Hämoglobinurie. *Makroskopisch:* Die Tiere sterben selten; der Schlachtbefund zeigt neben einem Subikterus, gelegentlichen Schleimhautblutungen und einer leicht verfetteten, geschwollenen Leber je nach Dauer der Erkrankung eine gesprenkelte Niere mit rauher Oberfläche und vielen narbigen Einziehungen und weißen Knoten. Dunkelbraunroter Harn ist häufig. *Mikroskopisch:* chronische interstitielle Nephritis mit reichlich plasmazellulären Infiltraten.

● Bei **Aborten** werden meist L. pomona oder L. hardjö als Erreger identifiziert. Aborte treten nach dem 6. Trächtigkeitsmonat auf und erfolgen 3—6 Wochen nach der durchgemachten Allgemeininfektion. Diffuse Plazentitis, gelblich-braun verfärbte, schlaffe Plazenta von gelatinöser Beschaffenheit. Der Fetus, da erst 1—2 Tage oder später nach dem Absterben ausgestoßen, ist meist autolytisch. Erregernachweis ist wegen der fortgeschrittenen Autolyse schwierig, manchmal möglich aus fetaler Niere oder Harn oder aus maternalem Harn. Information über den Verlauf einer Erkrankung in der Herde gemeinsam mit serologischen Untersuchungen sind erforderlich, um die Diagnose abzusichern.

Seltener sind makroskopisch Lebernekrosen und Nierendegeneration zu erkennen.

● **Mastitis.** Vor allem L. hardjö hat große Affinität zur Milchdrüse und Plazenta und wird in den meisten Fällen mit Abort und/oder Mastitis gefunden.

Anamnese: plötzlicher Milchrückgang, Schwäche und Fieber (wie bei akuter Form, aber ohne auffälligen Ikterus). Schlaffes Euter und hohe Milch-Leukozytenzahlen von Gemelken aller vier Viertel. Verfärbung der Milch (gelborange), manchmal Blukoagula enthaltend. Die Tiere erholen sich meist nach Behandlung.

Differentialdiagnose: **akute, subakute bis chronische Form:** hämorrhagische Diathesen anderer Genese; Kupfervergiftung: toxikologischer Nachweis aus Leber und Niere; mit Ikterus und Nierenschäden und/oder Hämoglobinurie einhergehende Intoxikationen (Aflatoxikose, Adlerfarnvergiftung, Vergiftung mit Eicheln, Oxalatvergiftung); Blutmelken: andere Ursachen — Trauma, Mangelkrankheiten; **Abort.**

Ergänzende Untersuchungen: Nachweis von Leptospiren aus Urin im Dunkelfeld-Phasenkontrastmikroskop; fluoreszenzmikroskopischer Nachweis von Leptospiren aus Harn, Abklatschpräparate von der Niere oder aus dem Labmagen; im histologischen Nierenpräparat Färbung nach Levaditi oder Warthin-Starry (Versilberung). Bei Aborten ist serologischer Nachweis aus Fetalblut möglich ebenso wie aus Leichenblut adulter Tiere. Bakteriologischer Nachweis aus Organen oder Blut bei akuter septikämischer Form.

Literatur

Armatredjo, A., and R. S. F. Campbell (1975): Bovine leptospirosis. Vet. Bull. **45**, 875—891.

Schmitz, J. A., B. M. Coles and G. M. Shires (1981): Fatal hemolytic disease in sheep attributed to Leptospira interrogans serotype hardjö infection. Cornell Vet. **71**, 175—182.

19.2.13. Nekrobazillose

Als Nekrobazillose werden mit schwerwiegender, in die Tiefe reichender Gewebsnekrose einhergehende Organveränderungen bezeichnet, aus denen sich *Fusobacterium necrophorum (Sphaerophorus necrophorus),* ein gramnegatives, nicht sporenbildendes, unbewegliches, obligat anaerobes, fadenförmiges Bakterium isolieren läßt. Der *Erreger* muß als Opportunist angesehen werden, denn er breitet sich erst sekundär nach Schädigung des Oberflächenepithels (mechanische Läsionen, Virusinfektionen, Witterungseinflüsse, ernährungsbedingte Schäden) oder in direktem Synergismus mit anderen Bakterien im befallenen Gewebe aus. Der Gewebsschaden wird durch bakterielle Syntheseprodukte wie Leukozidin (Exotoxin), das Zellen zerstört und Gefäßschäden mit Thrombose induziert, sowie endotoxisch wirkende Lipopolysaccharide verursacht, sobald der Erreger in die Tiefe eindringt. Auf Grund der verschiedenen Organmanifestationen in bestimmten Altersgruppen und unter unterschiedlichen Haltungsbedingungen lassen sich 4 Krankheitskomplexe abgrenzen.

● **Kälberdiphtheroid** (Necrotic laryngitis, Oral and laryngeal necrobacillosis). *Anamnese:* meist bei Kälbern unter 3 Monaten, seltener bei Schaflämmern als orale Form und bei Jungrindern bis zu 18 Monaten als laryngeale Form vorkommend; röchelnde Atmung mit faulig-ranzigem Geruch der Atemluft; Allgemeinerkrankung; Speicheln, Schluckbeschwerden, Schwellung der regionären Lymphknoten; Futterreste aus dem Maul hängend, gelegentlich Anzeichen von Pneumonie. *Makroskopisch:* scharf demarkierte, in die Tiefe reichende, mit Phlegmone einhergehende, käsige Nekrosen in der Maulschleimhaut, um durchbrechende Zähne oder besonders im Bereich der Stimmbandtaschen sich auf die Knorpel des Kehlkopfes ausbreitend und in die Zungenbeine infiltrierend. In fortgeschrittenen Fällen multifokale Lungennekrosen und Demarkation der Gewebsnekrosen mit Geschwürsbildung und breitflächiger, tiefer Nekrose. *Mikroskopisch:* tiefgreifende ulzerative Entzündung mit zentraler Nekrose und entsprechend der Dauer des Prozesses Demarkation.

● **Nekrobazillose der Leber** (Rumenitis-liverabscess-complex). Meist bei Mastieren (Feedlotcattle) auftretende und selten beim Kalb, gelegentlich bei Schaflämmern infolge von Nabelinfektionen vorkommende Erkrankung, die oft als Schlachtbefund angetroffen wird. Bei Einbruch der Leberabszesse in die Vena cava (Vena-cava-Thrombose kann auch in Verbindung mit anderen abszedierenden Lebererkrankungen erfolgen) oder der Ausbildung embolischer Aneurysmen in der Hohlvene kommen Todesfälle vor.

Anamnese: Erhöhung der Köpertemperatur, Apathie, Bauchdeckenspannung, Verweigerung der Futteraufnahme und gefüllte Vormägen, Ikterus. *Makroskopisch:* Vormagennekrosen oder breitflächige Ruminitis vorwiegend im kranioventralen

Pansensack. Von hier ausgehend fibrinöse Peritonitis möglich; multiple Leberaszesse oder Nekrosen mit möglichem Einbruch in die Vena cava. Bei der bei Kalb und Lamm vorkommenden omphalogenen Infektion Schwellung des Nabels und der Nabelvene. Bei embolischer Ausbreitung auf die Lunge Nekrosen im Lungenparenchym. Bei der häufigen Fremdkörperretikulitis des Rindes können Nekrosen, verursacht durch Fusobacterium necrophorum, zu Komplikationen mit ähnlichen Erscheinungen führen. *Mikroskopisch:* nekrotisierende Entzündung je nach Dauer des Prozesses in allen betroffenen Gewebsbezirken.

● **Nekrobazillose der Geschlechtsorgane.** In Verbindung mit der Geburt sowie infolge der IBR-IPV oder anderer Virusinfektionen der Genitalschleimhaut kann es zu seltenen aszendierenden Scheideninfektionen mit dem Erreger kommen, die sich in breitflächigen nekrotisierenden Entzündungen (meist als Vulvovaginitis) darstellen. Aszendierende Uterusinfektionen als nekrotisierende Endometritiden und in Verbindung mit Aborten sind möglich.

● Das **Panaritium der Rinder** (Infectious footrot of cattle, Fouls, Infectious pododermatitis) wird meist als eine Infektion mit *Fusobacterium necrophorum* diskutiert, es sind aber synergistisch wirkende Erreger wie *Bacteroides melaninogenicus* und/oder *Bacteroides nodosus* erforderlich, um die Veränderung zu erzeugen. Das Panaritium führt nur in Ausnahmefällen zum Tod. Die Krankheit ist charakterisiert durch Lahmheit, meist ein-, selten beidseitig und häufiger an den Hinterbeinen; Fieber, mangelnde Futteraufnahme und Gewichtsverlust, bei Kühen mangelnde Milchleistung. *Makroskopisch:* Nekrose der aufgeweichten Haut im Interdigitalspalt, die sich im fortgeschrittenen Stadium auf Kronsaum und Sohle ausbreitet. Nekrotisches Gewebe umgeben von Ödemen mit starker Schwellung der Umgebung; aufsteigende Infektion in Sehnenscheiden und Gelenke ist möglich. Das Gewebe ist von unterschiedlich abgegrenzten Nekrosen durchsetzt. Die **Moderhinke bei Schaf und Ziege** (Footrot, infektiöse Klauenentzündung) ist eine in der Schafhaltung zu großen Verlusten führende Klauenentzündung, an deren Zustandekommen *F. necrophorum* beteiligt ist. Obwohl als Primärerreger *Bacteroides nodosus* angenommen wird, werden die in die Tiefe reichenden Nekrosen und die Krankheit verschlimmernden Läsionen ursächlich auf das gleichzeitige Vorkommen von *F. necrophorum* zurückgeführt. *Makroskopisch:* Nekrosen der Klauenlederhaut mit Loslösung des Wand- und Sohlenhornes; aszendierende Nekrosen in Zehengelenken, im Bandapparat und an Sehnenscheiden und Sehnen. Bei seltenen Todesfällen metastatische Herde in anderen Gelenken, Leber, Lunge und Niere.

Differentialdiagnose: Die Veränderungen sind meist typisch. Bei der Vormagen-Leber-Form sollten Leberinfarkte ausgeschlossen werden.

Ergänzende Untersuchungen: Erregernachweis aus Gewebsproben durch bakteriologische Untersuchungen.

Literatur

Egerton, J. R., and E. A. Laing (1979): Characteristics of Bacteroides nodosus isolated from cattle. Vet. Microbiol. 3, 269.

Jensen R., L. H. Lautermann, J. J. England, P. H. Brady, D. P. Horton, D. E. Flack, M. F. Cox, N. Einertson, G. K. Miller and C. E. Rehlfield (1981): Laryngeal diphtheria and papillomatosis in feedlot cattle. Vet. Pathol. 18, 143—150.

Langworth, B. F. (1977): Fusobacterium necrophorum: its characteristics and role as an animal pathogen. Bacteriol. Rev. 41, 373—390.

19.2.14. Paratuberkulose

Die Paratuberkulose (Johnesche Krankheit) ist eine schon seit vielen Jahren gut bekannte, weltweit verbreitete, langsam verlaufende und sich langsam ausbreitende, unbehandelbare, meist bei älteren und erwachsenen Tieren vorkommende bakterielle chronische Darmerkrankung. Der *Erreger* ist *Mycobacterium paratuberculosis*, ein säurefestes, unbewegliches Stäbchen von bis zu 1,5 μm Länge und 0,3—0,5 μm Breite. Verschiedene Typen (bovinus, ovinus, dysgonic) und einzelne Subtypen dieses Erregers sind auf Grund von Wachstumskriterien in der Kultur bekannt. Unterschiedliche geographische Verbreitung des einen oder anderen Typs bei Schaf, Rind und Ziege werden beschrieben. Sicher ist Typus bovinus auch für Schafe infektiös. Die meisten Infektionen erfolgen über die orale Aufnahme aus der Umwelt (Erreger wird mit Kot, Milch oder Plazenta ausgeschieden), eine diaplazentare Infektion ist möglich, und intrauterine sowie intravenöse Infektionen sind experimentell nachgewiesen. Wahrscheinlich infizieren sich Kälber und Lämmer schon als Jungtiere und beherbergen den Erreger für viele Monate, bis frühestens mit 15—18 Monaten, meist im Alter von 2—6 Jahren, die Krankheit manifest wird. Ob ältere Tiere überhaupt für die Paratuberkulose empfänglich sind, ist umstritten. Vom Kliniker werden 3 Möglichkeiten der Infektion unterschieden: 1. resistente Tiere, die keine Symptome zeigen, aber gelegentlich den Erreger ausscheiden können; 2. Tiere in der Inkubationszeit, die intermittierend Durchfall zeigen und den Erreger ausscheiden, und 3. Tiere, die in typischer Weise erkrankt sind und regelmäßig den Erreger ausscheiden. Wegen der wahrscheinlich immunologisch bedingten, bisher unzureichend abgeklärten *Pathogenese* des von zusätzlichen Faktoren beeinflußten Krankheitsverlaufes (Trächtigkeit, Laktation, ernährungsbedingte Mangelkrankheiten, Parasitosen) schwanken die Angaben über die Morbidität. Tiere, die typisch erkranken, siechen unheilbar dahin.

Anamnese: Leistungsrückgang (Milch), Abmagerung bei guter Freßlust, vermehrt Flüssigkeitsaufnahme, intermittierende, später erbsensuppenartige Durchfälle, die sich über Wochen und Monate hinziehen und schließlich zum Verfall mit Schwäche und Dehydratation führen. Bei Schafen können die langandauernden Durchfälle fehlen, aber Vliesschäden auffallen und Dyspnoe sowie Depression und Kräfteverfall im Vordergrund stehen. *Makroskopisch:* subkutane Ödeme (Triel, Unterkiefer), mäßig vermehrt Bauchhöhlenflüssigkeit und starke Ödematisierung der intestinalen Lymphknoten und des Mesenteriums. Starke Verdickung der Darmschleimhaut von Ileum und Kolon mit regelmäßiger Beteiligung der Ileozäkalregion. Hirnwindungsartige Schleimhautfalten, die mit Schleim, Fibrin oder Futterresten bedeckt sein können. Starke submuköse Ödeme mit Stauung der Lymphgefäße. Bei Schaf und Ziege können in den stark ödematisierten Lymphknoten Nekrosen, verkäste Bezirke und Verkalkungen vorkommen, die als weiße Knötchen auch in der Darmwand sichtbar werden können. *Mikroskopisch:* nestartig angeordnete, schaumig erscheinende Makrophagen, Riesenzellen vom Langhanstyp, massenhaft epitheloide Zellen und lympho-plasmazelluläre Infiltration. Zellinfiltrate verdrängen Krypten und breiten sich über die Mukosa in die Submukosa aus. Granulomatöse Veränderungen auch in Lymphknoten und vorwiegend bei Schaf und Ziege auch in Leber und gelegentlich Milz. Bei letzteren demarkierte verkäste oder verkalkte Knoten. Starke Dilatation von Lymphgefäßen (Lymphangiektasie) in Darmwand und Lymphknoten.

Differentialdiagnose: Darmtuberkulose (Abgrenzung kann besonders bei kleinen Wiederkäuern und Zootieren Schwierigkeiten bereiten); Pseudotuberkulose (Spezialfärbungen und Erregernachweis); chronisch verlaufende Parasitosen (Erregernachweis, Leberegel, Magen-Darm-Strongyliden).

Ergänzende Untersuchungen: histologische Untersuchung mit Ziehl-Neelsen-Färbung. Bei 60 % der Tiere erstreckt sich die Erkrankung auf das Kolon (Kolonbiopsie). Ausstrich von Kot mit Ziehl-Neelsen-Färbung oder Schleimhautkratzpräparat bei der Sektion. Kultureller Nachweis über besondere Kulturmedien.

Literatur

Duncan, J. R., C. E. Hall and C. de Lisle (1978): Johne's disease and the practitioner. Cornell Vet. 68 (suppl.), 179.

Thoen, C. O., and E. M. Himes (1986): Mycobacteria. In: Pathogenesis of Bacterial Infections in Animals. (Eds. C. A. Gyles and C. O. Thoen). The Iowa State Universtiy Press, Ames, Iowa.

19.2.15. Tuberkulose

Dank der intensiven Eradikationsprogramme sind glücklicherweise die Rinder- und Schafbestände in Europa größtenteils frei von Tuberkulose, so daß heute die Tuberkulose nicht mehr zu den häufig vorkommenden Krankheiten gezählt werden kann. Dennoch sollte man sich immer wieder vergegenwärtigen, daß Neuausbrüche möglich sind und die typischen Veränderungen wie Perlsucht, Lungentuberkulose und Eutertuberkulose nicht in Vergessenheit geraten sollten. Bezüglich der Besonderheiten des Verlaufs der Tuberkulose beim Rind wird auf die Darstellungen im Teil I dieses Buches verwiesen.

19.2.16. Pasteurellose
(Pasteurella-haemolytica-Infektion der Lunge, Enzootische Pneumonie)

Der *Erreger, Pasteurella haemolytica Typ A*, ein kleiner, gramnegativer Kokkobazillus (mit vielen Subtypen), bevorzugt den nasopharyngealen Raum. Von hier erfolgt die Ausbreitung auf den unteren Respirationstrakt.

Anamnese: plötzliche Todesfälle bei Lämmern und Erkrankungen mit pneumonischen Symptomen bei Muttertieren meist in den Monaten Mai, Juni und Juli. Bei jungen Lämmern eher septikämische

Form, bei älteren Tieren begrenzt auf Respirationstrakt und Thorax. *Makroskopisch:* subkutane Blutungen im Bereich des Pharynx und der Rippen, Ergüsse in der Pleurahöhle sind reich an Fibrin; derbe Verfestigung der kranioventralen Lungenlappen mit akuter fibrinöser Pleuritis, nach mehrtätigem Krankheitsverlauf Verklebungen und Verwachsungen mit derben, festen, grauroten, knotenförmigen Bezirken, die zur Verwechselung mit der Adenomatose führen können. *Mikroskopisch:* Hyperämie, Ödeme in Alveolen mit Bakterienrasen im eiweißreichen Exsudat. Multifokale Nekrosen, die in der Peripherie mit basophilen, spindelförmigen Zellen abgegrenzt sind. Starke Verbreiterung der interlobulären Septen, in denen Fibrinthromben in Lymphgefäßen häufig sind. Die Morbidität ist meist auf 10 % begrenzt, die Mortalität relativ hoch und abhängig von Wetterbedingungen und Streßsituationen.

Diagnose: kultureller Nachweis des Erregers, histologischer Befund.

Differentialdiagnose: Pneumonien durch Mykoplasmen (atypische Pneumonie), progressive Pneumonien, Lungenadenomatose, parasitäre Pneumonien.

● **Pasteurella-haemolytica-Infektion als Septikämie.** Als *Erreger* werden verschiedene *Subtypen von Pasteurella haemolytica Typ T* isoliert. Auch von diesem Biotyp sind zahlreiche Subtypen bekannt. Bevorzugter Sitz sind Tonsillarbereich und Rachenring.

Anamnese: Schafe im Alter von 6—9 Monaten erkranken im Herbst und frühen Winter (Oktober, November, Dezember) nach spätem Umweiden. Plötzliche Todesfälle ohne vorherige Merkmale. Andere Tiere fallen durch Festliegen, Depression und Dyspnoe mit Schaum vor dem Maul auf. *Makroskopisch:* Blutungen an Rücken, Thorax, Zwerchfell und Pleura. Lungen sind nicht retrahiert, dunkelrot gefärbt und stark ödematös. Manchmal Erosionen mit Nekrosen im vorderen Verdauungstrakt und oberflächliche Ulzerationen im Labmagen. Gelegentlich bis zu 5 mm im Durchmesser betragende Nekrosen der Leber sowie Milzinfarkte. *Mikroskopisch:* multiple Bakterienemboli in Zonen mit akuter Nekrose in allen beschriebenen Lokalisationen (vorderer Verdauungstrakt, Leber, Niere, Milz), Blutungen mit nur dezenter Zellreaktion. Gelegentlich exsudative Meningitis mit starker Hyperämie.

Differentialdiagnose: akute Septikämien.

Ergänzende Untersuchungen: Erregernachweis, histologische Untersuchungen.

Literatur

Al-Darraji et al. (1982): Experimantal infection of lambs with bovine respiratory syncytial virus and Pasteurella haemolytica. Am. J. vet. Res. 43, 224—240.

Martin, W. B. (1983): Diseases of Sheep. Blackwell Scientific Publ.

19.2.17. Campylobacter-Infektionen

● **Winterdysenterie der Rinder** (Vibrionen-Enteritis, Stallruhr). Die Winterdysenterie ist eine enzootisch verlaufende, bei älteren Rindern und Kühen vorkommende, hochkontagiöse, mit hoher Morbidität und sehr geringer Mortalität einhergehende Stallseuche unbekannter Ätiologie, meist im Winter auftretend. Wie der Name bereits sagt, wurde früher „Vibrio coli" als Ursache für diese Erkrankung angenommen. Derzeit wird von einigen Autoren angenommen, daß *Campylobacter jejuni, Campylobacter fetus ssp. fetus* und/oder *Campylobacter faecalis* ursächlich an der Entstehung dieser Krankheit beteiligt sind. Ferner wird vermutet, daß ein Coronavirus auslösender Faktor für diese Infektion sein kann, da die genannten Campylobacter-Stämme häufig im Rinderdarm zu finden sind.

Anamnese: plötzliches Auftreten wäßriger Durchfälle bei älteren Rindern und Kühen mit erheblicher Reduktion der Milchleistung. Bei einzelnen Tieren können kolikartige Erscheinungen vorkommen und die Fäzes schwarz gefärbt sein. Obwohl Tiere meist noch Futter aufnehmen, erscheinen sie schnell dehydratiert, zeigen mattes Haarkleid und sind kotbeschmiert. *Makroskopisch:* In den seltenen Fällen, die zum Tode führen, zeigen sich akute katarrhalische Enteritiden, vor allem im hinteren Dünndarm, selten ist der Dickdarm mit betroffen, kann aber gerötet sein. Über den Peyerschen Platten sind gelegentlich Fibringerinnsel zu finden mit Übergang zu einer fibrinösen, selten hämorrhagischen Enteritis. Der Labmagen ist stark hyperämisch, gelegentlich liegt eine Abomasitis vor. *Mikroskopisch:* katarrhalische bis fibrinöse, manchmal hämorrhagische Enteritis mit Nachweis von *Campylobacter* in den Epithelzellen.

Differentialdiagnose: BVD, Salmonellose, Kokzidiose, akute Vergiftungen.

Ergänzende Untersuchungen: Nachweis von *Campylobacter-Arten* (genannte Spezies) aus Kotprobe, Nachweis von *Campylobacter* im histologischen Präparat mit geeigneten Spezialfärbungen (Warthin-Starry), wobei eine Erregerspezifität mit Spezialfärbungen nicht erbracht werden kann. Eine spezifische Immunfluoreszenz für verschiedene *Campylobacter-Spezies* ist möglich, z. Z. aber für die beim Rind vorkommenden *Campylobacter*-Stämme nicht in allen Laboratorien verfügbar. Nachweis einer Coronavirusinfektion durch Elektronenmikroskopie.

● Campylobacter-Infektionen mit *Campylobacter fetus* ssp. *fetus* verursachen **Unfruchtbarkeit** und **Aborte**, jene mit *Campylobacter fetus* ssp. *intestinalis* verursachen lediglich Aborte. Campylobacter-induzierte Aborte treten im 5.–6. Monat (beim Schaf im 2. Monat) der Trächtigkeit auf. Veränderungen durch den Erreger infolge von Deck- oder Besamungsinfektion ähnlich wie bei Brucellose: meist autolytisch, da Tod des Fetus längere Zeit zurückliegt, gelblich verfärbte, ödematöse, manchmal nekrotische Kotyledonen; im Gewebe zwischen den Kotyledonen Blutungen und Ödeme, manchmal gelbliche, lederartige Beschaffenheit. Histologisch nachweisbare Nekrose der Zotten und Demarkation mit Neutrophilen. Feten sind autolytisch, gelblich verfärbt mit subkutanen Ödemen. Auf Parenchymen und serösen Häuten der Körperhöhlen können fibrinöse Exsudate vorkommen. Der Erregernachweis erfolgt mit Dunkelfeld-Phasenkontrastmikroskopie aus nekrotischen Kotyledonen oder veränderter Plazenta bzw. dem Labmageninhalt, der gelblich verfärbt und trübe sein kann. Lochialfluß enthält ebenfalls Erreger. Immunfluoreszenz an Ausstrichen aus genannten Substraten ist möglich, Züchtung des Erregers auf entsprechenden Kulturmedien ist zum sicheren Nachweis der Erregerspezies notwendig.

Literatur

Al-Mashat, R.R., and D.J.Taylor (1981): Production of enteritis in calves by the oral inoculation of pure cultures of Campylobacter faecalis. Vet. Rec. 109, 97–101.

Firehammer, B.D., and L.L.Myers (1981): Campylobacter fetus subsp. jejuni: its possible significance in enteric diseases of calves and lambs. Am. J. Vet. Res. 42, 918–922.

19.2.18. Brucellose

Brucella abortus. Der Erreger breitet sich hämatogen im Muttertier aus und siedelt sich in der Schleimhaut des Uterus an, wird auf die Plazenta übertragen und vermehrt sich in Trophoblasten. Aborte frühestens in 6. Monat, häufiger im letzten Drittel der Trächtigkeit; häufig Retention der Plazenta, akute, seltener chronische Plazentitis; Kotyledonen sind blutig durchtränkt, rotgelb verfärbt, manchmal mit Nekrosen durchsetzt. Eihäute verdickt und ödematös mit lederartiger Beschaffenheit. Fetus meist autolytisch. Gelegentlich nekrotisierende Arteriitis in Lungengefäßen und Nekrosen und Granulome in Parenchymen nachweisbar. Erregernachweis erfolgt mit Hilfe von Brucellenfärbungen oder Immunfluoreszenz an Abstrichen von veränderten Kotyledonen oder Plazentateilen oder aus der Lunge des Fetus. Bakterienkultur aus Labmageninhalt, Lunge und veränderten Plazentateilen. Verschiedene serologische Verfahren und Milchprobenuntersuchungen werden zur Herdendiagnose und bei Merzungsverfahren eingesetzt.

Brucella ovis. Beim Schaf können gelegentlich Infektionen mit Brucella ovis zum Abort (Spätaborte, Frühgeburten oder Totgeburten) führen und danach Sterilität zur Folge haben. Der Erreger breitet sich nach oraler Aufnahme oder als Deckinfektion hämatogen aus und verursacht beim trächtigen Muttertier Plazentitis (bei Böcken Orchitis und Epididymitis). Die Plazenta ist verdickt, ödematös, nur in einzelnen Bezirken mit gelb-weißlichen Plaques bedeckt, die Kotyledonen sind vergrößert, derb und haben gelblich-weißes Aussehen. Der Nachweis des Erregers erfolgt aus veränderten Plazentateilen, dem Labmageninhalt und der Lunge des Fetus.

Brucella melitensis. Schafe und Ziegen sind der Hauptwirt für Brucella melitensis. Der Erreger wird mit der Milch, dem Harn, Vaginalschleim oder Fruchtwasser und Plazenta ausgeschieden und ist als Ursache des beim Menschen vorkommenden Maltafiebers bekannt. Infolge oraler Aufnahme nach Aspiration erregerhaltigen Staubes, nach Deckinfektionen oder in Verbindung mit Hautverletzungen kommt es zu einer Bakteriämie, danach zur Absiedlung des Erregers in Lymphknoten (oft regionär im Bereich der Eintrittspforte) und der Milz und beim tragenden Muttertier in der Plazenta, ohne daß die Tiere dabei sichtbar erkranken (beim Muttertier kann Mastitis eintreten, bei Böcken Orchitis, Epididymitis und Nekrosen sowie Abszeßbildungen im Hodengewebe, im Spätstadium Hodenatrophie). Die Abortursache ist die Plazentitis. Plazenta ist ödematös und mit gelb-braunen, schmierigen Belägen bedeckt. Kotyledonen sind blutig infiltriert, nekrotisch; der Fetus ist meist autolytisch und gelblich verfärbt, Leber, Milz und Lymphknoten können vergrößert sein und Nekrosen zeigen. Der Erregernachweis erfolgt aus veränderten Plazentateilen, Labmageninhalt und Organen des Fetus.

19.2.19. Corynebakterien-Infektionen

Actinomyces (Corynebacterium)-pyogenes-Aborte, deren Ursache allein auf diesen Erreger zurückgeführt werden, sind selten. Sie ereignen sich nach dem 6. Monat der Trächtigkeit und erfolgen nach Ausbreitung einer hämatogenen Infektion über die Plazenta und von hier aszendierend über die Nabelgefäße mit Infektion des Fetus. Die Plazenta ist rotbraun bis braun verfärbt. Im Fetus finden sich vermehrt gelbrote, fibrinhaltige Flüssigkeit in Körperhöhlen mit Perikarditis, Pleuritis und Peritonitis sowie gelegentlich eitrige Prozesse in Parenchymen. Erregernachweis über Kulturmedien aus den Organen des Fetus. Histologisch sind eine eitrige Plazentitis und Bronchopneumonie nachweisbar.

19.2.20. Q-Fieber

Das Q-Fieber (Q-fever) ist eine durch *Coxiella burnetii* (Rickettsie) hervorgerufene, weltweit verbreitete *Zoonose*, die bei den Haustieren, vor allem beim Schaf, als Aborterreger vorkommt. Während die Erkrankung beim Menschen mit grippeähnlichen Symptomen (Fieber, Kopfschmerzen, Appetitlosigkeit, Erbrechen und Respirationstraktbeschwerden) verläuft, verursacht sie bei Rindern und Schafen außer *Aborten* kaum Krankheitsanzeichen. Die Übertragung erfolgt oral oder aerogen, wenn bei Aborten größere Mengen des Erregers mit dem Fruchtwasser oder Lochialfluß in die Umgebung ausgeschieden werden. Eine Übertragung durch Zeckenbiß oder über Zeckenkot als Tröpfcheninfektion ist ebenfalls möglich. Die Organveränderungen beim Abort der Schafe, der meist gegen Ende der Trächtigkeit auftritt, beschränken sich auf die Plazenta. Die Kotyledonen sind von Blutungen durchsetzt, das Gewebe zwischen den Kotyledonen ist ödematös und blutig oder mit grau-gelbem Belag bedeckt.

19.3. Mykosen

Mykosen (Pilzinfektionen) kommen meist beim Rind, seltener beim Schaf als Allgemeinerkrankung vor und sind eine Folge der Einwirkung prädisponierender Faktoren. Die Mykosen des Digestionstraktes sowie die des Respirationstraktes sind meist sekundärer Natur, die Hautmykose Trichophytie kann als primäres Ereignis vorkommen.

19.3.1. Mukormykose

Als *Erreger* kommen verschiedene *Mucor-Arten* vor. Von einigen Autoren wird angenommen, daß *Absidia corymbifera* häufiger an diesem Infektionsgeschehen des Digestionstraktes beteiligt ist: Wahrscheinlich sind bestimmte azidotische Bedingungen zum Haften der Infektion Voraussetzung, so daß die Eintrittspforte meist eine azidotische Rumenitis oder Vormagenentzündung ist. Bei Tieren, die mit verschimmeltem Heu oder verschimmelter Silage gefüttert werden, treten derartige Erkrankungen erst dann auf, wenn sie plötzlich auf kohlenhydratreiches Futter umgestellt werden und entspechende Vormagenverhältnisse zustande kommen.

Anamnese: plötzlicher Milchrückgang, Sistieren der Vormagenmotorik, Vormagenüberladung, gespannte Bauchdecken, Apathie und schließlich Festliegen bei sehr stark gefülltem Vormagen, gelegentlich wäßrige Diarrhoe. *Makroskopisch:* mäßige subkutane Ödeme, Subkutis durchsetzt mit petechialen, gelegentlich ecchymotischen Blutungen, Subikterus oder Ikterus, manchmal mangelnde Blutgerinnung. Vermehrt rot-gelbliche Bauchhöhlenflüssigkeit (wenn bereits Perforation der Vormägen erfolgt ist, Beimengungen von Futterbestandteilen), im Vormagen breitflächige Blutungen, gelegentlich einhergehend mit totaler Nekrose der Vormagenwand. Blutungen in der Haube und Blutungen und Nekrosen im Psalter, vereinzelt Labmagenulzera, multifokale Ulzera im Dünn- und Dickdarm, gelegentlich mit Peyerschen Platten in Verbindung stehend. Vereinzelt Lebernekrosen, Blutungen an den serösen Häuten der Brusthöhle mit subepi- und subendokardialen, breitflächigen Blutungen, die gelegentlich auch ins Myokard reichen. In Fällen, in denen eine akute Krankheit überstanden wird, kann es zur *chronischen Vormagenmykose* kommen, bei der in den Psalterblättern bis zu 1 cm große, wie ausgestanzte Löcher in der Wand zu finden sind, die als Folge einer stattgehabten Vormagenmykose entstanden sind. *Mikroskopisch:* akute Ulzerationen der Vormagen- bzw. Labmagen- und Darmwand mit Nachweis von Pilzhyphen, die besonders in den thrombosierten Gefäßen, die von Blutungen umgeben und durch Entzündungszellen abgegrenzt werden, zu finden sind. In Lebernekrosen sind ebenfalls Pilzhyphen nachweisbar. In anderen Organen, in denen metastatisch embolisch verschleppte Pilzhyphen in Blutungen zu finden sind, erfolgt ebenfalls Thrombosierung der Gefäße durch invasiv wachsende Mucoraceen.

Differentialdiagnose: Vormagenüberladung, azidotische Rumenitis, Ulzera im Vormagen bzw. Darm infolge anderer Ursachen.

Ergänzende Untersuchungen: Nachweis von Mucor-Spezies im Futter, histologischer Nachweis von Pilzhyphen in histologisch veränderten Bezirken, am besten dazu geeignet sind thrombosierte Gefäße.

19.3.2. Aspergillose

Der häufigste *Erreger* für eine Aspergillose bei Haustieren ist *Aspergillus fumigatus,* seltener können *A. flavus, A. niger* und *A. nidulans* als pathogene Erreger auftreten. Beim Rind, seltener beim Schaf, dringen sie entweder über den aerogenen Weg ein und beherrschen als granulomatöse Pneumonie das Sektionsbild, oder sie infizieren das Tier als galaktogene primäre Milchdrüseninfektion, die sich dann über die Lymphknoten auf den ganzen Körper ausbreiten kann. *Makroskopisch:* granulomatöse Veränderungen auf der Schnittfläche der Milchdrüse, meist in einem Viertel, mit Granulombildungen im regionären Lymphknoten und entsprechend der Ausbreitung der Veränderungen Aussaat dieser Pilzgranulome über den ganzen Körper. Da auch bei dieser Pilzinfektion eine massive Thrombenbildung erfolgt, sind die breitflächigen Blutungen ähnlich ausgebildet wie bei der Mukorinfektion. Bei der respiratorischen Form können breitflächige, erosiv-ulzerative Veränderungen an Nasenschleimhaut oder Trachea ebenfalls Eingangspforte für die Aspergillose sein. *Mikroskopisch:* Granulombildungen meist mit zentraler Nekrose, häufig beruhend auf einem Thrombus mit, entsprechend dem Alter der Veränderung, unterschiedlich ab- oder umgebauter Blutung und abgegrenzter Einkapselung. In der Nachbarschaft der histologisch nachweisbaren Veränderung finden sich häufig Pilzhyphen in Gefäßthromben.

Differentialdiagnose: granulomatöse Entzündungen, Tuberkulose, Aktinomykose, andere Granulome.

Ergänzende Untersuchungen: Nachweis des Erregers über Anzüchtung auf Kulturmedien aus verändertem Gewebsmaterial. Nachweis des Erregers im histologischen Schnitt, u. U. mit Spezialfärbungen.

19.3.3. Dermatomykosen

Bei den durch Pilze bedingten Hauterkrankungen handelt es sich meistens um Infektionen mit *Trichophyton* spp. Sie führen nicht zum Tode und sind durch ihre ringförmigen Veränderungen mit Haarausfall *(Ringworm)* charakterisiert. Über Einzelheiten s. Trichophytie, Teil I.

Literatur

Pohlenz, J., F. Ehrensperger und C. Breer (1973): Spontane Todesfälle infolge Mukormykose des Vormagens beim Rind. Schweiz. Arch. Tierheilk. 115, 4, 161–167.

Taylor, R. L., and L. D. Kintner (1979): Phycomycosis of feedlot cattle. J. Amer. Vet. Med. Assoc. 174, 371–373.

19.3.4. Mykotischer Abort

Verschiedene *Aspergillus-Arten* und Mucoraceen wie *Absidia-, Rhizopus-* und *Mortierella-Arten* können beim Rind, seltener beim Schaf, Ursache für sporadisch auftretende *Aborte* sein. Sie treten meist im späten Winter oder Frühjahr auf und werden selten vor Ende des 5. Trächtigkeitsmonats gesehen, meist im letzten Drittel der Tragezeit. Pilzsporen können aerogen, oral oder galaktogen in den Körper gelangen und nach hämatogener Ausbreitung sich in der Plazenta des tragenden Tieres ansiedeln. Schwerwiegende klinische Erkrankungen beim Muttertier (Pneumonien oder Vormagenmykosen) sind selten, aber unter bestimmten Bedingungen möglich. Die wesentlichen Veränderungen erfolgen an der Plazenta; der Fetus wird im allgemeinen schnell nach dem Absterben ausgestoßen, meist wenig autolytisch. Plazenta: auffällige, schwerwiegende nekrotisierende Plazentitis (gelblich-braun, wie mit Kleie bestreut); Kotyledonen vergrößert mit lokalen Nekrosen, die mit deutlichem, rot demarkiertem Randwall abgegrenzt sind. Das Gewebe zwischen den Kotyledonen erscheint gefaltet und lederartig, manchmal braunrot gesprenkelt. Fetus manchmal noch lebend geboren, aber lebensschwach, da zu früh. In etwa 25–30% der Fälle werden um die Augen, an der Schulter oder an der Flanke runde, manchmal konfluierende, haarlose, graue, leicht erhabene, trockene Hautbezirke gefunden, die der Ringflechte ähnlich sind. Der Erregernachweis erfolgt an Hand histologischer Untersuchungen, bei denen eine Vaskulitis mit Thromben und entzündlicher Infiltration sowie Blutungen in Randgebieten zu nekrotischen Bezirken typisch sind. Spezialfärbungen (PAS und Versilberung). Pilzmyzelien in Nekrosen lassen sich auch in Lunge, Leber und in Haarfollikeln der veränderten Hautbezirke finden. Der Nachweis von Pilzmyzelien im Ausstrich von äußerlich beschmutzten Kotyledonen oder Plazentateilen sollte mit Vorsicht interpretiert und nur in Verbindung mit den für eine Pilzinfektion typischen entzündlichen Veränderungen als positiv angesehen werden. Eine Pilzkultur kann aus Labmageninhalt, Lunge, Leber, Hautveränderungen und aus nekrotischen Veränderungen der Plazenta erfolgreich sein.

19.4. Parasitäre Krankheiten

19.4.1. Kokzidiose

Als Ursache dieser Darminfektion (Rote Ruhr, Kokzidienruhr) sind Kokzidien der Gattung *Eimeria* anzusehen. Von den 21 verschiedenen Eimeria-Arten des Rindes spielen vor allem *Eimeria bovis, E. zürni* und *E. ellipsoidalis* in Mitteleuropa eine Rolle. Der Erreger vermehrt sich in den Epithelzellen des Dünn- und Dickdarmes und verursacht somit eine massive Schleimhautschädigung, die zu Blutungen ins Darmlumen führen kann. Während früher gemeint wurde, daß lediglich Weidetiere, vorwiegend Jungtiere erkranken, ist in Verbindung mit der Intensivierung der Tierhaltung bekannt geworden, daß auch Masttiere unter bestimmten Bedingungen infiziert sein können. Die Infektion tritt im allgemeinen im Alter von $^1/_2-2$ Jahren auf, Kälber können auch ausnahmsweise früher infiziert sein.
Anamnese: profuse, meist blutige Durchfälle, häufig Anämie. Einzelne plötzliche Todesfälle. Im Endstadium der Krankheit erhöhte Körpertemperatur und gelegentlich Dyspnoe (wahrscheinlich Sekundärinfektion der Lunge). *Makroskopisch:* katarrhalische bis diphtheroid-nekrotisierende Enteritis, starke Ödematisierung der hinteren Dünndarm- und Zäkum- sowie Kolonschleimhaut, gelegentlich Proktitis. Hochgradige Schwellung der Darmlymphknoten mit starker Ödematisierung des Gekröses. *Mikroskopisch:* massenhaft Parasiten in Epithelzellen nachweisbar. Häufig fibrinbedeckte Erosionen an der Oberfläche, Infiltration von neutrophilen Granulozyten und starke mononukleäre Infiltration unter Beteiligung von Plasmazellen, wenn die Erkrankung länger angedauert hat.
Differentialdiagnose: Trichostrongylideninfektionen, Salmonellose, akute BVD, Vergiftungen.

Ergänzende Untersuchungen: Nachweis des Erregers im Kratzpräparat und im histologischen Präparat, Untersuchung der Kotproben von erkrankten Tieren zum Nachweis von Kokzidien.

19.4.2. Kryptosporidiose

Es handelt sich um eine durch *Cryptosporidium sp.*, ein Sporozoon, hervorgerufene parasitäre Infektion. Die Sporozoen sind in der Umwelt weit verbreitet und können mehrere Spezies befallen. Kürzlich hat sich gezeigt, daß die Kryptosporidiose als *Zoonose* Bedeutung hat. Während diese Infektion bei immunkompetenten Individuen selbstlimitierend verläuft, spielt sie bei immuninkompetenten eine ganz besondere Rolle dadurch, daß unbehandelbare Durchfallerkrankungen, aber auch Erkrankungen des Respirationstraktes verursacht werden können. Bei Kalb und Schaf stehen die Erkrankungen im Bereich des Verdauungstraktes im Vordergrund. Die Kryptosporidieninfektion gehört zu den neonatalen Diarrhoen.
Anamnese: meist in Problembeständen, in denen bei Kälbern in der ersten Lebenswoche unbehandelbare Diarrhoen auftreten. Zwei bis drei Tage nach der oralen Infektion zeigen die Tiere zunächst schleimig-breiigen, dann fibrin- und selten bluthaltigen Kot, später wäßrige Diarrhoe. Gelegentlich wird vermehrt Speichel beobachtet und, bevor Durchfallsymptome auftreten, in Einzelfällen Kolik mit Eindickung des Kotes. Durch den starken Flüssigkeitsverlust führt die Erkrankung schnell zum Tod. *Makroskopisch:* dilatierte dünnwandige Darmschlingen, Schleim und Blutbeimengungen im grünlich verfärbten Kot des Blinddarmes und auch des Kolons. Im Kolon gelegentlich herdförmig-fibrinöse, manchmal ulzerative Kolitis, starkes Vortreten der Peyerschen Platten in Dünn- und Dickdarm. *Mikroskopisch:* hochgradige Zottenatrophie, Fusion von Zotten und hochgradige Krypthyperplasie mit mäßiger Infiltration der Lamina propria. Die Infiltrate sind reich an Mastzellen und eosinophilen Granulozyten. Die Erreger von 1–3, selten 4 μm Durchmesser, entsprechend den verschiedenen Entwicklungsstadien, sitzen an der Oberfläche der Epithelien im Mikrovillussaum, im Dünndarm seltener, im Dickdarm regelmäßig an den Kryptzellen.
Differentialdiagnose: Rota-, Corona-, Breda-, Calicivirusinfektionen, E.-coli-Infektion, Salmonellose.
Ergänzende Untersuchungen: modifizierte Giemsa-Färbung oder ZN-Färbung am Kratzpräparat der Darmschleimhaut oder aus Kotprobe. Anrei-

cherungsverfahren aus Kotprobe zum Kokzidiennachweis. Histologische Untersuchung ist nur möglich am frisch sezierten Tier, da beim Abschilfern der Zellen der Erregernachweis nicht mehr möglich ist. Spezifische Immunfluoreszenz, unspezifische Immunfluoreszenz nach Auramininkubation.

19.4.3. Fasziolose

Die Infestation mit *Fasciola hepatica* (Leberegelkrankheit, Hepatitis et cholangitis fasciolosa) führt zu großen wirtschaftlichen Schäden, die eine Folge chronischer Leberleiden sind. Die Leberveränderungen verursachen chronische Abmagerung, mangelnde Milchleistung, Fruchtbarkeitsstörungen, Anämie und Krankheitsanfälligkeit. Ferner sind die Verluste durch verworfene, für den Genuß untaugliche Lebern erheblich. Einzelheiten über die verschiedenen Verlaufsformen (akute, chronische) sollten den einschlägigen Lehrbüchern der Parasitologie und Buiatrik entnommen werden. Im Rahmen dieser Darstellung sollen lediglich die wesentlichen pathologisch-anatomischen Merkmale aufgezeichnet werden.

Akute Fasziolose: Schwellung der Leber mit multiplen subkapsulären Blutungen sowie Wandergängen, die tief in das Leberparenchym, das brüchig ist, hineinreichen. Auf dem Anschnitt lassen sich in der Tiefe gelegentlich kleine Parasiten identifizieren, besonders dann, wenn eine dünne Scheibe aus der Leber herausgeschnitten wird und diese im Wasser hin- und herbewegt wird, so daß die Parasiten absinken. Die akute Form geht häufig mit einer akuten Peritonitis einher.

Chronische Fasziolose: feste, derbe Leber, vor allem im Bereich der linken Leberhälfte. Die Gallengänge ragen deutlich über die Oberfläche der Leber hervor, gelegentlich finden sich zystisch erweiterte, dünnere Gallengänge, die durch die Proliferationen im Gangsystem sowie Parasiten blockiert sind. Die stark verdickten Gallengänge können beim Rind verkalken, beim Schaf ist eine Verkalkung selten oder fehlend. Die regionären Lymphknoten sind dunkelbraun gefärbt. Bei den Tieren, die wegen eines starken Leberegelbefalls geschlachtet werden, sind subkutane Ödeme, Vermehrung der Bauchhöhlenflüssigkeit und Anämie wichtige Kennzeichen. Im Anschnitt durch die stark verdickten, meist verkalkten Gallengänge lassen sich häufig die eingerollten Parasiten nachweisen.

Literatur

Eckert, J., H. Keller, J. Hösli und U. Heß (1977): Subakute Fasziolose beim Rind. Schweiz. Arch. Tierheilk. **119**, 135—148.

19.4.4. Trichostrongyliden-Befall

Diese parasitären Infektionen verursachen eine Gastroenteritis, die häufig zu wirtschaftlichen Verlusten führt und bei Weidetieren auch Todesfälle verursachen kann. Einzelheiten über die genaue Bestimmung, parasitäre Untersuchungsmethoden und Bedeutung der Parasitosen vor allem bei Jungtieren sollten der einschlägigen Literatur aus der Parasitologie entnommen werden. Im Rahmen dieser Darstellung können nur einige wenige ausgewählte Parasitosen, die zum Tode führen und mit bestimmten Merkmalen behaftet sind, dargestellt werden.

19.4.4.1. Hämonchose

Die Hämonchose spielt vor allem beim Schaf, aber auch bei der Ziege und gelegentlich beim Rehwild eine wichtige Rolle. Die als *Magenwurmseuche* bekannte Erkrankung führt häufig bei Jungtieren zu Todesfällen, meist bei älteren Tieren aber zu erheblicher Leistungsminderung und Reduktion der Wollqualität. Die durch den Parasiten hervorgerufenen Labmagenveränderungen resultieren in Erhöhung des pH-Wertes, Veränderungen der Labmagenmotilität und stark reduzierter Verdauungsfunktion.

Anamnese: plötzliche Todesfälle bei mäßig oder schlecht genährten Jungtieren im August und September, bei anderen Tieren aus der gleichen Gruppe Anämie, Leukopenie und Schwellung der Lymphknoten bei zunehmender Diarrhoe. *Makroskopisch:* hochgradige Abmagerung, Anämie, vermehrt Bauch- und Brusthöhlenflüssigkeit, Lungenödem, seröse Atrophie des Körperfettes, Hydrothorax und Hydroperikard. Beim Anschnitt des Labmagens finden sich mittelgradige Ödeme der Labmagenfalten, die stark gerötet sind und mit kleinen grauweißen Pünktchen besetzt sind. Häufig finden sich in dem der Schleimhaut aufliegenden Schleim feine, rot erscheinende Parasiten als hauchdünne Fädchen von 2—3 cm Länge. *Mikroskopisch:* Gastritis, manchmal mit Ulzera an der Oberfläche, lympho-plasmazelluläre Infiltration unter Beteiligung von eosinophilen Granulozyten.

Differentialdiagnose: Gastroenteritiden, Clostridiosen, Salmonellose.

Ergänzende Untersuchungen: Nachweis von Haemonchus im Labmageninhalt, Nachweis von Parasitenlarven in Kotproben. Die Infektion mit Haemonchus contortus spielt beim Rind nur eine untergeordnete Rolle.

19.4.4.2. Ostertagiose

Diese Trichostrongylideninfektion ist von großer Bedeutung für die Rinderhaltung, spielt aber auch bei der Schafhaltung eine Rolle. Die Ostertagiose ist eine *Jungtierkrankheit*. Die sich im Labmagen anheftenden Parasiten zerstören die Drüsen, woraus ein Verlust der Belegzellen resultiert und eine Labmagen-pH-Wert-Veränderung eintritt. Somit wird die Umwandlung von Pepsinogen zu Pepsin reduziert bzw. völlig verhindert, es bleibt die Denaturierung der Nahrungseiweiße aus.

Anamnese: struppiges Haarkleid, Diarrhoe, mangelnde Gewichtszunahmen bzw. Gewichtsverluste.
Makroskopisch: subkutane Ödeme, Aszites, Hydrothorax, Hydroperikard. Lungenödem, seröse Atrophie des Körperfettes, vor allem in der Kranzfurche. Hochgradiges Ödem der Labmagenfalten, die mit multiplen, teils konfluierenden Knötchen von 2—5 mm Durchmesser besetzt sind und oft kraterförmig eingezogen sind; gelegentlich können sie Ausgang für Sekundärinfektionen mit Ulkusbildung sein. Hochgradige Hyperämie, gelegentlich Blutungen im Labmagen. Mit Detritus, gelegentlich Parasiten gefüllte dilatierte Krypten der tiefen Schleimhautschicht, multifokale Infiltration von Lymphozyten und histiozytären Zellen sowie zahlreich Mastzellen, Verlust von Belegzellen, reparative Prozesse mit herdförmigen Krypthyperplasien. Eine Besonderheit der Ostertagieninfektion stellt die *Winterostertagiose* dar (s. Teil I).
Differentialdiagnose: andere Gastroenteritiden des Jungrindes, BVD, Salmonellose.
Ergänzende Untersuchungen: Bestimmung des Parasiten aus Labmageninhalt bzw. Kotprobe von anderen Tieren aus gleicher Gruppe.

19.4.4.3. Trichostrongylose

Der *Erreger, Trichostrongylus axei,* ist ebenfalls ein Labmagenbewohner. Da dieser Parasit häufig kombiniert mit anderen Labmagenparasiten vorkommt, ist zu erwähnen, daß durch den Befall des Labmagens ebenfalls pH-Wert-Veränderungen erfolgen, die Durchfall und reduzierte Freßlust zur Folge haben. Ferner wird durch die starke pH-Wert-Verschiebung des Magens die Magen-Darm-Barriere gestört, so daß bakteriellen Infektionen (Clostridiosen) Vorschub geleistet werden kann. Die Infektion ist gekennzeichnet durch helle Flecken in den Labmagenfalten, starke Schleimbildung und Ulkusbildung.

19.4.4.4. Cooperia- und Nematodirus-Befall

Die im Dünndarm parasitierenden *Cooperia-* und *Nematodirus-Arten* führen zu katarrhalischer Enteritis und daraus resultierenden Abmagerungen, die gelegentlich zum Tode führen können, wobei ähnliche Sektionsbilder anzutreffen sind, wie bei der Labmagenparasitose beschrieben.

Literatur

Eckert, J., und H.-J. Bürger (1979): Die parasitäre Gastroenteritis des Rindes. Berl. Münch. Tierärztl. Wschr. 92, 449—457.

Perl, R., F. Inderbitzin und J. Eckert (1981): Epizootologie und Bedeutung des Endoparasitenbefalles bei Rindern in alpinen Weidegebieten. Schweiz. Arch. Tierheilk. 123, 167—188.

19.4.5. Lungenwurmbefall

Die Lungenwurminfektion führt regional zu großen Verlusten bei kleinen und großen Wiederkäuern. Während beim Rind der *Große Lungenwurm (Dictyocaulus viviparus)* der einzige *Erreger* einer direkten parasitären Atemwegsinfektion ist, kommen bei kleinen Wiederkäuern sowohl *Dictyocaulus filaria* als auch *Kleine Lungenwürmer* (Gattungen *Protostrongylus, Muellerius, Cystocaulus, Neostrongylus*) mit einer indirekten Entwicklung vor. Die Parasiten werden oral aufgenommen und wandern über das Darmepithel in die intestinalen Lymphgefäße, von hier ins Kapillarbett der Lunge und leben nach mehreren Häutungen in den unteren Atemwegen als geschlechtsreife Parasiten. Die Übertragung erfolgt auf verseuchten Weiden durch Aufnahme der Larven mit dem Gras oder über frisches Heu. Die Morbidität kann in verseuchten Weidegebieten sehr hoch sein, die Mortalität ist abhängig von der Anzahl aufgenommener infektiöser Larven und möglichen Sekundärinfektionen.

Anamnese: Fast ausschließlich bei Jungrindern auf der Weide vorkommend, nur in Ausnahmefällen bei der Entwicklung hypobiotischer Larven

auch als Stallinfektion möglich. Der akuten Erkrankung geht meist eine kurze, oft unbemerkte Diarrhoe voraus. Starke Abdominalatmung mit Husten nach Auftreiben der Tiere. Bei starker Infektion schnelle Verschlechterung des Allgemeinbefindens mit Dyspnoe, Maulatmung und Festliegen. Die subakute Form verläuft langsamer (über 3—4 Wochen und länger). Tiere zeigen rauhes Haarkleid, Schwäche, Gewichtsverlust und variierende respiratorische Symptome. *Makroskopisch: akute Form:* in Verbindung mit massiver Larvenwanderung mangelnde Retraktion des Parenchyms, hochgradiges Lungenödem und deutliche Zeichnung der interstitiellen Septen durch Emphysembildung. Marmorierte Zeichnung der Lungenläppchen. Zu diesem Zeitpunkt sind noch keine adulten Parasiten nachweisbar. *Histologisch:* Ödeme, Blutungen und Infiltrationen von Neutrophilen und Eosinophilen sowie Larvenstadien in Alveolen. Im *subakuten und chronischen Stadium* Gewebsverfestigungen mit Bildung grau-weißer Knötchen und stark granulierte Zeichnung peribronchialer Gebiete durch Lymphfollikelhyperplasie. Adulte Parasiten im Bronchialbaum. *Histologisch:* meist einhergehend mit einer katarrhalisch-eitrigen Bronchopneumonie mit Abkapselung konsolidierter Herde, in denen Anschnitte von adulten Würmern zu finden sind.
Differentialdiagnose: Enzootische Bronchopneumonie, wenn in der subakuten und chronischen Phase Sekundärinfektionen vorliegen; Formen der interstitiellen Pneumonie in der akuten und perakuten Phase.
Ergänzende Untersuchungen: histologische Untersuchung und makroskopische Identifizierung der Parasiten. Koproskopische Untersuchung (kann bei Einzeltieren in bestimmten Phasen der Infektion negativ sein, als Herdenuntersuchung aber geeignet). Entnahme von Trachealschleim (s. auch Lehrbücher der Parasitologie).

Literatur

Boch, J., und R. Supperer (1983): Veterinärmedizinische Parasitologie. 3. Aufl. Paul Parey, Berlin und Hamburg.

19.4.6. Kriebelmückenbefall

Kriebelmücken können unter bestimmten Klimabedingungen (Lufttemperatur, Wassertemperatur, Fließgeschwindigkeit des Wassers) bei ihrer Entwicklung in Massen ausschwärmen und Rinder befallen. Die häufigsten in Europa diese Krankheit verursachenden Kriebelmücken sind *Simulium reptans, Odagmia ornata, Wilhelmia equina* und *Boophthora erythrocephala.* Es wird angenommen, daß der beim Stich entlassene Speichel hochtoxische Substanzen enthält, die wahrscheinlich das Atemzentrum lähmen, weshalb die Krankheit auch als *Simuliotoxikose* (Black fly disease) bezeichnet wird. Ferner wird eine allergische Pathogenese diskutiert. Plötzliche Todesfälle von $^{1}/_{2}$—2jährigen Jungrindern, die auf Weiden in der Nähe von kleinen Fließgewässern oder deren näheren Umgebung gehalten werden. Diese Todesfälle treten meist in der Zeit von April bis Ende Juni auf und ereignen sich vornehmlich nach plötzlicher sehr starker Erwärmung der Luft.
Anamnese: Erkrankte Tiere zeigen stark beschleunigte Atmung, Erhöhung des Pulses und Anzeichen eines Lungenödems, gelegentlich Festliegen, Koma und Tod. Überlebende Tiere können sich 2—3 Tage nach Aufstallung erholen. *Makroskopisch:* multiple petechiale Blutungen an wenig behaarter Haut, Euter, Skrotum, Perineum, Vaginalschleimhaut, Ohren, Mund- und Nasenschleimhäuten. Diese Blutungen können konfluieren. Häufig finden sich vor allem im inneren Gehörgang, aber auch in der Nähe von Blutungen tote Mücken. Ausgedehnte subkutane Ödeme mit Ödemen der regionären Lymphknoten, hochgradige Ödeme des Kehlgangs mit Glottisödem, Vermehrung der Pleural-, Perikardial- und Peritonealflüssigkeit, hochgradiges Lungenödem, petechiale Blutungen im Myokard. *Mikroskopisch:* Hohlraumbildungen im Stratum spinosum, in denen vorwiegend Erythrozyten, aber auch Zelltrümmer vorhanden sind. Ausgedehnte perivaskuläre, vornehmlich eosinophile Infiltrate um Gefäße des Stratum papillare. Blutungen im Myokard, Blutungen im Bereich des Hirnstammes.
Differentialdiagnose: hämorrhagische Diathesen, hervorgerufen durch Thrombopenie oder Leukopenie, Verbrauchskoagulopathie (auf der Weide selten vorkommend).
Ergänzende Untersuchungen: Nachweis der Mücken im Bereich der Stichstellen oder am Tier, histopathologische Untersuchung im Bereich der Stichstelle (typisch).

Literatur

Kutzer, E., M. Car und J. Fanta (1981): Zur Kriebelmückenplage in Österreich. Wien. tierärztl. Mschr. **68**, 22—31.

19.4.7. Parasitär bedingte Aborte

19.4.7.1. Trichomoniasis

Bei Infektionen mit dem Flagellaten *Trichomonas fetus* kommt es meist zu Frühaborten. Es handelt sich um eine durch den Deckakt übertragene Infektion, deren Häufigkeit mit Einführung der künstlichen Besamung stark zurückgegangen ist. In der Herde werden gleichzeitig auftretende Pyometra und zunehmende Sterilität bei Kühen beobachtet. Häufig werden beim Abort Fetus und Plazenta gleichzeitig abgestoßen. In seltenen Fällen kommt es zur Nachgeburtsverhaltung mit anschließender Endometritis, die wegen der schwerwiegenden Schädigungen an der Uterusschleimhaut meist zur Sterilität führt. Am Fetus lassen sich keine Veränderungen nachweisen, die Plazenta kann gelbweiß verfärbt und mit flockigem Exsudat belegt sein. An den Kotyledonen können gelegentlich Blutungen vorkommen. Der Erregernachweis erfolgt aus Fruchtwasser, Uterussekret oder Labmageninhalt. Die sich unregelmäßig schnell bewegenden, entgegen dem Uhrzeigersinn drehenden Protozoen sind im mikroskopischen Nativpräparat nachweisbar.

19.4.7.2. Toxoplasmose

Bei Wiederkäuern spielt der Toxoplasmenabort, verursacht durch *Toxoplasma gondii*, nur bei Schaf und Ziege eine Rolle. Der Erreger wird über das durch infizierten Katzenkot verschmutzte Futter aufgenommen und verursacht Aborte bei Muttertieren, bei anderen Tieren verläuft die Infektion symptomlos. Infektionen in der Mitte der Trächtigkeit führen zum Absterben der Frucht, Infektionen zum späteren Zeitpunkt verursachen Schäden am Gehirn des Fetus, der lebensschwach geboren wird und meist in der ersten oder zweiten Lebenswoche stirbt. Veränderugen an der Plazenta: Einzelne, manchmal zahlreiche Kotyledonen zeigen multiple, scharf demarkierte graugelb gefärbte, nekrotische Herde. Das Gewebe zwischen den Kotyledonen kann ödematös sein. Die intrauterin abgestorbenen Feten sind meist mazeriert oder stark autolytisch. Sofern eine Sektion noch durchführbar ist, fallen Ödeme der Subkutis und Ansammlung von vermehrter rötlicher Körperhöhlenflüssigkeit auf. Milz und Körperlymphknoten sind vergrößert. Der Erregernachweis erfolgt durch die histologische Untersuchung. Auch in teilweise autolytischem Gehirngewebe lassen sich die Pseudozysten des Erregers darstellen. Bei den lebensschwach geborenen Lämmern liegt eine granulomatöse *Encephalitis toxoplasmica* vor. Nekrosen mit Erregern in Leber, Lunge und Milz sind seltener zu finden. In den Nekrosen der Kotyledonen finden sich Verkäsungs- und Verkalkungsherde, die von Entzündungszellen abgegrenzt sind. Auch hier sind Erreger nachweisbar. Die intrazerebrale Inokulation von Mäusen mit zermörsertem Gewebe aus verdächtigem Material kann zur Diagnose herangezogen werden.

19.4.7.3. Sarkosporidiose

In Verbindung mit massiven Infektionen mit Sarkosporidienoozysten können bei allen Wiederkäuern Aborte vorkommen. Sie sind meist auf die zweite Hälfte der Trächtigkeit beschränkt und gehen mit leichter Allgemeinerkrankung einher. Über das endemische oder enzootische Auftreten von *Sarcocystis bovicanis*, *S. bovifelis* oder *S. ovicanis* liegen wenig exakte Untersuchungen vor.

19.5. Intoxikationen

19.5.1. Bleivergiftung

Die Bleivergiftung (Lead poisoning) ist eine meist akut oder subakut verlaufende, seltener erkannte chronische Erkrankung, bei der vorrangig zentralnervöse Symptome, weniger auffällig Störungen des Verdauungstraktes, die wesentlichen Organmanifestationen darstellen. Die Aufnahme von Blei erfolgt meist oral über unsachgemäß beseitigte Reste von metallischem Blei (Rohre, Abdachungen, Autobatterien, Erze), von Bleisalzen der Bleioxide, die in chemischen Produkten und Farben vorhanden sind oder aus Treibstoffen (Benzin, Schmierstoffe, Altöle) oder Bleistaub (kann zusätzlich eingeatmet werden), wenn Tiere in der Umgebung von bleiverarbeitenden Hüttenindustrien gehalten werden. Die Ablagerungen von aus Autoabgasen stammenden Anteilen von Blei auf Pflanzen in der Nähe stark befahrener Autobahnen und Hauptverkehrswege und die damit verbundenen inhalierten und über Futterpflanzen aufgenommenen Bleimengen sind in den vergangenen Jahren Gegenstand vieler Untersuchungen gewesen, deren Ergebnisse vorsichtig und seriös interpretiert werden sollten. Sichere experimentelle Angaben über die Toxizität jeder einzelnen in Frage kommenden Bleivergiftung fehlen und sind abhängig von der Löslichkeit und Absorbierbarkeit der aufgenommenen Substanz. Wahrscheinlich trägt beim Wiederkäuer die Vormagenpassage wesentlich zur Löslichkeit bei. Es wird angenommen, daß nur 1—2 % der aufgenommenen Bleimenge absorbiert werden; daraus ergeben sich grobe Schätzungen für die toxischen Dosen wie folgt: für die akute Vegiftung beim Kalb werden 400—600 mg/kg/KM, für erwachsene Rinder 600—800 mg/kg/KM und für Ziege 400 mg/kg/KM metallischen Bleis als tödliche Dosis angegeben. Für die chronische Vergiftung werden für Rinder 6—7 mg/kg/KM täglich und für Schafe 4,5 mg/kg/KM täglich als toxisch angegeben.

Anamnese: **akute bis subakute Form**: plötzliche Todesfälle 1—24 Stunden nach Aufnahme der Bleiverbindung; bei anderen Tieren Blindheit, planloses Umherlaufen mit Erregungszuständen, Zähneknirschen, Muskelzittern (Zuckungen im Trigeminusversorgungsgebiet), Dilatation der Pupillen, Opisthotonus, Krämpfe, Zwangs- und Kreisbewegungen, die schließlich nach Festliegen zum Tod führen. In der subakuten Form werden Kolik, Pansenlähmung und später Durchfälle beobachtet.
Chronische Form: Abmagerung, mangelnde Futterverwertung, Blindheit, Neuronopathien, rezidivierendes Aufblähen, bei trächtigen Schafen soll chronische Bleiaufnahme Aborte auslösen. *Makroskopisch:* stark gefüllte Vormägen, vor allem in der Haube Reste von oral aufgenommenen Substanzen, die durch Verfärbung, Veränderung der Zusammensetzung des Inhalts und Verfärbung des sich ablösenden Epithels auffallen. Bei subakuter Form Hyperämie im Labmagen und Rötungen der Darmschleimhaut. Fauliger Geruch des Dickdarminhaltes; subepi- und subendokardiale Blutungen sind ebenso wie Lungenödem unspezifisch. Gelegentlich Vermehrung klaren Liquors und Blutungen in Meningen. *Mikroskopisch:* Ödematisierung der Marksubstanz, wodurch eine allgemeine Schwellung des Gehirns verursacht wird. Degenerationen von Ganglienzellen mit Satellitosen und perivaskulären Ödemen sowie Demyelinisierungen in peripheren Nerven. Die Spezifität eosinophiler intranukleärer Einschlußkörper in Leber und vor allem im Nierenmarkbereich ist umstritten.

Differentialdiagnose: Alle mit ZNS-Störungen einhergehenden Erkrankungen sollten in Erwägung gezogen werden. Meist gibt das Auffinden verdächtiger Substanzen im Vormagen schnell Aufklärung über eine Vergiftung.

Ergänzende Untersuchungen: in akuten bis subakuten Fällen Bleinachweis aus Blutprobe. Bleinachweis aus Leber, Niere, seltener Gehirn und Vormageninhalt. Die Angaben über die als positiv anzusehenden Analysenwerte schwanken. Als grobe Richtlinie gilt: Werte über 25 ppm in der Niere und über 4 ppm in der Leber sind sicher als Bleivergiftung zu interpretieren. Als noch tolerierbare Werte sind für Blut 0,1—0,13 ppm, Leber 0,3—1,5 ppm und Niere 0,3—1,5 ppm des aufbereiteten Gewebes als Naßgewicht angegeben.

19.5.2. Kupfervergiftung

Kupfervergiftungen bei Wiederkäuern sind weltweit bekannt und von großer Bedeutung. Während die akute Kupfervergiftung bei Rind und Schaf in ähnlicher Weise auftritt, scheint die chronische Kupfervergiftung bei Schafen eine größere Rolle zu spielen, wahrscheinlich deshalb, weil bei dieser Spezies die Absorption von diesem Spurenelement auch im Dickarm erfolgt. Da der Stoffwechsel von Kupfer, Molybdän und anorganischem Schwefel eng miteinander verknüpft ist, ist es oft schwierig, die direkte Ursache einer plötzlichen Überlastung des Körpers mit Kupfer zu ermitteln. Die akute Kupfervergiftung tritt meist bei Wiederkäuern nach Aufnahme von Futter auf, das mit großen Mengen von Kupfersalzlösungen gespritzt bzw. durch Schneckenbekämpfung behandelt wurde. Als Ursache für die chronische Kupfervergiftung kommen meistens Abgase (Hüttenrauch) sowie Zufütterung von Kupfersulfat oder Mischungsfehler im Beifutter in Frage. Beim Kalb wurde vor Jahren eine Kupfervergiftung nachgewiesen, nachdem Milchaustauscher zu hoch mit Kupfer angereichert waren. Bei Schafen kann es zur Kupfervergiftung kommen, wenn sie Zugang zu Lecksteinen haben, die für das Rind vorgesehen sind.

● **Akute Kupfervergiftung**
Anamnese: kurze Zeit nach Aufnahme der Substanzen Kolik, Speicheln, Durchfälle mit Absatz von grünlichem, übelriechendem Kot, dem gelegentlich Blut beigemengt sein kann. Seltener einhergehend mit Konvulsionen oder Krämpfen. *Makroskopisch:* hämorrhagisch-ulzerierende Abomasitis, gelegentlich Verätzungen im Bereich der Schleimhäute des vorderen Verdauungstraktes, hämorrhagische bis fibrinöse Enteritis, nur bei ganz hoher Belastung (nach subkutaner Injektion von Kupfersulfat) Nekrosen in den Papillen der Niere. *Mikroskopisch:* akute Tubulonekrosen, meist zentrilobulär gelegene, multifokale, submiliare Nekrosen in der Leber mit graduell variierender Leberverfettung.

Differentialdiagnose: andere mit hämorrhagischer Enteritis einhergehende Erkrankungen, BVD,

Salmonellose, Vergiftungen mit Nierentoxizität, Aufnahme von grünen Eicheln, Ethylenglykol.

Ergänzende Untersuchungen: Bei der akuten Kupfervergiftung ist die Anreicherung des Schwermetalls noch nicht in den Organen erfolgt, darum ist die Einsendung von Blut, Leber und Niere ungeeignet. Der Nachweis von Kupfer muß aus Vormageninhalt, Labmageninhalt oder Enddarminhalt erfolgen.

● **Chronische Kupfervergiftung**
Anamnese: Diese Krankheit ist gekennzeichnet durch die hämolytische Krise, die erfolgt, wenn kontinuierlich über längere Zeit zu hohe Kupfermengen dem Körper zugeführt werden und das Schwermetall sich in der Leber angelagert hat. Bestimmte „Streßfaktoren", wie beispielsweise Transporte, Klimawechsel, plötzliche Futterumstellungen, können dabei der auslösende Faktor sein. Die Tiere zeigen Anämie, Ikterus, Blutharnen, sind apathisch und werden schwach. Der Harn enthält freies Hämoglobin und erhöhte Mengen an Gallenfarbstoffen. Meist verläuft auch diese chronische Kupfervergiftung „akut" innerhalb von wenigen Tagen. *Makroskopisch:* generalisierter Ikterus, Schwellung der Leber, die meist gelblich, manchmal orangefarben ist; schokoladenfarbene, schwarzbraune Nieren, dunkelbraun gefärbter Harn; gelegentlich lassen sich bei ganz hochgradiger Anreicherung des Kupfers im Körper Petechien als Folge des stark hämolytischen Blutes nachweisen, dessen Serum orangefarben erscheint und lackartigen Charakter hat.

Differentialdiagnose: Ikterus, akute Leptospirose.

Ergänzende Untersuchungen: Nachweis von Kupfer aus Leber und/oder Niere.

Literatur

Stamp, J. T., and J. Stewart (1953): Haemolytic anaemia with jaundice in sheep. J. comp. Pathol. Ther. 63, 48—52.

Weiss, E., P. Bauer und P. Blank (1967): Die chronische Kupfervergiftung des Kalbes. Vet.-Med. Nachr., 35—51.

Weiss, E., und P. Bauer (1968): Experimentelle Untersuchungen zur chronischen Kupfervergiftung des Kalbes. Zbl. Vet. Med. A 15, 156—184.

19.5.3. Selenvergiftung

Die Selenvergiftung ist bei Schaf und Kalb weltweit bekannt und nur in einigen Gebieten mit hohen Selengehalten im Boden von vorrangiger Bedeutung. Sie wird verursacht durch Aufnahme selenhaltiger Pflanzen, die auf derartigen selenhaltigen Böden wachsen oder aber infolge von Zufütterung bzw. Applikation zur Vorbeuge von Selenmangelkrankheiten (White muscle disease).

● **Akute Selenvergiftung**
Anamnese: atypisches Bewegungsverhalten der Tiere mit plötzlichem Stehenbleiben und in unkoordiniertem Gang mit gesenktem Kopf und gesenkten Ohren weiterlaufend; dunkle, wäßrige Durchfälle; mäßige Temperaturerhöhung; Pulserhöhung und stark erhöhte Respiration mit Rasselgeräuschen und Austritt von Schaum aus der Nase. Koliksymptome in Verbindung mit geblähtem Pansen; blasse, manchmal zyanotische Schleimhäute, Dilatation der Pupillen. Die Krankheit verläuft meist tödlich innerhalb weniger Stunden, seltener in 1—2 Tagen. Kälber, die zu hohe Selenmengen intramuskulär injiziert erhalten, zeigen Appetitlosigkeit und nach 3—6 Stunden nach der Injektion Unfähigkeit aufzustehen. Sie sterben innerhalb von 12—24 Stunden mit Dyspnoe. Lämmer, die mit zu hohen Mengen von Selen intramuskulär behandelt werden, bleiben hinter der Herde zurück, zeigen Konvulsionen, Krämpfe und Lungenödem. *Makroskopisch:* hochgradiges Lungenödem, trübe Schwellung der Herzmuskulatur, Vergrauung der Niere, multiple petechiale Blutung und gelegentlich katarrhalische, seltener hämorrhagische Enteritis. *Mikroskopisch:* akute Degeneration der Leber und Nekrosen der Tubulusepithelien.

Differentialdiagnose: Krankheiten, die mit akuter Enteritis einhergehen; Krankheiten, die mit akutem Atemversagen einhergehen und zum Lungenödem führen.

Ergänzende Untersuchungen: chemischer Nachweis aus Blut, Nachweis aus Leber und Niere.

● **Chronische Selenvergiftung** (Blind staggers, Alkali disease)
Anamnese: Einige der Tiere, die über längere Zeit erhöhte Mengen Selen aus dem Futter aufgenommen haben, können erblinden, taumelnd-schwankenden Gang und Kreisbewegungen oder zielloses Umherrennen zeigen. Es kommen Apathie, nur mühsame Bewegungen und stelzend-ataktischer Gang hinzu. Die Tiere magern ab, können Lecksucht zeigen, häufig treten zusätzlich Lähmungen der Schluckmuskulatur auf. An Hörnern und im Hornschuh sind Rinnen oder Wulstbildungen zu beobachten. *Makroskopisch:* vergrößerte Leber mit Verdacht auf Degenerationserscheinungen, stark

vergrößerte Gallenblase, vermehrt Körperhöhlenflüssigkeit. *Mikroskopisch:* degenerative Leberveränderungen, Nephropathie.

Differentialdiagnose: Bleivergiftung, Botulismus, ZNS-Störungen, Osteomalazie, Klauenrehe.

Ergänzende Untersuchungen: Bestimmung der Selenwerte aus dem Blut, der Leber und der Niere. Werte von 4–25 ppm sind als toxisch anzusehen. Bei chronisch vergifteten Tieren kann die Hornsubstanz aus dem Hornschuh 8–20 ppm Se enthalten. Chronisch vergiftete Tiere enthalten 1–8 ppm Selen im Harn.

Literatur

MacDonald, D. W., R. G. Christian, K. I. Strauß and J. Roff (1981): Acute selenium toxicity in neonatal calves. Can. Vet. J. 22, 279–281.

Muth, O. H., and W. Binns (1964): Selenium toxicity in domestic animals. Vet. Toxicol.: Ann. N. Y. Acad. Sci. 111, 583–590.

19.5.4. Fluorvergiftung (Fluorose)

Die akute Fluorvergiftung ist ausgesprochen selten und erfolgt nur nach Aufnahme großer Mengen (mehr als 250 ppm Fluor in der Trockensubstanz des Futters). Sie führt zum Speicheln, Zähneknirschen und zu kolikähnlichen Leibschmerzen, zeigt aber kein spezifisches Krankheitsbild, außer daß bei der Sektion gelegentlich Verätzungen im Bereich des vorderen Verdauungstraktes beobachtet werden. Die länger anhaltende Aufnahme von Fluor führt bei Rind und Schaf zur sog. **Fluorose.** Sie tritt in Gegenden auf, in denen Fluor in der Nähe von Hüttenindustrie bzw. von Aluminium herstellender Industrie in die Luft oder ins Wasser gelangt. Der Einbau des Fluors in die Knochen ist im Sinne einer chemischen Substitution am Apatitmolekül zu verstehen und führt zu dystrophischen Osteopathien.

Anamnese: Schwäche der Tiere in den Vorderbeinen (Knochenweiche) und Lahmheiten, schwerfällige Bewegungen, Mühe beim Aufstehen, Zittern, Trippeln, seltener Laufen auf Karpalgelenken. Spontane Knochenfrakturen werden beobachtet. *Makroskopisch:* brüchige, unterschiedlich abgeriebene Zähne, gelegentlich Entwicklung eines Treppengebisses, Zahnschmelzveränderungen in Form von Auflösungen, kreidig-weißen Verfärbungen und Einziehungen, die auch schwarz verfärbt sein können und sich nicht abkratzen lassen. Die Zahnveränderungen bilden sich nur an den Zähnen aus, die zum Zeitpunkt der Fluoraufnahme in der Entwicklung bzw. im Wachstum begriffen waren. Die Oberfläche der Knochen ist kreideartig und rauh mit Exostosenbildung, vermehrt Kallusbildung und in einigen Fällen Arthrosis deformans. Auftreibungen und vermehrt Kallusbildungen an Stellen, die vorher frakturiert waren (Rippen). *Mikroskopisch:* Osteoporose.

Differentialdiagnose: andere stoffwechselbedingte Knochenkrankheiten: Osteomalazie, Vitamin-D-Intoxikation.

Ergänzende Untersuchungen: Fluornachweis aus Knochen. Dabei sollten zur Veraschung von Knochenmaterial beispielsweise aus Schlachtkörpern regelmäßig die gleichen Teile entnommen werden. In einigen Institutionen werden Schwanzwirbel und/oder Knochen aus den distalen Gliedmaßen vorgezogen, zu denen dann Vergleichswerte von nicht exponierten Tieren vorliegen.

Literatur

Cohrs, P. (1941): Zur pathologischen Anatomie und Pathogenese der chronischen Fluorvergiftung des Rindes. Dtsch. Tierärztl. Wschr. 49, 352–357.

Gründer, H.-D. (1966): Der Einfluß von Fluorimmissionen auf den Ernährungszustand beim Rind. Berl. Münch. Tierärztl. Wschr. 80, 61–63.

19.5.5. Quecksilbervergiftung

Während früher die akute Quecksilbervergiftung (Mercury poisoning) auftrat, die vorwiegend mit Durchfallerkrankungen und Atembeschwerden verbunden ist, ist heute nach Entfernung quecksilberhaltiger Medikamente aus dem täglichen Gebrauch eigentlich nur noch die chronische Quecksilbervergiftung zu beobachten. Die Aufnahme des Quecksilbers über das Trinkwasser ist ausgesprochen selten, die häufigste Form der Quecksilbervergiftung bei Nutztieren erfolgt durch Aufnahme von Körnern, die mit organischen Quecksilbersubstanzen, die als Fungizide wirken, behandelt sind. Auch diese sehr toxischen Substanzen werden wahrscheinlich bald nicht mehr im Handel sein.

Anamnese: Etwa 1–2 Wochen nach Aufnahme des Quecksilbers entwickeln sich eine Gastroenteritis mit Speicheln, Nasenausfluß, Dyspnoe und Husten, die wie Bronchopneumonie erscheinen, häufig Ekzeme am Hals und gelegentlich ulzerative Veränderungen mit Pusteln in der Haut. Haarausfall, beginnend am Schwanz, Schwäche, Anorexie und gelegentlich Depressionen mit ZNS-Störungen. *Makroskopisch:* Stomatitis und ulzerative Gastroenteritis, gelegentlich mit Blutungen einhergehend, bei Einatmung von quecksilberhaltigen Dämpfen schwerwiegendere Lungenödeme als bei oraler Aufnahme, gelegentlich ausgedehnte Emphyseme. Am ganzen Körper petechiale Blutungen, häufig verbunden mit blutigem Harn. *Mikroskopisch:* Nekrobiosen in Tubulusepithelien, gelegentlich nur Verfettung. Zentrolobuläre Nekrosen in der Leber, Dermatitis im Bereich der haarlosen Stellen.

Differentialdiagnose: Hämoglobinurie, Hämaturie, Vergiftungen, die mit petechialen Blutungen einhergehen, Leptospirose.

Ergänzende Untersuchungen: chemischer Nachweis aus Niere (Rinde besser geeignet), Leber, Harn.

Literatur

Heringstad, R. R., C. K. Whitehair, N. Beyer, O. Mickelsen and M. Zabik (1972): Chronic methyl mercury toxicosis in calves. J. Amer. Vet. Med. Assoc. 160, 173–182.

Sonada, N., et al. (1956): Clinical studies of mercury poisoning in cattle. Jap. J. vet. Res. 4, 1.

19.5.6. Eibenvergiftung

Die Eibenvergiftung erfolgt nach Aufnahme der Pflanzen oder Pflanzenanteile. Die toxischen Alkaloide sind sowohl in den Nadeln als auch in den Samen bzw. den Früchten und in der Rinde der Sträucher zu finden. Schon 500 g der Eibennadeln sind für das Rind tödlich.

Anamnese: meist perakut verlaufende Vergiftung, die mit plötzlichem Speicheln, Unruhe, Krämpfen und Brüllen auftritt. Tiere, die nur geringe Mengen der toxischen Nadeln aufgenommen haben, laufen entweder blind oder taumelnd umher. Tympanie, Durchfall und Schaum vor Nase und Maul werden ebenfalls beobachtet. *Makroskopisch:* Nachweis der Pflanzen oder Pflanzenteile im Vormageninhalt. Hochgradige Abomasitis, gelegentlich hämorrhagische Enteritis, Petechien an serösen Häuten und Hyperämie der Meningen. *Mikroskopisch:* hochgradiges Ödem im Klein- und Großhirn sowie Blutungen submeningeal.

Differentialdiagnose: Tollwut, Zerebrokortikalnekrose.

Ergänzende Untersuchungen: Nachweis der Pflanzenbestandteile im Vormageninhalt.

Literatur

Linsert, H. (1942): Beitrag zur Taxusvergiftung des Rindes. Tierärztl. Rdsch. 48, 319.

Spann, J. (1958): Die Giftigkeit der Eibe – ihre Auswirkung bei landwirtschaftlichen Nutztieren. Berl. Münch. Tierärztl. Wschr. 71, 382–384.

19.5.7. Adlerfarnvergiftung

Diese Pflanzenvergiftung (Bracken fern poisoning) ist in vielen Ländern der Erde bei Rind und Schaf bekannt. *Pteridium aquilinum* schädigt nach Aufnahme großer Mengen das hämatopoetische System und kann gleichzeitig tumoröse Entartungen der Harnblase und der ableitenden Harnwege verursachen. Außerdem ist experimentell bei Schafen aus England bekannt, daß eine Retinaatrophie mit Blindheit nach längerer Verfütterung höherer Dosen der Pflanzen auftreten kann.

Anamnese: Schafe und Rinder entwickeln nach längerer Aufnahme von Farnpflanzen Schwäche und Abgeschlagenheit mit Fieberschüben und Blutungen, die entweder als Blutharnen kenntlich werden oder als blutige Durchfälle bzw. als generalisierte petechiale Blutungen auftreten. Gleichzeitig werden Ödeme im Bereich des Kehlgangs und des Rachens beobachtet. Bei klinischer Untersuchung fallen Thrombozytopenie, Neutropenie und Anämie auf. *Makroskopisch:* ausgedehnte petechiale oder ekchymotische Blutungen in allen Organen und vor allem an serösen Häuten und Schleimhäuten, in der Muskulatur sowie in der Subkutis ausgedehnte Ulzerationen im Labmagen und gelegentlich Ulzerationen mit Blutungen im Darm. Am auffälligsten sind die Veränderungen in der Blase, die mit Blutkoagula angefüllt sein kann oder aber von breitflächigen Blutungen und Ulzerationen durchsetzt ist. Bei länger dauernder Aufnahme und chronischen Fällen kann eine tumoröse Entartung mit papilliformen Wucherungen in der Harnblase und in den ableitenden Harnwegen resultieren. Bei Rind und Schaf werden gelegentlich Tumoren des Darmtraktes beobachtet. *Mikroskopisch:* Karzinome des Übergangsepithels, gelegentlich auch Plattenepithelkarzinome in der Harnblase, bei Schaf Retinaatrophie.

Differentialdiagnose: hämorrhagische Diathesen als Folge von Thrombozytopenie (Furazolidonvergiftung), akute Septikämien, Hämoglobinurien, Leptospirose.

Ergänzende Untersuchungen: Nachweis der Aufnahme von Adlerfarn.

Literatur

Jarrett, W. F. H. (1980): Bracken fern and papilloma virus in bovine alimentary cancer. Br. med. Bull. **36**, 79—81.

Rosenberger, G. (1965): Längere Aufnahme von Adlerfarn (Pteris aquilina), die Ursache der chronischen vesikalen Hämaturie des Rindes. Wien. tierärztl. Mschr. **52**, 415—421.

Watson, W. A., R. M. Barlow and K. C. Barnett (1965): Bright blindness: a condition prevalent in Yorkshire hill sheep. Vet. Rec. **77**, 1060—1069.

19.5.8. Pyrrolizidinalkaloid-Vergiftung

Verschiedene Pflanzen, wie z. B. *Crotalaria*, *Senecio*-Arten, *Amsinckia* und *Heliotropium*, enthalten unterschiedliche Mengen dieser toxischen Alkaloide. Sie sind stark lebertoxisch und verursachen Krankheitsbilder, bei denen die Veränderungen an der Leber im Vordergrund stehen. Besondere Bedeutung haben diese Vergiftungen, wenn Tiere diese Pflanzen, speziell *Senecio*, die sie normalerweise wegen ihrer Bitterstoffe verweigern, bei der Verabreichung silierten Futters mit aufnehmen oder aber die toxischen Alkaloide sich im Preßsaft der Silage anreichern.

Anamnese: Meist sind ältere Kühe betroffen, seltener Jungrinder. Rückgang der Milchleistung, Schwäche, Verweigerung der Futteraufnahme, gelegentlich zentralnervöse Störungen und therapieresistente Durchfälle. *Makroskopisch:* hochgradiger Aszites, Ödeme im gesamten Bereich des Mesenteriums, seröse Atrophie des Körperfettes, mäßiger Ikterus. In Grad und Ausdehnung variierende Leberzirrhose. *Mikroskopisch:* postnekrotische und periportale Zirrhosen mit starker Gallengangsproliferation, auffällige zwei- und dreikernige Leberzellen, in Einzelfällen Karzinomknoten.

Differentialdiagnose: Aflatoxikose, andere Vergiftungen mit Zirrhose.

Ergänzende Untersuchungen: Nachweis von Pflanzen, die Pyrrolizidinalkaloide enthalten, im Futter bzw. auf der Weide. Nachweis der verschiedenen Alkaloide in den Pflanzen.

Literatur

Pohlenz, J., J. Lüthy, H. P. Minder und A. Bivetti (1979): Enzootische Leberzirrhose beim Rind, verursacht durch Pyrrolizidinalkaloide nach Aufnahme von Senecio alpinus (Alpenkreuzkraut). Schweiz. Arch. Tierheilk. **122**, 183—193.

19.5.9. Aflatoxikose

Die Aflatoxikose ist eine der Mykotoxikosen, die beim Rind deshalb wenig beachtet wird, weil man bisher glaubte, daß Rinder sehr resistent gegenüber diesen Toxinen sind. In Wahrheit führen aber schon geringe Mengen von ständig aufgenommenem Aflatoxin zu schweren Leberschäden, zu Verzögerung des Körperwachstums und u. U. zum Tode, in jedem Falle aber zur Leistungsminderung. 0,22—0,44 ppm Alfatoxin, über 16 Wochen verabreicht, führen bei Kälbern zu Leberschäden, 2,2 ppm führen nach 16 Wochen zum Tod. Jungrinder (2 Jahre alt), denen über 20 Wochen 0,22—0,66 ppm Aflatoxin verabreicht werden, zeigen schwere Leberschäden. Kühe, denen über 7 Monate 2,4 ppm täglich appliziert werden, zeigen klinische Erkrankungen infolge schwerer Leberschäden.

Anamnese: Die erkrankten Tiere zeigen Depression, Anorexie, reduzierte Milchleistung und meist subnormale Körpertemperaturen bei trockenem Flotzmaul. *Makroskopisch:* subkutane Ödeme, meist verkleinerte, knotige Leber, Gallenblasenwandödem und Abmagerung in Form von Verlust des Körperfettes, seltener seröse Atrophie. *Mikroskopisch:* hepatozelluläre Nekrose mit fettiger Infiltration der Leberzellen, starke Proliferation der Gallengänge mit diffuser Fibrose, die häufig in Zirrhose übergeht.

Differentialdiagnose: Pyrrolizidinalkaloid-Vergiftungen, Zirrhose nach Leberegelbefall, Stauungszirrhose.

Ergänzende Untersuchungen: Nachweis von Aflatoxin aus Futter (meist bei importierten Futtermitteln, in denen Sojaschrot vorhanden ist, andere Futterbeimengungen möglich).

Literatur

Osweiler, G. D., T. L. Carson, W. B. Buck and G. A. Vangele (1985): Clinical and Diagnostic Veterinary Toxicology. Kendall Hunt, pp. 405—442.

19.5.10. Nitrat/Nitrit-Vergiftung

Im Wiederkäuermagen wird aufgenommenes Nitrat schnell zu Nitrit umgewandelt, weshalb bei diesen Spezies diese zwei Vergiftungen praktisch nicht voneinander zu trennen sind. Nitrate haben eine direkte kaustische Wirkung auf den Magen-Darm-Trakt und führen zu Gastroenteritiden, die Absorption von Nitrit verursacht Methämoglobinbildung und demzufolge Anoxämie.

Anamnese: Tiere auf nitratreichen Weiden (Düngemittel, stickstoffreicher Boden) können plötzlich an wäßrigen, teils blutigen Durchfällen erkranken. Sie zeigen bald darauf starke Zyanose, Atemnot, Dyspnoe und schnellen, schwachen Puls. Die Schleimhäute sind zyanotisch, das methämoglobinreiche Blut ist dunkelbraun, schokoladenfarben. Gelegentlich treten Ataxie, Muskelzittern und anoxämische Krämpfe auf. Die ersten Todesfälle in einer Herde ereignen sich meist 12—24 Stunden nach der Aufnahme dieses intensiv nitratreichen Futters. *Makroskopisch:* akute Gastroenteritis, nur verzögert oder gar nicht gerinnendes, dunkelbraunes, manchmal kaffeebraunes Blut, Petechien über den ganzen Körper verstreut, vor allem aber im Herzmuskel und in der Trachea. Stauungserscheinungen in allen Organen und extreme Zyanose, gelegentlich bei länger bestehender Vergiftung hochgradiges interstitielles Lungenemphysem. Unter extremen Bedingungen kann das Blut hellrot erscheinen, wenn sich Stickoxidhämoglobin bildet.

Ergänzende Untersuchungen: Nachweis erhöhter Methämoglobinwerte. Da Methämoglobin nicht stabil ist, ist es erforderlich, das einzusendende Blut durch Zusatz von Phosphatpuffer bei pH 6,6 zu stabilisieren. Auf 1 Teil Blut sollten 20 Teile Phosphatpuffer zugesetzt werden.

Literatur

Watts, H., M. Webster, A. Chappel and D. Leaver (1969): Laboratory diagnosis of nitrite poisoning in sheep and cattle. Aust. Vet. J. 45, 492.

Osweiler, G. D., et al. (1985): In: Clinical and Diagnostic Veterinary Toxicology. 3rd Ed. Kendall Hunt, Dubuque/Iowa: Nitrates and Nitrites and Related Problems, pp. 460—467.

19.5.11. Paraquatvergiftung (Dipyridylvergiftung)

Paraquat ist ein weitverbreitetes *Unkrautbekämpfungsmittel,* das in Verdünnungen von 5—20% benutzt wird. Es wird durch Sonnenlicht abgebaut und im Boden schnell gebunden. Zu Vergiftungsfällen bei Schaf und Rind kommt es, wenn Tiere frisch gespritzte Pflanzen ablecken oder fälschlicherweise beim Reinigen von Geräten oder Behältern die Substanz in das Trinkwasser gelangt oder Tiere die gifthaltige Flüssigkeit aufnehmen können. Da der Metabolismus über die Ausatmung erfolgt, werden Vergiftungserscheinungen oft erst nach einigen Tagen sichtbar.

Anamnese: Dyspnoe, Tachypnoe, Zyanose und feuchte Rasselgeräusche bis hin zur Atemnot gehen den plötzlichen Todesfällen etwa 8 Tage nach der Aufnahme voraus. Bei Aufnahme größerer Mengen der Substanz zeigen Rinder 1—3 Tage nach der Aufnahme Depression und Diarrhoe. *Makroskopisch:* Die Lungen sind mangelhaft retrahiert, stark dunkelrot gefärbt und gestaut. Mittel- bis hochgradiges Lungenödem. Gelegentlich kommt es zu extremen Emphysemen. Bei chronischer Vergiftung erscheinen die Lungen derber und fest. *Mikroskopisch:* intraalveoläre Blutungen und Ödem, fokale Nekrose des alveolären und bronchiolären Epithels mit Zerstörung der Typ-1-Pneumozyten, Tiere die längere Zeit leben, entwickeln eine irreversible, langsam fortschreitende interstitielle Fibrose. Außer den Lungenläsionen kommen gelegentlich akute Tubulusnekrose sowie fokale Myokardnekrosen und in seltenen Fällen Nekrosen im Bereich der Nebennierenrinde vor.

Differentialdiagnose: Lungenstauung, Thrombose der Arteria pulmonalis.

Ergänzende Untersuchungen: Bei akuten Vergiftungen Nachweis der Substanz im Mageninhalt, evtl. in Verbindung mit aufgenommenen besprühten Pflanzen. Bei chronischen Vergiftungen Nachweis aus Lunge bzw. Muskulatur. Ein Schnelltest aus Harn kann wie folgt versucht werden: 1 ml Harn wird mit 1 ml einer 1%igen Natriumdithionitlösung, das in Natriumhydroxid gelöst ist, versetzt; dabei ergibt sich eine blaugrüne Farbreaktion, die während der ersten 48 Stunden nach Aufnahme der Substanz verdächtig ist.

19.5.12. Organophosphat- und Carbamatvergiftungen

Diese Stoffgruppe umfaßt Substanzen, die als *Insektizide* eingesetzt werden. Sie wirkt als Cholinesteraseblocker und tritt klinisch in Erscheinung durch Stimulation des parasymphatisch innervierten Nervensystems, der Skelettmuskulatur und gelegentlich des Zentralnervensystems. Die dabei zu beobachtenden pathologisch-anatomischen Veränderungen sind unspezifisch. Toxische Dosen dieser Substanzen führen zur Hypersekretion der Speicheldrüsen, zur vermehrten Bronchialsekretion und Hypersekretion des Darmtraktes, woraus Hypersekretion, hochgradiges Lungenödem und Speichelfluß resultieren. Häufig werden in Verbindung mit diesen Vergiftungen auch multiple petechiale Blutungen beobachtet.

19.5.13. Vergiftungen mit chlorierten Kohlenwasserstoffen

Diese Stoffgruppe besteht aus sehr vielen, oft hochtoxischen Substanzen, die als *Insektizide* benutzt werden. Viele von diesen sind schon wegen ihrer hohen Toxizität heute nicht mehr im Handel. Sie wirken durch Stimulation oder Depression auf das zentrale Nervensystem und verursachen neuromuskuläre Symptome. Meistens wechseln sich klonisch-tonische Krämpfe mit völligen Depressionsphasen ab. Gelegentlich werden auch Kaubewegungen und massiver Speichelfluß beobachtet. Die Symptome variieren von Spezies zu Spezies und sind abhängig von der aufgenommenen Menge. Pathologisch-anatomisch lassen sich außer Stauungserscheinungen meistens keine Besonderheiten finden. Diese Stoffgruppe wird hier lediglich erwähnt, weil die Vergiftungen bei Rind und Schaf differentialdiagnostisch zur Polioenzephalomalazie und zur Bleivergiftung sowie zu anderen durch Infektionen bedingten zentralnervösen Erkrankungen abgegrenzt werden müssen.

19.5.14. Monensinvergiftung

Monensin ist ein *Wachstumsförderer* und *Kokzidiostatikum*. Es wird häufig in der Tierernährung eingesetzt. Dabei kommt es zu Vergiftungen bei Mischungsfehlern oder längerer hoher Dosierung ohne Kontrolle. Rinder, die eine Überdosis dieser Substanz erhalten, sterben innerhalb weniger Tage, längstens nach 5—8 Wochen.
Anamnese: Bei der Aufnahme hoher Dosen zeigen die Tiere nach 24—36 Stunden Anorexie, Depression, Schwäche, Ataxie, Dyspnoe und Diarrhoe, bei der Aufnahme niedrigerer Dosen über längere Zeit kommt es zu Dyspnoe und infolge der Myokardveränderungen zum Hydrothorax mit Ödemen am Unterbauch, seltener zu Ataxie mit Festliegen.
Makroskopisch: Akut gestorbene Tiere zeigen außer einem Lungenödem und Stauungserscheinungen mit geringgradigen Flüssigkeitsansammlungen in den Körperhöhlen keine auffälligen Befunde. Tiere, die nach längerer Aufnahme sterben, zeigen Aszites, Hydrothorax, Ruminitis und Blutungen im blaß-gelbbraun verfärbten Herzmuskel, der sich manchmal streifig darstellt. Die Herzkammern sind meist erweitert. In Schnittflächen der stark durchbluteten Muskulatur lassen sich ebenfalls streifige Bezirke erkennen. *Mikroskopisch:* Verlust der Querstreifung der Herzmuskelfasern, mononukleäre Zellinfiltrate im Myokard. Herdförmige Nekrosen im Herzen sind seltener. Nekrosen und Muskeldegenerationen in den Skelettmuskeln sind häufig und werden außerdem in der Zunge gefunden. Je länger die Vergiftung angedauert hat, um so stärker zeigen sich Nekrosen im Herz- und Skelettmuskel.
Differentialdiagnose: Weißmuskelkrankheit, Aufnahme toxischer Pflanzen wie beispielsweise Eibe.
Ergänzende Untersuchungen: Nachweis von erhöhtem Monensingehalt im Futter, histologische Untersuchung von Herz- und Skelettmuskulatur. Die Veränderungen für die Monensinvergiftung bei *Schafen* sind ähnlich. Beim Schaf erfolgt eine Verkalkung der Herzmuskulatur, die beim Rind auch bei experimentellen Untersuchungen nicht beobachtet wird.

Literatur

Kimberling, C. V., and D. J. Schweitzer (1983): Bovine monensin toxicity — A case study. The Bovine Practitioner, 131—133, April 183.
Van Vleet, J.F., H.E.Amstutz, W.E.Weinrich et al. (1983): Clinical, clinicopathologic and pathologic alterations of monensin toxicosis in cattle. Am. J. vet. Res. **44**, 1469—1475.

19.5.15. Furazolidonvergiftung

Furazolidonvergiftungen werden meist bei Kälbern beobachtet, die dieses antibakteriell wirkende Therapeutikum in zu hohen Dosen appliziert erhalten. Während die akute Furazolidonvergiftung durch zentralnervöse Symptome, Speicheln, tonisch-klonische Krämpfe, Kaubewegungen und schließlich Streckbewegungen in Seitenlage gekennzeichnet ist, hat für die Differentialdiagnose von Krankheiten, die mit hämorrhagischen Diathesen einhergehen, die chronische Furazolidonvergiftung besondere Bedeutung.
Anamnese: Kälber, die mit hochangereichertem Milchaustauscher längere Zeit getränkt werden, entwickeln nach 4—5 Wochen eine Thrombopenie, Leukopenie und Agranulozytose. Sie zeigen schon klinisch sichtbar petechiale Blutungen in den Schleimhäuten bei Anämie, seltener Subikterus bis

Ikterus. Manchmal treten blutige Durchfälle auf.
Makroskopisch: über den ganzen Körper verteilt multiple petechiale Blutungen, die besonders deutlich in der Maulhöhle, der Zunge, den serösen Häuten des Bauch- und Brustfells sowie am Epikard zu finden sind. Meist breitflächige Blutungen im Myokard. Petechiale Blutungen auf Niere, Harnblase. Ulzerationen im Vormagen, Labmagen, über den Peyerschen Platten und vor allem an der Ileozäkalklappe. Häufig als Begleiterscheinung Pneumonie, die entweder Grund für die längerdauernde Behandlung mit dem Medikament war oder aber sich infolge von Lungenblutungen entwickelt hat. Infolge der Agranulozytose kann es zu Nekrosen am Kehlkopf und im Bereich des Verdauungstraktes kommen. *Mikroskopisch:* Atrophie der lymphatischen Organe, Depletionen der Peyerschen Platten, Agranulozytose.
Differentialdiagnose: hämorrhagische Diathesen nach Dichlorethylenvergiftung, Blutungsneigungen bei Thrombozytopenie nach Süßkleevergiftungen.
Ergänzende Untersuchungen: Nachweis von Furazolidon aus dem Futter. Nachweis der wiederholten Applikation großer Mengen (mehrere Gramm pro Tag, über einige Tage verabreicht, führen schnell zur akuten Vergiftung; 2—3 mg/kg/Tier/Tag, über einige Wochen verabreicht, führen zur schweren thrombozytopenischen Purpura).

Literatur

Pohlenz, J., Ch. Schlatter, E. A. Niemag und H. Jucker (1975): Der Einfluß von Furazolidon auf das Blutbild und die Entwicklung von Mastkälbern. Proc. Acad. Soc. Large Anim. Vet. Med., October 1975, Zürich.

19.6. Mangelkrankheiten

19.6.1. Zerebrokortikalnekrose

Die Zerebrokortikalnekrose (CCN, Polioenzephalomalazie — PEM, Thiaminmangelkrankheit, blind staggers) ist eine meist bei jüngeren Masttieren (6—18 Monate, Rind/2—6 Monate, Schaf), die bei energiereicher, hochkonzentrierter, rauhfaserarmer Fütterung oder unter Silagemast gehalten werden, vorkommende Gehirnerkrankung. Die Ursache der Gehirnläsionen (beim Wiederkäuer hauptsächlich auf die Großhirnrinde konzentriert) wird in einer unzureichenden Gewebsversorgung mit Vitamin B_1 (Thiamin) gesehen. Erkrankte Tiere reagieren im Frühstadium schnell auf intravenöse Thiamingaben mit Verschwinden der Symptome; Blutuntersuchungen zeigen reduzierte Transketolaseaktivität (thiaminabhängig), und thiaminanaloge Substanzen oder „Blocker" verursachen ein nahezu identisches Krankheitsbild. Mehrere Möglichkeiten *unzureichender Thiaminversorgung* bei rasch wachsenden Masttieren wurden beschrieben: mangelnde Entwicklung der Vormagenflora bei einseitiger Fütterung (Milchaustauschermast), Hemmung der Vitaminsynthese bei langdauernder Antibiotikazufuhr, Hemmung der Absorption von Thiamin bei Stoffwechselstörungen oder Darmerkrankungen, Zerstörung von Thiamin durch im Pansen sich entwikkelnde Thiaminase *(Clostridium thiaminolyticum, Clostridium sporogenes),* Anwesenheit verschiedener Thiaminasetypen in Pflanzen *(Pteridium* und *Equisetum)* und die Spaltung von Thiamin durch Chemikalien oder Arzneimittel, die entweder direkt oder durch Cofermente das Vitamin zerstören oder in den Phosphorylierungsprozeß des Thiaminmetabolismus hemmend oder blockierend eingreifen.

Akute Verlaufsform (typisch): plötzlich auftretende Blindheit (Blind staggers) und Verlust der Orientierung, Muskelzuckungen im Kopfbereich, Zwangsbewegungen, manchmal Speicheln und Tränenfluß bei in gutem Nährzustand befindlichen Tieren (meist die besten aus der Gruppe zuerst erkrankt), innerhalb weniger Stunden Steifheit (sägebockartige Stellung mit Opisthotonus), danach Festliegen.

Subakute Verlaufsform (seltener): bei Tieren, die älter als ein Jahr sind, Entwicklung der Symptome langsamer und weniger intensiv. Während jüngere Rinder (meist 4—12 Monate) ohne Behandlung nach wenigen Tagen sterben, können sich die Symptome bei älteren Tieren zunächst abschwächen und bei Belastung neu auftreten und verschlimmern.

Für beide Formen *(makroskopisch)*: stark vermehrt klarer Liquor, gelbliche Verfärbung der stark ödematisierten Großhirnrinde im Bereich der Okzipitallappen. Letzere kann stark reduziert sein, wenn die Tiere länger leben oder nach erfolgloser Behandlung abgetan werden müssen, Verdrängen des Kleinhirns in das Foramen magnum (wahrscheinlich infolge des stark vermehrten Liquordruckes). *Mikroskopisch:* Auflockerung der Großhirnrinde mit perivaskulären und perineuronalen Ödemen. Meist bilaterale Nekrose der Großhirnrinde im dorsalen okzipitalen und parietalen Kortex und gelegentlich in anderen Rindenarealen. Reduktion der

Körnerschicht im Kleinhirn, Infiltration von Makrophagen und Einwucherung von Gefäßsprossen in befallene Bezirke mit Ödemnekrose.

Differentialdiagnose: Aujeszkysche Krankheit (bei einigen Tieren Juckreiz, charakteristische Enzephalitis); Tollwut (sollte mittels Immunfluoreszenz in Sperrgebieten ausgeschlossen werden); Listeriose (Liquoruntersuchung zeigt Zellgehalt — Monozyten, histologische Untersuchung zeigt purulente Meningoenzephalitis mit Mikroabszessen); ZNS- Form der IBR (nichteitrige Meningoenzephalitis); Otitis oder von Otitis ausgehende Abszesse an der Hirnbasis (makroskopisch erkennbar); Bleivergiftung (Nachweis des Schwermetalls aus Parenchymen und Blut).

Ergänzende Untersuchungen: erhöhte Blutlaktat- und Pyruvatwerte. Erniedrigte Transketolaseaktivität. *Makroskopisch:* bei Betrachtung der Schnittfläche im ultravioletten Licht deutliche Lumineszenz der nekrotischen Areale. Einsendung zumindest einer Großhirnhälfte (möglichst ganzes Gehirn) für die histologische Untersuchung.

Literatur

Bestetti, G., und R. Fankhauser (1979): Vergleichende licht- und elektronenmikroskopische Untersuchungen zur Hirnrindennekrose der Wiederkäuer. Schweiz. Arch. Tierheilk. **121**, 467—477.

Markson, L. M. (1980): Cerebrocortial necrosis: an encephalopathy of ruminants. Vet. Ann. **20**, 180—188.

Pohlenz, J. F. L. (1975): Experimentelle Untersuchungen zur B_1-Hypovitaminose bei Wiederkäuern. Habilitationsschrift, Vet.-Med. Fakultät Zürich.

19.6.2. Weißmuskelkrankheit

Als Ursache für diese Krankheit (ernährungsbedingte Myopathie, White muscle disease, Kälberrheumatismus) wird ein *Vitamin-E-und Selenmangel* angesehen, der induziert werden kann, wenn vor allem Jungtiere mit ranzigem Lebertran gefüttert werden.

Anamnese: Meist Kälber im Alter von 4—6 Wochen, gelegentlich aber auch ältere Tiere, werden plötzlich tot aufgefunden (akutes Herzversagen), oder aber sie werden mit Dyspnoe, sich langsam entwickelndem Lungenödem und Stauungserscheinungen beobachtet. Derartige Tiere bewegen sich nur zögernd, stehen ungern auf und zeigen Drehbewegungen der Vorderbeine nach auswärts. Selten kommen Tiere nach Auftreten dieser Krankheitserscheinungen zum Festliegen. Ältere Tiere können Myoglobinurie und gelegentlich auch Durchfall zeigen. *Makroskopisch:* Herz- und Skelettmuskel zeigen deutlich streifige Einlagerungen, wobei die linke Kammer stärker betroffen ist als die rechte. Häufig sind die Papillarmuskeln beteiligt, und unter dem Endokard im Bereich der Papillarmuskeln lassen sich verkalkte Herde nachweisen. Die Muskulatur erscheint fischfleischartig und auf der Schnittfläche wachsartig. Die Skelettmuskeln inklusive Zwerchfell und Zwischenrippenmuskeln können im Extremfall mit betroffen sein. Kalkablagerungen lassen sich nur selten in den Skelettmuskeln nachweisen. Bei älteren Tieren kann es schwierig sein, makroskopisch die Muskelveränderungen zu erkennen. Hell verfärbte Körpermuskulatur sollte für die histologische Untersuchung entnommen werden. Außer den Muskelveränderungen zeigen sich meist ein hochgradiges Lungenödem, häufig Pneumonie, die als Folge der chronischen Stauung entstanden ist und meist Flüssigkeitsansammlungen in Körperhöhlen sowie Stauungsleber. *Mikroskopisch:* Verlust der Querstreifung der Muskelfasern, die sich hyalin abzeichnen, schwach eosinophil färben und unter dem häufig noch intakten Sarkolemm zusammengezogen sind. In Querschnitten zeigen sich die Muskelfasern deutlich verdickt und hyalin. Im Myokard wird häufig in Verbindung mit der Muskeldegeneration eine reparative Reaktion beobachtet. Häufiger im Herzen, aber gelegentlich auch im Skelettmuskel, kommt es zu Verkalkungen der degenerierten Muskelfasern.

Differentialdiagnose: Tigerherz beim Rind infolge MKS-Infektion, Myokarditiden und Myositiden nach Virusinfektionen oder nach Injektionen in die Muskulatur. Parasitäre Myositiden.

Ergänzende Untersuchungen: Nachweis des Selenmangels aus Organen (Leber und Niere). Bestimmung der Glutathionperoxidase aus dem Blut, Bestimmung der Selenspiegel im Blut. Diese Krankheit ist bei Schafen häufiger und kann bei dieser Spezies sogar schon bei Eintags- und Zweitagelämmern vorkommen, wobei vor allem die Unreife oder stark hyalinschollige Degeneration der Skelettmuskulatur im Vordergrund stehen.

Literatur

Anderson, P. H., et al. (1977): The sequence of myodegeneration in nutritional myopathy of the older calf. Br. vet. J. **133**, 160—165.

Gitter, M., R. Bradley and R. Pepper (1978): Nutritional myodegeneration in dairy cows. Vet. Rec. **103**, 24—26.

19.7. Stoffwechselstörungen

19.7.1. Kalzinose

Bei der Kalzinose (Enzootic calcinosis, Enteque seco, Manchester wasting disease, Naalehu disease) handelt es sich bei Rind, Schaf und Ziege um eine generalisierte Verkalkung von Geweben nach Aufnahme von Pflanzen, die eine Vitamin-D-ähnliche Substanz (25-Hydroxycholecalciferol) enthalten. Während in Europa vorwiegend der Goldhafer *(Trisetum flavescens)* hierfür verantwortlich gemacht wird, sind es in Südafrika *Solanum malacoxylon* und andere *Solanaceen*, die diese Substanz enthalten. Die Aufnahme jungen Goldhafers oder sogar silierten Goldhafers scheint sehr viel toxischer zu sein als die Aufnahme über Heu, in dem Goldhafer enthalten ist. Außer durch die Aufnahme von Giftpflanzen kann eine Kalzinose entstehen bei mangelnder Magnesiumversorgung und extrem hoher Vitamin-D-Beifütterung sowie bei alleiniger hoher Beifütterung oder Applikation von Vitamin D_3.
Anamnese: fortschreitende Abmagerung der Tiere, die sich nur schwerfällig bewegen; vor allem in den Vorderbeinen erscheinen die Tiere steif und schwach und stehen meist mit aufgebogenem Rücken. Meist sind Tiere befallen, die älter als 15 Monate, oft sogar 2–3 Jahre alt sind. *Makroskopisch:* Im fortgeschrittenen Stadium können Unterhautödeme und Aszites auftreten, hochgradige Verkalkung der Blutgefäße mit subendokardialen und subepikardialen Verkalkungen, deutliche Verhärtungen der Koronararterien und Plaquebildungen in der Aorta und auch den Jugularvenen. Seltener finden sich Kalkablagerungen in der Pleura. Die Lungen können mangelhaft retrahiert sein. *Mikroskopisch:* histologisch nachweisbar Verkalkungen und Kalkablagerungen in Interalveolarsepten sowie in der Niere.
Ergänzende Untersuchungen: Nachweis der Aufnahme zu hoher Vitamin-D-Gaben, Nachweis der genannten Pflanzen im Futter.

Literatur

Andresen, E., F. Luhmann und J. Pohlenz (1970): Kalzinose bei einer achtjährigen Kuh in Norddeutschland. Dtsch. tierärztl. Wschr. 77, 492–495.

Hänichen, T., P. Planck und G. Dirksen (1970): Über eine enzootische Kalzinose beim Rind. 2. Histomorphologische Befunde an den Weichgeweben. Dtsch. tierärztl. Wschr. 77, 338–342.

Meyer, H., J. Pohlenz, S. DeBarros und R. Krebber (1970): Einfluß der Magnesiumversorgung auf die Toxizität von Vitamin D_3 beim Rind. Dtsch. tierärztl. Wschr. 77, 495–500.

19.7.2. Urolithiasis

Steinbildungen in den ableitenden Harnwegen (Harnleitersteine, Blasensteine, Harnröhrensteine) können gelegentlich als Schlachtbefund bei Wiederkäuern beobachtet werden. In einzelnen Herden können aber gehäuft derartige Konkrementbildungen in den Harnwegen zur schweren Krankheiten, die u. a. auch zum Tod führen können, Anlaß geben. Durch Harnsteine ausgelöste Krankheiten kommen häufiger beim männlichen Masttier vor, vor allem bei kastrierten männlichen Masttieren. *Ätiologie* und *Pathogenese* der Urolithiasis sind komplex und lassen sich grundsätzlich in fünf verschiedene *Krankheitsmechanismen* einteilen:

1. vermehrte Harnkonzentration, ausgelöst durch vermehrte Kalziumausscheidung im Harn nach Hypervitaminosis D oder bei hohem Oxalatgehalt im Futter, durch unregelmäßige Tränke und unregelmäßige Fütterung, vor allem wenn im Winter bei großen Mastgruppen nur reduzierte Wasseraufnahme zur Verfügung steht; hohe Phosphat- oder Silikatgehalte im Futter.

2. Verstärkte Präzipitation der Harnanteile als Folge von Harnstau, geringem Zitratgehalt im Harn, reduzierter Kolloidanteile im Harn und Erhöhung des Harn-pH-Wertes, wenn die Harnkolloide reduziert sind.

3. Kristallbildung mit Ablagerung von festen Substanzen nach Vitamin-A-Mangel (Abschilferung von Epithel) oder hohem Östrogengehalt (Pflanzenöstrogene, Implantation bei Masttieren).

4. Bedingungen, die die Kristallbildung fördern: hohe Konzentration von Mukoproteinen im Harn nach vornehmlich eiweißreicher Nahrung und in Verbindung mit vermehrt Zellanfall bei forciertem Wachstum.

5. Bedingungen, die die Verengung der ableitenden Harnwege begünstigen: verminderter Harnröhren- oder Harnleiterdurchmesser nach früher Kastration oder nach Aufnahme größerer Östrogenmengen in Verbindung mit Vergrößerung der akzessorischen Geschlechtsdrüsen.

Anamnese: bei Festsetzen der gebildeten Konkremente in Harnleiter oder Harnröhre, je nach Sitz der Obstruktion, Hydronephrose mit kolikartigen Erscheinungen, Symptomen der Urämie und zu beobachtende Harnverhaltung. Bei Folgeerscheinungen, nach Ruptur von Blase oder Harnleiter bzw. Harnröhre, Umfangsvermehrung im Bereich der Bauchhöhle bzw. Ödeme und Phlegmonenbildung im Bereich der Harnröhre oder des Unterbauches und des Präputiums. *Makroskopisch:* Harnsteine im Nierenbecken mit Hydronephrose, Harnsteine in den Harnleitern entweder unilateral oder bilateral, wobei im Falle der Perforation im Bereich der Harnsteine Nekrosen zu finden sind. Beim Verlegen der Urethra und dadurch zustande gekommene Ruptur ausgedehnte Phlegmone im Bereich der Rupturstelle mit Nekrosen in der Harnröhre. Bei Harnblasen- oder Harnleiterruptur nach Harn riechende, starke Ansammlungen von Flüssigkeit in der Bauchhöhle, gelegentlich mit akuter Peritonitis einhergehend, meist ist mit Urolithiasis in der Harnblase eine Zystitis verbunden, die sich durch Verdickung, Rötung und zottige Proliferation der Harnblasenschleimhaut darstellt. Seltener (da Tiere meist perakut nach Harnblasenruptur sterben) urämische Erscheinungen mit Erosionen und Ulzerationen der Maulhöhlenschleimhaut. *Mikroskopisch:* erübrigt sich im allgemeinen, da die Diagnose einfach zu stellen ist, in Ausnahmefällen kann Nierenschädigung histologisch durch Nachweis von starker Kalkablagerung in Tubuli, Interstitien und Glomerula von Bedeutung sein.

Differentialdiagnose: andere mit Kolik einhergehende Krankheiten, Urämie in Verbindung mit Nierenentzündungen oder anderen Nephropathien.

Ergänzende Untersuchungen: Analyse der Harnsteine in einem Chemischen Institut kann für die Herdenberatung von Bedeutung sein; wichtiger sind Kontrollen der Bedingungen, die zu gehäuften Erkrankungen von Masttieren führen (Kontrolle der Phosphatgehalte, der Eiweißgehalte, der Hormon- und Vitamingehalte des Futters entsprechend dem Management in der Herde, regelmäßige oder unregelmäßige Futter- und Tränkeaufnahme).

Literatur

Bailey, C. B. (1981): Silica metabolism and silica urolithiasis in ruminants: a review. Can. J. Anim. Sci. **61**, 219−235.

Cornelius, C. E. (1963): Studies on ovine urinary biocolloids and phosphatic calculosis. Ann. N. Y. Acad. Sci. **104**, 638−657.

Udall, R. H., and R. Jensen (1958): Studies on urolithiasis: 2. The occurrence in feedlot lambs following implantation of diethylstilbestrol. J. Am. Vet. Med. Assoc. **133**, 514−516.

19.8. Ergänzungen

19.8.1. Blitzschlag − Stromtod

Der praktizierende Tierarzt wird häufig vor die Entscheidung gestellt festzustellen, ob plötzliche Todesfälle bei Rind oder Schaf durch Blitzschlag oder aber durch plötzlichen Stromtod erfolgten. Um dies gewissenhaft tun zu können, ist es erforderlich, eine sorgfältige Sektion durchzuführen und alle anderen für einen plötzlichen Tod in Frage kommenden Todesursachen auszuschließen, um eine „Gefälligkeitsdiagnose" zu vermeiden. Dazu ist erforderlich, daß die entsprechenden Umstände für einen möglichen Stromtod oder Blitzschlag ebenso in die Gesamtbeurteilung einbezogen werden. So muß beispielsweise beim Blitzschlag berücksichtigt werden, ob im Bereich oder in der näheren Umgebung des Tieres Anhaltspunkte dafür bestehen, daß ein Blitz niedergegangen ist (abgerissene Baumreste) und ob Anhaltspunkte für einen eventuellen Todeskampf des Tieres nachzuweisen sind. Beim möglichen Stromtod im Stall sollten Ermittlungen angestellt werden, ob elektrische Anlagen defekt sind.

Anamnese: gegeben durch die äußeren Umstände, Unwetter, niedergestürzte Stromleitung, kontinuierlich Hochspannung führender Elektrozaun, Kurzschluß im Stallgebäude. *Makroskopisch:* bei äußerer Besichtigung sichtbar *Blitzmarken*, lokale Verbrennungen, selten glattrandige oder zerfetzte Wunden am Ort des Blitzeintrittes. *Blitzfiguren*, die sich vom Körper zu den Gliedmaßen hin streifig durch Versengungen der Haare darstellen. Häufig am Rande dieser Blitzfiguren deutliche Rötung der Haut. In diesen Bereichen starke subkutane Rötungen. Ausbleibende oder nur kurzfristige Totenstarre. Häufig Futterreste in der Maulhöhle. Stark aufgeblähtes Tier; starke Stauungserscheinungen in Milz, Leber; multiple petechiale bis ekchymotische Blutungen; unvollkommen oder gar nicht geronnenes Blut, dunkle Körpermuskulatur. Hochgradiges Lungenödem. Dem aus der Nase austretenden Schaum kann Blut beigemengt sein. *Mikroskopisch:* Wenn makroskopisch im Bereich der Haut oder Schleimhäute Veränderungen gefunden werden, die als Stromeintrittspforte identifiziert werden können, handelt es sich an diesen Stellen um Veränderungen wie bei den verschiedenen Stadien der Verbrennung. Dabei läßt sich gelegentlich, vor allem im Bereich der Maulschleimhäute, nachweisen, daß an der Stromeintrittsstelle das Epithel abgehoben ist, subepitheliales Ödem vorliegt und die Basalzellen sich in Richtung des Stromflusses staketförmig aufgerichtet haben. Ferner finden sich frische Blutungen um die Gefäße.

Differentialdiagnose: perakut verlaufende Septikämien, Milzbrand, Rauschbrand, akute Nitrat/Nitrit-Vergiftung, ernährungsbedingte Tympanien, schaumige Gärung.

Literatur

Drommer, W. (1966): Über Blitzschäden bei Tieren. Dtsch. tierärztl. Wschr. 73, 596—603.
Ramsey, F. K., and J. R. Howard (1970): J. Amer. Vet. Med. Assoc. 156, 1472.

19.8.2. Cancer Eye

Das Plattenepithelkarzinom am Auge (Cancer Eye) ist ein bevorzugt bei Rassen mit nicht pigmentiertem Lidrand (Hereford, Ayrshire, Höhenfleckvieh) vorkommender *Tumor*, der meist vom konjunktivalen korneaseitigen Epithel *des dritten Augenlides* ausgeht. Er kann ein- oder beidseitig auftreten und sich weit über die Konjunktiva ausbreiten. *Ätiologisch* werden die Einflüsse intensiver Sonnenlichteinstrahlung in bestimmten Höhenlagen diskutiert, und der Einfluß bestimmter Nahrung ist als Ursache für die Entstehung des Tumors untersucht worden. Exakte Zahlen über Morbidität liegen nicht vor, der Tumor wird aber endemisch unter bestimmten Bedingungen in einzelnen Herden gehäuft gesehen. *Makroskopisch:* schnell wachsende Wucherungen am dritten Augenlid, meist sekundär infiziert mit Ödembildung und Schwellung. Seltener Metastasierung des Tumors in die regionären Lymphknoten (Lnn. parotidei), in die vordere Augenkammer oder auch in die Lungen. Bevor die Metastasierungen vorkommen, ist spontane Abheilung möglich. *Mikroskopisch:* typisches Plattenepithelkarzinom mit allen Graden der Malignität, meist mit starker entzündlicher Komponente.

Differentialdiagnose: Infektionen mit Moraxella bovis (Pinkeye).

Literatur

Spradbrow, P. B., and D. Hoffmann (1980): Bovine ocular squamous cell carcinoma. Vet. Bull. 50, 449—459.

20. Schwein

L.-Cl. Schulz

20.1. Virusbedingte Krankheiten

20.1.1. Transmissible Gastroenteritis (TGE)

Die weitverbreitete verlustreiche Seuche wird durch ein *Coronavirus* ausgelöst, das nach oraler Aufnahme die Epithelzellen der Dünndarmzotten befällt, mit starker Vermehrung des Virus. Die sofort einsetzende Proliferation des Kryptenepithels vermag in relativ kurzer Zeit das zerstörte Epithel zu ersetzen (bei Saugferkeln 8—12 Tage, bei erwachsenen Tieren 3—4 Tage). Die Resorptionsfähigkeit bleibt jedoch erniedrigt.

Anamnese: besonders Saugferkel, Tod in 2—7 Tagen; weniger häufig Mastschweine und Zuchttiere mit wäßrigem Durchfall und gelblich-flockigen Beimengungen, Erbrechen, Exsikkose sowie Tod nach ein bis zwei Tagen. *Makroskopisch:* nicht selten stark mit Gas gefüllter Magen, Dünndarmschlingen mit wenig gelblichen Flocken unverdauter Milch; Inhalt des Dickdarms ebenfalls gelblich, jedoch von wäßriger bis breiiger Konsistenz; starke Exsikkose. *Mikroskopisch:* nach Abspülen Nachweis der deutlichen Zottenatrophie bei Flotation in Wasser (Petrischale); histologisch vollkommenes Fehlen des Oberflächenepithels; eventuell Nachweis der Regeneration mit flachen, später kuboiden Zellen.

Differentialdiagnose: Epizootische Virusdiarrhoe (EVD), die weder klinisch noch pathologisch-anatomisch von der TGE zu trennen ist. Zottenatrophie wie bei EVD im gesamten Jejunum und Ileum, im Gegensatz zum Freibleiben des oberen Jejunums bei der Rotavirus-Infektion.

Ergänzende Untersuchungen: Antigennachweis im Darmepithel mit der Immunfluoreszenz oder Immunperoxidasetechnik sowie Anzüchtung auf Zellkulturen von Schweineschilddrüsen, insbesondere auch zur Abgrenzung der EVD. Nachweis jedoch nur an frischem Material möglich (20—30 min post mortem); Materialaufbewahrung und -transport in Eiweiß-Glycerol.

Literatur

Horváth, I., and E. Mocsári (1981): Ultrastructural changes in the small intestinal epithelium of suckling pigs affected with transmissible gastroenteritis(TGE)-like disease. Arch. Virol. **68**, 103—113.

Shepherd, R. W. (1979): The mucosal lesion in viral enteritis. Extent and dynamics of the epithelial response to virus invasion in TGE in piglets. Gastroenterology **76**, 770—777.

20.1.2. Epizootische Virusdiarrhoe (EVD)
Porcine epidemic diarrhea (PEO)

Die durch ein *Coronavirus* hervorgerufene Erkrankung ist z. Z. nicht von der TGE mit Sicherheit abzugrenzen.

Anamnese und *makroskopisch:* wie bei TGE.
Mikroskopisch: Zottenatrophie wie bei TGE im gesamten Jejunum und Ileum, im Gegensatz zum Freibleiben des Ileums bei der Rotavirus-Infektion.

Differentialdiagnose: TGE, Rotavirus-Infektion.

Ergänzende Untersuchungen: Nachweis des antigenen Unterschiedes zur TGE mit Hilfe immunhistologischer Methoden.

Literatur

Pospisil, A., R. G. Hess, G. Balger und P. A. Bachmann (1986): Infektiöse Durchfallerkrankungen beim Ferkel: morphologische und mikroskopische Befunde Tierärztl. Parxis **14**, 353—363.

Wood, E. N. (1977): An apparently new syndrome of porcine epidemic diarrhoe. Vet. Rec. **100**, 243—244.

20.1.3. Erbrechen und Kümmern der Saugferkel
(Vomiting and wasting disease, Haemagglutinating encephalitis in pigs, Ontario encephalitis)

Der Erreger ist ein *Coronavirus*, das i.d.R. bei Saugferkeln, seltener bei älteren Schweinen über den Atemapparat zur Virämie und Besiedlung des Zentralen Nervensystems führt. Es kann darüber hinaus auch in den Ganglien der Magenwand nachgewiesen werden. Das Virus bewirkt zwei unterschiedliche Krankheitsbilder.

20.1.3.1. Vomiting and wasting disease

Anamnese: Abgeschlagenheit und Erbrechen der aufgenommenen Milch unmittelbar nach dem Saugakt, aufgetriebener Bauch sowie fortschreitender Verfall. Heilung wird nicht beobachtet. *Makroskopisch:* Der erweiterte Magen kann fast die Hälfte der Leibeshöhle ausfüllen, daher tonnenförmiger Brustkorb; Entweichen von Gas bei Eröffnung des Magens, wenig Milchrückstände. *Mikroskopisch:* Degeneration und nichteitrige Infiltration im Gasserschen Ganglion sowie in den Paravertebral- und anderen Ganglien; geringgradige Tendenz zur nichteitrigen Polioenzephalomyelitis.

20.1.3.2. Ontario-Enzephalitis

Anamnese: ebenfalls Apathie und Erbrechen, beginnend am 4. bis 5. Lebenstag; häufiger Todesfälle, jedoch Genesung, falls der 5. Tag überlebt wird; verschiedengradig ausgeprägte zentralnervöse Symptome. *Mikroskopisch:* graduell sehr variable nichteitrige Polioenzephalomyelitis; Bevorzugung der grauen Substanz von Stammhirn und Medulla.

Differentialdiagnose: Sie entfällt in ausgeprägten Fällen der Magendilatation, evt. TGE sowie Infektionen mit E. coli. oder Clostridium perfringens.

Literatur

Hess, R. G., und P. A. Bachmann (1978): Erbrechen und Kümmern der Ferkel, Vorkommen und Verbreitung in Süddeutschland. Tierärztl. Umschau 33, 511–574.

Pensaert, M. B., K. Andries and P. Callebaut (1980): A seroepizootiologic study of Vomiting and wasting disease in pigs. Vet. Q. 2, 142–148.

20.1.4. Adenovirusinfektionen

Unter den weit verbreiteten Adenoviren spielen vier Serotypen bei Schweinen eine besondere Rolle. Ihre pathogenetische Bedeutung ist im einzelnen noch nicht genügend geklärt. Es steht jedoch fest, daß bei ihrer Anwesenheit im Lungengewebe die durch Mycoplasma hyopneumoniae bedingte Enzootische Pneumonie mit schwerwiegenderen Läsionen einhergeht. Vermutlich begünstigt ihr Auftreten bei Absatzferkeln auch die Manifestation der Kolienterotoxämie.

Anamnese: Erbrechen und Durchfall sowie Exsikkose mit starkem Gewichtsverlust bei zwei bis drei Wochen alten Ferkeln. *Makroskopisch:* gelbwäßriger Darminhalt sowie geringgradige Schwellung der mesenterialen Lymphknoten. *Mikroskopisch:* herdförmige interstitielle Pneumonie; bei der häufigen Viruspersistenz im Darm intranukleäre Einschlußkörperchen in den Zottenepithelien. *Elektronenmikroskopisch* kann die Ruptur der Zellmembran mit Freisetzen der Viruspartikel in das Darmlumen beobachtet werden.

Ergänzende Untersuchungen: Der virologische Nachweis der Adenoviren, insbesondere des häufig vorkommenden Serotyps 4, ist z. Z. hinsichtlich seiner pathogenetischen Bedeutung unsicher.

Literatur

Ducatelle, R., W. Coussement and J. P. Hoorens (1982): Sequential pathological study of experimental porcine Adenovirus enteritis. Vet. Pathol. 19, 179–189.

20.1.5. Calicivirus- und Astrovirusinfektionen

Sowohl Caliciviren als auch Astroviren wurden im Verlauf von Durchfällen in Ferkelbeständen nachgewiesen. Ihre pathogenetische Bedeutung ist jedoch bis heute unklar.

Literatur

Witte, K. H. (1983): Virusbedingte Durchfälle beim Schwein, insbesondere unter den Bedingungen der Großbestände. Collegium veterinarium, 32–36.

20.1.6. Rotavirusinfektionen

Nach oraler Infektion kommt es zur Vermehrung der Rotaviren, besonders im distalen Jejunum und Ileum. Wegen der weiten Verbreitung des Virus in

Schweinebeständen und anderen Tierarten besteht bei Sauen meist Immunität, die mit der Milch auf die Ferkel übertragen wird.

Anamnese: ähnliche Verlaufsformen wie bei TGE, jedoch sehr uneinheitliche Krankheitsbilder mit geringer Mortalität; nicht regelmäßig Erbrechen. Auftreten der klinischen Erscheinungen etwa vier bis sechs Tage nach der Infektion. Profuser, wäßriger Durchfall führt schnell zur Dehydratation. *Makroskopisch:* neben Exsikkose dilatierte und hyperämische Darmschlingen. *Mikroskopisch* besonders im hinteren Dünndarm Zottenatrophie, an der Zottenspitze flache bis vakuolisierte prismatische Zellen; Tendenz zur Fusion mehrerer Zotten nach überstandener Infektion.

Ergänzende Untersuchungen: Immunfluoreszenznachweis des Antigens in der Darmschleimhaut sowie elektronenmikroskopischer Nachweis des Virus im Kot erkrankter Ferkel.

Literatur

Pearson, G. R., and M. S. McNulty (1977): Pathological changes in small intestine of neonatal pigs infected with a pig reovirus-like agent (rotavirus). J. Comp. Path. 87, 363—375.

Pospisil, A., R. G. Hess and P. A. Bachmann (1981): Light microscopy and ultrahistology of intestinal changes in pigs infected with Epizootic Diarrhoea (EVD): Comparison with Transmissible Gastroenteritis (TGE) virus and porcine Rotavirus infections. Zbl. Vet. Med. 28, 564—577.

20.1.7. Europäische Schweinepest

Die Europäische Schweinepest (Hog cholera) wird durch ein der *Togavirus-Gruppe* angehörendes RNS-Virus ausgelöst. Die Infektion kann auf dem Verdauungs- und Atemweg sowie über Haut und Schleimhäute erfolgen. Bei der im Vordergrund stehenden oralen Infektion kommt es über eine initiale Vermehrungsphase des Schweinepestvirus in den Tonsillen und regionären Lymphknoten etwa sieben Stunden nach der Infektion zu einem raschen Befall weißer Blutzellen und des lymphoretikulären Gewebes. 24 Stunden p.i. ist das Virus im Blut nachweisbar. Neutralisierende Antikörper sind bereits nach 7—10 Tagen vorhanden. Virusbedingte Schädigungen von Endothel und Knochenmark führen zur Verbrauchskoagulopathie und petechialer Blutungsneigung. Während früher die perakute, mit starker hämorrhagischer Diathese einhergehende Verlaufsform im Vordergrund stand, sind heute protrahiert-chronische Abläufe vorherrschend, die erfahrungsgemäß eine Diagnose erschweren. Die Darmveränderungen sind einerseits auf virusbedingte Nekrosen in den Peyerschen Platten und den schleimhautassoziierten Lymphfollikeln zurückzuführen, andererseits begünstigt die Immunsuppression bakterielle Sekundärinfektionen, die katarrhalische bis diphtheroide Enteritiden auslösen können.

● **Akute Verlaufsform**

Anamnese: Benommenheit, Appetitmangel, Temperaturerhöhung parallel zu einer sich entwickelnden Leukopenie; Schwäche, besonders in der Hinterhand, mitunter geringgradige Konjunktivitis sowie in der Hälfte der Fälle wäßrig-grauer Durchfall. *Makroskopisch:* petechiale Blutungen mit absteigender Häufigkeit in Niere, Blase, Lymphknoten (in Verbindung mit Blutresorption), Enteritis in etwa 50% der Fälle, Milzinfarkte in 24%. *Mikroskopisch:* verschiedengradige Schädigungen im Gefäßendothel mit unterschiedlichen Folgeerscheinungen in den einzelnen Parenchymen. Bei 91% des perakuten bis akuten Verlaufs nichteitrige Enzephalitis mit geringer Neigung zur Nekrobiose in den Infiltratzellen.

● **Protrahiert-chronische Verlaufsform**

Anamnese: Depression und Anorexie sowie unter Umständen vorberichtlich wichtige Aborte und geschwächte bzw. durch verschiedene Mißbildungen geschädigte Ferkel im Bestand. *Makroskopisch:* nur in 10—40% der Fälle petechiale Blutungen, von denen die Petechien in der Niere sowie Blutungen und Blutresorptionen in Lymphknoten dominieren; Milzinfarkte nur in 7% der Fälle; katarrhalische bis fibrinöse Enteritis in 34%; seltener diphtheroid-nekrotisierende Veränderungen oder ulzerierende Bouton-Bildungen im Darm, *Mikroskopisch:* nichteitrige Meningoenzephalitis bei etwa 70% der Tiere.

● **Schweinepest bei Neugeborenen**

Infolge der intrauterinen Übertragung Fehlgeburten, Aborte und unterentwickelte, z.T. mißgebildete (besonders Kleinhirnhypoplasie) Ferkel. Verdächtig sind insbesondere sehr unterschiedlich ausgebildete Würfe. *Makroskopisch:* gesunde und kümmernde Tiere im gleichen Wurf; bei Überleben schlechter Ernährungszustand und struppiges Haarkleid mit Neigung zur Akrennekrose: Die hämorrhagische Diathese tritt bei dieser Form noch weiter zurück, man findet Petechien in der Blase bei etwa 30% der Tiere und Nierenpetechien bzw. Nierenhyperämie im Bereich der Glomerula in etwa 50 %. Gleichfalls die Hälfte der Tiere zeigt Blutungen und Blutresorption in den Lymphknoten. *Mikroskopisch:* Die endothelialen Veränderungen sind nachweisbar, eine Enzephalitis ist jedoch im allgemeinen noch nicht ausgebildet.

Differentialdiagnose: Afrikanische Schweinepest, Rotlauf sowie andere septikämische Infektionskrankheiten.

Ergänzende Untersuchungen: fluoreszenzserologischer Nachweis, vornehmlich in Tonsillen, Milz und Lymphknoten.

Literatur

Heene, D., G Hoffmann-Fezer, R. Hoffmann, E. Weiss, G. Müller-Berghaus und H. G. Lasch (1971): Gerinnungsstörungen bei akuter Schweinepest. Beitr. Path. 144, 259—271.

Hermanns, W., G. Trautwein, H. Meyer and B. Liess (1981): Experimental transplacental transmissions of Hog cholera virus in pigs. V. Immunopathological findings in newborn pigs. Zbl. Vet. Med. B 28, 669—683.

20.1.8. Afrikanische Schweinepest

Die Afrikanische Schweinepest (African swine fever) ist eine hochkontagiöse, durch ein Virus aus der Familie der Iridoviridae hervorgerufene Krankheit, die z. Z. in Afrika, Südportugal und Südspanien sowie in Kuba, Brasilien und der Dominikanischen Republik auftritt. Passager wurde sie auch in Malta, Sardinien, Italien, Südfrankreich und Belgien ermittelt. Die Ansteckung erfolgt über den Respirationsapparat mit Vermehrung des Virus in lymphatischen Organen. In der virämischen Phase kommt es zur Schädigung des Gefäßendothels. Die Verlaufsform war in den ersten Jahren akut bis perakut, zeigt aber jetzt alle Varianten bis hin zu chronischen, fast inapparenten Verlaufsformen, die mit der Europäischen Schweinepest verwechselt werden können. Hierin liegt die besondere Gefahr. *Inkubationszeit:* 2—15 Tage, bei der akuten Verlaufsform 2—5 Tage.

● **Akute Verlaufsform**
Anamnese: Übererregbarkeit bis Benommenheit, Anorexie, Inkoordination, Atemstörungen mit Husten, gelegentlich Erbrechen und Diarrhoe; mukopurulente Konjunktivitis und Rhinitis. Tod in 7—10 Tagen. *Makroskopisch:* mittel- bis hochgradige hyperämische Milzschwellung, hochgradige hyperämische bis hämorrhagische Lymphknotenschwellung, unterschiedliche Ausprägung von Blutungen im Bereich der serösen Häute; ausgeprägtes Lungenödem, interstitielles Ödem von gelatinösem Charakter, teilweise mit Blutungen durchsetzt; Ödem der Gallenblasenwand; Blutungen im Bereich der Schleimhäute, gelegentlich Pankreasblutungen und Nekrose; petechiale bis stärkere Blutungen im Bereich der Niere. *Mikroskopisch:* Karyorrhexis der Lymphozyten in den lymphatischen Organen, gelegentlich Nekrose der periportalen Leberfelder sowie Infiltration mit Lymphozyten. Neigung der perivaskulären lymphatischen Infiltrate im Gehirn zur Nekrobiose; Schäden am Gefäßendothel sowie fibrinoide arterielle Veränderungen.

● **Subakute bis chronische Verlaufsform**
Anamnese: abgeschwächte klinische Symptome. *Makroskopisch:* geringgradigere Schwellungen von Lymphknoten und Milz sowie geringe Blutungsneigung an serösen Häuten und Schleimhäuten, oft fibrinöse Perikarditis und Pleuritis, Hepatisationen im Lungenbereich. *Mikroskopisch:* ähnliche Veränderungen wie bei der akuten Verlaufsform, jedoch mit schwächerer Blutungs- und Ödembereitschaft.

Differentialdiagnose: Die schwach virulenten Formen sind klinisch und makroskopisch und i. d. R. auch histologisch nicht von Verlaufsformen der Europäischen Schweinepest zu trennen. Ähnliche Lymphknotenveränderungen wie bei Afrikanischer Schweinepest kommen gelegentlich bei Pasteurellose vor.

Ergänzende Untersuchungen: Immunfluoreszenznachweis sowie Kultivierung des Virus; zuständig hierfür in der Bundesrepublik Deutschland ist die Bundesanstalt für Viruskrankheiten der Tiere in Tübingen.

Literatur

Sanchez-Botija, C. (1965): Present characteristics of ASF in Spain. FAO-OIE International Meeting of Hog Cholera, Rome, June, 1965.

Moutlon, J., and L. Coggins (1968): Comparison of lesions in acute and chronic African swine fever. Cornell Vet. 58, 364—399.

20.1.9. Aujeszkysche Krankheit
(Morbus Aujeszky, Pseudowut, Pseudorabies)

Das zu den *Herpesviren* gehörende Aujeszky-Virus dringt über den Respirationstrakt ein, vermehrt sich und gelangt weiter über Nervus olfactorius, N. trigeminus und N. glossopharyngicus in das Zentrale

Nervensystem. Außerdem ist eine lymphohämatogene Ausbreitung möglich. Neben der sehr variablen *Inkubationszeit* (1 Tag bis 3 Wochen) ist die Kontagiosität — von der Altersstruktur des Bestandes abhängig — sehr unterschiedlich. Ferkelwürfe erkranken i. d. R. ausnahmslos in wenigen Tagen.

Anamnese bei Neugeborenen bis Vier-Wochen-Alter: hohe Kontagiosität mit Fieber, Speichelfluß, Erbrechen, Durchfall und Anorexie; später Benommenheit, Zittern, unkoordinierte Bewegungen, hundesitzige Stellung, Ataxie, Nystagmus, Koma und Tod.

Anamnese bei zwei bis fünf Monate alten Ferkeln: Husten i. d. R. als Leitsymptom, Obstipation, konvulsivische Krämpfe mit starker Salivation, Gliedmaßenspasmen.

Anamnese bei erwachsenen Tieren: oft uncharakteristisch. Außer Temperaturerhöhung Niesen und Husten, Speichelfluß, Obstipation und Benommenheit. Der Tod kann je nach Betroffenheit des Zentralen Nervensystems in vier bis fünf Tagen eintreten; seltener werden Krämpfe mit allmählicher Kachexie über fünf bis sechs Wochen beobachtet. Bei etwa 50 % der tragenden Sauen Abort oder Totgeburten. *Makroskopisch:* uncharakteristische und unregelmäßige Veränderungen in Form von Lymphknotenkongestion, petechialen Blutungen, besonders an der Nierenpapille, weniger in der Rinde. Hyperämie der Kopfschleimhäute, oft parallel zu einem geringgradigen Lungenödem; gelegentlich nekrotisierende Tonsillitis, Pharyngitis, Tracheitis und seltener auch Ösophagitis; sehr selten miliare Nekrosen in Leber und Milz; an abortierten Feten ebenso Tendenz zu miliaren Nekrosen in Leber, Milz und Lunge bei meist unveränderter Plazenta. *Mikroskopisch:* lymphoide Hyperplasie der Lymphknoten sowie multifokale Koagulationsnekrosen in den oben genannten Organen sowie nach klinischem Verlauf die krankheitsbestimmenden zentralnervösen Veränderungen in Form einer nichteitrigen Meningoenzephalitis, neuronale Degeneration mit Ausbildung intranukleärer Einschlüsse vom Typ Cowdry A in Ganglienzellen und Glia. Proliferation der Glia in Form von Gliaknötchen, die für die Diagnose der Krankheit, wenn aufgrund der Pathogenese Zeit zu ihrer Ausbildung besteht, sehr charakteristisch sind; ähnliche Reaktionen auch im Gasserschen- und Spinalganglion. Oft interstitielle Pneumonie mit Beteiligung eosinophiler Granulozyten.

Differentialdiagnose: bei älteren Tieren sind Schweinepest, Teschener Krankheit, Streptokokkeninfektionen sowie Kochsalzvergiftung und Kolienterotoxämie abzugrenzen; bei Ferkeln Zitterkrankheit, Kältezittern. Schon in der histologischen Diagnose ist der Krankheitsverdacht vor allen Dingen bei Vorhandensein von Gliaknötchen wesentlich einzuengen.

Ergänzende Untersuchungen: Immunfluoreszenz ist im allgemeinen ausreichend. Darüber hinaus evtl. Virusneutralisationstest und Virusisolierung.

Untersuchungsmaterial: Tonsillen, Lunge und Gehirnmaterial, besonders aus der Basilarregion (Medulla). Das Virus kann am Schnitt mit der Immunperoxidasetechnik auch in den kleinen nekrotischen Lungenherdchen nachgewiesen werden.

Literatur

Bösch, B. (1981): Die Aujeszkysche Krankheit beim Schwein. Prakt. Tierarzt 62, 717—742.

Kretzschmar, Ch. (1970): Die Aujeszkysche Krankheit. Diagnostik, Epizootologie und Bekämpfung. VEB Gustav Fischer Verlag, Jena.

20.1.10. Teschen-Talfan-Infektion
(Teschener Krankheit, ansteckende Schweinelähmung, Benign enzootic paresis, Polioencephalomyelitis, Enterovirus encephalitis of pigs)

Die beiden Subtypen (1 = Teschen, 2 = Talfan) sind *Enteroviren* (Gruppe der Picornaviren). Die meist orale Infektion führt zur Virusvermehrung im Bereich des Verdauungskanals. Im Verlauf der sich anschließenden Virämie kommt es zur Lokalisation des Virus in Gehirn und Rückenmark, besonders im Bereich der Neuronen der grauen Substanz. Nach latenter Durchseuchung in Zentraleuropa kommen Krankheitsausbrüche nur noch selten vor. Inkubationszeit: 1—5 Wochen.

● **Verlaufsform mit hochgradigen Krankheitserscheinungen**

Teschener Schweinelähmung: *Anamnese:* hohes Fieber, inkoordinierte Bewegungen bei ungestörtem Sensorium, Anorexie; steifer Gang, Zittern, Krämpfe und Paralyse mit Tod in wenigen Tagen. *Makroskopisch:* keine verläßlich hinweisenden Veränderungen; gelegentlich Meningealödem sowie diffuse oder fleckig hellere Beschaffenheit der Herzmuskulatur. *Mikroskopisch:* degenerative Nervenzellschädigung mit Neuronophagie und Gliazellvermehrung; nichteitrige Enzephalomyelitis, besonders in der grauen Substanz mit stärkster Ausprägung im

Rückenmark sowie im Hypothalamus; unterschiedliche Beteiligung der Meningen an der lymphozytären Infiltration.

● **Verlaufsform mit geringgradigen Krankheitserscheinungen**
Talfan disease: *Anamnese:* ähnlich wie bei der Teschener Schweinelähmung, jedoch milderer Verlauf ohne Prodromalstadium; Ataxien und geringgradige Paralysen bestimmen das Krankheitsbild, selten auch schwerere Verlaufsformen bis hin zu Lähmungen aller Gliedmaßen. *Makroskopisch:* keine hinweisenden Befunde. *Mikroskopisch:* nichteitrige Enzephalomyelitis, jedoch mit geringgradig ausgeprägten Ganglienzelldegenerationen und Neuronophagien sowie multifokalen Gliareaktionen; ausgeprägtere Veränderungen im Lumbalmark.

● **Verlaufsform mit hochgradigen Krankheitserscheinungen wie bei Teschener Schweinelähmung** *(jedoch verursacht durch den Subtyp 2)*
Diese 1984 in der Bundesrepublik Deutschland beschriebene Verlaufsform ist insofern von Bedeutung, als in Verbindung mit dem Nachweis des Subtyps 2 bislang vorwiegend milde Verlaufsformen beobachtet wurden, während sich das hierbei zu beobachtende Krankheitsbild nicht von demjenigen des Subtyps 1 (Teschener Schweinelähmung) unterscheidet.
Anamnese: Erkrankung nach Zukauf von Ferkeln bei Tieren im Körpergewicht von 20–60 kg; Schwanken in der Hinterhand bis ausgeprägte Paralysen mit typischer hundesitziger Stellung. Nach zwei- bis dreiwöchigem Verlauf Verenden der Tiere nach Auftreten hochgradiger Atembeschwerden. *Makroskopisch:* neben Dekubitusstellen als Folge der schlaffen Lähmung Pneumonie im Spitzen- und Herzlappenbereich. *Mikroskopisch:* katarrhalische bis interstitielle Pneumonie, insbesondere peribronchial; multiple, teils diffuse interstitielle Nephritis; in Kleinhirn, Medulla sowie Hals- und Brustmark Ganglienzelldegeneration, besonders ausgeprägt im Bereich der Purkinje-Zellen des Kleinhirns mit starker gliöser oft gefäßbezogener mikroglialer Reaktion; beginnende Entmarkungen; keine perivaskulären lymphozytären Infiltrate im Zentralen Nervensystem.
Differentialdiagnose: Aujeszkysche Krankheit, Schweinepest, Kolienterotoxämie und benigne enzootische Parese.
Ergänzende Untersuchungen: kultureller Virusnachweis aus Tonsillen, Darmlymphknoten sowie Gehirn- und Rückenmarksproben. Eine serologische Typisierung ist erforderlich. Materialeinsendung: in der BRD: Bundesforschungsanstalt für Viruskrankheiten der Tiere, Tübingen.

Literatur

Parker, B. N. J., A. E. Wrathall and S. F. Cartwright (1981): Accidental introduction of porcine parvovirus and talfan virus into a group of minimal disease gilts and their effects in reproduction. Brit. Vet. J. **137** (3), 262–267.
Schoon, H.-A., B. Hertrampf, J. Woicke, W. Prager und K. H. Witte (1984): Durch porcines Enterovirus Serogruppe 2 verursachte Polioenzephalomyelitis in einem Schweinebestand – vorläufige Mitteilung. Prakt. Tierarzt **65**, 1986.

20.1.11. Tollwut (Rabies)

Selten bei auf der Weide gehaltenen Schweinen nach Biß durch Füchse oder infizierte Haustiere. Das *Rhabdovirus* erreicht bei allen Spezies über die Nervenbahnen das Zentrale Nervensystem. Inkubationszeit: 8 Tage bis 3 Monate.
Anamnese: Benommenheit, Anorexie, Speichelfluß und temporäres Muskelzittern; muskuläre Spasmen sowie nach ein bis zwei Tagen Einsetzen des Erregungsstadiums mit sehr gespreizten Gehbewegungen; Krämpfe, heisere Klagelaute, Versuch der Wasseraufnahme und selten Aggression mit Beißen. Periodische Übergänge von Erregung und Apathie sowie zuletzt dominierendes paralytisches Stadium. *Makroskopisch:* keine Veränderung bis auf gelegentlich atypischen Mageninhalt. *Mikroskopisch:* nichteitrige Meningoenzephalitis in nicht so ausgeprägter Form wie bei anderen Spezies. Negrikörperchennachweis in etwa 80 % der Fälle als intrazytoplasmatische 2–8 µm große Korpuskeln. Darüber hinaus neuronale Degeneration mit Satellitose sowie Ganglioneuritis in den paravertebralen Ganglien.
Differentialdiagnose: Da bei Tollwut meist Einzeltiere in Weidehaltung betroffen sind, ist die Differentialdiagnose von großer Bedeutung. In Frage kommen Aujeszkysche Krankheit, Kochsalzvergiftung, Teschener Schweinelähmung sowie traumatisch bedingte Paralysen.
Ergänzende Untersuchungen: Immunfluoreszenz an Gehirnmaterial sowie in Zweifelsfällen Tierversuch.

Literatur

Reichel, K., und A. Möckelmann (1963): Tollwut beim Schwein. Tierärztl. Umsch. **18**, 445–451.

20.1.12. Enzephalomyokarditis (EMC)

Die Erkrankung wurde zuerst 1958 in Panama entdeckt, im europäischen Raum wurden sporadische Fälle beschrieben sowie Antikörper nachgewiesen. Erreger ist ein *Picornavirus (EMCV)*, das vorzugsweise jüngere Tiere befällt. Inkubationszeit: etwa 5 Tage.
Anamnese: meist plötzlicher Tod, selten Benommenheit, Inappetenz, Zittern sowie verschiedene Formen der Paralyse. *Makroskopisch:* geringgradige Fibrinauflagerungen in Brust, Perikard und Bauchhöhle; Leberschwellung; gelegentlich mesenteriales Ödem mit Aszites; rechtsseitige Dilatation des Herzens mit geringgradigen grauweißlichen Flecken von 2—15 mm Durchmesser. *Mikroskopisch:* hyalinschollige Nekrose mit wechselndem Anteil von lymphozytären und histiozytären Infiltraten; sekundäre Verkalkungen sind gelegentlich zu beobachten.
Differentialdiagnose: Plötzlicher Herztod, Belastungsmyopathie und Maulbeerherzerkrankung.
Ergänzende Untersuchungen: Virusisolierung.

Literatur

Littlejohns, I.R., and H.M.Acland (1975): Encephalomyocarditis virus infection of pigs. II. Experimental disease, Aust. Vet. J. 51, 416—422.

20.1.13. Schweineinfluenza
(Swine influenza, Swine flu, Hog flu)

Diese, bislang nur in Ostasien bekannte Krankheit wurde neuerdings auch im südlichen Europa sowie seit 1981 in der Bundesrepublik Deutschland beobachtet. Die akut kontagiöse Erkrankung wird durch ein Virus aus der *Gruppe A der Influenzaviren* hervorgerufen. Sie hatte die erste große Bedeutung durch eine menschliche Pandemie im Jahre 1918 erlangt. Seit dieser Seuche sind die Schweine als permanente Virusträger anzusehen. Zwischenzeitlich wurden jedoch immer wieder humane Endemien beobachtet, die durch das Schweinevirus hervorgerufen werden. Wegen dieser Bedeutung als Zooanthroponose sollte der Erkrankung auch in Zentraleuropa große Beachtung geschenkt werden. Parasiten als Überträger haben eine Bedeutung. Nach aerogener Infektion und Virämie kommt es zu Allgemeinstörungen und Fieber sowie Lungenaffektionen.

Anamnese: Neben Husten und Fieber in rapider Ausbreitung werden Apathie, Futterverweigerung, Konjunktivitis und Nasenausfluß beobachtet. Durch das Virus selbst werden im allgemeinen milde Verlaufsformen hervorgerufen. Die schwereren Komplikationen ergeben sich mit nicht seltenen Todesfällen durch die sekundären bakteriellen Pneumonien.
Makroskopisch: Tracheobronchitis mit Mukosaschwellung und reichlich dickflüssigem Mukus, verbunden mit alveolären Atelektasen, besonders in Spitzen- und Herzlappen; Hyperämie und Vergrößerung der regionären Lymphknoten; gering- bis mittelgradige serofibrinöse Pleuritis; Kongestion im Bereich der großen Kurvatur des Magens. *Mikroskopisch:* akute Entzündung, zunächst exsudativer Art, später nach Sekundärbesiedlung auch eitrig; eitrige Bronchitis und Bronchiolitis; nach zwei Tagen massenhaftes Auftreten von Lymphozyten, besonders im peribronchiolären Bereich. Die Kombination von exsudativer Entzündung und interstitieller, durch mononukleäre Zellen gekennzeichneter Pneumonie ergibt ein charakteristisches Bild.
Differentialdiagnose: schwierig von anderen Lungenentzündungen abzugrenzen.
Ergänzende Untersuchungen: Obwohl die Kombination der Schwellung der Lungenlymphknoten mit den typischen histologischen alveolären und interstitiellen Lungenveränderungen die Diagnose einengt, bleiben serologische und virologische Untersuchungen unumgänglich. Antikörperbestimmung ist leicht durch den Hämagglutinationshemmungstest oder Virusneutralisationstest möglich.

Literatur

Kuiper, A. (1985): Influenza beim Schwein — eine wirtschaftlich bedeutsame Virusinfektion? Prakt. Tierarzt 66, 416—419.
Witte, K.H., H.Niehoff, H.Ernst, U.Schmidt und D.Prager (1981): Erstmaliges Auftreten einer durch das Schweineinfluenzavirus verursachten Epizootie in Schweinebeständen der Bundesrepublik Deutschland. Tierärztliche Umschau 36, 591—606.

20.1.14. Einschlußkörperchenrhinitis
(Inclusion body rhinitis)

Die aerogene Übertragung mit dem *Herpesvirus* (Zytomegalie-Virus) führt gelegentlich zur Virämie, einer generalisierten Infektion mit Vermehrung des Virus vorwiegend im MPS. Sodann beschränkt sich die Virusvermehrung besonders auf die Drüsenzellen des Atmungsapparates; der Tod tritt in ein bis drei Wochen ein. Das Zytomegalie-Virus ist inzwischen in latenter Form in fast allen Schweinebeständen verbreitet.

Anamnese: besonders im Herbst und Winter bei 2—4 Wochen alten Ferkeln Atemstörungen mit Niesen, Schniefen sowie Anorexie. Seltene Todesfälle. *Makroskopisch:* seromuköse, mitunter deutlich katarrhalische Rhinitis, gelegentlich Sekundärinfektion der Lunge. *Mikroskopisch:* nichteitrige Rhinitis mit Tendenz zur Plattenepithelmetaplasie sowie großen basophilen, primär granulären Kerneinschlüssen. Letztere gelegentlich auch in Speicheldrüse und Niere.

Differentialdiagnose: Infektionen mit Bordetellen und Pasteurellen.

Ergänzende Untersuchungen: indirekter Immunfluoreszenztest; histologischer Nachweis der Einschlußkörperchen kann als nahezu spezifisch gelten.

Literatur

Kelli, D.F. (1967): Pathology of extranasal lesions in experimental inclusion body rhinitis of pigs. Res. Vet. Sci. 8, 471—478.

20.1.15. Maul- und Klauenseuche
(MKS, Foot and mouth disease)

Der Erreger gehört zu den *Picornaviridae*, kommt in sieben Serotypen und 61 Subtypen vor, die besonders beim Schwein sehr unterschiedliche Verlaufsformen hervorrufen können. Nach der Infektion über die Atemwege oder seltener über den Verdauungstrakt und sodann nach schneller Virusvermehrung besonders in der Pharyngealregion entstehen in wenigen Stunden die leicht zu übersehenden Primäraphthen. Erst nach Ablauf einer Virämie entwickeln sich in vier bis acht Tagen die typischen Sekundäraphthen in einem relativ typischen Muster von prädisponierten Lokalisationen; schnelle Abheilungstendenz nach dem Platzen der Bläschen. Die Morbidität ist hoch (bis 90 %), die Mortalität dagegen gering (5 %) mit Ausnahme bei Jungschweinen (50 %). Inkubationszeit: 4—8 Tage.

● **Typischer Verlauf**
Anamnese: akuter, hochkontagiöser, fieberhafter Verlauf in allen Altersgruppen ohne ausgeprägte Tendenz zum Speichelfluß wie bei den Wiederkäuern; Schmerzhaftigkeit im Aphthenbereich, besonders an den Klauen; gelegentlich Aborte bei tragenden Sauen; später Totgeburten. *Makroskopisch:* Ausbildung von 5—10 mm großen Sekundäraphthen an der Rüsselscheibe (besonders im Randbereich), Zungen- und Gaumenmukosa, im Lippen- und Zitzenbereich, am Saum der Klauen, an der Haut des Zwischenklauenbereiches und am Ballenhorn. *Mikroskopisch:* typische Flüssigkeitsansammlung, besonders im Bereich des Stratum spinosum; nach Platzen der Aphthen Hyperämie und gemischtzellige sekundäre Infiltration am Blasengrund nach bakterieller Besiedlung.

● **Seltene Verlaufsform bei älteren Schweinen, häufige Verlaufsform bei Jungschweinen**
Anamnese: neben der oft unbeachteten, relativ geringen Aphthenbildung plötzliche Todesfälle, meist apoplektiform bei Erregungszuständen (Futteraufnahme, Antreiben). *Makroskopisch:* neben relativ geringer Aphthenbildung an den o. a. typischen Lokalisationen irreguläre, graufleckige, besonders auf dem Anschnitt der Herzmuskulatur sichtbare Veränderungen: bei längerem Verlauf auch grauweißliche Narben. *Mikroskopisch:* feinkörnige Verfettung sowie hyaline Verquellung von Herz- und Skelettmuskulatur sowie kleinerer Arterien, später in deutliche hyaline Nekrose übergehend (hyalinschollige Degeneration) mit seltenerer Tendenz zu lymphozytärer Infiltration (nichteitrige Myokarditis) und sekundärer Verkalkungstendenz der Nekrosen bei Überleben der an myokardiopathischer Form erkrankten Tiere.

Differentialdiagnose: Die klinischen und pathologisch-anatomischen Veränderungen erlauben die Verdachtsdiagnose. Die zusätzliche Labordiagnose ist wegen der oft schwierigen differentialdiagnostischen Abgrenzung zu anderen mit Bläschenbildung einhergehenden Schweinekrankheiten (vesikuläre Stomatitis, vesikuläres Exanthem, Vesikulärkrankheit) und -lahmheiten unerläßlich.

Ergänzende Untersuchungen: Sicherstellung von frischem Aphthenmaterial und Lymphe für die virologische Diagnose (Durchführung in der Bundesrepublik Deutschland in der Bundesforschungsanstalt für Viruskrankheiten der Tiere, Tübingen). Der Komplementbindungstest mit antigenhaltiger Blasenflüssigkeit oder mit Epithelzellen frischer Läsionen ist die sicherste Nachweismethode.

Literatur

Hyslop, N. S. (1970): The epizootology and epidemiology of foot- and mouth-disease. Adv. Vet. Sci. Comp. Med. 14, 261—307.

Wittmann, G., K. Bauer and M. Mussgay (1970): The studies on vaccination of pigs with vaccines of inactivated foot- and mouth-disease virus. Arch. gesamte Virusforsch. 29, 139—158.

20.1.16. Bläschenkrankheit
(Swine vesicular disease, Vesikulärkrankheit, vesikuläre Schweinekrankheit)

Das zu den *Picornaviridae* gehörende und somit dem MKS-Erreger nahestehende Virus dringt über die äußere Haut oder die Haut des Verdauungstraktes ein, vermehrt sich in den regionären Lymphknoten und führt über Virämie nach drei bis sieben Tagen zu klinischen Erscheinungen mit hoher Temperatur sowie Bildung von Aphthen, die nach drei bis vier Tagen platzen. Subklinisch infizierte Schweine können die Krankheit übertragen. Dieses geschieht vor allen Dingen über die Fäzes.

Anamnese: Temperaturen von 40—41 °C mit Schwerpunkt der Aphthenbildung im lateralen Saumbereich; geringere Kontagiosität im Vergleich zur MKS; hohe Morbidität (90 %), sehr geringe Mortalität. Lahmheiten als Folge der Hautveränderungen an den Gliedmaßen; gelegentlich subakute und chronische Verlaufsformen mit geringer Morbidität; selten zentralnervöse Störungen; vorberichtlich keine Hinweise auf Abort oder Fruchttod. *Makroskopisch:* Aphthenbildung wie bei der Maul- und Klauenseuche, jedoch mit Bevorzugung der Haut am lateralen Klauensaum sowie an der Zwischenklauenspalte; Demarkation der Herde durch eine rotbraune Zone, die später in eine sich ausbreitende Nekrose übergehen kann; Epithelregenerationen frühestens nach einer Woche; vesikuläre Veränderungen im oralen Bereich im Gegensatz zur Maul- und Klauenseuche nur in etwa 10 % der Fälle. *Mikroskopisch:* je nach dem Stadium der Erkrankung nekrotische Hautbereiche mit leukozytärer Infiltration; Degenerationen im Plattenepithel der Tonsillenregion, die durch schaumige Zellen mit PAS-positivem Material ersetzt werden; Exsudat in den tonsillären Krypten; ähnliche Veränderungen auch in Speicheldrüsen und Pankreas; gelegentlich Nekrosen im Nierenbeckenbereich sowie multifokale nichteitrige Myokarditis in geringer Ausprägung; in Verbindung mit zentralnervösen Erscheinungen nichteitrige Enzephalitis in fast allen Bereichen des Gehirns.

Differentialdiagnose: andere mit Bläschenbildung einhergehende Schweinekrankheiten (vesikuläre Stomatitis, vesikuläres Exanthem und Maul- und Klauenseuche).

Ergänzende Untersuchungen: wegen des MKS-Verdachtes Anzeige; ähnlich wie bei der MKS Materialgewinnung im Bläschenbereich zur Durchführung des Komplementbindungstests, der Virusisolierung, des Serumvirusneutralisationstests und des Immundiffusionstests.

Literatur

Lenghaus, C. and J. A. Mann (1976): General Pathology of experimental Swine vesicular disease. Vet. Pathol. 13, 186—196.

Pohlenz, J., D. M. Williams and H. Keller (1976): Pathology of swine vesicular disease in pigs. Proc. 4th Int. Congr. Pig Vet. Soc. Iowa State University, p. 4.

20.1.17. Vesikuläres Exanthem

Diese durch ein *Calicivirus* bedingte Erkrankung ist bislang nur in den Vereinigten Staaten aufgetreten und kommt auch dort z. Z. nicht mehr vor. Es wird daher auf eine weitere Beschreibung verzichtet. Die Veränderungen sind von denen der Vesicular disease und der MKS ohne virologische Untersuchung nicht abzugrenzen. Die Tendenz der Veränderungen zum Übergang in großflächigere Nekrosen mit Neigung zur Sekundärinfektion ist hervorzuheben.

Literatur

Gelberg, H. B., and R. M. Lewis (1982): The pathogenesis of Vesicular exanthema of swine virus and San Miguel Sea Lion virus in swine. Vet. Pathol 19, 424—443.

20.1.18. Vesikuläre Stomatitis

Diese auch bei Pferd und Rind vorkommende Krankheit ist bislang nur in Zentral-und Südamerika aufgetreten. Sie wird durch ein *Rhabdovirus* hervorgerufen und bedarf sehr wahrscheinlich zur Verbreitung der Insekten warmer Klimazonen.

Anamnese: Temperaturerhöhung sowie Bläschenbildungen im Bereich von Kopf und Gliedmaßen. *Makroskopisch:* kurzzeitig papulöses, dann vesikuläres Stadium der Veränderungen im Bereich von Zunge, Lippen und Kronsaum. Eine sichere Unterscheidung von den Aphthen der MKS ist nicht möglich. *Mikroskopisch:* wie bei der Maul- und Klauenseuche Flüssigkeitsansammlungen im

Stratum spinosum; im Initialstadium der Bläschenbildung hydropische Degeneration von Epithelzellen bei lange normal erscheinendem Kern; mit der stärkeren Nekrose insbesondere eitrige Entzündung.
Ergänzende Untersuchungen: Virusisolierung aus frischem Material.

Literatur

Jenney, E. W. (1968): Vesicular stomatitis in the United States during the last five years (1963–1967). Proc. US Livest. Sanit. Assoc. 71, 371–385.

20.1.19. Pocken
(Swine pox)

Drei Erreger aus der Pockengruppe sind beim Schwein von Bedeutung. Das Virus tritt über die Haut im Bereich von Verletzungen ein, kann aber auch in die Haut sekundär nach Vermehrung und Virämie gelangen. Es ist massiv in den Hautveränderungen und abgestoßenen Hautpartien enthalten. Inkubationszeit: etwa 4–7 Tage.
Anamnese: Fieber und Appetitlosigkeit sowie Entwicklung von Papeln in zwei bis drei Tagen über zunächst rotfleckige Veränderungen, sodann Umbildung zu Pusteln mit Eintrocknung des Zentrums, unter Umständen Monate unverändert im Bereich der Haut. Bevorzugter Befall von Ferkeln im Alter zwischen ein und drei Monaten, mitunter schubweiser Verlauf. *Makroskopisch:* siehe Anamnese. *Mikroskopisch:* hydropische Degeneration der Epithelzellen mit zytoplasmatischen Einschlüssen und Kernvakuolen, später lymphozytäre und neutrophile sowie eosinophile, seltener histiozytäre Infiltration. Im Pustelstadium ausgedehnte Nekrose; im Stratum germinativum stärkere zelluläre Infiltration; später Regeneration mit geringgradiger Keratinisierungstendenz.
Differentialdiagnose: Hautveränderungen bei Schweinepest, chronisches Stadium der Staphylococcus-hyicus-Infektion.
Ergänzende Untersuchungen: Obwohl das klinische und histopathologische Bild sehr typisch ist, sind in Zweifelsfällen Virusisolierung und -differenzierung sowie Nachweis hämagglutinierender Antikörper (bereits am 6. Tag p.i.) vorzunehmen.

Literatur

Mayr, A., K. Neubrandt und H. Mahnel (1966): Seuchenhaftes Auftreten von originären Schweinepocken in Bayern. Tierärztliche Umschau 21, 124–131.

20.1.20. Leukose
(Lymphosarkoma)

Untersuchungen des Erbganges in Leukose-Beständen erlauben den Rückschluß, daß die Leukose des Schweines ebenso wie bei derjenigen der Mäuse durch ein Virus in Verbindung mit dem Fehlen eines genetisch gekoppelten Repressors zustande kommt. Durch Wuchern von Paraleukoblasten im Knochenmark kommt es zur Neutropenie und Anämie sowie Thrombozytopenie. Außer der häufigen Lymphadenose kommen auch Erythroblastosen, Plasmozytom und Myelosen vor. Unter letzteren ist die Chloroleukose am häufigsten. Sie ist durch grünliche Beschaffenheit der leukotischen Veränderungen gekennzeichnet.
Anamnese: Gewichtsverlust im zweiten bis vierten Lebensmonat sowie Schwellung der Inguinal- und Halslymphknoten; Appetitlosigkeit, Anämie und Kachexie; gelegentlich erhöhte Temperatur und Durchfall; Tod spätestens zu Beginn des zweiten Lebensjahres. *Makroskopisch:* außer den Lymphknotenschwellungen mit einer graurötlichen Schnittfläche kann die knotige Form der Leukose in Leber, Niere und Knochenmark beobachtet werden. In der Leber findet sich auch eine fleckige Form der Leukose; im allgemeinen hochgradige Thymusinvolution. *Mikroskopisch:* Feststellung des Charakters der in den tumorösen Geweben an der Proliferation beteiligten Zellen.

Literatur

Head, K.W., J.G.Campbell, P.Imlah, A.H.Laing, K.A.Linklater and H.S.McTaggar (1974): Hereditary lymphosarcoma in a herd of pigs. Vet. Rec. 95, 523–527.

20.1.21. SMEDI-Syndrom
(Stillbirth, Mumifikation, Embryonic death, Infertility)

Das SMEDI-Syndrom umfaßt die Infektion geschlechtsreifer Sauen mit *Entero-* oder *Parvoviren* und ihre Auswirkung auf Embryonen und Feten sowie resultierende Fruchtbarkeitsstörungen. Unter den Enteroviren sind neben dem Teschen- und

Talfanvirus die SMEDI-Serotypen A bis E, unter den Parvoviren eine Reihe serologisch nicht differenzierter Typen von Bedeutung. Einzeln oder als Mischinfektionen können sie bei nichtimmunen Sauen in der virämischen Phase das Endometrium erreichen. Abhängig davon, in welchem Trächtigkeitsstadium die Infektion erfolgt, sterben entweder die Embryonen ab und werden resorbiert, oder es kommt in der Fetalperiode zum Fruchttod mit Mumifikation. Schließlich können am Ende der Trächtigkeit auch Totgeburten sowie Lebensschwäche der Neugeborenen beobachtet werden. Dagegen sind Aborte selten.
Anamnese: Verminderung der Wurfgröße bei Infektion im Stadium der Embryogenese oder Umrauschen der Sau bei Resorption des ganzen Wurfes; darüber hinaus Mumifikationen und Totgeburten, dagegen seltener Abort; unterschiedliche Größe der mumifizierten und unveränderten Feten sowie lebensschwache Ferkel und Auftreten verschiedenartiger Mißbildungen.
Makroskopisch und mikroskopisch: keine über die schon bei der Anamnese aufgeführte Befunderhebung hinausgehenden Veränderungen.
Differentialdiagnose: Schweinepest, Aujeszkysche Krankheit sowie Leptospirose.
Ergänzende Untersuchungen: Virusnachweis in Eihaut und Frucht. Dagegen ist der Antikörpernachweis allein (Serumneutralisationstest bei Enteroviren; Hämagglutinationshemmungstest bei Parvoviren) für die pathogenetische Bedeutung der entsprechenden Virusarten nicht beweisend.

Literatur

Dunne, H. W. (1965): Porcine reproductive failure associated with duly identified „SMEDI" group of picorna viruses. Am. J. Vet. Res. 26, 1284—1297.
Plonait, H. (1983): Das SMEDI-Syndrom. Prakt. Tierarzt 64, 307—310.
Michel, G. K., H. Eulenberger und K. Elze (1977): Zum embryonalen Fruchttod beim Schwein. Vet. Med. 32, 152—157.

20.2. Durch Bakterien und Pilze bedingte Krankheiten

20.2.1. Salmonellose

Der gramnegative, fakultativ anaerobe Erreger tritt in etwa 1 500 Serotypen innerhalb der Familie *Enterobacteriaceae* auf, von denen nur zwei schweinespezifisch sind: *Salmonella choleraesuis* mit den beiden Varianten „Kunzendorf" und „Amerika" löst eine mehr septikämische Verlaufsform aus, dagegen ist *Salmonella typhisuis* wahrscheinlich mehr für enteritische Verlaufsformen verantwortlich. Darüber hinaus können aber eine große Anzahl von nichtschweinespezifischen Salmonella-Serotypen gelegentlich Erkrankungen bei Ferkeln und älteren Schweinen bewirken, wobei relativ einheitlich das Symptom des Durchfalls im Vordergrund steht. Außerdem kommt den nichtschweinespezifischen Erregern eine große Bedeutung im Rahmen der Fleischhygiene zu. Sie sind mit wenigen Ausnahmen menschenpathogen. Eine spezielle Darmläsion, die Rektumstriktur, wird darüber hinaus neuerdings der ausschließlichen Verursachung oder wenigstens einer pathogenetischen Beteiligung von *Salmonella typhimurium* zugeschrieben. *Pathogenetisch* stehen beim septikämischen Verlauf durch den Erreger bedingte Gerinnungsstörungen mit ihren Folgen, ähnlich wie bei anderen bakteriell bedingten Allgemeinerkrankungen, im Vordergrund. Darüber hinaus greifen die Erreger besonders an der Darmmukosa an und führen über Enzymsteigerung zur Hypersekretion. Neben der pathogenetischen Mitwirkung von Salmonellen scheint nach neueren Untersuchungen eine genetische Anfälligkeit zu Mastdarmvorfällen von Bedeutung zu sein. *Inkubationszeit:* bei den akuten Formen 1—4 Tage, beim chronischen Verlauf mehrere Wochen.

● **Akute septikämische Form**
Anamnese: nur bei Tieren nach dem ersten Lebensmonat (Schutz durch Kolostrum): hohes Fieber, Zyanose der äußeren Haut, besonders an Kopf und Bauchdecken, Inappetenz, Apathie, wäßriger bis blutiger Durchfall; Tod in den ersten vier Tagen der Erkrankung; Mortalität etwa 30 %; im Falle des Überlebens bei septikämischer Form vielseitige Organmanifestation, insbesondere Lungenaffektionen mit Husten und chronischen Durchfällen, darüber hinaus erhebliche Gewichtsabnahme. *Makroskopisch:* vergrößerte, oft hämorrhagische Lymphknoten und hyperplastische Milzschwellung, petechiale Blutungen an den serösen Häuten, parenchymatöse Degeneration von Niere und Leber; unregelmäßig katarrhalische Bronchopneumonie und fibrinöse Peritonitis; gelegentlich ulzerative Kolitis, die vermutlich als immunologische Reaktion nach Art eines Shwartzman-Phänomens abläuft. *Mikroskopisch:* hyaline Kapillarthrombose mit entsprechend unterschiedlichen Folgeerscheinungen in Form von

Nekrosen sowie Ulzerationen. Infolge des Einflusses der Erreger auf die Gefäße insbesondere interstitielle Pneumonie mit sekundärer Neigung zur fibrinösen Pneumonie; gelegentlich Infarkte in der Milz; in der Leber häufig miliare Nekrosen, seltener granulomartige Knötchen ohne Schichtungstendenz, bestehend aus lympho- und monozytären Zellen; gelegentliches Vorkommen dieser Nekrosen und Knötchen auch in anderen parenchymatösen Organen; unregelmäßiges Auftreten einer Meningoenzephalitis, ebenfalls geprägt durch die Gerinnungsstörungen, Blutungen und Gefäßveränderungen vom Typ einer Vaskulitis; sekundäre zelluläre Infiltrate lymphozytärer und granulozytärer Natur sind möglich; gelegentlich Malazien und Mikroabszesse im ZNS.

● **Akute enteritische Form**
Anamnese: Auftreten besonders bei jüngeren Schweinen mit wäßrigem Durchfall bei fieberhafter Allgemeinerkrankung sowie Anzeichen von Beteiligung der Lunge und des Zentralen Nervensystems bis hin zu Paralyse und Tremor; Veränderungen im Bereich der Haut wie bei der septikämischen Form sind möglich. *Makroskopisch:* wäßrige bis hämorrhagische, teils fibrinös-nekrotisierende Enteritis; stark vergrößerte hämorrhagische Lymphknoten; unterschiedliche Parenchymveränderungen, teils wie im septischen Verlauf. *Mikroskopisch:* Die Veränderungen sind durch Gerinnungsstörungen und Vaskulitis gekennzeichnet, jedoch nicht so generalisiert wie bei der septikämischen Form.

● **Chronisch-enteritische Form**
Anamnese: intermittierendes Fieber, chronischer Durchfall mit gelegentlichen Blutbeimengungen, allgemeines Kümmern mit starker Abmagerung, Konjunktivitis, Exantheme, Anämie und deutliche Kernlinksverschiebung. *Makroskopisch:* fibrinöse bis diphtheroide Enteritis, gelegentlich flache bis boutonartige Dickdarmulzerationen; Vergrößerung von Darmlymphknoten und Milz; unterschiedliches Vorkommen miliarer Nekrosen sowie von Salmonellenknötchen in den parenchymatösen Organen, besonders in der Leber. Im Darm unterschiedliche Stadien diphtheroid-nekrotisierender Darmveränderungen.

● **Rektumstrikturen**
Anamnese: Auftreibungen des Abdomens, Appetitverlust, durchfallartige Symptome. *Makroskopisch:* hochgradige Kolonanschoppung mit zusätzlicher kaudaler, divertikelartiger Erweiterung; wenige cm vor dem Anus 1–5 cm breite Striktur, oft durchsetzt mit Mikroabszessen.

Differentialdiagnose: hinsichtlich der enteritischen Veränderungen Schweinepest, Dysenterie, Pasteurellose, Koliruhr und TGE; in bezug auf die allgemeinen Symptome Rotlauf sowie andere septikämische Verlaufsformen; hinsichtlich der Lymphknotenveränderungen Corynebacterium equi, Streptokokken-Lymphadenitis und Pasteurellose; Megacolon congenitum (Hirschsprungsche Krankheit).

Ergänzende Untersuchungen: Erregernachweis aus Darminhalt und parenchymatösen Organen (Milz, Leber, Gallenblase, Lunge, Lymphknoten sowie abgebundene Darmschlinge).

Literatur

Morehouse, L. G. (1972): Salmonellosis in swine and its control. J. Amer. Vet. Med. Assoc. **160**, 594–601.

Müller, E., H. A. Schoon und L. Cl. Schulz (1980): Rektumstrikturen beim Schwein. Dtsch. Tierärztl. Wschr. **87**, 196–199.

20.2.2. Intestinaler Adenomatose-Komplex
(Porcine intestinal adenomatosis complex – PIA, Porcine proliferative enteropathy – PPE, Ileitis terminalis)

Die Erkrankung tritt in vier Verlaufsformen auf, bei denen es zu einer passageren Proliferation des Epithels im gesamten Dickdarm kommt. Es ist wahrscheinlich, daß der in den Epithelzellen der erkrankten Partien nachzuweisende *Campylobacter sputorum* ssp. *mucosalis* ursächlich von Bedeutung ist. Darüber hinaus wurden beim Schwein *C. jejuni* und *C. hyointestinalis* nachgewiesen. Die ersten Veränderungen werden in der Nachbarschaft von Peyerschen Platten und anderen lymphatischen Aggregaten am Übergang vom Dünn- zum Dickdarm beobachtet. Befallen sind Ferkel vornehmlich im Alter von 3–4 Wochen. Die Hyperplasie des Kryptenepithels ist durch Verschwinden der Becherzellen und verlängerte Krypten als Zeichen der Epithelhyperplasie gekennzeichnet. Im apikalen Zytoplasma der Epithelzellen befinden sich sehr wahrscheinlich die Pathogenese bestimmende Campylobacter. Durch die Proliferation wird die Schleimhaut verdickt und ähnlich wie bei der Paratuberkulose in Falten gelegt. Typisch ist das Nebeneinander von adenomatösen und normalen Epithelbereichen. Pathogenetisch wird diskutiert, daß die proliferativen Vorgänge eine Folge der zellvermittelten Immunreaktion sind, die durch Lymphokine stimuliert werden. Inkubationszeit: 3–6 Wochen.

● **Verlaufsform der intestinalen Adenomatose**
Anamnese: Gewichtsverlust, wechselnder Appetit. *Makroskopisch:* im terminalen Jejunum, Ileum und evtl. proximalen Dickdarm verdickte ödematöse und gefältelte Schleimhaut, geringgradig fibrinöser Belag; evtl. herdförmige Faltenbildungen und polypöse Wucherungen im Dickdarm. *Mikroskopisch:* stummelförmige Zotten mit kubischen Epithelzellen, Mitosen in den Krypten, fehlende Becherzellen; verschiedengradige Zellinfiltrate.

● **Verlaufsform der nekrotisierenden Enteritis**
Anamnese: Gewichtsverlust, wechselnder Appetit, Anämie sowie schwarze Fäzes (Melaena). *Makroskopisch:* In Verbindung mit fibrinösen und diphtheroiden Veränderungen kommt es zur Koagulationsnekrose mit käsig-gelbbraunen und blutigen Zonen durchsetzter Schleimhaut, besonders im Ileum und im oberen Dickdarm. *Mikroskopisch:* Durchsetzung der koagulationsnekrotischen Anteile mit neutrophilen Granulozyten und Fibrin sowie einer Neigung zur entzündlichen Demarkation des Gewebes; Kryptenhyperplasie in nicht nekrotischen Schleimhautbereichen.

● **Verlaufsform der regionalen Ileitis** (Hosepipe gut)
Makroskopisch: kontrahiertes distales Ileum mit Resten der Adenomatose neben großen Anteilen ulzerierter Mukosa. *Mikroskopisch:* Hypertrophie der Muskulatur des Darmes im betroffenen Bereich mit unterschiedlichen Stadien der Nekrose, möglicherweise als Folge der Darmkontraktion; fibroblastisches Granulationsgewebe in der Lamina propria mit Riesenzellenbeteiligung.

● **Verlaufsform der hämorrhagisch-nekrotisierenden Enteropathie** (Proliferative haemorrhagic enteropathy)
Anamnese: verschiedene Formen der Darmblutung. Vorkommen bei sehr jungen Ferkeln, geringe Morbidität, aber hohe Mortalität. *Makroskopisch:* blasse Haut; Adenomatose im mittleren und distalen Dünndarm, seltener im Dickdarm; blutiger Darminhalt vermischt mit Fibrin, keine nachweisbaren Schleimhautläsionen. *Mikroskopisch:* hämorrhagische Diathese im Kapillarbereich, verschiedengradige, im allgemeinen kleinere Nekrosen am Epithel; verschiedene entzündliche, vor allen Dingen granulozytäre Infiltrate; teils thrombosierte Gefäße der Endstrombahn; Zellproliferationen an der Oberfläche und Becherzellen in der Tiefe.
Differentialdiagnose: akute und chronische Salmonellose sowie ätiologisch nicht sicher auf Campylobacter zurückzuführende wäßrig-cremige Durchfälle.

Ergänzende Untersuchungen: entfallen wegen der typischen Kombination der anamnestischen Blutungen in Verbindung mit dem makroskopischen und mikroskopischen Bild.

Literatur

Rowland, A. C., and E. A. Hutchings (1978): Necrotic enteritis and regional ileitis in pigs at slaughter. Vet. Rec. 103, 338—339.
Rüdiger-Bösch, B., U. Schmidt, J. Mumme und F. J. Kaup (1986): Über das Auftreten des Adenomatose-Komplexes beim Schwein. Berl. Münch. Tierärztl. Wschr. 99, 109—118.
Waldmann, K. H. (1985): Campylobacter als Enteropathie-Ursache beim Schwein. Prakt. Tierarzt 66, 689—994.

20.2.3. Koliruhr
(Colibacillosis, Coli diarrhea)

Diese sehr häufige und verlustreiche Erkrankung entsteht, wenn sich enterotoxinbildende Kolistämme im oberen Dünndarm stark vermehren. Beteiligt sind vor allen Dingen E.-coli-Stämme, die das Kapselantigen K88 oder ähnliche Oberflächenstrukturen besitzen. Letztere ermöglichen die Haftung an den Epithelzellen der Darmzotten. Darüber hinaus kommt es nur zur Infektion, wenn entsprechende Antikörper fehlen. Diese Bedingungen treten in erster Linie auf bei neugeborenen Ferkeln, beim Absetzen oder beim Versiegen der Muttermilch vor dem Absatzalter. Das Enterotoxin von E. coli steigert die Sekretion im Dünndarm, während die Fähigkeit der Darmwand zur Resorption erhalten bleibt. Trotzdem überschreitet die Flüssigkeitsmenge im Darm die Resorptionskapazität. Die Folge ist ein wäßriger Durchfall. Ob eine Übertragung im Sinne einer Infektion von Bestand zu Bestand möglich ist, bleibt ungeklärt. Außerdem kann es bei Resistenzminderung zu einer Kolisepsis oder Koliseptikämie kommen, in deren Verlauf Kolistämme im Rahmen einer Allgemeininfektion bei Ferkeln in vielen Organen nachzuweisen sind. Oft sind die Keime jedoch erst agonal eingetreten.

Anamnese: wäßrig-gelber bis brauner Durchfall, rasch eintretende Exsikkose und Abmagerung. *Makroskopisch:* Hyperämie des Dünndarmes sowie wäßriger, wie oben beschriebener Darminhalt. *Mikroskopisch:* Zottenatrophie im oberen Dünndarm, Kongestion der Magenschleimhaut nicht regelmä-

ßig, wechselnde Neigung zur petechialen Blutung.
Differentialdiagnose: TGE, EVD, Strongyloidose, nekrotisierende Enteritis, Salmonellose und Dysenterie.

Literatur

Bollwahn, W. (1980): Durchfallerkrankungen in der Aufzuchtphase. Collegium veterinarium, 89—91.
Gyles, C. L. (1972): Comments on pathogenesis of neonatal enteritic colibacillosis of pigs. J. Amer. Vet. Med. Assoc. 160, 592—584.

20.2.4. Kolienterotoxämie
(Oedema disease, Koli-Endotoxinschock)

E.-coli-Stämme enthalten *Endotoxine*; von diesen wirken einige als Enterotoxin, das die Darmsekretion anregt und schließlich zur Koliruhr führt. Dagegen wird das Vasotoxin (auch Neurotoxin genannt) von den E.-coli-Serotypen 0139, 0138 und 0141 gebildet, welches die eigentliche Ödemkrankheit verursacht. Bei Futterwechsel und besonders nach dem Absetzen kommt es zu einer plötzlichen hochgradigen Vermehrung pathogener E.-coli-Stämme im Dünndarm sowie zur Resorption des Endotoxins, das durch seine Gefäßwirksamkeit Blutdruckerhöhung und Ödembildung auslöst. Die Exsudationsbereitschaft wirkt sich besonders im Zentralen Nervensystem aus und führt hier mitunter zu *Enzephalomalazien* und bei protrahiertem Verlauf zur systemischen *zerebrospinalen Angiopathie.*
Anamnese: inbesondere 1—2 Wochen nach dem Absetzen oder sonstiger Futterumstellung bei der Mehrzahl der Tiere eines Wurfes unspezifische Allgemeinstörungen mit Ataxie, Schwäche bis Parese der Hinter- und Vordergliedmaßen sowie schließlich Ruderbewegungen in Seitenlage; unterschiedlich ausgeprägte Ödeme im Kopfbereich, besonders an den Augenlidern. *Makroskopisch:* in wechselnder Ausprägung Ödeme beim Anschneiden der Kopfhaut, insbesondere im Bereich des Nasenrückens, sowie an Magenwand und Mesenterium; voller Magen und relativ entleerter Darm; oft geringgradig vermehrte Pleural- und Perikardialflüssigkeit. *Mikroskopisch:* schockartige Gerinnungsstörungen, insbesondere von hyalinem Charakter in der Endstrombahn mit verschiedengradiger Neigung zur Exsudation; bei längerem Verlauf Hyalinisierung im prä- und postkapillären Bereich, teils mit Imbibition von fibrinoidem Material sowie verschiedene Schädigungen der glatten Muskulatur (Karyorrhexis und Pyknose); als Folgen der Exsudation insbesondere im Zentralen Nervensystem im Extremfalle perivaskuläre Erweichungen bis hin zu größeren malazischen Herden; bei protrahiertem Verlauf parallel zur o. a. Angiopathie fibrinhaltige perivaskuläre Koazervate in Form von kleinen bis größeren kugeligen Extravasaten, die größtenteils phagozytiert im Zytoplasma von Gliazellen liegen.
Differentialdiagnose: Bei perakutem Verlauf mit gefülltem Magen und Ödemen an Nasenrücken, Magenwand und Mesenterium ist die Diagnose unproblematisch. Bei protrahiertem Verlauf des Koli-Endotoxinschocks sind wegen der zentralnervösen Störungen Schweinepest und die Aujeszkysche Krankheit abzugrenzen, wegen der Exsudationsbereitschaft auch die Maulbeerherz-Erkrankung und wegen der Neigung zum Durchfall Dysenterie und akute Salmonellose.
Ergänzende Untersuchungen: Erregernachweis mit Bestimmung des Serotyps.

Literatur

Drommer, W. (1976): Scanning electron microscopical studies of vascular alterations after experimentally induced Vasotoxin shock in pigs. Proc. 4th Int. Congr. Pig Vet. Soc. Iowa State Univ. P. 25.
Schimmelpfennig, (1970): Untersuchungen zur Ätiologie und Pathogenese der Ödemkrankheit des Schweines. Zbl. Vet. Med., Beiheft 13.

20.2.5. Dysenterie
(Spirochaetal diarrhoea, Swine dysentery)

Nur unter bestimmten Bedingungen des Wirtes vermag *Treponema hyodysenteriae*, eine anaerobe Spirochäte, die Krankheit auszulösen. Es bedarf offensichtlich einer bestimmten Konstellation der mikrobiellen Darmflora. Der Nachweis von *Campylobacter* (Vibrio) und *Clostridium perfringens* hatte früher zur Vermutung einer primären ätiologischen und pathologischen Bedeutung dieser Erreger geführt. Ihre pathogenetische Mitwirkung bei Dysenterie ist jedoch heute umstritten; ebenso kann *Balantidium coli* vermehrt bei Dysenterie ohne nachweisbare pathogenetische Bedeutung angetroffen werden. Die Spirochäten infizieren die Mukosa des Dickdarmes bei nichtimmunen Tieren im Körpergewicht von mehr als 15 kg und wandern in Becherzellen der tiefen Krypten ein. Es folgen eine Proliferation unreifer Kryptenzellen sowie deren schnelle Abstoßung und eine übersteigerte Sekretion eines qualitativ minderwertigen Schleimes. Inkubationszeit: 1—2 Wochen.

Eine milde Form der Dysenterie mit muköser Kolitis, die etwa nach einer Woche ausheilt, wird auch als *Spirochäten-Diarrhoe* bezeichnet.

Anamnese: zementfarbener bis schleimig-blutiger Durchfall; bei schwerem Verlauf Dehydratation mit Kachexie und Tod. Typische Krankheitserscheinungen mit hoher Morbidität vor allem bei Läuferschweinen. Temperaturerhöhung; Futterverweigerung bei erhaltener Trinklust. *Makroskopisch:* oft kleines Abdomen wegen Darmentleerung; Dickdarmmukosa mit fibrinösen Auflagerungen, meist stark verdickt bis hin zu diphtheroiden, zur Blutung neigenden Schleimhautveränderungen; mitunter atypischer Verlauf mit negativem Darmbefund. *Mikroskopisch:* Kongestion und Extravasation, zunehmende Infiltration mit neutrophilen Granulozyten. Je nach dem Charakter des mehr seromukösen bis diphtheroiden Zustandes der Dickdarmwand geringgradige Epithelalteration bis zur völligen oberflächlichen Nekrose mit schließlich tiefen Ulzerationen und Gefäßarrosionen; hyaline bis fibrinreiche Thromben in der Endstrombahn der oberflächlichen Lamina propria; Hyperplasie der tiefen Drüsen als Zeichen der Epithelregeneration; Nachweis von Spirochäten mit Victoria Blue.

Differentialdiagnose: Salmonellose, intestinale Adenomatose, Befall mit Trichuris. Die Farbe der Fäzes in Verbindung mit Blutungen ist bei ausgeprägter Dysenterie jedoch sehr typisch.

Ergänzende Untersuchungen: Bei der fluoreszenzserologischen Untersuchung von Kot und Schleimhautbestandteilen ist das häufige Vorkommen apathogener Treponemen zu berücksichtigen. Nachweis auch im Ausstrich und in der Kultur.

Literatur

Taylor, D. J. (1984): Swine dysentery survey. Vet. Rec. **115**, 110—111.

Wilcock, B. D., and Oleander, H. J. (1979): Studies on the pathogenesis of swine dysentery. I. Characterization of the lesions in colon and colonic segments inoculated with pure cultures of colonic content containing treponema hyodysenteriae. Vet. Pathol. **16**, 450—465.

20.2.6. Leptospirose

Die schweinepathogenen Leptospiren (*Leptospira pomona, L. tarassovi, L. canicola, L. seyroe* und *L. icterohaemorrhagiae*) führen zu einem inapparenten oder chronischen Krankheitsverlauf. Insbesondere Ratten und Mäuse verbreiten die Erkrankung durch verunreinigtes Wasser und Futter. Die Infektion erfolgt über Schleimhäute und Hautwunden. Die wenige Tage später einsetzende Bakteriämie führt zur Ansiedlung der Erreger vorwiegend in den Nieren. Während bei nichtträchtigen Tieren die Krankheit meist unerkannt bleibt, kommt es bei tragenden Sauen entweder zum embryonalen Fruchttod oder später zu Aborten bzw. Mumifikationen. Totgeburten treten insbesondere durch plazentare Infektion ein.

● **Akute oder subakute Verlaufsform**
Anamnese: hohe Temperatur für 3—5 Tage, Benommenheit, Anorexie, Diarrhoe, Ikterus, Hämoglobinurie; oft Schwäche der Hinterhand; verschiedene zentralnervöse Störungen; oft hohe Mortalität bei Ferkeln. *Makroskopisch:* etwa ab 7. Tag der Infektion grauweiße Herdchen in der Niere. *Mikroskopisch:* multifokale tubuläre Nekrosen mit lymphozytärer Infiltration; häufig nichteitrige Meningoenzephalitis.

● **Chronische Verlaufsform**
Anamnese: vorwiegend durch die Nephropathie bestimmte klinische Symptome. *Makroskopisch:* Zusammenfließen der hellgrauen Nierenveränderungen, jedoch nicht so ausgeprägte diffuse Fibrose wie bei anderen Tierarten. *Mikroskopisch:* interstitielle Nephritis mit nichteitrigen Infiltraten sowie Fibrose der Bowmanschen Kapsel und interstitieller Anteile der Niere.

● **Aborte:** s. Kap. 9.
Differentialdiagnose: alle Abortursachen sowie Aujeszkysche Krankheit und Brucellose.

Ergänzende Untersuchungen: der kulturelle Leptospirennachweis ist nur am frischtoten Tier im sterilen Blasenpunktat möglich; im Gewebe Silberimprägnation nach Levaditi oder Anwendung der Immunperoxidasetechnik.

Literatur

Bohl, E. H., and L. C. Ferguson (1952): Leptospirosis in domestic animals. J. Amer. Vet. Med. Assoc. **121**, 421—427.

20.2.7. Eitrig-hämorrhagische Blasen- und Nierenentzündung
(Pyelonephritis infectiosa)

Die vor allem bei Zuchtsauen auftretende Erkrankung wird durch *Corynebacterium suis* verursacht. Der meist regelmäßig bei gesunden männlichen Tieren im Präputium zu isolierende Erreger führt nach experimenteller Infektion etwa in vier Wochen zur Hämaturie.

Anamnese: Scheidenausfluß, Hämaturie, geringgradige Temperaturerhöhung, Appetitlosigkeit; in schweren Fällen gespannte Bauchdecken und Kyphose. *Makroskopisch:* Verdickung der Blasen- und Ureterenwand mit Fibrinauflagerungen; gelblichgraue, mit Blutungen durchsetzte nekrotische Veränderungen, besonders im Bereich des Nierenbeckens. Multifokale gelbe Herdchen an der Nierenoberfläche. *Mikroskopisch:* Die Nierenveränderungen erweisen sich als nekrotische, bis zur Oberfläche reichende Bänder. Neben der fibrinopurulenten Entzündung allgemeine tubuläre Nekrosetendenz, die weit über das makroskopisch feststellbare Maß hinausgeht.

Differentialdiagnose: andere hämorrhagische Diathesen wie Cumarin-Vergiftung sowie evtl. Schweinepest.

Ergänzende Untersuchungen: immunfluoreszenzmikroskopischer Nachweis des Erregers; evtl. weitergehende bakteriologische Untersuchungen.

Literatur

Berner, H. (1971): Die Bedeutung chronischer Erkrankungen der Harnwege bei der Entstehung von Puerperalstörungen und Mastitiden der Muttersau. Dtsch. Tierärztl. Wschr. **78**, 233–256.

Jones, J. E. T. (1980): Zystitis und Pyelonephritis bei Sauen. Dtsch. tierärztl. Wschr. **87**, 443–445.

20.2.8. Mastitis-Metritis-Agalaktie-Syndrom
(MMA-Syndrom, Puerperale Septikämie, Puerperalfieber, Mastitis infectiosa)

Es handelt sich primär um eine 12 Stunden bis 3 Tage nach der Geburt auftretende Infektion mit *E. coli, Klebsiellen* oder evtl. anderen Erregern. Neben der galaktogenen Infektion der Milchdrüse kommt es parallel zu einer aszendierenden Besiedlung der Gebärmutter. Große Würfe und Wehenschwäche sowie Mangel an Hygiene begünstigen den Ausbruch der Erkrankung. Vermutlich sind insbesondere Endotoxine der Infektionserreger pathogenetisch von Bedeutung. Eine Mitwirkung sekundärer Infektionen mit Eitererregern ist nicht auszuschließen. Die Bedeutung der hormonalen Umstellung nach der Geburt wurde außerdem diskutiert. Der Hormonspiegel ist jedoch sehr unterschiedlich verändert.

Anamnese: Mastitis eines oder mehrerer Mammarkomplexe mit Schwellung und erhöhter Temperatur; Appetitlosigkeit; zentrale und periphere Kreislaufstörungen; Unruhe der Ferkel und Hypoglykämie nach Sistieren des Milchflusses. *Makroskopisch:* unterschiedliche, meist rote bis blaurote Färbung der erkrankten, zunächst verwaschenen, später scharf begrenzten Mammakomplexe, atonischer Uterus mit wäßriger bis geringgradig purulenter Lochialflüssigkeit; Stauungshyperämie in Leber, Milz, Lymphknoten; petechiale Blutungen, besonders im epikardialen Bereich. *Mikroskopisch:* Hyperämie und Ödem im Bereich der Mamma mit im zeitlichen Verlauf zunehmender Beteiligung neutrophiler Granulozyten; hochgradige Hyperämie und geringgradige Infiltration mit neutrophilen Granulozyten im Endometrium.

Differentialdiagnose: chronische Mastitis, bedingt durch Actinomyces (Corynebacterium) pyogenes oder andere pyogene Bakterien.

Ergänzende Untersuchungen: entfallen wegen der charakteristischen klinischen Symptomatik; bei frischem Material bakteriologische Untersuchungen der erkrankten Organe.

Literatur

Becker, H.-A., R. Kurtz und G. von Mickwitz (1985): Chronische Harnwegsinfektionen beim Schwein. Prakt. Tierarzt **66**, 1006–1011.

Middleton-Williams, D. M., J. Pohlenz, G. Lott-Storz und H. U. Bertschinger (1977): Untersuchungen über das Mastitis-Metritis-Agalaktie-Syndrom (Milchfieber) der Sau. Schweiz. Arch. Tierheilk. **119**, 213–222.

20.2.9. Staphylococcus-hyicus-Infektion
(Ferkelruß, Pechräude, Exudative epidermitis, Greasy pig disease)

Die akute systemische Dermatitis ist eine durch Exsudation und vermehrte Sekretion der Hautdrüsen gekennzeichnete Erkrankung, die durch *Staphylococcus hyicus* verursacht wird. Inkubationszeit: 2–7 Tage.

Anamnese: Die Krankheit befällt vorwiegend Ferkel im Alter von 2—5 Wochen. *Makroskopisch:* zunächst im Bereich von Augen, Ohren und Nase, später auch am ventralen Thorax und Abdomen und schließlich im Bereich der gesamten Haut gelblich-braunes Exsudat, teilweise papelartige Hautveränderungen; durch Sekundärinfektion übelriechend, teils in krustöse Veränderungen übergehend; Juckreiz sowie Kannibalismus an Ohr, Schwanz und Rumpf. *Mikroskopisch:* exsudative Epidermitis mit Stadien von Hyper- und Parakeratose, hochgradiger Beteiligung von neutrophilen Granulozyten mit Tendenz zur Ausbildung von Mikroabszessen; hydropische Degeneration der Stratum-spinosum-Zellen der Epidermis sowie von Zellen der harnabführenden Wege, übergehend in eine ballonierende Degeneration. Reaktiv Mitosen im Stratum basale; Erosionen mit rein eitriger Dermatitis; bei chronischem Verlauf Überwiegen der hyperplastischen Veränderungen sowie deutliche Parakeratose.
Differentialdiagnose: Zinkmangelparakeratose (Beginn jedoch erst nach dem Absetzen der Ferkel).
Ergänzende Untersuchungen: im allgemeinen entbehrlich. *Mikrobiologisch:* Charakterisierung des Erregers ist leicht möglich, evtl. Resistenztest.

Literatur

Amtsberg, G., W. Bollwahn, A. S. Hazem, B. Jordan und U. Schmidt (1973): Bakteriologische, serologische und tierexperimentelle Untersuchungen zur ätiologischen Bedeutung von Staphylococcus hyicus beim nässenden Ekzem des Schweines. Dtsch. Tierärztl. Wschr. 80, 496—499, 521—523.

20.2.10. Pemphigoid der Neugeborenen
(Pemphigus acutus neonatorum)

Die Erkrankung entspricht dem menschlichen Pemphigoid der Säuglinge und wird durch *Staphylococcus aureus* verursacht.
Anamnese: Ferkel in den ersten Lebenstagen, moribund, Untertemperatur; auf der Haut 2—3 mm bis maximal 7 mm große, rundliche Pusteln mit hyperämischem Hof. *Makroskopisch:* Pusteln mit seröser Flüssigkeit und dunkelrotem Pustelgrund; wäßrig-blutige Flüssigkeitsansammlung in der Brusthöhle; interstitielles Ödem sowie miliare Knötchen nach Art der Hautpusteln mit hyperämischem Hof in der Lunge; gering- bis mittelgradige Schwellung der Lungenlymphknoten. *Mikroskopisch:* Dermatitis superficialis et profunda mit subepidermaler Bildung von mit Flüssigkeit gefüllten Bläschen; perifokale Infiltration von Neutrophilen, Lymphozyten und Plasmazellen; gleichartige Infiltrate auch in der Subkutis; im Bläschenbereich Mikroorganismen in der Giemsa-Färbung; neben den eitrig-nekrotischen Herdchen in der Lunge monozytäre Riesenzellen; außerdem geringgradige interstitielle Pneumonie.
Differentialdiagnose: Dermatosis vegetans, Pityriasis rosea, evtl. Backsteinblattern.
Ergänzende Untersuchungen: bakteriologisch-kultureller Erregernachweis.

Literatur

Matschulat, G., M. Rosenbruch und J. Woike (1984): Eine durch Pemphigoid und Lungenalteration gekennzeichnete Staphylokokkeninfektion bei Saugferkeln. Prakt. Tierarzt 65, 844—847.

20.2.11. Streptokokkose

Infektionen mit Streptokokken kommen in zwei Hauptformen vor: als systemische Erkrankung bei Ferkeln und als Erkrankung der Mesothelien mit Bevorzugung der Hirnhäute bei Läufer- und jungen Mastschweinen; daneben treten Lymphknotenaffektionen, abszedierende Formen und Nabelinfektionen auf.

● **Verlaufsform bei Ferkeln**
Hierbei sind Streptokokken der Serogruppe S (Typ 1) beteiligt. *Anamnese:* im Alter von 1—2 Wochen Temperaturerhöhung, Gelenkschwellung mit steifem Gang; gelegentlich Tremor, Ataxie; oft plötzlicher Tod infolge Endokarditis. *Makroskopisch:* außer einer serofibrinösen Arthritis und gelegentlich Endokarditis keine wesentlich hinweisenden Veränderungen. *Mikroskopisch:* fibrinopurulente Entzündungen mit starker Zerfallstendenz der beteiligten neutrophilen Granulozyten.

● **Meningitische Verlaufsform bei älteren Schweinen**
Diese Erkrankungen werden durch Streptokokken der Serogruppe R (Typ 2) bedingt. *Anamnese:* Schweine im Alter der Absatzferkel oder der Anfangsmast mit Apathie und Appetitmangel sowie schnell eintretenden zentralnervösen Symptomen (innerhalb weniger Stunden). Sodann Festliegen mit Opisthotonus, Ruderbewegungen und krampfartigen Muskelzuckungen; gelegentlich Lähmungen der Hintergliedmaßen. *Makroskopisch:* vermehrte

Füllung der Gelenke mit klarer, bernsteinfarbener Synovia; in anderen Fällen bis mittelgradige Stadien einer serofibrinösen Polyarthritis; oft hochgradige meningeale Hyperämie und ödematöse Verquellung der weichen Hirnhaut. *Mikroskopisch* lassen sich drei Formen unterscheiden: 1. *Leptomeningitis fibrinopurulenta* mit hochgradiger Beteiligung neutrophiler Granulozyten ohne wesentliche Zerfallserscheinungen; intravaskuläre Koagulopathien sowie fibrinoide Verquellung und Medianekrose kleiner Arterien; ödematöse perivaskuläre Auflockerung der grauen Substanz, in Einzelfällen beginnende Malazie mit Gliareaktion. 2. *Leptomeningitis lympholeucocytaria* mit vorwiegend lymphohistiozytären Zellen ohne Neigung zur Malazie. 3. *Leptomeningitis lymphocytaria* mit reinen nichteitrigen perivaskulären Infiltraten ohne wesentliche Veränderungen am Neuropil; in den Gelenken Ödematisierung des subsynovialen Bindegewebes bis zur geringgradigen eitrigen Synovialitis.

Differentialdiagnose: Morbus Aujeszky, Teschener (Talfan-) Krankheit, Schweinepest, Glässersche Krankheit, Listeriose sowie Vergiftungen mit Kochsalz, Arsenik und organischen Phosphorverbindungen.

Ergänzende Untersuchungen: mikrobiologischer Erregernachweis.

Literatur

Riesing, H. J., N. C. Nielsen, N. Bille and J. Svendsen (1976): Streptococcal infections in sucking pigs. 1. Epidemiological investigations, Nord. Vet. med. **28**, 65—79.

Schoon, H.-A., G. Schaible, G. Amtsberg, M. Rosenbruch und G. Hahn (1980): Zum Vorkommen einer Leptomeningitis beim Schwein, hervorgerufen durch Streptokokken der Gruppe R. Prakt. Tierarzt, **61**, 1035—1040.

20.2.12. Otitis media et interna

Die beim Schwein relativ häufig auftretende Otitis ist ursächlich unklar. *Vitamin-A-Mangel* oder andere resistenzmindernde Faktoren sind von Bedeutung. Sekundär handelt es sich jedoch um eine vom äußeren Ohr oder vom Nasen-Rachen-Raum ausgehende Infektion, an der Eitererreger, insbesondere *Streptokokken* und Actinomyces pyogenes beteiligt sind.

Anamnese: angedeutetes bis deutliches Schiefhalten des Kopfes bei den besonders im Läuferalter betroffenen Schweinen. Bei fortgeschrittenen Formen je nach Beteiligung des Zentralen Nervensystems auch Zwangsbewegungen und Festliegen, bei ausgeprägter Basilarmeningitis in Verbindung mit Nystagmus. *Makroskopisch:* nicht selten Nachweis einer Otitis externa; regelmäßig jedoch Eiter im Innenohr, was nach Eröffnung schon zuverlässig makroskopisch beurteilt werden kann: Nach Entnahme des Gehirns sind die beiden Felsenbeine bilateralsymmetrisch als weißliche, etwas erhabene Knochenbereiche kaudal in der Schädelkapsel auszumachen. Sie können mit einem kleinen Meißel leicht von kaudal her aus der weicheren Schädelkalotte herausgesprengt werden und sind danach einer genauen Inspektion von innen her zugänglich. *Mikroskopisch:* Auf die histologische Untersuchung der eitrigen Otitis kann im allgemeinen verzichtet werden.

Differentialdiagnose: Basilarmeningitis anderer Ätiologie.

Ergänzende Untersuchungen: entfallen.

Literatur

Fankhauser R., und R. Wyler (1953): Die Nervenkrankheiten des Schweines. Schweiz. Arch. Tierhk. **95**, 585—619.

20.2.13. Multiple Abszesse (sog. Pyobazillose)

Das bei Resistenzminderung auftretende Bild multipler Abszeßbildungen in verschiedenen Bereichen des Körpers, insbesondere aber in den relativ typischen Prädilektionsstellen, ist vor allem wegen der Körpergewichtsbeeinträchtigung von Bedeutung. Erreger sind *pyogene Bakterien*, an erster Stelle Actinomyces (Corynebacterium) pyogenes und Streptokokken, aber auch Pasteurellen und E. coli. Die ubiquitären Keime dringen über Nabel, Tonsillen oder Verletzungen in den Körper ein, verbreiten sich sodann lymphogen und hämatogen. Besonders häufig entstehen nach dem sog. Schwanzbeißen Abszesse auf lymphogenem Weg im Bereich der Wirbelsäule. Prädilektionsstellen nach hämatogener Ausbreitung sind die sog. Grenzflächengewebe. Die besonders in den USA beobachteten Abszesse der Halslymphknoten gehen nach oraler Aufnahme des Erregers von den Tonsillen aus.

Anamnese und makroskopisch: multiple subkutane Abszesse als fluktuierende, wenig schmerzhafte, halbkugelig prominierende Erhabenheiten; Neigung zu Fisteln, insbesondere bei mechanischer Irritation.

Literatur

Collins, M. D., and D. Jones (1982): Reclassification of Corynebacterium pyogenes (Glage) in the genus Actinomyces as Actinomyces pyogenes comb. nov. J. Gen. Microbiol. 128, 901—903.

20.2.14. Pasteurellose

Die Pasteurellose entsteht in den meisten Fällen wie auch bei den anderen Tierarten als Sekundärinfektion nach Streßsituationen, z. B. Transport, Klimaveränderungen und Futterumstellung, besonders häufig aber beim Schwein als Komplikation der enzootischen, durch Mycoplasma hyopneumoniae bedingten Pneumonie. Hierbei wird vor allen Dingen *Pasteurella multocida* nachgewiesen. Dagegen sind Infektionen mit *Pasteurella haemolytica* als Verursacher einer fibrinösen Lungenentzündung oder einer septikämischen Form bei Ferkeln sehr selten. Darüber hinaus ist Pasteurella multocida hinsichtlich Ätiologie und Pathogenese der Rhinitis atrophicans von Bedeutung. Bei der Lungenform der Pasteurellose vermehrt sich Pasteurella multocida massiv in den vorgeschädigten Lungenarealen und überdeckt sodann das Bild der primären enzootischen oder seltener anderer Pneumonien.

● **Lungenform der Pasteurellose**
Anamnese: Dyspnoe, Husten, abdominale Atmung; i. d. R. hohe Temperaturen; im weiteren Verlauf Zyanose und Mundatmung. *Makroskopisch:* außer den Veränderungen der enzootischen Pneumonie, die besonders den Spitzenlappenbereich betreffen, auffallende Ödembereitschaft der Lungeninterstitien und nicht selten im Mediastinalbereich. Tendenz zur zusätzlichen Ausbildung einer Pleuritis; in diesen Fällen sodann auch oft mit Beteiligung der Abdominalhöhle und der Gelenke in Form fibrinöser Exsudation; gelegentlich auch akute Pharyngitis mit sekundärer Neigung zur Nekrose und Ulzeration. Beim seltenen Überleben der Erkrankung Ausbildung einer adhäsiven Perikarditis und Pleuritis sowie von Abszessen im Lungenbereich. *Mikroskopisch:* neben den Veränderungen der enzootischen Pneumonie ausgeprägtes peribronchioläres und perivaskuläres sowie interstitielles fibrinöses Ödem mit gering- bis mittelgradiger Infiltration von neutrophilen Granulozyten; verschiedene Stadien der fibrinösen Pneumonie.

● **Septikämische Form**
Anamnese: Diese als hämorrhagische Septikämie bezeichnete Verlaufsform führt zum schnellen Tod in wenigen Stunden oder erst in 5—6 Tagen. Außer den oben genannten Symptomen bestimmen Benommenheit und eventuelle Schwellung der Pharyngealregion das Bild. *Makroskopisch:* Ödem- und Blutungsbereitschaft sowie Neigung zur Ausbildung fibrinöser Exsudation im Bereich der serösen Häute mit deutlicher Lymphknotenschwellung von ausgeprägt hämorrhagischem Charakter. *Mikroskopisch:* allgemeine Ödem- und Blutungsbereitschaft.

Differentialdiagnose: Pneumonien durch Haemophilus parahaemolyticus, bei septikämischem Verlauf Schweinepest und bei sehr starker Exsudationsbereitschaft auch Afrikanische Schweinepest.

Ergänzende Untersuchungen: mikrobiologischer Erregernachweis.

Literatur

Kielstein, P., J. Martin und P. Janetschke (1977): Experimentelle Pasteurella-multocida-Infektionen beim Schwein als ein Beitrag zur Ätiologie der enzootischen Pneumonie des Schweines. Arch. exp. Vet. med. 31, 609—619.

20.1.15. Bordetella-bronchiseptica-Pneumonie

Bordetella bronchiseptica ist einerseits als Erreger an der Pathogenese der Rhinitis atrophicans beteiligt, hat darüber hinaus jedoch auch eine Bedeutung in der Verursachung einer Lungenentzündung. Die Beteiligung kann primär oder sekundär sein.

Anamnese: Septikämie mit schnellem Tod oder mildere Verlaufsformen, begleitet von verschiedengradigen Atemstörungen, z. T. nach Art eines „Keuchhustens" sowie Neigung zum Niesen; Temperaturerhöhung und starke Abmagerung; Ausbreitung i. d. R. nur unter Ferkeln des Bestandes. *Makroskopisch:* multifokale, später zusammenfließende Pneumonieherde und durch starke Bindegewebszubildung gekennzeichnete Ausheilungsstadien. *Mikroskopisch:* eitrige Bronchopneumonie mit sekundärer Epithelisierung der Alveolen.

Differentialdiagnose: Enzootische Pneumonie (keine so deutliche bindegewebige Vernarbungstendenz).

Ergänzende Untersuchungen: mikrobiologischer Nachweis des Erregers aus dem Lungengewebe.

Literatur

Dunne, H. W., D. C. Kradel and R. B. Doty (1961): Bordetella bronchiseptica (Brucella bronchiseptica) in pneumonia in young pigs. J. Amer. Vet. Med. Assoc. 139, 897—898.

20.2.16. Rhinitis atrophicans (Schnüffelkrankheit)

Es handelt sich um ein polyfaktorielles Geschehen, bei dem jedoch die intranasale Infektion mit *Bordetella bronchiseptica* und/oder *Pasteurella multocida* im Vordergrund steht. Die experimentelle Infektion ist nur in den ersten Lebenstagen erfolgreich. Es kommt sodann zu einer direkten Schädigung im Bereich der Zilien der Nasenschleimhaut, danach zu vakuolärer Degeneration und Metaplasie im Plattenepithel; sekundäre entzündliche Infiltrate sowie starke Osteoklastentätigkeit führen zu Umbau- und Abbauprozessen an den Nasenmuscheln. Darüber hinaus scheinen nach neueren Untersuchungen auch Toxine der Erreger systemisch wirksam zu sein.

Anamnese: geringgradiger seröser Nasenausfluß, seltener eitrige Komplikationen, häufiges Niesen; asymmetrische Verbiegung oder Verkürzung des Oberkiefers, Querfaltenbildung der Haut auf dem Nasenrücken; mitunter auch Blutungstendenz, insbesondere bei allgemeiner hämorrhagischer Diathese, wie beispielsweise bei Schweinepest. *Makroskopisch:* symmetrische oder asymmetrische Atrophie der Knochen mit Deviation des Nasenseptums. Der Grad der Atrophie wird bestandsweise vor allen Dingen durch Nasenquerschnitte (Beurteilung in Höhe des ersten Backenzahns) objektiviert. *Mikroskopisch:* Knochenumbau sowie entzündliche Infiltrate, jedoch keine spezifischen Alterationen.

Differentialdiagnose: entfällt wegen der typischen anamnestischen und makroskopischen Veränderungen.

Ergänzende Untersuchungen: Bakteriologische Untersuchungen sind wegen der Möglichkeit der Sekundärbesiedlungen uncharakteristisch. Trotzdem ist der mikrobiologische Erregernachweis angezeigt.

Literatur

Goodwin, R. F. W. (1980): Atrophic rhinitis of pigs. Practice 2 5–11 (Suppl. Vet. Rec.).
de Gritz, B. G. (1981): Licht- und elektronenmikroskopische Untersuchungen an experimentell mit Bordetella bronchiseptica infizierten gnotobiotischen Ferkeln. Vet.-med. Diss., Hannover.

20.2.17. Glässersche Krankheit
(Haemophilus-Infektion, Serosen-Gelenk-Entzündung, Porcine polyserositis and arthritis)

Die Krankheit wird durch das pleomorphe, gramnegative Bakterium *Haemophilus parasuis* (früher H. suis) verursacht. Dieser Erreger zeigt eine besondere Affinität zu den serösen Häuten sowie verwandten mesodermalen Abdeckungen, den sog. Mesothelien. Daher sind mit unterschiedlicher Regelmäßigkeit Pleura- Epi- und Perikard, Peritoneum sowie die Synovialis der Gelenke und die weiche Hirnhaut betroffen. Die Krankheit befällt vorzugsweise Ferkel zwischen der 5.–8. (seltener 2.–12.) Lebenswoche. Inkubationszeit: etwa 2 Tage. Als prädisponierende Faktoren kommen verschiedene Streßsituationen wie Futterumstellung, Transport und klimatische Veränderungen in Frage. Experimentelle Untersuchungen an SPF-Tieren weisen auf die zusätzliche Bedeutung des Immunstatus hin. Die Morbidität ist sehr hoch, wenn die Krankheit ältere Schweine befällt. Die Mortalität beträgt je nach Virulenz des Erregers 40–100 %. Der Verlauf ist akut bis perakut. Wenn die Tiere überleben, stellt sich ein irreparabler Zustand des Kümmerns mit Neigung zu Sekundärkrankheiten ein. Die Differentialdiagnose kann bei atypischem Verlauf schwierig sein, da mehrere bakterielle Erreger ein ähnliches Bild der Polyserositis erzeugen.

● **Akute Verlaufsform**

Typisch: *Anamnese:* Ausbruch der Krankheit meist nach Belastung (Absetzen, Transport oder klimatische Veränderungen); hohes Fieber (40,5–42 °C), schmerzhafte Schwellung einzelner oder mehrerer Gelenke, besonders im Karpal-Tarsal-Bereich; geringgradige bis deutliche zentralnervöse Symptome; Apathie; Inappetenz mit häufigem peripherem Kreislaufversagen. *Makroskopisch:* fibrinöse Pleuritis, Perikarditis und Peritonitis sowie gleichartige Polyarthritis. Neben vorwiegend fibrinösen und serofibrinösen Ergüssen auch mehr eitrige Verlaufsformen. *Mikroskopisch:* fibrinöse Exsudation mit geringgradiger Beteiligung neutrophiler Granulozyten, dagegen im Bereich der Hirn- und Rückenmarkhaut hochgradig neutrophile Granulozyten; Fibrinbeteiligung im Zentralen Nervensystem nur gering- bis mittelgradig.

Seltener: *Anamnese:* fehlende oder hochgradig ausgeprägte zentralnervöse Symptome mit Bewegungsinkoordination, Tremor und Krämpfen; Husten oder deutlichere Atembeschwerden; hochgradige, periphere Kreislaufstörungen. *Makroskopisch:* korrespondierend zu den klinischen Kreislaufstörungen hochgradige Zyanose sowie Lid- und Ohrödem. Hirn- und Rückenmarkshäute lassen schon mit bloßem Auge eine sulzige Imbibition neben fibrinös-eitrigen Auflagerungen erkennen. Die Beteiligung der Lunge entspricht mehr dem Bild der Haemophilus-Pleuropneumonie. *Mikroskopisch:* keine wesentlichen Abweichungen zur typischen Verlaufsform, jedoch stärkere Ausbreitung der Infiltrate im Bereich der Gehirn- und Rückenmarkshäute, die tief in die zentralnervöse Substanz eindringen mit hochgradiger Zerfallstendenz der neutrophilen Granulozyten.

● **Chronische Verlaufsform**
Anamnese: verschiedengradiges Kümmern in Verbindung mit sekundär hinzutretenden parasitären Krankheiten, Hautinfektionen sowie anderen Sekundärkrankheiten. *Makroskopisch:* adhäsive Pleuritis, Perikarditis oder Peritonitis. *Mikroskopisch:* korrespondierende fibröse Synechien.
Differentialdiagnose: Mykoplasmose (Abgrenzung ist oft schwierig, jedoch Tendenz zu milderem und chronischem Verlauf); Haemophilus-Pleuropneumonie (stärkere Lungenbeteiligung); Streptokokkenmeningitis (zentralnervöse Symptome sind allgemein ausgeprägter, die Polyserositis ist meist nur angedeutet); Rotlaufarthritis (Tendenz auch zum Befall älterer Tiere mit geringgradiger Beteiligung der Körperhöhlen).
Ergänzende Untersuchungen: mikrobiologischer Nachweis von Haemophilus parasuis 36—48 Stunden nach Inkubation. Die Serotypen B und C sind häufiger als diejenigen der Gruppe A, D und N. Die regelmäßige histologische Untersuchung der Gehirn- und Rückenmarkhäute ist unerläßlich.

Literatur

Hjärre, A. (1958): Enzootic virus pneumonia and Glässer's disease of swine. Adv. vet. Sci. 4, 235—236.
Nielsen, R., and V. Danielsen (1975): An outbreak of Glässer's disease. Studies on etiology, serology and the effect of vaccination. Nord. Vet. 27, 20—25.

20.2.18. Haemophilus-Pleuropneumonie
(Pleuropneumonia, Haemophilus pleuropneumoniae infection)

Der Erreger ist *Haemophilus parahaemolyticus.* Seit den 60er Jahren wird die Erkrankung auch in Zentraleuropa beobachtet. Ihre zunehmende Bedeutung ist mit der Schweinehaltung auf engerem Raum verbunden. Inkubationszeit: etwa 3 Tage; unter experimentellen Bedingungen kann sie jedoch unter 24 Stunden liegen.
Anamnese: perakuter bis chronischer Krankheitsverlauf mit plötzlichem Ansteigen der Körpertemperatur. Zyanose der Haut und rotschaumigem Nasenausfluß; hochgradige Atemnot; Tod oft schon nach wenigen Stunden. *Makroskopisch:* schwarzrote, pneumonische Bezirke von derber Konsistenz, die normale Lungenbezirke überragen, besonders im Bereich der Zwerchfellappen; marmorierte Schnittflächen; markig geschwollene Lungenlymphknoten; unterschiedlich starke, jedoch meist ausgeprägte fibrinöse Pleuritis; unterschiedlich vermehrte Brusthöhlenflüssigkeit von seröser bis serofibrinöser, oft auch blutiger Beschaffenheit; unregelmäßig fibrinöse Perikarditis, bei chronischem Verlauf sequesterähnliche Veränderungen. *Mikroskopisch:* fibrinöse Pleuropneumonie mit sehr ausgeprägter interstitieller Beteiligung, Nekrosen und Tendenz zur Sequestration.
Differentialdiagnose: Herzinsuffizienz, Schweinepest, Rotlauf, Schweineinfluenza, Glässersche Krankheit, Mykoplasmen-Polyserositis sowie andere Pneumonieformen.
Ergänzende Untersuchungen: mikrobiologischer Erregernachweis.

Literatur

Häni, H., H. König, J. Nicolet und E. Scholl (1973b): Zur Haemophilus-Pleuropneumonie beim Schwein. IV. Pathogenese, Schweiz. Arch. Tierheilk. 115, 205—212.
Matschullat, G. (1982): Über die Haemophilus-Pleuropneumonie des Schweines. Prakt. Tierarzt, 63, 1047—1054.

20.2.19. Rotlauf
(Rotlauf-Polyarthritis, Swine erysipelas)

Erysipelothrix rhusiopathiae, ein grampositiver Erreger, führt über die Tonsillen, den Intestinaltrakt oder über Hautverletzungen zur Infektion. Die biochemisch und hinsichtlich ihrer Virulenz sehr unterschiedlichen Bakterienstämme können sehr variable Verlaufsformen der Krankheit auslösen. Hochpathogene Stämme führen zur akuten, oft tödlichen, unter dem Bild eines septischen Schocks verlaufenden Krankheit. Stämme mittlerer Virulenz bedingen eine rheumatoid verlaufende chronische Polyarthritis, und wiederum andere sind apathogen. Inkubationszeit: 3—5 Tage.

● **Akute Verlaufsform**

Anamnese: periphere Kreislaufstörungen mit Neigung zur Zyanose im Stadium der Bakteriämie. Abgeschlagenheit, Temperaturerhöhung, Atemnot; häufig perakute Todesfälle, gelegentlich in Verbindung mit Backsteinblattern. *Makroskopisch:* gering- bis mittelgradige Milzschwellung, ausgeprägte Hyperämie der Magenschleimhaut, verschiedengradige Hyperämie der Intestinalschleimhaut; i. d. R. hochgradige Hyperämie der Nieren, *Mikroskopisch:* bakteriämisch bedingte disseminierte intravasale Koagulopathie (DIC), ohne Blutungsneigung mit starker Schädigung der Endothelien, besonders ausgeprägt in der Herzmuskulatur sowie in den glomerulären Kapillaren.

● **Chronische Verlaufsform**

Anamnese: zunächst meist geringgradige Gelenkschwellung mit Lahmheit, später ausgeprägte Polyarthritis mit Wachstumsstörungen, Kyphose und Muskelatrophie. *Makroskopisch:* hochgradig destruktive und im Kapselbereich fibrosierende Arthritis. Schwellung und blaurote Verfärbung der regionären Lymphknoten; destruierende Arthritis auch im Bereich der Wirbelgelenke und im Zwischenwirbelbereich; seltener Endocarditis valvularis thromboticans sowie als Folge der frühen septikämischen Prozesse eine multiple Myokardfibrose. *Mikroskopisch:* pannöse chronische Polyarthritis mit fortschreitender Zerstörung des Knorpels sowie sekundärer Neigung zur Fibrose und Ankylose; ähnliche destruierende Prozesse im Zwischenwirbelbereich mit ebenfalls sekundärer Verwachsung; darüber hinaus in verschiedensten Organen als Folge der initialen Endothelschädigung und Gerinnungsstörung Angiopathien und perivaskuläre Fibrosen.

Differentialdiagnose: Serosen-Gelenk-Entzündung, Mykoplasmose und die pathogenetisch ähnlich verlaufende Streptokokkenarthritis.

Weitergehende Untersuchungen: mikrobiologischer Nachweis des Erregers.

Literatur

Cabral, J.-R., H.-J. Chevalier, W. Drommer, P. Mathies, C. Messow, J. Pohlenz, L.-Cl. Schulz, G. Trautwein, und S. Ueberschär (1968): Zur derzeitigen Verlaufsform des chronischen Rotlaufs beim Schwein. II. Pathologischanatomische, -histologische, elektronenmikroskopische und immunpathologische Befunde. Dtsch. tierärztl. Wschr. 75, 5—23.

Schulz, L.-Cl., H. Erhard, W. Hermanns, C. Messow, W. Drommer, I. Langer, G. Trautwein, J. Winkelmann, W. Leibold, K. H. Böhm, M. Rimpler, G. Kerlen, F. C. Winkler, H. E. Müller, H. Kirchhoff, J. Marquardt, K. Burow and K. Rapp (1981): The different phases of erysipelothrix polyarthritis: Comparison with other microbial models. In: Deicher, H., and L.-Cl. Schulz (Eds.): Arthritis. Models and mechanisms. Springer, Berlin, Heidelberg, New York, pp. 12—23.

20.2.20. Listeriose

Listeriose wird verursacht durch *Listeria monocytogenes*. Durch dieses Adjektiv soll zum Ausdruck gebracht werden, daß hohe Dosen Listerien eine ausgeprägte Monozytose provozieren. Es handelt sich um Saprophyten des Verdauungskanals, die beim Schwein nur gelegentlich Enzootien hervorrufen.

Anamnese: neben Aborten im Bestand hohes Fieber mit plötzlichen Todesfällen bei Saugferkeln, bei längerem Verlauf Inappetenz, Koordinationsstörungen, Tremor, Kopfschiefhalten und Paresen. Meist sind nur einzelne Tiere erkrankt. *Makroskopisch:* in der Regel keine Veränderungen, gelegentlich Lebernekrosen. *Mikroskopisch:* nichteitrige, mit hohem Anteil von Monozyten einhergehende Enzephalitis mit wechselndem Gehalt an Granulozyten. Bei länger anhaltendem Verlauf Rückgang der granulozytären Komponente.

Differentialdiagnose: Kolienterotoxämie, Aujeszkysche Krankheit und Schweinepest.

Ergänzende Untersuchungen: Nachweis der grampositiven Bakterien im Herzblut oder im Zentralen Nervensystem.

Literatur

Weiss, J. (1973): Beobachtungen über Listeriose bei unseren nutzbaren Haustieren. Tierärztliche Umschau 28, 652—654.

20.2.21. Brucellose

Die Brucellose des Schweines wird durch *Brucella suis* verursacht. Es handelt sich um eine Zooanthroponose. Die Ansteckung erfolgt oral, aerogen, genital oder durch Schmierinfektion. Im Stadium der Bakteriämie kommt es zu Manifestationen im Genitalbereich, Bewegungsapparat sowie in Leber Niere und Blase. Beim Eber ist von Bedeutung, daß die Infektion oft auf die Geschlechtsdrüsen beschränkt bleibt mit Infertilität sowie einer großen Gefahr der Verbreitung der Krankheit.

Anamnese: Fertilitätsstörungen bei unbeeinflußtem Zyklus, Aborte; Lahmheiten bei Arthritis sowie kombiniert mit Lähmungen bei Spondylitis. *Makroskopisch:* Orchitis und Epididymitis mit nekrotisierender Tendenz, eitrige Entzündung der Geschlechtsdrüsen; in den Samenblasen Verbreiterung des interstitiellen Gewebes mit sekundären Nekrosen; in anderen Bereichen rein lymphozytäre Infiltrationen; im Nebenhoden fokale Abszesse; Obturation des Gangsystems mit Spermagranulomen. Beim weiblichen Tier Endometritis mit hirsekorngroßen Granulomen; Osteomyelitis, Diskospondylitis, Arthritis und Periarthritis. *Mikroskopisch:* initiale Granulome mit Epitheloidzellen und Riesenzellen sowie fibrozytärer Demarkation; Tendenz zum Übergang in nekrotisierende auch abszedierende herdförmige Veränderungen. Im endometrialen Stroma auch diffuse Entzündungszellinfiltrate in Form von neutrophilen und lymphozytären Elementen; in den Gelenken fibrinopurulente Entzündung; Osteomyelitis, besonders im Bereich der Epiphyse. Auch hier nach granulomatösen Stadien sekundäre Nekrose und Verkäsung; selten fibrinopurulente Meningitis.

Differentialdiagnose: alle Arthritisformen, Spondylitiden und Endometritiden.

Ergänzende Untersuchungen: Erregernachweis in veränderten Geweben sowie in abortierten Feten und an der Eihaut; Hinweis auf klinischen Hauttest. Nachweis des Erregers im histologischen Schnitt mit der Kresylviolett-Färbung nach Jacob (s. Literatur).

Literatur

Christiansen, M.J. und A.Thomsen (1934): Histologische Untersuchungen über Brucella suis-Infektion bei Schweinen. Acta Pathol. Microbiol Scand. 18, 64—85.
Jacob, K. (1968): Zur färberischen Darstellung von Brucellen im Gewebeschnitt. Berl. Münch. tierärztl. Wschr. 81, 29—30.

20.2.22. Tuberkulose

Schweine sind empfänglich für *Mycobacterium tuberculosis, M. bovis, M. avium* und *M. intracellulare.* Die ersten beiden genannten Erreger kommen jedoch relativ selten vor. Besonders häufig ist die Infektion mit M. avium. Die Infektion kann über Wunden und aerogen, am häufigsten jedoch alimentär erfolgen. Der Primärkomplex ist selten komplett, d. h., die Veränderungen werden i. d. R. nur in den Lymphknoten (retropharyngeal, portal oder mesenterial) angetroffen. Der bovine Erreger führt zu verkäsenden Tuberkeln mit sekundärer Verkalkung sowie fibröser Kapselbildung. M. avium tendiert zu stärkeren proliferativen Veränderungen mit Ausbildung eines tuberkulösen Granulationsgewebes ohne ausgeprägte Neigung zur Verkäsung. Die Lymphknoten sind nur geringgradig vergrößert.

Anamnese: uncharakteristische Angaben. *Makroskopisch:* in der Leber beim bovinen Typ Tuberkel in der oben beschriebenen Form, bei der häufigeren aviären Tuberkulose produktiv infiltrierende Formen, die zunächst sternförmig im Interstitium beginnen und netzartig konfluieren können; Milzveränderungen bei generalisierter Tuberkulose von miliarer oder knotiger Beschaffenheit. Bei Lungenbeteiligung sind oft nur die bronchialen Lymphknoten verändert. Bei boviner Tuberkulose finden sich miliare bis größere Tuberkel mit verkäsender Tendenz, bei M. avium nicht selten perlschnurartig aufgereihte Tuberkel in den interlobulären Septen mit speckiger Beschaffenheit ohne Verkäsungstendenz. Gelegentlich kann bei Beteiligung der Haut im Unterhautbereich eine miliare bis knotige Form der Tuberkulose mit Ausbreitungstendenz in die Muskulatur beobachtet werden. Der Infektionsweg ist hier in den meisten Fällen eine direkte Infektion über Hautwunden, nicht selten als Folge der Kastration. Die gelegentlich meningeale Tuberkulose des Schweines ist zunächst miliar bis nodulär mit sekundärer Tendenz bei einer starken exsudativen Beteiligung. Darüber hinaus kommen tuberkulöse Veränderungen in den Genitalorganen und im Auge vor. *Mikroskopisch:* beim bovinen Typ epitheloidzellige Tuberkel mit reichlich Langhansschen Riesenzellen; beim aviären Typ Beteiligung monozytärer Zellen mit gelegentlicher Tendenz zur Epitheloidzellbildung. Darüber hinaus jedoch Ausbildung eines unspezifischen Granulationsgewebes.

Differentialdiagnose: in der Leber Veränderungen durch Parasiten, insbesondere Askariden, die sehr ähnliche, stern- bis netzförmige Veränderungen hervorrufen. Eine histologische Differenzierung ist unerläßlich. Abzugrenzen sind außerdem verkäsende Lymphknotenveränderungen durch andere säurefeste Bakterien, die jedoch im allgemeinen nicht mit Organläsionen kombiniert sind.

Ergänzende Untersuchungen: säurefeste Stäbchen im histologischen Schnitt; mikroskopischer und kultureller Nachweis der Erreger, i. d. R. auch weitergehende Differenzierung mit Hilfe des länger dauernden Tierversuches.

Literatur

Pallaske, G. (1931): Studien zum Ablauf, zur Pathogenese und pathologischen Anatomie der Tuberkulose des Schweines (Beitrag zum vergleichenden Studium der Tiertuberkulose). Z. Infektionskr. Haustiere. 39, 210—260.

Rich, A. R. (1951): The pathogenesis of tuberculosis. Thomas, Springfield/Illinois.

20.2.23. Milzbrand (Anthrax)

Gegenüber dieser durch *Bacillus anthracis,* einem anaeroben Sporenbildner, hervorgerufenen Krankheit sind Schweine relativ resistent. Die Infektion erfolgt durch Futterstoffe, insbesondere kontaminierte Fleischreste. Inkubationszeit: 2—7 Tage.

● **Pharyngeale Form**
Anamnese: parallel zu einem Ödem im Pharynxbereich mehr oder weniger deutliche Nackenschwellung, hohes Fieber, Dyspnoe, Benommenheit, Inappetenz und gelegentlich Erbrechen; rascher Tod, etwa einen Tag nach den ersten klinischen Symptomen. *Makroskopisch:* Ödeme in der gesamten Halsregion von wäßrigem, häufiger gelatinösem bis blutigem Charakter; Schwellung der retropharyngealen und mandibularen Lymphknoten. *Mikroskopisch:* neben den exsudativen Prozessen vorwiegend granulozytäre Infiltration mit Tendenz zur Demarkation, gepaart mit Thrombosen und beginnenden Gewebenekrosen.

● **Intestinale Form**
Anamnese: Appetitverlust mit blutigem Durchfall; selten Todesfälle. *Makroskopisch:* zunächst fokale bis multifokale hämorrhagische Enteritis, übergehend in diphtheroide und ulzerierende Veränderungen; Verdickung und gelbliches Ödem der korrespondierenden Serosa sowie Blutungstendenz; Schwellung der regionären Lymphknoten; gelegentlich perirenales Ödem. *Mikroskopisch:* sehr variable, der jeweiligen Entwicklung der enteritischen Form entsprechende Veränderungen; hochgradige regionäre Lymphadenitis und Lymphangitis.

● **Septikämische Form**
Anamnese: Diese selten bei jungen Schweinen auftretende Form ist durch plötzlichen Tod gekennzeichnet. *Makroskopisch:* hochgradige hämorrhagische Milzschwellung; stark vergrößerte Lymphknoten; Hyperämie im gesamten Magen-Darmbereich; petechiale Blutungstendenz in verschiedenen Organen, besonders in der Niere. *Mikroskopisch:* hochgradige Gefäßkongestion, Blutungstendenz und beginnende Entzündungserscheinungen, insbesondere Infiltration von neutrophilen Granulozyten.

Differentialdiagnose: Der septikämische Verlauf kann mit vielen perakuten Verlaufsformen von Infektionskrankheiten verwechselt werden. Ebenso erlauben die regionären Formen nur die Verdachtsdiagnose.

Ergänzende Untersuchungen: Wegen der Ansteckungsgefahr für andere Tierarten und den Menschen und bisweilen schwieriger Differentialdiagnose ist in jedem Verdachtsfall ein Blutausstrich oder -abklatschpräparat bzw. die Thermopräzipitation nach Ascoli durchzuführen.

Literatur

Gleiser, C. A. (1967): Pathology of Anthrax infection in animal hosts. Fed. Proc. 26, 1518—1521.

Köhler, B., und F. Illner (1987): Milzbrand. In: Beer, J.: Infektionskrankheiten der Haustiere. 3. Aufl. VEB Gustav Fischer Verlag, Jena.

20.2.24. Pararauschbrand
(Malignes Ödem, Malignant edema)

Clostridium septicum kann primär eine Allgemeininfektion auslösen, aber auch über infizierte Wunden sekundär eindringen. Der Erreger schädigt das Endomysium und führt zu hochgradigen, umfangreichen Muskelveränderungen sowie über Toxinämie zum Tod.

● **Muskelform**
Anamnese: sehr rascher Verlauf mit hochgradiger Veränderung der Muskulatur; auf Druck schmerzhaft, knisternde Anschwellungen. *Makroskopisch:* blaurot, sulzig, mit Blutungen durchsetzt; vergrößerte Lymphknoten, gashaltig ebenso wie die vergrößerte Leber. *Mikroskopisch:* Lysis und Fragmentation der Muskulatur mit exsudativ-eitriger Entzündung.

● **Bradsot-artige Form**
Anamnese: schwere Allgemeinstörungen, Appetitmangel. *Makroskopisch:* Magenwandödem, gasblasendurchsetzt mit abtropfender seröser, rötlicher, auch Gasblasen enthaltender Flüssigkeit. *Mikroskopisch:* allgemeine exsudative Diathese.

Differentialdiagnose: entfällt, da typischer klinischer und makroskopischer Befund.

Ergänzende Untersuchungen: mikrobiologischer Erreger- und Toxinnachweis in verändertem Gewebe und in der Ödemflüssigkeit.

Literatur

Zeller, M. (1956): Enzootischer Pararauschbrand in einer Schweinemastanstalt. Tierärztliche Umschau 11, 406—409.

20.2.25. Clostridium-perfringens-Typ-C-Infektion
(Clostridiose, Haemorrhagisch-nekrotisierende Enteritis der Saugferkel)

Die Erkrankung wird durch *Clostridium perfringens Typ C* verursacht. Sie tritt in vier Verlaufsformen auf. Nach Anheftung der Erreger an der Dünndarmoberfläche und Verlust der Zottenepithelien stehen während der entzündlichen Reaktion Störungen der Mikrozirkulation im Vordergrund. Bei der perakuten und akuten Form ist die resultierende hämorrhagische Enteritis über einen großen Bereich des Darmes ausgebreitet, um dann bei der subakuten Form in eine segmentale fibrinös-nekrotisierende und schließlich bei chronischem Verlauf in eine diphtheroid-ulzerative Form überzugehen. Malabsorption und Gasbildung begleiten die Enteritis.

● **Perakute Verlaufsform**

Anamnese: Appetitlosigkeit, Benommenheit und blutiger Durchfall. In den Endstadien der Erkrankung Tod der Ferkel am ersten oder zweiten Lebenstag; mitunter hämorrhagische Enteritis ohne Durchfallerscheinungen. *Makroskopisch:* bevorzugter Sitz der Enteritis im hinteren Dünndarm; oft ausgeprägte Hyperämie im Analbereich. *Mikroskopisch:* Epithelverlust bei tiefer greifenden Nekrosen im Zottenbereich; Mikrozirkulationsstörungen mit Thrombosierungstendenz im Endstromgebiet.

● **Akute Verlaufsform**

Anamnese: Tod meist am dritten bis vierten Lebenstag; braunrötlicher Durchfall mit Beimengungen fibrinösen und nekrotischen Materials; allgemeine Schwäche. *Makroskopisch:* hämorrhagische Enteritis über große Bereiche des Darmes ausgedehnt. *Mikroskopisch:* wie bei der akuten Form.

● **Subakute Verlaufsform**

Anamnese: 5—7 Tage andauernder, reiswasserähnlicher Durchfall; Tod nach Malabsorption, Maldigestion und Dehydratation. *Makroskopisch:* segmental hämorrhagisch-fibrinöse bis nekrotisierende Enteritis. *Mikroskopisch:* Nekrosen stehen neben den Zirkulationsstörungen im Vordergrund.

● **Chronische Verlaufsform**

Anamnese: intermittierende Durchfälle von schleimigem Charakter und gelbgrauer Farbe; überlebende Tiere bleiben Kümmerer. *Makroskopisch:* diphtheroid-nekrotisierende, ulzerative Enteritis, meist in herdförmiger Anordnung, bevorzugt im Zäkum und großen Kolon. *Mikroskopisch:* neben bestehenden Nekrosen reparative Stadien.

Differentialdiagnose: Ähnliche Erkrankung, jedoch mit weniger schwerem Verlauf, verursacht durch Clostridium perfringens Typ A.

Ergänzende Untersuchungen: mikrobiologischer Nachweis des Erregers.

Literatur

Bertschinger, H. U. (1983): Differentialdiagnose von Darmerkrankungen beim Schwein in der Klinik und im Labor. Collegium veterinarium, 29—31.

Bussian, E., und D. Seiffert (1978): Beitrag zur Bekämpfung der Clostridien-Enteritis des Saugferkels (Haemorrhagisch-nekrotische Saugferkel-Enteritis in einer 1000er Sauenanlage). Mh. Vet.-Med. 33, 260—262.

20.2.26. Tetanus

Wie bei Infektionen mit *Clostridium tetani* anderer Tiere ist die *Anamnese* der wichtigste Hinweis: Spasmus der Muskulatur, generalisiert; Streckung von Ohren und Schwanz. Keine *makroskopischen* Veränderungen; jedoch Suche nach Verletzungen, evtl. Kastrationsnarben. *Diagnose:* mikrobiologisch.

20.2.27. Seltene Clostridiosen

● **Clostridium perfringens Typ A (Gas gangrene)**

Gelegentlich von Wundinfektionen ausgehend. evtl. sekundär nach Eisenapplikation. *Makroskopisch:* Schwellung der betroffenen Bezirke, Rötung; Unterhautbereich ödematös mit Gasblasen; Exsudat braun-rot; schnelle Fäulnis. *Diagnose:* mikrobiologisch.

● **Clostridium chauvoei (Rauschbrand, Black leg)**

Selten als Clostridien-Mischinfektion. *Makroskopisch* ähnlich wie C. septicum-Infektion. *Diagnose:* mikrobiologisch.

● **Clostridium novyi (Sudden death)**
Selten. *Makroskopisch:* Schwellung der Halslymphknoten; Lungenödem; Blutungen im Bereich der Nieren; gelegentlich herdförmige Lebernekrosen. *Diagnose:* mikrobiologisch.

20.2.28. Aktinomykose

Die Aktinomykose (Aktinobazillose) des Schweines wird vorwiegend durch *Actinomyces suis* verursacht. Oft handelt es sich um Mischinfektionen mit pyogenen Bakterien. Die primären Granulome liegen zunächst insbesondere in der Subkutis, nehmen an Größe zu und provozieren eine hochgradige diffuse bindegewebige Reaktion. Trotzdem kommt es häufig zu einer Ausbildung von Nekrosen, Abszessen und Fisteln.

Anamnese und makroskopisch: derbe Knoten, besonders in der Subkutis des Gesäuges, zunächst bis Kirschgröße palpierbar, sodann als sehr große, unregelmäßig gestaltete Gebilde den betroffenen Hautbereich deformierend, bisweilen auch gestielt herabhängend; seltener auch im Bereich des Halses und in anderen Hautregionen auftretend. *Mikroskopisch:* aktinomykotisches Granulom mit typischer zentraler Druse, umgeben von neutrophilen und eosinophilen Granulozyten sowie oft palisadenartig demarkierenden Zellen monozytärer Herkunft; weiter peripher Immunzellen und fibrozytäre Abgrenzung, meist in eine diffuse Fibrose übergehend.

Differentialdiagnose: bei geringgradiger Ausprägung von chronischen Mastitiden abzugrenzen.

Ergänzende Untersuchung: entbehrlich.

Literatur

Franke, F. (1973): Untersuchungen zur Ätiologie der Gesäugeaktinomykose des Schweines. Zbl. Bakt. Hyg. I. Abt. Orig. A 223, 111–124.

20.2.29. Mykoplasmenpolyserositis

Die durch *Mycoplasma hyorhinis* verursachte Krankheit entspricht weitgehend dem Bild der Haemophilus-Polyserositis. Gleichfalls begünstigen Streßsituationen den Ausbruch der Erkrankung.

Anamnese: Ferkel im Alter von 3–10 Wochen mit geringgradiger Temperaturerhöhung, Inappetenz, Lahmheiten, und Gelenkschwellung.

Makroskopisch: eitrig-fibrinöse Perikarditis, Pleuritis, Peritonitis und Arthritis; bei subakutem und chronischen Verlauf Neigung zur Verklebung und Verwachsung der betroffenen serösen Häute. *Mikroskopisch:* serofibrinöse Entzündung mit Beteiligung weniger neutrophiler Granulozyten, später besonders in der Synovialis Infiltration von Lymphozyten und Plasmazellen; bei chronischem Verlauf im Gelenk destruktive Polyarthritis mit Pannusformation.

Differentialdiagnose: Haemophilus-Polyserositis, Arthritis durch Mycoplasma hyosynoviae.

Ergänzende Untersuchungen: mikrobiologischer Nachweis des Erregers.

Literatur

Switzer, W.P. and R.F.Ross (1975): Mycoplasma diseases. In: Diseases of Swine. 4th ed. (Eds. H. W. Dunn and A. D. Leman). Iowa State University Press, Ames, pp. 741–764.

Whittlestone, P. (1979): Porcine mycoplasma. In: The Mycoplasmas, Vol. 2: Human and Animal Mycoplasmas. 1st ed. Academic Press, New York, 133.

20.2.30. Enzootische Pneumonie
(Sog. Ferkelgrippe, Mycoplasma pneumonia of swine)

Diese chronische, weltweit verbreitete Bronchopneumonie wird sehr wahrscheinlich ausschließlich durch *Mycoplasma hyopneumoniae* verursacht. Die früher vermutete primäre Wegbereitung durch ein Virus scheint nicht zuzutreffen. Experimentelle Übertragungen sind jedoch bislang nur über Kontakt gelungen. Erste Veränderungen stellen sich etwa eine Woche nach Kontakt ein. Durch den chronischen Verlauf und die damit verbundene Wachstumsverzögerung bis hin zur Kachexie treten große wirtschaftliche Verluste in der Schweinezucht auf. Der weitere Verlauf wird sehr durch das Spektrum von Sekundärerregern bestimmt.

Anamnese: Husten erst, wenn die Tiere nach längerer Ruhe aufgetrieben werden. Etwa ab dritter Krankheitswoche merkliche Wachstumsverzögerung; Spontanheilung nicht selten, wenn die Tiere etwa ein Körpergewicht von 20 kg erreicht haben.

Makroskopisch: Befall insbesondere der Spitzenlappen sowie der kranioventralen Anteile von Herz- und Hauptlappen; pneumonische Atelektase des unter dem Niveau liegenden Lungengewebes von hellroter bis dunkelroter Farbe und fleischiger, jedoch nicht derber Konsistenz. *Mikroskopisch:* nach passageren Infiltrationen mit neutrophilen Granulozyten vorwiegend lymphozytäre Ansammlungen im

Interstitium, perivaskulär und peribronchiolär: flüssiges bis schleimiges, wenig Fibrin enthaltendes Exsudat in den Alveolen mit nur geringgradiger Beteiligung neutrophiler Granuloyzten. Nach etwa drei Wochen zunehmende peribronchiale lymphatische Hyperplasie sowie evtl. Sekundärveränderungen durch additive bakterielle Infektionen; Neigung zu Proliferation und Desquamation der Alveolarzellen.
Differentialdiagnose: Bordetella-Pneumonie (stärkere fibrotische Vernarbungstendenz).
Ergänzende Untersuchungen: wegen der schon charakteristischen makroskopischen Veränderungen im allgemeinen entbehrlich. Erreger können mit der Immunfluoreszenz im Bronchialschleim sowie mikrobiologisch nachgewiesen werden.

Literatur

Bertschinger, H. U., H. Keller, A. Löhr und W. Wegmann (1972): Der zeitliche Verlauf der experimentellen enzootischen Pneumonie beim SPF-Schwein. Schweiz. Arch. Tierheilk. 114, 107–118.

Tolybekow, A. S., M. A. Dobin und L. A. Wishnjakowa (1975): Die enzootische Pneumonie des Schweines. Mh. Vet.-Med. 30, 31–39.

20.2.31. Dermatomykosen

Dermatomykosen (Ringworm) kommen beim Schwein selten vor, am häufigsten *Microsporum nanum* sowie *Trichophyton mentagrophytes*. Enzootien sind selten.
Anamnese: Hautveränderungen, besonders an Kopf, Schulter und Flanke; Juckreiz bei T. mentagrophytes. *Makroskopisch:* bis handtellergroße, meist ringförmige Läsionen, besonders häufig hinter dem Ohr beginnend und sich sodann in den o. a. Regionen ausbreitend. Gerötete, mit Fortschreiten der Erkrankung graubräunliche Dermatitis. *Mikroskopisch:* neben hyperkeratotischen und parakeratotischen Veränderungen entzündliche, besonders granulozytäre Infiltrationen.
Differentialdiagnose: Rotlauf, Pityriasis rosea, Räude und Verbrennungen.
Ergänzende Untersuchungen: Nachweis der Pilze in der Haut.

Literatur

Bisping, W., A. G. El Fici und H. Rieth (1960): Infektionsversuche mit Dermotophyten am Schwein. Zbl. Vet. Med. 7, 498.

Morganti, L., M. Bianchedi, L. Ajello and A. Padhye (1976): First European Report of Swine Infection by Microsporum nanum. Mycopathologia 59, 179–182.

20.3. Parasitäre Krankheiten

20.3.1. Eperythrozoonose

Die Krankheit wird verursacht durch *Eperythrozoon suis*. Dieser zu den Rickettsien gehörende Erreger wird durch Arthropoden übertragen. In den USA und vielen anderen Ländern schon lange endemisch, kommt sie nunmehr auch gelegentlich in Zentraleuropa vor. Der Erreger parasitiert auf roten Blutkörperchen und führt somit zur Hämolyse. Wie in den USA kann man auch in Zentraleuropa vermuten, daß ein großer Teil nur subklinisch verläuft. Inkubationszeit: bei der akuten Verlaufsform 4–10 Tage.
Anamnese: Apathie, Appetitlosigkeit und Temperturerhöhung; mit fortschreitender Krankheit zunehmende Anämie, Ikterus und Dyspnoe als Folge des Sauerstoffmangels; gelegentlich schwarzgefärbter Kot; sehr geringe Morbidität und Mortalität. *Makroskopisch:* blasse Haut und Schleimhäute; wäßriges Blut, das bei frischtoten Tieren an der Luft gerinnt; in schweren Fällen mittel- bis hochgradiger Ikterus; Leberschwellung, Parenchym braun gefärbt, Gallenblase mit gelatinösem Inhalt; pulpöse Milzschwellung sowie Lymphknotenschwellung; in unterschiedlicher Ausprägung Hydroperikard, Hydrothorax und Aszites; inkonstant petechiale Blutungstendenz. *Mikroskopisch:* Verfettung und variable Hämosiderose in der Leber, zentrolobuläre Degeneration bis Nekrose als Folge der Hypoxie, interstitielle lymphozytäre Infiltrate; hyperplastisches Knochenmark; schwieriger Nachweis der Erreger in Gewebsschnitten.
Differentialdiagnose: Ferkelanämie, hämolytische Anämie bei Kupfervergiftung sowie Blutungsanämien bei Cumarin- und Furazolidonmedikation.
Ergänzende Untersuchungen: Nachweis des Erregers in Blutausstrichpräparaten ist unsicher; serologische Methoden stehen noch nicht zur Verfügung; im Zweifelsfalle Übertragungsversuch mit Vollblut auf das splenektomierte Schwein.

Literatur

Brömel, J., und K. Zettl (1985): Die Eperythrozoonose. Ein Bildbericht mit Literaturübersicht. Prakt. Tierarzt 66, 689–698.

Pospisil, A., and R. Hoffmann (1982): Eperythrozoon suis in naturally infected pigs: A light and electron microscopic study. Vet. Pathol. 19, 561—657.

20.3.2. Kryptosporidiose

Die zu den Kokzidien gehörenden Protozoen heften sich im Bereich der Mikrovilli an die Darmepithelzellen an und führen meist in Verbindung mit Sekundärinfektionen zu verschiedenartigen Durchfallerkrankungen mit Maldigestion, Malabsorption und Dysfunktion des Kolons. Ursache der Diarrhoe ist letztlich eine Hypersekretion bei verminderter Resorption im Dünndarm.

Anamnese: abhängig von der Art der Sekundärinfektion Durchfall mit Kümmern und einzelnen Todesfällen. *Makroskopisch:* katarrhalische bis fibrinöse Enteritis und Schwellung der Darmlymphknoten. *Mikroskopisch:* ebenfalls abhängig von der Art der Sekundärinfektion Verkürzung und Verdickung der Darmzotten neben gemischtzelligen Infiltrationen bevorzugt in den Krypten sowohl im Dünn- als auch im Dickdarm; kein spezifischer Hinweis auf die als Primärerreger anzusehenden Kryptosporidien in Form von 1—2 µm großen, auf der Epithelzelloberfläche perlschnurartig aufgereihten, vorwiegend basophilen Kügelchen.

Differentialdiagnose: alle Durchfallerkrankungen bei Ferkeln und Läuferschweinen.

Ergänzende Untersuchungen: mikrobiologischer Nachweis der Primär- und Sekundärerreger.

Literatur

Moon, H. W., A. Schwartz, M. J. Welch, P. P. McCann and P. L. Runnels (1982): Experimental fecal transmission of human Cryptosporidia to pigs, and attempted treatment with an Ornithine decarboxylase inhibitor. Vet. Pathol. 19, 700—707.

Pohlenz, J. (1987): Die Kryptosporidiose bei Menschen und Tieren. Dtsch. tierärztl. Wschr. 94, 67—70.

Schmidt, U., und H. Nienhoff (1982): Kryptosporidiose beim Schwein. Dtsch. tierärztl. Wschr. 89 433—464.

20.3.3. Lungenwurmbefall

Der Lungenwurmbefall wird besonders durch *Metastrongylus apri* hervorgerufen (Regenwurm als Zwischenwirt). Erste Beeinträchtigungen der Gesundheit sind bei massivem Befall während der Körperwanderung in Form von Blutungen und sekundären Entzündungen in Darm, Lymphknoten und Lunge zu beobachten. Präpatenzperiode: 4 Wochen.

Anamnese: Husten, Dyspnoe und je nach Sekundärentwicklung schleimiger Nasenausfluß; subklinischer bis chronischer Verlauf. *Makroskopisch:* petechiale Blutungen als Folge der Larvenwanderung, besonders an der Lungenoberfläche sowie später miliare, grauweiße Knötchen. *Mikroskopisch:* Parasitenlarven in den Alveolen mit reichlich eosinophilen Granulozyten; allmählicher Übergang in eine chronisch-katarrhalische Bronchiolitis und Bronchitis mit starker Vermehrung des peribronchiolären lymphatischen Apparates.

Differentialdiagnose: andere wandernde Parasitenlarven (Askariden, Strongyloides).

Ergänzende Untersuchungen: parasitologische Untersuchung.

20.3.4. Sarkoptesräude

Die Sarkoptesmilben befinden sich in Bohrgängen innerhalb des Stratum spinosum. Nach Eiablage und Nymphenstadium werden sie vermehrungsfähig. Befallen sind vor allem Saugferkel im Alter von 4—8 Wochen.

Anamnese: Juckreiz, Hautrötung besonders in der Inguinalgegend, später pockenartig großflächige Veränderungen. Durch Resistenzschwächung meist verschiedene Sekundärinfektionen. *Mikroskopisch:* Nachweis der Parasitenbohrgänge, hier Tendenz zu starker Keratinisierung. Nachweis der Parakeratose mit erhaltenen Zellkernen im Stratum mortificatum sowie Mangel an Keratohyalingranula.

Differentialdiagnose: Staphylococcus-hyicus-Infektion sowie andere symptomatische Parakeratosen.

Ergänzende Untersuchungen: parasitologische Untersuchung.

20.3.5. Parasitosen des Darmes

20.3.5.1. Askaridose

Bei massivem Befall mit *Ascaris suum* während der Lungenpassage der Larven herdförmige Blutungen sowie Ödeme in der Lunge; Bronchiolitis eosinophilica; über die ausgeprägten Veränderungen in der Leber s. Teil I. Bisweilen Passagestörungen im Darm durch massenhaften Askaridenbefall; selten Störungen des Gallenabflusses mit Ikterus oder purulenter Cholangitis.

20.3.5.2. Balantidiose

Balantidium coli kann nach Vorschädigung der Darmschleimhaut in die Drüsengänge eindringen und zu katarrhalischer bis hämorrhagischer Kolitis und Typhlitis führen.

20.3.5.3. Hyostrongylose

Hyostrongylus-rubidus-Larven führen zu Metaplasie und Hyperplasie der Magendrüsen mit Ödem und eosinophiler sowie lymphozytärer Infiltration der Propia. Bei hochgradiger Infektion bedingen diese Veränderungen eine unregelmäßig verdickte Mukosa, besonders in der Fundusdrüsenzone. Die adulten Würmer reizen die Magenschleimhaut; diese ist verdickt, mit Fibrinauflagerungen bedeckt und zeigt gelegentlich Ulzerationen.

20.3.5.4. Kokzidiose

Kokzidien (*Eimeria debliecki, E. polita* und *E. scabra*) führen besonders bei Ferkeln zu fibrinösen bis diphtheroiden Enteritiden mit wäßrigem Durchfall und Exsikkose. Ihre Bedeutung als Krankheitserreger bei älteren Schweinen ist gering.

20.3.5.5. Oesophagostomose

Die Knötchenwürmer *Oesophagostomum dentatum* und *Oesophagostomum quadrispinulatum* führen bereits im Larvenstadium zu 1—2 mm großen Knötchen in der Submukosa mit gelblich-schwarzem, käsigen Inhalt. Bei Einwanderung der Larven in das Darmlumen kommt es zu einer hochgradigen eosinophilen und neutrophilen Infiltration im Bereich der Knötchen mit resultierenden fokalen Nekrosen sowie fibrinöser Reaktion der Schleimhaut.

20.3.5.6. Strongyloidose

Strongyloides ransomi verursacht im Stadium der perkutanen Invasion Rötung und Quaddelbildung im Bereich der Haut von Brust und Bauch sowie an den Innenseiten der Schenkel. Im Stadium der Lungenpassage werden fokale Blutungen sowie interstitielle Pneumonien beobachtet. Im Duodenum resultiert eine hochgradige Zottenatrophie mit Malabsorption von Aminiosäuren und starkem Proteinverlust. Der Durchfall der meist von dieser Parasitose befallenen Saugferkel ist eine Folge der Malabsorption.

20.3.5.7. Trichurose

Trichuris suis bedingt bei massivem Befall eine muköse bis hämorrhagische Typhlokolitis mit Durchfall und sekundärer Exsikkose. Tiere mit normaler Darmflora entwickeln schwerere Veränderungen als SPF-Tiere. Die Schleimhautveränderungen können denen bei Dysenterie ähnlich sein.

Literatur

Supperer, R. (1973): Parasitosen im Intensivbetrieb: Schwein. Tierärztl. Prax. 1, 33—42.

20.4. Intoxikationskrankheiten

20.4.1. Kupfervergiftung

Kupfersalze, die dem Konfektionsfutter beigemengt werden, können, wenn eine fehlerhafte Futtermischung vorliegt, zu Vergiftungen führen. Zunächst kommt es zur Kupferspeicherung im Leberparenchym und im Gegensatz zu Wiederkäuern sehr spät, wahrscheinlich erst infolge Streßsituationen, zu Hämolyse und Hämoglobinurie.

Anamnese: Benommenheit, Appetitlosigkeit, vermehrte Wasseraufnahme, Hyperästhesie und Tremor. Erst mit fortschreitender Anämie und Ikterus Dyspnoe sowie schwarze Fäzes. *Makroskopisch:* Anämie, Ikterus, fleckige besonders zentrolobuläre graue Herde in der Leber. *Mikroskopisch:* besonders zentrolobuläre Nekrobiosen und Verfettungen, evtl. Nachweis von Kupferspeicherung durch Spezialfärbungen.

Differentialdiagnose: Aflatoxinvergiftungen, Eperythrozoonose, Ferkelanämie.

Ergänzende Untersuchungen: Nachweis von Kupfer in der Leber ($> 0,8$ g/kg) Trockensubstanz und im Blut ($> 0,3$/l).

Literatur

Meyer, H., und H. Kröger (1973): Kupfervergiftung beim Schwein. Übers. Tierernährg. 1, 9—44.
Plonait, H. (1965): Vergiftungen durch Spurenelemente und andere Futterzusätze beim Schwein. Dtsch. Tierärztl. Wschr. 73, 525—528.

20.4.2. Arsanilsäurevergiftung

Fehlmischungen sowie zu lange Anwendung von Arsanilsäurepräparaten in der heute nur noch selten angewandten Dysenterietherapie führen zum Bild einer akuten Vergiftung. Das Risiko steigt mit geringem Wasserangebot.

Anamnese: Kopftremor, übergehend in Koordinationsstörungen und Ataxien sowie schließlich in Paresen; Pupillenweitstellung und gelegentlich Erblindung; sonst meist keine Störung des Allgemeinbefindens, nur in schweren Fällen Inappetenz und Erbrechen. Langsames Ausklingen der Krankheitserscheinungen nach Unterbrechung der Arsanilsäurezufuhr. *Makroskopisch:* gelegentlich stark gefüllte Blase als Folge einer Blasenlähmung. *Mikroskopisch:* Ödeme im ZNS, insbesondere in der weißen Substanz mit schweren Demyelinisierungen.

Differentialdiagnose: Klinik- und Fütterungsanamnese bestimmen die Diagnose.

Ergänzende Untersuchungen entfallen.

Literatur

Hardig, J.D.J., G. Levis and J.T. Done (1968): Experimental arsanilic acid poisoning in pigs. Vet. Rec. **83**, 560–564.

20.4.3. Quecksilbervergiftung

Als Ursache kommt in erster Linie Verfütterung von gebeiztem Getreide in Frage.

Anamnese: Speichelfluß, Erbrechen, Paresen und Erblindung. *Makroskopisch:* petechiale Hautblutungen, Neigung zu Gastroenteritis und ulzerativer Kolitis; im Magen oft Nachweis des quecksilbergebeizten Saatgutes (rote Schutzfarbe); vergrößerte und helle Nieren sowie Hydroperikard. *Mikroskopisch:* Nephrose bis tubuläre Nekrose mit Obliteration des tubulären Lumens. Neuronale Degeneration und herdförmige Gliosis, fokale Entmarkungsherde. Fibrinoide Nekrose der Media leptomeningealer Arterien.

Differentialdiagnose: andere Schwermetallvergiftungen.

Ergänzende Untersuchungen: chemischer Nachweis von Quecksilber in Organen.

Literatur

Loosmore, R. M., J. D. J. Harding and G. Lewis (1967): Mercury poisoning in pigs. Vet. Rec. **81**, 268–274.

20.4.4. Todesfälle nach parenteraler Eisenapplikation

Wenn auch die Zwischenfälle nach parenteraler Eisenapplikation relativ selten sind, so ist dennoch ihr gelegentliches Vorkommen durch den Tod meist mehrerer Tiere, oft des ganzen Wurfes, sehr alarmierend und führt sehr oft zu Schadensansprüchen. Die Ursache der Zwischenfälle liegt nur selten in der Qualität des Präparates, wenn es toxisch wirkendes Eisen in ionisierter Form enthält. Dieses kann auch bei Lagerung der Präparate geschehen. Häufiger sind bakterielle Kontaminationen im Bereich des Stichkanals sowie eine Diät der tragenden Sauen mit reichlich ungesättigten Fettsäuren bzw. ein Mangel an Vitamin E verantwortlich. Des weiteren besteht die Möglichkeit, daß in der Folge der Behandlung mit hohen Dosen von Vitamin D die Ferkel im Sinne einer Kalziphylaxie sensibilisiert werden. Am häufigsten sind Komplikationen zu erwarten, wenn die Ferkel die Eisendextraninjektion nach Schwächung durch eine resistenzmindernde Krankheit, insbesondere in Form von Durchfallerkrankungen, erhalten haben.

Anamnese: plötzlicher Tod der Tiere einige Stunden nach der Eisenapplikation. *Makroskopisch:* geringgradiges subkutanes, bisweilen auch intramuskuläres Ödem als Folge der Eiseninjektion, beschränkt auf den Bereich des Stichkanals mit leichter bräunlicher Verfärbung der Unterhaut und der betroffenen Muskulatur, Braunfärbung der regionären Lymphknoten im Bereich der Injektionsstelle, seltener fast aller Körperlymphknoten. *Mikroskopisch:* uncharakteristisch, sehr wechselnd ausgeprägte perivaskuläre Exsudate, entzündliche Infiltrationen, insbesondere mit neutrophilen Granulozyten. Gelegentlich Nachweis von anaeroben Stäbchen im Bereich des Stichkanals.

Differentialdiagnose: entfällt bei Koinzidenz von Todesfällen mit den regionalen Veränderungen nach erfolgter Eisenapplikation.

Ergänzende Untersuchungen: Es empfiehlt sich eine sorgfältige bakteriologische Untersuchung im Stichkanalbereich zum Nachweis von bakteriellen, insbesondere anaeroben Infektionen.

Literatur

Bollwahn, W., und S. Ueberschär (1969): Zwischenfälle nach Eisenapplikation bei Saugferkeln. Dtsch. Tierärztl. Wschr. **76**, 481–484, 541–547.

20.4.5. Cumarinvergiftung

Verhältnismäßig selten sind diätetisch bedingte Cumarinvergiftungen, z.B. durch dicumarolhaltige Kleearten. Dagegen sind Dicumarolvergiftungen infolge des Einsatzes von Rodentiziden (Warfarin-Präparaten) im Rahmen der Rattenbekämpfung sehr häufig. Cumarin ist ein Antagonist des Vitamins K und führt in der Leber zu Störungen der Prothrombingenese. Die Folge ist eine Störung der Blutgerinnung mit Blutungsbereitschaft in all den Körperbereichen, in welchen eine geringgradige mechanische Exposition vorkommt, die unter physiologischen Bedingungen durch Blutgerinnung und Endothelregeneration kompensiert wird, unter den Bedingungen dieser Vergiftung jedoch zu umfangreichen örtlichen Blutungen führt. Die Empfindlichkeit des Schweines gegenüber Cumarinderivaten ist größer als bei anderen Tierarten (Ausnahme Pferd).

Anamnese: Apathie, Appetitlosigkeit sowie bei Eintreten der Blutungen Schwellung der Gelenke und Anämie; seltener Nasen- und Darmblutungen.
Makroskopisch: sehr charakteristische Blutungsmuster in der Unterhaut sowie der Muskulatur im Bereich aller Körpervorsprünge, besonders häufig an Tarsus, Karpus sowie über den Hüfthöckern; beim Schwein im Gegensatz zu anderen Tierarten auch häufig Darmblutungen mit schwarz gefärbten Fäzes im Enddarm (Melaena). *Mikroskopisch:* uncharakteristisch.
Differentialdiagnose: mit Blutung einhergehende Infektionskrankheiten wie Schweinepest, Salmonellose und Milzbrand, Magenulkus, Eperythrozoonose und proliferative hämorrhagische Enteropathie.
Ergänzende Untersuchungen: chemisch-analytischer Nachweis.

Literatur

Osweiler, G. D. (1978): Haemostatic function in swine as influenced by warfarin and an oral antibacterial combination. Am. J. Vet. Rec. 39, 633–638.

20.4.6. Vergiftung mit organischen Phosphorsäureestern

Kontakt bei Endo- und Ektoparasitenbekämpfung bzw. mit Herbiziden.
Anamnese: Ataxie bis Paresen, Myoklonie, Speichelfluß, evtl. meerrettichartiger Geruch, Erbrechen sowie häufiger Kotabsatz als Folge der Cholinesterasehemmung. *Makroskopisch:* keine hinweisenden Symptome. *Mikroskopisch:* degenerative Veränderungen in peripheren Nerven, besonders im terminalmuskulären Bereich sowie im Rückenmark, vorzugsweise in der Zervikalregion.
Differentialdiagnose: Die auf Cholinesterasehemmung hinweisende Anamnese schließt andere Vergiftungen aus.
Ergänzende Untersuchungen: chemischer Nachweis in den Organen, insbesondere Magenwand; evtl. Schnelltest (s. Literatur).

Literatur

Murmann, W. und H. A. Rüssel (1986): Möglichkeiten und Grenzen von Schnelltestverfahren zum Nachweis von Parathion. Dtsch. Tierärztl. Wschr. 93, 85–104.

20.4.7. Kochsalzvergiftung

Ein hoher Gehalt an Kochsalz im Futter in Verbindung mit ungenügender Wasserversorgung ist die Ursache. Bei ausreichendem Wasserangebot werden auch hohe Salzanteile, beispielsweise in der Molke oder als Bestandteile im Futter, toleriert. Wenn die Nieren-Clearance das Salz nicht mehr zu eliminieren vermag, kommt es zu Ödembildungen, besonders im Bereich des Zentralen Nervensystems.

Anamnese: epileptiforme sowie klonische Krämpfe, nicht selten auch Zwangsbewegungen; später Benommenheit, Speichelfluß von schaumigem Charakter, gelegentlich Durchfall. Bei hochgradiger Vergiftung schnell eintretender Tod; bei milden Verlaufsformen lange anhaltende zentralnervöse Erscheinungen mit Selbstheilung. *Makroskopisch:* Kongestion der Meningen sowie der Labmagenschleimhaut, Vermehrung der Darmflüssigkeit. *Mikroskopisch:* reichlich eosinophile Granulozyten in den Meningen sowie im Virchow-Robinschen Raum des Zentralen Nervensystems. Polioenzephalomalazie im Bereich der mittleren Zone der Hirnrinde.
Differentialdiagnose: Die zentralnervösen Störungen zusammen mit der Fütterungsanamnese sowie der histologischen Untersuchung sichern die Diagnose. Differentialdiagnostisch kommen Kolienterotoxämie, Listeriose und Streptokokkenmeningitis in Frage.
Ergänzende Untersuchungen: nicht erforderlich.

Literatur

Reichel, K., und G. von Mickwitz (1963): Ein Beitrag zur Kochsalzvergiftung des Schweines. Dtsch. Tierärztl. Wschr. **70**, 624—627.

Smith, D. L. T. (1957): Poisoning by sodium salt-cause of eosinophilic meningoencephalitis in swine. Am. J. Vet. Res. **18**, 825—850.

20.4.8. Nitrat-Nitrit-Vergiftung

Ursache ist i. d. R. eine Trinkwasserverunreinigung.

Anamnese: Atemnot, Speichelfluß, Erbrechen, motorische Unruhe. *Makroskopisch:* Zyanose, Braunfärbung des Blutes sowie bräunlich erscheinende Organe; Ödem und Emphysem der Lunge, Hyperämie und Blutungen im Intestinaltrakt. *Mikroskopisch:* keine hinweisenden Veränderungen.

Differentialdiagnose: Gastroenteritiden, Schock und Kohlenmonoxidvergiftung (jedoch deutlich hinweisende Färbung des Blutes).

Ergänzende Untersuchungen: Methämoglobin-Nachweis.

Literatur

Buck, W. D., G. D. Osweiler and G. A. von Geldern (1976): Clinical and diagnostic veterinary toxicology. 2nd. ed. Kendall Hunt, Dubuque, Iowa.

20.4.9. Kohlenmonoxidvergiftung

Ursache ist i. d. R. eine schadhafte Stallheizung.

Anamnese: zunächst Unruhe, dann Lähmungserscheinungen sowie Dyspnoe; Anstieg der Totgeburten im Bestand bis zu 50 %. *Makroskopisch:* pinkfarbene Gewebe, Tendenz zur Hyperämie aller Organe, besonders des Gehirns; fokale Ödeme und Blutungsneigung; kirschrotes Blut (cherry red). *Mikroskopisch:* Dilatation der Endstrombahn, besonders in der weißen Substanz des Zentralen Nervensystems sowie Blutungen. Bei Neugeborenen multifokale Leukomalazie.

Differentialdiagnose: andere Abortursachen und Belastungsmyopathien.

Weitergehende Untersuchungen: Nachweis von Kohlenmonoxid-Hämoglobin (Carboxy-Hb).

Literatur

Keller, H. (1976): Hoher Kohlenmonoxidgehalt der Stalluft als Ursache von Totgeburten beim Schwein. Schweiz. Arch. Tierheilk. **118**, 425—428.

20.4.10. Vergiftungen mit Güllegas, CO_2, H_2S, NH_3, CH_4

Ursache sind schlechte Stallbelüftungsverhältnisse sowie Entleerung des Güllekanals.

Anamnese: Atemnot bis Atemlähmung. *Makroskopisch:* uncharakteristisch, evtl. asphyktische Blutungen. *Mikroskopisch:* im allgemeinen uncharakteristisch, bei ausgeprägten Fällen neuronale Nekrosen.

Differentialdiagnose: Kohlenmonoxid- sowie Nitrat-Nitrit-Vergiftung.

Ergänzende Untersuchungen: entfallen wegen indizierender anamnestischer Hinweise.

Literatur

Wendt, M. (1985): Symptomatik aktueller Vergiftungen beim Schwein. Prakt. Tierarzt **66**, 979—986.

20.4.11. Aflatoxin-Intoxikation

Aflatoxine stammen insbesondere von *Aspergillus flavus*, seltener von *A. parasiticus* und *Penicillium puberulum*. Das mit dem kontaminierten Futter aufgenommene Toxin, welches in der Menge je nach Herkunft oder verschiedenen anderen Bedingungen erheblich differieren kann, wird in der Leber metabolisiert und führt hier zu verschiedenen Störungen und Läsionen. Im Vordergrund stehen karzinogenetische und immunsuppressive Eigenschaften mit Neigung zu sekundären Infektionen, insbesondere Salmonellose.

Anamnese: Mitunter erst mehrere Wochen nach der Fütterung kommt es zu Gewichtsverlust, Inappetenz, Apathie und schließlich Ikterus mit Ataxie und anderen zentralnervösen Störungen. *Makroskopisch:* Gelbsucht; brüchiges Leberparenchym und Ödem der Gallenblasenwand; mangelhaft geronnenes Blut sowie häufig Trans- oder Exsudate in den Körperhöhlen, oft mit Blutbestandteilen durchmischt. Blutungstendenz in verschiedenen Organen, petechial oder in Form von Ekchymosen. *Mikroskopisch:* sehr unterschiedliche Veränderungen als Folge der Karzinogenesis, generalisierten mitotischen Inhibition und Immunsuppression; zunächst noduläre, regenerative Hyperplasie mit Fibroplasie in den Leberinterstitien, schließlich Bildung von großen Leberzellen (Megalozytosis) sowie herdförmige Nekrose, besonders zentrolobulär, und verschiedene Grade von Verfettung. Schließlich ausgeprägtere Nekrosen neben Verfettung, Regenerationsherden und Gallengangsproliferationen.

Differentialdiagnose: Cumarin-, Phenol- und Kupfervergiftung; Leptospirose; Fusariotoxikose und Stachybotryotoxikose (s. Literatur).

Literatur

Hertrampf, B. (1984): Mykotoxikosen beim Schwein. Prakt. Tierarzt 65, 30—43.

Miller, D. M., B. P. Stuart and W. A. Crowell (1973): Experimental Aflatoxicosis in swine: Morphological and clinical pathological results. Can. J. comp. Med. 45, 343—351.

20.4.12. Mykotoxische Nephropathie
(Ochratoxin A toxicosis in swine)

Mykotoxine, insbesondere *Ochratoxin A*, das aus Kulturen von *Aspergillus ochraceus* sowie auch anderen Pilzarten gewonnen werden kann, können über Mais und anderes Getreidefutter zur Vergiftung führen. Das pathogenetische Prinzip besteht in einer Tubulonephrose der Niere. Das Ausmaß der klinischen Veränderungen ist von der Quantität der aufgenommenen toxischen Substanzen abhängig.

Anamnese: Appetitlosigkeit, Erbrechen, erhöhte Wasseraufnahme, in extremen Fällen auch Aufnahme von Jauche, Abmagerung, langes Haarkleid; schließlich wegen der Schmerzen im Nierenbereich Kyphose; hohe Morbidität und Mortalität. *Makroskopisch:* Dehydratation, schmierig-nekrotische Darmoberfläche, besonders im Kolon; Lymphknotenschwellung; helle Nieren mit rötlich-braunen Flecken. *Mikroskopisch:* Nekrosen, besonders der proximalen Tubuli, tubuläre Lumina mit nekrotischem Material gefüllt; Darmepithelnekrosen, vorzugsweise im Kolon, Becherzellhyperplasie, leukolymphozytäre Infiltrate; Leberzellverfettung; in Lymphknoten und Milz Lymphozytendepletion bzw. Nekrobiosen sowie Ödem; Nekrosen im Bereich der äußeren Haut; ulzerative Keratitis.

Differentialdiagnose: Wegen des klinischen Bildes in Verbindung mit häufigem Harnabsatz und der pathologisch-anatomischen Diagnose gibt es keine differentialdiagnostischen Probleme.

Ergänzende Untersuchungen: ggf. Nachweis von Ochratoxin in Futterbestandteilen und im Nierengewebe.

Literatur

Palyusik, M (1967): Mykotoxikosen. Wien. Tierärztl. Mschr. 64, 211—259.

Szczeck, G. M., W. W. Arlton, J. Tuite and R. Caldwell (1973): Ochratoxin A toxicosis in swine. Vet. Pathol. 10, 347—364.

20.4.13. Mykotoxikose durch Fusarium-Arten

Fusarium-Arten wie *Fusarium graminearum* und *F. culmorum* sowie andere Fusarium-Arten enthalten ein östrogenes Mykotoxin. Vergiftungsfälle treten i. d. R. in Verbindung mit pilzhaltigem Getreide (Mais, Gerste und Roggen) auf. Die resultierenden östrogenabhängigen Genitalveränderungen (Vulvovaginitis) kommen bei weiblichen Schweinen in allen Altersgruppen vor. Sie sind bei Saugferkeln und Mastschweinen nicht so deutlich wie bei Läuferschweinen ausgebildet.

Anamnese: und makroskopisch: etwa eine Woche nach Verfütterung des schimmelpilzhaltigen Futters erste Anzeichen einer Vulvovaginitis mit Kongestion und geringgradiger Schwellung bis schließlich zur Zyanose und hochgradiger ödematöser Durchtränkung; Schwellung der Mamma, gelegentlich Milchsekretion; sehr häufig Scheidenvorfall sowie etwa bei 10 % der Tiere Rektumprolaps. *Mikroskopisch:* Hyperämie mit seröser Durchtränkung der betroffenen Gewebspartien sowie geringgradige Infiltration mit neutrophilen Granulozyten; gelegentlich geringgradige bis deutliche Epithelnekrosen an verschiedenen Schleimhautbereichen und an der äußeren Haut sowie eine ulzerative Keratitis.

Differentialdiagnose: zyklusbedingte östrogene Veränderungen, Vulvabeißen.

Ergänzende Untersuchungen: Pilz- bzw. Toxinnachweis im Futter.

Literatur

Wogen, G., M. (1975): Mycotoxins. Ann. Reg. Pharmacol. 15, 437, 408—438.

20.4.14. Ergotinvergiftung

Vergiftungen mit Mutterkorn (Ergot poisoning) sind in ihrer Häufigkeit zurückgegangen, kommen jedoch gelegentlich vor; toxische Wirkung auf die gesamte glatte Muskulatur.

Anamnese: Agalaktie sowie Geburt lebensschwacher oder toter Ferkel; gelegentlich typisches Gangrän an den Extremitätenspitzen. *Makroskopisch:* wie amputiert erscheinende Gliedmaßenspitze mit reaktiv stark ausgebildetem Granulationsgewebe. *Mikroskopisch:* entfällt.
Differentialdiagnose und ergänzende Untersuchungen: anamnestische und futteranalytische Untersuchungen.

Literatur

Hertrampf, B. (1884): Mykotoxikosen beim Schwein. Prakt. Tierarzt 65, 30—43.

20.4.15. Ricinvergiftung

Ricin aus dem Samen von Rizinus *(Ricinus communis)* ist ein stark wirksames Gift, das bereits in geringer Konzentration als Verunreinigung in Ölsaaten zu Vergiftungen führt.
Anamnese: wenige Stunden nach der Aufnahme Benommenheit, taumelnder Gang, schließlich Apathie, Inappetenz, Seitenlage, Herz-Kreislauf-Insuffizienz, Tod in wenigen Stunden. *Makroskopisch:* Zyanose, besonders im Kopfbereich sowie an den Akren; diphtheroide Gastroenteritis mit Blutungsneigung; streifig- bis fleckig-helles Myokard. *Mikroskopisch:* neben der diphteroid-nekrotisierenden Gastroenteritis hyalinschollige Degeneration der Herzmuskulatur.
Differentialdiagnose: Die Heftigkeit des Verlaufs läßt auf Vergiftung schließen.
Ergänzende Untersuchungen: Nachweis der Rizinussamen im Mageninhalt parallel zur Futteruntersuchung.

Literatur

Clemens, I. (1963): Über Toxizität und Verträglichkeit von Rizinusextraktschrot bei verschiedenen Tierarten. Zschr. Landw. Forschg. 17, 202—211.

20.4.16. Parakeratose

Phytinhaltiges Futter, das gleichzeitig wenig Phytase enthält (Sojaschrot, Mais, Hafer), führt zur Störung der Keratinisierung. Die Neigung des Phytins, Zink zu binden, wird durch den gleichzeitg hohen Gehalt an Calcium im Futter wesentlich verstärkt.
Anamnese: teils trockene, teils klebrige, borkenbildende Haut; erstes Auftreten etwa im 2. — 4. Lebensmonat; Juckreiz, Durchfall, Appetitmangel sowie Wachstumsstillstand. *Makroskopisch:* Hautrötungen, besonders an Bauch und Brust sowie Innenseite der Gliedmaßen; teils Knötchen, später flächenhafte Borken mit Ablösungstendenz, darunter feucht-schmierige Haut. *Mikroskopisch:* Nachweis der typischen kernhaltigen Keratinschicht; Hyperplasie des Stratum germinativum; nach sekundären bakteriellen Infektionen eitrige bis nichteitrige Dermatitis und eitrige Follikulitis, Perifollikulitis oder Furunkulosis.
Differentialdiagnose: Staphylococcus-hyicus-Infektion, Hauträude sowie letztlich alle Formen von Dermatitis, da sie sekundär mit Parakeratose, wenn auch meist geringen Grades, einhergehen.
Ergänzende Untersuchungen: die Anamnese in Verbindung mit Futteranalyse sowie die histologische Untersuchung sichern die Diagnose.

Literatur

Köhler, H. (1964): Gutachten über ein Parakeratose erzeugendes Futter. Wien. Tierärztl. Mschr., 272—286.
Schulz, L.-Cl. (1957): Die Histopathogenese der Parakeratose des Schweines. Dtsch. Tierärztl. Wschr. 64, 562—566.

20.4.17. Enterohämorrhagisches Syndrom
(Intestinal haemorrhagic syndrome, Bloody gut)

Die Ursache der Erkrankung konnte bisher nicht geklärt werden. Häufig tritt sie in Betrieben mit *Molkefütterung* auf. Betroffen sind fast ausschließlich ältere Mastschweine.
Anamnese: meist Eintritt des Todes ohne vorherige Krankheitserscheinungen; Tympanie. *Makroskopisch:* stark gasgefüllter Dünndarm, Kongestion der Darmschleimhaut mit verschiedenen Stadien einer Darmblutung. *Mikroskopisch:* neben der Kongestion Blutungen im Bereich der Darmwand. In vielen Fällen tritt jedoch das Blut bei schneller Passage durch die Darmwand sofort in das Darmlumen ein.

Literatur

Jones, J.E.T. (1967): An intestinal haemorrhage syndrome in pigs. Brit. Vet. J. 123, 286—294.

20.5. Mangelkrankheiten

20.5.1. Vitamin-E-Mangel

Vitamin-E-Mangel im Futter führt zu einer Reihe von Ausfallserscheinungen, die in diesem Krankheitsregister auch an anderer Stelle aufgeführt werden (s. Myopathie und Maulbeerherzkrankheit). Das für die Kontrolle der Gewebsoxydation verantwortliche Vitamin E kann entweder in verdorbenem Futter vermindert sein, oder es kommt durch reichlich ungesättigte Fettsäuren zu einem erhöhten Vitamin-E-Bedarf und somit gleichfalls zu Mangelsituationen.

Anamnese: Bei etwa 2 Wochen alten Ferkeln klinische Anzeichen von Bewegungsstörungen in Verbindung mit Atemnot bei normaler Körpertemperatur; gelegentlich plötzliche Todesfälle. Bei älteren Schweinen ebenfalls mitunter Todesfälle, besonders nach Aufregung; Abgeschlagenheit, Zyanose; gelegentlich Muskelzittern, besonders im Schulterbereich. *Makroskopisch:* bei Ferkeln Ödembereitschaft mit Tendenz zur Transsudation der serösen Häute; Lungenödem und Herzdilatation; häufig subendokardiale petechiale Blutungen; blasse Leber. Bei älteren Schweinen neben den genannten Veränderungen am Herzen blasse bis mit Blutungszonen durchsetzte Leber, gelegentlich Magenulzera und mesenteriales Ödem; helle Muskelbezirke, besonders im Bereich der Adduktoren, oft in symmetrischer Ausprägung; Tendenz zur Gelbfärbung des Fettgewebes. *Mikroskopisch:* hyalinschollige Degeneration in den veränderten Muskelbezirken sowie unterschiedliche Ausprägung einer mit Hyalinisierungen einhergehenden Mikroangiopathie. Im Herzmuskel gelegentlich sekundäre Verkalkungen und entzündliche Reaktionen in Form nichteitriger Infiltrate; selten lobuläre Verfettungen, Nekrosen und Blutungen in der Leber.

Differentialdiagnose: Enzephalomyokarditis sowie das Streßsyndrom, Belastungsmyopathie, Maulbeerherzkrankheit, toxische Leberdystrophie.

Ergänzende Untersuchungen: Vitamin-E-Bestimmung im Futter sowie evtl. Fettsäureanalyse.

20.5.2. Selenmangel

Da Selen mit Vitamin E im Stoffwechsel kooperiert, sind bei einer Mangelsituation die gleichen Veränderungen zu erwarten wie bei Vitamin-E-Mangel (s. dort).

20.5.3. Maulbeerherzkrankheit
(Mulberry heart disease, Diätetische Mikroangiopathie)

Vitamin-E- und Selenmangel sowie eine Lipidperoxidvergiftung sind ätiologisch von Bedeutung; jedoch bedarf es noch zusätzlicher pathogenetischer Faktoren, da die angeführten Ursachen normalerweise wohl zur Myopathie, aber nicht zur Angiopathie führen.

Anamnese: Apathie, Appetitlosigkeit, allgemeine Schwäche mit hundesitziger Stellung, schließlich Atembeschwerden, Zyanose und Exophthalmus. *Makroskopisch:* gelartige Exsudate im Herzbeutel; punktförmige bis flächenhafte subepikardiale Blutungen neben hellgrau veränderten Muskelbezirken (maulbeerähnlich). Bei Eröffnung des Herzens auch subepikardiale und intramurale Blutungen; oft Ödem der Lymphknoten und des Darmgekröses; gelegentlich follikuläre Hyperplasie der Milz sowie selten Pankreasblutungen. *Mikroskopisch:* hyalinschollige Degeneration, meist nur angedeutet; unterschiedliche lymphohistiozytäre Infiltrate; verschiedengradig ausgeprägte Mikroangiopathien mit deutlicher Tendenz zur Hyalinisierung der kleinen Arterien (positive PAS-Reaktion).

Differentialdiagnose: Belastungsmyopathie und Cumarinvergiftung sowie Hepatosis diaetetica (die bei experimenteller Maulbeerherzkrankheit erzeugten Leberveränderungen finden sich bei Spontanfällen i. d. R. nicht).

Ergänzende Untersuchungen: Nachweis des Vitamin-E- und Selenmangels bzw. eines hohen Anteils an ungesättigten Fettsäuren im Futter; evtl. Fettsäureanalyse.

Literatur

Trapp, A. L., K. K. Keahey, D. L. Whitenack and C. K. Whitehair (1970): Vitamin E-selenium deficiency in swine: Differential diagnosis and nature of a field problem. J. Amer. Vet. Med. Assoc. 157, 289–300.

Literatur

Schoon, H.-A. (1978): Untersuchungen zur Diagnose und Differentialdiagnose der sogen. Maulbeerherzkrankheit des Schweines. Vet.-med. Diss., Hannover.

20.5.4. Toxische Leberdystrophie (Hepatosis diaetetica)

Systemische Lebernekrosen gepaart mit Verfettung und Blutungstendenz haben keine einheitliche Pathogenese. An erster Stelle steht die diätetische Auslösung bei Fehlen von schwefelhaltigen Aminosäuren, Vitamin E und Selen. Ähnliche Veränderungen können durch Vergiftung mit Teerderivaten (Teerplattenkrankheit) ausgelöst werden.
Anamnese: allgemeine Schwäche sowie evtl. Zittern und schneller Tod, selten auch blutiger Durchfall. Zur Ausbildung einer Gelbsucht kommt es nur in protrahiert verlaufenden Fällen. *Makroskopisch:* guter Ernährungszustand, buntes Nebeneinander läppchengebundener heller Nekrosen, blaßgraue Verfettungsherde sowie Blutungsbereiche. Dieses typische Bild wird als sog. *Mosaikleber* bezeichnet; oft geringgradige Fibrinauflagerungen in der Bauchhöhle; Lungenödem; selten blutiger Darminhalt. Je nach Verlauf Gelbsucht und Blutungsneigung sowie bei Vitamin-E und Selenmangel Myopathien (s. dort). *Mikroskopisch:* Nachweis der verfetteten, nekrotischen oder blutigen Leberbezirke sowie fibrinoide Degeneration der kleinen Arterien in einem Teil der Fälle (Mikroangiopathie).
Differentialdiagnose: Maulbeerherzkrankheit und myopathische Syndrome.
Ergänzende Untersuchungen: evtl. Vitamin-E- und Selen-Bestimmungen; Fettsäureanalyse.

Literatur

Obel, A.-L. (1953): Studies on the morphology and etiology of so-called toxic liver dystrophy (Hepatosis diaetetica) in swine. Act. Pathol. Microbiol. Scand. Supp. **94**, 1—87.

20.5.5. Eisenmangelanämie
(Piglet anaemia)

Der Eisenbedarf bei Ferkeln kann in den ersten Lebenstagen nur bei natürlicher Haltung mit Gelegenheit zur Aufnahme von eisenhaltiger Erde gedeckt werden. Bei Stallhaltung kommt es sehr rasch zu einem Eisenmangel, wenn nicht, wie heute üblich, Komplexverbindungen von Eisen vorbeugend appliziert werden.
Anamnese: durch einen ödematösen bis myxoiden Status gut genährt erscheinende Ferkel; Blässe der Konjunktiven, später auch der gesamten äußeren Haut; Appetitmangel; bei hochgradigen Fällen Abmagerung und rauhes Haarkleid. *Makroskopisch:* Anämie der Schleimhäute mit mehr oder weniger deutlichem ikterischen Stich; zentrolobuläre Aufhellungen in der Leber bei sonst normaler oder etwas hellerer Farbe des Leberparenchyms; geringgradige Leberschwellung, geringgradige Exsudate in den Körperhöhlen sowie rechtsseitige Herzdilatation. *Mikroskopisch:* außer inkonstanter Ödembereitschaft und gelegentlich petechialer Blutungsneigung in der Leber zentrolobuläre Nekrobiosen, Verfettungen sowie seltener Nekrosen.
Differentialdiagnose: thrombozytopenische Purpura sowie Blutverluste durch Strongyloidesbefall.
Ergänzende Untersuchungen: entfallen.

20.5.6. Pantothensäuremangel

Dieser Vitaminmangel ist durch eine motorische Aktion im Bereich der Hintergliedmaßen gekennzeichnet.
Anamnese: parademarschähnlicher Gang, Niederstürzen. *Makroskopisch:* trockene, stark schuppige, großflächige Hautveränderungen; Intestinalödem, Kongestion und katarrhalische Entzündung besonders im Kolonbereich. *Mikroskopisch:* nekrotische Veränderungen neben lymphozytärer Infiltration im Kolon; degenerative Veränderungen an peripheren Nervenwurzeln sowie im motorischen Bereich des Rückenmarks.
Differentialdiagnose und ergänzende Untersuchungen: entfallen.

Literatur

Kirchgessner, M., und D. A. Roth-Maier (1977): Experimenteller Panthothensäuremangel bei Schweinen und Kühen. Vet. Med. Nachrichten — Bayer, 135—144.

20.5.7. Thiaminmangel

Vorkommen nur bei hohem Gehalt an Kohlenhydraten im Futter, insbesondere bei Verfütterung von Bäckereiprodukten.
Anamnese: Inappetenz, Entwicklungsstörungen, plötzlicher Tod. *Makroskopisch:* Zyanose, Herzdilatation. *Mikroskopisch:* Nekrosen in der Herzmuskulatur.

Literatur

Miller, E. R., D. A. Schmitt, J. A. Hoefer and R. W. Luecke (1955): The thiamine requirement ot the baby pig. J. Nutr. 56, 423—426.

20.5.8. Biotinmangel

Biotinmangel (Foot rot of pigs) kommt bei hohem Gehalt an Weizen oder Gerste im Futter vor.
Anamnese: trockene Haut und Haarlosigkeit, Wachstumsstörungen im Bereich der Klauen mit Lahmheit; Neigung zu Sekundärinfektionen. *Makroskopisch:* dem klinischen Symptom entsprechend. *Mikroskopisch:* eitrige bis nichteitrige Dermatitis, keine hinweisenden Veränderungen.
Differentialdiagnose: Bläschenkrankheit, MKS.
Ergänzende Untersuchungen: Futteranalyse.

Literatur

Brooks, P. H., D. A. Smith and V. C. R. Irwin (1977): The effect of supplementing diets with biotin on the incidence of foot lesions and on the reproductive performance of sows with suspected biotin deficiency. Vet. Rec. 101, 46—49.

Geyer, H., J. Pohlenz und L. Völker (1981): Morphologische und histochemische Untersuchungen von Haut, Schleimhäuten und Klauen bei Schweinen mit experimentellem Biotinmangel. Zbl. Vet. Med. A 28, 574—592.

20.5.9. Nicotinsäuremangel

Entsprechende Ausfallserscheinungen kommen bei Maisdiät vor.
Anamnese: Appetitmangel, Durchfall, gelblich verfärbte, trockene Haut sowie Alopezie, selten Paralyse der kaudalen Extremitäten. *Makroskopisch:* Blutungen in Magen und Duodenum, Hyperämie und Ödem im Darmbereich, seltener mit Ulzerationen verbunden, gelegentlich nekrotisierende Enteritis. *Mikroskopisch:* Eitrige bis nichteitrige Dermatitis, muzinöse Degeneration im Dickdarm, gelegentlich Malazien im Rückenmark.
Differentialdiagnose: Salmonellose, Adenomatosiskomplex.

Literatur

Dunne, H. W., R. W. Luecke, W. N. Millen, M. L. Gray and F. Thorp (1949): The pathology of niacin deficiency in swine. Am. J. Vet. Res. 10, 351—354.

20.5.10. Vitamin-A-Mangel

Bei der heutigen Konfektionsfütterung seltene Erkrankung, die gelegentlich bei selbstgemischtem Futter herdengebunden auftritt; häufig in subklinischer Form vorkommend. Die Veränderungen zeigen sich in Unfruchtbarkeit, Lebensschwäche, nervösen Symptomen sowie Hautveränderungen und Störungen des Knochenwachstums.
Anamnese: Bei Ferkeln Inkoordination der Bewegung bis zur ausgeprägten Paralysis; parakeratotische Hautveränderungen, gelegentlich Otitis externa mit Neigung zur sekundären Otitis interna. *Makroskopisch:* außer der klinischen Symptomatik bei Ferkeln Neigung zu subkutanen Ödemen sowie Transsudation in die Körperhöhlen; häufig angeborene zerebellare Hypoplasie sowie Fehlbildungen des Herzens; Micropthalmie mit partiellen Fehlbildungen im Bereich des Auges. *Mikroskopisch:* Entmarkungen im Bereich des Rückenmarks.
Differentialdiagnose: breites Spektrum aller mit Wachstumsstörungen und zentralnervösen Symptomen einhergehenden Krankheiten.
Ergänzende Untersuchungen: Vitamin-A-Bestimmung in der Leber (normal etwa 60 µg) sowie evtl. im Blutserum (normal etwa 23 µg).

Literatur

Goodwin, R. W. W., and A. R. Jennings (1958): Mortality of newborn pigs associated with a maternal deficiency of vitamin. Am. J. Comp. Path. 68, 82—95.

20.5.11. Riboflavinmangel

Riboflavin ist für oxydative Prozesse fast aller Zellen wichtig; beim Fehlen werden vor allem die Organe ektodermalen Ursprungs geschädigt.
Anamnese: Entwicklungsstörungen, Erbrechen, Steifheit, gelegentlich Katarakt sowie Ulzerationen der Haut in Verbindung mit Haarlosigkeit; Anämie sowie nervöse Symptome. *Makroskopisch:* s. Anamnese. *Mikroskopisch:* Degeneration der Markscheiden im Zentralen Nervensystem in ausgeprägten Fällen.

Literatur

Brady, P. S., L. J. Brady, M. J. Parsons, D. E. Ullrey and E. R. Miller (1979): Effects of riboflavin deficiency on groth and glutathion peroxidase system enzymes in the baby pig. J. Nutr. 109, 1616—1619.

20.6. Stoffwechselkrankheiten, genetisch oder immunregulatorisch bedingte Krankheiten

20.6.1. Myopathien

20.6.1.1. Belastungsmyopathie
(Porcine stress syndrome, Watery porc, Transportmuskeldegeneration, plötzlicher Tod)

Die durch rasche Glykogenolyse, Laktatanreicherung und energetische Insuffizienz des mitochondrialen Zyklus charakterisierte Erkrankung wird durch körperliche Belastung (Transport, Erregung, Witterung) ausgelöst. Die genetisch bedingte Streßempfindlichkeit findet sich besonders bei den sog. Fleischschweinen.
Anamnese: Hyperthermiesyndrom mit hoher Atem- und Herzfrequenz sowie Muskelschwäche; Tod im kardiogenen Schock. *Makroskopisch:* wie auch beim Schlachttier wäßrige Muskulatur (PSE: Pale, soft, exudative muscle). Sofortige Totenstarre. Zyanose in der Körperperipherie sowie Hyperämie in Leber und anderen Parenchymen mit hochgradigem Lungenödem. Beim Abtrennen der Haut und Eröffnen der Bauchhöhle hochgradig gefüllte Venen (sog. blutige Sektion). *Mikroskopisch:* neben unveränderten Muskelfasern Quellung bis Hyalinisierung mit beginnender oder deutlicher Faserdegeneration nach Art des hyalinschollingen Zerfalls.

20.6.1.2. Akute Rückenmuskelnekrose
(Back muscle necrosis, „Bananenkrankheit")

Versagen des Muskelstoffwechsels im Bereich der Rückenmuskulatur (M. longissimus dorsi) im Verlauf der Belastungsmyopathie. Wenn die Tiere an dieser Erkrankung sterben, so meist in Verbindung mit dem vorstehenden Syndrom. Die Pathogenese ist jedoch noch nicht vollständig geklärt.
Anamnese: sofort oder wenige Stunden nach Belastung Inappetenz, erhöhte Körpertemperatur sowie hohe Herz- und Atemfrequenz, Zyanose der Schleimhäute, dorsal gekrümmter Rücken mit harter, geschwollener Rückenmuskulatur; nicht lokalisierbare Bewegungsstörung, Schmerzhaftigkeit bei Berührung oder erzwungener Bewegung. Ein Teil der Tiere stirbt im kardiogenen Schock mit ausgeprägter Laktatazidose. Ausheilung mit Vernarbungstendenz nach mehreren Wochen ist möglich. *Makroskopisch:* Akrozyanose im akuten Stadium, mit Blutungen durchzogene Rückenmuskelpartien, besonders im Bereich des M. longissimus dorsi, Schnittfläche wie gekocht; Herzdilatation, Lungenödem, PSE-Fleisch. *Mikroskopisch:* ausgeprägte hyalinschollige Degeneration der veränderten Muskelpartien.

20.6.1.3. Atrophie der kaudalen Oberschenkelmuskulatur
(Asymmetric hind quarter syndrome)

Mit Muskeldystrophien des Menschen vergleichbare Veränderungen, die durch eine Disproportion von Anteilen an Muskulatur, Fett und Bindegewebe gekennzeichnet sind. Genetische Disposition ist wahrscheinlich.
Anamnese: erstes Auftreten etwa bei einem Gewicht von 50 kg; asymmetrisch-unkoordinierte Bewegung. *Makroskopisch:* gelegentlich mit helleren Streifen durchsetzt. *Mikroskopisch:* buntes Bild von normalen, schmaleren und in der Regeneration befindlichen Muskelzellen mit verschiedenen Anteilen von Fett und Bindegewebe.

20.6.1.4. Grätschen der Saugferkel
(Myofibrillar hypoplasia in piglets, Splay leg, Spradd leg)

Eine angeborene, auf genetischer Basis entstandene, unvollständige Ausreifung der Muskulatur.
Anamnese: Abspreizung der Hintergliedmaßen, sitzende Haltung, unkoordinierte Bewegung bei meist mehreren Ferkeln eines Wurfes. *Makroskopisch:* keine Veränderungen. *Mikroskopisch:* besonders im Musculus longissimus, M. semitendinosus und M. triceps unterschiedliche Anfärbungen im HE-Schnitt; sog. leere Muskelschläuche; segmentale Muskeldegeneration (wahrscheinlich sekundär durch falsche Belastung). *Elektronenmikroskopisch:* unregelmäßiges Z-Band, Verlust und unregelmäßige Lagerung der Filamente, Verdünnung der Myofibrillen.

20.6.1.5. Alimentäre Myopathie
(Weißfleischigkeit, White muscle disease)

Bei Vitamin-E-Mangel oder erhöhtem Vitamin-E-Bedarf sowie bei Fütterung vielfach ungesättigter Fettsäuren entsteht eine Muskeldegeneration auf der Basis der hyalinschollig en Form. Ähnliche Formen werden auch bei Selenmangel beobachtet. Die erfolgreiche Therapie mit beiden Substanzen bedeutet jedoch nicht Substitution, sondern lediglich Pufferwirkung gegenüber schädigenden Peroxidradikalen.

Anamnese: Läuferschweine im Gewicht von etwa 50 kg, meist in Gruppen erkrankt, mit Apathie, Ataxie, Tremor und gelegentlichen Paresen. Todesfälle mit kardiogenem Schock kommen vor. *Makroskopisch:* Bild wie bei Rückenmuskelnekrosen, jedoch in mehr fleckförmiger Ausprägung über fast alle Muskelbereiche. *Mikroskopisch:* typische hyalinschollige Degeneration mit totaler Nekrose sowie Regenerationsherden.

Literatur

Bickhardt, K., H. J. Chevalier und K. Tuch (1975): Zur Ätiologie und Pathogenese der akuten Rückenmuskelnekrose des Schweines. Dtsch. Tierärztl. Wschr. 82, 475—479.

Bickhardt, K. (1984): Pathogenese und Behandlungsmöglichkeiten der Myopathien beim Schwein. Prakt. Tierarzt 65, 841—843.

20.6.2. Hitzschlag
(Heatstroke)

Hitzeeinwirkungen, hohe Außentemperaturen oder ungünstiges Stallklima, schlechte Transportbedingungen oder ähnliche Ursachen können zu erheblichen Gesundheitsstörungen und Tod führen.

Anamnese: hinweisende umweltbedingte Umstände sowie Atemnot, Speichelfluß und hohe Körpertemperatur. *Makroskopisch:* Zyanose, hochgradiges Lungenödem, Hyperämie und unterschiedliche Blutungstendenz im Magen-Darm-Bereich. *Mikroskopisch:* Exsudations- und Blutungsbereitschaft.

Differentialdiagnose: Belastungsmyopathie, Rotlauf.

Ergänzende Untersuchungen: histopathologischer und mikrobiologischer Ausschluß anderer Krankheiten.

Literatur

Vogel, L. (1970): Untersuchungen über Todesfälle beim Transport von Schlachtschweinen mit Lastkraftwagen. Vet.-med. Diss., Hannover.

20.6.3. Magenulkus

Beim Schwein sind zwei Formen der Magenulzerationen zu unterscheiden. Die streßbedingten Ulzerationen in der Drüsenschleimhaut und das vorwiegend diätetisch verursachte Magenulkus der Pars oesophagica.

20.6.3.1. Multiple Ulzera in der Drüsenschleimhaut

Diese multiplen, meist auf den Kuppen der Schleimhautfalten liegenden Ulzerationen werden wie bei allen Spezies durch Streß ausgelöst. Sie sind daher auch unspezifisch als Begleitsymptome vieler zum Tode führender Krankheiten anzutreffen. Sie können experimentell beim Schwein durch systemische Gerinnungsstörungen in wenigen Stunden ausgelöst werden. *Mikroskopisch:* keine tiefreichenden Ulzerationen. Bei Überleben sehr schnelle Regeneration.

20.6.3.2. Ulkus der Pars oesophagica

Obwohl die Ätiologie und Pathogenese noch nicht hinreichend geklärt sind, stehen fraglos Fütterungsmodalitäten im Vordergrund. Insbesondere feingranuläres, faserarmes Futter sowie eine Hitzebehandlung des Getreides scheinen von Bedeutung zu sein. Durch Streßsituationen kann die Auslösung des Ulkus gefördert werden. Nach Malazie der Keratinschicht kommt es sekundär zur Eigenverdauung durch die Enzyme des Magensaftes. Die Folge sind totaler Verlust der Pars-oesophagica-Schleimhaut, passagere oder profuse Blutungen, oft mit Verbluten mehrerer Schweine des Bestandes. Die Bedeutung von Candida-Arten in der Pathogenese ist sehr wahrscheinlich sekundärer Natur.

Anamnese: Anämie, Benommenheit, Appetitlosigkeit, Untertemperatur mit passagerem Blutabgang (teerartiger Kot); gelegentlich auch Erbrechen von Blut. Als Folge der Anämie beschleunigter Puls und Atmung sowie Schwächung der allgemeinen Resistenz mit sekundären Pneumonien; plötzliche Todesfälle durch Verblutung. *Makroskopisch:* wie ausgestanzte Pars oesophagica, durch Eigenverdauung Verlust der Schleimhaut bis auf die Propria mit wallartiger, aber farblich nicht veränderter Begrenzung der nachbarlichen Drüsenschleimhaut; evtl. Blutkoagula im Magen, häufiger jedoch bei leerem Magen schwarzgefärbte Fäzes (Melaena) im Dickdarm. *Mikroskopisch:* entzündliche und degenerative Veränderungen in der Propria.

Differentialdiagnose: klinisch oft nur Verdachtsdiagnose, Sicherung durch den makroskopischen Befund.
Ergänzende Untersuchungen: entfallen.

Literatur

Ehrensperger, F., H. Jucker, H. P. Pfirter, J. Pohlenz und Ch. Schatter (1976): Einfluß der Fütterungsbeschaffenheit auf das Auftreten oesophagogastrischer Geschwüre und auf die Mastleistung beim Schwein. Zbl. Vet. Med. A 23, 265—276.

Literatur

Done, J. T., und J. D. J. Harding (1967): Kongenitaler Tremor des Schweines (Zitterkrankheit der Ferkel): Veränderungen und Ursachen. Dtsch. Tierärztl. Wschr. 74, 333—336.
Knox, B., J. Askaa, A. Basse, V. Bitsch, M. Eskildsen, M. Mandrup, H. E. Ottosen, E. Overberg, K. B. Petersen and F. Rasmussen (1978): Congenital ataxia and tremor with cerebellar hypoplasia in piglets born by sows treated with Neguvon vet. (Metrifonate, trichlorfon) during pregnancy. Nord. Vet. med. 30, 538—545.

20.6.4. Zitterkrankheit
(Zitterkrampf, Myoclonia congenita, Congenital tremor, Hypomyelinogenesis, Kleinhirnhypoplasie)

Es handelt sich um eine ätiologisch uneinheitliche Erkrankung; z. Z. sind die nachstehend aufgeführten fünf ursächlichen Formen bekannt.
Anamnese: klonische Krämpfe unterschiedlicher Stärke und Frequenz in Verbindung mit Kopfschütteln und Gliedmaßenzuckungen; besonders ausgeprägt sofort nach der Geburt; Normalisierung meist nach 2—3 Wochen; in seltenen Fällen keine Besserung sowie Todesfälle durch Verhungern.
1. Bei der durch das *Schweinepestvirus* ausgelösten Form treten Kleinhirnhypoplasie, unzureichende Myelinisierung, besonders im Rückenmark, sowie Gliareaktionen auf.
2. Ein *unbekanntes Virus* bedingt eine Form ohne Kleinhirnveränderung, jedoch ebenfalls mit Myelinisierungsstörungen sowie Gliareaktion.
3. *Hereditär* (rezessiv, geschlechtsgebunden) wird eine Form ausgelöst, die mit Myelinisierungsstörungen im Rückenmark, jedoch ohne Gliareaktion einhergeht. Bei dieser Form wird sogar eine numerische Reduktion der Gliazellen beobachtet.
4. Eine *ebenfalls hereditäre Form* mit einem rezessiven Gen ist verantwortlich für eine Myelinisierungsstörung gleichfalls ohne Gliabeteiligung. Das Myelin ist geringgradig ausgebildet und außerdem abnormal. Elektronenmikroskopisch lassen sich Vorgänge der Demyelinisierung nachweisen.
5. Als Ursache kommt außerdem eine Behandlung der Sau zwischen dem 45. und 63. Trächtigkeitstag mit *organischen Phosphorsäureestern* in Frage.
Differentialdiagnose: Kältezittern, Vergiftung mit organischen Phosphorsäureestern.
Ergänzende Untersuchungen: Nachweis bzw. Ausschluß der Ursachen in den beschriebenen Formen.

20.6.5. Haarlosigkeit (Hypotrichie)

Sie wird durch einen autosomal-dominanten Erbdefekt verursacht und führt zur Reduktion der Haarfollikel. Die Bedeutung eines Iodmangels wird diskutiert.
Anamnese: Lebensschwäche der Neugeborenen; leichte Verletzbarkeit der Haut. *Makroskopisch und mikroskopisch:* Hyperplasie der Haarfollikel in verschiedengradiger Ausprägung, bei Heterozygoten zu 50 % und bei Homozygoten zu 75 %.
Differentialdiagnose: Myxödem der Saugferkel.
Ergänzende Untersuchungen: keine.

Literatur

Meyer, H., und W. Drommer (1968): Erbliche Hypotrichie beim Schwein. Dtsch. Tierärztl. Wschr. 75, 13—18.

20.6.6. Dermatosis vegetans
(„Klubfoot", Hjärre-Syndrom)

Autosomal-rezessiv vererbt, kommt die Krankheit vorwiegend bei Schweinen vor, die von der schwedischen Landrasse abstammen. Die Krankheit kann bereits angeboren vorhanden sein. Meist entwickelt sie sich im Alter von 2—3 Wochen.
Anamnese: klumpfußartige Zehen sowie papilliforme, verhornte, pigmentierte Hautveränderungen; Wachstumsstörungen nach etwa 6—8 Wochen und Tod unter Anzeichen einer Dyspnoe. *Makroskopisch:* keratinreiche, papilliforme, meist pigmentierte Hautveränderungen, haarlos mit starker oberflächlicher Zerklüftung. Hyperämie und Ödem des Kronsaumes, verdickte Klauenwand; regelmäßig Ausbildung einer interstitiellen Pneumonie, die we-

gen ihres Gehaltes an Riesenzellen auch als Riesenzellenpneumonie bezeichnet wird.
Differentialdiagnose: Pityriasis rosea, Pemphigoid.
Ergänzende Untersuchungen: entfallen.

Literatur

Done, J. T., R. M. Loosmore and C. N. Saunders (1967): Dermatosis vegetans. Vet. Rec. 80, 292.
Glawischnig, E., R. Swoboda und H. Schlecht (1974): Zum Vorkommen der Dermatosis vegetans des Schweines in Österreich. Dtsch. Tierärztl. Wschr. 81, 5—9.

20.6.7. Pityriasis rosea

Die Ätiologie der Erkrankung ist unklar. Sie wird autosomal-dominant vererbt.
Anamnese: multiple papelartige Hautbezirke in der 2.—4. Lebenswoche am Unterbauch, insbesondere im Bereich der Inguinalgegend; keine Störungen des Allgemeinbefindens; spontane Abheilung nach längerem Verlauf. *Makroskopisch:* Beginn mit kleinen rötlichen Papeln mit zentrifugaler Ausbreitungstendenz, mit wallartiger Außenzone und zentraler Schuppenbildung, auch an Ohrgrund und Schwanzwurzel. *Histologisch:* herdförmige Dermatitis mit Beteiligung von eosinophilen Granulozyten und lymphozytären Zellen.
Differentialdiagnose: Dermatosis vegetans (sog. Hjärre-Syndrom), Staphylokokken-Pemphigoid.
Ergänzende Untersuchungen: keine.

Literatur

Wellmann, G. (1963): Weitere Beobachtungen über die Erblichkeit der Disposition zur Bauchflechte (Pityriasis rosea) der Ferkel. Berl. Münch. Tierärztl. Wschr. 76, 107—111.

20.6.8. Epitheliogenesis imperfecta
(Congenital ectodermal defect, Perodermie)

Eine autosomal-rezessive Erbkomponente ist wahrscheinlich, jedoch noch nicht bewiesen.
Anamnese und makroskopisch: Epitheldefekte mit starker Empfindlichkeit gegenüber mechanischen Irritationen. Besonders ausgeprägt im Rückenbereich. Tod in wenigen Tagen.
Differentialdiagnose und ergänzende Untersuchungen: entfallen.

Literatur

Parish, W. E., and J. T. Done (1962): Epitheliogenesis imperfecta. J. Comp. Path. 72, 286—289.
Sailer, J. (1955): Epitheliogenesis imperfecta neonatorum beim Schwein. Tierärztliche Umschau 10, 215.

20.6.9. Isohämolytische Anämie
(Isoimmune hemolytic anemia in piglets)

Unter bestimmten Bedingungen kommt es bei der Sau zur Produktion von Autoantikörpern gegen fetale Erythrozyten. Diese gelangen erst über die Muttermilch in den Blutkreislauf der Neugeborenen und führen zu einer intravaskulären Hämolyse mit schwerem Krankheitsbild und gelegentlichem Tod nach zwei- bis dreitägigem Krankheitsverlauf.
Anamnese: Apathie, Inappetenz, Anämie und Ikterus; Hämoglobinurie und Ödeme in der Unterhaut. *Makroskopisch:* gelegentlich auch Hämorrhagien im Inneren des Körpers; dünnflüssiges Blut, welches erst bei Bewegung gerinnt. *Mikroskopisch:* hypoplastisches Knochenmark, wenig oder keine Megakaryozyten.
Differentialdiagnose und ergänzende Untersuchungen: entfallen wegen der typischen Kombination von Anamnese und makroskopischen Veränderungen.

Literatur

Goodwin, R. F. W. (1957): The clinical diagnosis of haemolytic disease in newborn pigs. Vet. Rec. 69, 505—507.

20.6.10. Thrombozytopenische Purpura

Antikörper der Sau, die im Laufe mehrerer Trächtigkeiten gegen paternale Thrombozytenantigene der Ferkel gebildet werden, bewirken nach Aufnahme mit dem Kolostrum eine hochgradige Thrombozytopenie in den ersten Lebenstagen. Danach zeigt sich eine vorübergehende Erholung in der zweiten Lebenswoche.
Anamnese: 1—2 Wochen nach der Geburt Erkrankung des gesamten Wurfes, Anämie, Benommenheit, Blutungen in der Unterhaut; Tod in etwa einer Woche; bei Überleben Kümmern der Tiere. *Makroskopisch:* Blutungen im Darm, im Harnbereich, in Unterhaut und anderen Organen; hochgradige Blässe aller Schleimhäute. *Mikroskopisch:* Degeneration von Megakaryozyten im Knochenmark.

Differentialdiagnose: isohämolytische Anämie sowie Cumarin-Vergiftung.
Ergänzende Untersuchungen: entfallen.

Literatur

Schmidt, U., G. Trautwein, B. Hertrampf, H. Ehard und H. H. Fiedler (1977): Thrombozytopenische Purpura beim Saugferkel. Zbl. Vet. Med. B 24, 386—397.

20.6.11. Idiopathischer Herztod
(Sog. plötzlicher Herztod des Schweines)

Es handelt sich um ein bei kohlenhydratreicher Fütterung, insbesondere Kartoffelfütterung, auftretendes Syndrom mit apoplektiformen Todesfällen. Die Pathogenese ist nicht genügend geklärt; die Bedeutung einer thyreotoxischen Krise ist strittig. Die Krankheit wird zu Unrecht mit den heute vorkommenden Myopathieformen verwechselt. Sie ist jedoch nach den durch Mangel sowie einseitiger Fütterung gekennzeichneten Perioden der Kriegs- und Nachkriegszeit nicht wieder aufgetreten.
Anamnese: plötzliche Todesfälle bei Auslösung durch Schreck, Fütterung, Begattungsakt oder ähnliche Situationen. *Makroskopisch:* hochgradige periphere Anämie; hochgradige Hyperämie im Magen-Darm-Bereich; vergrößerte und hyperämische Schilddrüse; evtl. fleckig-blaßgraue Herzmuskulatur; selten Schockdarm mit Blutungen in das Darmlumen; *Mikroskopisch:* Follikelkollaps mit hochgradiger Hyperämie der Schilddrüsenkapillaren, leere Schilddrüsenfollikel mit girlandenförmigem Vorfall des Epithels in Richtung des Lumens, herdförmige hyalinschollige Degeneration der Herzmuskulatur sowie feinstaubige Verfettung; bei protrahiertem Verlauf lymphozytäre Infiltrate.
Differentialdiagnose: Belastungsmyopathie, die jedoch eine Tendenz zur Akrenzyanose erkennen läßt; Enzephalomyokarditis; MKS.
Ergänzende Untersuchungen: histologischer Nachweis des Schilddrüsenkollapses.

Literatur

Hupka, E. und H. Huetten (1958): Untersuchungen über die alimentäre Genese des sogen. plötzlichen Herztodes der Schweine. Dtsch. Tierärztl. Wschr. 65, 586—591, 623—627.
Pallaske, G. (1951): Zur Ursachenforschung des sogen. Herztodes der Schweine. Tierärztliche Umschau 6, 275—278.

20.6.12. Myxödem

Im Zusammenhang mit verlängerter Trächtigkeit tritt das Myxödem bei Ferkeln auf.
Anamnese und makroskopisch: Dyspnoe, subkutane Ödeme, mangelhafte Behaarung und Blutungen in der Unterhaut; verkleinerte Schilddrüse, atelektatisches Lungengewebe.
Differentialdiagnose: angeborene Haarlosigkeit.
Ergänzende Untersuchungen: entfallen.

Literatur

Liebisch, H. (1948): Ätiologie und histologische Untersuchungen über das enzootische Myxoedem der neugeborenen Ferkel. Wien. Tierärztl. Mschr. 35, 193—198, 249—263.

20.6.13. Hypoglykämie und Hypothermie der Saugferkel
(Neonatal hypoglycaemia)

Dieses symptomatisch verhältnismäßig einheitliche Syndrom kann verschieden verursacht sein: unzureichende Energiebereitstellung (Agalaktie der Sau oder Durchfallerkrankung) sowie Wärmeverlust (Stallklima). Da die Neugeborenen in den ersten Lebenstagen ein unzureichendes Thermoregulationsvermögen (wenig Fettgewebe und dünnes Haarkleid) sowie einen noch „unreifen" Energiestoffwechsel (unzureichende Glukoneogenese) besitzen, kann insbesondere der Energiebedarf durch die nachlassende Muttermilchsekretion nicht mehr gedeckt werden. Es kommt zur vollständigen Glykogenausschüttung in der Leber sowie zum Abfall des Blutzuckerspiegels und der Körpertemperatur.
Anamnese: Agalaktie der Sau mit hochgradigen Allgemeinstörungen s. MMA-Syndrom sowie Zittern der Ferkel bei meist allen Tieren eines Wurfes. Schnelle Ausbildung eines struppigen Haarkleides sowie Abfallen der Körpertemperatur. *Makroskopisch:* ausgeprägte Exsikkose der Ferkel; leerer oder mit geringen Milchresten gefüllter Magen. *Mikroskopisch:* vollständiges Fehlen des Leberglykogens. Bei fortgeschrittener Krankheit: Chromatolysis sowie schließlich Pyknose der Ganglienzellen.
Differentialdiagnose und ergänzende Untersuchungen: entfallen wegen des typischen makroskopischen Bildes in Verbindung mit dem Vorbericht.

Literatur

Bünger, U., B. Bünger, M. Steinhardt und L. Lyhs (1973): Zur Hypoglykämie der Saugferkel. Mh. Vet.-Med. 28, 828–836.

20.6.14. Porphyrie
Hämatoporphyrie, Congenital porphyria

Bei dieser Störung des Pigmentstoffwechsels werden durch Störungen in der Hämoglobinsynthese vermehrt Porphyrine gebildet. Ihre Ausscheidung geschieht zum großen Teil im Harn. Darüber hinaus werden sie im Skelettsystem abgelagert. Die dominant vererbte Anomalie wird meist erst bei Schlachttieren entdeckt.

Anamnese: entfällt. *Makroskopisch:* intensive Braunfärbung der Zähne und Knochen, nach Eröffnung der Schlachttiere besonders auffällig im Bereich der getrennten Unterkieferhälften sowie an der Beckensymphyse und allen Rippen, darüber hinaus an Zähnen und Nierenparenchym.

Mikroskopisch, Differentialdiagnose und weitergehende Untersuchungen: entfallen.

Literatur

Jörgensen, S. K. (1959): Congenital porphyria in pigs. Brit. Vet. J. 115, 116–117.

20.6.15. Atresia ani

Bei der *Atresia ani simplex* ist die Afteröffnung nur durch eine Membran verschlossen; bei der *Atresia ani et recti* endet das Rektum vor oder im Becken. Bei weiblichen Schweinen kann es zu einer Rektovaginalfistel mit Einmündung des Rektums in die Vagina kommen. Die relativ häufige Anomalie wird rezessiv vererbt. Die befallenen Tiere leben bis zu etwa 4 Wochen.

Anamnese und makroskopisch: etwa ab 3. Woche stark aufgetriebenes Adomen.

Literatur

Henricson, B. (1963): Atresia ani beim Schwein. Acta Vet. scand. 4, 263–270.

20.7. Leitsymptome

20.7.1. Hämorrhagische Diathese

Bei Europäischer und Afrikanischer Schweinepest; Salmonellose, Pasteurellose, Clostridiose, Milzbrand, Pararauschbrand, Adenomatosekomplex, nekrotisierender Enteritis; Vergiftungen mit Cumarinderivaten, Mykotoxinen, Kupfer, Quecksilber und Kartoffelkeimlingen; Myxödem, Maulbeerherzkrankheit, Hämophilie und thrombozytopenische Purpura.

20.7.2. Anämie

Bei Salmonellose, Haemophilus-Pleuropneumonie, Koliruhr, Eperythrozoonose, intestinaler Adenomatose, Transmissibler Gastroenteritis. Europäischer und Afrikanischer Schweinepest, Askaridose, Strongyloidose, Trichurose; Vergiftungen mit Phenothiazin, Kupfer, Aflatoxin, Cadmium, Cobalt oder Jod; Mangel an Eisen, Protein, Riboflavin, Pholazin, Vitamin B_6 und Vitamin K; Magenulkus, isohämolytische Anämie, Hämophilie, Abort, Gebärmuttervorfall, idiopathischer Herztod.

20.7.3. Zyanose

Bei Rotlauf, Serosen-Gelenk-Entzündung, Pasteurellose, Salmonellose, Haemophilus-Pleuropneumonie, Kolienterotoxämie, Milzbrand; Mangel an Thiamin; Vergiftung mit Carbamaten, Ricin, Kohlenmonoxid, Nitraten und Barbituraten; Maulbeerherzkrankheit, akute Belastungsmyopathie, Rückenmuskelnekrose, Endokarditis oder Herzmuskelschaden.

20.7.4. Ödembereitschaft

Bei Kolienterotoxämie, Staphylococcus-hyicus-Infektion, Serosen-Gelenk-Entzündung, Clostridiose, Milzbrand, Afrikanischer Schweinepest, Enzephalomyokarditis, Zytomegalie; perirenales Ödem; Eisenmangelanämie, Myopathie; Myxödem.

20.7.5. Aszites

Bei Afrikanischer Schweinepest, Kolienterotoxämie, Eperythrozoonose; Mangel an Eisen oder Vitamin

E/Selen; Intoxikation mit Aflatoxin; perirenales Ödem sowie Leberschäden.

20.7.6. Plötzlicher Tod

Bei Transmissibler Gastroenteritis, Europäischer und Afrikanischer Schweinepest; nekrotisierende Enteritis, Adenomatose-Komplex, enterohämorrhagisches Syndrom, Clostridiose, Kolienterotoxämie; Hyostrongylose; idiopathischer Herztod, akute Belastungsmyopathie, Maulbeerherzkrankheit, MKS-Myopathie, toxische Leberdystrophie, Magenulkus.

20.7.7. Ikterus

Bei Milzbrand, Leptospirose, Eperythrozoonose, isohämolytischer Anämie sowie bei Vergiftungen mit Aflatoxin, Kupfer- und Teerderivaten.

20.7.8. Aborte

Bei Infektionen mit Adenoviren, Enteroviren, bei Maul- und Klauenseuche, Europäischer und Afrikanischer Schweinepest, Vesikulärem Exanthem, porciner Parvovirusinfektion, Morbus Aujeszky sowie Infektionen mit Reoviren; bei Brucellose, Eperythrozoonose, Sarkosporidien (Sarcocystis suicanis), Rotlauf, Haemophilus-Pleuropneumonie, Leptospirose und Toxoplasmose; bei Vergiftungen mit Monoxiden und Mykotoxinen.

20.7.9. Totgeburten

Bei Infektionen mit Entero-, Parvo-, Reo- und Zytomegalievirus; Schweinepest, Morbus Aujeszky; Leptospirose, Toxoplasmose.

20.7.10. Mumifizierte Früchte

Bei Infektionen mit Entero-, Parvo-, Reo- und Zytomegalievirus; Schweinepest, Schweineinfluenza sowie verschiedenen teratogenetischen Störungen.

20.7.11. Osteopathien

(s. S. 685)

21. Hund und Katze

K. Dämmrich

21.1. Virusbedingte Krankheiten

21.1.1. Parvovirose der Hunde

Akut verlaufende Infektionskrankheit mit hoher Morbidität und Mortalität bei allen *Caniden* und *Nerzen*, verursacht durch das *canine Parvovirus 2* (2 weitere Parvovirustypen geringerer Bedeutung bei klinisch inapparenten Infektionen). Virusausscheidung mit dem Kot durch infizierte Tiere. Es erkranken vor allem Junghunde: bei 3—10 Wochen alten Welpen Myokardform, bei älteren Junghunden Darmform. Überstehen der Erkrankung kann bei Myokardform eine der Ursachen der idiopathischen Myokardiopathie und bei der Darmform Ursache eines Malabsorptionssyndroms sein. Aerogene und orale Virusaufnahme — Virusvermehrung im lymphatischen Rachenring oder in den Peyerschen Platten des Dünndarms — Virämie — Organmanifestation: Gewebe mit hoher Mitoserate (lymphoretikuläres Gewebe, Knochenmark, Dünndarmschleimhaut); Myokard. Die Inkubationszeit beträgt (3) 4—10 Tage.

● **Myokardform**

Anamnese: plötzliche Todesfälle oder akut verlaufende Dyspnoe infolge Lungenödem; Tachykardie; seltener enteritische Symptome. *Makroskopisch:* Myokard mit wenig ausgeprägter Fleckung, Dilatation der Herzkammern; Stauungsödeme in Lunge und Leber, geringe Stauungstranssudate in den Körperhöhlen. *Mikroskopisch:* Seröse Myokarditis mit Gruppennekrosen von Herzmuskelfasern; lockere Infiltrate mit Lymphozyten, Plasmazellen und Makrophagen; große intranukleäre Einschlüsse (Virusaggregate) in Herzmuskel- und Purkinje-Fasern.

● **Darmform**

Anamnese: Fieber, Erbrechen, vielfach ausgeprägt blutiger Durchfall, Dehydratation mit Elektrolytverlust; Leukopenie weniger ausgeprägt als bei Katzen; aplastische Anämie. Final auch enterogene Septikämie. *Makroskopisch:* schlaffer, weiter Dünndarm mit lederartig genarbter oder gefelderter Schleimhaut und mit eingesunkenen Peyerschen Platten bei mehr oder weniger ausgeprägter hämorrhagischer Diathese (Symptom einer Verbrauchskoagulopathie); seltener in den aboralen Dünndarmabschnitten aszendierende Fibrindiathese; ödematöse Schwellung und Blutungen in den mesenterialen Lymphknoten; Atrophie von Thymus, Milz und Lymphknoten; gallertig-sulziges und/oder hyperämisches Knochenmark; aplastische Anämie; Exsikkose. *Mikroskopisch:* Nekrose des Kryptenepithels — Zottenverlust, hyporegenerative Atrophie der Dünndarmschleimhaut, später transformierte, große und mehrkernige Enterozyten in den Krypten; Kerneinschlußkörperchen sind ein unsicherer Befund. Abnahme von Lymphozyten und Granulozyten in Propria mucosae sowie Überwiegen von Makrophagen. Lymphozytenschwund im lymphoretikulären Gewebe — Keimzentren der Follikel aus großen Retikulumzellen mit phagozytierten Chromatintropfen nekrotischer Blasten bestehend. Im Knochenmark anfänglich Zellverarmung bis Panmyelophthise, später Hyperplasie von Myeloblasten mit unreifen Granulozyten.

Differentialdiagnose: Andere enteropathogene Viren und Bakterien; Staupe; H.c.c; Vergiftungen (Thallium, Phosphorsäureester).

Ergänzende Untersuchungen: elektronenmikroskopischer Virusnachweis im Kot (erste Krankheitstage); Antigennachweis mit Immunfluoreszenz in Milz, Lymphknoten, Thymus, Knochenmark oder Virusisolierung aus diesen Organen auf Hundezellkulturen. Kerneinschlußkörperchennachweis ist nur selten möglich.

Literatur

Burtscher, H. (1983): Zur Pathologie der Parvovirus-Infektion des Hundes. Wien. Tierärztl. Mschr. 70, 37—50 und 93—99.

Sandersleben, J. von und H. Kriegleder (1979): Plötzliche Todesfälle bei Welpen infolge Myokarditis. Schweiz. Arch. Tierheilk. 121, 615—622.

22.1.2. Infektiöse Enteritis der Katzen
(Panleukopenie, Katzenstaupe)

Die akute Infektionskrankheit mit hoher Morbidität und Mortalität bei *Jungkatzen*, seltener klinisch inapparente Infektion bei *älteren Katzen*, wird durch das *feline Parvovirus* verursacht; alle *Feliden*, *Nerze* und *Waschbären* sind empfänglich. Virusausscheider sind Katzen, die die Krankheit überstanden haben (bis zu 1 Jahr) und klinisch inapparent erkrankte Katzen. Aerogene und orale Virusaufnahme — Virusvermehrung in der Rachenschleimhaut oder im lymphatischen Rachenring — Virämie (bis 7 Tage anhaltend).

Organmanifestation: Gewebe mit hoher mitotischer Aktivität (Knochenmark, Thymus, lymphoretikuläres Gewebe und Dünndarmepithel). Diaplazentare Infektion führt zu Aborten oder zu zerebellaren Ataxien bei Neugeborenen (Kleinhirnhypoplasie).

Die Inkubationszeit beträgt (3) 4—6 (9) Tage.

Anamnese: Fieber, Erbrechen und Durchfall mit Lymphopenie und Granulozytopenie, auch Anämie; Symptome der Dehydratation (Exsikkose) und des Elektrolytverlustes sowie final der enterogenen Septikämie bestimmen das Krankheitsbild.

Makroskopisch: virusbedingt Atrophie der Dünndarmschleimhaut (mit oral-aboraler Ausbreitung) sowie bakteriell bedingt vom Ileum aszendierend entzündliches Ödem der Darmwand, flohstichartige Schleimhautblutungen sowie hämorrhagische, fibrinöse und diptheroide Entzündung. Ödematöse Schwellung der mesenterialen Lymphknoten, auch mit Blutresorption. Atrophie von Thymus, Milz, Lymphknoten und Peyerschen Platten. Knochenmark sulzig-gallertig, auch hyperämisch und mit Blutungen. Fallweise auch ausgedehnte hämorrhagische Diathese im Darm, seltener Muskelblutungen (Verbrauchskoagulopathie nach Freisetzung von Gewebsthromboplastin oder durch enterogene Endotoxine). Am Tierkörper aplastische Anämie und Exsikkose.

Infolge der Resistenzminderung Sekundärinfekte mit katarrhalisch-eitriger Rhinitis, Konjunktivitis oder diphtheroider Pharyngitis, Laryngitis, Tracheobronchitis und Tonsillitis. *Mikroskopisch:* im Dünndarm Degeneration bis Nekrose des Kryptenepithels, verminderter Zellnachschub — Zottenverlust — hyporegenerative Atrophie; Schwund von Lymphozyten und Granulozyten sowie Dominanz der Makrophagen in der Propria mucosae und Submukosa. Im lymphoretikulären Gewebe Lymphozyten- und Lymphoblastenschwund; Keimzentren der Follikel aus großen Retikulumzellen bestehend, gelegentlich auch Follikelnekrosen. Knochenmark sehr variabel: Zellverarmung bis Panmyelophthise, seltener Hyperplasie von Myeloblasten. In Organkapillaren hyaline und aus Thrombozytenaggregaten bestehende Mikrothromben (Verbrauchskoagulopathie).

Differentialdiagnose: bakteriell verursachte Enteritis (*E. coli*, *Salmonella*, *Clostridium perfringens*); akute Kokzidiose.

Ergänzende Untersuchungen: selten nachweisbar intranukleäre Einschlußkörperchen in den Zellen der Keimzentren in den Dünndarmkrypten. Elektronenmikroskopischer Virusnachweis im Kot. Antigennachweis mit Immunfluoreszenz in mesenterialen Lymphknoten, Milz und Dünndarmmukosa (noch 7 bis 14 Tage nach Erkrankungsbeginn möglich). Virusisolierung in Katzenzellkulturen aus Darm, Milz und Gehirn.

Literatur

Hoffmann, R. (1973): Verbrauchskoagulopathie bei spontaner Panleukopenie der Haus- und Wildkatzen. Berl. Münch. Tierärztl. Wschr. 86, 72—74.

Johannsen, U. (1968): Untersuchungen zur Infektiösen Enteritis (Panleukopenie) der Feliden. 1. Mitt.: Klinik und pathologische Anatomie der Erkrankung. Arch. exper. Vet. med. 22, 233—246. 2. Mitt.: Pathologische Histologie der Erkrankung. Arch. exper. Vet. med. 22, 383—406.

22.1.3. Hepatitis contagiosa canis
(H.c.c, ansteckende Leberentzündung der Hunde)

Erreger ist ein *Adenovirus (canines Adenovirus Typ 1)*, für das *Caniden*, *Füchse* und *Waschbären* empfänglich sind. Es erkranken *Saugwelpen*, *Welpen*, *Junghunde* und selten *erwachsene Hunde*. Nach oraler Aufnahme erfolgt die Virusvermehrung in den Tonsillen, seltener auch in den Peyerschen Platten des Dünndarms; möglicherweise kommen auch aerogene Infektionen vor. Welpen können auch diaplazentar infiziert werden. Während der Virämie werden vor allem die Gefäßendothelien und das lymphoretikuläre Gewebe geschädigt, hauptsächliche Organmanifestation findet sich in der Leber. Mit dem Einsetzen immunologischer Reaktionen folgen Augenveränderungen sowie lymphozytäre, plasmazelluläre und histiozytäre Infiltrate in Niere und Zentralnervensystem. Die Inkubationszeit beträgt 2—5 (10) Tage. Nach Überstehen der Erkrankung kann Virus noch bis zu 200 Tagen mit dem Harn ausgeschieden werden. Die Erkrankung kann perakut, akut, protrahiert und als inapparente Infektion verlaufen.

● **Perakuter Verlauf**
Anamnese: plötzliche Todesfälle bei Saugwelpen; Welpen und Junghunde sterben nach 1- bis 2tägiger Krankheitsdauer, wobei Fieber durch Untertemperatur abgelöst wird. *Makroskopisch:* nur wenig charakteristische Befunde mit aufgrund der Permeabilitätsstörungen vorkommenden Ödemen in Unterhaut (Hals, Brust), Mediastinum, Pankreasinterstitium, wenig umfangreichen serösen bis serofibrinösen Exsudaten in Brust- und Bauchhöhle sowie Blutungen in Unterhaut, Darmschleimhaut und in die Bauchhöhle.

● **Akuter Verlauf**
Anamnese: Die mit einer Dauer von 2—7 Tagen erkrankten Junghunde zeigen Fieber, Erbrechen, Durchfall (blutig), vorübergehend Leukopenie, Koliksymptome, fallweise auch tonisch-klonische Krämpfe, die in Paralysen übergehen können. *Makroskopisch* stehen neben den weiterhin vorkommenden Permeabilitätsstörungen (Proteinurie) die Leberveränderungen im Vordergrund: Schwellung der teils hyperämischen, teils marmorierten Leber mit Perihepatitis fibrinosa und Gallenblasenwandödem; seltener hepatischer Ikterus; Mangel an Gerinnungsfaktoren kann zur hämorrhagischen Diathese im Magen-Darm-Kanal führen; auch Blutungen in anderen Lokalisationen, insbesondere im Gehirn, sind nicht selten. Tonsillitis und Schwellung der Kopf- und Halslymphknoten sowie eine katarrhalische Konjunktivitis und Rhinitis werden gelegentlich beobachtet. *Mikroskopisch:* seröse Hepatitis mit Nekrosen von einzelnen oder Gruppen von Hepatozyten oder lobuläre Massennekrosen im Sinne der Leberdystrophie, aus denen sich eine postnekrotische Leberzirrhose entwickeln kann; dabei Kerneinschlußkörperchen (Rubarth) in Hepatozyten, Sinusendothelien oder Kupfferschen Sternzellen, auch in Kapillarendothelien anderer Organe nachweisbar (Lunge, Niere, Gehirn). In Tonsillen, Lymphknoten, Thymus und Milz Zellnekrosen in den Keimzentren der Lymphfollikel.

● **Protrahierter Verlauf**
Anamnese: Meist bei älteren Junghunden oder erwachsenen Hunden tritt 7—20 Tage nach Erkrankungsbeginn ein zweiter Fieberschub auf, der mit immunologischen Reaktionen einhergeht. *Makroskopisch:* Eintrübung der Kornea. *Mikroskopisch:* seröse Durchtränkung der Kornea (Arthus-Phänomen), seltener auch lymphozytäre Iridozyklitis. Lympho-histiozytäre Infiltrate in den Meningen und perivaskulär in den Virchow-Robinschen Räumen sind beim Hund weniger häufig, dagegen bestimmend bei Füchsen (*Fuchsenzephalitis*). Gleichartige Infiltrate auch in der Nierenrinde.

● **Inapparenter Verlauf**
Anamnese: Ohne deutliche Krankheitserscheinungen, bleiben die meist älteren Hunde lange Zeit Virusausscheider.
Keine auffälligen Sektionsbefunde.

Differentialdiagnose: Staupe, Vergiftungen, insbesondere mit Dicumarol.
Ergänzende Untersuchungen: Nachweis der Rubarthschen Kerneinschlußkörperchen. Antigennachweis in der Leber mit Immunfluoreszenz. Virusisolierung aus Blut, Harn und Leber.

Literatur

Stünzl, H., und G. C. Poppensiek (1952): Zur Pathogenese der Hepatitis contagiosa canis. Schweiz. Z. allg. Path. 15, 722—734.

21.1.4. Aujeszkysche Krankheit bei Hunden und Katzen
(Pseudowut, infektiöse Bulbärparalyse, Mad itch)

Die letal verlaufende akute Infektionskrankheit wird durch das *porcine Herpesvirus Typ 1* verursacht. In der Regel ist rohes Schweinefleisch die Infektionsquelle. Die orale Virusaufnahme führt zur Vermehrung des Virus in den Tonsillen oder im lymphatischen Rachenring. Bei Fleischfressern ausschließlich neurogene Ausbreitung in das ZNS, über N. glossopharyngicus und Nervus trigeminus in das Rautenhirn; selten über Hautverletzungen und Spinalnerven in das Rückenmark. Innerhalb des ZNS Virusausbreitung über Zellkontakt und Axonströme; Virusvermehrung in Ganglienzellen und Neuroglia.

Die Inkubationszeit beträgt 2—9 Tage (Spinalnerven auch bis 30 Tage).

• **Perakuter Verlauf**
Anamnese: plötzliche Todesfälle. *Makroskopisch:* große Blutfülle in der Körperperipherie (*neurogener Schock*).

• **Akuter Verlauf**
Anamnese: Krankheitsdauer 24—36 Stunden; Mattigkeit, Inappetenz, Scheuheit; pharyngoösophageale Lähmungen, Salivation, Kieferlähmung, Pupillenerweiterung, unstillbarer Juckreiz mit Automutilation; tonisch-klonische Krämpfe in Paralyse übergehend; selten Tobsucht ohne Aggressivität.
Makroskopisch: Blutfülle in der Körperperipherie oder in den inneren Organen (Schock), Lungenödem; evtl. Verschluckpneumonie. ZNS meist unauffällig, seltener feine Ringblutungen im Stammhirn. *Mikroskopisch:* Stammhirn mit herdförmigen Nekrosen von Ganglienzellen und Gliazellen, z. T. mit Blutungen und granulozytärer Infiltration. Kerneinschlußkörperchen in Ganglien- und Gliazellen. Bei kurzer Krankheitsdauer lymphozytäre Infiltrate, meningeal-perivaskulär, gering ausgeprägt. Myokarditis.
Differentialdiagnose: Tollwut, Vergiftungen.
Ergänzende Untersuchungen: Nachweis von Kerneinschlußkörperchen oder immunhistologischer Antigennachweis im ZNS, evtl. auch im lymphatischen Gewebe des Rachens. Virusisolierung aus dem ZNS über Zellkultur.

Literatur

Knösel, H. (1968): Zur Histopathologie der Aujeszkyschen Krankheit bei Hund und Katze. Zbl. Vet. Med. **12 B**, 592—598.

21.1.5. Herpesvirus-Infektion bei Hunden

Die Infektion mit *caninem Herpesvirus 1* verursacht bei *Welpen* unter 3 Wochen eine akute Infektionskrankheit mit hoher Morbidität (wurfweise) und hoher Mortalität. Die Infektion erfolgt intrauterin oder während der Geburt durch virusausscheidende Muttertiere. Bei diaplazentarer Infektion direkt Virämie, bei oraler Infektion Virämie nach Virusvermehrung in Rachenschleimhaut oder Tonsillen, dabei Inkubationszeit von etwa einer Woche. Bei *älteren Welpen* Erkrankungen der oberen Luftwege.

Bei *erwachsenen Hunden* klinisch inapparente Infektionen mit Virusausscheidung, seltener Schleimhauterosionen in Vagina und Vulva bei Hündinnen oder Balanoposthitis follicularis bei Rüden. Aborte bei tragenden Hündinnen.
Anamnese: lebensschwache Welpen; plötzliche Todesfälle; Erbrechen und Durchfall ohne Fieber, eher Temperaturabfall, auch neurale Symptome. Bei älteren Hunden Nasenausfluß, Dyspnoe.
Makroskopisch: petechiale Blutungen in Haut und Schleimhäuten, vorherrschend Schleimhautblutungen und hämorrhagische Diathese im Magen-Darm-Kanal; Blutungen in Lunge, Nierenrinde, Myokard; Splenomegalie und Lymphknotenvergrößerungen; blutige Ergüsse in die Körperhöhlen. Bei älteren Hunden katarrhalische Rhinitis und Pharyngitis, Hyperplasie der Schleimhautfollikel im Rachen, Tonsillitis, auch ulzerierende Tracheitis, sekundäre Pneumonien. *Mikroskopisch:* kleine herdförmige Nekrosen in Leber, Lunge, Nierenrinde sowie in den Follikelzentren von Milz und Lymphknoten. Bei längerem Krankheitsverlauf Meningoencephalitis non-purulenta mit kleinen Rindennekrosen. Kerneinschlußkörperchen in der Umgebung der Nekrosen.
Differentialdiagnose: Infektionen von Welpen mit Parvo-, Rota- und Coronavirus; Staupe; H.c.c; bakterielle Infektionen (Staphylokokken) bei Mastitis oder Puerperalsepsis der Mutter.
Ergänzende Untersuchungen: Antigennachweis mit Immunfluoreszenz in den Organen mit Nekrosen; Virusisolierung aus veränderten Organen auf Hundenierenzellkulturen.

Literatur

Köhler, H. (1972): Die canine Herpesvirus-Infektion (Sammelreferat). Dtsch. Tierärztl. Wschr. **79**, 353—358.

21.1.6. Staupe der Hunde
(Canine distemper)

Akut bis chronisch verlaufende Infektionskrankheit mit wechselnder Mortalität der *Caniden, Kleinbären (Procyonidae)* und *Marder (Mustelidae)*, die durch *Morbillivirus (Paramyxoviridae)* verursacht wird. Vor allem Erkrankung von *Junghunden* (4—6 Monate), aber auch ältere Hunde bei nachlassendem Impfschutz.
Erregerausscheidung durch infizierte Tiere. Orale oder aerogene Erregeraufnahme — Virusver-

mehrung in Tonsillen und Lungenlymphknoten — Virämie. Primäres Stadium: Befall des lymphoretikulären Gewebes in Milz, Thymus, Lymphknoten, Knochenmark, Darm und Leber. Bei hinreichender Bildung von Serumantikörpern keine weiteren klinischen Symptome, bei unzureichender Bildung von Serumantikörpern sekundäres Stadium mit Ausbreitung des pantropen Virus auf Schleimhautepithelien von Respirations-, Verdauungs- und Urogenitaltrakt, Haut und Zentralnervensystem; dabei Komplikationen durch bakterielle Sekundärinfektion, vor allem im Respirationstrakt. Die Inkubationszeit beträgt 3—7 Tage.

• **Primäres Stadium**
Anamnese: kurzzeitiger Fieberschub, der meist übersehen wird; keine weiteren klinischen Manifestationen, allenfalls Lymphopenie und Granulozytopenie: Dauer bis zu 3 Tagen. *Makroskopisch:* leichte Schwellung von Tonsillen und Halslymphknoten oder der Peyerschen Platten im Dünndarm; Thymusatrophie. *Mikroskopisch:* Ausbildung von Keimzentren in den Lymphfollikeln mit großen Retikulumzellen, in denen das Antigen nachweisbar ist. Aktivierung des MPS in der Leber.

• **Sekundäres Stadium**
Anamnese: nach 2. Fieberschub (11./12. Tag p.i.) Augen- und Nasenausfluß, Tonsillitis, Husten, Dyspnoe, Hautefloreszenzen, Erbrechen und Durchfall, später oder für sich allein neurale Symptome (Muskelzuckungen, tonisch-klonische oder epileptiforme Krämpfe, Zwangsbewegungen, Somnolenz bis Aggressivität); akuter bis chronischer Verlauf, abhängig von Sekundärerregern. Unterschiedliche Formen: *katarrhalische, gastrointestinale, respiratorische* und *nervöse Form.* Eine Sonderform ist die *Hartballenstaupe* mit Hyperkeratose von Sohlenballen und Nasenspiegel. Bei Erkrankung während des Zahnwechsels kommen Schmelzhypoplasien an den Zähnen vor. *Makroskopisch:* Übergang zu eitrigen Formen durch bakterielle Sekundärerreger. Katarrhalisch-eitrige Konjunktivitis und Rhinitis, akute bis chronisch-follikuläre Tonsillitis; katarrhalisch-eitrige Laryngitis, Tracheitis und Bronchitis; katarrhalisch-eitrige Bronchopneumonie, seltener fibrinöse Pneumonie mit Hämorrhagie; wenig typische katarrhalische Gastroenteritis; leichte pulpös-hyperplastische Milzschwellung; vesikulär- pustulöse Dermatitis an den Schenkelinnenflächen und Bauchhaut. *Mikroskopisch:* anfänglich interstitielle Pneumonie mit Proliferation von Alveolardeckzellen und Bildung mehrkerniger Riesenzellen, später Übergang in katarrhalisch-eitrige Bronchopneumonie durch Sekundärerreger. Lymphoretikuläres Gewebe in Milz, Lymphknoten und Peyerschen Platten mit großen Keimzentren, deren Retikulumzellen Chromatintropfen phagozytieren (Follikelnekrosen). Herdförmige Ausbreitung einer serösen oder lympho-plasmazellulären Meningoenzephalomyelitis mit Entmarkungsherden (Kleinhirnmark und -stiele, Brücke, Rückenmark), regressive Veränderungen an Ganglienzellen und Neuroglia. Ganglienzelldegeneration und lymphozytäre Infiltrate in der Retina und nichteitrige Neuritis des Fasciculus opticus.

Differentialdiagnose: H.c.c, Parvovirose, Toxoplasmose, Tollwut.

Ergänzende Untersuchungen: Nachweis von zytoplasmatischen und intranukleären Einschlußkörperchen in Abklatschpräparaten oder Schnitten von Schleimhautepithelien, auch in der Neuroglia des ZNS (nur am Beginn der Erkrankung möglich). Besser Antigennachweis in diesen Zellen mit Immunfluoreszenz.

Literatur:

Fischer, K. (1965): Einschlußkörperchen bei Hunden mit Staupe-Enzephalitis und anderen Erkrankungen des Zentralnervensystems. Path. vet. 2, 380—410.
Potel, K. (1951): Histopathologie der Hundestaupe mit besonderer Berücksichtigung der nervösen Form. Arch. exper. Vet. med. 4, 44—97.

21.1.7. Tollwut bei Hunden und Katzen
(Rabies, Lyssa, Rage)

Akute, letal verlaufende Infektion mit neurotropem *Rhabdovirus.* *Urbane Form* (Verbreitung durch erkrankte Hunde) selten, zumeist *silvatische Form* (Verbreitung durch erkrankte Füchse). Infektion durch Bißverletzung mit neurogener Virusausbreitung: Spinalnerven — Spinalganglien (Virusvermehrung) — Rückenmark — Gehirn (Virusvermehrung in Ganglienzellen, Ausbreitung über Dendriten der Ganglienzellen und Liquor); zentrifugale neurogene Ausbreitung mit Virusvermehrung in Speicheldrüsen (Virusausscheidung!), Kornealepithel und braunem Fettgewebe sowie auf andere Organe (ohne Virusreplikation). Inkubationszeit: wenige Tage bis mehrere Monate.

Anamnese: Krankheitsdauer meist unter 10 Tagen. *Prodromalstadium:* Wesensänderung (scheu oder zutraulich); Durchfälle, Darmlähmung; Juckreiz und Automutilation an der Bißstelle; perverser

Appetit; Salivation infolge Schluckbeschwerden. *Exzitationsstadium:* Unruhe, Übererregung, Aggressivität und Beißsucht. *Paralysestadium:* Bulbärparalyse, Schluckbeschwerden, heiseres Bellen; Strabismus, Nystagmus; Unterkieferlähmung (vor allem beim Hund); final: Ataxien, Paralyse, Atemlähmung. Nur selten besteht dieses eindeutige klinische Bild, meist ist es viel unspezifischer ausgeprägt. Stille Wut ohne Exzitationsstadium beim Hund häufiger, rasende Wut mit Exzitationsstadium bei der Katze häufiger. *Makroskopisch:* keine Auffälligkeiten; Hinweise sind abnormer Mageninhalt, Verletzungen am Fang oder Automutilation. *Mikroskopisch* in der Größe stark variierende intrazytoplasmatische *Negrische Körperchen* (azidophil mit basophiler Innenstruktur) in Ganglienzellen. Weniger ausgeprägtes Vorkommen von Negrischen Körperchen bei schweren Veränderungen des ZNS: Ganglienzellnekrosen, Neuronophagie, herdförmige reparative Gliazellproliferate *(Babessche Knötchen),* diffuse Meningoencephalitis non-purulenta. Lokalisation der Veränderungen hauptsächlich in Rauten-, Mittel-, Zwischen- und Kleinhirn sowie Ammonshorn und Ganglion semilunaris Gasseri. In den Speicheldrüsen kommen gelegentlich Epithelnekrosen und lymphozytär-plasmazelluläre Infiltrate vor.

Differentialdiagnose: vor allem nervöse Staupe, Aujeszkysche Krankheit, Toxoplasmose und Hirntumoren.

Ergänzende Untersuchungen: Nachweis der Negrischen Körperchen im Ammonshorn: Schnittfärbung nach Lentze (Acetonfixierung) oder van der Merwe (Formalinfixierung); Quetschpräparate mit Färbung nach Sellers. Antigennachweis in Abklatschpräparaten mit Immunfluoreszenz. Virusnachweis im Tierversuch durch intrazerebrale Verimpfung von Hirnmaterial an Babymäuse.

Literatur

Wachendörfer, G. (1968): Zur Klinik der Tollwut bei Haustieren. Schweiz. Arch. Tierheilk. 110, 218—233.

21.1.8. Rotavirus- und Coronavirus-Infektionen bei Hundewelpen

● **Rotavirus**

Bei *neugeborenen Welpen* nach oraler Infektion mit einer Inkubationszeit von 1—2 Tagen wurfweise auftretende Infektionskrankheit mit unterschiedlicher Mortalität.

Anamnese: Mattigkeit, Saugunlust, Durchfall, Dehydratation; aber auch klinisch inapparente Infektionen (Virusausscheider). *Makroskopisch:* Schleimhautatrophie im aboralen Jejunum und Ileum, Schleimhautblutungen in geringeren Graden, Hypersekretion mit großen wäßrigen Flüssigkeitsmengen im Darmlumen. *Mikroskopisch:* Degeneration und Nekrose differenzierter Enterozyten bei erhaltenen Krypten — Zottenatrophie.

Ergänzende Untersuchungen: elektronenmikroskopischer Virusnachweis im Kot; Antigennachweis mit Immunfluoreszenz im Dünndarmepithel.

Literatur

England, J. J., and R. P. Poston (1980): Electron microscopic identification and subsequent isolation of a rotavirus from a dog with fatal neonotal diarrhea. Amer. J. Vet. Res. 40, 782—783.

● **Coronavirus**

Akute Infektionskrankheit bei *wenige Tage alten Welpen*; wurfweise auftretend; hohe Morbidität und geringere Mortalität. Virusausscheidung mit dem Kot durch erkrankte Welpen oder klinisch inapparent infizierte ältere Hunde.

Anamnese: Saugunlust, Mattigkeit, Durchfälle, z. T. blutig, ausgeprägte Dehydratation. *Makroskopisch:* akute katarrhalische Entzündung von Dick- und Dünndarm, fallweise mit Schleimhautblutungen und hämorrhagischer Diathese. *Mikroskopisch:* Degeneration und Nekrose von virusbefallenen differenzierten Enterozyten des Dünndarms bei erhaltenen Krypten.

Differentialdiagnose: Vor allem Parvovirose und Herpesvirus-Infektion.

Ergänzende Untersuchungen: elektronenmikroskopischer Virusnachweis im Kot oder Antigennachweis im Dünndarmepithel mit Immunfluoreszenz.

Literatur

Benary, F., W. Kraft, M. Arens und H. Krauss (1981): Coronavirus-Enteritis des Hundes. Klinik, Diagnose, Differentialdiagnose, Therapie. Kleintierpraxis 26, 7—12.

21.1.9. Feline Infektiöse Peritonitis
(FIP)

Chronisch verlaufende Infektionskrankheit der *Feliden*, bevorzugt bei jüngeren Tieren, die durch *Coronavirus* verursacht wird. Meist tödlicher Verlauf innerhalb von 2 Monaten.

Virusvermehrung soll in Makrophagen des Atmungsapparates erfolgen, danach Virämie mit Organmanifestation in Leber, Milz, Peritoneum, Pleura, Lymphknoten, Thymus u. a. Primäre Infektion meist ohne Symptome, erst die nachfolgenden immunpathologischen Reaktionen lösen die kennzeichnenden Krankheitserscheinungen aus. Häufig Kombination von Feliner Leukose (Resistenzminderung) und FIP. Inkubationszeit bis zu 4 Monaten.

Anamnese: Fieber, Inappetenz, Mattigkeit, Abmagerung; Hydrops ascites, gelegentlich Dyspnoe bei Hydrothorax; kennzeichnende Hyperproteinämie (Gammaglobulinämie). *Makroskopisch:* **exsudative Verlaufsform:** gelblich-bernsteinfarbene, viskose Ergüsse in Bauchhöhle und/oder Brusthöhle, auch Perikard, dabei Fibrinniederschläge auf Großem Netz, Mesenterium und Organkapseln: später granuläre organisierende Entzündung auf den serösen Häuten; miliare Nekrosen in Leber (fallweise Ikterus), Nierenrinde (auch Urämie), Pankreas, Milz, mesenterialen Lymphknoten und Subserosa des Magen-Darm-Kanals. **Granulomatöse Verlaufsform:** ohne Exsudate Granulome in Niere, Milz, Leber, Pankreas, serösen Häuten; Anämie. **Okuläre Form:** Exsudation mit Hornhaut- und Glaskörpertrübung, Exsudat in vorderer Augenkammer; granulomatöse Iridozyklitis, Chorioiditis und Retinitis. *Mikroskopisch:* bestimmt von immunpathologischen Reaktionen mit fibrinoider Degeneration kleiner Arterien und Arteriitis; perivaskuläre Infiltrate und Granulome aus Lymphozyten, Plasmazellen und Histiozyten. Granulomatöse Chorioependymitis und Meningitis in Gehirn und Rückenmark, auch Hydrocephalus internus.

Differentialdiagnose: alle Formen von Pleuritis und Peritonitis, Leukose bei granulomatösen Formen.

Ergänzende Untersuchungen: Antigennachweis in veränderten Organen mit Immunfluoreszenz.

Literatur

Witte, K. H., K. Tuch, H. Dubenkropp und C. Walther (1977): Untersuchungen über die Antigenverwandtschaft der Viren der Felinen Infektiösen Peritonitis (FIP) und der Transmissiblen Gastroenteritis (TGE) des Schweines. Berl. Münch. Tierärztl. Wschr. 90, 396—401.

21.1.10. Infektionen mit dem Felinen Leukämie-Virus
(FeLV)

Die häufigste chronische Infektionskrankheit der *Katzen* wird durch das *Oncovirus A der Felinen Leukämie (FelV)* hervorgerufen, das zwei weitere *Untergruppen B (Felines Sarkomvirus FeSV)* und *C* hat. Das mit dem Speichel ausgeschiedene Virus wird oral aufgenommen. Durch virusneutralisierende Antikörper kann die Infektion beendet werden, oder es entstehen latente Infektionen (Dauerausscheider) bzw. persistierende Infektionen. Die persistierenden Infektionen verlaufen innerhalb von Monaten und Jahren tödlich. Es erkranken vor allem Katzen im Alter von 2—5 Jahren. Im Vordergrund der Todesursachen stehen nicht die namengebende Leukose, sondern andere Erkrankungen:
1. *Anämie,* aplastische oder seltener hämolytische.
2. *FeLV-assoziierte Infektionen durch Immunsuppression:* Feline Infektiöse Peritonitis; respiratorische Infektionen (Rhinitis, Pneumonie) mit bakteriellen Erregern (Pasteurellen, Streptokokken); FeLV-induzierte Enteritis.
3. *Kongenitale Infektionen:* diaplazentare Übertragung: Fruchttod, Aborte, Welpensterben; Thymusatrophie, Anämie.
4. *FeLV-assozierte pathologische Veränderungen:* Abmagerung, hämorrhagische Diathese, Degeneration und fokale Nekrosen von Leberzellen, evtl. mit Ikterus.
5. *Multiple Fibrosarkome bei jüngeren Katzen* (Haut, Muskulatur, Maulschleimhaut); Fibrosarkome auch ohne FeLV bzw. FeSV-Infektion: solitäre bei älteren Katzen.
6. *Leukosen:* Auch nicht virusinduzierte Leukosen kommen bei Katzen vor!

Anamnese: wenn keine Tumorbildung, meist unspezifisch und von Begleitsymptomen geprägt: Abmagerung, Mattigkeit, Anorexie; gelegentlich Fieber. *Makroskopisch:* am häufigsten vorkommend **aleukämische lymphatische Leukose** in Form der *Lymphosarkomatose*. Einteilung nach Hauptsitz der Tumoren: Thymusleukose (thorakaler Thymus bzw. Mediastinum; Folgen: evtl. chylöse Ergüsse, Kompressionstelektase); multizentrische Leukose (Lymphknoten, pulpöse oder follikuläre Splenomegalie, andere Organe); gastrointestinale (alimentäre) Leukose (mesenteriale Lymphknoten, Peyersche Platten, Darmwand; Folgen: Ileus, Malabsorption, proteinverlierende Enteropathie, Kachexie); Nierenleukose (häufig bilateral; Folgen Urämie); Leukose des ZNS (schwere klinische

Symptome mit geringgradigen Infiltraten). Weniger häufig kommt die *lymphatische Leukämie* mit akutem Krankheitsverlauf und Infiltraten in Knochenmark, Lymphknoten, Milzpulpa, Leber u. a. vor. Demgegenüber sind andere Leukoseformen seltener und nicht immer als virusinduziert nachgewiesen. Leukosen immunglobulinbildender Zellen sind als *Plasmazellenleukose* (leukämisch-diffuse Infiltrate) beschrieben. *Myeleproliferative Leukosen* sind meist leukämisch mit Infiltraten, weniger Tumoren, in Knochenmark, Milz und Leber (Hepatosplenomegalie), Lymphknoten, Nieren. Nachgewiesen sind *myeloische Leukosen, Erythroleukämie, akute Erythrämie Di Guglielmo, Polycythaemia vera, Panmyelose, Megakaryozytenleukämie, Myelosklerose* und *Monozytenleukämie.* Auch *Mastzellenleukosen* ohne Tumorbildung mit diffusen Infiltraten in Knochenmark, Milz, Leber, Lymphknoten und Magen-Darm-Kanal liegen vor. *Histologisch:* Die Klassifikation der Leukosen stützt sich auf die Morphologie der Tumorzellen:

Lymphosarkome: undifferenzierte, lymphoblastische, lymphozytäre und prolymphozytäre sowie histiozytäre, histioblastische und histiolymphozytäre Zellen. *Lymphatische Leukämie:* undifferenzierte, lymphoblastische, lymphozytär-prolymphozytäre Zellen. *Plasmazellenleukose:* mehr oder weniger polymorphe Plasmazellen mit Russellschen Körperchen. *Myeloische Leukose:* undifferenzierte, myeloblastische, neutrophile, eosinophile Zellen. *Erythroleukämie:* unterschiedliche Differenzierungsgrade von erythrozytopoetischen und granulozytopoetischen Zellen. *Akute Erythrämie di Guglielmo:* Erythroblasten, Normoblasten. *Polycythaemia vera:* Vermehrung der Erythrozyten. *Megakaryozytenleukose:* polymorphe Megakaryoblasten und Promegakaryozyten. *Panmyelose:* Zellen der erythrozyto-, granulozyto- und megakaryozytopoetischen Reihe. *Myelosklerose:* Knochenmarkfibrose oder Osteosklerose bei myeloischer Leukose. *Monozytenleukose:* Monozyten und Vorstufen (Phagozytose!) *Mastzellenleukose:* Mastzellen mit unterschiedlichem Gehalt an metachromatischen Granula.

Ergänzende Untersuchungen: Nachweis von FeLV (oder FeSV) an Gewebeschnitten mit der Immunfluoreszenz.

Literatur

Jarrett, W.F.H., and L.J.Mackey (1974): Neoplastic diseases of the haematopoietic and lymphoid tissues. Bull, Wld. Hlth Org. **50**, 21—34.

Reinacher, M. (1987): Infektionen mit dem Felinen Leukämie-Virus (FeLV) bei sezierten Katzen. Kleintierpraxis **32**, 65—72.

21.1.11. Zwingerhusten der Hunde
(Kennel Cough, Canine Infectious Tracheobronchitis)

Akut bis chronisch verlaufende Infektionskrankheit, die besonders bei Massenhaltungen von Hunden vorkommt. *Häufiger bei jüngeren* als bei älteren *Hunden.* Kein spezifischer Erreger, sondern zahlreiche Erreger, die einzeln oder in Zusammenwirken als Ursache angesehen werden: canines Adenovirus (geringe Bedeutung wegen Immunisierung gegen Hcc, Infektiöse Laryngotracheitis), Parainfluenza-2-Virus, canines Herpesvirus; Reovirus, humanes Influenzavirus; Mycoplasma sp., Bordetella bronchiseptica, Klebsiella sp. u.a. Aerogene Infektion der oberen Luftwege mit einer vom Erreger abhängigen Inkubationszeit von 2—5 Tagen.

Anamnese: trockener Husten; evtl. leichtes Fieber; Augen- und Nasenausfluß: primär serös, bei sekundärer bakterieller Besiedlung auch eitrig. *Makroskopisch:* Tonsillitis simplex bei akuter und T. follicularis bei chronischer Verlaufsform; akute katarrhalische bzw. katarrhalisch-eitrige Rhinitis, Pharyngitis, Laryngitis und Konjunktivitis. Seltener Übergreifen der Entzündungen auf Trachea und Bronchien, gelegentlich bei Herpesvirus auch nekrotisierende Tracheitis und Bronchitis. Katarrhalisch-eitrige Bronchopneumonie nur in Einzelfällen durch Sekundärerreger. *Mikroskopisch:* hyperplastische Follikel der Tonsillen und Kehlgangslymphknoten mit Retikulumzellproliferation, bei Herpesvirus auch Follikelnekrosen; Einschlußkörperchen im Epithel der oberen Luftwege bei Adenovirus und Herpesvirus. Interstitielle Pneumonie bei Herpesvirus.

Differentialdiagnose: Staupe.

Ergänzende Untersuchungen: Nachweis von Einschlußkörperchen oder Antigen mit Immunhistochemie im Epithel der oberen Luftwege. Virusisolierung in der Hundezellkultur.

Literatur

Thompson, H., N.G. Wright and H.J.C. Cornwell (1975): Contagious respiratory disease in dogs. Vet. Bull. **45**, 479—488.

21.1.12. Schnupfenkomplex bei Katzen

Die akut bis chronisch verlaufende Infektionskrankheit mit hoher Morbidität und geringerer Mortalität befällt die oberen Atemwege und ist ätiologisch nicht einheitlich. Der Schnupfen umfaßt die *Infektiöse Rhinitis (Calicivirus)* und die *Infektiöse Rhinotracheitis (Felines Herpesvirus)*. Als gelegentliche Erreger milder Verlaufsformen sind weiterhin Reovirus Typ 3 und Parainfluenzavirus; möglicherweise auch humanes Influenzavirus festgestellt worden. Zum Schnupfen kann auch die Pneumonitis (*Chlamydia psittaci s. felis*) gezählt werden. *Bakterielle Sekundärinfektionen* sind häufig, vor allem mit *Bordetella bronchiseptica, Pasteurella multocida* und Eitererregern (Strepto- und Staphylokokken), die die Primärinfektion überdecken und eine Differenzierung ohne Erregernachweis unmöglich machen.

● **Infektiöse Rhinitis**
Kontaktinfektion mit Virusvermehrung in Epithelzellen von Konjunktiva, Maulschleimhaut und im lymphatischen Rachenring; Virämie mit Besiedlung von Lunge und oberen Luftwegen.

Anamnese: jüngere Katzen, vor allem in größeren Beständen; nach Inkubationszeit von 1—2 (3—5) Tagen treten Fieber, Niesen, Nasen- und Augenausfluß, bei längerem Verlauf auch Salivation, Husten und Dyspnoe auf. *Makroskopisch:* akute katarrhalische Rhinitis, Konjunktivitis und Pharyngitis; Tonsillitis; aus Stomatitis vesiculosa hervorgehende Ulzera an Zungenrücken und -rand, seltener Gaumen und Nasenöffnungen; bei bakterieller Infektion mit chronischem Verlauf eitrige Rhinitis und Sinusitis mit Einschmelzung von Nasenmuscheln; katarrhalisch-eitrige Tracheobronchopneumonie. *Mikroskopisch:* sekretorisch überaktive Schleimhäute der oberen Luftwege mit ausgeprägtem submukösem Ödem; primäre interstitielle Pneumonie; seltener miliare Lebernekrosen.

● **Infektiöse Rhinotracheitis**
Nach aerogener Infektion hochinfektiöse Erkrankung mit Virusvermehrung in den Schleimhäuten der oberen Luftwege; Virämie bei Resistenzminderung mit Organmanifestation in Lunge, Genitaltrakt, Maulschleimhaut, Haut und Zentralnervensystem.

Anamnese: mit Inkubationszeit von 2—5 Tagen zuerst Nasen- und Augenausfluß sowie Fieber; später Husten, Dyspnoe, Salivation; bei trächtigen Tieren Aborte und wenig lebensfähige Jungtiere. *Makroskopisch:* katarrhalische Rhinitis, übergehend in diphteroid-nekrotisierende Formen mit Einschmelzung der Conchae; herdförmige Nekrosen und Ulzera in der Schleimhaut von Larynx, Trachea, Bronchien, aber auch Zunge, Lippen und Backen; Nekrosen in den Tonsillen; herdförmige Keratokonjunktivitis; Hyperplasie der Kopflymphknoten; seltener Ulzera der Kopfhaut; Komplikation durch katarrhalisch-eitrige Bronchopneumonie. *Mikroskopisch:* Kerneinschlußkörperchen in Schleimhautepithelien (während der ersten Krankheitswoche); interstitielle Pneumonie; bei längerem Verlauf nichteitrige Meningoenzephalitis und Ganglienzellnekrosen; Mikroinfarkte in der Plazenta bei trächtigen Katzen;

● **Pneumonitis**
Nach aerogener Infektion der oberen Luftwege vor allem Manifestation in der Lunge.

Anamnese: nach Inkubationszeit von 3—10 Tagen Fieber, Nasen- und Augenausfluß, Niesen, später übergehend in Husten mit ausgeprägter Dyspnoe. *Makroskopisch:* geringgradigere katarrhalische, auch eitrige Rhinitis sowie Tracheobronchitis; graurötliche bis grauweiße, karnifizierte Herde in allen Lungenlappen mit peripherem alveolärem Emphysem; Cor pulmonale bei größerer Ausdehnung der Lungenveränderungen. *Mikroskopisch:* interstitielle Pneumonie mit Ausfüllung der kollabierten Alveolen durch Alveolarmakrophagen, Lymphozyten und Granulozyten; chronisches Stadium mit Lungenfibrose und Atelektase.

Differentialdiagnose: diphtheroide Pharyngitis und Laryngitis sowie Tonsillitis bei Infektiöser Enteritis.

Ergänzende Untersuchungen: Virusisolierung aus Nasensekret oder Nasenschleimhaut; Antigennachweis mit Immunfluoreszenz in den Schleimhäuten; Nachweis der Chlamydien in Lungenepithelien und Makrophagen als intrazytoplasmatische Einschlüsse (Giemsa-gefärbte Abstriche): nur während des akuten Stadiums.

Literatur

Povey, R. C. (1976): Feline respiratory infections — A clinical review. Can. Vet. J. **17**, 93—100.
Shewen, P. E., R. C. Povey and M. R. Wilson (1978): Feline chlamydial infection. Can. Vet. J. **19**, 289—292.

21.2. Durch Bakterien und Pilze bedingte Krankheiten

21.2.1. Leptospirose bei Hunden

Von der pathogenen *Leptospira interrogans* verursachen bei Hunden vor allem die Untergruppen *Leptospira canicola (Stuttgarter Hundeseuche)* und *L. icterohaemorrhagiae (Weilsche Krankheit)*, seltener *L. grippotyphosa* u. a., die Erkrankung. Hauptinfektionsquelle sind Hunde, die Leptospiren mit dem Harn, auch Speichel, ausscheiden sowie kleine Nager. Die Aufnahme erfolgt über die Schleimhäute und Hautverletzungen. Vorzugsweise erkranken jüngere Hunde; Rüden (Schnüffeln) häufiger als Hündinnen. Häufiger ist die latente Infektion, seltener die akute Verlaufsform. Die akute Verlaufsform führt mit einer Inkubationszeit von 8—9 Tagen zur Leptospirämie mit Hämolyse sowie mit Manifestation und direkter Schädigung durch die Erreger vor allem in Leber (Ikterus) und/oder Niere (Urämie), wobei die hämorrhagische Diathese Folge der direkten Gefäßwandschädigung und des Mangels an hepatogenen Gerinnungsfaktoren ist.

Anamnese: akut einsetzende Septikämie mit Fieber, Vomitus, Durchfall (blutig), Albuminurie und Leukozytose; Dehydratation; Ikterus und Urämie können zusammen vorkommen, oder eines der beiden Symptome überwiegt. *Makroskopisch:* hämolytisch-hepatischer Ikterus; Exsikkose; hämorrhagische Diathese mit hämorrhagischer Gastritis, katarrhalischer Enteritis mit Schleimhautblutungen, Lungenblutungen sowie Blutungen in serösen Häuten, Schleimhäuten und Haut; streifige Nierenrinde mit grauweißen Infiltraten; Splenohepatomegalie; ödematöse Schwellung der Lymphknoten; Tonsillitis; Endocarditis ulcerosa atrialis; herdförmige Intimanekrosen im Ursprung von Aorta und A. pulmonalis; seröse Perikarditis; subpleurale, verkalkende, streifenförmige Nekrosen in der Pleura costalis. Bei Urämie auch Schleimhautulzera in der Maulhöhle; Lungenödem; urämische Gastritis. *Mikroskopisch: Leber:* Leberzelldegeneration und -nekrosen mit charakteristischer Dissoziation, Regeneration (polyploide Kerne, mehrkernige Zellen, Mitosen), Hämosiderose der Kupfferschen Sternzellen und lymphoplasmazelluläre Infiltrate, seltener fokale Nekrosen bis Dystrophie; *Niere:* vor allem Tubuli contorti mit vakuolärer Degeneration, Zellnekrosen, Zelldissoziation und Zylindern aus Detritus und Erythrozyten sowie Regeneration mit mehrkernigen Zellen, Mitosen, hyperchromatischen Kernen, später reaktive Zellinfiltrate aus Lymphozyten, Plasmazellen, Makrophagen mit Tendenz zur Vernarbung und Nephrosklerose; *Myokard und Skeletmuskulatur:* herdförmige Fasernekrosen mit Begleitmyokarditis bzw. -myositis.

Differentialdiagnose: alle septikämisch verlaufenden Infektionskrankheiten, insbesondere bei jüngeren Hunden ohne Ikterus auch Staupe, Hcc und Toxoplasmose.

Ergänzende Untersuchungen: Leptospirennachweis in Gewebsschnitten von Leber und Niere durch Versilberungsmethoden (Wharthin-Starry-Färbung) oder Immunfluoreszenz (auch bei autolytisch fragmentierten Leptospiren sicher); kultureller Erregernachweis aus Leber, Niere und frischem Harn.

Literatur

Freudiger, U. (1955): Zur Leptospirose des Hundes, Epidemiologie, Serologie, Pathologische Anatomie, Klinik und Pathogenese. Arch. Exper. Vet. med. 9, 659—723, 769—832.

21.2.2. Brucellose bei Hunden

Gegenüber Infektionen mit *Brucella abortus, B. suis* und *B. melitensis* sind Hunde und Katzen wenig empfänglich. Infektionen sind möglich durch die Aufnahme von infizierten Nachgeburten, infiziertem Fleisch und seltener Milch. Bei Hunden kommt es zur latenten Infektion mit Erregerausscheidung. Anamnestisch sind Fieber, bei Rüden Epididymitis und Orchitis und bei tragenden Hündinnen Aborte um den 50. Tag beschrieben. Infektionen mit *Brucella canis* kommen vor allem in Hundezuchten, aber auch bei allein gehaltenen Hunden vor. Infektionsquelle sind infizierte Hunde; orale Erregeraufnahme mit abortierten Früchten, Nachgeburt, Vaginalausfluß oder Deckinfektion. 1—3 Wochen nach Erregeraufnahmen entwickelt sich eine persistierende Bakteriämie mit hauptsächlicher Erregerabsiedlung in lymphoretikulären Geweben, Nebenhoden und Uterus.

Anamnese: Sterilität bei Rüden und Hündinnen; Spätaborte (7.—9. Woche); tot geborene oder lebensschwache Welpen; Vaginalausfluß; bei Rüden Schwellung von Nebenhoden, später auch Hodenatrophie, Prostatitis und Skrotalhautdermatitis; Spondylitis, Lahmheiten, vergrößerte Lymphknoten. *Makroskopisch:* hyperplastische Lymphknoten; follikulär-hyperplastische Milzschwellung. *Rüden:* ein- oder beidseitige Epididymitis mit Exsudation in ektasierten Ductus und eitrig eingeschmolzene Granulome; Hodenatrophie; atrophierende Prostatitis. *Hündinnen* nach dem Abort: Exsudat im Uterus mit Ausfluß, miliare Nekrosen im Myometrium; fokale Nekrosen in der Plazenta. Tot geborene *Welpen:* blutige Durchtränkung der Unterhaut. Lebensschwache *Neugeborene:* Bronchopneumonie, Myokarditis, herdförmige Lebernekrosen, Nierenblutungen, Follikel mit deutlichen Keimzentren in Lymphknoten und Milz. *Mikroskopisch:* Follikel von Milz und Lymphknoten mit deutlichen Keimzentren, gelegentlich auch Nekrosen. Destruierende interstitielle Infiltrate aus Lymphozyten und Plasmazellen mit Tendenz zur Vernarbung in Prostata, Hoden, seltener Leber. Gleichartige Infiltrate im hyperplastischen Endometrium. Seltener Granulome mit zentraler Nekrose oder eitriger Einschmelzung und Makrophagenwall (Nebenhoden).

Differentialdiagnose: Leukosen, andere Abortursachen (Herpes-, Rota- und Coronavirus).

Ergänzende Untersuchungen: im Gewebeschnitt Nachweis phagozytierter Erreger in Histiozyten (Lymphknoten, Milz, Prostata, Vagina). Erregerkultur aus Lymphknoten, Prostata, Vaginalausfluß.

Literatur

Moore, J. A. (1969): Brucella canis infection in dogs. J. Amer. Vet. med. Assoc. 155, 2034—2037.

21.2.3. Tularämie bei Hunden und Katzen

Die Infektion mit *Francisella tularensis* ist bei Hunden und Katzen eine selten vorkommende Erkrankung, die aber als Zoonose bedeutungsvoll ist. Infektionsquelle sind infizierte Nager, die als Beutetiere oder Aas aufgenommen werden oder von denen stechende Insekten den Erreger übertragen. Die Regel ist bei Hunden und Katzen die persistierende latente Infektion, seltener klinisch manifeste Erkrankungen. Die Inkubationszeit beträgt 2 bis 5 Tage

Anamnese: Fieber; akuter septikämischer Verlauf bei Welpen; chronische Erkrankung bei erwachsenen Tieren mit Abmagerung, Schwellung der Lymphknoten (Kopf-, Halsbereich) und evtl. Fistelbildung. *Makroskopisch:* Welpen: akute Septikämie mit Nekrosen in der vergrößerten Leber und Milz, seltener auch in der Lunge. Erwachsene Tiere: nekrotisierende, verkäsende, auch abzsedierende Lymphadenitis, gelegentlich mit Fistelbildung an der Hautoberfläche (Hals); seltener Nekrosen in Leber, Nieren, Lungen und Milz (ausgehend von Follikelnekrosen). *Mikroskopisch:* wenig spezifische Nekrosen mit leukozytärer Einschmelzung oder bei chronischem Verlauf histiozytäre Granulome mit zentraler Nekrose und Leukozyteninfiltration.

Differentialdiagnose: Rodentiose.

Ergänzende Untersuchungen: Erregernachweis durch Kultur und Tierversuch aus veränderten Organproben.

Literatur

Gratzl, E. (1960): Spontane Tularämie bei Hunden. Wiener Tierärztl. Mschr. 47, 489—499.

21.2.4. Salmonellose bei Hunden und Katzen

Bei Karnivoren sind zahlreiche Salmonellenarten festgestellt worden. Infektionsquellen sind vor allem kontaminierte Futtermittel (Schlachtabfälle) sowie Nager und Vögel (Katze). Ohne daß die Tiere erkranken, werden sie zu Bakterienausscheidern: bei Hundepopulationen bis zu 50 % der untersuchten Hunde, bis zu 10 % der untersuchten Katzen.

Erkrankungen an Salmonellose infolge der hohen Resistenz der Fleischfresser selten, lediglich häufiger als Begleitkeim bei resistenzschwächenden Erkrankungen (Staupe, Hcc, Parvovirose). *Enterotoxämische Form* ausgelöst durch Enterotoxine der Salmonellen, die im Darm resorbiert werden. *Septikämische Form* mit Anheftung der Erreger an die Dünndarmmukosa, Penetration der Mukosa und Bakteriämie: vor allem bei Junghunden und -katzen.

Anamnese: Kennzeichnend sind Durchfälle, auch Vomitus; Fieber; Anorexie; Dehydratation; seltener Ikterus; bei Septikämien Bronchopneumonie und neurologische Symptome. In Einzelfällen bei trächtigen Hündinnen auch Aborte. *Makroskopisch:* **enteroxämische Form**: keine Schleimhautläsionen im Darm, lediglich dünnflüssiger Inhalt; ödematöse Schwellung der mesenterialen Lymphknoten; Zeichen des Endotoxinschocks. **Septikämische Form**: katarrhalische, hämorrhagische, seltener auch fibrinöse Typhlocolitis und aszendierende Ileitis und Jejunitis; hyperplastische Milzschwellung; vergrößerte mesenteriale Lymphknoten; Leberschwellung; Blutungen in den serösen Häuten; seltener Polyarthritis und Bronchopneumonie. *Mikroskopisch:* **septikämische Form:** Milz und mesenteriale Lmyphknoten mit Hyperplasie des lymphoretikulären Gewebes, gelegentlich auch Follikelnekrosen; miliare Nekrosen und histiozytäre Granulome in der Leber. Im ZNS in Einzelfällen auch diffuse (fibrinös-eitrige) Meningoenzephalomyelitis.

Differentialdiagnose: mit Enteritis einhergehende Infektionen und Intoxikationen. Vielfach Kombinationen mit Virusinfektionen (Staupe, Hcc, Parvovirose u. a.).

Ergänzende Untersuchungen: kultureller Erregernachweis aus Darm, Leber (Gallenblase), Milz und Nieren.

Literatur

Messow, C., und L. Hensel (1960): Sammelreferat: Die Salmonellose bei Karnivoren. Dtsch. Tierärztl. Wschr. 67, 623—626, 678—682.

Borland, E. D. (1975): Salmonella infection in dogs, cats, tortoises and terrapins. Vet. Rec. 96, 401—402.

21.2.5. Akute bakteriell bedingte Enteritis

Die primäre Infektion des Darmkanals mit obligat pathogenen Bakterien kommt bei Hunden und Katzen weniger häufig vor, mit Ausnahme der Salmonellen-Infektion, die meist subklinisch verläuft und öfter Dauerausscheider entstehen läßt. Meist handelt es sich bei bakteriell bedinger Enteritis um die Folgen einer *Dysbiose der Darmflora,* ausgelöst durch Futterumstellung, ungeeignete Futterzusammensetzungen (proteolytische oder saccharolytische Dysbakterie), Aufnahme von Schadstoffen usw. Leitsymptom Diarrhoe wird durch Enterotoxinbildung *(E coli, Clostridium perfringens, Yersinia enterocolitica, Klebsiella* sp., *Staphylococcus aureus, Salmonella* sp.; *S. typhimurium, S. anatum),* Invasion der Mukosa mit Zerstörung von Glykokalix und Bürstensaum bis zur Nekrose von Enterozyten *(E. coli, Salmonella, Klebsiella, Campylobacter jejuni)* und Eindringen der Erreger in die Submukosa mit Septikämie *(E. coli, Salmonella, Yersinia enterocolitica)* verursacht.

Anamnese: vor allem bei Jungtieren vorkommender akuter Durchfall: osmotische, hypersekretorische und exsudative Diarrhoe, entsprechend dünnflüssig bis wäßrig, auch Beimengungen von Blut, Fibrin; Vomitus; Symptome der Dehydratation. Evtl. auch Septikämie. *Makroskopisch und Mikroskopisch:* wenig charakteristische Befunde: Kolitis mit aszendierender Ileitis und Jejunitis. *Osmotische Diarrhoe:* wäßrig-flüssiger Darminhalt mit unveränderter Schleimhaut. *Hypersekretorische Diarrhoe:* wäßrig-flüssiger Darminhalt, geschwollene Schleimhaut mit überaktiven Becherzellen. *Exsudative Diarrhoe:* wäßrig-flüssiger Darminhalt mit Exsudatbeimengung (Blut, Fibrin): akute katarrhalische Jejunoileokolitis *(Yersinia, E. coli),* hämorrhagische Kolitis bis Gastroenteritis *(C. perfringens),* katarrhalische bis hämorrhagische Kolitis *(Campylobacter),* hämorrhagische bis fibrinöse aszendierende Enteritis *(Salmonella, E. coli).* Bei Septikämie nach Invasion der Submukosa mit Salmonellen auch Schwellung und Blutresorption in mesenterialen Lymphknoten, Milzschwellung, miliare Nekrosen und Granulome in der Leber, Blutungen in den serösen Häuten.

Differentialdiagnose: Intoxikationen; Infektionen mit enteropathogenen Viren; Parasitosen des Darmes (Kokzidiose).

Ergänzende Untersuchungen: kultureller Erregernachweis in Kot, Darmlymphknoten, Leber und Milz.

21.2.6. Pseudotuberkulose der Katzen
(Yersiniose, Rodentiose)

Die bei Katzen vorkommende, akut bis chronisch verlaufende Infektionskrankheit wird durch *Yersinia pseudotuberculosis* verursacht. Katzen infizieren sich alimentär durch Aufnahme infizierter Nagetiere oder Vögel.

Anamnese: weniger häufig akuter Verlauf: Fieber, Inappetenz, Durchfall, Ikterus. Häufiger vorkommend chronischer Verlauf: Anorexie, Abmagerung, Hepatosplenomegalie, Ikterus. *Makroskopisch:* chronische Verlaufsform: hauptsächlich purulente bis apostematöse Hepatitis; gelbliche fokale Nekrosen in mesenterialen Lymphknoten (Ileozäkalbereich); gleichartige Nekroseherde in der Milz. Bei akuten Verlaufsformen im Vordergrund hämorrhagische bis fibrinöse, seltener ulzeröse Ileitis und Typhlitis, hyperplastische mesenteriale Lymphknoten mit Nekrosen; fokale Nekrosen in der Leber. *Mikroskopisch:* Nekroseherde mit Bakterienkolonien, die von Granulozyten und peripherem Wall einkerniger Makrophagen umgeben sind.

Erreger als bipolare, gramnegative Stäbchen darstellbar.
Differentialdiagnose: Leukose, FIP, Tuberkulose, Tularämie. In außereuropäischen Ländern Pest (*Yersinia pestis:* Fieber, Schwellung und Einschmelzung von Körper- und Darmlymphknoten (Bubonen); hämorrhagische Enteritis; hämorrhagisch-nekrotisierende Pneumonie).
Ergänzende Untersuchungen: Erregernachweis durch Kultur aus veränderten Geweben.

Literatur

Robinson, M. (1972): Pasteurella pseudotuberculosis infection in the cat. Vet. Red. 97, 676—677.

21.2.7. Listeriose bei Hunden und Katzen

Infektionen mit *Listeria monocytogenes* sind nur vereinzelt bei Hunden und Katzen beschrieben worden. Wahrscheinlich handelt es sich um orale Infektionen durch Aufnahme infizierter Nager (Katze). Die Infektion kann latent oder klinisch manifest verlaufen.
Anamnese: Katzen: septikämische Verlaufsform. Bei Hundewelpen: septikämische, staupeähnliche Verlaufsform mit Monozytose im Blut, bei erwachsenen Hunden: Symptome einer Meningoenzephalitis. *Makroskopisch:* wenig auffällige Befunde. Bei Welpen: Konjunktivitis, Tonsillitis; hyperämische Hirnhäute. *Mikroskopisch:* bei Hundewelpen im Gehirn seltener miliare Nekrosen mit leukozytärer Infiltration, häufiger als bei älteren Hunden nichteitrige Meningoenzephalitis. Seltener aus miliaren Nekrosen hervorgehende Granulome mit leukozytärer Komponente in der Leber, öfter lediglich Aktivierung des MPS der Leber. Herdförmige interstitielle Pneumonie bei Welpen mit bakterieller Komplikation (katarrhalisch-eitrige Bronchopneumonie).
Differentialdiagnose: bei Hunden nervöse Form der Staupe und Tollwut.
Ergänzende Untersuchungen: Am Rande von Nekroseherden sind im histologischen Schnitt die grampositiven Erreger intra- und extrazellulär nachweisbar. Kulturelle Erregerisolierung aus Leber, Milz, Lunge und Gehirn.

Literatur

Matthias, D. (1961): Zur Pathologie und Pathogenese der Listeriose einiger Haustiere. Arch. exper. Vet. med. 15, 905—919.

Decker, R.A., J.J.Roger and S.Lesar (1976): Listeriosis in a young cat. J. Amer. Vet. med. Assoc. 168, 1025—1027.

21.2.8. Milzbrand (Anthrax)

Die akute und tödlich verlaufende Infektionskrankheit wird durch *Bacillus anthracis* verursacht. Bei Hunden und Katzen infolge der hohen Resistenz selten vorkommend. Die Infektion erfolgt über kontaminiertes Fleisch: lokale Infektion an Kopf und Rachen mit septikämischem Verlauf.
Anamnese: plötzliche Todesfälle oder perakute Erkrankung mit Fieber, blutigen Durchfällen und hochgradiger entzündlicher Schwellung von Rachen (Erstickung), Lippen, Kopf und Halsunterseite; gelegentlich typische Milzbrandkarbunkel an Lippen und Pfoten. *Makroskopisch:* nicht geronnenes schwarzrotes Blut; hochgradiges sulziges Ödem von Rachenwand sowie Unterhaut von Lippen, Kopf und Halsunterseite; Hyperämie und Blutungen im Magen-Darm-Kanal; hämorrhagische Infarzierung der Kopf-, Hals- und Darmlymphknoten; hyperämisch-hämorrhagische Milzschwellung; septikämische Blutungen. *Mikroskopisch:* zahlreiche grampositive, bekapselte Bazillen in Blutgefäßen, Milz, Lympknoten.
Ergänzende Untersuchungen: Erregernachweis im Blut- oder Milzausstrich mit Gram-Färbung oder Kapselfärbung nach Foth. An Organextrakten (auch bei vorgeschrittener Fäulnis) Durchführung der Thermopräzipitation nach Ascoli.

Literatur

Davies, E.M. S.F.J.Hodgman and G.Skulski (1957): An outbreak of anthrax in a hound kennel. Vet. Rec. 69, 775—776.

21.2.9. Infektionen mit Gasbranderregern bei Hunden und Katzen

Fleischfresser sind verhältnismäßig resistent gegen Anaerobierinfektionen. Bei Katzen sind Wundinfektionen, bei Hunden Wundinfektionen, septikämischer Gasbrand und Enterotoxämien beschrieben worden.

● **Wundinfektionen bei Hunden und Katzen**
Als Erreger sind *Clostridium chauvoei* (Rauschbrand), *C. septicum* (Pararauschbrand) und *C. perfringens* Typ A nachgewiesen worden.

Anamnese: nach Operationen, Injektionen, Geburtsverletzungen, Bissen u. a. Schwellung im Wundgebiet, blaurote Verfärbung der Haut, Knistern beim Betasten; Fieber; sehr schneller Krankheitsverlauf. *Makroskopisch:* lokal im Wundbereich: entzündliches Ödem mit Blutungen (*C. septicum* und *C. perfringens*), ausgedehnten Gewebsnekrosen und Gasbildung *C. chauvoei*), die sich auf Unterhaut und Muskulatur erstrecken. Septikämie mit Blutungen und hochgradiger Degeneration der großen Parenchyme.

- **Septikämischer Gasbrand bei Hunden**

Wahrscheinlich enterogener Infekt mit *Clostridium perfringens*, wobei nach Schädigung der Epithelschranke Clostridien in die Blutbahn übertreten.

Anamnese: Apathie, Fieber, Vomitus; Tod nach wenigen Stunden. *Makroskopisch:* blutige Transsudate in Brust- und Bauchhöhle, Lungenblutungen, Hämolyse; Brei- bzw. Schaumorgane: Leber, Milz, Nieren.

Differentialdiagnose: Vergiftung mit Dicumarol; Anaerobierfäulnis bei langhaarigen und adipösen großen Hunden.

- **Enterotoxämie**

Erreger *Clostridium perfringens* (wahrscheinlich Typ A), dessen Toxin das Krankheitsbild verursacht.

Anamnese: plötzliche Todesfälle oder 1 bis 2 Tage während blutiger, stinkender Durchfall, Exskikkose, Blutungsanämie. *Makroskopisch:* Beginn mit hämorrhagischer Kolitis und Proktitis, Typhlitis, später aufsteigend Ileitis und Jejunitis; vakuoläre Leberzelldegeneration und Leberzellnekrosen.

Differentialdiagnose: Parvovirose; Leptospirose; Vergiftung mit Dicumarol.

Literatur

Freudiger, U. (1986): Erkrankungen mit Gasbranderregern. In: Freudiger, U., E.-G. Grünbaum und E. Schimke (1986): Klinik der Hundekrankheiten. VEB Gustav Fischer Verlag Jena.

21.2.10. Tetanus bei Hunden und Katzen
(Starrkrampf, Lockjaw)

Fleischfresser sind weniger empfindlich gegen Infektionen mit *Clostridium tetani*. Meist Wundinfektion bei tiefen verschmutzten Wunden mit anaeroben Verhältnissen im Wundgebiet. Erregervermehrung im Wundgebiet mit Bildung von Ektotoxin, das sich entlang der Nervenbahnen zum ZNS ausbreitet und die Reflexerregbarkeit erhöht, so daß andauernde spastische Muskelkontraktionen entstehen. Selten hämatogene Ausbreitung der Erreger von der Infektionspforte zu Leber und Milz *(kryptogener Tetanus)*.

Inkubationszeit: wenige Tage bis mehrere Wochen.

Anamnese: Dauerkontraktionen der Muskulatur, an Kopf und Hals beginnend und sich auf Rücken und Extremitäten fortsetzend, dabei Kieferklemme, Längsfaltung der Kopfhaut, hochgestellte Ohren, aufgeschürzte Lippen, sägebockähnliche Stellung; Verstärkung der Krämpfe bei Aufregung; ansteigendes Fieber; Atemstillstand durch Dauerkrampf der Atemmuskulatur. *Makroskopisch und mikroskopisch:* keine kennzeichnenden Veränderungen; Diagnose aufgrund der Anamnese. Suche nach Wunde, evtl. auch abgeheilte *(Narbentetanus)*.

Ergänzende Untersuchungen: Einsendung des Wundgewebes, evtl. auch Leber und Milz zur bakteriologischen Untersuchung.

Literatur

Löffler, K., L. Hensel und H. J. Ehrlein (1962): Tetanus bei Hund und Katze. Dtsch. Tierärztl. Wschr. 69, 476–479.

21.2.11. Botulismus bei Fleischfressern

Clostridium botulinum bildet unter anaeroben Bedingungen Toxine, die Futtermittel oder Kadaver (Wassergeflügel) kontaminieren: Futtermittelvergiftung. Nach deren Aufnahme wird das Toxin im Dünndarm resorbiert. Die Toxine hemmen die Acetylcholinfreisetzung an den motorischen Endplatten der quergestreiften und glatten Muskulatur. Hunde und Katzen sind gegen alle Toxinarten verhältnismäßig resistent. Toxin A soll in großer Dosierung das Krankheitsbild auslösen.

Anamnese: schlaffe Lähmung der Skelett- und Augenmuskulatur; Lähmung der Schlundkopf- und Kaumuskulatur täuscht Bulbärparalyse vor; Miose; Tod durch Asphyxie bei Lähmung der Atemmuskulatur. *Makroskopisch:* keine spezifischen Befunde; Lungenödem und asphyktische Blutungen; Koprostase infolge Darmlähmung; evtl. Aspirationspneumonie.

Differentialdiagnose: Tollwut; Pseudowut; Curare-Vergiftung.

Ergänzende Untersuchung: Toxinnachweis in Blut und Körperflüssigkeiten im Mäuseversuch.

Literatur

Köhler, B., und A. Burckhardt (1983): Nachweis von Botulismus beim Hund und Urteil des Obersten Gerichts der DDR über Schadenersatzanspruch. Mh. Vet.-Med. 38, 426–429.

21.2.12. Tuberkulose bei Hunden und Katzen

Heute nur noch selten vorkommende chronisch verlaufende Infektionskrankheit, verursacht vor allem durch *Mycobacterium tuberculosis* (Infektionsquelle Mensch) und *Mycobacterium bovis* (vor allem Katze, früher Rindertuberkulose als Infektionsquelle); *Mycobacterium avium* ist ohne Bedeutung. Aerogene Infektion mit Lungentuberkulose und orale Infektion mit Pharynxtuberkulose vor allem beim Hund; orale Infektion mit Darmtuberkulose vor allem bei Katze, weniger häufig Hund; bei offener Tuberkulose Schmierinfektion an Kopf- und Halshaut durch Putzen bei der Katze. Meist Primärkomplex mit Ausbreitung per continuitatem oder intrakanalikulär, seltener hämatogene Generalisation.
Anamnese: unspezifisches Krankheitsbild mit Schwäche, Abmagerung, wechselnden Fieberschüben, bei Katzen auch Anämie. Bei Lungentuberkulose evtl. Husten und Dyspnoe (Pleuritis); bei Darmtuberkulose fallweise Anorexie, Durchfall, Obstipation. *Makroskopisch:* Primärkomplex Lunge: speckiger, auch zentral kolliquationsnekrotischer, gut abgesetzter und infiltrierender Herd am Margo obtusus, gleiche Veränderungen in bronchialen und mediastinalen Lymphknoten; Durchbruch mit ein- oder beidseitiger Pleuritis exsudativa (rötliches, milchig-trübes Exsudat) und Tuberkulomen auf der Pleura costalis, auch mit Pericarditis tuberculosa. Gelegentlich mit Osteoarthropathie. Tuberkulose des Pharynx: hyperplastische Tonsillitis und Lymphadenitis tuberculosa der retropharyngealen oder zervikalen Lymphknoten, häufiger mit Fistelbildung zur Haut. Tuberkulose des Darmes: meist unvollständiger Primärkomplex mit Manifestation in mesenterialen Lymphknoten (ileozäkal), sonst tuberkulöses Darmgeschwür; auch portogene Verbreitung in die Leber. Tuberkulose der Haut: Fistelgänge von tuberkulösen Lymphknoten (Hund), noduläre und ulzerierende Form (Kopfhaut bei der Katze). *Mikroskopisch:* überwiegend unspezifisches, betont fibroplastisches Granulationsgewebe mit eingelagerten Epitheloidzellherden, fast immer ohne Langhanssche Riesenzellen; keine Verkäsung, aber ausgedehnte Kolliquationsnekrosen mit granulozytärer Einschmelzung.
Differentialdiagnose: Neoplasien (Sarkome), Leukose (Katze); alle Formen exsudativer Pleuritis; fistelnde Lymphadenitis; Sialozelen.
Ergänzende Untersuchungen: bakteriologische Untersuchung veränderter Gewebe. Mykobakteriennachweis mit Ziehl-Neelsen-Färbung in Ausstrichen oder Gewebeschnitten.

Literatur

Matthias, F. (1970): Vergleichende Pathologie der Tuberkulose der Tiere. In: G. Meißner et al (1970).: Infektionskrankheiten und ihre Erreger: Mykobakterien und mykobakterielle Krankheiten. Bd. 4, Teil VII. VEB Gustav Fischer Verlag, Jena.

21.2.13. Nocardiose bei Hunden und Katzen
(Streptotrichose)

Chronische Infektion mit *Nocardia asteroides* oder *N. brasiliensis*, vor allem Hund, seltener Katze, in außereuropäischen Ländern: infizierte Hautwunden mit hämatogener Aussaat in seröse Häute oder aerogene Infektion mit Lungenmanifestation und hämatogener Streuung in Milz, Nieren und Gehirn oder alimentäre Infektion. In Europa vor allem chronische pleuritische Form mit vermutlich aerogener Infektion und Pleuritis, seltener Peritonitis, bei Hunden und Katzen. Dabei kein einheitliches Erregerspektrum, meist Mischinfektionen (*Actinomyces, Actinobacillus,* Staphylokokken, Streptokokken, *Corynebacterium, Pasteurella* u. a.), seltener *Nocardia asteroides.*
Anamnese: Fieber, Anorexie, Abmagerung, von der Pleuritis abhängige Dyspnoe. Fallweise bei außereuropäischer Form auch neurologische Symptome. *Makroskopisch:* **pleuritische Form:** hämorrhagische, jauchig-eitrige Pleuritis mit zottiger Pleura und Atelektase; granulomatös-eitrige Entzündung des Mediastinums, seltener chronisch-eitrige Bronchopneumonie, Lungenabszesse; Hyperplasie mit Nekrosen in den Lungenlymphknoten. **Kutane Form:** Pyodermie, Phlegmone, Abszesse, Fisteln in der verdickten Haut mit Lymphadenitis

und Lymphangitis der regionären Lymphknoten; hämatogene Pleuritis (wie oben), seltener Peritonitis mit eitrig-granulomatöser Verklebung von Netz und Mesenterium; graunulomatös-eitrige Entzündungsherde in Nieren, Milz und Großhirnrinde. **Pulmonale Form:** chronisch-eitrige oder abszedierende Bronchopneumonie ohne Pleuritis, Nekrosen in hyperplastischen Lungenlymphknoten; Metastasierung wie bei kutaner Form. *Mikroskopisch:* granulomatöse Entzündung mit Nekrose und leukozytärer Infiltration, umgeben von Granulationsgewebe ohne Spezifität. Akute bis subakute Verlaufsform überwiegend mit Nekrose und eitriger Einschmelzung, chronische Verlaufsform mit stärkerer fibroangioblastischer Komponente. Bei Nocardia Erregernachweis in den Körnchen des pleuritischen Exsudats und in den Granulomen: grampositive, säurefeste (Ziehl-Neelsen-Färbung), fädig-verzweigte Netze, darstellbar auch mit Färbung nach Gridley. Nachweis von Aktinomykose-Drusen bei Hund und Katze unsicher.

Differentialdiagnose: Tuberkulose; Pleuritis anderer Genese (Fremdkörper).

Ergänzende Untersuchungen: kultureller Erregernachweis aus Exsudat und veränderten Organen.

Literatur

Ajello, L., W. W. Walker, D. L. Dungworth and G. L. Brumfield (1961): Isolation of Nocardia brasiliensis from a cat. J. Amer. Vet. med. Assoc. **138**, 370–376.

Swerczek, T. W., G. Trautwein and S. W. Nielsen (1968): Canine nocardiosis. Zbl. Vet. Med. **15 B**, 971–978.

21.2.14. Ehrlichiose der Hunde
(Rickettsiose, Canine Tropical Pancytopenia)

Akut oder chronisch-rezidivierend verlaufende Infektionskrankheit in Indien, Afrika (Mittelmeergebiet!) und USA. Der Erreger *(Ehrlichia canis)* wird durch Zecken *(Rhipicephalus sanguineus)* übertragen. Er vermehrt sich in retikuloendothelialen Zellen. Inkubationszeit: 5–21 Tage.

Anamnese: Fieber, Nasen- und Augenausfluß, Inappetenz, Durchfall; pustulöse Dermatitis an Unterbauch, Schenkel- und Achselhöhle; Gliedmaßenödeme; Anämie und Panzytopenie; Nasenbluten; Abmagerung; ZNS-Störungen, Muskelschwäche. *Makroskopisch:* blutig-ödematöse Lymphknotenschwellung; Knochenmarkdepression (Panmyelophthise) mit Anämie, Granulozytopenie und Thrombozytopenie (Blutungen!); Schleimhautblutungen im Verdauungs- und Urogenitaltrakt. *Mikroskopisch:* perivaskuläre Infiltrate mit Lymphozyten, Histiozyten und Plasmazellen: Meningen, Niere, Leber, lymphoretikuläre Gewebe; Blutungen und plasmazelluläre Infiltrate in den Meningen; zentroazinäre Leberzellnekrosen als Anämiefolge (selten Ikterus!).

Differentialdiagnose: häufiger kombiniert mit Babesiose.

Ergänzende Untersuchungen: Nachweis von zytoplasmatischen basophilen Elementar- oder Morulakörperchen in vielgestaltigen Histio- bzw. Monozyten: Abklatschpräparate und Gewebeschnitte von Lymphknoten sowie Blutaustriche.

Literatur

Ewing, S. A. (1969): Canine ehrlichiosis. Adv. Vet. Sci. **12**, 331–353.

21.2.15. Neorickettsiose der Hunde
(Salmon Disease)

Die an der Pazifikküste der USA bei *Hunden, Füchsen* und *Bären* vorkommende, akut und tödlich verlaufende Erkrankung wird durch *Neorickettsia helminthoeca* verursacht. Bei Verfütterung von rohen lachsartigen Fischen werden Metazerkarien der Trematodenart *Nanophyetus salmonicola* aufgenommen, die Träger des Erregers sein können. Eine weitere Neorickettsienart verursacht bei Hundas *Elokomin-fluke-fever,* das ähnlich, aber mit geringerer Mortalität verläuft. Inkubationszeit: 5–7 Tage.

Anamnese: Fieber, Anorexie, Schwäche, Gewichtsverlust; Vomitus sowie gelblich-wäßrige oder blutige Durchfälle; Augen und Nasenausfluß. Tod nach etwa 10 Krankheitstagen. *Makroskopisch:* alle Lymphknoten, besonders die der Bauchhöhle, mit Schwellung und follikulärer Hyperplasie, Splenomegalie, hyperplastische Peyersche Platten mit Blutungen; kleine blutende Geschwüre in der Pylorusschleimhaut, petechiale Blutungen in der Dünndarmmukosa; flächenhafte Blutungen in Gallen- und Harnblase sowie im subpleuralen Lungengewebe. *Mikroskopisch:* Lymphknoten mit Hyperplasie retikuloendothelialer Zellen, Lymphozytenschwund und Follikelnekrosen; bei Junghunden im hyperplastischen Thymus Lymphozytenschwund und fokale Nekrosen; im ZNS universelles Hirnödem, Infiltration der Meningen und perivaskulären

Räume mit Makrophagen, herdförmige makrophagozytäre und gliale Infiltrate in der Rindenschicht.
Ergänzende Untersuchungen: Nachweis der basophilen Elementarkörperchen im Zytoplasma der retikuloendothelialen Zellen im lymphatischen Gewebe (Giemsa-Färbung, Immunfluoreszenz). Nachweis der Trematoden in den Darmzotten, im Gewebeschnitt mit auffallend geringer Reaktion.

Literatur

Cordy, D. R., and J. R. Gorham (1950): The pathology and etiology of salmon disease in the dog and fox. Amer. J. Path. 26, 617–637.

21.2.16. Hämobartonellose der Katzen
(Feline Infectious Anemia)

Der Erreger — *Haemobartonella (Eperythrozoon) felis* — wird möglicherweise durch Flöhe übertragen. Der Erreger haftet marginal auf der Erythrozytenmembran und führt über Membranschädigung zu Hämolyse und Anämie. Die Infektion kann akut, chronisch oder klinisch inapparent verlaufen. Inapparente Formen können durch andere Faktoren (Streß) aktiviert werden.
Anamnese: akuter Verlauf: Fieber; hämolytische Anämie mit Makro- und Anisozytose, kernhaltigen Erythrozyten, Retikulozytose, Hämoglobinurie, Ikterus; Leukozytose; Dyspnoe. Chronischer Verlauf: Anämie, Schwäche, Abmagerung. *Makroskopisch:* Anämie und Ikterus; Hyperplasie des Knochenmarks; reaktive Hyperplasie der Lymphknoten; Splenomegalie; Blutungen in den serösen Häuten. *Mikroskopisch:* Hyperplasie der erythropoetischen Zellen im Knochenmark und extramedulläre Erythropoese in Milz und Leber; evtl. chromoproteinurische Nephrose; hypoxisch bedingte zentroazinäre Leberzellnekrosen.
Differentialdiagnose: hämolytische Anämie und Ikterus bei Infektion mit FeLV.
Ergänzende Untersuchungen: Erregernachweis im Blutausstrich (cave Jolly-Körper!), weniger geeignet Gewebeschnitte.

Literatur

Flint, J. C., M. H. Roepke and R. Jensen (1958): Feline infectious anemia. I. Clinical aspects. Amer. J. Vet. Res. 19, 164–168.

Flint, J. C., M. H. Roepke and R. Jensen (1959): II. Experimental cases. Amer. J. Vet. Res. 20, 33–40.

21.2.17. Dermatomykosen

Die als Kontaktinfektion bei Disposition entstehende Dermatomykose wird am häufigsten durch *Microsporum canis* (**Mikrosporie**), weniger häufig durch *Trichophyton mentagrophytes* (**Trichophytie**) bei **Hunden und Katzen** verursacht. Die Erreger wachsen in die Hornschicht der Epidermis und extra- und intrapilär in die Haarfollikel ein. Die Hautveränderungen beginnen an Lippen und Nasenrücken, breiten sich über die übrige Kopfhaut auf Hals, Gliedmaßen (distal), Vorderbrust (Katze) und Rücken aus. *Makroskopisch:* herdförmig Haarbruch und Haarausfall mit Hyperkeratose (Borken), sich ringförmig ausdehnend und konfluierend. Auch sekundäre bakteriell verursachte Follikulitis, Follikelabszesse und exsudative Dermatitis mit hyperämischem Ringwall.
Sonderform „Favus": hauptsächlich Kontaktinfektion bei Katzen durch Mäuse: *Trichophyton quinckeanum.* An Maulspalte, Vorderpfoten, Kopfhaut, Ohren: bis etwa 10 mm große, rundlich, zentral vertiefte, gelbliche Borken (Skutula), unter denen eine blutende, exsudative Dermatitis besteht: Geruch nach Mäuseharn.
Differentialdiagnose: Hautinfektionen mit fakultativ pathogenen Schimmelpilzen und Hefen *(Pityrosporum pachydermatitidis),* die disponierende Faktoren (langzeitige Antibiotikatherapie!) erfordern. Häufiger Ausgang vom Gehörgang.
Ergänzende Untersuchungen: Nachweis der Hyphen und Sporen in Hautgeschabsel (Vorbehandlung mit KOH) oder im histologischen Schnitt (Pilzfärbungen). Differentialdiagnose Microsporum/Trichophyton nur durch Kultur; evtl. auch histologisch: polygonale Sporen, extrapilär die Haarwurzel dicht umhüllend: *Microsporum;* rundliche Sporen, etxra- und intrapilär zerfallende Ketten bildend: *Trichophyton.*

Literatur

Georg, L. K., C. S. Roberts, R. W. Menges and W. Kaplan (1957): Trichophyton mentagrophytes infections in dogs and cats. J. Amer. Vet. med. Assoc. 130, 427–432.

Scott, D. W., J. Bentinck-Smith and G. F. Hagerty (1974): Sporotrichosis in three dogs. Cornell Vet. 64, 416–426.

21.2.18. Systemmykosen
(Deep mycoses)

● **Blastomykose**
(North American Blastomycosis)
Nordamerika. Erreger *Blastomyces dermatitidis*. Aerogene Infektion. Bei Hund und Katze primär **Lungenform**: karnifizierte oder knotenförmige Abschnitte mit abszeßähnlichen Nekrosen, Einbeziehung der Lungenlymphknoten. Seltener auch **Hautform** mit ulzerierenden, subkutanen, eingeschmolzenen Granulomen. Gelegentlich **Generalisation** mit Absiedelung in Milz, Leber, Niere, Gehirn, Knochenmark, Lymphknoten und Augen. Infektiöse Granulome mit Epitheloidzellen, Granulozyten, wenigen Lymphozyten und Fremdkörperriesenzellen; extra- und intrazelluläre rundliche granulierte Blastomyzeten mit doppelt konturierter, ungefärbter Membran; Teilung durch Knospung (Budding).

● **Kryptokokkose**
Weltweites Vorkommen. Erreger *(Cryptococcus neoformans)* vermehrt sich vor allem in Vogelkot. Aerogene Infektion. Bei *Katzen* vor allem Infektion der Nasenschleimhaut (ulzerierende Knötchen), aber auch der Lunge (multiple Granulome) und Pleura (schleimiges Exsudat); bei *Hunden* vor allem Lungeninfektion; bei beiden lympho-hämatogene Ausbreitung auf Lymphknoten (Schwellung mit schleimiger Schnittfläche), Meningen (schleimiges Ödem oder in das nervöse Gewebe einwachsende Granulome), Augen, seltener andere Organe. Kennzeichnend granulomatös-knotige Veränderungen von schleimiger Beschaffenheit. Entweder geringere zellige Reaktion, die mit Erregern und Schleim gefüllte Zysten umschließt, oder Granulome aus Makrophagen, Lymphozyten, Plasmazellen und Fremdkörperriesenzellen, mit weniger zahlreichen Erregern. Kryptokokken sind rundliche Gebilde mit dicker Schleimkapsel.

● **Histoplasmose**
Amerika. Erreger *(Histoplasma capsulatum)* vermehrt sich vor allem in Vogelkot. Häufiger bei *Hunden* als bei *Katzen* vorkommend. Aerogene Infektion mit Lungenmanifestation, aber auch von der Lunge ausgehende Generalisation. Kennzeichnend ist die Proliferation von Zellen des MPS mit weniger ausgeprägter Infiltration mit Lymphozyten und Plasmazellen. Intrazelluläre Histoplasmen. **Lungenform**: kleine Knötchen oder Solidifikation größerer Abschnitte. **Generalisierte Form**: Hepatosplenomegalie, Lymphknotenvergrößerung, ulzerierende Knoten in der Submukosa der Darmschleimhaut, seltener ulzerierende Hautknoten.

● **Kokzidioidomykose**
Amerika. Erreger: *Coccidioides immitis*. Hauptsächlich bei *Hunden* vorkommend. Aerogene Infektion mit Lungenmanifestation, bei Hunden fast regelmäßig Generalisation. Das Sporangium mit doppelt konturiertem, anfärbbarem Zellwall bildet infektiöse Granulome mit Epitheloidzellen, Riesenzellen, Lymphozyten, Plasmazellen und ausgeprägt Fibroblasten Die freigesetzten Endosporen lösen dagegen Nekrosen mit ausgeprägter Granulozyteninfiltration aus. Entsprechend in der Lunge vorherrschend granulomatöse Knoten. Bei Generalisation in Milz, Lymphknoten, Leber, Niere, Meningen, Augen und Knochenmark, zunächst eitrig-granulomatöse Entzündung, übergehend in proliferative Form.

● **Sporotrichose**
Erreger: *Sporothrix schenckii* (gelegentlich auch *Actinomyces israeli*). Wundinfektion der Haut (Extremitäten). Seltener bei *Hunden* und *Katzen* vorkommend. Kennzeichnend sind gut abgesetzte, auch ulzerierende Granulome der Unterhaut, Ausbreitung mit Lymphangitis und Lymphadenitis; seltener generalisiert mit Absiedelung in Lunge, Leber, Niere, Knochenmark u. a. Infektiöse Granulome mit zentraler Nekrose und eitriger Einschmelzung, intrazelluläre, zigarrenförmige Erreger.

● **Sekundäre Systemmykosen**
Verursacht durch fakultativ-pathogene, meist ubiquitär vorkommende Pilze. Haften der Infektion erfordert Prädisposition: Resistenzminderung bei Infektionen (Parvovirus) oder langzeitige Kortikoid- und Antibiotikatherapie.

Aspergillose: *Aspergillus fumigatus* und andere Spezies: beim *Hund* vorzugsweise Lunge und Nase: Granulombildung; bei *Katze* neben granulomatöser Pneumonie auch pseudomembranöse Beläge im Magen-Darm-Kanal.

Phykomykosen (Mucormykosen): *Absidia-, Mucor-, Rhizopus-* und *Mortierella-*Arten. Infektiöse Granulome in der Lunge oder pseudomembranöse Beläge auf Schleimhäuten der oberen Luftwege oder des Verdauungstraktes.

Candidiasis (Thrush, Moniliasis): *Candida albicans* und andere Spezies. „Soor": pseudomembranöse Beläge, auch Ulzera hinterlassend, auf den Schleimhäuten von Maul, Rachen und Ösophagus, aber auch im Magen-Darm-Kanal.

Ergänzende Untersuchungen: Pilznachweis im histologischen Schnitt mit Färbungen nach Grocott oder Gridley oder PAS-Reaktion; Darstellung von Schleimhüllen mit Muzokarmin. Kultureller Erregernachweis.

Literatur

Jungerman, P. F., and R. M. Schwartzman (1972): Veterinary Medical Mycology. Lea & Febiger, Philadelphia.
Schiefer, B. (1967): Pathomorphologie der Systemmykosen des Tieres. VEB Gustav Fischer Verlag, Jena.

21.3. Parasitäre Krankheiten

21.3.1. Leishmaniose der Hunde

Die Krankheit kommt in den Mittelmeerländern und in Brasilien vor. Die *Leishmania donovani* (Syn. L. canis) wird durch den Stich von Sandfliegen *(Phlebotomus)* übertragen. Die Erreger (Gewebsform) vermehren sich in Makrophagen der Haut an der Stichstelle und werden lymphogen verbreitet, mit Befall des MPS. Dabei wird eine überwiegend kutane oder viszerale Lokalisation beschrieben. Inkubationszeit: Wochen bis Monate oder bis zu einem Jahr. Infektionen bei Katzen möglich, aber ohne pathogenetische Bedeutung.
Anamnese: Abmagerung und Anämie, Durchfälle; bei **viszeraler Form** überwiegen Lymphknotenschwellung, Milzschwellung, gelegentlich Aszites; bei **kutaner Form** stehen im Vordergrund knotenförmige, haarlose Hautverdickungen, später ulzerierend, vor allem an Kopf, weniger an Extremitäten, sowie Iritis und Keratitis. In Endemiegebieten können lediglich Abmagerung, Anämie und leichte Lymphkontenschwellung vorkommen. *Makroskopisch:* Markige Schwellung der Lymphknoten, Splenomegalie, Hepatomegalie mit vakuolärer oder fettiger Leberzelldegeneration, fallweise Aszites, herdförmige Infiltrate in der Dick- und Dünndarmwand, gelegentlich mit Ulzera; in der Haut diffuse oder knötchenförmige Verdickungen des Coriums, später mit eingetrocknetem Exsudat bedeckt oder ulzerierend, haarlos; Iritis mit Keratitis. *Mikroskopisch:* Kennzeichnend ist die Proliferation von Makrophagen, besetzt mit Erregern, in Lymphknoten, Milz, Knochenmark, Haut, Iris, Konjunktiva und Darmwand sowie periportal und intrasinusoidal, mit miliaren Nekrosen in der Leber. Infiltrate mit Lymphozyten, Plasmazellen und Makrophagen ohne Erreger in der Niere (interstitielle Nephritis), Herz- und Skelettmuskulatur, Leber, Meningen.
Differentialdiagnose: Demodikose, Räude, Dermatomykosen.
Ergänzende Untersuchungen: Nachweis der intrazellulären Erreger in Makrophagen von Haut, Lymphknoten, Milz und Knochenmark. Nach Therapie können die Erreger nicht mehr nachweisbar sein.

Literatur

Schlotke, B. (1975): Leishmaniasis (Kala-Azar) bei Hunden in Bayern. Berl. Münch. Tierärztl. Wschr. **88**, 70—73.

21.3.2. Babesiose der Hunde
(Piroplasmose, malignant jaundice, biliary fever)

Erreger sind *Babesia canis* in Süd- und Osteuropa, Amerika und Afrika und *Babesia gibsoni* in Asien. Die geschlechtliche Vermehrung der Babesien erfolgt in Zecken (hauptsächlich *Rhipicephalus sanguineus*, aber auch *Dermacentor, Haemaphysalis* und *Hyalomma*); Übertragung beim Blutsaugen; Babesien befallen Erythrozyten, vermehren sich in diesen und führen zur Zerstörung der Erythrozyten. Inkubationszeit sehr wechselnd: von 30 Stunden bis 35 Tagen reichend.
Anamnese: akuter Verlauf mit Fieber, Mattigkeit, Ataxien, hämolytischer Anämie, Ikterus, Bilirubinurie und nicht regelmäßig Hämoglobinurie; gelegentlich Anurie und Urämie. Chronischer Verlauf in Endemiegebieten: Abmagerung, Mattigkeit und immunologisch bedingte Anämie. *Makroskopisch:* hämolytische Anämie, prähepatischer und hepatischer Ikterus, chromoproteinurische Nephrose, peripherolobuläre Leberzellnekrosen; hypoxische vakuoläre oder fettige Leberzelldegeneration, disseminierte Muskelfasernekrosen in Myokard und Skelettmuskulatur (Kaumuskulatur); Blutungen in serösen Häuten und Schleimhäuten, gelegentlich auch hämorrhagische Diathese im Magen-Darm-Kanal; markige Schwellung der Lymphknoten, follikuläre Milzschwellung. Bei chronischem Verlauf Abmagerung bis Kachexie; Anämie mit Knochenmarkhyperplasie; Atrophie des lymphoretikulären Gewebes in Lymphknoten und Milz. *Mikroskopisch:* Verklumpung infizierter Erythrozyten in Kapillaren (Lebersinusoide) und Thrombose kleiner Venen (Augen), besonders im Gehirn mit häufig bilateral symmetrisch vorkommenden Blutungen. Perivaskuläre lympho-histiozytäre Infiltrate in den Hirnhäu-

ten. Hämosiderose in Leber, Milz und Lymphknoten.
Differentialdiagnose: hämolytische Anämien und Leptospirose.
Ergänzende Untersuchungen: Erregernachweis in Erythrozyten: Blutausstrich und histologischer Schnitt, insbesondere in Gehirngefäßen.

Literatur

Reusse, U. (1954): Zur Klinik und Pathologie der Hunde-Babesiose. Z. Trop. Parasit. 5, 451—469.

21.3.3. Toxoplasmose

Endwirt für *Toxoplasma gondii* ist die Katze mit intestinaler Entwicklung von Oozysten im Darmepithel. Daneben auch extraintestinale Entwicklung mit meist intrazelluärer Entwicklung von Tachyzoiten, aus denen die Toxoplasmazysten entstehen. Die von Katzen ausgeschiedenen Oozysten werden von anderen Zwischenwirten aufgenommen — über Parasitämie und intrazelluläre Vermehrung entstehen aus Tachyzoiten Zysten. Bei Katze und Hund am häufigsten orale Infektion mit in der Muskulatur von Beutetieren bzw. Schlachttieren enthaltenen Zysten, seltener durch Aufnahme von Oozysten, bei Katzen auch durch extraintestinale Entwicklung. Parasitämie führt zur häufigeren **latenten Infektion** mit Vorkommen von Zystozoiten enthaltenden Zysten in der Muskulatur und im Gehirn, meist ohne Symptome. Seltener **akute bis chronische Infektion** mit klinischen Symptomen bei Jungtieren nach vorhergehender Resistenzschwächung, die von Alterationen in Gehirn, Lunge, Myokard, Leber, Lymphknoten und Auge herrühren.
Anamnese: unspezifisches Krankheitsbild mit Fieber, Mattigkeit, Abmagerung und gelegentlichen Durchfällen. Bei Hunden öfter als bei Katzen zentralnervöse Symptome, dagegen bei Katzen ausgeprägter Dyspnoe, fallweise auch Husten. *Makroskopisch* und *mikroskopisch:* herdförmige Nekrosen mit Blutungen im Gehirn, später herdförmige granulomatöse Meningoenzephalitis; miliare Nekrosen in Leber, Myokard, Nieren, Milz; markige Schwellung der Lymphknoten mit Nekrosen; Chorioretinitis; Schleimhautulzera und Granulome in der Darmwand bei Hunden; interstitielle Pneumonie mit Proliferation von Alveolardeckzellen (Fetalisation der Lunge) vor allem bei Katzen.
Differentialdiagnose: bei Junghunden Staupe. Im histologischen Schnitt *Sarcocystis, Leishmania, Hammondia* und *Besnoitia*.

Ergänzende Untersuchungen: in veränderten Gewebsbezirken Nachweis von freien und intrazellulären Tachyzoiten und Zysten.

Literatur

Frenkel, J. K. (1973): Toxoplasmosis: parasite life cycle, pathology and immunology. In: Hammond, D. M., and P. L. Long: The Coccidia. Baltimore, University Park Press.

21.3.4. Parasitosen des Darmes bei Hunden und Katzen

● **Kokzidiose bei Hunden**
Vermehrung in Enterozyten und Zellen der Propria mucosa des Dünndarms. Pathogenetisch bedeutungsvoll *Isospora canis* und *ohioensis* bei Junghunden. Durchfälle, z.T. blutig; Dehydratation. Flohstichartige Blutungen bis hämorrhagische Entzündung in Ileum und aszendierend Jejunum. Infektion mit sporulierten Oozysten oder Dormozoiten in Katzen und Nagern. Geringe pathogenetische Bedeutung bei Junghunden haben *Sarcocystis bovicanis* und *S. ovicanis* im Duodenum und deszendierend Jejunum (Darmform; *Isospora bigemina*). Infektion mit sarkosporidienhaltigem Frischfleisch von Rind und Schaf.

● **Kokzidiose bei Katzen**
Geringere pathogenetische Bedeutung als bei Junghunden. Bei Katzenwelpen blutige Durchfälle mit katarrhalischer bis hämorrhagischer Enteritis bei Befall mit *Isospora felis* (Ileum und aszendierend Jejunum) und *I. novicati* (Duodenum und deszendierend Jejunum). Infektion mit sporulierten Oozysten und Dormozoiten in Nagern, Hund und Rind. Von den *Sarcocystis bovifelis* und *S. ovifelis* verursacht die Darmform *Isospora bigemina* im allgemeinen keine Veränderungen im Dünndarm. Infektionsquelle; sarkosporidienhaltiges Frischfleisch von Rind und Schaf.
Toxoplasma gondii vermehrt sich geschlechtlich im Dünndarmepithel bei Katzen, die ausgeschiedenen Oozysten sind Infektionsquelle bei Menschen und Tieren. Die Katze infiziert sich mit Oozysten in Katzenkot und Zysten in Organen und Muskulatur von Beutetieren oder Frischfleisch, vor allem von Schweinen und Schafen. *Hammondia hammondi* vermehrt sich gleichfalls geschlechtlich im Dünndarmepithel von Katzen, Infektionsquelle sind Oozysten in der Muskulatur von Nagern. *Nachweis der*

Kokzidiose: Oozysten im Kot; Nachweis der Vermehrungsstadien in Enterozyten im histologischen Schnitt.

● **Nematodiasis bei Hunden**
Trichurose (Trichuris vulpis): Peitschenwürmer dringen mit dem Vorderende zwischen die Enterozyten des Blinddarms, seltener des Kolons ein. Bei jungen und erwachsenen Hunden Diarrhoe mit katarrhalischer bis hämorrhagischer, auch ulzerativer Typhlitis, gelegentlich auch Kolitis.

Ankylostomatose (Ancylostoma caninum und *Uncinaria stenocephala):* orale, galaktogene und kutane Infektion, hauptsächlich bei Welpen. Nach histotroper Phase Besiedlung des Dünndarms. Ansaugen von Schleimhaut und extrakorporale Verdauung in der Mundkapsel: Diarrhoe mit Blutung, Kachexie, Anämie; katarrhalische Jejunitis mit Blutungen, Zottenatrophie, seltener Erosionen; im Vordergrund bei *Uncinaria* Malabsorptionssysdrom, bei *Ancylostoma* Blutungsanämie. Bei kutaner Infektion auch Dermatitis.

Askaridose (Toxocara canis, Welpenspulwurm; Toxascaris leonina, Hundespulwurm): T. canis bei Welpen: pränatale und galaktogene Infektion. Zunächst trachealer Wanderweg mit Husten, Lungenblutungen und granulomatöser Pneumonie bei Massenbefall; Granulome mit abgestorbenen und lebenden Larven in inneren Organen, auch ZNS. Bei älteren Hunden somatische Wanderung mit enzystierten Larven in Muskulatur und inneren Organen (Aktivierung durch Gravidität!): Granulome. Symptome: Vomitus, Diarrhoe, Abmagerung, Anämie, Kümmern; katarrhalische Jejunitis, Ileus bei Massenbefall. *T. leonina* bei älteren Welpen und Hunden: lediglich Larvenwanderung in die Darmwand. Paratenische Wirte als Infektionsquelle.

● **Nematodiasis bei Katzen**
Ankylostomatose (Ancylostoma tubaeformae): hauptsächlich kutane Infektion. Symptome und Darmveränderungen s. Hund

Askaridose (Toxocara mystax): am häufigsten bei Welpen galaktogene Infektion und trachealer Wanderweg: Lungenblutungen; bei älteren Tieren Infektion an paratenischen Wirten und orale Infektion mit somatischer Larvenwanderung: enzystierte Larven in inneren Organen (Granulome) und Aktivierung durch Gravidität. Symptome bei Welpen: meist Massenbefall mit Vomitus, Diarrhoe, Kümmern, Anämie und Abmagerung; katarrhalische Jejunitis, Ileus, Einwanderung in Ductus choledochus; seltener Darmperforation mit Peritonitis. *Toxascaris leonina* ist von geringerer Bedeutung.

● **Zestoden**
Pathogenetische Bedeutung — auch bei Welpen — ist bei schwachem Befall gering. Stärkerer Befall mit Abmagerung, Anämie und Kachexie, auch Diarrhoe aufgrund katarrhalischer Enteritis. Lediglich bei Massenbefall auch hämorrhagische Enteritis (Hundewelpen).

Bandwürmer der Hunde:
Dipylidium caninum: 20—40 cm; Zwischenwirt: Hundefloh.
Echinococcus granulosus: 3—6 mm (dreigliedrig); Zwischenwirt: Säugetiere (Schaf, Rind, Schwein) und Mensch — Echinococcus hydatidosus.
Ecchinococcus multilocularis: 1,5—3,5 mm; Zwischenwirt: Feldmäuse und Mensch — Echinococcus alveolaris.
Multiceps multiceps: 40—100 cm; Zwischenwirt: Pflanzenfresser, Mensch — Coenurus cerebralis.
Taenia hydatigena: 75—100 cm; Zwischenwirt: Pflanzenfresser (Schaf) — Cysticercus tenuicollis.
Taenia pisiformis: 50—200 cm; Zwischenwirt: Hase, Kaninchen — Cysticercus pisiformis.
Taenia ovis: — 110 cm; Zwischenwirt: Schaf, Ziege — Cysticercus ovis.
Taenia cervis: — 250 cm, selten; Zwischenwirt: Reh, Hirsch, Damwild — Cysticercus cervi.
Mesocestoides lineatus: — 80 cm; zweiwirtig: Hornmilben sowie Amphibien, Reptilien und Vögel.
Diphyllobothrium latum: — 300 cm; zweiwirtig: Kleinkrebse und Fische.

Bandwürmer der Katzen:
Hydatigera taeniaeformis: 15—60 cm; Zwischenwirt: Nager — Cysticercus fasciolaris.
Dipylidium caninum: 20—40 cm; Zwischenwirt: Flöhe.
Echinococcus multilocularis: Zwischenwirt: Feldmäuse und Mensch — Echinococcus alveolaris.

21.3.5. Parasitosen der Haut bei Hunden und Katzen

● **Demodikose bei Hunden** *(Demodex canis)*
Welpeninfektion vom Muttertier, aber auch Hunde jeden Alters mit Disposition kurzhaariger Rassen. Milben besiedeln Haarbälge und Talgdrüsen, auch lymphogene Verschleppung in Lymphknoten und Lunge. Lokalisierter Haarausfall — squamo-papulöse Dermatitis — pustulöse Form (Follikulitis); bei Sekundärinfektion der Haarbälge mit Staphylokokken: follikuläre Abszesse und Pyodermie. *Lokalisation:* Lippen, Nasenrücken, periorbitaler Bereich

(Brille); Vorderbeine (Pfoten), später Rumpf. *Demodex cati* kommt bei Katzen vor, nur selten Hautaffektionen.

● **Trombidiose bei Hunden und Katzen** *(Neotrombicula autumnalis)* Von den im Erdboden lebenden Herbstgrasmilben wandern die Larven im Herbst an Pflanzen empor und befallen die Haut, verletzen die Epidermis und ernähren sich von der extrakorporal verdauten Epidermis. Beginnend mit Erythem, später oberflächliche Dermatitis. *Lokalisation:* Zwischenzehenspalt, Unterbauch, Schenkelinnenflächen und Skrotum, seltener Kopf (Ohrmuschel, Lippen) bei Katzen auch Schwanzspitze.

● **Sarkoptesräude bei Hunden** (*Sarcoptes scabiei* var. *canis*) Die Grabmilben dringen über Haarbälge in die Epidermis ein, die Bohrgänge entstehen durch keratinolytische Enzyme. Anfänglich Pusteln und Erythem mit Juckreiz, später Übergang zu chronischer Dermatitis mit Pachydermie, Hyper- und Parakertose sowie Haarausfall. *Lokalisation:* Beginnend am Kopf (periorbital, Nasenrücken, Ohrrand), später auch Unterbauch und Schenkelinnenflächen. Sarkoptesräude ist bei Katzen selten.

● **Kopfräude bei Katzen** *(Notoedres cati)* Grabmilben, die Pusteln, Erythem, chronische Dermatitis, einreißende Rhagaden mit Exsudation verursachen. *Lokalisation:* Kopf (Rücken der Ohrmuschel), später Hals und (Vorder-) Pfoten.

● **Vogelmilbenbefall** *(Dermanyssus gallinae)* Übergang der Milben von Hühner- und Taubenställen oder Vogelnestern auf den Hund. Durch Blutsaugen verursachte Dermatitis.

● **Ohrräude** *(Otodectes cynotis)* Bei Katze häufiger als beim Hund: Dermatitis mit Seborrhoe und Hyperkeratose an der Innenfläche der Ohrmuschel und im äußeren Gehörgang.

● **Raubmilbenbefall** (*Cheyletiella yasguri* beim Hund; *Ch. blakei*, *Ch. parasitivorax*, *Ch. yasguri* bei Katze) Die Raubmilben leben von Hautschuppen und verursachen Seborrhoe, Hyperkeratose und Dermatitis. Bevorzugt bei langhaarigen Hunden. *Lokalisation:* Ohrmuschel, Gliedmaßen und Rücken.

● **Läusebefall** *(Linognathus setosus)* Die blutsaugenden Läuse kommen vor allem bei langhaarigen Hunden vor. *Lokalisation* der chronischen Dermatitis: Oberlippe, Ohrgrund, Hals.

● **Befall mit Haarlingen** (*Trichodectes canis* beim Hund; *Felicola subrostratus* bei der Katze) Ernähren sich von Hautschuppen. Hautefloreszenzen bei Massenbefall durch Kratzen an Kopf und Hals.

● **Flöhe** (*Ctenocephalides canis* bzw. *C. felis*) Flohstiche verursachen Blutpunkte, bei Massenbefall Dermatitis (häufig mit Sekundärinfekten) oder Allergisierung mit Flohekzem. Lokalisation: Schenkelinnenflächen und Unterbauch, weniger häufig Schwanzwurzel, Rücken oder Kopf. Flöhe sind Zwischenwirte von *Dipylidium caninum*!

21.4. Vergiftungen

21.4.1. Thalliumvergiftung

Verwendung von Thallium-III-sulfat als Rodentizid (Zeliokörner und -paste). Vergiftungen durch Aufnahme vergifteter Nager (Katze) oder von thalliumhaltigem Köder. Schnelle Resorption im Darm mit enterohepatischem Kreislauf. Elimination über die Nieren.

Anamnese: akute Vergiftung mit Erbrechen, Diarrhoe, Polydipsie, Anorexie, Apathie, seltener Krämpfe. Chronischer Verlauf (etwa ab 10 Tage nach Giftaufnahme) mit Hautveränderungen und danach evtl. Hyperästhesien, Ataxien, Zwangsbewegungen, Blindheit; vielfach auch Urämie. *Makroskopisch und mikroskopisch:* in der Reihenfolge des Auftretens: akute Gastroenteritis, übergehend in Jejunitis cystica; Geschwüre in der Ösophagusschleimheit; disseminierte Fasernekrosen in Herz- und Skelettmuskulatur; nekrotisierende Nephrose. Pathognomonische Hautveränderungen an den Körperöffnungen und Pfoten (Zwischenzehenspalt) beginnend: Erythem — Exsudation (Krusten), ballonierende Degeneration und Parakeratose in den Haarfollikeln, evtl. bakteriell infiziert (Follikulitis und Mikroabszesse), Haarausfall — asymmetrische Alopecia areata. Hirnödem, disseminierte Ganglienzellnekrosen mit Entmarkungsherden in Gehirn und Rückenmark; Retinaatrophie durch Ganglienzellnekrosen; Zerfall von Axon und Markscheiden in peripheren Nerven.

Ergänzende Untersuchungen: Nachweis von Thallium in Harn und Haaren, aber auch in Niere und Leber.

Literatur

Zook, B. C., and C. E. Gilmore (1967): Thallium poisoning in dogs. J. Amer. Vet. med. Assoc. **151**, 206—217.

Zook, B. C., and C. E. Gilmore (1968): Thallium poisoning in cats. J. Amer. Vet. med. Assoc. **153**, 285—299.

20.4.2. Dicumarol (Warfarin-) Vergiftung

Das als Rodentizid eingesetzte Dicumarol ist Antagonist zum Vitamin K bei der Synthese von Prothrombin und der Gerinnungsfaktoren VII, IX und X in der Leber, indem es Vitamin K vom biochemischen Rezeptor verdrängt. Mangel an Gerinnungsfaktoren mit verzögerter Blutgerinnung und mangelhafte Kapillarwanddichtigkeit (Basalmembranabbau und verminderte Abdichtung durch Fibrin) sind Ursachen der Blutungsneigung. Symptome treten erst nach Verbrauch vorhandenen Prothrombins auf (3—7 Tage).

Anamnese: Hunde und Katzen zeigen Schwäche, Apathie; Blutungen in Unterhaut, Schleimhäuten, Auge; verzögerte Blutgerinnung; Hämatemesis, Melaena, Hämaturie; Symptome des hypovolämischen Schocks. *Makroskopisch:* nichtgeronnenes Blut; Blutungen im peritrachealen Gewebe und Mediastinum; Blutungen und Hämatome in der Unterhaut, Muskulatur; hämorrhagische Diathese im Darm; Hirnblutungen (plötzlicher Tod!), Lungenblutungen; seltener Blutungen in Gelenkhöhlen (Hämarthros) und Körperhöhlen (Perikard).

Differentialdiagnose: hämorrhagische Diathesen: Schock und Verbrauchskoagulopathien, Hämophilie.

Ergänzende Untersuchungen: Dicumarol-Nachweis im Magen-Darm-Inhalt, im Harn und in der Leber.

Literatur

Broman, U. (1961): The postmortem findings in dicoumarol poisoning in dogs and cats. Nord. Vet. Med. **13**, 604—611.

21.4.3. Alpha-Naphthylthioharnstoff (ANTU)-Vergiftung

Rodentizid, das mit Ködern vermischt ausgelegt wird. Enzymhemmung (Sulfhydrylgruppen) und ausgeprägtes Kapillargift mit Permeabilitätsstörung.

Anamnese: schneller Wirkungseintritt (4 Stunden) mit Erbrechen und Diarrhoe; Lungenödem mit Dyspnoe, schaumigem Nasenausfluß, Zyanose und Tachykardie. *Makroskopisch und mikroskopisch:* Leitsymptome sind Lungenödem mit alveolären Blutungen und klar-wäßriger Hydrothorax, auch Hydroperikard und seltener Aszites; Hyperämie und Ödem der Magen- und Darmschleimhaut; Hyperämie der Leber, auch vakuoläre Leberzelldegeneration und seltener zentroazinäre Leberzellnekrosen; Hyperämie der Nieren.

Ergänzende Untersuchungen: Nachweis im Magen- und Darminhalt ist infolge schneller Resorption und Metabolisierung nur bedingt möglich.

Literatur

Jones, L. M., D. A. Smith and H. A Smith (1949): Alpha-naphthyl(ANTU) thiourea poisoning in dogs. Amer. J. Vet. Res. **10**, 160—167.

21.4.4. Vergiftungen mit organischen Phosphorsäureestern (Alkylphosphate)

Insektizide: Nach oraler oder perkutaner Aufnahme akute Vergiftung durch Hemmung der Acetylcholinesterase: parasymphathomimetische Wirkung.

Anamnese: Dyspnoe durch Hypersekretion und Spasmen der Bronchien; Salivation und Tränenfluß; Miosis; Kotabsatz durch Hypermotilität und Hypersekretion des Darms; fibrilläre Muskelzuckungen bis tonisch-klonische Krämpfe. Tod zumeist durch Atemlähmung innerhalb von 24 Stunden. *Makroskopisch:* Zyanose; Lungenödem mit Blutungen und schleimigem Bronchialinhalt; Magen kann große Mengen Schleim enthalten; Darm entleert oder mit flüssigem Inhalt, evtl. Kontraktion der Wandmuskulatur.

Ergänzende Untersuchungen: Acetylcholinesterasebestimmung in Blut und Organen; evtl. bei schnellem Tod noch Alkylphosphatnachweis in Mageninhalt und Organen.

Literatur

Bell, R. R., M. A. Price and R. D. Turk (1955): Toxicity of malathion and chlorthion to dogs and cats. J. Amer. Vet. med. Assoc. **126**, 302—303.

21.4.5. Vergiftungen mit chlorierten Kohlenwasserstoffen

Insektizide: Die enterale Resorption der lipoidlöslichen Substanzen ist abhängig vom Fettgehalt im Chymus. Speicherung im Körperfett (jüngere und magere Tiere sind empfindlicher), Ausscheidung mit der Milch (Saugwelpen!). Bei Fleischfressern seltener vorkommend: Toxaphen, Endosulfan und HCH sind stärker toxisch als Aldrin und Dieldrin, nur wenig toxisch ist DDT.
Anamnese: schneller Wirkungseintritt bei akuter Vergiftung mit erhöhter neuromuskulärer Erregbarkeit und Schreckhaftigkeit, Krämpfe mit Hyperthermie, Speichelfluß, Atemstillstand mit Zyanose. *Makroskopisch und mikroskopisch:* wenig charakteristisch: Kongestion des Gehirns, evtl. Hirnödem. Sonst Zeichen für Atemstillstand und Hypoxämie, asphyktische Blutungen in Lunge, Epikard, Endokard u. a.; Lungenkongestion und -ödem; trübe Schwellung von Leber, Myokard und Nieren. Bei etwas längerem Verlauf auch zentrolobuläre Leberzellnekrosen, nekrotisierende Nephrose, Herzmuskelfasernekrosen und disseminierte Ganglienzellnekrosen.
Ergänzende Untersuchungen: chemischer Nachweis in Leber und Niere sowie im Depotfettgewebe. Speicherung im Fettgewebe aus der Nahrungskette auch ohne Vergiftungserscheinungen!

Literatur

Harrison, D.L., and B.W. Manktelow (1960): Dieldrin poisoning of dogs. New Zealand Vet. J. 8, 113—117.

21.4.6. Metaldehydvergiftung

Metaldehyd ist enthalten in Schneckenkorn *(Molluskizid)* oder Verwendung als Trockenspiritus. Schneckenkorn wird gelegentlich von Hunden und Katzen aufgenommen.
Anamnese: Salivation, Hyperästhesie, Nystagmus, Krämpfe als Exzitationserscheinungen der nachfolgenden Bewußtlosigkeit („Narkose"), Tod durch Atemlähmung. *Makroskopisch:* unspezifische Folgen des Atemstillstandes: Kongestion und Ödem der Lunge; Zyanose; asphyktische Blutungen; Stauungshyperämie in Leber, Niere und Gehirn. Auch akute katarrhalische Gastritis mit Hypersekretion. *Mikroskopisch:* uncharakteristische, hypoxisch bedingte trübe Schwellung bis Nekrose von Ganglienzellen, Leberzellen und Herzmuskelfasern.

Differentialdiagnose: Vergiftungen mit Hypnotika und Narkotika.

21.4.7. Kohlenmonoxidvergiftung

Seltener bei Hunden und Katzen als Folge der Einatmung von Auspuffgasen, Stadtgas oder von Schwelgasen, die bei schlecht brennenden Öfen oder bei Schwelbränden entstehen. CO hat eine 250mal stärkere Affinität zum Hämoglobin als Sauerstoff; daher verdrängt CO den Sauerstoff aus der Bindung an Hämoglobin (= Kohlenmonoxidhämoglobin) und verursacht eine Hypoxämie.
Anamnese: Desorientierung und Ataxien; Apathie; gelegentlich Harninkontinenz und Defäkation; beschleunigte Atmung; Koma, schließlich Exitus. *Makroskopisch:* hellrotes und schlecht gerinnendes Blut; gleichartige Färbung der hyperämischen Organe (Lunge und Gehirn); asphyktische Blutungen. *Mikroskopisch:* bei längerem Überleben hypoxisch bedingte Ganglienzellnekrosen und Massennekrosen im Gehirn.
Ergänzende Untersuchungen: Nachweis von Kohlenmonoxidhämoglobin im Blut.

Literatur

Bartels, P. (1978): Vier Fälle von Rauchvergiftung bei Hund und Katze. Kleintierpraxis 23, 123—126.

21.4.8. Äthylenglykolvergiftung

Das in Frostschutzmitteln enthaltene Äthylenglykol wird wegen seines süßlichen Geschmacks gelegentlich von Hunden und Katzen aufgenommen. Metabolisierung zu Oxalsäure durch Leberdehydrogenase: Hypokalzämie durch Calciumoxalatbildung, Oxalatausfällungen in inneren Organen (ZNS) und Oxalatausscheidung mit -ausfällung in der Niere.
Anamnese: akuter Verlauf: Krämpfe, Ataxien, Miosis, Tachykardie, Vomitus; *chronischer Verlauf:* Azotämie mit Oligurie und Anurie steht im Vordergrund. *Makroskopisch* und *mikroskopisch:* Hyperämie und Schwellung der Nieren mit vakuolärer Degeneration der Hauptstückepithelien und Verlegung der ableitenden Harnkanälchen durch Calciumoxalatkristalle: Sektionsbild der Urämie (s. dort). Ausfällung von Oxalaten in den kleinen Gefäßen und Kapillaren der Lunge und des ZNS, mit Ganglienzelldegeneration, besonders im Kleinhirn.

Literatur

Jonsson, L., and S. Rubarth (1967): Ethylene glycol-poisoning in dogs and cats. Nord. Vet. Med. **19**, 265—276.

21.4.9. Aflatoxikose

In gestocktem, verschimmeltem oder kontaminiertem Trockenfutter bilden vor allem *Aspergillus flavus* sowie seltener *Aspergillus parasiticus* und *Penicillium rubrum* Aflatoxine (Difurocumarine). Von den Aflatoxinen B_1, B_2, G_1 und G_2 ist vor allem B_1 als Hepatotoxin bei Hunden festgestellt worden, wobei jüngere Hunde empfindlicher sind. Auch Katzen können erkranken.

Anamnese: akute Verlaufsform (5—10 Tage) mit Anorexie, Vomitus; Ikterus und Bilirubinurie; verlangsamte Blutgerinnung mit Nasenbluten. Chronische Verlaufsform (2—3 Monate) mit Abmagerung, Leberzirrhose mit Aszites und Unterhautödem; weniger ausgeprägt Ikterus. *Makroskopisch und mikroskopisch:* akuter Verlauf mit periphero-azinären, pericholangiären Leberzellnekrosen; toxische Leberzellverfettung; Cholestase; entzündliches Ödem des Leberinterstitiums mit Gallenblasenwandödem. *Chronischer Verlauf:* Leberzirrhose mit ausgeprägter portaler Fibrose und stark verfetteten Pseudolobuli; typische Hepatomegalozyten am Rand der Azini und Pseudolobuli mit weit einstrahlender Proliferation von Gallenkapillaren. Gelegentlich auch Megalozytose des Tubulusepithels der Niere.

Ergänzende Untersuchungen: bei akuten Formen Magen- und Darminhalt, evtl. auch Futterproben, ersatzweise auch Leber und Niere: nach Dünnschichtchromatographie Nachweis durch Eigenfluoreszenz — blau = Aflatoxin B, grün = Aflatoxin G.

Literatur

Wyllie, T. D., and L. G. Morehouse (1977): Mycotoxic Fungi, Mycotoxins, and Mycotoxicosis: Vol. 2: Mycotoxicosis of domestic and laboratory animals, poultry, and aquatic invertebrates and vertebrates. M. Dekk Inc., New York — Basel.

21.5. Mangelkrankheiten

21.5.1. Vitamin-E-Mangel bei Katzen
(Steatitis, yellow fat disease)

Bei einseitiger Fütterung mit Fisch durch den hohen Gehalt an mehrfach ungesättigten Fettsäuren entstehender Mangel an Vitamin E, bei *Katzen*, *Schweinen* und *Nerzen* beobachtet.

Anamnese: Anorexie; Fieber; Granulozytose, auch Eosinophilie; Schmerzhaftigkeit des knotigen Unterhautfettgewebes. *Makroskopisch:* Beginnend mit kleinen disseminierten Nekrosen im Depotfettgewebe der Körperhöhlen und der Unterhaut, später Umwandlung zu gelbgefärbten, knotigen Verhärtungen (Ceroid) mit fischigem Geruch. *Mikroskopisch:* Gruppen von Fettzellen mit homogen oder granulär-basophilem oder eosinophilem, später auch gelblichbraunem Inhalt — Nekrose und Zerfall der Lipozyten: granulomatöse Entzündung mit neutrophilen und eosinophilen Granulozyten, Makrophagen und Riesenzellen.

Differentialdiagnose: pankreatogene Fettgewebsnekrosen.

Ergänzende Untersuchungen: Identifikation von Ceroid mit der Ziehl-Neelsen-Färbung (Säurefuchsin).

Literatur

Munson, T.-A., et al. (1958): Steatitis („yellow fat") in cats fed canned red tuna. J. Amer. Vet. med. Assoc. **133**, 563—568.

21.5.2. Thiaminmangel bei Hunden und Katzen
(Chastek paralysis)

Bei *Hunden* und *Katzen*, aber auch *Füchsen* und *Nerzen* gelegentlich vorkommende, chronisch verlaufende Erkrankung, wenn einseitig Fisch (Hering, Karpfen) gefüttert wird, der eine Thiaminase enthält.

Anamnese: Anorexie; Bradykardie; Abmagerung; neurale Symptomik mit Krämpfen, Ataxie, Opisthotonus, aufsteigende Paralysen, Tortikollis und Mydriasis. *Makroskopisch und mikroskopisch:* Blutungen und Ödem, später Polioenzephalomalazie: periventrikuläre Herde in den Kerngebieten des Mittelhirns (Vierhügelregion, Corpus geniculatum), meist bilateralsymmetrisch ausgebildet.

Literatur

Jubb, K. U., L. Z. Saunders and H. V. Coates (1956): Thiamine deficiency encephalopathy in cats. J. comp. Path. **66**, 217—227.

Read, D. H., R. D. Jolly and M. R. Alley (1977): Polioencephalomalacia of dogs with thiamine deficiency. Vet. Path. 14, 103–112.

21.6. Stoffwechselkrankheiten, genetisch oder immunregulatorisch bedingte Krankheiten

21.6.1. Chronische Hypervitaminose A bei Katzen

Infolge des hohen Gehaltes der Leber an Vitamin A kann durch langzeitige einseitige Fütterung mit Leber eine Hypervitaminose A entstehen. Die kennzeichnenden Skelettveränderungen beruhen auf einer Hydrolasenfreisetzung infolge der die Zellmembranen labilisierenden Wirkung von Vitamin A.

● **Wachsende Katzen**
Anamnese: verlangsamtes Knochenwachstum; eingeschränkte Bewegungen infolge Periostschmerz; seltener Frakturen. *Makroskopisch* und *mikroskopisch:* dünne Kortikalis und weitmaschige Spongiosa infolge des gesteigerten modellierenden Knochenabbaues; zellarme Epiphysenfugenscheiben mit Matrixalterationen und Nekrosen: prämaturer Fugenschluß (s. Teil I, Skelett).
Differentialdiagnose: Osteodystrophia fibrosa bei sekundärem Hyperparathyreoidismus.

● **Adulte Katzen**
Anamnese: zunehmende Schmerzhaftigkeit im Halsbereich, Bewegungseinschränkung bis vollständige Versteifung der Halswirbelsäule; gelegentlich auch Versteifung von Gliedmaßengelenken. *Makroskopisch* und *mikroskopisch:* Ankylosierende polyartikuläre Arthropathie (s. Teil I, Skelett): Halswirbelsäule mit Ankylose der Wirbelkörpergelenke oder der dorsalen kleinen Wirbelgelenke, Ausbreitung auf Brustwirbelsäule mit Einbeziehung der Rippengelenke (Dyspnoe). In unregelmäßigem Vorkommen Ankylose der großen Gliedmaßengelenke, mit und ohne entsprechende Wirbelsäulenveränderungen. Hepatomegalie mit Vitamin-A-Speicherung in Kupfferschen Sternzellen (Eigenfluoreszenz!).

Literatur

Pobisch, R., und K. Onderscheka (1976): Die Vitamin A-Hypervitaminose bei der Katze. Wien. Tierärzt. Mschr. 63, 238–294, 334–343.

21.6.2. Chronische Hypervitaminose D

Verursacht durch langzeitige Überdosierung von Vitamin D, vor allem bei jungen *Hunden* und *Katzen:* Kümmernde Jungtiere sind stets empfindlicher. Förderung der metastatischen Verkalkung durch gleichzeitige Gaben von Calcium.
Anamnese: Hyperkalzämie; auch kombiniert mit chronischer Niereninsuffizienz und Dyspnoe. *Makroskopisch* und *mikroskopisch:* Überwiegend metastatische, weniger dystrophische Verkalkungen: Beginnend mit Nephrokalzinose und -lithiasis, gefolgt von Pneumokalzinose und Verkalkungen der Magenschleimhaut sowie der Herz- und Skelettmuskulatur, weniger ausgeprägt der Arterienwände und des Endokards. Im Skelett abwechselnd Verstärkung des modellierenden Abbaus oder gesteigerte Knochengewebsbildung (s. Teil I, Skelett).
Differentialdiagnose: Nephrolithiasis, Calcinosis cutis und Pneumokalzinose bei Morbus Cushing älterer Hunde.

Literatur

Mulligan, R. M., and F. L. Stricker (1948): Metastatic calcification produced in dogs. by hypervitaminosis D and haliphagia. Amer. J. Path. 24, 451.

21.6.3. Cushing-Syndrom
(Hyperkortizismus, canine Cushing syndrome)

Durch übermäßige Sekretion von Glukokortikosteroiden in der Nebennierenrinde verursachte chronische Stoffwechselerkrankung bei älteren Hunden; bei Katzen nur Einzelfälle bekannt.
Ursachen: 1. **primäres Cushing-Syndrom:** ein- oder beidseitig vorkommende Adenome oder Adenokarzinome der Nebennierenrinde; 2. **sekundäres Cushing-Syndrom:** bilaterale Hyperplasie der Nebennierenrinde durch ACTH-Stimulation: mukoid-basophiles oder mukoid-chromophobes Adenom oder Mischzellenadenom der Adenohypophyse oder eine fortlaufende Sekretion von Corticotropin-Releasing-Faktor bei Versagen der hypothalamischen Rückkoppelung: häufigste Formen bei Hunden; 3. **iatrogenes Cushing-Syndrom:** nach langfristiger Glukokortikosteroidapplikation.
Makroskopisch und *mikroskopisch: Eiweißstoffwechsel:* antianabole und katabole Wirkung: lanugoähnliche Behaarung oder Alopezie; Atrophie der Skelettmuskulatur mit Adynie, Hängebauch, Lor-

dose; Osteoporose; Atrophie des lymphoretikulären Gewebes mit Lymphopenie, Immunsuppression und erhöhter Infektionsbereitschaft (Pyodermie, Bakteriämie); Hypogonadismus mit Hodenatrophie und -fibrose bzw. Ovaratrophie mit Follikelatresie. *Lipid- und Kohlenhydratstoffwechsel:* Mobilisierung der Lipiddepots und atypische Redeponierung: Stammfettsucht; Hepatomegalie aufgrund von Steatosis oder Glykogenspeicherung; Hypercholesterinämie; insulinresistenter Steroiddiabetes mit Atrophie der Langerhansschen Inseln. *Mineralstoffwechsel:* metastatische Kalkablagerungen: Nephrolithiasis und Urolithiasis; Bimssteinlunge, Calcinosis cutis. Evtl. *neurale Symptome:* raumforderndes Wachstum der Tumoren der Adenohypophyse: Druckatrophie des Zwischenhirns, Hydrocephalus internus, intrakranielle Drucksteigerung und Massenverdrängung: Somnolenz, Apathie, Zwangsbewegungen; Diabetes insipidus (Adiuretin-Mangel) infolge Unterbrechung der neurosekretorischen Bahnen und Atrophie der Neurohypophyse.

Literatur

Dämmrich, K. (1967): Die morphologische und funktionelle Pathologie der Geschwülste der Adenohypophyse bei Hunden. Zbl. Vet. Med. A 14. 137—154.

Lubberink, A. A. M. E. (1977): Diagnosis and treatment of canine Cushing syndrome Vet.-med. Thesis, Utrecht.

21.6.4. Hyperparathyreoidismus bei Hunden und Katzen

● **Primärer Hyperparathyreoidismus**
Autonome Parathormonsekretion in einer Neoplasie der Epithelkörperchen: Einzelfälle bei *adulten Hunden.*
Anamnese: Hyperkalzämie und Hypophosphatämie. *Makroskopisch* und *mikroskopisch:* Adenom oder seltener Adenokarzinom eines Epithelkörperchens bei Inaktivierung der nicht betroffenen Epithelkörperchen; seltener Neoplasie in dystopem Epithelkörperchengewebe. Osteodystrophia fibrosa; Nephro- und Urolithiasis; metastatische Verkalkungen in Niere, Lunge, Sohlenballen u. a.

● **Sekundärer (nutritiver) Hyperparathyreoidismus**
Einseitige oder überwiegende Fütterung mit Fleisch und Innereien führt zum absoluten Calciummangel bei zu Gunsten des P verschobenem Ca/P-Quotienten. Vor allem bei *wachsenden Hunden großwüchsiger Rassen* (4. Lebensmonat) und bei *juvenilen Katzen* (6. Lebensmonat).
Anamnese: Hypokalzämie und Hyper- bzw. Normophosphatämie; Einschränkung der Bewegung durch Knochenschmerz; Spontanfrakturen; Lähmungen durch Wirbelsäulenfraktur; Koprostase (Katzen). *Makroskopisch* und *mikroskopisch:* Aktivierung und Vergrößerung aller Epithelkörperchen; Osteodystrophia fibrosa mit pathologischen (Grünholz) Frakturen; Nephrolithiasis.

● **Tertiärer Hyperparathyreoidismus**
Aus dem sekundären Hyperparathyreoidismus hervorgehende, verselbständigte und unabhängig vom Blutcalciumspiegel erfolgende Hypersekretion von Parathormon mit Hyperkalzämie und Normo- bzw. Hypophosphatämie bei hyperkalzämieinduziertem Hyperkalzitonismus; auch bei Remissionen von Osteodystrophien bei *Katzen.*
Makroskopisch und *mikroskopisch:* aktivierte und vergrößerte Epithelkörperchen; entspeicherte und hyperplastische C-Zellen; Osteodystrophia fibrosa mit gesteigerter Knochengewebsbildung, dabei Mineralisationsstörungen — rachitisähnlich (Katzen); Nephrolithiasis.

● **Sekundärer renaler Hyperparathyreoidismus (osteorenales Syndrom)**
Aus der begleitenden Azidose bei chronischer Niereninsuffizienz hervorgehende Hypokalzämie, die durch mangelhafte Bildung von 1,25-Dihydroxycholcalciferol verstärkt sein kann.
Anamnese: Urämie, metabolische Azidose, Hypokalzämie und Normo- bzw. Hyperphosphatämie. *Makroskopisch* und *mikroskopisch:* chronische interstitielle Nephritis und Pyelonephritis (Schrumpfnieren), Nierenrindenhypoplasie (blonde Cocker-Spaniel); urämische Veränderungen; Aktivierung und Hyperplasie aller Epithelkörperchen; Osteodystrophia fibrosa (rubber jaw syndrome bei Hunden); Nephro- und Urolithiasis.

21.6.5. Diabetes mellitus

Absoluter und relativer Insulinmangel mit Hyperglykämie und Glukosurie, Lipolyse unter Bildung von Ketokörpern, Polyurie und Polydipsie, Polyphagie; anfänglich häufig Adipositas, später Abmagerung.

● **Hunde**
Vorzugsweise erkranken ältere Hunde, nur selten jüngere, dabei bevorzugt Hündinnen. Das Auftreten nach Zyklusanomalien und nach Läufigkeit ver-

weist auf den Zusammenhang zwischen Progesteron und STH. *Makroskopisch* und *mikroskopisch:* a) Inseluntergang bei akuter und chronisch-sklerosierender Pankreatitis; b) isolierte Inselveränderungen: einfache und numerische Inselatrophie mit hydropischer Degeneration, später numerischer Atrophie der B-Zellen; seltener Inselfibrose mit B-Zellen-Atrophie.

Fettleber; Cataracta diabetica; Microangiopathia diabetica; gelegentlich Alopezie; erhöhte Infektanfälligkeit (Harnwegsinfektion).

Differentialdiagnose: STH-Diabetes: Hyperglykämie durch insulinantagonistische Wirkung von STH; vermehrte STH-Sekretion, zunächst idiohypophysärer, später infolge Inselatrophie metahypophysärer Diabetes mellitus. *Makroskopisch* und *mikroskopisch:* durch langzeitige Gestagenapplikation über positives Feedback Hyperplasie azidophiler Zellen und vermehrte STH-Sekretion in der Adenohypophyse, diabetogene Wirkung, Akromegalie und Hyperplasie der Mamma: Bedeutung für Pathogenese des spontanen Diabetes bei Hündinnen. Seltener spontane azidophile oder azidophil-chromophobe Adenome der Adenohypophyse.

Steroiddiabetes bei Hyperkortizismus: Hyperglykämie mit sekundärer Erschöpfung der B-Zellen, Inselatrophie. Spontan bei Adenomen und Adenokarzinomen der Nebennierenrinde (primäres Cushing-Syndrom) oder bei ACTH-Überproduktion in basophilem Adenom der Adenohypophyse (sekundäres Cushing-Syndrom) oder iatrogen durch langzeitige Kortikoidapplikation (Nebennierenrindenatrophie): s. Hyperkortizismus.

● **Katzen**

Vorzugsweise erkranken ältere Katzen, ohne Bevorzugung weiblicher Tiere, angenommen wird auch ein häufigeres Vorkommen bei männlichen Katzen. *Makroskopisch* und *mikroskopisch:* a) Inseluntergang bei Pankreatitis ist seltener als bei Hunden; b) Insulitis und Pankreatitis bei Katzenwelpen (Parvovirose); c) APUD-Amyloidose der Inseln (Hyalinose, kongophile Angiopathie) mit nachfolgender Inselzellenatrophie; d) hydropische Degeneration und Untergang der B-Zellen mit einfacher und numerischer Atrophie der Inseln.

Differentialdiagnose: STH-Diabetes: Einzelfälle mit azidophilem Adenom der Adenohypophyse und metahypophysärem Diabetes mellitus bei hydropischer Degeneration der B-Zellen; abhängig von der Krankheitsdauer mit Akromegalie. *Steroiddiabetes:* bei Katzen häufiger iatrogener Hyperkortizismus (Nebennierenrindenatrophie), sehr selten spontanes Cushing-Syndrom.

Literatur

Kabisch, D. (1985): Morphologische Untersuchungen am endokrinen Pankreas diabetischer Hunde. Vet.-med. Diss., FU Berlin.

Tiedemann, U. (1986): Pathologisch-histologische und morphometrische Untersuchungen an den Pankreasinseln von Katzen mit manifestem Diabetes mellitus und passagerer Hyperglykämie unter Anwendung des immunenzymhistochemischen Nachweises von Insulin. Vet.-med. Diss., FU Berlin.

21.6.6. Hyperöstrogenismus

● **Feminisierungssyndrom bei Rüden**

Östrogenüberschuß bei Vorkommen von sog. Sertolizelltumoren (auch kryptorchen) und Leydigschen Zwischenzelltumoren bei älteren Rüden, die für Rüden plötzlich attraktiv werden. *Makroskopisch* und *mikroskopisch:* Atrophie von Penis und kontralateralem Hoden; Präputialödem; Atrophie der Prostata mit Plattenepithelzellmetaplasie; Gynäkomastie; Alopezie mit Hyperpigmentation; Panmyelophthise mit aplastischer Anämie, Thrombozytopenie (Blutungsneigung) und Granulozytopenie (Infektbereitschaft); Disposition zu Perinealhernie.

● **Hyperöstrogenismus bei Hündinnen**

Östrogenüberproduktion in Granulosazelltumoren des Ovars oder in Follikelzysten. *Makroskopisch* und *mikroskopisch:* Vulvaödem; Erweiterung und Senkung der Vagina mit Urovagina und Prosoplasie des Scheidenepithels; Alopezie; Panmyelophthise seltener als bei Rüden vorkommend. Östrogene aktivieren Progesteronrezeptoren mit nachfolgender Stimulation der Proliferation durch Progesteron aus persistierenden Gelbkörpern, Luteinzysten oder Luteomen: Endometrium mit nachfolgender (zystischer) Hyperplasie; Uterus und Vaginalwand mit Entwicklung von Fibromen, Leiomyomen und Fibroleiomyomen; Hyperplasie der Mamma.

Literatur

Gembardt, Ch. (1971): Beitrag zur Histologie hormonell aktiver und inaktiver Hodenneoplasien des Hundes. Vet.-med. Diss., FU Berlin.

21.6.7. Maldigestions- und Malabsorptionssyndrome

Chronisch verlaufende Erkrankungen, die durch mangelhaften Aufschluß des Futters oder mangelhafte Resorption von Nahrungsbestandteilen gekennzeichnet sind. Leitsymptom: fortschreitende Abmagerung (Kachexie).

● **Gastrogene Maldigestion**
Selten bei Hunden vorkommend: Vomitus, Anorexie, Diarrhoe, Abmagerung. Befund: Lymphosarkome und Karzinome des Magens; chronisch-atrophierende bzw. hypertrophierende Gastritis.

● **Biliäre Maldigestion**
Diarrhoe und Steatorrhoe; Cholämie; Verschlußikterus; Abmagerung. Befunde: selten bei Hunden und Katzen vorkommender Verschluß des Ductus choledochus durch Cholelithen oder Geschwülste des Gallengangssystems oder des Pankreas.

● **Pankreatogene Maldigestion**
Chronische exokrine Pankreasinsuffizienz: Polyphagie — voluminöser Kot mit unverdauten Nahrungsbestandteilen — Steatorrhoe — Abmagerung.
Befunde: a) *Pankreasatrophie jüngerer Hunde:* 1—2 Jahre alt (autosomal rezessiv bei Deutschem Schäferhund); b) aus akuter Pankreatitis hervorgehende *chronisch-sklerosierende Pankreatitis bzw. Pankreaszirrhose:* infolge Inseluntergang häufig mit Diabetes mellitus vergesellschaftet.

● **Malabsorption**
Mangelhafte Resorption von Nahrungsbestandteilen im Dünndarm: wechselnde Diarrhoe, Abmagerung, später auch Dehydratation.

a) *Verminderung der resorbierenden Dünndarmoberfläche:* Reduzierung enteraler Verdauungsenzyme und der zellulären Resorption. Befunde: Dünndarmresektion; atrophierende Jejunitis (Parvovirose); eosinophile Gastroenteritis; Parasitosen; nach Gaben von Kana- und Neomycin.

b) *Behinderung der Resorption und Abfuhr durch erhöhten Venendruck* im Splanchnikusgebiet. Befunde: kardiale Insuffizienz; Leberzirrhose.

c) *Proteinverlierende Enteropathie bei Hunden (Protein Losing Enteropathy, PLE):* intestinaler Verlust von Plasmaproteinen durch Resorptions- und Abfuhrstörungen. Symptome sind Diarrhoe und Hypoalbuminämie mit Ödemen und Transsudaten in den Körperhöhlen, Anämie, Abmagerung. Befunde: intestinale Lymphangiektasie mit Lymphstauung nach Lymphadenitis oder leukotischen Infiltraten in mesenterialen Lymphknoten; infiltrativ wachsendes Lymphosarkom der Dünndarmmukosa; chronische Jejunitis.

Literatur

Freudiger, U. (1971): Die Erkrankungen des exokrinen Pankreas des Hundes. Kleintierpraxis 16, 201—211, 229—234.

Schwartz-Porsche, D.-M., Ch. Kasbohm und A. Scholz (1970): Enterales Proteinverlustsyndrom bei einem Hund. Zbl. Vet. Med. 17, 665—684.

21.7. Leitsymptome

21.7.1. Adipositas (Obesitas)

● **Hyperkalorische Formen**
Durch Überfütterung bedingte häufigste Form der Adipositas bei Hunden und Katzen: bei Hündinnen häufiger als bei Rüden vorkommend, beginnend mit 5—6 Jahren. Richtwerte für Adipositas: beginnend mit 10 % und manifest mit 20 % über Standardgewicht. Bei Hunden und Katzen seltener mit Lipomatosis cordis und interstitieller Lipomatose der Skelettmuskulatur verbunden; periphero- bis panlobuläre Leberzellverfettung.

● **Hypothalamische Formen (Dystrophia adiposogenitalis)**
Hypothalamusschädigung, vor allem durch Neoplasien der Adenohypophyse: Adipositas mit Polyphagie, fallweise auch Hyperglykämie und Hypogonadismus.

● **Hypogonadale Formen**
Bei Kastraten verstärkte Neigung zur Adipositas, teils hypothalamisch, teils hyperkalorisch.

● **Adipositas bei Hypothyreose**
Verminderter Grundumsatz — Hypercholesterinämie: Adipositas mit Fettleber, gelegentlich Cholesterinablagerungen in Arterienwänden (Arteriosklerose).

● **Adipositas bei Hyperkortizismus (Morbus Cushing)**
Adipositas mit Umverteilung des Fettdepots: Stammfettsucht; ausgeprägte allgemeine Muskelatrophie mit interstitieller Lipomatose; Hypercholesterinämie; Fettleber.

● **Adipositas bei Diabetes mellitus**
Anfängliche Adipositas geht durch Lipolyse in Abmagerung über, wobei Fettsäurenangebot zur Leberverfettung führt. Auch mit Atrophie und interstitieller Lipomatose der Skelettmuskulatur.

Literatur

Meyer, H. (1977): Adipositas beim Hund. EFFEM Report, Heft 5, 1—8.

21.7.2. Allgemeine Anämie

Leitsymptom der allgemeinen Anämie sind blasse Schleimhäute und Haut sowie deutliches Hervortreten der Eigenfarbe der Organe; daneben hypoxisch bedingte Organveränderungen: trübe Schwellung bis degenerative Verfettung, Zellnekrosen in Leber, Myokard und anderen Organen.

● **Akute Blutungsanämie**
Sie ist mit Hypovolämie und eventuell Schock verbunden. *Ursachen:* Verblutung nach außen oder in Körperhöhlen nach Trauma; hämorrhagische Diathese bei Dicumarolvergiftung oder Thrombozytopenie; Hämophilie; hämorrhagische Enteritis; Stauungsmilz bei Magendrehung; Milzhämatom; Gefäßarrosionen durch Geschwülste. Schocksymptome: Zentralisation in Myokard und Gehirn oder Dezentralisation mit Vasoparalyse: Blutfülle und Stase in der Kreislaufperipherie und in Schockorganen (Lunge, Dünndarm, Niere), Verbrauchskoagulopathie, hämorrhagische Diathese.

● **Chronische Blutungsanämie**
Anämie durch chronische Blutverluste, die nicht durch vermehrte Erythropoese kompensiert werden können und mit hypochromer mikrozytärer Eisenmangelanämie einhergehen. *Ursachen:* vor allem Blutungen im Magen-Darm-Kanal aus Geschwüren oder von Geschwülsten verursachten Gefäßarrosionen; Hämophilie; seltener bei Parasitosen.

● **Hämolytische Anämie**
Infolge verkürzter Lebensdauer oder direkter Schädigung der Erythrozyten entstehende Anämie. Abhängig von der Ursache zeitweise Kompensation durch vermehrte Erythropoese (Hyperhämolyse) oder akute Formen mit Hämoglobinurie und Ikterus. *Ursachen:* infektiös-toxische (s. hämolytischer Ikterus): Babesiose, Hämobartonellose, Leptospirose, Chlorate, Nitrate und Nitrite, Schlangengifte; immunologisch bedingte Hämolysen: Blutunverträglichkeit bei Transfusionen, Icterus neonatorum; autoimmunhämolytische Anämie der Hunde sowie autosomal-rezessiv vererbte hämolytische Anämie der Basenji-Hunde und bei chondrodysplastischen Zwergen der Alaska Malamuts.

● **Aplastische Anämie**
Seltener ist die Erythropoese allein betroffen, häufiger kombiniert mit Agranulozytose (Infektanfälligkeit) und Thrombozytopenie (hämorrhagische Diathese). Im Knochenmark Panmyelophthise, bei chronischen Fällen auch Myelosklerose und Osteosklerose. *Ursachen:* Parvovirose; felines Leukosevirus; Östrogene; Chloramphenicol; Phenylbutazone; Salicylsäure; ionisierende Strahlen; chronische Nephritis mit Urämie (Erythropoetin-Mangel); Tumoranämie; chronische Lebererkrankungen.

21.7.3. Ikterus
(jaundice)

Diapedese von Gallenfarbstoffen und Imprägnation der Körpergewebe nach Erhöhung des Gallenfarbstoffgehaltes im Blut (Bilirubinämie). Häufig sind Kombinationen der 3 Ikterusformen zu beobachten.

● **Prähepatischer Ikterus (Hyperfunktionsikterus)**
Nach Hämolye Überflutung des Blutes mit an Albumin gebundenem Bilirubin, das nicht vollständig von den Leberzellen aufgenommen werden kann. *Ursachen:* Babesiose (Hund), Leptospirose (Hund), Hämobartonellose (Katze); Toxine (hämolysierende Schlangengifte; Blei; Nitrate und Nitrite; Chlorate); Bluttransfusionsunverträglichkeiten; Icterus neonatorum; Leukose; Erythroleukose (Katzen); Bilirubinresorption aus Blutungen in Körperhöhlen. Befunde: keine Bilirubinurie; stark pigmentierte, dunkle Gallenflüssigkeit; dunkel gefärbte Fäzes.

● **Hepatischer Ikterus (hepatozellulärer Ikterus, Parenchymikterus)**
Nach Leberzellschädigung infolge Dissoziation der Leberzellen, Verlust der polaren Differenzierung sowie Zerstörung und Verlegung des Gallenröhrchensystems Übertritt von Bilirubin und Bilirubinglucuronid in das Blut mit späterem Anstieg nicht aufgenommenen, an Albumin gebundenen Bilirubins. *Ursachen:* degenerative Veränderungen und Nekrosen der Hepatozyten; Leptospirose; Hepatitis contagiosa canis. Befunde: Bilirubinurie; wenig pigmentierte Gallenflüssigkeit; helle Fäzes.

● **Posthepatischer Ikterus (Verschlußikterus)**
Übertritt des in Gallenröhrchen, Cholangiolen und interlobulären Gallengängen angestauten Bilirubinglucuronids über Interstitium und intrahepatische Lymphgefäße sowie Dissésche Räume in das Blut.

Ursachen: Leberschwellung mit Verlegung der Gallenröhrchen; Umbauleber (Zirrhose); Verlegung intrahepatischer Gallengänge durch Neoplasien der Leberzellen oder Gallengangsepithelien; Verlegung extrahepatischer Gallengänge und des Ductus choledochus durch Cholelithen (selten) oder extrahepatische Neoplasien (Pankreas). Befunde: Bilirubinurie; helle Fäzes; Cholämie und Steatorrhoe.

21.7.4. Haarausfall, Haararmut, Haarlosigkeit

(Alopezie, Hypotrichie, Atrichie)

Alopezie ist die Störung der Haarbildung infolge Aplasie (hereditäre Formen) oder Atrophie der Haarfollikel, häufig mit Hyperkeratose, seltener Parakeratose, sowie Hyperpigmentation mit und ohne Verdickung des Stratum spinosum (Acanthosis nigricans). Nach der Ausbreitung der haarlosen Stellen ergibt sich eine fokale, multifokal-konfluierende Alopecia areata oder bei generalisierten Formen eine Alopecia diffusa. Die Alopezie ist vor allem ein Problem bei Hunden, seltener bei Katzen.

● **Hereditäre Alopezie**
Rassenmerkmal (Hypotrichie) mit dominanter Vererbung bei Nackthunden, rezessive Vererbung bei mexikanischen Nacktkatzen und Sphinx-Katzen. Alopecia areata bei der *symmetrischen kongenitalen Alopezie* männlicher Whippet, Cocker-Spaniel und Pudel, bei der *rezidivierenden Alopezie der Ohrmuscheln* (autosomal-rezessiv bei Siamesischen Katzen, vermutlich auch bei Hunden).

● **Angeborene Alopezie**
Bei neugeborenen Hunden nach fieberhaften Erkrankungen des Muttertieres und bei Hypothyreose.

● **Endogene Alopezien**
Als Symptom innerer Erkrankungen, wobei endokrine Dysfunktionen im Vordergrund stehen:

● **Alopezie bei Hyperöstrogenismus**
Bei Rüden vor allem endokrin aktive Hodentumoren, bei Hündinnen Ovarialtumoren und östrogenbildende Zysten.

● **Alopezie bei Hygogonadismus**
Bei Hündinnen und Katzen Östrogenmangel nach Kastration oder bei Brunstlosigkeit; bei Rüden und Katern Testosteronmangel nach Kastration, bei Kryptorchiden. Wahrscheinlich ist auch die *senile Alopezie* dieser Gruppe zuzuordnen. Möglicherweise als Ursache der Alopezie auch mangelhafter Östrogenabbau bei chronischen Hepatopathien.

● **Alopezie bei Hyperkortizismus**
Beim Morbus Cushing in der hypophysär-adrenalen und adrenalen Form bei Hunden vorkommend, wenige Einzelfälle auch bei Katzen.

● **Alopezie bei Hypothyreose**
Als Symptom der primären und sekundären Schilddrüseninsuffizienz, vor allem bei älteren Hunden.

● **Alopezie bei STH- und/oder Somatomedinmangel (hypophysärer Zwergwuchs)**
Bei Panhypopituitarismus oder isoliertem Somatomedinmangel nach Persistenz der Welpenbehaarung kommt es zur Alopezie: autosomal-rezessiv bei Deutschem Schäferhund und Karelischem Bärenhund, Spontanfälle bei Spitz und Pinscher.

● **Alopezie bei isoliertem STH-Mangel**
Bei jüngeren adulten Hunden.

● **Weitere Ursachen für Alopezien**
Psychosomatische Ursachen (Katzen), Innervationsverluste, Harnwegsinfektionen, Kachexie; aber auch idiopathische Formen sind beschrieben worden.

● **Alopezie bei Thalliumvergiftung**
Nach den Effloreszenzen der Haut an Körperöffnungen und Zehen schnell einsetzende Depilation und Alopezie.

● **Exogene Alopezien**
Ursache der Alopezie ist in der Haut lokalisiert.

● **Alopecia areata nach Dermatitis unterschiedlichster Ursachen**
Zerstörung der Haaranlagen.

Literatur

Dämmrich, K. (1967): Zur Alopecie des Hundes. Berl. Münch. Tierärztl. Wschr. 80, 373—377.

21.7.5. Urämie

„Harnvergiftung" bei Azotämie mit finalem Coma uraemicum: nicht nur Anreicherung des Blutes mit N-haltigen Eiweißabbauprodukten (Harnstoff und Kreatininin), auch andere „Urämiegifte" wie Guanidine, Phenole, Kresole, Amine; Störungen des Wasser- und Elektrolythaushaltes; metabolische Azidose. *Makroskopisch* und *mikroskopisch:* Das Bild wird bestimmt durch Penetration der Gewebe mit

Harnstoff und Ausscheidung über die Schleimhäute des Verdauungs- und Atmungsapparates: Gewebsläsionen durch Ammoniaksynthese mit gewebseigener oder bakterieller Urease: Stomatitis ulcerosa — urämische Gastritis mit hämorrhagischer Diathese und Geschwüren — Lungenödem.

● **Akute Urämie**
Prärenale Ursachen: Minderdurchblutung der Nieren bei Blutungen, Dehydratation, Schock oder Herzinsuffizienz; *renale Ursachen:* ischämische (Hypoxie, Schock) oder toxische Tubulonephrosen, hämoglobinurische Nephrosen (Crush-Niere) u. a., seltener akute Glomerulonephritis; *postrenale Ursachen:* Verlegung der harnableitenden Wege durch Konkremente; Blasenruptur — Uroperitoneum; nekrotisierende Zystitis.

● **Chronische Urämie – chronische Niereninsuffizienz**
Abnehmende Anzahl funktionsfähiger Nephren bei chronischer interstitieller Nephritis, chronischer Pyelonephritis, Nierenrindenhypoplasie (Cocker-Spaniel), bilateralen Neoplasien der Nieren (Lymphosarkome — Katzen). *Stoffwechselbedingte Organläsionen:* Exsikkose; sekundärer renaler Hyperparathyreoidismus mit Osteodystrophia fibrosa; Nephrolithiasis; renale aplastische Anämie (Erythropoetin).
Ergänzende Untersuchungen: ammonikalischer Geruch der Magenschleimhaut; Harnstoffbestimmung im Kammerwasser der vorderen Augenkammer mit Teststreifen.

Literatur

Schoon, H.-A., B. Bösch, M. Rosenbruch, M. L. Schindler und G. Schaoböe (1982): Harnstoffbestimmung im Kammerwasser — eine Möglichkeit zur postmortalen Urämiediagnostik. Kleintierpraxis 27, 209—216.

21.7.6. Zwergwuchs

Die Pathogenese des Zwergwuchses (dwarfism) ist nicht einheitlich. Viele Faktoren können zum Zwergwuchs führen, wobei abhängig vom Sitz der Störung proportionierte oder unproportionierte Zwerge entstehen. Bei Katzen kommt der Zwergwuchs weniger häufig vor.

● **Primordialer Zwergwuchs**
Genetisch fixierte, proportionierte Zwerge als Rassen bei Hunden: Zwergschnauzer, Zwergpinscher.

● **Chondrodysplastischer Zwergwuchs**
a) *Chondrodysplasia fetalis:* Störung des chondralen Wachstums mit verkürzten Knochen und großen, unregelmäßig gestalteten und verknöcherten Epiphysen: unproportionierte Zwerge.
b) *Chondrodysplasie als Rassenmerkmal:* bei Hunden proportionierte Zwerge (z. B. Zwergpudel) und unproportionierte Zwerge (z. B. Teckel, Basset).

● **Hypophysärer Zwergwuchs**
a) *Hypopituitarismus mit pluriglandulärer Insuffizienz:* Zerstörung der Adenohypophyse durch Zysten, Kraniopharyngeome u. a.: verbunden mit Hypothyreose, Nebennierenrindenunterfunktion und verzögerter Sexualentwicklung. Zwergwuchs mit verzögerter Ossifikation und reduziertem Remodelling (Hypothyreose).
b) *Somatomedinmangel:* autosomal-rezessive Vererbung bei Deutschen Schäferhunden und Karelischen Bärenhunden. Zwergwuchs mit regelrechter Epiphysenverknöcherung, aber persistierenden schmalen Epiphysenfugen.

● **Hypothyreotischer Zwergwuchs**
Ursache kann eine primäre Hypothyreose (Aplasie, Funktionshyperplasie bei Iodmangel oder thyreostatischer Behandlung) oder eine sekundäre Hypothyreose (TSH-Mangel, s. Hypopituitarismus) sein. Zwergwuchs mit verzögerter Ossifikation und reduziertem Remodelling.

● **Zwergwuchs bei chronischen Erkrankungen: „Kümmern"**
Polyfaktorielle Ursachen, wie Nahrungskarenz bei Erkrankungen, Maldigestion und Malabsorption, Parasitosen u. a.: infolge der höheren Stoffwechselintensität bei Hunden kleinwüchsiger Rassen häufiger vorkommend und stärker ausgeprägt als bei Hunden großwüchsiger Rassen. Bei Hunden seltener ein Problem der quantitativen oder qualitativen Mangelernährung (hypokalorischer Zwergwuchs), dagegen bei Katzen häufiger unzureichende Proteinversorgung (Zwergwuchs mit Osteoporose).
Primär ein Sistieren der Chondrogenese, gefolgt von verminderter Osteogenese und reduziertem Remodeling: verkürzte und zierliche Knochen mit schmalen Epiphysenfugen, gelegentlich deutliche Querbänder verdichteter Spongiosa.

Literatur

Schawalder, P. (1978): Zwergwuchs beim Hund. Kleintierpraxis 23, 3—18.

22. Pelztiere

G. Trautwein

22.1. Virusbedingte Krankheiten

22.1.1. Virusenteritis der Nerze
(Mink virus enteritis, MVE)

Die 1949 erstmalig bei Farmnerzen in Kanada beobachtete Nerzenteritis wird durch ein *Parvovirus* hervorgerufen. Es erkranken überwiegend Welpen und Jungtiere. Größere Seuchenausbrüche treten vorwiegend in den Monaten Juli bis September auf. Das Virus der Nerzenteritis besitzt enge Antigenverwandtschaft mit dem Parvovirus der Panleukopenie (Katzenenteritis) und dem Erreger der Parvovirose der Hunde. Die Virusausscheidung erfolgt in erster Linie über den Darm mit dem Kot. Die Inkubationszeit liegt bei 4–9 Tagen.

Anamnese: Erste Symptome sind Appetitlosigkeit und Apathie, Durchfall mit gelblich-schleimigem, von Fibrinflocken und Epithelzellen durchsetztem Kot; mit Fortschreiten der Krankheit wird der Kot dünnbreiig, teerfarben oder mehr grünlich. Bei Welpen Tod 2–5 Tage nach Auftreten der ersten Krankheitserscheinungen. Mortalität bei Welpen und Jungtieren bis zu 75%. *Makroskopisch:* akute katarrhalische, fibrinöse bis hämorrhagische Enteritis; Darminhalt schleimig, mit Fibrinflocken und Blutbeimengungen durchsetzt; inkonstant kleine Schleimhautnekrosen; Vergrößerung der Mesenteriallymphknoten; hyperämische Milzschwellung. *Mikroskopisch:* Desquamation der Epithelzellen der Darmzotten; ballonierende Degeneration der Epithelzellen der Lieberkühnschen Drüsen; intranukleäre Einschlußkörperchen in Darmepithelzellen, Leberzellen und Lymphoblasten (Lymphknoten) 3–5 Tage post infectionem; Depletion der Lymphozyten in Lymphknoten, Thymus und Milz; Reduktion der Zahl differenzierter Knochenmarkzellen.

Differentialdiagnose: Staupe; bakteriell bedingte Darmentzündungen (Koli-, Salmonellen- und Pasteurelleninfektion); Darmkokzidiose.

Ergänzende Untersuchungen: Isolierung des Virus in Zellkulturen; immunfluoreszenzmikroskopischer Nachweis von Virusantigen in Darmepithelzellen.

Literatur

Ackermann, O. (1960): Virus-Enteritis der Nerze – eine Gefahr für die Nerzzucht. Blaue Hefte für den Tierarzt, S. 361–362.
Reynolds, H.A. (1970): Pathological changes in virus enteritis of mink. Canad. J. comp. Med. 34, 155–163.

22.1.2. Aleutenkrankheit der Nerze
(AK, Aleutian Disease, Hypergammaglobulinämie, Virus-Plasmozytose)

Die Aleutenkrankheit der Nerze ist eine chronische, langsam fortschreitende, persistierende Virusinfektion. Das ursächliche *Parvovirus* wird diaplazentar, aber auch horizontal übertragen. Reinerbige, doppeltrezessive Nerze der Aleutengruppe (Aleutian, Saphir, Blue Iris) sind für diese Krankheit besonders anfällig und erkranken auch schwerer als Mutationsnerze der braunen Gruppe sowie Standardnerze. *Pathogenese:* Nach der Infektion persistiert das Parvovirus der AK monate- und jahrelang im Organismus. Es wirkt offenbar nicht zytopathisch, löst aber eine unkontrollierte Imunreaktion aus: B-Zell-Hyperplasie in Milz und Lymphknoten, generalisierte Plasmazellproliferation in lymphatischen und nichtlymphatischen Organen, polyklonale Hypergammaglobulinämie (IgG, IgM), Bildung von Virusantikörpern und Autoantikörpern, Phase einer Immunsuppression, Phase der Depression der zellulären Immunreaktion. Etwa vier Wochen post infectionem entstehen zirkulierende Immunkomplexe

(IK) aus Virusantigen und Virusantikörper. Die IK werden unter Komplementbindung in sog. Zielorganen wie Niere, Arterien und Plexus chorioideus des Gehirns abgelagert, wo sie in der Folge einer progrediente Entzündung auslösen. Die Ablagerung von IK auf Erythrozyten führt zur Verkürzung der Lebensdauer, weniger zu einer akuten Hämolyse. Glomerulonephritis und interstitielle Infiltrate führen zur Niereninsuffizienz und sind somit wichtigste Todesursache.

Anamnese: Die Krankheit entwickelt sich zunächst ohne wesentliche klinische Zeichen. Die Inkubationszeit liegt zwischen 25—50 Tagen bei Aleutennerzen und kann bis zu 120 Tagen bei anderen Nerzmutanten betragen. Pathognomonisch ist die kontinuierliche Entwicklung einer Hypergammaglobulinämie, bei der es sich hauptsächlich um Virusantikörper handelt, sowie eine Proteinurie. Im Blutserum sind zirkulierende Immunkomplexe nachweisbar. Bei fortgeschrittener Krankheit weisen die Tiere folgende klinische Zeichen auf: Rückgang der Futteraufnahme, Abmagerung, Apathie, gesteigerte Wasseraufnahme, Blutungen aus der Nasen- und Mundhöhle, Ulzerationen der Mundschleimhaut (Urämie), Blutbeimengungen im Kot; in der Endphase der Krankheit: zunehmender Durst, meist apathisches Verhalten, bei einzelnen Tieren Koordinationsstörungen, Paresen und Paralysen, Verenden in einem komaähnlichen Zustand. Beim Hinzukommen von Streßfaktoren (plötzliche Futterumstellungen, Kälteeinbrüche, sekundäre Infektionen) treten vermehrt Todesfälle auf. *Makroskopisch:* generalisierte Vergrößerung der Körper- und Organlymphknoten (ausgeprägt bei Aleuten- und Saphirnerzen); Vergrößerung der Milz um das Zwei- bis Dreifache; Leber geschwollen und dunkelbraunrot, in fortgeschrittenen Krankheitsphasen ockerfarben und durchsetzt von grauweißen Herden, selten von kleinen Zysten; Nieren vergrößert mit petechialen Blutungen, später blaßbräunliche Farbe und zahllose miliare Herdchen in der Rindenschicht; in Einzelfällen kann die Niere geschrumpft und granuliert sein; Magen und Darm enthalten häufig schwarzrote, bluthaltige Schleimmassen. *Mikroskopisch:* generalisierte Proliferation von Lymphozyten (B-Zellen) und Plasmazellen in lymphoretikulären und der Mehrzahl aller nichtlymphatischen Organe; in der Leber zusätzlich Proliferation von Gallengängen. Kennzeichnende Befunde in der Niere sind neben der interstitiellen Infiltration verschiedene Formen der Glomerulonephritis (GN) vom Immunkomplextyp: exsudativ-nekrotisierend, membranös, mesangial-proliferativ,

und mesangial-sklerosierend. Inkonstant tritt eine Periarteriitis (Panarteriitis) in Gehirn, Niere, Harnblase, Magen, Leber, Herz, Genitalorgane, Darm und verschiedenen anderen Organen auf. Bei Infektion von Nerzwelpen seronegativer Fähen mit dem Parvovirus der AK entwickelt sich eine interstitielle Pneumonie mit Proliferation von Pneumozyten des Typs II, Lymphozyten und Plasmazellen. In Pneumozyten lassen sich intranukleäre Einschlußkörperchen nachweisen.

Literatur

Henson, J. B., J. R. Gorham, T. C. McGuire and T. B. Crawford (1976): Pathology and pathogenesis of Aleutian disease, pp. 175—205. In: Kimberlin, R. H. (Ed.); Slow virus diseases of animals and man. Elsevier, North-Holland, Amsterdam.

Trautwein, G. (1978): Aleutenkrankheit der Nerze. S. 693—740. In: Röhrer, H. (Hrsg.): Handbuch der Virusinfektionen bei Tieren. Band VI/2. VEB Gustav Fischer Verlag, Jena.

22.1.3. Staupe

Die Staupe (Distemper) ist eine akute, ansteckende, durch ein *Paramyxovirus* verursachte Infektionskrankheit, die neben *Hunden* bei *Nerzen, Füchsen, Mardern, Frettchen* und *Waschbären* vorkommt. Sie stellt für die Pelztierzucht eine der verlustreichsten Virus-Infektionskrankheiten dar. Wichtigste Ansteckungsquelle ist der staupekranke bzw. virusausscheidende Hund. Welpen und Jungtiere weisen eine erhöhte Anfälligkeit auf. Der Verlauf der Staupe ist meist enzootisch. Die Vermehrung des Staupevirus erfolgt in verschiedenen Epithelzellen. Das Virus wird mit dem Sekret der Konjunktiven, der Nasenschleimhäute, dem Speichel, mit dem Urin und Kot ausgeschieden. Bakterielle Sekundär- und Begleitinfektionen sind häufig. Die Inkubationszeit beträgt für Nerze mindestens 7 Tage. Hohe Mortalität bis 90 % bei Jungtieren.

● **Akute Verlaufsform**
Anamnese: akuter Verlauf der Staupe mit Erscheinungen der Allgemeininfektion und respiratorischen Symptomen; plötzliche Todesfälle; katarrhalische bis eitrige Konjunktivitis und Rhinitis; apathisches Verhalten; Pusteln auf der Haut (besonders Schenkelinnenseite); schorfige, krustige Veränderungen an den Zehenballen (Hartballenkrankheit); Durchfall (im Gefolge von Sekundärinfektionen); Krankheitsdauer bei akutem Verlauf 3—7 Tage. *Makroskopisch:* Stauungshyperämie in

Lunge und anderen Organen; im Falle bakterieller Sekundärinfektionen Schwellung der Darmlymphknoten und Lungenlymphknoten; interstitielle Pneumonie. *Mikroskopisch:* herdförmige oder diffuse interstitielle Pneumonie; pathognostisch ist der Nachweis von intrazytoplasmatischen Einschlußkörperchen in Epithelzellen der Konjunktiven, Trachea, Bronchialepithelien, Gallengangsepithelien, Harnblasenepithelzellen, Nierenbeckenepithelzellen und der Epidermis (Nasenspiegel, Fußballen).

● **Chronische Verlaufsform**
Anamnese: Es überwiegen zentralnervöse Erscheinungen mit rezidivierend auftretenden epileptiformen Krämpfen, Schreikrämpfen, Myoklonien und Lähmungen der Hinterhand. Krankheitsdauer 5—14 Tage. *Makroskopisch:* außer einer allgemeinen Stauungshyperämie können weitere makroskopische Veränderungen fehlen. *Mikroskopisch:* im Zentralnervensystem Entmarkungsherde und herdförmige Ansammlungen von Neurogliazellen; perivaskuläre lymphozytäre Infiltrate.

Differentialdiagnose: beim Nerz Aujeszkysche Krankheit, Tollwut, Botulismus, Vitamin-B_1-Mangel, Toxoplasmose, Salmonellose, nichteitrige Meningoenzephalomyelitis der Jungnerze unbekannter Ätiologie.

Ergänzende Untersuchungen: Übertragung von virushaltigem Organmaterial auf Frettchen; Isolierung des Virus auf der Chorioallantoismembran bebrüteter Hühnereier; serologischer Nachweis mittels Komplementbindungsreaktion bzw. Agargeldiffusionstest; histologischer bzw. immunfluoreszenzmikroskopischer Nachweis von zytoplasmatischen und intranukleären Einschlußkörperchen in Epithelzellen (besonders Harnblase und Trachea).

Literatur

Bindrich, H.E., E.Kuwert, H.Linsert und H.Zimmermann (1959): Zur Staupeerkrankung des Nerzes. Arch. exper. Vet. med. 8, 1—25.

Rockborn, G. (1968): Pelztier- und Hundestaupe. S.511—541. In: Röhrer, H. (1968); Handbuch der Virusinfektionen bei Tieren, Bd. III. VEB Gustav Fischer Verlag, Jena.

22.1.4. Aujeszkysche Krankheit
(Morbus Aujeszky, Pseudowut)

Die durch ein *Herpesvirus* hervorgerufene Aujeszkysche Krankheit tritt gelegentlich bei *Nerzen* und *Füchsen* in Pelztierfarmen auf. Infektionsquelle sind virushaltige Schlachtabfälle von Schweinen. Jungtiere sind anfälliger als ältere Tiere. Die Inkubationszeit beträgt wenige Tage (2—5).

Anamnese: zu Beginn der Krankheit starke Unruhe, krampfartige Anfälle, Speichelfluß, mit Blut vermischter Schaum an der Mundöffnung, Unterkieferlähmung, Heraushängen der Zunge, Ataxie. Im Endstadium der Krankheit Bulbär- und Spinalparalyse. Hautjucken und Selbstbenagen wird gelegentlich bei Füchsen, nicht aber bei Nerzen beobachtet. Mortalität nahezu 100%. *Makroskopisch:* pathologisch-anatomische Befunde wenig ausgeprägt; Stauungshyperämie der Organe, petechiale Blutungen in Lunge, Herz, Thymus, auf Schleimhäuten und serösen Häuten. *Mikroskopisch:* geringgradige lymphozytäre Meningoenzephalitis, insbesondere im Bereich von Pons und Medulla oblongata, Aktivierung der Neuroglia, inkonstant Polio- und Leukomalazie im Gehirn; Hyalinose und fibrinoide Nekrose von Gefäßwänden in verschiedenen Organen.

Differentialdiagnose: In erster Linie ist Botulismus auszuschließen; außerdem kommt Tollwut in Betracht.

Ergänzende Untersuchungen: Verimpfen von virushaltigem Gehirnmaterial an Kaninchen; Virusisolierung in der Zellkultur; immunfluoreszenzmikroskopischer Nachweis von Virusantigen.

Literatur

Hartung, J., und W.Fritzsch (1963): Aujeszkysche Krankheit bei Nerz und Fuchs. Mh. Vet.-Med. 19, 422—425.

Klimman, T. G., and J. T. van Oirschot (1986): Pathology of Aujeszky's disease in mink. Vet. Pathol. 23, 303—309.

22.1.5. Tollwut
(Rabies, Lyssa)

Die durch ein *Rhabdovirus* hervorgerufene Tollwut gehört bei den farmgehaltenen fleischfressenden Pelztieren *(Nerz, Fuchs)* zu den selten vorkommenden Infektionskrankheiten. Die Inkubationszeit schwankt zwischen 2—8 Wochen.

Anamnese: Wie bei anderen Tierarten ist ein Prodromal-, Exzitations- und paralytisches Stadium zu unterscheiden. *Makroskopisch:* im Mageninhalt gelegentlich Fremdkörper wie Holz- und Metallteile, Steine und Kot. *Mikroskopisch:* nichteitrige Mengingoenzephalitis; Nachweis von Negri-Körperchen in Ganglienzellen des Gehirns in maximal 90% der Fälle.

Differentialdiagnose: Aujeszkysche Krankheit; Staupe, Vitamin-B_1-(Thiamin-)Mangel; Toxoplasmose; Listeriose; in Mundhöhle und Ösophagus eingeklemmte Fremdkörper mit Speicheln und Schluckstörungen.

Ergänzende Untersuchungen: Infektionsversuch an Mäusen; immunfluoreszenzmikroskopischer Nachweis von Virusantigen.

Literatur

Hohner, L., und H. Heucke (1978): Tollwut bei farmgehaltenen Blaufüchsen. Mh. Vet.-Med. **33**, 168—170.

Ulbrich, F. (1969): Tollwut bei Mustelidae (Marderartige). Mh. Vet.-Med. **24**, 780—782.

22.1.6. Infektiöse Enzephalopathie der Nerze

Das Virus der infektiösen Enzephalopathie der Nerze ist bislang noch nicht klassifiziert. Es besitzt ähnlich ungewöhnliche Eigenschaften wie das Scrapie-Virus. Bei der Enzephalopathie handelt es sich um eine infektiöse, durch eine ungewöhnlich lange Inkubationszeit gekennzeichnete, progressive Gehirnkrankheit, die erstmalig 1965 bei Farmnerzen in USA beobachtet wurde. Sie verläuft mit hoher Mortalität und tritt fast ausschließlich bei Nerzen auf, die älter als 1 Jahr sind. Die Inkubationszeit beträgt nach oraler Infektion 7—10 Monate.

Anamnese: Erste klinische Zeichen sind leichte Verhaltensabweichungen in der Futteraufnahme; zunehmende Erregbarkeit; Manegebewegungen und Krämpfe; eichhörnchenartige Schwanzhaltung; zunehmend Bewegungsstörungen mit ausgeprägter Inkoordination; Somnolenz. *Makroskopisch:* außer schlechtem Allgemeinzustand keine pathognostischen Befunde. *Mikroskopisch:* Charakteristisch sind diffuse Vakuolisierung des Neuropils und degenerative Veränderungen an Ganglienzellen; Hypertrophie bzw. Proliferation der Astrozyten; im Hirnstamm teilweise Nervenzellen mit zytoplasmatischen Vakuolen.

Differentialdiagnose: Aujeszkysche Krankheit; chronische Bleivergiftung.

Literatur

Burger, D., and G. H. Hartsough (1965): Encephalopathy of mink. II. Experimental and natural transmission. J. Infect. Dis. **115**, 393—399.

Hartsough, G. R., and D. Burger (1965): Encephalopathy of mink. I. Epizootiologic and clinical observations. J. Infect. Dis. **115**, 387—392.

22.2. Bakteriell bedingte Krankheiten

22.2.1. Streptokokkeninfektionen

Infektionen mit Streptokokken weisen verschiedene Verlaufsformen und klinische Bilder auf und kommen sowohl als septikämisch verlaufende Allgemeininfektionen als auch als örtliche Entzündungsprozesse vor.

● **Septikämische Form**

Vorkommen bei *Nerzen* und *Füchsen*. Erreger ist *Streptococcus zooepidemicus* der serologischen Gruppe C; selten vorkommend *Diplococcus pneumoniae.* Infektionen treten zumeist nach Verfütterung von Schlachtabfällen infizierter Kälber, Rinder und Pferde auf. Die Inkubationszeit beträgt 2—3 Tage. Der Krankheitsverlauf ist akut bis subakut.

Anamnese: Apathie, Freßunlust, Dyspnoe, Tod wenige Stunden nach Auftreten der Symptome. Zum Teil werden Lähmungserscheinungen, Gleichgewichtsstörungen und Krämpfe beobachtet. *Makroskopisch:* deutliche Milzschwellung, zum Teil mit anämischen Infarkten; Stauungshyperämie in Leber und Lunge; miliare Lebernekrosen; petechiale Blutungen in der Darmschleimhaut und in Darmlymphknoten sowie unter der Nierenkapsel. *Mikroskopisch:* in Fällen mit nervösen Erscheinungen seröse bis purulente Leptomeningitis.

● **Lokale Streptokokkeninfektionen (Dickkopf- und Dickhalskrankheit)**

Sie kommen in Form von Phlegmonen in der Kopfregion und von Abszessen in Lymphknoten des Kopfes und Halses bei *Nerzen* und *Füchsen* vor.

Literatur

Kuwert, E., C. H. Becker und W. Köhler (1959): Streptokokkeninfektionen bei Nerzen. Mh. Vet.-Med. **14**, 528—538.

22.2.2. Infektionen mit Pseudomonas aeruginosa

Infektionen mit Bakterien der Gattung *Pseudomonas* führen bei *Nerzen* enzootisch zu Allgemeininfektionen mit der besonderen Manifestation einer hämorrhagischen Pneumonie. Infektionsquelle ist fast immer kontaminiertes Trinkwasser. Die Inkubationszeit beträgt 1—3 Tage. Die Mortalität kann 100 % erreichen; sie ist abhängig von der Menge der aufgenommenen Keime.

Anamnese: Erkrankte Tiere verenden innerhalb von 24 Stunden; klinische Zeichen sind Appetitlosigkeit, Apathie, hochgradige Dyspnoe sowie Blutungen um Nase und Mund. *Makroskopisch:* Lungen hochgradig hyperämisch, feucht und von fester Konsistenz; Trachealschleimhaut hyperämisch, im Lumen bluthaltiger Schleim; Lungenlymphknoten hämorrhagisch; Hyperämie von Leber, Milz und Nieren; petechiale Blutungen in Thymus und Nierenrinde; Mageninhalt bluthaltig. *Mikroskopisch:* in der Lunge ausgeprägte Hyperämie der Kapillaren und Blutungen in den Alveolen; Bakterienrasen. Bei protrahiertem Verlauf zunehmend Infiltration mit neutrophilen Granulozyten und Desquamation von Alveolardeckzellen.

Differentialdiagnose: Lungenblutungen bei Pasteurella-multocida-Infektion; toxische Äther-Inhalation; enzootische Bacterium-anitratum-Bronchopneumonie.

Ergänzende Untersuchungen: kultureller Nachweis von *Pseudomonas aeruginosa*.

Literatur

Trautwein, G., C. F. Helmboldt and S. W. Nielsen (1962): Pathology of Pseudomonas pneumonia in mink. J. Amer. Vet. Med. Assoc. **140**, 701—704.

Long, G. G., and J. R. Gorham (1982): Pseudomonas pneumonia of mink. J. Amer. Vet. Med. Assoc. **181**, 1343—1344.

22.2.3. Salmonellose

Infektionen von *Nerzen* und anderen Pelztieren mit *Salmonellen* erfolgten früher häufig bei Verfütterung von infizierten Schlachtabfällen. Demzufolge traten beispielsweise Infektionen mit *S. enteritidis* und *S. dublin* nach Verfütterung von infiziertem Rindfleisch und mit *S. cholerae-suis* nach Aufnahme von infiziertem Schweinefleisch auf. Auch Geflügelabfälle, die mit *S. pullorum* infiziert waren, führten bei Nerzen zu Infektionen. Seit der Verwendung einwandfreier Futtermittel (Fleisch- und Fischmehle) sind derartige Infektionen selten geworden.

● **Akute Verlaufsform**
Anamnese: Krankheitsdauer 1—2 Tage; Apathie, Freßunlust, Dyspnoe, dünnbreiiger Kot. *Makroskopisch:* hyperämische Milzschwellung; Stauungshyperämie der Lunge; katarrhalische bis ulzerative Enteritis; Lymphadenitis der Darmlymphknoten.

● **Chronische Verlaufsform**
Anamnese: Freßunlust, Abmagerung; Kot dünn, stinkend, grünlich oder teerfarben. *Makroskopisch:* Kachexie; Schleimhäute anämisch; Darminhalt teerfarben; Darmlymphknoten markig geschwollen.

Differentialdiagnose: akute septikämische Infektionskrankheiten wie Koli-, Streptokokkeninfektionen; Staupe.

Ergänzende Untersuchungen: bakteriologischer Nachweis des Erregers im Kot und in Organen.

Literatur

Gorham, J. R., D. R. Cordy and E. R. Quortrup (1949): Salmonella infections in mink and ferrets. Am. J. Vet. Res. **10**, 183—192.

Löliger, H.-C. (1956): Über Salmonellosen beim Nerz. Berl. Münch. tierärztl. Wschr. **69**, 31—32.

22.2.4. Infektionen mit E. coli

Derartige Infektionen kommen bei allen Edelpelztieren vor. Sie treten teils als isolierte Organkrankheiten (Zystitis, Urethritis, Metritis, Mastitis, Otitis), teils als Allgemeininfektionen auf. Jungtiere sind empfänglicher als ältere Tiere. Koli-Infektionen sind in der warmen Jahreszeit häufiger. In der Mehrzahl der Fälle wird *Escherichia coli* isoliert. Infektionsquellen sind infizierte Schlachtabfälle von erkrankten Tieren, sekundär mit E. coli kontaminiertes Futter oder infiziertes Trinkwasser. Inkubationszeit bei Nerzen und Füchsen: 2—3 Tage.

Anamnese: Meist erkranken mehrere Tiere eines Bestandes: apathisch; trockene Nase; trübe, glanzlose Augen; Kot dünnbreiig und olivgrün bis dunkelbraun. *Makroskopisch:* bei akuter Allgemeinfektion der *Nerze* und *Füchse* katarrhalische bis hämorrhagische Enteritis, petechiale Blutungen und hyperämische Milzschwellung. *Mikroskopisch:* inkonstant miliare Nekroseherde in der Leber.

Differentialdiagnose: Salmonellen- und Klebsielleninfektionen; Virusenteritis; akute Vergiftungen.

Literatur

Trautwein, G., and C. F. Helmboldt (1966): Mastitis in mink due to Staphylococcus aureus and E. coli. J. Amer. Vet. Med. Assoc. 149, 924–928.

22.2.5. Klebsiella-Infektionen

Infektionen mit Klebsiella-Arten sind bei Nerzen teils als sporadische Einzelfälle, teils als verlustreiche Bestandsenzootien beobachtet worden. Hierbei wurden *Klebsiella pneumoniae* und *Klebsiella ozaenae* aus erkrankten Nerzen isoliert. Die Infektion erfolgt über infiziertes Futter (Schlachtabfälle), selten über infiziertes Trinkwasser.

Anamnese: Infektionen mit Klebsiella spec. führen bei *Nerzen* zu unterschiedlichen klinischen Bildern; Furunkulose besonders im Bereich von Hals und Nacken; multiple Abszesse in der Haut; Hautphlegmonen; Anzeichen einer Allgemeininfektion mit Freßunlust und Apathie; Tod nach kurzer Krankheitsdauer. In seltenen Krankheitsfällen Lähmungserscheinungen der Hinterhand. *Makroskopisch* Furunkulose der Haut mit eitrig-abszedierender Entzündung der regionären Lymphknoten; Schwellung der Leber und Milz; eitrig-abszedierende Bronchopneumonie mit Lymphadenitis der Bronchiallymphknoten.

Differentialdiagnose: Infektionen mit Staphylokokken, Streptokokken und Mykobakterien.

Ergänzende Untersuchungen: kultureller Nachweis der Klebsiellen in veränderten Organen und im Abszeßinhalt.

Literatur

Genest, P. (1947): Une septicémie à Klebsiella friedlaenderi chez le vison. Canad. J. comp. Med. 11, 265–271.
Morris, J. A., and E. R. Quortrup (1947): Klebsiella ozaenae infection of mink. J. Amer. Vet. Med. Assoc. 111, 50–51.

22.2.6. Pasteurellose

Bei *Nerzen* und *Füchsen* werden sporadisch Erkrankungen unter dem Bild einer hämorrhagischen Septikämie durch Infektionen mit *Pasteurella multocida* ausgelöst. Infektionsquelle ist überwiegend infiziertes Futterfleisch.

Anamnese: Verlauf der Krankheit meist akut mit Tod einzelner Tiere innerhalb von 1–2 Tagen; Apathie, Freßunlust, Dyspnoe, Zwerchfellkrämpfe und Lähmungserscheinungen. *Makroskopisch:* Hyperämie der Trachealschleimhaut und Lunge; petechiale Blutungen am Herzen (Epi- und Endokard); hyperämische Milzschwellung; Hyperämie der Darmschleimhaut. Bei verzögertem Krankheitsverlauf Konjunktivitis, Rhinitis und Bronchopneumonie.

Differentialdiagnose: akute Streptokokkeninfektionen und Koliseptikämien; Milzbrand; Vergiftungen mit Pflanzenschutzmittel E 605.

Ergänzende Untersuchungen: kultureller Nachweis von Pasteurella multocida.

Literatur

Siegmann, O. (1958): Untersuchungen über die Epizootologie der Nerzpasteurellose. Berl. Münch. tierärztl. Wschr. 71, 5–7.

22.2.7. Tularämie

Die durch *Francisella tularensis* hervorgerufene Tularämie wird nur gelegentlich als Enzootie bei Farmnerzen in den USA festgestellt. Geringe Mortalität (0,5 %).

Anamnese: Appetitlosigkeit während einiger Tage; plötzliche Todesfälle. *Makroskopisch:* in der Lunge multiple, miliare, gelblichweiße, scharf umschriebene Knötchen; ähnliche Herde in Leber und Milz; Milz und mesenteriale Lymphknoten vergrößert. *Mikroskopisch:* herdförmige Koagulationsnekrosen mit wenigen neutrophilen Granulozyten; in den Nekroseherden Bakterien mittels Giemsa-Färbung nachweisbar.

Ergänzende Untersuchungen: bakteriologischer Nachweis von Francisella tularensis.

Literatur

Henson, J. B., J. R. Gorham and D. T. Shen (1978): An outbreak of tularemia in mink. Cornell Vet. 68, 78–83.

22.2.8. Milzbrand (Anthrax)

Das Auftreten von Milzbrand ist gelegentlich bei *Nerz, Fuchs, Frettchen, Marder* und *Waschbär* beobachtet worden. Der Erreger, *Bacillus anthracis* bzw. dessen Sporen, gelangt meist mit infiziertem Futterfleisch in den Tierkörper. Die Inkubationszeit beträgt 1–3 Tage.

Anamnese: Mortalität bei Nerzen bis 50 %; plötzliche Erkrankungsfälle mit Apathie und erschwerter Atmung; Tod nach kurzer Krankheitsdauer. *Makroskopisch:* Stauungshyperämie in den großen Parenchymen; hochgradige Stauungsmilz mit teerfarbenem bis schwarzrotem Blut auf der Schnittfläche; Stauungshyperämie im Darm.
Differentialdiagnose: andere bakterielle Infektionen mit Pasteurellen, Salmonellen, E. coli.
Ergänzende Untersuchungen: Nachweis der Erreger im Abklatschpräparat von Milz und Leber sowie Ausstrichen aus dem Herzblut.

Literatur

Kangas, J. (1964): Milzbrand beim Nerz. Das Pelzgewerbe 15, 176—179.
Zimmermann, H., und M. Barthel (1973): Atypische Milzbrand-Enzootie in einer Nerzfarm. Mh. Vet.-Med. 28, 346—347.

22.2.9. Botulismus

Der durch Aufnahme der Toxine (Typ C) von *Clostridium botulinum* verursachte Botulismus stellt die wichtigste Art einer Massenerkrankung bei *Nerzen* und *Frettchen* dar. Die Toxinbildung erfolgt im Futter unter anaeroben Bedingungen bei Temperaturen zwischen 22 und 37 °C. Nach Aufnahme von Toxin Typ C mit kontaminiertem Futter können innerhalb von 24 Stunden die Mehrzahl der Tiere eines Nerzbestandes verendet sein.
Anamnese: Botulismus kommt fast ausschließlich in den warmen Sommermonaten vor; erste Krankheitserscheinungen und Todesfälle frühestens 12 Stunden nach Aufnahme von toxinhaltigem Futter; Hintergliedmaßen schlaff, Muskeltonus aufgehoben, Pupillen weit geöffnet, Speichelfluß, Harnträufeln, Dyspnoe; Tod nach kurzer Krankheitsdauer infolge Atemstillstand; Mortalität bis 100 %. *Makroskopisch:* Stauungshyperämie der Organe, insbesondere der Lunge; Magen oft gut gefüllt; Harnblase mit Harn gefüllt (Lähmung der Blasenmuskulatur).
Differentialdiagnose: Futtervergiftungen durch andere bakterielle Toxine (E. coli und Clostridien); Aujeszkysche Krankheit.
Ergänzende Untersuchungen: bei frisch verendeten Tieren Toxinnachweis im Futter, Mageninhalt und in der Leber im Mäuseversuch; kultureller Nachweis von Clostridium botulinum aus Futter und Magen-Darm-Inhalt.

Literatur

Schoop, G. (1954): Untersuchungen über den Botulismus des Nerzes. Dtsch. tierärztl. Wschr. 61, 228—231.
Burger, D. (1964): Botulismus beim Nerz. Das Pelzgewebe 15, 127—129.

22.2.10. Malignes Ödem (Gasödem)

Infektionen mit Gasödemerregern der Gattung Clostridium (C. novyi Typ A, C. perfringens Typ A) kommen bei *Nerzen* und anderen Pelztierarten als Wundinfektionen und nach Verfütterung von infiziertem Futter als Allgemeininfektion vorwiegend während der Sommermonate vor.
Anamnese: meist akuter Verlauf; bei Wundinfektionen teigige Schwellung der Muskulatur und des Unterhautbindegewebes; Tod innerhalb weniger Stunden nach Auftreten der ersten Krankheitserscheinungen. *Makroskopisch:* bei Wundinfektionen Bindegewebe in der Umgebung der Wunde sulzigödematös; rötlich-trübe Flüssigkeit und kleine Gasblasen; Muskulatur schmutzig rotbraun verfärbt. Bei Allgemeininfektion deutliche Schwellung von Milz, Leber und Nieren; subseröse petechiale Blutungen; Blutungen auf der Magen-Darm-Schleimhaut; sulzige Ödeme im Bereich der Unterhaut. *Mikroskopisch:* zahlreiche Bakterienkolonien und Thromben in verschiedenen Organen; Koagulationsnekrosen in Leber, Nieren und Milz.
Differentialdiagnose: Botulismus.
Ergänzende Untersuchungen: Isolierung der Clostridien im anaeroben Kulturverfahren.

22.2.11. Tuberkulose

Unter den fleischfressenden Pelztieren *(Nerz, Fuchs)* trat die Tuberkulose in dem Maße auf, wie infiziertes Fleisch und Schlachtabfälle aus Rinder- und Schweineschlachtungen verfüttert wurden. Heute zählt die Tuberkulose zu den selten beobachteten bakteriellen Infektionskrankheiten der Nerze und Füchse. Wichtigster Erreger ist das *Mycobacterium bovis,* gefolgt von *M. avium.*
Anamnese: Tuberkulose tritt meist als Enzootie auf; Jungtiere, resistenzgeschwächte Tiere und Nerze mit Aleutenkrankheit sind anfälliger; akute und protrahierte Verlaufsformen kommen vor. *Makroskopisch:* Der Primärherd ist bei Infektion mit *M. bovis* meist im Bereich der Mundhöhle, des Ösophagus oder Darmes lokalisiert; oberflächliche bis tiefe Ulzerationen mit Auflagerung gelb-käsiger

Massen; regionäre Lymphknoten miterkrankt (verkäsende Lymphadenitis). Bei der generalisierten Form kleinherdige Miliartuberkulose bzw. großknotige Tuberkulose in den parenchymatösen Organen (besonders Lunge) unter Miterkrankung der serösen Häute.

Kennzeichnend für die Infektion mit *M. avium* sind erheblich vergrößerte Lymphknoten mit Verkäsung und Abszedierung; Milz durchsetzt von gelblichweißen Herden.

Mikroskopisch: kleine, reaktionslos im Parenchym liegende Epitheloidzelltuberkel; größere tuberkulöse Herde mit Epitheloidzellen, zentraler Nekrose und unvollständiger fibroplastischer Abgrenzung.

Differentialdiagnose: Lungenlipoidose (sog. Lungencholesteatome).

Ergänzende Untersuchungen: mikroskopischer und kultureller Nachweis der Mykobakterien.

Literatur

Löliger, H.-C. (1956): Die Tuberkulose der Nerze. Dtsch. Pelztierzüchter 30, 6—10.

Adamesteanu, C., I. Baba, S. Vesa und O. Rotaru (1970): Untersuchungen an tuberkulösen Nerzen. Dtsch. tierärztl. Wschr. 77, 408—411.

22.2.12. Nocardiose

Erreger der Nocardiose (Streptotrichose) der *Nerze* ist *Nocardia asteroides*, ein grampositives Bakterium, welches im Gewebe in actinomycesähnlichen Drusen oder als sich verzweigendes Myzel auftritt. Es wird vermutet, daß zum Haften einer Infektion resistenzschwächende Faktoren notwendig sind. Infizierte Tiere verenden nach einer Krankheitsdauer von 2—5 Tagen. *Makroskopisch:* Charakteristische Befunde sind gelblichweiße, bis linsengroße Herde auf den serösen Häuten der Brust- und Bauchhöhle sowie in Leber, Milz und Nieren. *Mikroskopisch:* Granulome mit zentraler Nekrobiose und peripherem Zellwall aus Epitheloidzellen, Lymphozyten, Plasmazellen, Fibroblasten und Kapillarsprossen. Nachweis der fadenförmigen Bakterien in den Granulomen mittels Gram- oder Giemsa-Färbung.

Ergänzende Untersuchungen: kultureller Nachweis von *Nocardia asteroides*.

Literatur

Schoop, G. (1964): Streptotrichose bei Nerzen. Dtsch. tierärztl. Wschr. 53, 52—55.

22.2.13. Seltene bakterielle Infektionen

Die bei fleischfressenden Pelztieren (Nerz, Fuchs) nur sporadisch auftretenden bakteriellen Infektionen sind: Pseudotuberkulose (Yersinia pseudotuberculosis Typ III), Rotlauf (Erysipelothrix rhusiopathiae), Listeriose (Listeria monocytogenes), Nekrobazillose (Fusobacterium necrophorum), Brucellose (Brucella abortus, B. melitensis).

22.3. Parasitäre Krankheiten

22.3.1. Toxoplasmose

Die durch *Toxoplasma gondii* verursachte Toxoplasmose ist bislang bei *Nerz, Fuchs, Skunk* und *Chinchilla* beschrieben worden. Bei den fleischfressenden Pelztieren kann die Toxoplasmose mit einer Staupeinfektion assoziiert sein. Die Infektionsquelle ist vorwiegend infiziertes Futterfleisch. Jungtiere sind anfälliger, und die Mortalität ist bei ihnen höher als bei älteren Tieren.

Anamnese: Erkrankte Tiere weisen häufig erschwerte Atmung, Konjunktivitis und Rhinitis auf; bei Vorliegen von Meningoenzephalitis auch Ataxie, Steifhalten des Kopfes, anfallsweise Exzitationszustände. Krankheitsdauer 10—14 Tage. *Makroskopisch:* in der Lunge Hyperämie, Ödem und inkonstant kleine Nekroseherde; miliare Nekroseherde in Leber, Milz und in der Darmwand; Schwellung der mesenterialen Lymphknoten. *Mikroskopisch:* Endozoiten freiliegend oder intrazellulär im Bereich der Nekroseherde in Lunge, Myokard, Milz, Leber, Darm und Mesenteriallymphknoten nachweisbar. Inkonstant disseminierte nichteitrige Enzephalitis.

Ergänzende Untersuchungen: Nachweis von Toxoplasma gondii im Gewebeschnitt; Infektionsversuch an Mäusen.

Literatur

Møller, T., and S. W. Nielsen (1964): Toxoplasmosis in distemper susceptible carnivora. Path. Vet. 1, 189—203.

22.3.2. Verminöse Pneumonie

Befall mit Lungenwürmern wird bei in Farmen gehaltenen *Nerzen* und *Füchsen* nur selten beobachtet. Als Parasiten der Lunge sind in Einzelfällen

Trematoden (*Paragonimus westermani*, *P. kellicotti*) und Nematoden (*Crenosoma vulpis*, *Capillaria aerophila* und *böhmi*) nachgewiesen worden. Trematoden rufen in der Lunge Zystenbildung, Nematoden Bronchopneumonie hervor.

22.3.3. Kokzidiose

Bedingt durch die moderne Haltungsweise der Edelpelztiere, kommen Infektionen mit *Isospora*- und *Eimeria*-Arten bei Nerzen und Füchsen nur noch selten vor.

Literatur

Myers, G.H., W.J. Foreyt, G.R. Hartsough and A.C. Todd (1980): Coccidial infections in ranch mink. J. Amer. Vet. Med. Assoc. 177, 849—851.

22.4. Vergiftungen

22.4.1. Vergiftungen mit anorganischen Substanzen

22.4.1.1. Bleivergiftung

Bleivergiftungen entstehen überwiegend nach Aufnahme von bleihaltigen Farben (Mennige, Bleiweiß).
Anamnese: in **akuten Vergiftungsfällen** Apathie, Feßunlust, Konjunktivitis, Inkoordination, Lähmungen und Speichelfluß; Krankheitsdauer 5—7 Tage. Bei **chronischem Verlauf** basophile Tüpfelung der Erythrozyten; Gewichtsverlust. Krankheitsdauer 1—2 Monate. *Makroskopisch:* erosiv-ulzerative Gastroenteritis mit dunkelgrauer Verfärbung der Darmschleimhaut; Nieren- und Leberverfettung.
Ergänzende Untersuchungen: Sicherung der Diagnose durch chemischen Bleinachweis in den Organen.

Literatur

Purdy, J.G. (1962): Lead poisoning in mink. Canad. Vet. J. 3, 96—98.

22.4.1.2. Zinkvergiftung

Sie tritt vorwiegend bei fleischfressenden Pelztieren auf, die über längere Zeit Futter erhalten haben, das in verzinkten Behältnissen gelagert wurde.
Anamnese: Krankheitsverlauf chronisch; Fellveränderungen mit Ausfallen bzw. Abbrechen der Grannenhaare; Anämie; chronische Diarrhoe; Abmagerung. *Makroskopisch:* Schleimhäute blaß; Blutbeimengungen im Magen und Darm; Leber rötlichbraun; Nieren geringgradig vergrößert. *Mikroskopisch:* Leberzellverfettung; Tubulonephrose.

Literatur

Straube, E.F., N.H. Schuster and A.J. Sinclair (1980): Zink toxicity in the ferret. J. comp. Path. 90, 355—361.

22.4.1.3. Phosphorvergiftung

Sie ist sporadisch nach Aufnahme von phosphorhaltigen Giftködern (Rattenbekämpfung) aufgetreten. *Makroskopisch:* hämorrhagische Gastroenteritis, toxische Leber-, Nieren- und Myokardverfettungen.

22.4.1.4. Kochsalzvergiftung

Ursache dieser Vergiftung ist die Verfütterung von übermäßig gesalzenen Fleisch- und Fischstücken. Für den Nerz ist schon ein Kochsalzgehalt von 3 % im Futter toxisch.
Anamnese: ausgeprägter Durst; Apathie; Koordinationsstörungen; Krämpfe mit anschließender Erschlaffung; Diarrhoe. Krankheitsdauer 20—76 Stunden, abhängig von der Kochsalzkonzentration im Futter. *Makroskopisch:* hochgradige Hyperämie der Magenschleimhaut.

22.4.2. Vergiftungen mit organischen Verbindungen

22.4.2.1. Insektizide

Vergiftungen treten bei Pelztieren nach oraler Aufnahme von DDT (Trichlor-bis-chlorphenyläthan) und HCH (Hexachlorzyklohexan) auf.
Anamnese: Benommenheit, Erstickungsanfälle und plötzliche Todesfälle. *Makroskopisch:* hochgradige Hyperämie der inneren Organe.
Differentialdiagnose: Vergiftungen mit Pflanzenschutzmitteln wie Parathion und E 605.

22.4.2.2. Rodentizide

Hohe Toxizität für Pelztiere besitzen Zinkphosphid, Thallium sowie Cumarinderivate.

22.4.2.3. Holzschutzmittel

Vergiftungen mit Holzschutzmitteln treten dann auf, wenn Pelztiere, insbesondere Jungtiere, in frisch mit Holzschutzmitteln imprägnierten Gehegekästen gehalten werden. *Makroskopisch:* Anämie; Fell dünn und mißfarben, teilweise Haarausfall; inkonstant Magenulzera; Enteritis; Leberverfettung.

22.4.3. Arzneimittelvergiftungen

● **Sulfaquinoxalin**
Bei Vergiftungen mit Sulfaquinoxalin traten bei *Nerzen* Hämorrhagien in der Bauchhöhle und Gefäßrupturen auf.

● **Streptomycin und Penicillin**
Nach intramuskulärer Injektion dieser Antibiotika kann es bei *Nerzen* zu Überempfindlichkeitsreaktionen und plötzlichen Todesfällen kommen.

● **Östrogene Hormone**
Bei *Nerzen* wurden Fruchtbarkeitsstörungen nach Aufnahme von östrogenhaltigem Kalbfleisch bzw. Schlachtabfällen von kapaunisierten Hähnchen beobachtet.
Geschlechtsreife männliche Nerze: Rückbildung des Keimepithels im Hoden bzw. Hemmung der Entwicklung des Keimepithels; Keratinisierung der Epithelzellen in Prostata und Harnröhre; Neigung zu aszendierenden Harnwegsinfektionen.
Weibliche Nerze: Deck- und Trächtigkeitsstörungen, Fehlgeburten, Geburt lebensschwacher Welpen, Milchmangel.

Literatur

Pridham, T.J. (1965): Intoxikationsschäden durch Diäthylstilböstrol beim Nerz. Das Pelzgewerbe XVII, 29—34.

22.4.4. Vergiftungen durch Pflanzen und verdorbene Futtermittel

22.4.4.1. Giftpflanzen

Sie sind nur bei pflanzenfressenden Pelztieren (Sumpfbiber) beobachtet worden. Beispiele: *Solaninvergiftung* (Kartoffelkeimlinge, -kraut); *Oxalsäurevergiftung* (Rübenblätter).

22.4.4.2. Verdorbene Futtermittel

Sie kommen während der warmen Sommermonate insbesondere bei jungen *Nerzen* vor. Die Ursache ist eine rasche Vermehrung von Bakterien wie Proteus spec., Staphylococcus aureus, Pseudomonas spec., Bacillus cereus im fisch- und fleischhaltigen Mischbreifutter.
Anamnese: bei akutem Verlauf Lähmungserscheinungen; bei chronischem Verlauf Anorexie, Abmagerung, glanzloses Fell, Harnträufeln (Bauchnässen), Wachstumsstörungen, Kot dünnbreiig und teerfarben. *Makroskopisch:* bei akutem Verlauf Stauungshyperämie der Organe und Lungenblutungen; in chronischen Fällen Leberverfettung; Darminhalt grünlichgrau oder teerfarben.
Differentialdiagnose: Botulismus, Salmonellose, Koli-Infektion, Virusenteritis, Staupe.

Literatur

Löliger, H.-C. (1970): Pelztierkrankheiten. VEB Gustav Fischer Verlag, Jena.

22.4.4.3. Fischmehlvergiftung
(Dimethylnitrosamin-Vergiftung)

Nach Verfütterung von Fischmehl (Heringmehl), welches mit Natriumnitrit konserviert war, sind bei *Nerzen* und *Füchsen* tödliche Vergiftungen aufgetreten. Die toxische Substanz ist das *Dimethylnitrosamin (DMNA),* welches aus Nitrat und Trimethylamin entsteht.
Anamnese: Krankheitsverlauf meist chronisch über mehrere Wochen; erkrankte Tiere teils unruhig, teils apathisch; Fell stumpf und glanzlos; Abmagerung; Umfangsvermehrung des Abdomens; Anämie und Ikterus; Kot dünnbreiig und teerfarben; hohe Mortalität. *Makroskopisch:* In chronischen Fällen ist die Leber atrophisch, graubraun, die Oberfläche fein granuliert bzw. von stecknadelkopfgroßen, sehr derben Knötchen durchsetzt. In anderen Fällen subkapsuläre Leberblutungen, Hämatome und Blutergüsse in die Bauchhöhle. Hydroperikard, teerfarbener Schleim im Magen und Darm, z. T. Schleimhautulzera. *Mikroskopisch:* in der Leber Thrombosen in venösen Gefäßen; Fibroseherde; metaplastische Knochenbildung; Verfettung bzw. hydropische Degeneration der Leberzel-

len; Proliferation von Gallengängen; Tubulusdegeneration in den Nieren.
Differentialdiagnose: Aflatoxin-Vergiftung, Cumarin-Vergiftung, Gelbfettkrankheit (Steatitis).

Literatur

Carter, R.L., W.H.Percival and F.J.C.Roe (1969): Exceptional sensitivity of mink to the hepatotoxic effects of dimethylnitrosamine. J. Pathol. 97, 79—88.
Koppang, N. (1966): A severe progressive liver disease in fur animals. Nord. Vet.-Med. 18, 205—209.

22.4.4.4. Aflatoxikose

Vergiftungen mit *Aflatoxin*, dem Stoffwechselprodukt von *Aspergillus flavus*, sind gelegentlich bei *Nerzen* nachgewiesen worden.
Anamnese: Inappetenz, Diarrhoe, Kot teerfarben, Tod nach 5—8tägiger Krankheitsdauer. *Makroskopisch:* Leber vergrößert und von gelber Farbe; hyperämische Milzschwellung; Nieren gelblichbraun; Darminhalt dünnbreiig und teerfarben. *Mikroskopisch:* diffuse Leberzellverfettung und -nekrose; bei protrahiertem Verlauf Gallengangsproliferation und Fibrose; Verfettung der Tubuluszellen in den Nieren; feinstaubige Myokardverfettung.
Differentialdiagnose: Fischmehl- (Dimethylnitrosamin-) Vergiftung, Gelbfettkrankheit (Steatitis).

Literatur

Chou, C.C., E.H. Marth and R.M. Shackelforth (1976): Experimental acute Aflatoxicosis in mink. Am. J. Vet. Res. 37, 1227—1231.
Löliger, H.-C. (1970): Pelztierkrankheiten. VEB Gustav Fischer Verlag, Jena.

22.5. Mangelkrankheiten

22.5.1. Vitamin-A-Mangel

Vitamin-A-Mangel bei *Nerzfähen* verursacht Wachstumsstörungen während der Trächtigkeit. Bei Neugeborenen kommt es zu erhöhter Krankheitsanfälligkeit, Lebensschwäche und Muskelzittern. Weitere Symptome sind Xerophthalmie und Hyperkeratose der Haut.

22.5.2. Vitamin-B_1-Mangel
(Thiaminmangel, Chastek-Paralyse)

Anhaltender Vitamin-B_1-Mangel im Futter führt bei *Nerzen* und *Füchsen* zu dem Krankheitsbild der Chastek-Paralyse mit Koordinationsstörungen und Paresen bzw. Paralysen der Gliedmaßen. Für die Pathogenese ist maßgebend, daß Fischfleisch nur wenig Vitamin B_1 enthält. Außerdem kommt in den meisten karpfenartigen Süßwasserfischen, Salmoniden und Heringen ein das Vitamin B_1 abbauendes Enzym, die Thiaminase, vor. Bei einseitiger Verfütterung solcher Fische an Nerze und Füchse kommt es zur Zerstörung des Thiamins in den anderen Futterbestandteilen. Vitamin-B_1-Mangel kann auch bei Verfütterung von ranzigem Fett auftreten.
Anamnese: subakut-chronischer Krankheitsverlauf; Kot dünn und schleimig, in der Endphase teerfarben; Fell glanzlos und struppig; Lähmungserscheinungen besonders im Bereich der Hinterextremitäten, Inkoordination und klonische Krämpfe. Thiaminmangel führt auch zu Störungen der Reproduktion mit Tod und Resorption der Früchte. *Makroskopisch:* Tierkörper abgemagert und anämisch. *Mikroskopisch:* degenerative Veränderungen an peripheren Nervenfasern; Degeneration von Ganglienzellen sowie Entmarkung der weißen Substanz in Gehirn und Rückenmark.
Differentialdiagnose: Infektiöse Enzephalopathie der Nerze, chronische Staupe der Nerze, erbliche Leukodystrophie der Nerze, Nachhand-Paralyse infolge Wirbelmißbildung (sog. Hemivertebrae) bei Nerzen; ansteckende Gehirn-Rückenmark-Entzündung der Füchse.
Ergänzende Untersuchungen: Futteranalyse bei Verfütterung von thiaminasehaltigen Fischabfällen; Bestimmung des Thiamingehaltes in der Leber.

Literatur

Seidler, D., und G.Trautwein (1971): Encephalopathie bei Thiaminmangel des Nerzes. Acta neuropath. 19, 155—165.

22.5.3. Vitamin-B_2-Mangel
(Riboflavinmangel)

Kommt vorwiegend bei *Silberfüchsen*, seltener bei *Nerzen* vor.
Anamnese und *makroskopische Befunde:* Verlauf chronisch; verminderte Futteraufnahme, Ab-

nahme des Körpergewichtes; charakteristische graue bis grauweiße Unterwolle; Auftreten von Mißbildungen bei Welpen (Gaumenspalten, verkürzte Extremitätenknochen); Fortpflanzungsstörungen und embryonaler Frühtod.

Literatur

Helgebostad, A. (1980): Embryonic death in mink due to riboflavin deficiency. Nord. Vet. Med. 32, 313–317.

22.5.4. Vitamin-B_6-Mangel
(Pyridoxinmangel)

Auf Mangel an Vitamin B_6 werden zurückgeführt: erhöhtes Absterben der Embryonen; Sterilität der Rüden; bei Jungtieren Freßunlust, Verdauungsstörungen, Zurückbleiben im Wachstum, Anämie, Entstehung heller Unterhaare, zentralnervöse Erscheinungen wie Koordinationsstörungen und Krämpfe.

Literatur

Helgebostad, A., R. Svenkerud and F. Ender (1963): Sterility in mink induced experimentally by deficiency of vitamin B_6. Acta Vet. Scand. 4, 228–237.

22.5.5. Folsäuremangel

Dieser Mangel kann entstehen bei Verabreichung von Sulfonamiden, Antibiotika und anderen Präparaten, welche die Mikroflora des Darmes beeinträchtigen. *Anamnese:* Anämie und Leukopenie; mangelhafte Körperentwicklung bei Jungtieren; Diarrhoe; im Fell graue bis weiße Unterwolle; Leberverfettung.

22.5.6. Biotinmangel
(Fellbeißen)

Bei *Nerzen* und *Füchsen* manifestiert sich der Biotinmangel in Form von Fell- und Schwanzbeißen. Er beruht fast ausschließlich auf einer Störung oder Schädigung der Biosynthese der Darmflora, Resorptionsstörungen der Darmschleimhaut oder sekundärer Zerstörung des mit der Nahrung aufgenommenen Vitamins H. Experimentell ist erwiesen, daß das im Hühnereiklar enthaltene *Avidin* (Antivitamin) wie auch ranzige Nahrungsfette die Biotinwirkung aufheben bzw. beeinträchtigen. *Makroskopisch:* Bei Nerzwelpen sind die Haare um die Augen rosarot, später grau verfärbt; nach Ausfallen der Haare brillenartiges Bild; Haarverlust auch an den Pfoten; schmieriges braunes Sekret zwischen den Zehen; Krallen brüchig; Unterwolle grauweiß verfärbt; Haut verdickt, schuppig und von schmierigem Sekret bedeckt; Haarausfall; Leber- und Myokardverfettung.

Differentialdiagnose: durch einseitige Fischfütterung entstandene Fellschäden (sog. Baumwoll- oder Cotton-Fell).

22.5.7. Vitamin-D-Mangel (Rachitis)

Anamnese: Wachstumsverzögerung bei den Jungtieren, Unsicherheit bei der Bewegung, säbelartige Stellung der Beine, Verkrümmung der Wirbelsäule, Auftreibungen an den Rippen, Kümmern, chronische Diarrhoe. *Makroskopisch:* Tierkörper unterentwickelt, Auftreibungen an den Epiphysen der Extremitätenknochen und den Rippenbögen, chronische Enteritis.

22.5.8. Vitamin-E-Mangel

Sekundärer Vitamin-E-Mangel tritt nach Verfütterung von Fischen, wie Heringe, Makrelen, Schollen, Seelachs und von Dorschlebertran in der warmen Jahreszeit auf. Die bei der Oxydation von freien ungesättigten Fettsäuren entstehenden Peroxide (Ranzigkeit des Fettes) verbrauchen das biologische Antioxydans, das Vitamin E (α-Tocopherol). Es resultieren Vitamin-E-Mangelerscheinungen, wie Muskeldystrophie, Ödembildung und Gelbfettkrankheit (Steatitis).

Anamnese: überwiegend akuter Krankheitsverlauf; Diarrhoe; Koordinationsstörungen, Lähmungserscheinungen, teilweise krampfartige Erstickungsanfälle. Hohe Mortalität. *Makroskopisch:* inkonstant Umfangsvermehrung im Bauchbereich; Unterhautfettgewebe und Gekrösefett graubraun bis gelb, teilweise ödematös; ranziger Geruch; rötliche Aszites-Flüssigkeit; Milzvergrößerung. *Histologisch:* hyalinschollige Degeneration der Herz- und Skelettmuskulatur; im Fettgewebe säurefestes Lipopigment (Ceroid) in Makrophagen; Pigmentmakrophagen in Lymphknoten und Nebennierenrinde (Zona reticularis).

Differentialdiagnose: Aflatoxin-Vergiftung, Nitrosamin-Vergiftung.

Literatur

Danse, L. H. J. C., and W. Steenbergen-Botterweg (1976): Early changes of yellow fat disease in mink fed a vitamin-E deficient diet supplemented with fresh or oxidised fish oil. Zbl. Vet. Med. A 23, 645–660.
Schmidt, U. (1980): Hyalinschollige Muskeldegeneration bei Nerzen. Dtsch. Pelztierzüchter 54, 115–116.

22.6. Störungen der Reproduktion

In der Reproduktionsperiode können bei *Zuchtnerzen* Verluste während der Trächtigkeit, peripartal (d.h. während der Geburt und bei Saugwelpen) sowie bei älteren Welpen auftreten.

22.6.1. Störungen während der Trächtigkeit

Folgende Ursachen der pränatalen Sterblichkeit sind beim *Nerz* von Bedeutung.

● **Fütterungs- und haltungsbedingte Embryonalverluste**
Erhöhte Energiezufuhr bei Fähen in der Trächtigkeit (Überfütterung); Vitamin-A-Mangel, Vitamin-B_2- und -B_6-Mangel; Mangel an Mineralstoffen und Spurenelementen.

● **Infektiös und toxisch bedingte Embryonalverluste**
Fruchttod und Abort bei Salmonelleninfektionen; Fruchttod infolge Infektion mit dem Virus der Aleutenkrankheit; Nerzfutter mit hohem Gehalt an Endotoxin gramnegativer Bakterien bzw. an Aflatoxin.

● **Traumatisch bedingte Embryonalverluste**
Unsachgemäßer Umgang mit hochtragenden Nerzfähen; außerdem Schlag und Fall.

22.6.2. Verluste während der Peripartalperiode

Totgeburten: Absterben der Feten während der Hochträchtigkeit; Tod im Verlauf des Geburtsvorganges mit den Zeichen einer Hypoxie, Azidose und teilweise Fruchtwasseraspiration.

Lebensschwache Welpen: Zyanose der Haut (bei hellen Mutationsnerzen); Körpergewicht unter der Norm; Tod innerhalb der ersten 24 Stunden.

22.6.3. Verluste in den ersten vier Lebenstagen
(Frühsterblichkeit)

Folgende Ursachen der Frühsterblichkeit der Nerzwelpen sind bekannt:

● **Milchmangel (Hypogalaktie, Agalaktie)**
Infolge hormonaler Insuffizienz, von Vitamin- und Eiweißmangel, Mastitis (Streptokokken, Staphylokokken, Kolibakterien), Puerperalstörungen des Muttertieres, unzureichender Wasserversorgung.

● **Umweltfaktoren**
Unterkühlung der Welpen, Lärmbelästigung, mangelhafte Ventilation im Nestkasten (Sauerstoffmangel).

● **Fütterungsbedingte Anämie der Nerzwelpen**
Bei Verfütterung großer Mengen von bestimmtem Fischfleisch (Köhler, Wittling, Schellfisch) während der Trächtigkeit und Säugezeit tritt bei Fähen und Welpen eine hypochrome, mikrozytäre Eisenmangelanämie auf. Ursache dieser Anämie ist eine Eisenresorptionsstörung im Darm.
Anamnese: herabgesetzte Freßlust, weicher Kot, blasse Schleimhäute und Pfoten, Unterhaare mangelhaft pigmentiert. *Makroskopisch:* Kachexie, Anämie, Blutungen und Erosionen in der Magenschleimhaut, herdförmige Nekrosen und Blutungen in der Leber.

22.6.4. Verluste bei älteren Welpen

Eine kritische Phase beginnt am 21. Tag bei Beginn der Zufütterung von Futterbrei (Verdaulichkeit geringer als Milchnahrung und oft keimhaltig) und gleichzeitigem Verschwinden der maternalen Antikörper. Einzelheiten siehe bei virus- und bakteriell bedingten Krankheiten sowie Mangelkrankheiten.

Literatur

Travis, H. (1971): Untersuchungen über die Jungtiersterblichkeit bei Nerzen. Dtsch. Pelztierzüchter 45, 103–104.
Wenzel, U. D. (1987): Pelztiergesundheitsdienst. 2. Aufl. VEB Gustav Fischer Verlag, Jena.
Wein, B. (1978): Untersuchungen über Fruchtbarkeitsstörungen und perinatale Verluste beim Nerz (Lutreola vison). Vet.-med. Diss., Hannover.

23. Kaninchen

C. Messow

23.1. Virusbedingte Krankheiten

23.1.1. Aujeszkysche Krankheit

Auch bei Kaninchen auftretend; über das zahlenmäßige Vorkommen der Aujeszkyschen Krankheit bei Wild- und Hauskaninchen liegen keine Angaben vor. In der Diagnostik und experimentellen Forschung ist das Kaninchen wegen seiner hohen Empfindlichkeit gegenüber dem Aujeszky-Virus das bevorzugte Versuchstier. *Erreger:* Aujeszky- oder Pseudowut-Virus (Pig-Herpes-Virus 1); Infektion über viruskontaminiertes Futter (oral) und perkutan bei Verletzungen.

Anamnese: bei experimenteller Infektion (subkutane Injektion): nach 2—3 Tagen Pruritus mit Benagen der Hautstelle bis zu tiefgreifenden Selbstverstümmelungen an der Impfstelle; Zwangsbewegungen, anfallsweise klonisch-tonische Krämpfe. *Makroskopisch:* Blutungen in den serösen Häuten (Brust- und Bauchfell), Lungenödem, alveoläre Herdpneumonie (katarrhalische Bronchopneumonie = Sekundärinfektion), gelegentlich Lebernekrosen, Nekrosen an der Impfstelle mit sekundären Folgen der Automutilation. *Mikroskopisch:* Panenzephalomyelitis und Meningitis non-purulenta mit ausgeprägten perivaskulären lymphozytären Infiltraten, Ganglienzelldegenerationen unregelmäßig, oft asymmetrisch verteilt, mit der für die Aujeszkysche Krankheit charakteristischen Gliareaktion, so daß Gliaknötchen mit zentralen Nekrosen entstehen. Basophile intranukleäre Einschlußkörperchen in Nervenzellen; Astrozyten und Oligodendrozyten; eosinophile intranukleäre Einschlußkörperchen (Typ Cowdry A) in Hirnstamm und Purkinjeschen Zellen des Kleinhirns, Lunge und Schwannschen Zellen der betroffenen Hautpartien.

Differentialdiagnose: Bornasche Krankheit, Listeriose, Trichophytie, angeborene Epilepsie.

Ergänzende Untersuchungen: Tierversuch (subkutane Injektion von homogenisiertem Gehirnmaterial; Virusnachweis in der Zellkultur (indirekter und direkter Erregernachweis); serologische Nachweisverfahren, Immunfluoreszenz, Radioimmunassay; elektronenmikroskopischer Virusnachweis.

Literatur

Tomescu, V. (1969): Aujeszkysche Krankheit: in Röhrer, H.: Handbuch der Virusinfektionen bei Tieren, Band IV. VEB Gustav Fischer Verlag, Jena.

23.1.2. Bornasche Krankheit

Die Bornasche Krankheit ist in Gebieten mit enzootischem Auftreten dieser Virusinfektion der Pferde und Schafe bei Wild- und Hauskaninchen beobachtet worden. Häufigkeitsangaben liegen nicht vor. Nach experimenteller Infektion von Gehirnmaterial erkrankter Pferde und Schafe kommt es zu krankheitsspezifischen zentralnervösen Ausfallerscheinungen (wichtiges diagnostisches Indiz). *Erreger:* Borna-Virus, vermutlich RNS-Virus (bisher nicht klassifiziert). Ansteckung durch direkten Kontakt (rhinogene Infektion?), möglicherweise auch Zwischenwirte (stechende Insekten); immer Zusammenhänge mit Infektionsgebieten von Pferden und Schafen.

Anamnese: Inkubationszeit nach experimenteller Infektion 18—60 Tage; Benommenheit, gebeugte Kopfhaltung, Abstützen des Kopfes auf den Boden, Bewegungs- und Gleichgewichtsstörungen, (Kreisbewegungen), Opisthotonus, Zähneknirschen, Klagelaute, Tod nach 10—14 Tagen im Koma, Lähmungserscheinungen. *Makroskopisch:* Hyperämien in Lunge, Leber und evtl. Milz. *Mikroskopisch:* Gehirn: disseminierte lympho-histiozytäre bis plasmazelluläre Enzephalomyelitis mit stärkerer Ausprä-

gung in der grauen Substanz (Polioenzephalomyelitis), besonders im Bereich von Ammonshorn, Großhirnrinde, Thalamus, Medulla oblongata. Meningen häufig stark lymphozytär infiltriert. Degenerationserscheinungen in den Ganglienzellen von Großhirn und Corpus striatum mit Neuronophagie. Intranukleäre azidophile Einschlußkörperchen vom Typ Cowdry B (Joest-Degensche Einschlußkörperchen) in Nervenzellen und Astrozyten.
Differentialdiagnose: Aujeszkysche Krankheit, Listeriose.
Ergänzende Untersuchungen: histologische Untersuchungen von Gehirn, Immunfluoreszenz (Virus- bzw. Antikörpernachweis), serologischer Antikörpernachweis (KBR); Tierversuch mit Kaninchen (intrazerebrale Injektion).

Literatur

Danner, K. (1981): Das Hauskaninchen, ein natürlicher Wirt für Borna-Virusinfektionen. 4. Arbeitstagung über Pelztier-, Kaninchen- und Heimtierkrankheiten. Celle 1981.
Johannsen, U., und A. Bergmann (1971): Zum spontanen Auftreten der Bornaschen Krankheit (nichteitrige Meningo-Enzephalitis) beim Kaninchen. Mh. Vet.-Med. 26, 931—939.

23.1.3. Fibromatose

Meist solitär subkutan gelegene Tumoren. Äußerst selten bei europäischen Kaninchen spontan auftretend, selten bei amerikanischen Wildkaninchen beobachtet. Häufiger nach Vakzination von Hauskaninchen mit Fibromatosevakzinevirus zur Prophylaxe von Myxomatose. Übertragung durch stechende Insekten bekannt, jedoch keine seuchenhafte Ausbreitung. Meist spontane Rückbildung nach 4—5 Wochen. Erreger: *Shopesches Fibromvirus* (Leporipoxvirus fibromatosis), zur Familie der Poxviridae gehörend, gattungsverwandt mit dem Myxomatosevirus.
Anamnese: innerhalb von 7—14 Tagen nach der Infektion oder Vakzination gegen Myxomatose lokale Tumoren der Unterhaut, bis zu Pflaumengröße erreichend; nur bei sehr großen Tumoren Störungen des Allgemeinbefindens. *Makroskopisch:* lokale, meist solitäre, derbe Knotenbildung in der Unterhaut von unterschiedlicher Größe; auf der Schnittfläche grauweiß, speckig, manchmal mit zentralen Nekrosen. Keine Metastasenbildung. *Mikroskopisch:* proliferierende Fibroblasten mit geringer Beteiligung von Entzündungszellen.
Differentialdiagnose: Papillome der Haut, subkutane Abszesse.

Literatur

Kötsche, W., und C. Gottschalk (1989): Krankheiten der Kaninchen und Hasen. 4. Aufl. VEB Gustav Fischer Verlag, Jena.
Potel, K. (1956): Zur Histologie und Pathogenese der infektiösen Fibromatose (Shope) des Kaninchens. Arch. exper. Vet.-med. 10, 145.
Wittmann, W., und K. Krieg (1969): Fibromatosen: in: Röhrer, H.: Handbuch der Virusinfektionen bei Tieren, Band V. VEB Gustav Fischer Verlag, Jena.

23.1.4. Herpesvirus-III-Infektion

Die latente Virusinfektion bei Wild- und Hauskaninchen wird gelegentlich beobachtet. Normalerweise symptomlos; nur bei mehrfachen Passagen können klinische Erscheinungen auftreten. *Erreger:* Kaninchen-Herpesvirus III (Lagomorph-Herpesvirus I) nach mehrfachen Blindpassagen bei experimentellen Infektionen.
Anamnese: bei experimentellen Infektionen nach 4—5 Tagen Benommenheit, Gleichgewichtsstörungen, Orchitis (testikuläre Injektion), Hautrötung, lokale Schwellung, Exanthem (intradermale Injektion), nichteitrige Meningoenzephalitis (intrazerebrale Injektion). *Mikroskopisch:* Nachweis azidophiler Einschlußkörperchen in Histiozyten.
Ergänzende Untersuchungen: Antikörpernachweis.

Literatur

Andrewes, Ch., and H.G. Pereira (1972): Viruses of Vertebrates. 3rd Ed. Baillière, Tindall and Cassel, London.

23.1.5. Lymphosarkomatose

Lymphosarkomatose (Lymphadenose, lymphoidzellige Leukose, Lymphoretikulose) kann bei Kaninchen beiderlei Geschlechts auftreten. Diffuse oder herdförmige Neubildung von lymphoiden Zellen in Lymphknoten, Leber, Milz oder Nieren; vereinzelt in Kaninchenbeständen zu finden, möglicherweise bei industrieller Massenhaltung von wirtschaftlicher Bedeutung. *Erreger:* vermutlich onkogenes Retrovirus; Infektion während der frühen fetalen Entwicklung bei erblicher Disposition, daher in bestimmten Zuchtgruppen vermehrt (nesterförmig) auftretend.

Anamnese: ausgeprägt chronischer Verlauf; erst bei Generalisation bzw. umfangreicher Organmanifestation langsame Abmagerung und nachlassende Aktivitäten; zunehmende Benommenheit, weicher Kotabsatz; Krankheitsdauer oft länger als 2—3 Wochen. *Makroskopisch:* Vergrößerung der Leber bei fester Konsistenz mit ausgeprägter Läppchenzeichnung (Muskatnußzeichnung); Milz vergrößert, Follikel deutlich ausgeprägt und hervortretend; Nierenrinde mit zahlreichen grauweißen Herden, die teilweise zusammenfließen; grauweiße bis bräunliche Lymphknoten unterschiedlich stark vergrößert, mit grauweißen Herden und Knoten, gelegentlich auch grauweiße Herde im Herzen und in den Gonaden. *Mikroskopisch:* Die grauweißen Herde und Knoten in den diversen Organen bestehen aus lymphoiden Zellen.

Differentialdiagnose: Tumorbildungen anderer Genese, Pseudotuberkulose.

23.1.6. Myxomatose

Seuchenhaft auftretende Krankheit in der Wildkaninchenpopulation; in den letzten Jahren häufig enzootisch milder Verlauf. Die chronische Form wird jedoch immer wieder von akuten Seuchenzügen durchbrochen. In Hauskaninchenbeständen durch lebende Vektoren infolge direkten Kontaktes oder durch stechende Arthropoden (Mücken, Flöhe, Zecken) oder von verschiedenen Vogelarten (Krähen, Stare, Bussarde, u. a.) übertragen. Hasen erkranken nur nach massiver Infektion, eine horizontale Übertragung soll es hierbei nicht geben. Der Mensch soll unter einer leichten eitrigen Konjunktivitis erkranken können. *Erreger:* wirtspezifisches Leporipoxvirus myxomatosis (Familie Orthopoxviridae).

Anamnese: Hauptseuchengipfel liegen im August—September. Europäische und amerikanische Kaninchen mit akuten Krankheitserscheinungen; Inkubationszeit 5—10 Tage, Mortalität bis 100%, Tod nach 7—10 Tagen Krankheitsdauer. Wildkaninchen verkriechen sich nicht in ihrem Bau, sondern sterben im Freien. *Akute Erscheinungen:* Benommenheit, Lichtscheu bis Sehunvermögen, Futterverweigerung, Kräfteverfall, eitrige Lidbindehautentzündung, weichteigige Schwellungen an Augenlidern, Ohrgrund, Ohrmuschel, Maulspalte, Genital- und Aftergrund. Pocken auf Haut und Schleimhaut. Milde Verlaufsform: vorübergehende Konjunktivitis, leichte Lidschwellung, leichte knotige Schwellung am Ohrgrund, Pustelbildung an der Nase und im Genitalbereich ohne generalisierte Myxombildung (noduläre Form); spontane Ausheilung hierbei möglich. *Makroskopisch:* eitrige Lidbindehautentzündung (Blepharitis); weichteigige, auf der Schnittfläche feuchtglänzende, sulzige Hautschwellung, teilweise knotenartig am Kopf (Nase, Ohr, Mundspalte) und in der Genital- und Afterregion (Myxome); Epidermis manchmal mit Krustenbildung und Bläschen (milde Form). Brust- und Bauchhöhlenorgane evtl. mit passiven Hyperämien; regionäre Lymphknoten und Milz mit hyperplastischen Schwellungen. *Mikroskopisch:* Epidermis hyperplastisch, teilweise Bläschenbildung. Die sog. *Myxome* bestehen aus großen, polygonalen und spindelförmigen, multinukleären Zellen, teilweise mit azidophilen zytoplasmatischen Einschlüssen, zwischen diesen Zellen reichlich Grundsubstanz (PAS-Reaktion positiv).

Differentialdiagnose: Pocken, Blepharitis, Kaninchenspirochätose.

Ergänzende Untersuchungen: Durch die Größe der Einschlußkörperchen läßt sich das Myxomatosevirus lichtmikroskopisch im Gewebsschnitt nachweisen; Nachweis der Virusantikörper mittels Neutralisationstest, Komplementbindungsreaktion und Agargelpräzipitation.

Literatur

Dieckmann, W. (1969): Die Myxomatose des Kaninchens. Dtsch. tierärztl. Wschr. 76, 209—245.

Fenner, F., and F. N. Ratcliffe (1965): Myxomatosis. Univ. Press, Cambridge.

23.1.7. Papillomatose

Papillomatose (Shopesches Kaninchenpapillom) ist eine mit Warzenbildung verlaufende Krankheit; bei amerikanischen Wildkaninchen (Sylvilagus spec.) erstmals beobachtet, auf europäische Hauskaninchen übertragbar. *Erreger:* Shopesches Papillomatosevirus (Papovavirus), zur Familie Papovaviridae gehörig. *Orale Papillomatose* (Papillome in der Mundschleimhaut) kann beim Säugen übertragen werden, die *kutane Form* (Papillombildung in der Haut) durch stechende Insekten. Meist spontane Abheilung nach mehreren Wochen.

Anamnese: Knotenbildung (Warzen) an der Mundschleimhaut (orale Form) und an weniger behaarten Hautstellen (kutane Form). *Makroskopisch:*

orale Papillomatose: kleine Knoten (Warzen) an der Mundschleimhaut, innerhalb von 4—5 Wochen sich allmählich entwickelnd; die Knoten auf der Schnittfläche sind weißlichgrau, feucht-glänzend; die kutane Papillomatose zeigt an den weniger behaarten Hautstellen (Bauch, Schenkel, Milchdrüse, Kopf) oft zahlreiche erbsen- bis bohnengroße Knoten bei trockener, bräunlicher Schnittfläche. *Mikroskopisch:* Die gutartigen Papillome neigen zur bösartigen Entartung und zur Ausprägung von Plattenepithelkarzinomen.
Differentialdiagnose: Fibromatose.
Ergänzende Untersuchungen: In den bösartigen Plattenepithelkarzinomen ist ein Virusnachweis nicht mehr gegeben.

Literatur

Hagen, K. W. (1966): Spontaneous papillomatosis of domestic rabbits. Bull. Wild Dis. Ass. 2, 108—110.
Rdzok, E. J., N. L. Shipkowitz and W. R. Richter (1966): Rabbit oral papillomatosis: Ultrastructure of experimental infection. Cancer Res. 26, 160—166.

23.1.8. Pocken

Die Kaninchenpocken sind heute in den europäischen Hauskaninchenbeständen selten; früher handelte es sich hierbei um eine verlustreiche Bestandsseuche. *Erreger:* Orthopoxvirus cuniculi, ein Pockenvirus. Die natürliche Ansteckung erfolgt über Kontakt, begünstigt wird die Infektion durch Haut- und Schleimhautverletzungen.
Anamnese: Inkubationszeit 4—9 Tage; Krankheitsdauer 3—7 Tage; stark gestörtes Allgemeinbefinden, hohe Morbiditäts- und Mortalitätsrate. Benommenheit, Kräfteverfall, Durchfall, Lymphknotenschwellungen (besonders Kniefaltenlymphknoten), Hautveränderungen: fleckige Rötungen bis linsengroße Papel- und Pustelbildungen, besonders am Ohr, an den Augenlidern, an der Mundöffnung, am Nacken, Rumpf, in der Genital- und Afterregion; eitrige Blepharitis und Keratitis; nervale Erscheinungen seltener in Form unkoordinierter Bewegungen, Lähmungen der Aftermuskulatur. *Makroskopisch:* perakuter Verlauf: Fehlen von Pockenbildungen in der Haut; akuter bis verzögerter Verlauf: Pocken auf Haut und Schleimhäuten (Mundschleimhaut, Zunge, Genital- und Afterregion); weißlichgelbe Herde in der regelmäßig stark geschwollenen Leber, oft auch in Lunge, Milz, Hoden und Ovarien.

Differentialdiagnose: pustulöse Dermatitis unterschiedlicher Genese, Myxomatose.

Literatur

Christensen, L. R., E. Bond and B. Matanic (1967): „Pockless" rabbit pox. Lab. Anim. Care 17, 281—296.
Röhrer, H., W. Kötsche, G. Hoffmann und K. Fischer (1958): Kaninchenpocken. In: Cohrs, P., R. Jaffé und H. Meessen: Pathologie der Laboratoriumstiere, Band II, 90—96. Verlag Springer, Berlin, Göttingen, Heidelberg.

23.1.9. Stomatitis vesiculosa

Bei Hauskaninchen gelegentlich auftretende Erkrankung der Mundschleimhaut (ansteckende Mundschleimhautentzündung, ansteckender Speichelfluß); zu allen Jahreszeiten und bei allen Altersgruppen beobachtet. Infolge hoher Kontagiosität in Massenhaltungen (Mastbestände) sich schnell ausbreitend und damit evtl. wirtschaftlicher Faktor; Mortalitätsrate bei 50%. *Erreger:* Stomatitis-vesiculosa-Virus, zur Familie Rhabdoviridae gehörig. Ansteckung wahrscheinlich über infektiösen Speichel.
Anamnese: Inkubationszeit 3—17 Tage; anfänglich geringer, später ausgeprägter Speichelfluß (dünnflüssiger Speichel); Freßunlust bis zur Teilnahmslosigkeit. In der Mundschleimhaut anfangs kleine Bläschen mit klarem, wäßrigem bis serofibrinösem Inhalt, allmählich in Pusteln mit gelblichem Inhalt übergehend, die platzen und nach vorübergehender Geschwürbildung entweder unter Verschorfung abheilen oder infolge Sekundärinfektion (Staphylokokkeninfektion) eitrigen Prozessen Platz machen oder infolge Nekrobazillose-Infektion zu ausgebreiteten und tiefgreifenden Geschwürbildungen führen; am Rande der abheilenden Bläschen entstehen häufig Tochterbläschen. Krankheitsdauer 14 Tage und länger; bei Nekrobazillose-Infektion sind keine Spontanheilungen gegeben. *Makroskopisch:* in der Mundschleimhaut je nach Stadium nachweisbar: Bläschen, Pusteln, Erosionen, Ausheilungsstadien der oberflächlichen Erosionen bis nekrotisierende Stomatitis je nach Art der Sekundärinfektion (Nekrosebazillen, Staphylokokken); infolge des starken Speichelflusses können die Haare von Pfoten, Hals und Vorderbrust feucht verklebt sein.
Differentialdiagnose: Nekrobazillose, Papillomatose, Gebißfehler.
Ergänzende Untersuchungen: Nachweis von Pusteln auf der Mundschleimhaut.

Literatur

Wolff, D., und S. Klomburg (1979): Das Hauskaninchen. Berl. Münch. tierärztl. Wschr. 92, 65—72.

23.1.10. Tollwut

Das Kaninchen ist gegenüber dem Tollwutvirus hochempfindlich (früher häufig diagnostisch verwendetes Versuchstier); gesicherte Tollwutfälle bei Wildkaninchen sind zahlenmäßig nicht erfaßt, bei Hauskaninchen sind einzelne Fälle bekannt (Kontakt mit infizierten Füchsen beim Eindringen in Kaninchenstallungen), für den Menschen besteht Gefahr der Ansteckung. *Erreger:* Lyssa-Virus (Familie Rhabdoviridae).
Anamnese: Inkubationszeit bei den bisher beobachteten Spontanfällen 21 Tage; anfangs Hypersensibilität und Schreckhaftigkeit, dann Speichelfluß, Benommenheit und Lähmungen. *Makroskopisch:* unauffällig, Stauungserscheinungen in Lunge, Leber, Milz und Nieren. *Mikroskopisch:* lymphozytäre Enzephalitis, besonders im Stammbereich und in der Medulla oblongata; Gliaknötchen (Wutknötchen) im Großhirnbereich, in den Ganglienzellen des Ammonshorns Einschlußkörperchen (Negrische Körperchen; Fixation in absolutem Alkohol und Lentz-Färbung).
Differentialdiagnose: Listeriose, Borna-Infektion, Aujeszkysche Krankheit, Vergiftungen.
Ergänzende Untersuchungen: histologischer Nachweis der Negrischen Körperchen im Gewebsschnitt, fluoreszenzmikroskopischer Nachweis des Antigens; Tierversuch mit Babymäusen (intrazerebrale Injektion von homogenisiertem Gehirnmaterial).

23.1.11. Infektiöse Keratokonjunktivitis

Erkrankung mit Entzündungen der Lidbindehaut und der Hornhaut; in Massenbeständen in den letzten Jahren gehäuft beobachtet; ätiologische Verwandtschaft mit dem ansteckenden Schnupfen. *Erreger:* möglicherweise Viren oder auch Mykoplasmen.
Anamnese: seröse Lidbindehautentzündung mit allmählichem Übergang in serofibrinöse Prozesse; starke ödematöse Schwellung der Lidränder, unterschiedlich stark getrübte Hornhaut. *Makroskopisch:* seröse bis serofibrinöse Blepharitis, bei bakterieller Komplikation (sekundäre Staphylokokkeninfektion) eitrige bis eitrig-fibrinöse Entzündungserscheinungen.
Differentialdiagnose: Ansteckender Schnupfen, Myxomatose.
Ergänzende Untersuchungen: keine spezifischen Nachweisverfahren bekannt.

Literatur

Pallaske, G., und R. Krahnert (1958): Bakterielle Keratokonjunktivitis. In: Cohrs, P., R. Jaffé und H. Meessen: Pathologie der Laboratoriumstiere, Band II, 12—13. Verlag Springer, Berlin, Göttingen, Heidelberg.

23.2. Bakteriell bedingte Krankheiten

23.2.1. Aktinobazillose

Gelegentlich als enzootisches Geschehen in südlichen und tropischen Ländern beobachtet; in der Bundesrepublik Deutschland nicht beschrieben. *Erreger: Actinobacillus capsulatus,* nicht gesicherte Gattungszugehörigkeit; Infektionsweg und Pathogenese bisher nicht gesichert bzw. unbekannt.
Anamnese: Schwellung einzelner Gelenke; Knotenbildungen in Haut und Muskulatur und in der Umgebung der Gelenke; Lahmheit, Abmagerung; Krankheitsverlauf immer mehrere Wochen; Tod durch Erschöpfung. *Makroskopisch:* eitrige Gelenkentzündungen an den Vorder- und Hintergliedmaßen; periartikuläre Abszesse und Granulome in der Unterhaut und Muskulatur; in regionären Lymphknoten und auch in der Lunge Aktivierung des MPS und evtl. Abszeßbildungen. *Mikroskopisch:* eitrige Arthritis, apostematöse Dermatitis und Myositis sowie Lymphadenitis; evtl. metastatisch-eitrige Pneumonie.
Differentialdiagnose: Pyobazillose, Aktinomykose.
Fleisch (Tierkörper) und Organe sind als Lebensmittel bzw. Tierfutter nicht verwendbar.

23.1.2. Ansteckender Schnupfen

Der Ansteckende Schnupfen ist ein Krankheitskomplex (Schnupfenkomplex, Rhinitis contagiosa, bösartiges Schnupfenfieber, Kaninchenstaupe, Rhinitis-Pneumonie-Komplex), dem bei ähnlicher Symptomatik sehr verschiedene Genesen (infektiöse und resistenzmindernde, nichtinfektiöse Ursachen = Faktorenerkrankung) zugrunde liegen können. Die häufig als Bestandsproblem auftretende Erkrankung erfaßt meistens sämtliche Tiere und kann vor allem in Massenbeständen große wirtschaftliche Bedeutung erlangen. *Erreger:* ungeklärt, ob primär unterschiedliche Ätiologien die einzelnen Krankheitsbilder allein oder hinzutretende Sekundärinfektionen den Krankheitsverlauf bestimmen. Als *Erreger* des Schnupfenkomplexes werden genannt: *Pasteurella cuniculiseptica (multocida), Bordetella bronchiseptica, Haemophilus*-Arten, Mykoplasmen; es bestehen aber auch Hinweise auf Reo- bzw. Rhinoviren. Als begünstigende und unterstützende Faktoren: Massenhaltung mit ihren hygienischen Problemen, ungünstige Haltungsbedingungen, Fütterungsfehler, Parasitenbefall. Diese resistenzmindernden Erscheinungen sind oft witterungsabhängig (Häufung des Infektiösen Schnupfens im Spätwinter und Frühjahr). Die Einschleppung der Erreger erfolgt durch klinisch gesunde Keimträger bzw. Dauerausscheider. Ein Teil dieser Erreger wird auch bei gesonderten Krankheitseinheiten aufgeführt.

Anamnese: chronischer Verlauf: mit zuerst serösem, dann bald mukös-eitrigem Nasenausfluß, Niesen, dann Husten und Mattigkeit sowie Freßunlust; eitrige Lidbindehautentzündung; mit Dauer der Krankheit zunehmende Abmagerung. Ödematöse Schwellungen und Verschorfungen im Kopfbereich, bis apfelgroße Abszesse im Halsbereich; häufig Otitis media. Tod unter dem Bild der Entkräftung. Bei *enzootischem Verlauf* der Krankheit in einem Bestand wenig hervortretende Symptome, nur gelegentlich abgelöst von akuten Schüben. Akute, verlustreiche Krankheitsbilder werden zumeist unter gesonderten Krankheitseinheiten beschrieben. *Makroskopisch:* neben den entzündlichen Erscheinungen an den Kopfschleimhäuten (Konjunktivitis, Blepharitis, Rhinitis) und den Nasennebenhöhlen fibrinös-eitrige Entzündungen der serösen Häute sowie Pleuropneumonie; Otitis media und interna und Gehirnabszesse, weitere Abszesse an den Augenlidern, im Kehlbereich und an der Brustwand. Abszeßbildung meist durch Staphylokokken-Komplikationen verursacht; Eiter des Kaninchens weißlich, schmierig-sämige, gelegentlich krümelige Beschaffenheit.

Ergänzende Untersuchungen: Die bakteriologische Untersuchung bringt Aufschluß über sekundäre Keimbeteiligungen und Unterstützung bei therapeutischen und prophylaktischen Maßnahmen (Resistenzbestimmung, stallspezifische Vakzine).

Literatur

Flatt, R. E. (1974): Bacterial Diseases. In: Weisbroth, S. H., R. E. Flatt and A. L. Kraus: The Biology of the Laboratory Rabbit. Academic Press, New York, San Francisco and London.

Pallaske, G., und R. Krahnert (1958): Ansteckende Nasenentzündung der Kaninchen: in: Cohrs, P., R. Jaffé und H. Meessen: Pathologie der Laboratoriumstiere, Band II, 6—9. Verlag Springer, Berlin, Göttingen, Heidelberg.

23.2.3. Bordetellose

Bei Erkrankung des Atmungsapparates (Kaninchenschnupfen, Pleuropneumonie) werden oft Bordetellen beobachtet, aber auch bei klinisch gesunden Tieren (40 % der Tiere), häufig unter resistenzmindernden Faktoren ein Bestandsproblem. *Erreger: Bordetella bronchiseptica*, häufig vergesellschaftet mit *Pasteurella multocida*. Es kommt zu Bestandsproblemen durch latent infizierte Tiere (Ausstellung, Deckakt im fremden Stall); aerogene Übertragung. Erleichterung durch resistenzmindernde Faktoren (Erhitzung, Unterkühlung, Schadgase).

Anamnese: akuter Verlauf: Pleuropneumonien mit Atembeschwerden, Benommenheit, Tod in wenigen Tagen. Septikämische Verlaufsformen sind nicht bekannt. *Chronischer Verlauf:* Schnupfen mit häufigen Rezidiven, evtl. Schiefhalten des Kopfes. *Makroskopisch:* Bei dem durch den sog. Kaninchenschnupfen charakterisierten chronischen Verlauf: serös-eitriger Nasenausfluß, katarrhalisch-eitrige Konjunktivitis; im akuten Stadium tritt eine eitrig-lobuläre Pneumonie zutage.

Differentialdiagnose: Pasteurellose, Staphylokokkeninfektion.

Ergänzende Untersuchungen: Nasentupfer und veränderte Organe gestatten den Bakteriennachweis.

Literatur

Mayer, H. (1971): Bordetellainfektionen, ein Problem der Massentierhaltung bei Kaninchen. Berl. Münch. tierärztl. Wschr. 84, 273.

Winsser, J. (1960): A study of Bordetella bronchiseptica. Proc. Anim. Care Panel 10, 87—104.

23.2.4. Clostridiose

Die Clostridiose als perakut oder akut verlaufende Enterotoxämie ist wie bei anderen Haus- und Wildtieren auf eine Intoxikation mit Toxinen anaerober

Clostridien zurückzuführen. *Erreger: Clostridium perfringens* (Toxin-Typ A und E). Clostridium perfringens findet sich im Dickdarm gesunder Kaninchen (0,2 % der Gesamtflora); der pathogenetische Einfluß dieser kommensalen Clostridien für die Enterotoxämie ist bisher ungeklärt. Die horizontale Ausbreitung soll bei der Clostridiose unter massiver Ausscheidung möglich sein. Begünstigung durch resistenzmindernde Faktoren (Fütterungs- und Haltungsfehler, Parasiten, besonders Kokzidien). Vorkommen der Clostridiose in Mastbeständen häufiger als in Zuchtbeständen wegen des hohen Proteinanteils im Futter (alkalische Darmstörungen).

Anamnese: bei Gruppenhaltung schnelle Ausbreitung, auf fast alle Tiere übergreifend, bei Einzelkäfighaltung kann die Erkrankung auf einzelne Tiere beschränkt bleiben. Das klinische Bild beinhaltet plötzlich auftretende starke Benommenheit, mit krampfartigen Zuständen; dünnbreiiger bis flüssiger Kot mit alkalischem pH-Wert (pH > 7,5), meist starke Verschmutzung der Afterregion und der Hintergliedmaßen; Tod innerhalb weniger Stunden nach dem Auftreten der ersten Symptome. Hohe Mortalität von 90 % und mehr. *Makroskopisch:* hämorrhagische bis nekrotisierende Typhlokolitis mit Wandödem im Blinddarm und Kolon. Enddarminhalt dünnbreiig bis flüssig. In der Leber gelegentlich submiliare Nekroseherde; m. o. w. ausgeprägte Stauungslunge und Lungenödem, petechiale Blutungen in den serösen Häuten.

Differentialdiagnose: Kolidysenterie, Tyzzersche Krankheit, Darmkokzidiose.

Ergänzende Untersuchungen: Der kulturelle Nachweis von Clostridium perfringens in Leber und Darminhalt ohne entsprechende Toxinbestimmung mittels des Tierversuchs (Maus) läßt nur eine Verdachtsdiagnose zu.

Tierkörper (Fleisch) und Organe sind für Lebensmittel und Tierfutter nicht verwendbar.

Literatur

McDonel, J.L., and C.L. Duncan (1976): Histopathological effect of Clostridium perfringens enterotoxin in the rabbit ileum. Infect. Immun. **12**, 1214—121.

23.2.5. Koliinfektionen

Infektionen mit *E. coli (Kolibazillose)* werden als schwere seuchenhafte Allgemeinerkrankungen beobachtet, häufig aber auch als Sekundärinfektionen bei anderen Infektionskrankheiten und Erkrankungen des Magen-Darm-Kanals gefunden (Yersiniose, Mykosen). Während im Gegensatz zu anderen Tierarten beim gesunden Kaninchen nur eine geringe Anzahl oder keine Kolibakterien im Darm vorhanden sind (Jejunum rund 0,2 %, Kolon und Caecum 0,1 %, Kot 0,6 % der Gesamtflora), weisen hohe Keimzahlen von Kolibakterien in den Fäzes beim Kaninchen auf eine bestehende Dysbakterie hin. Koliinfektionen sind den multifaktoriellen Erkrankungen (sog. Faktorenerkrankungen) ohne ätiologische Erfassung der Einzelfaktoren zuzurechnen. Die enterogenen Verlaufsformen werden heute dem Dysenterie-Komplex zugerechnet (s. S. 195). *Erreger: Escherichia coli* mit zahlreichen gleichartigen Serotypen wie bei anderen Tierarten führt bei enteralem Infektionsweg unter massiver Vermehrung im Blinddarm zur aszendierenden Ausbreitung in Richtung Duodenum. Es kann dabei zu septikämischer Streuung mit Besiedelung der Leber kommen. Exogene Infektionen werden durch wiederholte enterale Aufnahmen großer Keimzahlen mit dem Futter bzw. aus dem Stallmilieu hervorgerufen, wobei resistenzmindernde Faktoren für das Haften der Infektion eine Rolle spielen. Keimträger können latent infizierte Muttertiere sein.

Anamnese: Der akute Verlauf führt innerhalb von 1—2 Tagen unter dem Bild der Septikämie zum Tode, wobei schwere akute Darmerscheinungen mit hochgradiger Benommenheit und Futterverweigerung auftreten. Es erkranken nach dem ersten Krankheitsfall meist alle Tiere innerhalb einer Gruppe. Lokale Organmanifestationen als Sekundärinfekte werden in Gebärmutter, Mamma, Hoden und Unterkiefer als eitrige Entzündungsprozesse, teilweise mit Abszeßbildung, beobachtet. *Makroskopisch:* akuter Verlauf: petechiale Blutungen auf den serösen Häuten, teilweise ausgebreitete eitrig-fibrinöse Peritonitis; in Leber, Niere, Herz und Milz miliare Nekrosen; katarrhalische Darmentzündung, Stauungslunge. Lokalisierte Koliinfektion: akute eitrige Endometritis und Perimetritis, apostematöse Mastitis, abszedierende Periodontitis und Osteomyelitis.

Differentialdiagnose: Salmonellose, Listeriose, Clostridiose, Tyzzersche Krankheit.

Ergänzende Untersuchungen: Erregernachweis im Kot und in den Organen als Anzeichen einer septikämischen Koliinfektion im Gegensatz zur Kolidysenterie mit dem Kolinachweis allein im Darm.

Tierkörper (Fleisch) und Organe erkrankter Tiere als Lebensmittel und Tierfutter nicht verwendungsfähig.

Literatur

Moon, H. W. (1974): Pathogenesis of enteric diseases caused by Escherichia coli. Adv. Vet. Sci. Comp. Med. **18**, 179–211.

Moon, H. W., S. C. Wipp and A. L. Baetz (1971): Comparative effects of enterotoxins from Escherichia coli and Vibrio cholerae on rabbit and swine small intestine. Lab. Invest. **25**, 133–140.

23.2.6. Diplokokkeninfektionen

Gelegentlich als Bestandsproblem bei Hauskaninchen auftretend. *Erreger: Streptococcus (Diplococcus) pneumoniae*, durch Neuzugänge in den Bestand eingeschleppt; möglicherweise auch andere Tierarten als Vektoren. Hohe Sterblichkeit.

Anamnese: Benommenheit, Atemnot, Nasenausfluß, im Endstadium der Krankheit Durchfall. *Makroskopisch:* blutiges Nasensekret, blutig-seröses Exsudat in der Brust- und Bauchhöhle, petechiale Blutungen im Brustfell, Epikard und Bauchfell, hyperämische Milzschwellung, Schwellung regionärer Lymphknoten; gelegentlich Perikarditis und Myokarditis, manchmal auch Pneumonie.

Differentialdiagnose: andere Streptokokkeninfektionen.

Ergänzende Untersuchungen: Erregernachweis (Abstrich und Kultur) im Nasensekret und in den Organen.

23.2.7. Infektiöse Enteritiden (Dysenterie-Komplex)

Mit der Zunahme von Massenhaltungen (Mastbestände, Tierversuchsanlagen) werden gehäuft sehr verlustreiche Durchfallerkrankungen, insbesondere bei Jungtieren, beobachtet. Die unterschiedlichen pathologisch-anatomischen Krankheitsbilder haben teilweise zu verschiedenen Krankheitsbezeichnungen geführt, ohne daß in allen Fällen eine differenzierte Ursachenzuordnung erfolgen kann. Zu dem Dysenterie-Komplex gehören: Kaninchendysenterie, mukoide Enteritis, diphtheroide Dünndarmentzündung, diphtheroide Blinddarm- und Dickdarmentzündung, Clostridien-Enterotoxämie.

23.2.7.1. Kaninchendysenterie

Schwerste Durchfallerkrankungen mit hoher Mortalität (rund 50%); befallen werden vorwiegend saugende (4–6 Tage alte) und abgesetzte (30–40 Tage alte) Jungtiere, 70–80 Tage alte Jungmasttiere und Zuchttiere im Beginn der Geschlechtsreife (15 Wochen). *Erreger:* nicht völlig geklärt, in erster Linie übermäßige Anreicherung von *E. coli* mit anschließender Verdrängung der normalen Darmflora (aerobe grampositive Bazillen und anaerobe Laktobazillen); prädisponierende Faktoren (Fütterungs- und Haltungsfehler) notwendig. Ungeklärt die Beteiligung von Clostridien, Vibrionen und Pilzen. Häufig gleichzeitig Kokzidienbefall nachweisbar.

Anamnese: perakuter Verlauf: hohe Morbiditätsrate und bis 100% Mortalität unter Kreislaufversagen, besonders bei den saugenden Kaninchen und Jungkaninchen. *Makroskopisch:* petechiale Blutungen auf den serösen Häuten, hämorrhagische Diathese im Darm, Herz- und Skelettmuskeldegenerationen.

Akuter Verlauf: 50–70% Mortalität, hochgradiger wäßriger Durchfall mit zunehmendem Kräfteverfall bei ausgeprägter Exsikkose, Schwund der Skelettmuskulatur im Beckenbereich und der Hinterextremitäten; häufig gleichzeitig Darmkokzidien. *Makroskopisch:* hochgradige katarrhalische Darmentzündung, Blind- und Dickdarminhalt dünnflüssig, oft mit Blut durchsetzt; pH-Wert des Darminhaltes 7,5–8,2 (normal 5,2–6,2). *Mikroskopisch:* Kennzeichen der durch das Koli-Enterotoxin ausgelösten Schockreaktion (Verbrauchskoagulopathie = Mikrothromben in den verschiedenen Organen, Degenerationen der großen Körperparenchyme).

Ergänzende Untersuchungen: Der fehlende bakteriologische Nachweis von *E. coli* in den großen Körperparenchymen schließt eine Koliseptikämie aus.

Literatur

Rossi, G., und G. Mandelli (1974): Ätiologie und Bekämpfung der enzootischen Dysenterie der Kaninchen. Kleintierpraxis **19**, 19–22.

Weber, A., und R. Hoffmann (1974): Bakteriologische Befunde bei experimentellen und spontanen Dysenterien der Jungkaninchen. Kleintierpraxis **19**, 23–26.

23.2.7.2. Mukoide Enteritis

Sie tritt vornehmlich bei erwachsenen Kaninchen als Bestandsproblem auf; neben dem Vorkommen von *E. coli* Fehler in der Fütterung (mangelnde Rohfasergaben) und in der Haltung; im Gegensatz zur Kaninchendysenterie wenig oder keine Darmkokzidien nachweisbar. Gehäuftes Auftreten im Spätherbst und Winter; Mortalität 20—30 %.

Anamnese: Nach beginnender Inappetenz stellt sich Durchfall ein, der von Blähungen und dann Verstopfungen abgelöst wird. *Makroskopisch:* Vorherrschen des Bildes einer katarrhalisch-schleimigen Entzündung besonders des Blinddarmes, Dickdarmes und Enddarmes, gleichartige Veränderungen auch im Endabschnitt des Dünndarmes; die speckig-glänzende Schleimhaut ist stark geschwollen; in dem m. o. w. eingeengten Darmlumen findet sich ein schleimiger Inhalt; bei verzögertem Verlauf und bei längerer Krankheitsdauer diphtheroid-nekrotisierende Typhlitis und Kolitis; die Lymphknoten in der Bauchhöhle sind bohnengroß geschwollen.

Literatur

Csikváry, L. (1979): 3. Arbeitstagung der Pelztier-, Kaninchen- und Heimtierkrankheiten. Celle 1979.

Johannsen, U., und H. Kiupel (1982): Wirtschaftlich wichtige Magen-Darm-Erkrankungen der Kaninchen. Mh. Vet.-Med. 37, 145—153.

23.2.7.3. Diphtheroide Darmentzündung

Unabhängig von der Lokalisation der Entzündung (diphtheroide Dünndarm- bzw. Dickdarmentzündung) wird diese Erkrankung als diphtheroide Typhlokolitis, enterotoxämische Typhlokolitis, Typhlitis infectiosa oder nach ihrem Erstbeschreiber als Ribbert's Disease bezeichnet; seuchenhaftes Auftreten in Großbeständen. Bisher kein sicherer monokausaler *Erregernachweis,* möglicherweise beteiligt: Actinomyces pyogenes s. necroticans, Corynebakterien, Vibrionen, Clostridien, Kolibakterien, Bacillus piliformis (Tyzzersche Krankheit), aber auch Viren. *Prädisponierende Faktoren* sind für die Krankheitsauslösung notwendig (abrupter Futterwechsel, stärkere Parasitenbelastung); in Wintermonaten häufiger auftretend.

Anamnese: sehr schneller Verlauf, nach 2—6 Tagen tritt unter Futterverweigerung, ausgeprägter Abmagerung und blutigem Durchfall der Tod ein. *Makroskopisch:* die veränderten Darmabschnitte (Endteil des Dünndarms, Blinddarm und Anfangsteil des Kolons) bei starrer Konsistenz mit deutlichen Einschnürungen (Bild wie ein Regenwurm); die stark verdickten Darmwände sind sulzig-ödematös mit gelblichgrauen, festhaftenden Belägen (diphtheroid-nekrotisierende Entzüngung); Inhalt oft blutiger Schleim; fibrinöse Peritonitis; starke Schwellung von Leber und Milz; häufig gleichzeitig starker Darmparasitenbefall.

Literatur

Carlton, W. W., and R. D. Hunt (1978): Tyzzer's Disease. In: Benirschke, K., F. M. Garner and T. C. Jones: Pathology of Laboratory Animals, Band II, 1380—1381. Verlag Springer, New York, Heidelberg, Berlin.

Johannsen, U., und H. Kiupel (1982): Wirtschaftlich wichtige Magen-Darm-Erkrankungen der Kaninchen. Mh. Vet.-Med. 37, 145—153.

23.2.8. Listeriose

Zumeist sporadisch, seltener endemisch (enzootisch) auftretende, weltweit verbreitete Krankheit, die auch auf Menschen übergehen kann (Zoonose). Tiere aller Altersgruppen sind empfänglich, prädestiniert sind tragende Häsinnen und streßbelastete Tiere (nach Transport, Hitze und Futtermangel). *Erreger: Listeria monocytogenes.* Einschleppung durch infizierte Tiere (Kaninchen, Schafe, auch Ratten und Mäuse), aber auch kontaminiertes Gras und evtl. Silage; Ansteckung per inhalationem und alimentär. Kongenitale Infektion der Jungtiere ist möglich. Die Erreger sind außerhalb des Tierkörpers sehr resistent und widerstandsfähig.

Anamnese: akuter Verlauf: stark gestörtes Allgemeinbefinden, Benommenheit, Konjunktivitis, bei tragenden Häsinnen Abort mit anschließendem schleimig-eitrigem Vaginalausfluß; *chronischer Verlauf:* Lichtscheu, Zwangsbewegungen, Schiefhalten des Kopfes und unphysiologische Gliedmaßenstellungen; starke Abmagerung, ausgeprägte Hinfälligkeit. *Makroskopisch:* akuter Verlauf: Stauungserscheinungen in Lunge, Leber, Milz, Schwellung der Lymphknoten, rötlich-klares Exsudat in Brust- und Bauchhöhle; in Leber, Milz und Darm kleine, weißlichgelbe Herde bis Hirsekorngröße; bei Abort: Blutungen in der Uteruswand, Nekrosen in der Plazenta; im Uterus werden häufig noch einzelne Feten vorgefunden. *Chronischer Verlauf:* starke Abmagerung, Nekrosen in Darm, Leber und Milz. *Mikroskopisch:* in Leber, Darm und Milz Nekrosen, gelegentlich Granulome, Nekrosen in der Plazenta; Gehirnhäute mit Blutungen; im Stamm- und Kleinhirn hin und wieder Nekrosen; eitrige Meningoenzephalitis.

Differentialdiagnose: Pasteurellose, Salmonellose, Koliinfektion, Aujeszkysche Krankheit, Bornasche Krankheit.

Ergänzende Untersuchungen: Erregernachweis durch Kultur aus Nasensekret, Vaginalsekret (Abort), aus abortierten Feten und in veränderten Organen; serologischer Antigennachweis (Agglutination) zur Feststellung latent infizierter Tiere.

Tierkörper (Fleisch) und Organe erkrankter Tiere als Lebensmittel und Tierfutter nicht verwendungsfähig.

Literatur

Gray, M.L., and A.H. Killinger (1966): Listeria monocytogenes and Listeric infections. Bacteriol. Rev. 30, 309–382

Manz, D., und U. Förster (1972): Beitrag zum Tierversuch in der Listeriendiagnostik. Berl. Tierärztl. Wschr. 85, 2–4.

23.2.9. Malleomyces-Infektion

Die Malleoidose geht als akute Bestandsinfektion mit hoher Sterblichkeit einher; bisher in der Bundesrepublik Deutschland noch nicht beobachtet. *Erreger: Malleomyces pseudomallei.*

Anamnese: Nasenausfluß, katarrhalische Konjunktivitis, Atemnot, Benommenheit; Tod nach kurzer Krankheitsdauer. *Makroskopisch:* akuter Verlauf: Exsudat in den Körperhöhlen, Stauungen in Leber und Lunge; subakuter Verlauf: Nekrosen bzw. Mikroabszesse in Lunge, Leber, Milz, Lymphknoten, evtl. Hoden und Nebenhoden.

Differentialdiagnose: Pseudomonas-aeruginosa-Infektion, Actinobacillus lignieresi, Pasteurella cuniculiseptica (multocida), Yersinia pseudotuberculosis.

Ergänzende Untersuchungen: Erregernachweis im Nasensekret und in den Organen.

Tierkörper (Fleisch) und Organe sind als Lebensmittel und Tierfutter nicht verwendungsfähig.

23.2.10. Nekrobazillose

Eine sich auf Haut und Schleimhaut erstreckende Erkrankung, die auch beim Menschen und bei anderen Tierarten vorkommen kann. *Erreger: Fusobacterium necrophorum* (Sphaerophorus necrophorus). Es werden besonders jene Körperstellen von den Veränderungen erfaßt, die feucht und aufgeweicht sind (durch Speichelfluß, Harnträufeln, kotverschmutzte Haarbereiche). Die Nekrobazillose ist eine Schmutzinfektion, die besonders die Tiere trifft, die in feuchten Ställen gehalten werden; mitunter Bestandsproblem.

Anamnese: zunächst starke Schwellung der Unterlippe, dann der Oberlippe, die blaurot verfärbt sein können; Nekrosen in der Mundschleimhaut und Analregion. Wegen unterbleibender Nahrungsaufnahme sterben die Tiere an Entkräftung. Bei den sog. *wunden Läufen* können Nekrosebakterien als Komplikation nachgewiesen werden (tiefgreifende nekrotisierende Dermatitis). *Makroskopisch:* ausgedehnte Nekrosen in der Mundschleimhaut (besonders an den Lippen), die bis zu den Kieferknochen reichen können, Zunge und Kehlgang sind gleichfalls betroffen.

Differentialdiagnose: Pseudomonas-aeruginosa-Infektion und Proteus-vulgaris-Infektion.

Ergänzende Untersuchungen: mikroskopischer und kultureller Erregernachweis aus den Geschwüren und Abszessen der betroffenen Organe.

Literatur

Peker, J. (1964): Contribution à l'étude de la Necrobacillose du lapin. Vet.-med. Diss, Paris (Alfort).

23.2.11. Pasteurellose

Die Pasteurellose (hämorrhagische Septikämie) ist eine weltweit verbreitete, verlustreiche Bestandsinfektion, die zu großen Haltungsproblemen sowohl in Hauskaninchen- als auch in Mastkaninchenbeständen ebenso wie in Versuchstierbereichen führen kann. *Pasteurella cuniculiseptica* kommt auch in gesunden Kaninchenbeständen vor (10 % der Tiere). Übertragungen vom und zum Menschen sind gegeben. *Erreger: Pasteurella cuniculiseptica (multocida),* wobei mehrere Serotypen bekannt sind. Einschleppung in die Bestände nicht nur durch infizierte Kaninchen (erkrankte oder latent infizierte, subklinisch kranke Tiere), sondern auch durch andere Tierarten (Rind, Schwein, Maus, Taube, Meerschweinchen). Krankheitsgeschehen meist durch andere resistenzmindernde Faktoren (feucht-kalte Witterung, unhygienische Haltung, feucht-zugige Stallungen, Fütterungsfehler, Parasitenbefall) eingeleitet.

Anamnese: septikämischer Verlauf: kurzzeitiger Verlauf, Benommenheit, Appetitlosigkeit, Tod innerhalb von 2–3 Tagen unter Komaerscheinungen und Lähmungen; wegen des schnellen Verlaufes wird oft der Verdacht der Vergiftung ausgespro-

chen. *Akuter Verlauf:* Apathie, Appetitlosigkeit, Schnupfen, Atemnot (Erkrankung des Atmungsapparates), häufig verbunden mit Schiefhalten des Kopfes (Meningitis bzw. Otitis media), Schmerzhaftigkeit und Schwellung der Mammaregion (Erkrankung der Geschlechtsorgane) mit Verlust der saugenden Jungen. *Chronischer Verlauf:* Abmagerung, Appetiteinschränkung, Atemstörungen oder nach Geburten Scheidenausfluß, bei männlichen Tieren Hodenschwellungen, gelegentlich bei chronischem Verlauf Gelenkentzündungen mit hochgradigen Laufschwierigkeiten; die chronischen Formen gehen häufig rasch in einen *septikämischen Verlauf* über (plötzliche Todesfälle). *Makroskopisch:* bei septikämischem Verlauf: hyperämische Milz- und Leberschwellung, hochgradige Rötung der Trachealschleimhaut (keine hämorrhagische Tracheitis!), Blutungen in den serösen Häuten, evtl. eitrig-abszedierende Herde in den verschiedenen Organen (Leber, Niere, Herz); bei akutem Verlauf: Erkrankungen der Atmungsorgane: eitrige Entzündungen der Kopfschleimhäute (Konjuktivitis, Rhinitis, Sinusitis); eitrig-fibrinöse Pleuropneumonie, häufig mit massiven Fibrinausschwitzungen auf die Pleura pulmonalis; Erkrankungen der Geschlechtsorgane, eitrige Mastitis mit Neigung zu unterschiedlich großen Abszeßbildungen, eitrige Endo- und Perimetritis, Pyometra, häufig fortgeleitete eitrig-fibrinöse Peritonitis, bei männlichen Tieren abszedierende Orchitis und Epididymitis; Erkrankungen der Nieren: eitrig-abszedierende Nephritis, vor allem in der Nierenrinde (eitrig-metastatische Nephritis); Erkrankung des Nervensystems: eitrig-fibrinöse Leptomeningitis, eitrige Mittelohrentzündung, Empyem der Paukenhöhle, eitrige Keratitis und Panophthalmie; Erkrankungen des Herzens: Nekrosen und Abszeßbildungen im Myokard, an den Herzklappen nicht selten Endocarditis thromboticans; häufig sind die lokalisierten Organerkrankungen mit eitrig-abszedierenden Lymphknotenveränderungen vergesellschaftet. Die beschriebenen Veränderungen finden sich meist nicht bei einem Tier vollständig, lassen sich aber in ihrer Gesamtheit bei mehreren gestorbenen bzw. getöteten Tieren nachweisen. *Mikroskopisch:* In der Lunge liegt eine ausgeprägte fibrinöse Pleuropneumonie mit starker eitriger Komponente vor, so daß es zu umfangreichen Nekrosen und Abszessen kommt.
Differentialdiagnose: Infektionen mit Staphylococcus aureus und Streptococcus zooepidemicus, Aspergillose der Lunge.
Ergänzende Untersuchungen: Erregernachweis (Abstrich bzw. Kultur) aus Nasen- und Augensekret, Milch, Scheidenausfluß, Abszeßinhalten sowie den betroffenen Organen; Tierversuch (Mäuse) subkutan bzw. intraperitoneal.

Tierkörper (Fleisch) und Organe als Lebensmittel und Tierfutter nicht verwendungsfähig.

Literatur

Fox, R.R., R.F.Nordberg and D.D.Meyers (1971): The relationship of Pasteurella multocida to otitis media in the domestic rabbit (Oryctolagus cuniculus). Lab. Anim. Sci. 21, 45–48.

Watson, W.T., J.A.Goldsboro, F.P.Williams and R.Sueur (1975): Experimental respiratory infection with Pasteurella multocida and Bordetella bronchiseptica in rabbits. Lab. Anim. Sci. 25, 459–464.

23.2.12. Pseudomonas-Infektion

Infektionen mit Pseudomonas sind bei Kaninchen selten und kommen nur sporadisch vor; es handelt sich zumeist um Schmutzinfektionen; nur hin und wieder mit septikämischen Krankheitsbildern verbunden. *Erreger: Pseudomonas aeruginosa;* das septikämische Krankheitsbild wird meist durch Infektionen infolge stark keimhaltigen Wassers oder Futters ausgelöst; die Sekundärinfektion bei Haut- und Harnwegserkrankungen nehmen meist von Verschmutzungen durch Pseudomonas-Keime aus dem Stallmilieu ihren Ausgang.
Anamnese: akut-septikämischer Krankheitsverlauf: Benommenheit, Appetitlosigkeit, blutiger Ausfluß aus Nase und Mundhöhle, Atemnot, Diarrhoe, Tod innerhalb weniger Tage; hohe Mortalität. *Chronischer Verlauf:* Ulzerationen in der Haut, besonders auch im Bereich der Mundhöhle; multiple Abszeßbildungen in der Unterhaut, Harnträufeln bei Infektionen im Bereich des Harnapparates. *Makroskopisch:* akut-septikämischer Verlauf: hochgradige Stauungslunge und herdförmige fibrinöse Pneumonie, gelegentlich Abszeßbildung in der Lunge; blutig-seröse Flüssigkeit in Brust- und Bauchhöhle sowie Perikard, Blutungen im Peritoneum; Stauungsmilz.
Differentialdiagnose: Staphylokokken- und Streptokokkeninfektion, E.-coli-Infektion.
Ergänzende Untersuchungen: kultureller Erregernachweis aus Nasen- und Rachensekret, Harn und den veränderten Organen; gelegentlich in subkutanen Abszessen.

Tierkörper (Fleisch) und Organe sind als Lebensmittel und Tierfutter nicht zu verwenden.

Literatur

Alpen, G. R., and K. Maerz (1969): The incidence of a pathogenic Pseudomonas in a rabbit colony. J. Inst. Anim. Techn. 20, 72.
Dominguez, J., D. Crasem and O. Soave (1975): A case of pseudomonas osteomyelitis in a rabbit. Lab. Anim. Sci. 25, 506.
O'Donoghue, P. N., and B. F. Whatley (1971): Pseudomonas aeruginosa in our rabbits. Lab. Anim. 5, 251.

23.2.13. Salmonellose

Die Salmonellose (Parathyphus) wird bei Hauskaninchen als selten vorkommend bezeichnet, beim Auftreten ist sie ein Bestandsproblem; sie ist auf den Menschen übertragbar. *Erreger: Salmonella-Bakterien* verschiedener Serotypen; bei Kaninchen am meisten beobachtet: S. typhimurium, seltener S. enteritidis, S. anatum, S. niloese, S. aertrycke. Die Einschleppung in einen Bestand erfolgt durch manifest oder latent erkrankte Kaninchen, durch Salmonellen(dauer)ausscheider unter Mäusen, Ratten und evtl. anderen Haustieren (besonders auch Tauben); eine Übertragung wird auch durch kontaminiertes Futter und Wasser oder durch Stallgeräte möglich. *Anamnese:* nach massiver Infektion oder aber unter Einwirkung resistenzschwächender Faktoren (Erhitzung, Unterkühlung, Transportstreß) häufig symptomlos verlaufende Infektion mit gelegentlichen Diarrhoen, eingeschränkter Entwicklung oder Fieber, Mattigkeit, Teilnahmslosigkeit, Appetitlosigkeit, Abmagerung; gelegentlich sind Aborte zu beobachten; Dauerausscheider können auftreten. *Makroskopisch:* bei akutem Verlauf Stauungen in Lunge, Leber, Milz, Nieren; submiliare und miliare grauweiße Herde in der Leber; Schwellung der Mesenteriallymphknoten; rötlich-klare Flüssigkeiten in Brust- und Bauchhöhle; nach Aborten Blutungen in Uteruswand und Plazenta, auch Plazentanekrosen; im Anschluß an Aborte entwickelt sich nicht selten eine eitrige Endometritis bis Perimetritis. Bei chronischem Verlauf katarrhalische bis fibrinöse oder diphtheroide Dünndarm- und Dickdarmentzündung, Blinddarmwand mit ausgeprägtem Ödem, gelegentlich Geschwürbildungen in der Magen- und Dünndarmschleimhaut (Ileum, Jejunum, im Bereich der Peyerschen Platten); Schwellungen und Ödeme der Mesenteriallymphknoten; Lebergranulome, mumifizierte Feten, nekrotisierende Plazentitis. *Mikroskopisch:* Leber mit miliaren Nekrosen und histiozytären Granulomen; Schwellung und Proliferation des MPS.

Differentialdiagnsoe: Koliinfektion, Pasteurellose, Listeriose, Streptokokkeninfektion, diphtheroide Darmentzündung.
Ergänzende Untersuchungen: kultureller Erregernachweis mit anschließender Typendifferenzierung in Kot und Organen; serologischer Nachweis durch Agglutinationsreaktion zur Ermittlung latent infizierter Tiere.

Tierkörper (Fleisch) und Organe erkrankter Tiere sind als Lebensmittel und Tierfutter ungeeignet.

Literatur

Neider, C. (1968): Zum Vorkommen von Salmonellen bei Hauskaninchen. Zbl. Bakt. I 203, 292.
Potel, J. (1967): Die latente Salmonella-Infektion bei Versuchstieren. Zbl. Bakt. I 203, 292.

23.2.14. Spirochätose

Bei der Spirochätose (Treponematose, Kaninchensyphilis) handelt es sich um eine früher häufige, heute seltener vorkommende Erkrankung der äußeren Geschlechtsorgane der geschlechtsreifen Tiere als Bestandsproblem (Enzootie) mit meist gutartigem Verlauf. Die Krankheit ist nicht auf andere Tierarten und nicht auf den Menschen übertragbar. Sekundärinfektionen mit Pasteurellen und Staphylokokken können gravierende Krankheitsbilder erzeugen. *Erreger: Treponema cuniculi.* Die Anstekkung erfolgt meist über den Deckakt, allerdings werden auch intrauterine Verbreitung und Anstekkung beim Säugen angenommen. *Anamnese:* Beginn mit entzündlicher Rötung und Schwellung, später wäßrig-schleimige bis schleimig-eitrige Entzündungen der Scheiden- bzw. Vorhaut- und Penisschleimhaut, danach Schorfbildung auf der äußeren Haut im Bereich von Scheide sowie Anus bei den weiblichen Tieren, an der Vorhaut bei den männlichen Tieren; selten Veränderungen an der übrigen Haut, einschließlich Lippen und Augenlider, Ohren und Nase (Ödeme und Pustelbildungen); meist chronischer Verlauf, der sich über mehrere Wochen hinzieht; spontane Heilungen sind möglich; keine Mortalität. *Makroskopisch:* an den äußeren Genitalien sowohl bei weiblichen als auch bei männlichen Tieren: Ödeme, Hautgeschwüre, Schorfbildungen, Hautverdickungen (Akanthosis); gelegentlich auch an anderen schwachbehaarten Hautstellen Ödeme, Nekrosen und teilweise Pustelbildungen, in gewissen Fällen sind auch

Augenlider, Nase und Ohren von diesen Veränderungen betroffen.

Differentialdiagnose: pustulöse Dermatitis bei Staphylococcus-aureus-Infektion, Pockeninfektion, Myxomatose, Befall mit Herbstgrasmilben.

Ergänzende Untersuchungen: Erregernachweis nur an lebensfrischem Material (Hautgeschabsel) mittels Dunkelfeldmethode oder serologisch durch fluoreszierende Antikörper.

Literatur

Hougen, K. H., A. Birch-Andersen and H. J. S. Jensen (1973): Electron microscopy of Treponema cuniculi. Acta Pathol. Microbiol. Scand. (B) **1**, 15–26.

Smith, J. L., and B. R. Pesetsky (1967): The current status of Treponema cuniculi: Review of the literature. Brit. J. Vener. Dis. **43**, 117–127.

23.2.15. Staphylokokkose

Erkrankungen einzelner Tiere, manchmal auch gehäuft auftretend, besonders bei Massenhaltungen von Bedeutung. Die Staphylokokkose geht mit vielfältigen Krankheitsbildern einher, häufig handelt es sich um Sekundärinfektionen, z. T. im Zusammenhang mit dem Schnupfenkomplex. Die Krankheitsbilder sind durch Eiterungsprozesse in den verschiedenen Organen charakterisiert. Die frühere Bezeichnung Staphylomykose ist nicht mehr zu verwenden, da es sich nicht um eine Pilzinfektion handelt. *Erreger:* β-*hämolysierender Staphylococcus aureus* s. *pyogenes*, selten Micrococcus pyogenes, var. albus. Infektion von Säuglingen über die infizierte Milch von Häsinnen, sonst als Sekundärinfektion von durch Kratzen und Beißen gesetzte Wunden in der Haut (Kaninchenfloh!) und den Schleimhäuten ausgehend. Resistenzmindernde Faktoren (Haltungs- und Fütterungsfehler, Parasitenbefall) sind für die Krankheitsentwicklung von Bedeutung.

Anamnese: bei septikämischer bis akuter Verlaufsform 1–2 Tage Krankheitsdauer mit hoher Mortalität, starker Benommenheit, Appetitlosigkeit, eitriger Konjunktivitis; verzögerter, chronischer Verlauf: unauffälliger Krankheitsbeginn, Hinfälligkeit, verminderter Appetit, weitere Symptome je nach Lokalisation (Haut, Leber, Gebärmutter). In größeren Haltungsbereichen (Mastställe, Versuchstierlaboratorien) Gefahr des Hospitalismus. *Makroskopisch:* akut-septikämischer Verlauf: eitrige Konjunktivitis, petechiale Blutungen in den serösen Häuten; Stauungen in Lunge, Leber und Milz; Abszeßbildungen in den Lymphknoten der Brust- und Bauchhöhle, teilweise hämorrhagische Enteritis; chronisch-verzögerter Verlauf mit Organmanifestationen: multiple Abszesse in den zugehörigen Lymphknoten (Hals-, Bug-, Kniefalten-, Mediastinal- und Mesenteriallymphknoten); Veränderungen in der Haut mit Pustelbildungen, aber auch bis zu tomatengroße Abszesse; Zahnfachentzündungen, Osteomyelitis, starkes Anschwellen des Kiefers im Entzündungsbereich, oft Spontanfraktur eines Kieferastes, in den Gelenken Arthritis und Periarthritis; abszedierende Mastitis in den geschwollenen Abschnitten; nach der Geburt eitrige Endometritis, Pyometra, Abszesse in der Gebärmutterwand. Eiter des Kaninchens: weißliche Farbe, rahmig-sämige, schmierige Beschaffenheit, bei längerer Dauer mehr krümelige Konsistenz.

Differentialdiagnose: Pasteurellose, Streptokokkeninfektion.

Ergänzende Untersuchungen: Erregernachweis (mikroskopisch und kulturell) in Schleimhautabsonderungen, Abszeßinhalt, veränderten Organen. Tierkörper (Fleisch) und Organe der betroffenen Tiere sind als Lebensmittel und Tierfutter nicht verwendungsfähig.

Literatur

Pulverer, G. (1966): Vergleich pathogener Staphylokokken von Mensch und Tier. Zbl. Bakt. I. **201**, 27.

Pulverer, G., K. Oerter und V. Weidtmann (1968): Untersuchungen zur Unterscheidung pathogener Staphylokokken von Mensch und Tier. Arch. Hyg. (Berlin) **152**, 493–503.

23.2.16. Streptokokkeninfektionen

In Kaninchenbeständen sind Streptokokkeninfektionen selten beobachtet worden; sie werden allerdings in einzelnen Fällen unter Jungtieren im Zusammenhang mit septikämischen Allgemeininfektionen als Bestandsproblem festgestellt. *Erreger:* β-hämolysierende Streptokokken, häufig *Streptococcus zooepidemicus;* Streptokokken finden sich auch bei gesunden Tieren in der Mundhöhle, im Atmungsapparat sowie im Darmkanal. Die Einschleppung erfolgt über infizierte Muttertiere, aber auch andere Tierarten; resistenzmindernde Faktoren (Transport, Zugluft, Erhitzung, Darmerkrankungen anderer Genese) bilden meist die pathogenetische Grundlage.

Anamnese: Tod nach kurzer Zeit und bis zu 1 Woche währender Krankheitsdauer; Benommenheit, Appetitlosigkeit, blutiger Nasenausfluß, seröse Konjunktivitis, manchmal Schiefhalten des Kopfes (Otitis media, Meningoenzephalitis), gelegentlich Diarrhoe. *Makroskopisch:* seröse Konjunktivitis, eitrige Otitis media mit Paukenhöhlenempyem; Stauungen in Lunge, Leber, Niere; ausgeprägte Milzschwellung; petechiale Blutungen in den serösen Häuten (Brust- und Bauchfell, Epikard); trübe, serös-blutige Flüssigkeit in Brust-, Bauchhöhle und Perikard; unregelmäßig verteilte Nekrosen im Leberparenchym; gelegentlich katarrhalisch-hämorrhagische Dünndarmentzündung; Verdacht der Leptomeningitis. *Mikroskopisch:* in manchen Fällen Meningoenzephalitis, serös-fibrinöse Entzündungen der serösen Häute, miliare Nekrosen der Leberzellen.

Differentialdiagnose: Pasteurellose, Listeriose, Staphylokokkeninfektion.

Ergänzende Untersuchungen: Erregernachweis (mikroskopisch und kulturell) aus Nasensekret und den veränderten Organen.

Tierkörper (Fleisch) und Organe sind als Lebensmittel und Tierfutter nicht verwendbar.

Literatur

Horne, — (1913): Eine Kaninchenseptikämie (verursacht durch Streptokokken). Zschr. Tiermed. 17, 49.

23.2.17. Tuberkulose

In den Ländern mit erfolgreicher Tuberkulosebekämpfung bei den Rindern spielt die spontane Tuberkulose bei Kaninchen höchstens noch als seltenes Ereignis bei Infektionen mit humanen Keimen eine Rolle. Das Kaninchen weist im übrigen eine gewisse Resistenz gegenüber Mykobakterien auf. Bedeutung hat das Kaninchen auch heute noch in der Tuberkuloseforschung und -diagnostik (Typendifferenzierung): *Mycobacterium bovis* verursacht eine generalisierte Tuberkulose, *Mycobacterium tuberculosis* lokale tuberkulöse Prozesse. *Erreger:* früher vornehmlich Mycobacterium bovis, gelegentlich Mycobacterium avium, heute bei dem gelegentlichen Vorkommen nur noch Mycobacterium tuberculosis. Ansteckung über infizierte Menschen oder vereinzelt Tiere, aber auch Futter und Heu sowie Einstreu.

Anamnese: chronischer Verlauf: über Wochen verlaufendes Krankheitsgeschehen, Abmagerung.
Makroskopisch: herdförmig unterschiedlich große Knoten (Granulome) in der Dickdarmwand, ferner in Leber, Lunge, Milz, Nieren und Lymphknoten. Bei experimenteller Infektion entstehen die Granulome an der Injektionsstelle. *Mikroskopisch:* Granulome vorwiegend aus Histiozyten aufgebaut mit zunehmender Verkalkungsneigung.

Differentialdiagnose: Tularämie, Yersiniose (Rodentiose, Pseudotuberkulose).

Ergänzende Untersuchungen: Erregernachweis (mikroskopisch und kulturell) in den veränderten Organen; Typendifferenzierung ist für epidemiologische Fragen notwendig.

Tierkörper (Fleisch) und Organe von betroffenen Tieren sind als Lebensmittel und Tierfutter ungeeignet.

Literatur

Harkins, M. J., and E. R. Salurey (1929): Spontaneous tuberculosis of rabbits. J. inf. Disease 43, 554.

Pallaske, G., und R. Krahnert (1958): Tuberkulose. In: Cohrs, P., R. Jaffé und H. Meessen: Pathologie der Laboratoriumstiere, Band II, 32—41. Verlag Springer, Berlin, Göttingen, Heidelberg.

23.2.18. Tularämie

Die Tularämie (Hasenpest, Kaninchenfieber, Zeckenfieber) ist unter den Wildnagern in einzelnen Gebieten verbreitet; bei den Hauskaninchen wird sie in der Bundesrepublik Deutschland bisher nicht beobachtet. Übertragung auf andere Tierarten und den Menschen ist möglich. *Erreger: Francisella tularensis;* Einschleppung durch andere Tierarten (Hasen, Wildkaninchen, Vögel, Füchse, Meerschweinchen, Schafe, Ziegen), aber auch kontaminiertes Futter. Übertragung durch Flöhe und Zecken und auch andere stechende Arthropoden ist beschrieben. Häufigkeitsgipfel von März bis September.

Anamnese: Es erkranken alle Altersklassen. Der Tod kann innerhalb von 5—7 Tagen unter Erscheinungen der Benommenheit und zunehmender Abmagerung eintreten; es gibt aber auch einen chronischen Verlauf ohne offensichtliche Krankheitssymptomatik. *Makroskopisch:* bis erbsengroße, gelbliche Nekroseherde verstreut in der Lunge, gleichartige Nekrosen in Leber, Milz, Darmwand und

Nieren, ebenfalls in den verschiedenen Lymphknoten, besonders Mesenteriallympknoten; zumeist ausgeprägte Milzschwellung.
Differentialdiagnose: Yersiniose (Rodentiose, Pseudotuberkulose), Tuberkulose, Aspergillose, Aktinobazillose.
Ergänzende Untersuchungen: Erregernachweis mittels spezieller bakteriologischer Kulturverfahren im Nasensekret und in den veränderten Organen. Serologische Untersuchungen (Serumagglutination, Kreuzreaktionen mit Brucella abortus möglich; Komplementbindungsreaktion); Hauttest mit abgetöteten Francisella-tularensis-Kulturen. Tularämie ist in manchen Ländern *meldepflichtig.*
Tierkörper (Fleisch) und Organe betroffener Tiere als Lebensmittel und Tierfutter ungeeignet.

Literatur

Harms, F., und R. Hörter (1953): Tularämie bei Hasen in Niedersachsen. Dtsch. tierärztl. Wschr. **60**, 427.
Lembke, U. (1969): Zur Epidemiologie der Tularämie in Deutschland unter besonderer Berücksichtigung der Jahre 1956—1968. Bundesges.blatt **12**, 377

23.2.19. Tyzzersche Krankheit

Weltweit verbreitete infektiöse Erkrankung der Kaninchen, Mäuse und Meerschweinchen, z. T. auch als diphtheroide Enteritis (Dysenterie) beschrieben. *Erreger: Bacillus (Actinobacillus) piliformis,* häufig mit *E. coli* vergesellschaftet (Kolidysenterie). Erregerverschleppung durch latent oder manifest erkrankte Kaninchen oder Mäuse, Aufnahme auch nach Kontamination des Futters oder der Einstreu möglich. Latente Infektionen kommen vor, so daß bei belastenden Faktoren plötzliche Todesfälle möglich werden. Inkubationszeit 5—10 Tage.
Anamnese: bei akutem Verlauf: Benommenheit, z. T. blutiger Durchfall, Appetitlosigkeit, gesträubtes Fell, Tod innerhalb von 1—2 Tagen; chronischer bzw. latenter Verlauf möglich mit geringgradigen, kaum wahrnehmbaren Beeinträchtigungen des Allgemeinbefindens mit zunehmender Abmagerung, nach 3—4 Wochen Tod unter dem Bild der Kachexie, plötzliches Aufflammen des akuten Krankheitsgeschehens durch offensichtliche Belastungsfaktoren (Transport, Futterumstellung) oder auch nicht erkennbare Einflüsse. *Makroskopisch:* nekrotisierend-ulzerative Typhlokolitis, ausgeprägte Ödeme in der Wand von Blinddarm und Kolon; Dickdarminhalt dünnbreiig bis flüssig, in der Leber zahlreiche, unregelmäßige, weiße Nekroseherde; Milz zumeist unverändert. *Mikroskopisch:* Erreger in den Leberzellen im Randbereich der Nekrosen und in den nekrotisierenden Darmzellen nachweisbar, am sichersten nach Kunststoff-Einbettung in Semidünnschnitten.
Differentialdiagnose: Kolidysenterie, mukoide Enteritis, Clostridien-Enterotoxämie, Listeriose, Yersiniose.
Ergänzende Untersuchungen: Histologischer Nachweis in Semidünnschnitt bei Versilberung; Erregerkultivierung aus dem Kot.
Tierkörper (Fleisch) Organe der betroffenen Tiere sind als Lebensmittel und Tierfutter ungeeignet.

Literatur

Cutlip, R. C., W. C. Amtower, C. W. Reall and P. J. Matthews (1971): An epizootic of Tyzzer's disease in rabbit. Lab. Anim. Sci. **21**, 356—361.
Francis, R. A. (1970): Tyzzer's disease in laboratory animals. J. Inst. Tech. **21**, 167—171.

23.2.20. Yersiniose

Die Yersiniose (Rodentiose, Nagerpseudotuberkulose) ist eine weltweit verbreitete, chronisch verlaufende Infektionskrankheit der Wild- und Hauskaninchen sowie anderer Tierarten (Meerschweinchen, Hasen, Chinchillas, Mäuse), aber auch fleischfressende Arten (Katze, Hund) und Affen ebenso wie der Mensch können erkranken. *Erreger: Yersinia pseudotuberculosis* mit mehreren Serotypen. Einschleppung der Erreger durch manifest oder latent erkrankte Kaninchen aus anderen Beständen oder auch durch Schadnager, vor allem Mäuse; Infektion auch durch Kontamination (Kot!) von Streu oder Futter. Der Krankheitsverlauf wird durch resistenzmindernde Faktoren beeinflußt.
Anamnese: bei akutem Verlauf: allgemeine Benommenheit, Durchfall, oberflächliche Atmung; chronischer Verlauf: symptomarm, Abmagerung, Durchfall oder Verstopfung. Tod unter dem Bild allgemeiner Entkräftung. *Makroskopisch:* stark vergrößerte Milz (hyperplastische Milzschwellung) mit zahlreichen gelblichen bis erbsengroßen Knoten, auf der Schnittfläche schmierig bis krümelig-käsig; gleichartige Herde finden sich in der Leber und evtl. den Nieren; kleine Nekrosen und Abszesse in der Wand von Ileum, Blinddarm und oberem Kolon; gelegentlich Nekrosen in Lunge, Herz, Ge-

schlechtsorganen (Hoden, Gebärmutter); Nekrosen und Granulome in den regionären Lymphknoten.
Mikroskopisch: Granulome mit nekrotischem Zentrum, das i.d.R. nicht verkalkt und sich damit von tuberkulösen Prozessen unterscheidet.
Differentialdiagnose: Tularämie, Tuberkulose.
Ergänzende Untersuchungen: Erregernachweis in der veränderten Organen und auch im Kot; serologischer Nachweis (Agglutinationsreaktion) möglich.
Tierkörper (Fleisch) und Organe sind als Lebensmittel und Futtermittel ungeeignet.

Literatur

Obwolo, M. J. (1976): A review of Yersiniosis (Yersinia pseudotuberculosis infection). Vet. Bull. 46, 167—171.
Weidenmüller, H. (1968): Vergleichende Untersuchungen über die Pseudotuberkulose bei Haus- und Wildtieren. Tierärztliche Umschau 23, 476.

23.3. Mykosen

23.3.1. Aspergillose

Die Aspergillose als Lungenmykose (Pneumomykose) ist bei Hauskaninchen selten; gelegentlich tritt sie als Bestandsproblem auf (verschimmelte Einstreu, feucht-warme Ställe, selten gewechselte Sägespänestreu). *Erreger: Aspergillus fumigatus.* Infektion durch Einatmung und dann lymphogene Ausbreitung von den Tonsillen aus; orale Infektion (verschimmeltes Futter) ist nicht gesichert.
Anamnese: akutes Krankheitsgeschehen: gestörtes Allgemeinbefinden, Atemnot; Tod innerhalb von 2—3 Tagen; chronischer Verlauf (die meisten Fälle): gestörtes Allgemeinbefinden bei zunehmender Atemnot, Abmagerung, Tod nach 10—12 Tagen bis wenigen Wochen. *Makroskopisch:* in den Lungenlappen unregelmäßig verteilt zahlreiche, rundliche bis ovale, gelblich-trübgraue Herde, die von einem roten Hof umgeben sind, auf der Schnittfläche zeigen sie einen schmierig-bröckeligen Inhalt, bei längerer Krankheitsdauer kann sich eine Bindegewebskapsel herausbilden; häufig sind konfluierende Herdbildungen. *Mikroskopisch:* Granulombildungen (nekrotisierende Pneumonie), im Schnittpräparat Pilzmyzelien nachweisbar (PAS-Reaktion, Grocott-Färbung); im Ausstrich des Granulominhaltes bei ungefärbtem Nativ-Deckglaspräparat sind Pilzmyzelien erkennbar, besonders gut bei Verwendung des Phasenkontrastverfahrens.

Differentialdiagnose: Tularämie, Yersiniose, Tuberkulose, Pasteurellose.
Ergänzende Untersuchungen: spezielle mykologische Differenzierungsverfahren zur Artdifferenzierung.
Tierkörper (Fleisch) und Organe sind als Lebensmittel und Tierfutter nicht verwendungsfähig.

23.3.2. Trichophytie und Mikrosporie

Trichophytie (Ringflechte) tritt in manchen Kaninchenbeständen (Massenhaltung) bei allen Altersstufen und beiden Geschlechtern enzootisch auf; durch Juckreiz starke Beunruhigung der Tiere. Übertragung auf den Menschen ist möglich (*Trichophyton* und *Microsporum* spp.) mit langwierigen, schweren Haut- und Nagelinfektionen; sorgfältige Reinigung und Desinfektion des Stalles sowie Vernichtung und unschädliche Beseitigung der Einstreu sowie der gefallenen Tiere sind unbedingt zu beachten. *Erreger: Trichophyton mentagrophytes, Trichophyton schoenleinii, Trichophyton verrucosum, Microsporum canis* und *Microsporum gypseum.* Häufig werden gutgenährte Tiere befallen; Fütterungsfehler, Parasitenbefall spielen keine prädisponierende Rolle; Begünstigung durch mangelnden Einstreuwechsel, aber auch in einstreulosen Käfighaltungen beobachtet.
Anamnese: von den Pfoten (Vorder- und Hinterläufe) ausgehender, flächenhaft über den Rumpf (Becken-, Schwanzwurzelbereich) sich ausdehnender Haarausfall; Beginn der Veränderungen mit ringförmigem Haarausfall *(Ringflechte):* Haare lassen sich büschelweise ausziehen; Auftreten von Schuppenbildungen (Schuppenflechte); Juckreiz ist oft Anlaß zur *Automutilation* (Hautbeißen, Selbstverstümmelung der Gliedmaßen). Veränderungen bei einzelnen Tieren beginnend, schnelle Ausbreitung im gesamten Bestand, der dann eine große Unruhe zeigt. Tod der Tiere unter dem Bild des Kreislaufversagens (Schock durch Streßbelastung? Autointoxikation? Toxinwirkung der Pilze?). *Makroskopisch:* am Kopf beginnender, sich evtl. über den Rumpf ausdehnender Haarausfall (evtl. Ringform erkennbar); Haut oberflächlich leicht verdickt, schwach gerötet, oft mit stärkerer Schuppenbildung; Folgen der Automutilation erkennbar. *Mikroskopisch:* nichteitrige Dermatitis mit starker Hyper- und Parakeratose; bei PAS-Reaktion und Grocott-Färbung sind im Schnitt Pilzmyzelien nachweisbar.
Differentialdiagnose: Räude (Ohr-, Kopf- und Hauträude), Favus, Aujeszkysche Krankheit, Hautverätzungen.

Ergänzende Untersuchungen: An Haaren und Hautgeschabseln *Microsporum* spec., im UV-Licht (Wood-Lampe) leuchten die Pilzmyzelien auf; *Trichophyton* fluoresziert nicht. Mykologische Untersuchungsverfahren zur Artdifferenzierung.

Literatur

Dvořák, J., and M. Otčenásek (1969): Mycological Diagnosis of Animals Dermatophytosis. W. Junk, The Hague.

Weiland, E., und K. H. Böhm (1970): Vergleich der Leistungsfähigkeit verschiedener mykologischer Laboruntersuchungsmethoden zum Nachweis von Hautpilzinfektionen in der Veterinärmedizin unter besonderer Berücksichtigung der Wood-Licht-Untersuchung. Kleintier-Praxis 15, 43—46.

23.3.3. Favus

Favus (Grind, Erb- oder Wabengrind) findet sich bei Kaninchen selten; er ist auf den Menschen übertragbar. *Erreger: Achorion (Trichophyton) schoenleinii;* Einschleppung durch infizierte Kaninchen, aber auch durch andere Tierarten (Hund); mangelnde Fütterungs- und Haltungshygiene ist meist feststellbar.

Anamnese: anfänglich an Kopf, Ohren und Pfoten auftretende rundlich, geschwollene Entzündungsherde mit behaartem Zentrum und haarlosen, erhabenen, wulstigen, borkigen Rändern (Scutula, Favusschildchen, Hautpilzknötchen); Ausdehnung auf die übrigen Körperregionen möglich. *Makroskopisch:* typische erhabene Herdbildungen; nach Abstoßung der Scutula kommt es zur Narbenbildung. Der zentrale, gelblich-wachsartige Hautbelag des Knotens bleibt auch nach der Ausgranulierung erhalten. *Mikroskopisch:* Nachweis der Pilzmyzelien in den haarlosen, erhabenen Randwülsten im Schnittpräparat möglich. Die primäre Ansiedlung des Erregers erfolgt in den Haarbalgtrichtern und dringt von hier aus in den Haarbalg und in die Haarrinde vor.

Differentialdiagnose: Räude, Trichophytie.

Ergänzende Untersuchungen: Im Hautgeschabsel, besonders aus den Randwülsten, sind Pilzmyzelien nachweisbar.

Literatur

Banks, K. L., and T. B. Clarkson (1967): Naturally occurring dermatomycosis in the rabbit. J. Amer. Vet. Med. Assoc. 151, 926—929.

Weiss, R., und K. H. Böhm (1978): Die wichtigsten Dermatophyten und Dermatomykosen bei Haustieren. Tierärztl. Praxis 6, 421—433.

23.4. Parasitäre Krankheiten

23.4.1. Protozoen

23.4.1.1. Kokzidiose

Durch Kokzidien (Ordnung Sporozoa) wird eine der häufigsten und auch verlustreichsten Erkrankungen der Kaninchen ausgelöst. Die Schwere des Krankheitsbildes hängt ab von der Stärke des Befalls und vom Alter der betroffenen Tiere. Junge Tiere sind empfindlicher, ältere weniger infolge Immunität oder Darmepithelresistenz. Zu unterscheiden ist zwischen **Darmkokzidiose** und **Leberkokzidiose (Gallengangskokzidiose)**. Die Darmkokzidiose führt zu größeren Verlusten als die Gallengangskokzidiose.

● **Darmkokzidiose**

Die wirtsspezifischen Darmkokzidien *(Eimeria magna, E. perforans, E. intestinales, E. irresidua, E. media, E. piriformis)* werden als Oozysten aufgenommen und machen bis zu den ausscheidungsfähigen Oozysten drei Entwicklungsphasen durch (Schizogonie, Gamogonie, Sporogonie). Eine geringe Anzahl von Kokzidien wird bei sehr vielen Kaninchen ohne Krankheitssymptomatik gefunden (Hauskaninchen 80—90 %, Wildkaninchen 50—70 %). Durch Störungen in der Bakterienflora (Kolidysbakterie) können schwere Krankheitsbilder zustande kommen. Vorschub für die Erkrankung durch Kokzidien geben Fütterungs- und Haltungsfehler.

Anamnese: Krankheitssymptomatik tritt erst bei starkem Befall bzw. bei gleichzeitiger Kolidysbakterie auf. Der Krankheitsverlauf ist durch akute oder mehr chronische Darmkatarrhe (wäßrig-schleimiger Durchfall), Blinddarmverstopfungen, Tympanien im Dickdarmbereich („Blähsucht", „Trommelsucht") charakterisiert. Jungtiere zeigen Wachstumsstörungen; plötzliche Todesfälle, teilweise des gesamten Wurfes, sind keine Seltenheiten. In schweren Fällen sind hochgradige Benommenheit bis Lähmungen zu beobachten, wobei die Tiere häufig deutlich mit den Zähnen knirschen. Spontane Heilungen sollen möglich sein. *Makroskopisch:* außer evtl. Stauungserscheinungen in Lunge und Leber als Zeichen des

Kreislaufversagens mäßig gefüllter oder sogar leerer Magen mit geschwollener, geröteter Schleimhaut und evtl. flachen Erosionen bzw. Ulzera; Dünndarm in seiner Gesamtheit schlaff, Schleimhaut geschwollen, grauweiß mit wäßrig-flüssigem Inhalt bei wenig Futterpartikeln; Blinddarminhalt sehr wechselnd, von eingedickt über normal bis hin zu dünnbreiig, desgleichen der Koloninhalt, manchmal pseudomembranöse Beläge auf der Dickdarmschleimhaut. Die einzelnen Kokzidienarten weisen bei den experimentellen Infektionen unterschiedliche Pathogenität und primäre Lokalisationsunterschiede der Veränderungen auf. Für die praktische Diagnostik ergeben sich daraus aber keine Anhaltspunkte. *Mikroskopisch:* katarrhalische Entzündungserscheinungen besonders im Dünndarmbereich; in den Endabschnitten des Dünndarmes und dem Dickdarm desquamativ-fibrinöse Enteritis; in den Darmepithelien sind Entwicklungsstadien der Kokzidien (Schizogonie und Gametogonie) nachweisbar.

Differentialdiagnose: Kolidysbakterie, Kaninchendysenterie, Salmonellose, septikämische Pasteurellose, Wurmbefall, Enzephalitozoonose, Fütterungsfehler.

Ergänzende Untersuchungen: Die Diagnose kann durch Darmabstriche oder durch koproskopische Anreicherungsverfahren gestellt werden; hierbei ist eine Artdifferenzierung möglich. Differentialdiagnostisch Vorsicht hinsichtlich Hefezellen, Pilzsporen, Pollenkörnern, unverdauten Stärkekörnern, Eiern von Helminthen.

● **Leberkokzidiose**

Der Befall der Leber mit Kokzidien wird in vielen Kaninchenbeständen gefunden; meist sind die Jungtiere betroffen. *Erreger: Eimeria stiedai.*

Anamnese: Die Krankheitserscheinungen reichen von geringgradigem Unwohlsein mit geringem Meteorismus bis hin zu schwersten klinischen Symptomen mit Tod innerhalb einer Woche. Die geschwollene Leber ist durch die dünne Abdominalwand zu fühlen; durch die Einschränkung der Leberfunktion treten Verstopfungen und Ikterus auf. Schwache Infektionen sollen ausheilen können.

Makroskopisch: Bei mäßigem bis schlechtem Ernährungszustand ist die Leber meist deutlich geschwollen; auf ihrer Oberfläche (besonders Abdominalseite) und der Schnittfläche werden wenige bis zahlreiche, weißliche bis bohnengroße Herde sichtbar, die oft eine langgestreckte bis geschlängelte Form annehmen. Die so veränderten Gallengänge zeigen eine m.o.w. ausgeprägte Dilatation und Wandverdickung und sind mit einem gelblichen bis milchigen, stark oozystenhaltigen Inhalt gefüllt. Die Gallenblase zeigt häufig eine weißliche, verdickte Wand, der Inhalt ist schwach gelb mit grießigem Sediment (Oozysten); der Blinddarminhalt ist oft eingedickt, trocken (Blinddarmverstopfung). *Mikroskopisch:* ausgeprägte Proliferation der Gallengangsepithelien mit teilweise polypösen Wucherungen, Dilatationen der Gallengänge infolge entzündlicher Reaktionen in der übrigen Gallengangswand. In den Gallengangsepithelien Entwicklungsstufen der Kokzidien; reife Oozysten im Lumen von Gallengängen und Gallenblase.

Differentialdiagnose: Yersiniose (Rodentiose, Pseudotuberkulose), Tuberkulose, Streptokokkeninfektionen.

Ergänzende Untersuchungen: Erregernachweis durch histologische Gallengangsveränderungen mit den Entwicklungsstadien in den Epithelien; Abstrich von Gallengangs- und Gallenblaseninhalt im Nativpräparat; koproskopischer Nachweis (Anreicherungsverfahren) der Oozysten im Kot.

Literatur

Dürr, U. (1971): Übersichtsreferat: Die Kokzidiose der Kaninchen. Dtsch. tierärztl. Wschr. **78**, 17–22.
Hein, B. (1977): Zur Pathophysiologie der Gallengangskokzidiose. Vet.-med. Diss., Gießen.
Löliger, H.-Ch. (1975): Die Darmkokzidiose der Kaninchen. Prakt. Tierarzt **50**, 168–170.

23.4.1.2. Mikrosporidiose

Die Mikrosporidiose (Enzephalitozoon-Infektion, Nosematose) findet sich in sehr vielen Kaninchenbeständen bei weltweiter Verbreitung. In den meisten Fällen verläuft sie chronisch ohne größeres Krankheitsausmaß und ohne Verluste. *Erreger: Encephalitozoon cuniculi (Nosema cuniculi)* kommt bei Kaninchen und Mäusen vor; orale Infektion (Ausscheidung des Erregers über den Harn); kongenitale Übertragung wird vermutet.

Anamnese: Es kann bei Befall des Gehirns bzw. des Rückenmarks zu sensorischen und motorischen Ausfallserscheinungen kommen (Gleichgewichtsstörungen, unkoordinierte Bewegungen, Lähmungen).

Makroskopisch: häufig werden chronisch-interstitielle Nephritiden bis zu Schrumpfnieren beschrieben; Gehirn und Rückenmark sind makroskopisch ohne offensichtlichen Befund. *Mikroskopisch:* bei Befall des Gehirns und des Rückenmarks nichteitrige Enzephalitis.

Differentialdiagnose: Toxoplasmose, Listeriose, Kokzidiose, Otitis media unterschiedlicher Genese.
Ergänzende Untersuchungen: histologischer Erregernachweis im Schnitt (Gehirn bzw. Rückenmark), serologischer Nachweis mit Serofarbtest.

Literatur

Flatt, R. E., and S. J. Jackson (1970): Renal nosematosis in young rabbits. Path. Vet. 7, 492—497.

Kunštýr, I., S. Naumann und F. J. Kaup (1986): Torticollis beim Kaninchen: Ätiologie, Pathologie, Diagnose und Therapie. Berl. Münch. tierärztl. Wschr. 99, 14—19.

Scharmann, W., L. Reblin und W. Griem (1986): Untersuchungen über die Infektion von Kaninchen durch Encephalitozoon cuniculi. Berl. Münch. tierärztl. Wschr. 99, 20—25

23.4.1.3. Toxoplasmose

Auch bei Kaninchen kann die weltweit und bei sehr vielen Tierarten beobachtete Toxoplasmose als akutes oder chronisches Krankheitsgeschehen vorkommen; Übertragung auf den Menschen ist möglich.
Erreger: Toxoplasma gondii. Die Infektion mit dem nicht wirtsspezifischen Erreger kann durch infizierte Ausscheider (Katze, Mäuse, Ratten, andere Kleinnager) oder nach Kontamination des Futters bzw. der Einstreu erfolgen; aber auch Schmier- und Schmutzinfektionen sind möglich.
Anamnese: akuter Verlauf: starke Benommenheit, Appetitlosigkeit, Krampfanfälle, Bewegungsstörungen (Parese), Bewußtlosigkeit und nach kurzer Krankheitsdauer von 6—9 Tagen Tod. Bei *chronischem Verlauf* Abmagerung, struppiges Fell, Freßunlust, Anämie, im Endstadium auch hier unkoordinierte Bewegungen, Teilnahmslosigkeit, Nachhandlähmungen; Wildkaninchen verlieren jegliche Scheu. *Makroskopisch:* bei akutem Verlauf Stauungslunge und Lungenödem, auffällige hyperämisch-hyperplastische Milz- und Lymphknotenschwellungen; weißliche miliare Nekrosen in Leber, Milz, Herz und Lymphknoten, im Gehirn und Rückenmark evtl. Blutungen oder graurote Herdbildungen. Bei chronischem Verlauf Stauungserscheinungen in Lunge, Leber, Nieren; Ulzera in Magen und Darm; graurötliche Herdbildungen im Gehirn bzw. Rückenmark, *Mikroskopisch:* Toxoplasmen können reaktionslos in den Zellen liegen (Herzmuskelfasern, Gliazellen, MPS-Zellen) = Pseudozysten; durch Zerfall kann es in der Umgebung zu nekrotisch-entzündlichen Reaktionen kommen.

Differentialdiagnose: Listeriose, Mikrosporidiose, Borna-Infektion, Gehirn- und Rückenmarkentzündungen anderer Genese.
Ergänzende Untersuchungen: histologischer Erregernachweis im Zentralnervensystem, serologischer Nachweis durch Komplementbindungsreaktion und Serofarbtest; Tierversuch (Maus, Goldhamster) mit vorgeschalteter Anreicherung in Hühnerembryonen. Tierkörper (Fleisch) und Organe verendeter Tiere sind als Lebensmittel und Tierfutter ungeeignet.

Literatur

Cohrs, P. (1956): Die Toxoplasmose beim Tier. Verh. dtsch. Ges. Path. 49, 111—123.

Feldman, H. A. (1974): Toxoplasmosis: An overview. Bull. N. Y. Acad. Med. 50, 110—127.

23.4.2. Helminthen

Helminthen finden sich bei Haltung auf Rosten (kein Kontakt mit Exkrementen) und Pelletfütterung (kein Grünfutter) selten.
Anamnese: schlechte Futterverwertung; weicher, ungeformter Kot, Durchfälle, allmähliche Abmagerung, Fell stumpf, glanzlos, evtl. Todesfälle. *Makroskopisch:* Veränderungen nur bei starkem Parasitenbefall; Abmagerung, Entzündungen der verschiedenen Darmabschnitte; Parasiten sind evtl. zu erkennen.

23.4.2.1. Nematoden

Die Nematoden (Rundwürmer) entwickeln sich im Darmtrakt nach Aufnahme der embryonierten Eier bzw. Wurmlarven mit dem Futter oder aus dem Kot anderer Tiere.
Strongylidae (Magenfadenwürmer): *Graphidium strigosum* parasitiert in der Magen-Darm-Schleimhaut, *Obeliscoides cuniculi* in der Dünndarmschleimhaut, *Trichostrongylus* spec. in der Tiefe der Schleimhaut des Magens sowie des oberen und mittleren Dünndarmes; starke geographische Unterschiede in der Befallshäufigkeit.
Trichostrongylidae (Dünndarmwürmer): *Trichostrongylus retortaeformis cuniculi*, bei Massenbefall durch Durchfall gekennzeichnet.
Strongyloides (Darmälchen): *Strongyloides papillosus* im Dünndarm des Kaninchens vorkommend, aber auch bei Schafen, Ziegen und Schweinen sowie Ratten, somit eine Übertragung auch von

daher gegeben; bei Massenbefall wegen der perkutanen Invasion Ekzeme im Pfotenbereich.

Oxyuridae (Pfriemenschwänze): *Passalurus ambiguus* parasitiert zwischen den Falten der Blinddarmschleimhaut, mit Juckreiz in der Analregion (Schwanzbeißen), als Auslöser für E.-coli-Enterotoxämie beschrieben.

Trichocephalidae (Peitschenwürmer): *Trichuris leporis* vorwiegend im Blinddarm und Kolon mit dem fadenförmigen Vorderteil zwischen den Falten der Schleimhaut festhaftend; selten bei Wildkaninchen, häufiger bei Hasen.

Protostrongylidae (Lungenwürmer): *Protostrongylus cuniculorum, Protostrongylus pulmonalis, Protostrongylus oryctolagi* u. a. Nur bei Wildkaninchen neben Hasen beobachtet, bei Hauskaninchen so gut wie unbekannt. Entwicklung über land- oder auch wasserlebende Schneckenarten, Wanderweg im Endwirt über die Blutbahn in die Lungen; in kalkreichen Gebieten häufiger. Infektion durch kontaminiertes Wasser und Futter.

Anamnese: geringer Befall symptomlos, bei starkem Befall unter Abmagerung ausgeprägte Atembeschwerden (Husten, Niesen). *Makroskopisch:* Blutungen mit Folgeerscheinungen des Abbaus, alveoläre Herdpneumonie bzw. fibrinöse Pleuropneumonie infolge Sekundärinfektionen. *Mikroskopisch:* typisches Bild der Wurmpneumonie (Pneumonia verminosa); Leukozyten, abgeschilferte Alveolardeckzellen und Wurmlarven in den Alveolen und Bronchien; Bronchien mit Schleimhautwucherungen.

Ergänzende Untersuchungen: Nachweis von Wurmlarven im histologischen Lungenschnitt, Larvennachweis aus Kot und Lungengewebe mittels Auswanderungsverfahren zur Artdifferenzierung.

Literatur
Boecker, H. (1953): Die Entwicklung des Kaninchenoxyuren Passalurus ambiguus. Z. Parasitenkd. **15**, 491—518.

23.4.2.2. Cestoden

Die Cestoden (Bandwürmer) beim Kaninchen (Angehörige der Familie Anoplocephalidae: Cittotaenia leuckartii, Cittotaenia denticulata, Andrya cuniculi) parasitieren im Dünndarm; die mit dem Kot ausgeschiedenen Eier werden in Moos-(Gras-)Milben zu Finnen und entwickeln sich danach im Kaninchen-(Hasen-)Darm zum Bandwurm; bei Wildkaninchen einzelner Gebiete sehr häufig anzutreffen (75 % der Tiere), in Hauskaninchenbeständen so gut wie nie.

Anamnese: Verdauungsstörungen (Durchfall oder Verstopfung), Anämie, Abmagerung. *Makroskopisch:* Es kommt zu katarrhalischen Darmentzündungen, gelegentlich zu Verstopfungen, Abmagerung, Haarausfall. *Mikroskopisch:* bei gelegentlicher Perforation der Darmwand eitrig-fibrinöse Peritonitis.

Bandwurmfinnen finden sich nach Verfütterung von Gras oder auch Heu, das mit aus Hunde- bzw. Katzenkot, aber auch Fuchskot stammenden Bandwurmeiern kontaminiert ist; Zwischenwirte für Hunde- bzw. Karnivorenbandwürmer, die meisten sind Entwicklungsstadien der Taeniidae.

Anamnese: nur bei starkem Befall und durch Organausfallserscheinungen bedingte Abmagerung, Atembeschwerden, Bewegungseinschränkung, sensorische Störungen. *Makroskopisch:* erbsen- bis bohnengroße, weißliche Zysten mit wasserklarem Inhalt, in dem der Scolex (Kopf) zu erkennen ist.

Cysticercus pisiformis der *Taenia pisiformis* (Hund, Katze) in Magen- und Darmwand, Gekröse, Netz, im Bereich der Leberpforte, in der Leberkapsel, in Lunge, Niere, evtl. Gehirn; *Coenurus serialis* des *Multiceps serialis* (Hund, Fuchs) subperitoneal in der Bauchwand, in Muskulatur und Unterhautbindegewebe, evtl. in der Nierenkapsel; *Strobilocercus fasciolaris* der *Hydatigena taeniaeformis* (Katze) in der Leber.

Echinococcus cysticus des *Echinococcus granulosus*, selten.

Literatur

Hamilton, A. G. (1950): The occurrence and morphology of Coenurus serialis in rabbits. Parasitology **40**, 46—49.
Jerina, K. (1943): Über die Cysticercose der Kaninchen. Berl. Münch. tierärztl. Wschr., 261—262.

23.4.2.3. Trematoden

Trematoden (Saugwürmer) werden direkt als Zerkarien von Schnecken übertragen und finden sich daher nur bei Wildkaninchen oder bei Hauskaninchen in Freilandhaltung.

Fasziolose: Diese kann nur unter besonderen Umständen als Massenerkrankung in Hauskaninchenbeständen auftreten, bei Wildkaninchen findet sich hin und wieder ein enzootisches Vorkommen. *Erreger: Fasciola hepatica*, Großer Leberegel; durch den Entwicklungszyklus (Zwischenwirt wasserlebende Lungenschnecken) ist die Aufnahme an die Kontamination von Gras oder Heu gebunden.

Das Auftreten ist meist anbhängig von der Verseuchung der Rinder- und Schafherden.

Anamnese: uncharakteristische Symptome, Appetitlosigkeit, Durchfall, Anämie, Ikterus, Hautödem, Hydrothorax, Aszites, Abmagerung, gelegentlich Lähmungen. *Makroskopisch:* neben den schon klinisch feststellbaren Veränderungen Perihepatitis fibrinosa, blutige Streifen in den Leber (Metazerkarien-Bohrgänge). *Mikroskopisch:* in den Fibrinbelägen der Perihepatitis Metazerkarien, im Leberparenchym Bohrgänge (Leberzellendegeneration, Blutungen, Metazerkarien); im weiteren Verlauf Cholangitis chronica mit Leberegeln im Gallengangslumen.

Ergänzende Untersuchungen: Nachweis der Leberegel im histologischen Schnitt und in Nativpräparaten vom Gallengangsinhalt, koproskopischer Nachweis von Eiern in Gallenblase und Kot; immunologische Verfahren entsprechend des Fasziolose-Nachweises bei Rindern.

Dikrozöliose: Vorkommen bei Wildkaninchen und Hasen, hier u. U. von wirtschaftlicher Bedeutung; bei Hauskaninchen weniger zu beobachten.

Erreger: Dicrocoelium lanceolatum, Lanzettegel; Entwicklung an Landschnecken und Ameisen gebunden.

Anamnese: zumeist symptomlos. *Makroskopisch:* Leber von weißen, hanfkorngroßen, zusammenfließenden Herden durchsetzt. *Mikroskopisch:* Herde sind chronisch-entzündlich veränderte und dilatierte Gallengänge, deren Epithel stark proliferiert (ähnlich wie bei der Leberkokzidiose).

Differentialdiagnose: Leberkokzidiose, Yersiniose.

Ergänzende Untersuchungen: Lanzettegel lassen sich im histologischen Schnitt und im Nativpräparat des Inhalts von Gallengängen nachweisen, Eier in Kot und Gallenblase.

Fasciolopsis buski (Ost- und Südasien) und **Hastilesia tricolor** (USA): Krankheitserscheinungen nur bei stärkerem Befall (Abmagerung, Anämie, Diarrhoe).

Literatur

Bailenger, J., et al. (1965): Hares and rabbits as reservoirs of Fasciola hepatica and Dicrocoelium dendriticum. Amer. Parasit. Hum. comp. **40,** 51—54.

23.4.2.4. Akanthozephalen

Kratzer (Echinorhynchus cuniculi) werden bei Kaninchen selten beobachtet, da die Entwicklung über Zwischenwirte (Insekten, Kleinkrebse) erfolgt. Die Parasiten sitzen tief in der Darmschleimhaut (katarrhalische Entzündung) und bohren kleine Wunden (Gefahr der Sekundärinfektion).

23.4.3. Milben

Die durch Milben verursachten Erkrankungen zeigen einen chronischen Verlauf und befallen primär die Kutis, durch bakterielle Sekundärinfektionen kann es zur chronisch-eitrigen Dermatitis unter Einbeziehung der Subkutis kommen.

23.4.3.1. Räudemilben

Kopfräude. Besonders in warmen Jahreszeiten gelegentlich in einzelnen Beständen vorkommend; Veränderungen an Kopf, Rumpf und Extremitäten. *Erreger: Notoedres cati (cuniculi)* und *Sarcoptes cuniculi.* Die bei Kaninchen vorkommenden Hauträudemilben sind auf andere Tierarten, aber auch auf den Menschen übertragbar. Die Grabmilben leben in der Kutis und bohren Gänge, mögliche Sekundärinfektionen (Staphylococcus aureus). Übertragung durch Milbenträger, Zwischenträger und Gerätschaften. Schlechte Haltungsbedingungen und Fütterungsfehler wirken begünstigend.

Anamnese: chronischer Verlauf, allmähliche Ausbreitung der Hautveränderungen; Abmagerung, Tod unter dem Bild der Kachexie vor allem bei Jungtieren; die auftretenden bakteriellen Sekundärinfektionen können Septikämien auslösen. *Makroskopisch:* am Kopf (Augenumgebung, Lippen und Stirn) beginnend mit punktförmigen Rötungen, Haarausfall und Schuppenbildung in der Kutis, sich auf Hals, Pfoten und Rumpf ausdehnend; im weiteren Verlauf Hautverdickungen mit grauen Borkenbildungen, unter diesen Blutungen und möglicherweise Eiterungsprozesse. *Mikroskopisch:* Das Stratum spinosum scheidet aufgrund des Reizes der Bohrgänge der Milben verstärkt Horn ab, so daß geschichtete Milbentunnel entstehen; eine reaktive Entzündung kann die Herde abkapseln.

Differentialdiagnose: Staphylokokkose, Ohrräude, Acarusräude.

Ergänzende Untersuchungen: In den Hautproben unter dem Borkenmaterial im Hautgeschabsel (Aufhellung) ist der Milbennachweis möglich.

Ohrräude. In Kaninchenbeständen besonders in der warmen Jahreszeit auftretend; Tiere aller Altersgruppen sind betroffen; Veränderungen primär an den Ohren, Ausbreitung auf den Kopf und

Rumpf gelegentlich gegeben; Übertragung auf den Menschen möglich. *Erreger: Psoroptes cuniculi, Chorioptes cuniculi;* leben als Nagemilben in der Kutis des Gehörganges; Sekundärinfektion mit *Staphylococcus aureus* nicht selten.

Anamnese: chronischer Verlauf, Tiere kratzen am Ohr und sind sehr unruhig; Rötung des Ohrgrundes (Milbenstiche), später teilweise konfluierende Bläschen- und Pustelbildung, später blätterteigähnliche oder krümelig-pulverisierte Borkenbildung mit evtl. sekundären eitrigen Prozessen; Übergreifen auf Kopf und Rumpf möglich. Eiterungsprozesse brechen manchmal in das Ohrinnere ein mit den dementsprechenden klinischen Erscheinungen (Otitis media). *Makroskopisch:* starke Borkenbildung im äußeren Ohr, teilweise purulente Otitis externa; Untersuchung des inneren Ohres (Paukenhöhle) notwendig, um Otitis-media-Veränderungen zu erfassen. *Mikroskopisch:* Im äußeren Gehörgang finden sich im hyperkeratotischen und parakeratotischen Material Milben, herdförmige eitrige Entzündungsprozesse.

Differentialdiagnose: Kopfräude, Myxomatose, Listeriose, Toxoplasmose.

Ergänzende Untersuchungen: Milbennachweis neben histologischem Gewebeschnitt in tiefem Hautgeschabsel (Aufhellung) möglich.

Literatur

Boch, J. (1955): Abwehrreaktion des Körpers bei der Ohrräude des Kaninchens (Psoroptes cuniculi). Z. Parasitenkd. **17**, 138–143.

23.4.3.2. Raubmilben

Bei Wollhaarkaninchen (Angora) kommen gelegentlich enzootisch im Bestand Haarverfilzungen durch Raubmilben der Gattung *Cheyletiella* vor (*Ch. parasitivorax* u.a.), gelegentlich vergesellschaftet mit Räudemilben. Ansteckung durch zugestellte Tiere, Ausstellungen oder gemeinsames Scheren. Das Fell der betroffenen Tiere ist verfilzt, die Haare lassen sich büschelweise ausziehen, an der Haut tritt daneben Schuppenbildung zutage.

Ergänzende Untersuchungen: Im Hautgeschabsel gelingt der Milbennachweis.

23.4.3.3. Haarbalgmilben

Haarbalgmilben (Demodikose) werden bei Kaninchen nur selten beobachtet; Fütterungsfehler (Mangelerscheinungen) und Parasitenbefall sind prädisponierende Faktoren. Die Übertragungsgefahr auf den Menschen ist hierbei gegeben. *Erreger: Demodex cuniculi.*

Anamnese: in der Augenregion beginnende Schuppen- und Borkenbildungen, Ausdehnung auf den übrigen Kopfbereich; Übergreifen auf die Ohren. Kein oder kaum Juckreiz. *Makroskopisch:* im Augenbereich evtl. auch weitere Ausdehnung am Kopf, Schuppenbildung, Borkenbildung, Eiterherde; evtl. von den Ohren ausgehende Otitis media; durch Sekundärinfektionen Abszeßbildungen an Augenlidern, Ohrmuscheln und Kopfhaut.

Differentialdiagnose: Ohrräude, Kopf- und Hauträude, Staphylokokkeninfektion, Myxomatose.

Ergänzende Untersuchungen: Milbennachweis im histologischen Gewebesschnitt und in tiefem Hautgeschabsel (Aufhellung) möglich.

23.4.3.4. Grasmilben

Der Befall mit Herbstgrasmilben, Gras- oder Laufmilben der Familie Trombididae ist im Herbst, besonders in Niederungs- und Auegebieten, gegeben (Trombidiose). *Erreger: Trombicula cavicola; Neotrombicula autumnalis;* die Milben leben in Gewässernähe (Flußtäler) auf feuchten Wiesen, Grasflächen und Gärten; Infektion der Hauskaninchen evtl. über larvenbesetztes Grünfutter; Milben haften sich an der Hautoberfläche an und verbleiben dort u. U. längere Zeit. Übertragung von Tularämie möglich.

Anamnese: Betroffen sind schwachbehaarte Hautstellen, keine offensichtliche Borkenbildung, Haarausfall infolge Juckreiz und damit Beunruhigung der Tiere bei stärkerem Befall. *Makroskopisch:* bevorzugte Stellen der Ansiedlung sind weniger behaarte Hautpartien (Ohr, Augenränder, Perianalgegend, Bauch, Schenkelinnenfläche), es kommt zu oberflächlichen, flohstichgroßen Hautwunden (mechanische Wirkung der Mundwerkzeuge = Cheliceren) und zu punktförmigen Rötungen (zytolytische Wirkung des Speichels und Reaktion des Wirtsgewebes); Sekundärinfektionen durch Staphylococcus aureus lösen purulente Dermatitis aus.

Differentialdiagnose: Staphylokokkeninfektion, Räude.

Ergänzende Untersuchungen: Erregernachweis in Hautgeschabsel (sechsbeinige Larven) oft erfolglos, da die Larven den Wirt sehr schnell wieder verlassen.

23.4.4. Zecken

Zecken, z.B. *Ixodes ricinus* (Holzbock), sind lediglich bei Wildkaninchen zu erwarten, da nur freilebende Formen auftreten (Waldgebiete, Sträucher). Gefahr der Übertragung von Krankheiten (Tularämie, Myxomatose). Im Bereich der Bißstellen sind Sekundärinfektionen möglich.

23.4.5. Flöhe und Läuse

Flöhe (Siphonaptera; Spilopsyllus cuniculi, Ctenocephalus geniocephalus) und Läuse (Anoplura; Haemodipsus ventricosus) finden sich gelegentlich bei Wildkaninchen; sehr selten bei Hauskaninchen nachweisbar. Bei hochgradigem Befall infolge starken Blutverlustes tritt Hinfälligkeit auf mit Disposition für Sekundärinfektionen.

Anamnese: bei Befall von Läusen und Flöhen Unruhe und Juckreiz; Vermehrung der Läuse wird durch feuchtwarme Witterung und unhygienische Stallverhältnisse gefördert; Läuse und Flöhe können Überträger (Vektoren) von Infektionskrankheiten (Myxomatose, Tularämie) sein.

23.4.6. Myiasis

Fliegenmadenbefall (Schmeißfliegen = Calliphoridae; Hautfliegen = Cuterebridae) oder Myiasis kann bei allen Altersgruppen angetroffen werden; tritt vornehmlich bei Wildkaninchen auf, wird aber auch bei Hauskaninchen beobachtet. Ablage der Fliegeneier auf dem Wirtstier; die sich bei warmer Temperatur in wenigen Stunden entwickelnden Fliegenlarven gelangen passiv (Wunden) oder aktiv in die Unterhaut und wachsen zu verpuppungsfähigen Larven heran; sekundäre Infektionen mit Staphylococcus aureus sind häufig. *Makroskopisch:* in der Unterhaut von Rumpf, Hals und Bauch lokale, umschriebene Anschwellungen mit Fistelbildungen, deren Öffnung schmutzig und verschmiert ist. In der Anschwellung sind ungefähr 2 cm lange, rundliche Fliegenlarven nachweisbar. Sekundäreiterungen häufig. Bei starkem Befall Abmagerung und Tod.

Differentialdiagnose: Staphylokokkose.

Ergänzende Untersuchungen: Larvennachweis in den subkutanen Abszessen.

24. Vögel

H. Köhler

24.1. Virusbedingte Krankheiten

Aviäre Enzephalomyelitis
(Ansteckende Gehirn-Rückenmark-Entzündung, Epidemischer Tremor)

Diese durch ein *Picornavirus* ausgelöste Krankheit (Hühner, Fasanen, Puten) wurde 1930 erstmals bei *Hühnerküken* in den USA festgestellt. Die Krankheit wird vertikal und horizontal bei hoher Kontagiosität übertragen. Es besteht Altersresistenz. Die meisten Krankheitsausbrüche ereignen sich in einem Alter von 1—2 Wochen, ausnahmsweise bis 5 Wochen. Vertikal infizierte Tiere erkranken längstens bis zum 9. Lebenstag. Horizontal infizierte nach dem 10. Lebenstag, was forensisch belangreich ist. Nach Abklingen der maternalen Immunität besteht hohe Empfänglichkeit der Elterntiere, deren Nachkommenschaft gefährdet ist, wenn die Elterntiere nicht immunisiert sind. Letztere erkranken klinisch nicht, doch gehen die Legeleistungen und Schlupffähigkeit bei den von diesen Hühnern stammenden Küken für die Dauer von 2—3 Wochen zurück. *Inkubationszeit:* 0—6 (9) Tage bei vertikaler und von 9—30 Tagen bei horizontaler Infektion.

Anamnese: Küken erkranken mit ängstlichem Piepsen, Durchfall und mit Verklebung der Kloake, tappendem Gang, Tremor, der meist feinschlägig und im Bereich des Halses und Kopfes am deutlichsten ist. Die Tiere weisen Faustbildung auf, die zwar manuell beseitigt werden kann, aber nach Aufhören der Einwirkung unmittelbar wieder zurückkehrt. Auch grober Wackeltremor kommt vor. Paresen und Paralysen, namentlich der Beine können sich anschließen. Tiere, die die Krankheit überstehen, können schlaffe Lähmungen, aber auch etwas stelzenden Gang und Katarakte aufweisen. Legehennen können geringgradige Somnolenz, vereinzelt auch Erblindung erleiden. Bei *Puten* ist die Krankheit zwar weit verbreitet, hat aber außer Rückgang der Legeleistung keine Krankheitserscheinungen zur Folge.

In der Herde erleiden Tiere jenseits der 6. Lebenswoche stumme Durchseuchung. Legetiere weisen Rückgang der Legeleistung (bis 50 %, meist aber deutlich geringer), schlechte Brut- und Schlupfergebnisse (kranke Küken!), vermehrt kleine Eier auf. *Makroskopisch:* keine verwertbaren Befunde; manchmal Kloakenlähmung, Blutungen im Kleinhirn, Hydrozephalus. *Mikroskopisch:* Polioenzephalomyelitis mit vaskulären und perivaskulären Infiltraten, Ganglienzelldegeneration. Bevorzugt betroffen sind Hirnstamm, Medulla oblongata, Kleinhirn, Brust- und Lendenmark. In den Ganglienzellen besonders den motorischen des Rückenmarks, kommt es zur Schwellung und zum Schwund der Tigroidschollen im Sinne der primären oder retrograden Degeneration nach Nissl. Mit zunehmender Krankheitsdauer treten auch Gliarasen auf, besonders in Gefäßnähe. Herdförmige Nekrosen im Nucleus dentatus und N. ovoidalis gelten als besonders verdachterregend. Im Kleinhirn Gliawucherung in Purkinje- und Körnerschicht. Gliastrauchwerk in der Molekularschicht. Nichteitrige Leptomeningitis. Lymphfollikel in Muskel- und Drüsenmagen gelten als pathognostisch, was für solche in Pankreas, Herz, Leber und Niere nicht gilt. Die Gesamtfläche der Lymphfollikel ist bei Hühnern mit AE signifikant größer als bei normalen Hühnern.

Differentialdiagnose: Enzephalomalazie, Newcastle-Krankheit, Mareksche Krankheit, Amerikanische Pferdeenzephalomyelitis, Tollwut, Meningoenzephalitis der Puten, Uveo-Meningitis der Puten, Listeriose.

Ergänzende Untersuchungen: histologische Untersuchungen, gegebenenfalls virologische Untersuchung. Embryoempfänglichkeitstest.

Literatur

Burtscher, H. (1960): Zum Vorkommen der Aviären Enzephalomyelitis in Österreich. Zbl. Vet. Med. 7, 841—877.

Deshmuk, N. R., W. M. Holstein, J. R. McDowell and B. S. Pomeroy (1973): Prevalence of avian encephalomyelitis in turkey breeder flocks. Am. J. vet. Res. 32, 1263—1267.

Jones, E. E. (1934): Epidemic tremor on encephalomyelitis affecting young chickens. J. Exper. Med. 59, 781—798.

Springer, W.T., and S.C.Schmittle (1968): Avian encephalomyelitis: A chronological study of the histogenesis in selected tissues. Avian Dis. 12, 229—239.

24.1.2. Virushepatitis der Enten

● Entenhepatitis vom Typ I

Diese erstmals 1949 in den USA beobachtete Krankheit zeichnet sich durch rasche Ausbreitung und hohe Letalität unter Entenküken aus. Es besteht ausgesprochene Altersresistenz, da die meisten Tiere im Alter von 3—12 Tagen, längstens bis zum Alter von 4 Wochen, erkranken. Aerogene, auch orale Infektion durch ein Enterovirus (in England: Astrovirus Typ 2; in USA Picornavirus Typ 3). Virusausscheidung über den Kot (3—6 Tage, vereinzelt bis 6.—8. Woche). Erwachsene Virusträger erhalten Infektionskette aufrecht. Virusvermehrung in Leber und Milz nach Virämie. *Inkubationszeit:* 2—5 Tage. Morbidität und Letalität bis 90 %. Schwankungen in weiten Grenzen.

Anamnese: Entenküken sind schläfrig, verweigern die Futteraufnahme. Unter krampfartigem Zukken mit den Beinen und Rückwärtsbiegen des Kopfes sterben sie. Bei weniger stürmischem Krankheitsverlauf stehen Mattigkeit, Benommenheit, Gleichgewichtsstörungen, unkoordinierte Bewegungen der Beine und Flügel im Vordergrund. Die Küken stützen den Schnabel auf den Boden und können sich nicht erheben. Zyanose des Schnabels. Tod in Seitenlage mit nach hinten gestreckten Beinen und Retrokollis. *Makroskopisch:* Kongestion in der Unterhaut des Kopfes und Halses. Leber geschwollen, lehmgelb mit zahlreichen, unscharf begrenzten Blutungen. Leberruptur und Verblutung sind möglich, auch disseminierte matte, hellgelbe, unscharfe Nekroseherde. Gelbbrauner Herzmuskel, Milz- und Nierenschwellung. *Mikroskopisch* stehen Lebernekrosen im Vordergrund, die das makroskopisch zu erwartende Ausmaß weit übertreffen. Hydropische und fettige Degeneration der Leberzellen. Hochgradige Stauung, zahlreiche Blutungen. Zerfall der Leberzellen in eosinophile Granula, Glykogenschwund. Kernpyknose, Karyolyse. An manchen Stellen hochgradiges Ödem mit Dissoziation der Leberzellen. Heterophile und Rundzellen in den Glissonschen Dreiecken, die gleichfalls unter Pyknose und Karyorrhexis zugrunde gehen. Höhepunkt der regressiven Veränderungen am 3.—4.Tag p.i. Tiere, die die Krankheit überstehen, entwickeln Leberzellregeneration und Gallengangsproliferation. Vorkommen von zytoplasmatischen Einschlußkörperchen zweifelhaft. Miliare Nekrosen in Milz und in Lymphfollikeln des Drüsenmagens; Epitheldesquamation in den Sammelröhrchen der Niere, vakuoläre Degeneration der Epithelzellen der Tubuli convoluti; Ödem in der Herzmuskulatur, im Gehirn (Virchow-Robinsche Räume) Plasmarrhagien und Status cribrosus, diskrete nichteitrige Leptomeningitis.

Differentialdiagnose: Entenhepatitis vom Typ II, Botulismus, Entenpest, Salmonellose, Pasteurellose, Vitamin-E-Mangel, Aflatoxikose.

Ergänzende Untersuchungen: Serumneutralisationstest, Eikultur.

Literatur

Fabricant, J.C.G.Rickerd and P.P.Levine (1957): The Pathology of Duck Virus Hepatitis. Avian Dis. 1, 256—274.

Hanson, L. E., and J. O. Alberts (1956): Virus Hepatitis in Ducklings. J. Amer. Vet. Med. Assoc. 128, 37—38.

● Entenhepatitis vom Typ II (Infektiöse Virusnephritis)

Diese Krankheit wurde erstmals 1964 von Mansi et al. beschrieben.

Anamnese: Die Krankheit verursacht unter den 2—6 Wochen alten Enten Verluste zwischen 30—70 %. Nach anderen Angaben beträgt die Mortalität bei 6—14 Tage alten Enten 50 %, bei 4—6 Wochen alten Enten 10—25 %. Der *Erreger* ist ein *Astrovirus*, über die Ausbreitung ist nichts bekannt. Erkrankungen treten vorwiegend im Herbst und Winter auf. Ein bis zwei Stunden nach Auftreten der ersten Krankheitserscheinungen sterben die Küken, oftmals mit Opisthotonus. Häufig Polydipsie. Die Fäzes sind häufig weich und weiß wegen des hohen Uratgehaltes. *Makroskopisch:* Blutungen in der Leber, teils punktförmig, teils mehr flächenhaft. Nierenschwellung mit deutlichem Hervortreten der Blutgefäße gegenüber der blassen Niere. Magen und Darm meistens leer, im Dünndarm jedoch exzessive Schleimmengen und kleine Blutungen. Blutungen auch im Epikard, besonders bei jungen Küken. Milzschwellung. *Mikoskopisch:* in der Leber ausgedehnte Nekrosen der Leberzellen, auch ballonierende Degeneration; deutlich Karyorrhexis und Pyknose; vielfach disseminierte Blutungen. Oft Hyperplasie der Gallengänge. Variable entzündliche, zellige Infiltration. In manchen Lebern deutliche perivaskuläre und/oder periportale Infiltration mit mononukleären Heterophilen. In anderen Organen keine wesentlichen Befunde.

Differentialdiagnose: Entenhepatitis vom Typ I, Botulismus, Entenpest, Salmonellose, Vitamin-E-Mangel, Aflatoxikose.

Ergänzende Untersuchungen: Eikultur, elektronenmikroskopische Untersuchung (Leber, Fäzes), Serumneutralisationstest.

Literatur

Gaugh, R. E., M. S. Collins, E. D. Borland and I. F. Keymer (1984): Astrovirus-like particles associated with hepatitis in ducklings. Vet. Rec. 114, 279.

Gaugh, R. E., E. D. Borland, I. F. Keymer and J. C. Stuart (1985): An outbreak of duck hepatitis type II in commercial ducks. Avian Path. 14, 227—236.

24.1.3. Virushepatitis der Puten
(Hepatopankreatitis)

Diese subklinische, meist symptomlos verlaufende und 1959 erstmals beschriebene Krankheit befällt nur junge *Puten.* Übertragung eines Adenovirus oder Picornavirus direkt und indirekt durch Kontakt, möglicherweise auch über das Ei. Zur Krankheitsmanifestation scheint es vor allen Dingen bei Belastungen zu kommen. *Inkubationszeit:* unbekannt.

Anamnese: am Einzeltier keine aufschlußreichen Hinweise. In der Herde, abgesehen von plötzlichen Todesfällen (mehr als 20 %) in Abhängigkeit von den Stressoren, keine wirklich brauchbaren Hinweise. In der Herde Depression, herabgesetzte Eiproduktion und Fruchtbarkeit sowie Schlupffähigkeit. Morbidität bis zu 100 %. Bis 25 % Letalität vorwiegend zwischen 7.—10. Krankheitstag. Puten, die älter als 6 Wochen sind, erkranken nicht. *Makroskopisch:* in der Leber 1—3 mm große, teilweise konfluierende, graue, etwas eingesunkene Nekroseherde. Vereinzelt Blutungen. Im Pankreas graurosa runde Knötchen. Vereinzelt Darmkatarrh, Bronchopneumonie und Luftsackentzündung. *Mikrosko-*

pisch: anfangs herdförmige Verfettung in der Leber, gefolgt von herdförmigen Nekrosen, Blutungen und Infiltration mit mononukleären Zellen. Die Läsionen sind am 9. Tag p. i. am deutlichsten. Im Pankreas Parenchymnekrosen, jedoch weniger häufig als in der Leber.

Differentialdiagnose: Trichomoniasis, Histomoniasis, Candidiasis.

Ergänzende Untersuchungen: histopathologische Untersuchungen, Eikultur.

Literatur

Mandelli, G., A. Rinaldi and C. Gulios (1972): Hepatopancreatitis of a Probable Viral Nature in the Turkey. Gion. Pollicoltori 16, 101—104 (1966), zit. aus Snoeyenbos, G. H.: Turkey Viral Hepatitis, in: Hofstad, M. S.: Diseases of Poultry. 6th Ed. The Iowa State University Press, Ames/Iowa.

Mongeau, J. D., R. B. Truscott, A. E. Ferguson and M. C. Connell (1959): Virus Hepatitis in Turkeys. Avian Dis. 4, 388—396.

24.1.4. Tollwut

Diese auch als Wutkrankheit, Rabies oder Lyssa bezeichnete Krankheit ist bereits seit dem vergangenen Jahrhundert bei Vögeln bekannt. Beim Wirtschaftsgeflügel spielt sie nur eine untergeordnete Rolle. Erkrankungen sind bekannt geworden bei *Huhn, Pute, Ente* und zahlreichen *Wildvögeln* (Krähe, Elster, Eule, Bussard, Habicht u. a.). Übertragung durch Biß: *Inkubationszeit:* beim Huhn 3 bis 4 Wochen, doch sind auch bedeutend längere Zeiten beschrieben worden (Ente 11 Monate).

Anamnese: Berichte über das Verhalten natürlich infizierter Vögel sind nur spärlich vorhanden; Hochspringen, Angriffe auf Tiere und Menschen, Erregungszustände, Hängenlassen der Flügel und Schweiffedern, Bewegungsstörungen, Lähmungserscheinungen; sehr unterschiedliche Krankheitsdauer; Spontanheilung möglich. *Makroskopisch:* keine verwertbaren Veränderungen. *Mikroskopisch:* nichteitrige Enzephalomyelitis mit Bevorzugung der grauen Substanz; betroffen sind vorwiegend Großhirnrinde, Kerngebiete des Hirnstammes, Molekularschicht des Kleinhirns, bei längerer Krankheitsdauer auch Umgebung der Seitenventrikel; Neuronophagie nach Ganglienzelldegeneration; verschiedentlich auch nichteitrige Leptomeningitis; Negrische Körperchen fehlen meist oder kommen nur spärlich vor; noch 233 Tage nach experimentellen Infektionen bei Hühnern sind enzephalitische Veränderungen nachweisbar.

Differentialdiagnose: Newcastle-Krankheit, Aviäre Enzephalomyelitis, Enzephalomalazie, Amerikanische Pferdeenzephalitis, Mareksche Krankheit, Meningoenzephalitis der Puten, Kochsalzvergiftung.

Ergänzende Untersuchungen: histopathologische Untersuchung, Immunfluoreszenz, Virusnachweis.

Literatur

Gratzl, E., und H. Köhler (1968): Spezielle Pathologie und Therapie der Geflügelkrankheiten. Ferdinand Enke Verlag, Stuttgart.

Senoner, C. A. W. (1882): zit. aus Zürn, F. A.: Die Krankheiten des Hausgeflügels. Verlag Bernhard Friedrich Voigt, Weimar.

24.1.5. Ansteckende Bursakrankheit
(Infektiöse Bursitis des Huhnes, Gumboro Disease)

Diese 1957 in der Gegend von Gumboro (USA) aufgetretene und 1962 erstmals beschriebene Krankheit wurde wegen degenerativer Veränderungen an den Tubulusepithelien irreführend auch als Avian Nephrosis bezeichnet. Die Infektion durch ein Birnavirus ist über Kontakt, Futter, Wasser, Geräte, Getreideschimmelkäfer sowie aerogen und konnatal möglich. *Inkubationszeit:* 1—3 Tage. Empfänglich sind *Hühner,* die im Alter von 2—6 (11) Wochen erkranken, sowie *Puten.*

Anamnese: Einzeltiere sind apathisch, appetitlos, haben struppiges Gefieder, zittern, haben Durchfall mit weißlichgelbem Kot. Die vergrößerte Bursa ist häufig tastbar. In der Herde erreicht die Krankheit zwischen 4.—6. Krankheitstag den Höhepunkt der Letalität (1—15%). Die Morbidität beträgt 1—30, meist 10—20%. Leistungsabfall bei Legetieren, Rückgang der Futter- und Wasseraufnahme. *Makroskopisch:* häufig Blutungen in Subkutis und Perimysium im Bereich der Oberschenkel- und Beinmuskulatur. Erhebliche Vergrößerung der rot gefärbten Bursa Fabricii. Blutungen in den Lymphfollikeln. Nekrosen, peribursales Ödem. Häufig Fibrinpfropfen auf der Schnittfläche. Ab 7. Krankheitstag Einsetzen der Schrumpfung. Atrophie und Fibrose der Bursa ab 12. Krankheitstag. Blutungen in Drüsenmagen ähnlich Newcastle-Krankheit. Schwellung der Nieren und deutliches Hervortreten der Nierentubuli, Milzschwellung, Leberschwellung, manchmal mit Nekrosen am Rand.

Mikroskopisch: nach erster Virusvermehrung in den lymphatischen Einrichtungen des Darmes (primär affine Organe) Virämie und sekundäre Virusvermehrung in der Bursa Fabricii. Verlust der Mikrovilli und schließlich des Oberflächenepithels. Dort rasch einsetzende Nekrosen der B-Lymphozyten in den Follikeln. Intrafollikuläre Blutungen, Fibrinexsudation nicht selten. Die Lymphfollikel erscheinen wie ausgekehrt. Vom Rande der Follikel her Vermehrung der T-Lymphozyten, die zu einer Neubildung von Lymphfollikeln ohne Restitution derselben führen kann. Lymphfollikel bleiben atrophisch, Bindegewebszubildung, Invagination des Oberflächenepithels mit Ausbildung von Retentionszysten. Bei wenig virulenten Stämmen oder älteren Tieren Nekrosen nur in wenigen Lymphfollikeln, was bedeutungsvoll für den Erfolg von Vakzinierungen bzw. die Immunabwehr sein kann.

Differentialdiagnose: Newcastle-Krankheit, Einschlußkörper-Hepatitis, hämorrhagisches Syndrom, Mykotoxikosen.

Ergänzende Untersuchungen: histopathologische, serologische Untersuchung, Immunfluoreszenz.

Literatur

Chettle, N. J., R. K. Eddy and P. J. Wyeth (1985): The isolation of infectious bursal disease virus from turkeys in England. Brit. vet. J. 141, 141—145.

Cosgrove, A. S. (1962): An apparently new disease of chickens—avian nephrosis. Avian Dis. 6, 385—389.

Müller, R., J. Käufer, M. Reinacher and E. Weiß (1979): Immunofluorescent studies of early virus propagation after viral infection with infectious bursal disease virus (IBDV). Zbl. Vet. Med. 24 B, 345—352.

Nagi, S. A., and D. L. Miller (1979): Morphologic changes in the bursa of Fabricius of chickens after inoculation with infectious bursal disease virus. Am. J. vet. Res. 40, 1134—1139.

24.1.6. Virus-Arthritis des Huhnes
(Infektiöse Tenosynovitis)

Diese Krankheit wurde 1966 erstmals eingehend untersucht. Von der 10. Lebenswoche an besteht deutliche Altersresistenz. Die Übertragung kann horizontal und vertikal erfolgen. Lange Erregerlatenz; *Inkubationszeit:* nur aus dem Experiment bekannt (3—13 Tage). Inwieweit andere Krankheitserscheinungen („Stunting-", „Helikopter-Disease", Femural Head Necrosis und Pankreasläsionen) der Reovirus-Arthritis zuzuordnen sind, ist noch nicht völlig geklärt. Morbidität meist zwischen 5—10%, Letalität gering; erhebliche wirtschaftliche Verluste durch Zurückbleiben im Wachstum und in Gewichtszunahme; Erkrankungen auch bei Puten ab 5.—8. Lebenswoche.

Anamnese: Am *Einzeltier* Apathie, Bewegungsstörungen infolge Sehnenscheidenentzündung im Bereich der Zehenbeuger- und Strecksehnen; Entzündungen und Umfangsvermehrung einzelner Zehengelenke und/oder des Tarsalgelenks (ein- oder beidseitig); Schwellung der Ballen; Rückgang der Futter- und Wasseraufnahme nur bei fortgeschrittener Affektion der Sehnen und Gelenke; bisweilen auch Versteifung der Gelenke (Ankylose); in der *Herde* Rückgang der Schlupffähigkeit und erhöhte Sterblichkeit im frühen Kükenalter infolge Reovirusinfektion der Elterntiere; Rückgang der Gewichtszunahme; nur langsame und geringe Ausbreitungstendenz. *Makroskopisch:* Umfangsvermehrungen im Bereich der Intertarsalgelenke, der Bursa tarsalis subcutanea; letztere schrumpft schließlich und wird derb; bis walnußgroße Umfangsvermehrung der plantar am Tarso-Metatarsus liegenden Sehnenscheide; Schwellung der Metatarsophalangealgelenke (Zehengrundgelenke), die am Ursprung zwischen 1. und 2. Zehe beginnt, auf die 3. Zehe übergreift und sich weiter nach lateral ausbreitet; bisweilen gehäuft Rupturen der Sehne des Musculus gastrocnemius; gelegentlich Miterkrankung von Zehen-, Kiefer-, Flügel- und/oder Atlantookzipitalgelenk, ausnahmsweise auch Knie- und Hüftgelenk; der Inhalt der Gelenke und Sehnenscheiden anfänglich vermehrt und leicht getrübt, viskös, später fibrinös, leicht bröckelig; Sehnen gelb-sulzig, mit Fibrin durchsetzt; Synovialis mit Blutungen, leicht zottig; Knorpelusuren und Ankylosen sind möglich; nicht selten fibrinöse bis fibröse Perikarditis. Bei jungen Küken Diarrhoe, die Malabsorptionssyndrom mit unausgeglichenem Größenwachstum, Blässe der Tiere und Osteoporose, Störungen der Befiederung („Helikopter-Disease") und Ablösung des Femurs („Femural Head Necrosis") zur Folge haben kann. Ob Reoviren allein verantwortlich sind, ist derzeit nicht ausreichend gesichert. *Mikroskopisch:* in den Gelenken Proliferation der Synovialis mit u. U. mehrschichtigem Epithel; entzündliche Infiltration mit Lymphozyten und Plasmazellen, bei sekundären Infektionen mit Eitererregern, auch mit reichlich Heterophilen; mitunter Ausbildung von Lymphfollikeln; an den Sehnenscheiden Übergreifen des Entzündungsprozesses von den Sehnenscheiden auf die Sehne mit zelliger Infiltration (Heterophile, Lymphozyten) und ödematöser Auflockerung derselben; auch Rupturen sowie Peritendinitis; fast ausnahmslos Myocarditis simplex, häufig vergesellschaftet mit serofibrinöser Perikarditis mit Infiltration von Heterophilen, bisweilen auch fibrinöse Epi- und Perikarditis. Im Pankreas können Atrophie und Fibrose einzelner Lobuli mit Verlust der Basophilie und der Zymogengranula eingeleitet werden. Möglicherweise sind Pankreasläsionen Folge eines Selenmangels.

Differentialdiagnose: Infektiöse Synovitis; bakteriell bedingte Arthritiden und Tendovaginitiden (Pulloruminfektion, Parathyphoid, Streptokokkose, Staphylokokkose u. a.).

Ergänzende Untersuchungen: Erregernachweis, serologische Untersuchung.

Literatur

Harris, A. H. (1963): Rupture of the Gastrocnemius Tendon in the Turkey (Meleagridis gallopavo). Vet. Rec. 75, 969—970.
Heide, L. van de (1977): Viral Arthritis (Tenosynovitis; a Review). Avian Path. 6, 271—284.
Olson, N. O., and K. M. Kerr (1966): Some Characteristics of an Avian Arthritis Viral Agent. Avian Dis. 10, 470—476.

24.1.7. Infektiöse Myokarditis der Gössel
(Gänsepest, „Wetschieten")

Diese 1965 erstmals beschriebene Krankheit kommt nur bei Gösseln vor. Es besteht Altersresistenz (Erkrankungen nur bis zum Ende der 3. Lebenswoche). *Inkubationszeit:* 4 Tage.

Anamnese: Krankheitsbeginn meist zwischen 7. und 10. Lebenstag. Mattigkeit, Schnabelatmen, Nasenausfluß, verklebte Augenlider, Zurückbleiben im Wachstum. Tod nach 1—2 Tagen. Mit zunehmendem Erkrankungsalter verläuft die Krankheit weniger stürmisch. Diarrhoe, unkoordinierte Bewegungen, Muskelspasmen, Fluktuation in der stark erweiterten Leibeshöhle fühlbar. In der Herde erreicht die Letalität mit 12—18 Tagen ihr Maximum, um dann allmählich abzuklingen. Sehr unterschiedliche Letalität (50—80% nicht selten, meist zwischen 20—40%). *Makroskopisch:* Im akuten Stadium hoch- bis höchstgradige Herzdilatation mit Abrundung des Herzens und grauer oder graugelber Verfärbung des Myokards. Hydroperikard, Aszites, Katarrh der Kopfsinus und der Nase. Bei protrahiertem Verlauf Leberschwellung und Stauungsleber. Bei 2—3 Wochen alten Gösseln bisweilen mehr als 200 ml Aszitesflüssigkeit, in der oft große Mengen von Fibrinflocken enthalten sind. Fibrinöse Perihepatitis. Ödem der Skelettmuskulatur, Blutungen in derselben, besonders in den Beinmuskeln. Manchmal in der Mundhöhle, in Pharynx und Epiglottis pseudomembranöse bis diphtheroide Beläge als Folge von Pilzinfektionen (Aspergillus fumigatus). *Mikroskopisch:* hyalinschollige Degeneration der Herz-, Skelett- (mit Verlust der Querstreifung) und der glatten Muskulatur. In der quergestreiften Muskulatur eosinophile Granulierung, Auftreten von Fetttropfen, Homogenisierung und Zerfall in Schollen. Nur spärlich zellige Reaktionen. Ödem des subepikardialen Bindegewebes des Herzens. In manchen Herzmuskeln Ausbildung von Anitschkow-Myozyten. Manchmal subendokardiale Infiltration mit mononukleären Zellen, die auch ins benachbarte Bindegewebe eindringen. Im Jejunum, das bisweilen von Schleimhaut entblößt ist, vielfach Anitschkow-Kerne in den Muskelzellen wie auch im Drüsenmagen. In der Leber (60% der Fälle) Erweiterung der Disséschen Räume („seröse Hepatitis"), vielfache Degeneration (Eosinophilie, Pyknose der Kerne) und Nekrose einzelner Leberzellen. Manchmal Auftreten scheibenförmiger dunkelroter, eosinophiler Körperchen in Leberzellen meist mit Pyknose oder Karyorrhexis der Kerne. Im Pankreas basophile Einzelzellnekrosen, Fibrinflocken in den Luftsäcken. In protrahiert verlaufenden Fällen dicke Fibrinbeläge auf der Leber. Auch entzündliche Infiltration in der letzteren.

Differentialdiagnose: klinisch: Entenpest, Salmonellose, Mykotoxikose. Klinisch und pathologisch-anatomisch: Infektiöse Hepatitis der Gössel. Erschwerung der Diagnose durch sekundäre Pilzinfektionen bzw. Salmonellosen.

Ergänzende Untersuchungen: histologische Untersuchungen, Viruskultur (zytopathogener Effekt, Riesenzellbildung).

Literatur

Derzsy, D. (1967): A Viral Disease of Goslings. I. Epidemiological, Clinical, Pathological and Aetiological Studies. Acta vet. Acad. Sci. Hung. 17, 443—448.

Nagy, Z., and D. Derzsy (1968): A Viral Disease of Goslings. II. Microscopic Lesions. Acta vet. Acad. Sci. Hung. 18, 8—18.

24.1.8. Amerikanische Pferdeenzephalomyelitis

Von den 204 als *Arboviren* katalogisierten Viren erfassen 21 Vögel als natürliche und manchmal essentielle Vertebraten als Wirte. Nur wenige verursachen bei Vögeln Erkrankungen. Zu diesen gehört das Pferdeenzephalomyelitis-Virus mit dem Ost- und Westtyp. Bei *Fasanen* kommt der Osttyp natürlich vor. Die ersten Beobachtungen wurden 1938 in den USA erhoben, wo die Krankheit in verschiedenen Bundesländern vorkommt. Erkrankungen sind von *Puten, Hühnern, Enten, Steinhühnern* und zahlreichen anderen Vogelarten bekannt geworden. Die Bedeutung des Westtyps des Virus ist geringer, doch sind Erkrankungen bei *Puten, Fasanen* und anderen Vögeln beobachtet worden. Das Virus vom Osttyp wird durch Insekten (Mücken u. a.) übertragen. Die wichtigsten Infektionsquellen sind *Sperlingsvögel*, da sie hohe Virusmengen beherbergen. Möglicherweise wird das Virus bei *Fasanen* auch durch Federpicken und Kannibalismus übertragen. Der Westtyp des Virus wird durch ähnliche Insekten übertragen wie der Osttyp.

Anamnese: Osttyp: bei *Puten* Abgeschlagenheit, Tremor, zunehmende Schwäche und Paralyse der Beine; bei *Enten* bilaterale Paresen und Paralyse der Beine; Letalität zwischen 2—60% nur bei Tieren, die jünger als 18 Tage sind; auch bei *Fasanen* Schläfrigkeit, Hängenlassen des Kopfes, Paralysen, Tremor und Tortikollis; bei jungen Tieren hohe Letalität (bis 75%). Westtyp: bei *Puten* Mattigkeit, Tremor, schwankender Gang, Parese und Paralyse der Beine und Halsmuskulatur; bei *Küken* Körperschwäche, ruppiges Gefieder, keine nervalen Symptome; *Hühner*, die älter als 4 Wochen sind, äußern keine Krankheitserscheinungen. *Makroskopisch:* keine verwertbaren Befunde. *Mikroskopisch:* Puten: nichteitrige Enzephalomyelitis und Ganglienzelldegeneration; bei *Enten* Ödeme der weißen Substanz des Rückenmarkes und Gehirns; lymphozytäre Infiltrate und milde Gliose; bei *Fasanen* lymphozytäre Leptomeningitis, perivaskuläre Infiltrate und Ganglienzelldegeneration; bei *Hühnern* Myokarditis mit Nekrosen und zelligen Infiltraten; bei Tieren, die die Krankheit längere Zeit überlebt haben, Ganglienzelldegeneration und perivaskuläre Infiltrate. Beim Westtyp sind einschlägige Befunde nicht bekannt geworden.

Differentialdiagnose: Aviäre Enzephalomyelitis; Newcastle-Krankheit; Meningoenzephalitis der Puten, Enzephalomalazie. Bei Tauben wurden Infektionen mit dem St.-Louis-Virus festgestellt, die mit ähnlichen Erscheinungen wie die Amerikanische Pferdeenzephalitis einhergehen.

Ergänzende Untersuchungen: histologische Untersuchungen, Virusnachweis, serologische Untersuchungen.

Literatur

Gainer, J. H., W. G. Winkler, A. L. Lewis, W. L. Jennings and P. H. Coleman (1964): Isolations of St. Louis Encephalitis Virus from Domestic Pigeons, Columbia livia. Am. J. Trop. Med. Hyg. **13**, 472—474.

Spalatin, J., L. Karstad, J. R. Anderson, L. Lauermann and R. P. Hanson (1961): Natural and Experimental Infections in Wisconsin Turkeys with the Virus of Eastern Encephalitis. Zoonoses Res. **1**, 29—48.

Tyzzer, E. E., A. W. Sellards and B. J. Bennett (1968): The Occurrence in Nature of „Equine Encephalomyelitis" in the Ring-necked Pheasant. Science **88**, 505—506.

24.1.9. Meningoenzephalitis der Puten

Diese Krankheit wurde 1959 erstmals in Israel beschrieben und kommt offenbar nur dort vor. Das Arbovirus ist mit dem St.-Louis-Virus nahe verwandt. *Wachteln* sind im Experiment hochempfänglich. Übertragung durch Arthropoden (Culicoides-Arten). Inkubationszeit: im Experiment 5—8 Tage; Krankheitsausbrüche im Sommer und Herbst.

Anamnese: anfangs etwas taumelnder Gang, dann Sitzen oder Liegen am Boden, nur schwer auftreibbar, dann aber unkoordinierte und spastische Bewegungen. Letalität in der Herde 30—80%, höchste Verluste im Alter von 12—22 Wochen. *Makroskopisch:* abgesehen von Milzschwellungen keine Veränderung. *Mikroskopisch:* nichteitrige Leptomeningoenzephalitis mit perivaskulären und submeningealen lymphozytären Infiltraten.

Differentialdiagnose: Amerikanische Pferdeenzephalomyelitis; Newcastle-Krankheit; Enzephalomalazie.

Ergänzende Untersuchungen: Virusnachweis, serologische Untersuchungen, histopathologische Untersuchung.

Literatur

Janconescu, M. (1976): Turkey Meningo-Encephalomyelitis — a General Review. Avian Dis. **20**, 135—138.

Komarov, A., and E. Kahnert (1960): A Hitherto Undescribed Disease — Turkey Meningo-Encephalitis. Vet. Rec. **72**, 257—261.

24.1.10. Influenza-A-Infektion
(Hühnerpest, Vogelpest, Lombardische Hühnerpest, Europäische Geflügelpest, Braunschweiger Hühner- und Putenseuche)

Die ersten Beschreibungen einer Influenza-A-Virus-Infektion stammen aus Italien. Weitere Beschreibungen folgten bei anderen Vogelarten und in anderen Ländern. Sie hat bei Puten, Hühnern, Enten, Fasanen, Wachteln und anderen Vogelarten zunehmende Bedeutung erlangt. In den USA mußten 1984 nahezu 17 Millionen Vögel getötet werden. Nur der Typ A ist bislang bei Vögeln von Belang. Durch Austausch der RNS-Segmente zweier Viren in einer Zelle vermögen die Influenzaviren Viren mit einer neuen Genomzusammensetzung zu bilden. Solche sog. *Reassortanten* können neue biologische Eigenschaften besitzen. Grundsätzlich können 254 genetisch verschiedene Influenzaviren entstehen. Die Vielzahl der Virusstämme weist die Hämagglutinationssubtypen H_1 bis H_{13} und die Neuraminidasesubstanzen N_1 bis N_9 auf. Nur die Hämagglutinationssubtypen H_5 und H_7 sind in der Lage, das mit der Klassischen Geflügelpest assoziierte Krankheitsbild beim Huhn auszulösen, da sie ein durch geeignete Proteasen der Wirtszelle spaltbares Hämagglutinin besitzen. Bei Infektionen mit pathogenem Virus werden Virusnachkommen mit voller biologischer Aktivität in einem breiten Spektrum von Zellen produziert. Erstere breiten sich im Organismus viel schneller aus als apathogene Viren, die nur ein enges Spektrum von permissiven Wirtszellen (Respirations- und Digestionstrakt) besitzen. Nicht alle Subtypen H_5 bzw. H_7 sind pathogen. Die Ausbreitung apathogener Virustypen wird im Vogel gehemmt, sobald sie die Lamina propria mucosae erreicht haben. Nur die wenigen pathogenen aviären Influenzaviren mit leicht spaltbarem Hämagglutinin können diese Barriere passieren, sich im Organismus ausbreiten und eine generalisierte Infektion mit hämorrhagischem Krankheitsbild, d. h. dem der Klassischen Geflügelpest, bewirken. Virusstämme, die bei Hühnern tödlich verlaufende systemische Infektionen hervorrufen, sind für andere Vogelarten, z. B. Enten, nicht unbedingt pathogen. Daher erkrankt bei Geflügelpest meist nur eine Vogelart in einem Bestand oder bei einem Seuchenzug, obwohl zahlreiche empfängliche andere Vogelarten vorhanden sind. Bevor noch die Diagnose der Geflügelpest mittels virologischer Untersuchung möglich war, diente der Kontaktinfektionsversuch mit anderen Vogelarten (z. B. Gänse) als der am Seuchenzug beteiligten (meist Hühner), die dabei nicht erkrankten, der Sicherung des Nachweises. Die Inkubationsfrist ist sehr variabel. Morbidität und Letalität sind sehr variabel und abhängig vom Virusstamm, von der Spezies und von interkurrenten Infektionen sowie vom Lebensalter, doch übersteigt die Letalität nur selten 10—20%. Pro Tag wird eine Todesrate von 1% erwartet. Die größte wirtschaftliche Bedeutung kommt der Influenza-A-Infektion der Hühner, Puten, aber auch Enten zu. Neuerdings hat sie bei Hühnern in den USA große Bedeutung erlangt. *Inkubationszeit:* 3—7 Tage. Übertragung durch freilebende Vögel, ferner Haustiere und Mensch. Erregerverschleppung durch Gerätschaften, Einstreu, Schlachtkörper, Schlachtabfälle, technische Besamung. In Hühnerembryonen und Fliegen kann Virus nachgewiesen werden. Begünstigend: gemeinsame Haltung verschiedener Altersgruppen, gemeinsame Haltung von Enten und Puten, Wetterwechsel, mangelhafte Hygiene, zu hohe Besatzdichte, ungenügende Luftversorgung, Kälte.

Anamnese: Hühner: häufig Krankheitsbeginn mit respiratorischen Symptomen in einem Seuchenzug. In diesem ändert sich plötzlich der Krankheitscharakter mit hoher Letalität, dramatischem Abfall der Eiproduktion, gelegentlich plötzlichen Todesfällen. Meist Benommenheit bis völlige Teilnahmslosigkeit, Schlafsucht, geschlossene Augen. Hängenlassen der Flügel, schwankender Gang, Sistieren der Legetätigkeit. Nasenausfluß. Austritt eines fadenziehenden Exsudates aus der Schnabelöffnung. Schleudernde Bewegungen mit dem Kopf zur Entfernung des Sekretes in Nase und Schnabelöffnung. Teilweise profuser Durchfall mit Verschmutzung der Kloakenumgebung. Zyanose und Ödem am Kopf sowie der Augenlider; Bläschen am Kamm. Ödeme an den Füßen und im Bereich des Tibiotarsalgelenks. Bei langsamerem Krankheitsverlauf Ataxien, Paresen, auch Kreisbewegungen des Kopfes, Krämpfe und Erblindung. *Puten:* Lustlosigkeit, Abmagerung, Abfall der Futteraufnahme und Legeleistung. Mißgestaltete Eier: kalkweiße, unpigmentierte, manchmal dünnschalige Eier, herabgesetzte Fruchtbarkeit und Schlupffähigkeit, Tränenfluß, Schwellung der Augenlider, hängende Flügel, Herumsitzen, Zyanose des Kopfes, milde bis deutliche respiratorische Symptome („Husten"), Sinusitis, Atemnot, rauhes Federkleid, Ödem des Kopfes, Zyanose der unbefiederten Haut, Durchfall mit grünlichgelbem Kot, der reichlich Urate enthält, Verklebung der Federn an der Kloake. Die genannten Veränderungen sind einzeln oder in Kombination in unterschiedlicher Intensität vorhanden. *Enten:* allgemeine Schwäche. Keine respiratorischen Symptome, jedoch häufig Entzündung der Kopfsinus. Bei Vorliegen *apathogener Stämme* beschränkt sich die Vermehrung des Virus auf den Respirations- bzw. Digestionstrakt. Krankheitserscheinungen bei *Puten, Enten* und *Wachteln*: Es kommt zur Ausbildung des gemeinhin als Influenza-A-Infektion bezeichneten Krankheitsbildes, wobei meist sekundäre Infektionen mit Mykoplasmen und/oder anderen Bakterien eine wichtige Rolle spielen. *Makroskopisch: Hühner:* Zyanose von Kamm und Kehllappen. Unterhautödeme, die sich vom Kopf bis zum Brusteingang erstrecken können. Subkutane Ödeme im Bereich der Sprunggelenke. Mitunter auch Kämme blaß. Bläschen und Pusteln am Kamm. Augenlider ödematös. Vereinzelt Schleim und Fibrin in Nase und Kopfsinus, Rachen, Ösophagus und Trachea. Petechien in Ösophagus, serösen Häuten, Abdominalfett, besonders im Bereich des Muskel- und Drüsenmagens sowie der Rippen. Blutungen im Drüsenmagen (Petechien flächenhaft und an den Spitzen der Ausführungsgänge der tiefen Schleimdrüsen). Petechien im Muskelmagen, im Darmkanal, subepi- und subendokardial. Fibrinöse Pleuritis. Bei Legehennen Eiperitonitis. Leberschwellung. Blutungen im Ovar. Petechien in Eileiter und Hoden. Petechien in Trachea und Bronchien. Vereinzelt auch Pneumonien mit Blutungen und Fibrinergüssen. Gelegentlich herdförmige Nekrosen in der Leber. Nekrosen auch in Pankreas, Darm, Milz, Niere, Lunge, Herz. Auch Nierenschwellung und Viszeralgicht. Bei Broilern Atrophie des Thymus und der Bursa Fabricii. Die genannten Läsionen häufig nicht am Einzeltier, sondern am Querschnitt durch größere Anzahl von Tieren feststellbar. *Puten:* Nasenöffnung mit Sekret verklebt. Vereinzelt Schwellung der Infraorbitalsinus, käsiges Exsudat, Kongestion der Trachealschleimhaut, mitunter schleimiges Exsudat enthaltend. Käsiges Exsudat in den kleinen Bronchien. Hochgradige serofibrinöse Entzündung der Luftsäcke (Brust-Bauch-Luftsäcke). Kongestion von Lunge, Niere, Ovar, Eileiter. Ruptur von Eifollikeln. Atresie von Eifollikeln. Dottermassen vermischt mit Exsudat in der Bauchhöhle. Leber: Kongestion, manchmal Gelbfärbung. Milz: manchmal stecknadelspitzengroße weiße Herde an der Oberfläche. Niere geschwollen, gesprenkelt, manchmal Nekrosen der Hoden. Petechien in Epikardialfett, Drüsenmagenschleimhaut oder unter Keratinoidschicht des Muskelmagens. Seröse bis serofibrinöse Perikarditis. Regelmäßig Nachweis von E. coli in Herzbeutel, Leber, Luftsäcken. Mitunter kleine mykotische Herde in der Lunge. Bei männlichen Tieren Peritonitis weniger deutlich als bei weiblichen Tieren. *Gänse:* Zyanose der Haut, Ödem der Unterhaut. Blutungen am Übergang vom Drüsen- zum Muskelmagen, fibrinöse Entzündung des Drüsen- und Muskelmagens. Blutungen im Darm, Darmkatarrh. Auch diphtheroide Entzündung des Blinddarms. Fibrinöse Pleuro-

peritonitis. Rötung von Kehlkopf und Trachealschleimhaut. Blutungen am Herzen, serofibrinöse Perikarditis. Trübungen der Kornea. *Ente:* Blutungen im Pleuroperitoneum, an der Bauchwand, im Muskel- und Drüsenmagen, am Herzen und im Ovar. Hyperämie der Eifollikel. Bei apathogenen Virusstämmen serös-schleimige Rhinitis und Sinusitis, Tracheitis. Fibrinöse Entzündung der Luftsäcke (Sekundärinfektionen?). *Taube:* Blutungen in Magen und Herz, serofibrinöse Epi- und Perikarditis.
Mikroskopisch: Hühner: Encephalitis und Leptomeningitis non-purulenta mit perivaskulären lymphozytären Infiltraten (ab 24 Std. p. i.) sowie Makrophagen. Vereinzelt Pyknosen von Ganglienzellen. Herdförmige Mikrogliose in Medulla oblongata, Mittelhirn, Molekularschicht sowie Schwellung und Nekrose der Endothelzellen. Auch Nekrosen von Neuronen sowie Status spongiosus im Hirnstamm. Minimale milde mononukleäre Infiltrate in Leptomeninx. Herz: Myocarditis simplex, vereinzelt Nekrosen von Muskelzellen. Infiltration mit einzelnen Heterophilen. Pankreas: Nekrose des exokrinen Pankreas. Inseln und deren Umgebung intakt. Azinuszellen mit Vakuolen, eosinophilen Kügelchen und unregelmäßigen eosinophilen Granula. Infiltration mit Heterophilen, mildes interstitielles Ödem. In milden Erkrankungsfällen Läsionen nur in Regionen mit niedrigem Epithel in den Azini, die weit von Inseln entfernt liegen. Kernwandhyperchromasie, deutlich begrenzte Einschlußkörperchen vereinzelt in Inselzellen, manchmal auch multipel. Milde bis nekrotisierende Myositis in Brustmuskel und mittleren Zehenmuskeln, äußeren Augenmuskeln, Ziliarmuskeln, äußeren Skelettmuskeln der Trachea, dorsal des Gaumens und im Augenlid. Äußere Augenmuskeln am stärksten betroffen, danach Beinmuskeln. Schwellung kurzer Muskelsegmente, Fragmentation, Infiltration mit Heterophilen, Makrophagen. Daneben milde Infiltration des Interstitiums mit Heterophilen und Mononukleären. Läsionen meist mehr akut (akute Schwellung und Fragmentation, aber keine Infiltrate), in anderen Fällen mehr chronisch. Im Kamm vereinzelt kleine Granulome mit Verkäsung und peripher angeordneten Riesenzellen. Kamm hochgradig ödematös, Infiltration der oberflächlichen Zone der Dermis (mild, akut, multifokal, diffus und nekrotisierend). Im darüberliegenden Epithel multiple Bläschen und Blasen. Nekrosen der Dermis, Ruptur der Bläschen und Blasen. An der Dermis-Subkutis-Grenze perivaskuläre Infiltrate. Mildes Ödem der Subkutis mit Heterophilen, Lymphozyten, Makrophagen. Vereinzelt Verdickung des Trachealepithels (Oberflächenepithel. Drüsenepithel). Vereinzelt Heterophile. Nase und Sinus mit milder Infiltration der Schleimhaut mit Heterophilen. Vereinzelt auch diphtheroide Beläge. Milde Infiltration des Konjunktivalepithels mit Heterophilen. Bei Legehennen auch Infiltrate (Heterophile) im Eileiter. Bei manchen Virusstämmen Muskelläsionen weniger deutlich ausgeprägt. Keine Läsionen der Trachea, Turbinalien, des Eileiters. Von *Puten* stammende Viren verursachen stärker nekrotisierende Myokarditis. Läsionen im Pankreas unterschiedlich ausgeprägt. Multifokale Lebernekrosen. Nekrosen der Tubulusepithelien der Niere. Nekrosen der Lymphscheiden, Depletion der Milz von Lymphozyten. Bei manchen Stämmen auch Ausbleiben der Pankreasnekrosen. *Puten:* Infraorbitalsinus: Epitheldesquamation mit Verlust der Zilien, Schwellung und Nekrose der Zellen, Heterophile. Basalschicht intakt. Nach 2 Tagen p. i. zunehmende entzündliche Infiltration auch in der Tiefe. 6 Tage p. i. Beginn der Epithelregeneration, Abklingen der Entzündung 17—21 Tage p. i. In der Nase ähnliche Läsionen, jedoch milder. Lunge: vereinzelt pneumonische Herde. Dabei lobuläre Pneumonie mit Nekrosen von Lymphozyten in den Lymphfollikeln. Läsionen in den Luftkapillaren und Parabronchien. Infiltration mit Heterophilen. Zelldetritus in Parabronchien. Leber: perivaskuläre Infiltrate. Pankreas: Nekrose der Azinuszellen und Infiltration mit Heterophilen. Auch Übergreifen auf Ausführungsgänge und das intralobuläre Bindegewebe. In der Milz Infiltration der Sinusoide mit Heterophilen, Nekrosen der Lymphfollikel, Schwund der Lymphozyten, Fibrinexsudation. Rasch einsetzende Mobilisierung des Fibrins durch Makrophagen. Thymus bereits nach 1½ Tagen mit ausgedehnten Nekrosen und Infiltration von Heterophilen. Bursa Fabricii: vereinzelt Nekrosen der Medulla. Herz: ab 5. Tag p. i. herdförmig Verlust der Querstreifung. Niere: herdförmige interstitielle Entzündung. Zentralnervensystem: Enzephalomalazie in grauer und weißer Substanz. Nekrose von Ganglienzellen (Purkinjezellen, große subzerebelläre Kerne, Ventralhorn des Rückenmarks). Herdförmige Nekrosen mit mononukleären Reaktionen. Auch Infiltration des Plexus chorioideus. Erst ab 8. Tag p. i. nennenswerte perivaskuläre Infiltration und mäßige Gliaproliferation, die dann zunehmende Intensivierung erfahren. Bei apathogenen Stämmen bleiben Läsionen auf Nase, Kopfsinus und Luftsäcke beschränkt. *Ente:* ähnlich Huhn. *Wachtel:* ähnlich Huhn.

Differentialdiagnose: Infektiöse Bronchitis, Infektiöse Laryngotracheitis, Yucaipa-Virus-Infektion,

Mykoplasmose, Mykosen, häufig Sekundärinfektionen (Pasteurella multocida, E. coli); bei Puten Mycoplasma gallisepticum, M. meleagridis, Bordetella avium; bei Enten Salmonellen und Pilzinfektionen.

Ergänzende Untersuchungen: Virusnachweis aus Nasensekret, Lungen- und Tracheasuspensionen mit Typen- und Subtypendifferenzierung.

Literatur

Acland, H. M., L. A. Silverman Bachia and R. J. Eckroad (1984): Lesions in Broiler and Layer Chickens in an Outbreak of Highly Pathogenic Avian Influenza Virus Infection. Vet. Path. **21**, 564–569.

Narayan, O. (1972): Pathogenesis of Lethal Influenza Virus Infection in Turkeys. II. Central Nervous System Phase of Infection. J. comp. Path. **82**, 139–146.

Narayan, O., J. Thorsen, T. J. Hulland, G. Ankeli and G. P. Joseph (1972): Pathogenesis of Lethal Influenza Virus Infection in Turkeys. V. Extraneural Phase of Infection. J. comp. Path. **82**, 129–137.

Rott, R., H.-D. Klenk und C. Scholtissek (1984): Bedeutung des Hämagglutinins für die Pathogenität aviärer Influenzaviren. Zbl. Bakt. Hyg. A **258**, 337–349.

24.1.11. Virus-N-Infektion des Huhnes

Dieses Virus wurde 1949 isoliert und stellt eine apathogene Variante des Influenza-A-Virus dar. Wirtschaftlich ohne Bedeutung, wohl aber von hohem wissenschaftlichem Interesse.

Anamnese: Taumelnder Gang, Durchfall und Zyanose des Kammes. *Makroskopisch:* Blutungen auf der Innenseite des Sternums, im Fett der Bauchwand, des Magens und Herzens; nicht Drüsenmagen. *Mikroskopisch:* nicht untersucht.

Differentialdiagnose: Newcastle-Krankheit, Klassische Geflügelpest.

Ergänzende Untersuchungen: Virusnachweis, serologische Untersuchung.

Literatur

Dinter, Z. (1949): Eine Variante des Virus der Geflügelpest in Bayern, Tierärztl. Umsch. **4**, 185–186).

Rott, R., und W. Schäfer (1960): Physikalisch-chemische und biologische Eigenschaften des Virus N und seine Beziehungen zur Influenza A-Untergruppe der Myxoviren. Zbl. Vet. Med. **7**, 237–248.

24.1.12. Newcastle-Krankheit
(Atypische Geflügelpest, Asiatische Geflügelpest, Doylesche Krankheit, Pseudovogelpest, Newcastle Disease, Ranikhet Disease)

Diese weltweit verbreitete Krankheit wurde 1926 erstmals in Holländisch-Ostindien (Java) beschrieben. Von Asien aus hat sie sich über die Seehäfen, u. a. auch in Europa, ausgebreitet. Der *Erreger* ist ein *Paramyxovirus*. Obwohl er unterschiedliche Krankheitserscheinungen hervorruft, ist er morphologisch einheitlich, produziert Antikörper, ruft Kreuzimmunität und Kreuzvirusneutralisation hervor und hemmt gegenseitig die Hämagglutination. Die Krankheit kommt in erster Linie bei *Hühnervögeln*, aber auch *Wassergeflügel, Zoo-* und *Wildvögeln* (Virusausbreitung!) sowie beim *Menschen* vor. Die Krankheit hat große wirtschaftliche Bedeutung. Sie tritt in **4 Formen** auf, die klinisch und pathologisch-anatomisch so unterschiedlich sind, daß sie lange Zeit die Diskussion über ihre ätiologische Einheitlichkeit in Gang gehalten haben. Unterschieden wird

1. die von Doyle beschriebene Form, die eine akute letale Infektion aller Altersstufen von Hühnern darstellt, die sich mit Blutungen im Verdauungskanal als vorherrschendem Symptom äußert. Sie wird durch velogene Stämme (Pathogenitätsindex 1–2) hervorgerufen und entspricht der asiatischen Form der Newcastle-Krankheit.

2. Die von Beach 15 Jahre später beschriebene Form ist eine akute und häufig letale Infektion von Hühnern aller Altersstufen, die durch Läsionen des Respirationstraktes und des Nervensystems gekennzeichnet ist und bei der Blutungen im Digestionskanal deutlich fehlen. Sie wurde ursprünglich als Pneumoenzephalitis bezeichnet und wird ebenfalls durch bestimmte velogene Stämme hervorgerufen.

3. Die von Beaudette beschriebene Verlaufsform ist eine akute respiratorische Erkrankung erwachsener und manchmal letale Form junger Küken, die durch mesogene Virusstämme (Pathogenitätsindex 0,5–1,5) ausgelöst wird.

4. Schließlich ist von Hitchner und Johnson eine milde oder inapparente respiratorische Infektion erwachsener Hühner mit geringer Mortalität bei allen Altersgruppen beschrieben worden, die durch lentogene Virusstämme (Pathogenitätsindex 0–0,5) ausgelöst wird. Bei erwachsenen Hühnern verläuft die Infektion oft inapparent. *Inkubationszeit:* im Durchschnitt 5–6 Tage, kann 2–15, ausnahmsweise 45 Tage, betragen. Die Übertragung erfolgt vertikal. Sie ist auch durch Insekten und Staub

möglich. Ebenso ist horizontale Übertragung möglich.

● **Akute Verlaufsform**
Typisch: *Anamnese:* plötzliche Todesfälle, auch ohne Krankheitszeichen; Lustlosigkeit; forcierte Atmung; Niedergeschlagenheit; gelegentlich grünlichwäßrige Durchfälle, die u. U. mit Blut durchmengt sind; Dehydratation; Temperaturanstieg bei Krankheitsbeginn um 4-6 °C; bei Tieren, die die initiale Phase der Krankheit überleben, Muskelspasmen, Muskeltremor, Tortikollis und Opisthotonus, Paralyse der Beine, gelegentlich der Flügel; Letalität sehr hoch (90 % und mehr). *Makroskopisch:* Die Ausprägung der pathologisch-anatomischen Veränderungen erfährt eine weite Variationsbreite von Tier zu Tier, von Herde zu Herde, von Region zu Region, durch Virusstamm, Infektionsweg, Schwere der Infektion, Alter, Rasse und Haltung der Tiere. Die Veränderungen stehen nicht immer in einer direkten Beziehung zur Schwere der Krankheit. Allenfalls läßt sich nur ein Trend in dieser Richtung erkennen. Die Zuordnung der pathologisch-anatomischen Veränderungen zu bestimmten Verlaufsformen kann daher nur unter Berücksichtigung dieser Gesichtspunkte vorgenommen werden. Regelmäßig finden sich Blutungen in den serösen Häuten (Pleuroperitoneum über Brustbeinspitze, Magen-, Darmserosa, Epikard, Perikard). Sie sind multipel und fein. Blutungen finden sich in den Schleimhäuten (Drüsenmagen: Petechien in der Schleimhaut, ringförmige Blutung an der Basis der Ausführungsgänge der tiefen Schleimdrüsen, bis glasstecknadelkopfgroße Blutungen an der Spitze der kegelförmigen Ausführungsgänge der tiefen Schleimdrüsen, flächenhafte Blutungen, besonders am Übergang vom Ösophagus zum Drüsenmagen, weniger gut ausgeprägte am Übergang zum Muskelmagen). Blutungen in der Darmschleimhaut unter Bevorzugung von Duodenum, Blinddarmtonsillen, Enddarmlymphfollikeln, gelegentlich aber auch im gesamten Darm, Blutungen in Eifollikeln, Fettgewebe, weniger häufig in Leber, Niere und Muskulatur sowie Unterhaut. Diphtheroide Entzündungen am Übergang vom Ösophagus zum Drüsenmagen, vom Drüsenmagen zum Muskelmagen, im Duodenum, im Enddarm, häufig in Blinddarmtonsillen sowie über den lymphatischen Einrichtungen des Darmes. *Mikroskopisch:* Blutungen und diphtheroide Entzündungen wie makroskopisch erkennbar; Stauungshyperämie in Lunge, Leber, Niere, Darm.

Die wesentlichen Veränderungen lassen sich auf eine Verbrauchskoagulopathie mit Hyalinisierung der Kapillaren und Arteriolen, Auftreten von hyalinen Thromben in kleinen Gefäßen mit Nekrose der Endothelzellen, gefolgt von Blutungen und schließlich auch diphtheroiden Entzündungen im Bereich der Schleimhäute des Verdauungskanals zurückführen. Bei akutem Krankheitsverlauf herdförmige Nekrosen in der Milz. Bei aerogener Aufnahme des Virus ausgedehnte Epithelnekrosen 4–5 Tage nach der Infektion (Kongestion, Ödem, zellige Infiltrate aus Lymphozyten und später Makrophagen); Epithelverluste sind dennoch selten. Veränderungen im Zentralnervensystem sind ein regelmäßiges Ereignis bei der Newcastle-Krankheit. Neben vaskulären und perivaskulären lymphozytären Infiltraten treten Gliaknötchen sowie Hypertrophie der Endothelzellen auf. Das Kleinhirn ist nur selten betroffen. In den übrigen Hirn- und Rückenmarksläsionen gibt es keine Prädilektionsstellen.

● **Protrahierter Verlauf**
Anamnese: plötzliches Auftreten, rasche Ausbreitung, respiratorische Krankheitserscheinungen („Husten" und röchelnde Atmung); Rückgang der Legeleistung, sogar sistierende Eiproduktion; 1 oder 2 Tage nach Krankheitsbeginn, nicht mehr aber nach einer Woche oder länger nervale Symptome. Paralyse der Beine und Flügel, Tortikollis nicht ungewöhnlich; Letalität im Durchschnitt 10 %, aber auch bis 50 %, bei unreifen Küken bis 90 %; bei der von Beaudette beschriebenen Form fehlt die röchelnde Atmung; bei erwachsenen Hühnern kann der Abfall oder das Sistieren der Eiproduktion 1–3 Wochen anhalten, manchmal erfolgt aber auch keine Wiederkehr der Eiproduktion; die Eiqualität ist beeinträchtigt. *Makroskopisch:* Ausgeprägte Blutungen im Verdauungskanal fehlen. Seröses bis schleimiges Exsudat in Nasenhöhle, Larynx und Trachea; gelegentlich Blutungen in der Trachea; häufig Verdickung der Luftsackmembranen, besonders bei jungen Tieren; auch vereinzelt käsiges Exsudat in den Luftsäcken; bei *Hühnern* und *Puten* in der Legeperiode flüssiges Dottermaterial in der Bauchhöhle und auffallend schlaffe Eifollikel.

● **Klinisch inapparenter Krankheitsverlauf**
Anamnese: Gelegentlich milde respiratorische Symptome bei erwachsenen Hühnern; in allen Altersgruppen nur sehr geringe, oder gar fehlende Letalität, Rasselgeräusche oft nur feststellbar, wenn vollkommene Ruhe im Hühnerstall herrscht; bei jungen Hühnern bei Komplikation des Krankheitsverlaufes Letalität bis 30 %; nervale Symptome fehlen. *Makroskopisch* können Veränderungen vollkommen fehlen; mitunter können diskrete Blutun-

gen im Digestionskanal bei Untersuchung einer großen Anzahl von Tieren den Verdacht auf Newcastle-Krankheit lenken.

Differentialdiagnose: Respiratorische Symptome: ILT, IB, Influenza-A-Infektion, Mykoplasmose, Pockendiphtheroid, Syngamose, A-Avitaminose. Zentralnervale Symptome: Enzephalomalazie, Aviäre Enzephalomyelitis, Mareksche Krankheit, Amerikanische Pferdeenzephalitis, Meningoenzephalitis der Puten. Darmentzündung: Salmonellose, Nekrotisierende Enteritis. Blutungen im Eifollikel: Infektiöse Bronchitis, Egg-Drop-Syndrom, Pulloruminfektion. Blutungen im Drüsenmagen: Infektiöse Bronchitis, Klassische Geflügelpest, Ansteckende Brustkrankheit.

Ergänzende Untersuchungen: Virusnachweis, serologische Untersuchungen (Virusneutralisation, Hämagglutinationshemmungstest). Im Zweifelsfalle Untersuchung einer ausreichend großen Anzahl von Hühnern.

Literatur

Doyle, T. M. (1927): A Hitherto unrecorded Disease of Fowls due to a Filterpassing Virus. J. comp. Path. 40, 144—169.
Jungherr, E. L., and E. L. Minard (1944): The Pathology of Experimental Avian Pneumoencephalitis. Am. J. vet. Res. 5, 125—134.

24.1.13. Parainfluenza-2-Virus-Infektion

Infektionen mit *Parainfluenza-2 (und -3) Viren* sind bei *Hühnern* und *Puten* bekannt geworden. Geringe wirtschaftliche Bedeutung. *Inkubationszeit:* unbekannt. Übertragung von Mensch oder Muriden bzw. Geflügel, kontaminierte Eier (häufig).

Anamnese: Krankheitssymptome nicht bekannt. Herabgesetzte Fruchtbarkeit und erhöhte Embryosterblichkeit. *Makroskopisch* und *mikroskopisch:* keine verwertbaren Veränderungen.

Differentialdiagnose: Influenza-A-Infektion bzw. andere Virusinfektionen, die mit Einschränkungen der Fruchtbarkeit einhergehen (Aviäre Enzephalomyelitis, Infektiöse Bronchitis u. a.), Brutfehler.

Ergänzende Untersuchungen: Virusnachweis, serologische Untersuchung.

24.1.14. Yucaipa-Virus-Infektion

Diese mit Erkrankung des Atmungstraktes einhergehende und 1960 erstmals beschriebene Krankheit erfaßt *Hühner, Puten* (akutes respiratorisches Krankheitssyndrom der Puten), *Enten* und *Gänse.* Paramyxovirus weltweit verbreitet und in seiner Bedeutung unterschätzt. Latente Infektionen nicht selten. Erregerreservoire Sperlings- und Papageienvögel sowie verschiedene andere einheimische Vogelspezies. *Inkubationszeit:* 4—6 Tage.

Anamnese: beim Einzeltier Mattigkeit und Atemnot, wäßriger Augen- und Nasenausfluß. In der Herde „Husten", der sich innerhalb einer Woche auf alle Tiere ausbreiten kann. Morbidität und Letalität bis 20%. Leistungsabfall bzw. unbefruchtete Eier; hochgradig herabgesetzte Schlupffähigkeit bei Legetieren. Krankheitshöhepunkt in der zweiten Woche. *Makroskopisch:* akuter Krankheitsverlauf: hämorrhagische Tracheitis, manchmal käsiges Exsudat in Larynx und oberem Drittel der Trachea. Subklinischer oder chronischer Verlauf: herdförmige Pneumonien und fibrinöse Luftsackentzündung.

Differentialdiagnose: Infektiöse Bronchitis, Infektiöse Laryngotracheitis, Mykoplasmose.

Ergänzende Untersuchungen: Virusnachweis, serologische Untersuchung.

Literatur

Bankowski, R. A., J. Almquist and J. Dombrucki (1981): Effect of Paramyxovirus Yucaipa on Fertility, Hatchability, and Poult Yield of Turkeys. Avian Dis. 25, 517—520.
Bankowski, R. A., R. E. Corstvet and G. T. Clark (1960): Isolation on an Unidentified Agent from the Respiratory tract of Chickens. Science 132, 282—293.

24.1.15. Infektiöse Bronchitis

Diese hochkontagiöse und akute Krankheit der Atmungsorgane und des Urogenitaltraktes mit Spätschäden ist für die Hühnerhaltung von größter wirtschaftlicher Bedeutung. Vorkommen nur bei *Hühnern.* Sie wird von immunbiologisch unterschiedlichen Virustypen mit einem gemeinschaftlichen gruppenspezifischen Antigen ausgelöst, die teilweise keine oder mangelhafte Kreuzimmunreaktionen geben und sehr unterschiedliche Pathogenität und Organaffinität besitzen. *Inkubationszeit:* 24—36 Stunden. Morbidität sehr hoch (bis 100%), Letalität bis 25%. Je nach Alter der betroffenen Tiere und komplizierender sekundärer bakterieller Infektion unterschiedliche Ausprägung des Krankheitsbildes.

Anamnese: Einzeltiere erkranken als Küken mit

röchelnder Atmung, Schnabelatmen, Atemnot, „Niesen", „Husten", wäßrigem Nasenausfluß, Konjunktivitis, herabgesetzter Futteraufnahme, manchmal grünlichem Druchfall. Bei Junghennen Atemgeräusche, „Niesen", „Husten". Bei älteren Tieren weniger deutlich ausgeprägte klinische Erscheinungen. Bei Legehennen geringe, auch fehlende respiratorische Symptome (Restimmunität!). Meist drastischer Abfall der Legeleistung innerhalb weniger Tage (20—80 %, durchschnittlich 40 % in Abhängigkeit von der Legeleistung der betroffenen Herde). Wiederkehr der Legeleistung nach 6—8 Wochen, auch Ausbleiben der Wiederkehr bei Erkrankung gegen Ende der Legeperiode. Ablage deformierter, dünnschaliger oder kalkschalenloser Eier. Auftreten von Kalkeffloreszenzen oder Verdickungen der Kalkschale. Wäßrige Beschaffenheit des Eiklars. Reduzierung des Eigewichtes. In der Herde können bei Küken hohe Morbidität und bis 25 % betragende Mortalität mit röchelnder und „singender" Atmung, die bei Ruhe im Stall gehört werden kann, verminderte Lebhaftigkeit, Wärmebedürfnis, herabgesetzter Futterverzehr bestehen. Bei Junghennen weniger deutliche respiratorische Erscheinungen mit geringen Verlusten, jedoch Entwicklungsstörungen. Küken, die im Alter von längstens 10 Tagen erkranken, können später zu sog. „non layers" werden. Je jünger die Küken infiziert werden, desto mehr „non layers" sind zu erwarten (bis 25 %). *Makroskopisch:* schleimige Tracheitis und Bronchitis. Kongestion, bei Küken auch katarrhalische Entzündung der Lunge. Trübung, später Fibrinabscheidung in den Abdominalluftsäcken, vermehrt Schleim in Nase, Pharynx und Larynx, besonders bei Küken. Degeneration, manchmal Blutungen in den Eifollikeln. Zahlreiche geschrumpfte Eifollikel. Vielfach sog. *Dotterperitonitis.* Auch nekrotische Dotterkugeln in der Leibeshöhle. Dottermaterial zwischen Eifollikeln, Darmschlingen und parietalem Blatt des Pleuroperitoneums. Subperitoneales Fettgewebe vielfach schmutzig-braun. Im Eileiter vermehrt fadenziehender Inhalt, oft auch Teile von Schalenhaut. Eileiterlänge bei als Küken infizierten Tieren (29 cm statt 55—76 cm) und Eileitergewicht (10 g statt 45—60 g) reduziert. Infundibulum durchschnittlich 6,2 cm (normal 10 cm), Magnum 15,6 cm (33 cm), Isthmus 11,1 cm (10 cm), Uterus 3,9 cm (10—12 cm), Vagina 4,3 cm (12 cm) (Durchschnittswerte). Bei „non layers" bei offenem Eileiter ist dieser kürzer als normal. In nicht durchgängigen Eileitern können fehlen: kaudaler Teil des Isthmus, kranialer Teil des Uterus. Der sackähnliche Rest des Magnums drüsig. Uteruswand drüsenfrei, durchsichtig, zystisch. Häufig Persistenz des rechten Eileiters. Auch können kraniale Teile des Eileiters völlig fehlen. Ferner dünnwandige Zysten im Eileiter (bis 25 × 4 mm), Stenosen und komplettes Fehlen verschiedener Abschnitte des Eileiters. In der Regel kraniales Drittel des Eileiters unauffällig. Im mittleren Drittel abrupte Unterbrechung, danach hochgradig hypoplastischer Eileiter. Oft nur noch dorsale und ventrale Eileiterbänder mit kleinen Überbleibseln des Eileiters. Weitere Folgen der Infektion von Eintagsküken: einseitige Atrophie der Nieren. Varianzstämme des IB-Virus erzeugen Nephritis mit Urämie, Nierenschwellung, deutlich hervortretende Tubuli, Uratablagerungen an der Oberfläche und Ausbildung von Gichttophi in der Tiefe der Niere. Uratstauung in den Ureteren. *Mikroskopisch:* Bei Küken Beginn der Läsionen an der *Trachea* 24 Stunden p.i. Herdförmige Desquamation der zilientragenden Zellen (Stadium der akuten Desquamation) und Infiltration mit Heterophilen und Lymphozyten. Rasch fortschreitende Desquamation, der häufig Verlust der Zilien vorangeht. Desquamation der Schleimzellen mit Reduzierung der Schleimdrüsen. Deutliches Ödem in der Lamina propria und darunterliegendem Bindegewebe, das bis zu Trachealknorpeln reicht. Anschließend Stadium der Hyperplasie (5—8 Lagen undifferenzierter Basalzellen). Schleimdrüsen mit flachem eosinophilem Epithel. 3 Tage p.i. Stadium der lymphatischen Infiltration (Propria und Bindegewebe). Kubisches bis flaches Epithel. Zur lymphatischen Infiltration treten Makrophagen und Plasmazellen mit deutlicher Verdickung der Schleimhaut. Mehrschichtiges Plattenepithel mit zystenähnlichen Hohlräumen. Ab 7. Tag p.i. Beginn des Stadiums der Regeneration mit Rückgang der zelligen Infiltrate. Auftreten von zilientragenden Zellen in unterschiedlichem Ausmaß. Ab 8. Tag p. i. häufig Schleimdrüsen, ab 11. Tag p.i. normale Beschaffenheit des Epithels. Im Syrinx ähnliche, aber weniger deutliche Läsionen. In extrapulmonalen Primärbronchien im Bereich der interklavikulären Luftsäcke Ausbildung von Lymphfollikeln. In der Lunge in Primär- und Sekundärbronchien Läsionen ähnlich Trachea, jedoch längere Zeit Bestehenbleiben der lymphozytären Infiltrate, auch Lymphfollikel. Mitunter Ausgüsse mit Fibrinpfröpfen. Lymphfollikel in Tertiärbronchien, in diesen Desquamativkatarrh. Im Luftsack zunächst Infiltration mit Heterophilen, Lymphozyten und Makrophagen. Ausgedehnte Epitheldesquamation, gefolgt von Fibrinexsudation. Anschließend beginnende Organisation (ab 4. Tag p.i.). Ab 7. Tag p.i. Beginn der Regeneration des Epithels, das sich auch über neu gebildetes Bindegewebe schiebt. Bis 20. Tag Ausbildung hyalinisierter bindegewebiger, Heterophile und Makrophagen enthaltender Knoten. Zwischen 5.—17. Tag p. i. zahlreiche Lymphfollikel. In der Nase 48 Stunden p.i. schleimiges Exsudat mit Heterophilen, Verlust der Zilien, Epitheldesquamation, Hypertrophie der Schleimdrüsen. Im Eileiter histologisch Veränderungen nicht sonderlich auffällig. Bei *Küken* Verlust des Oberflächenepithels, Zunahme der lymphozytären Infiltration mit Ausbildung von Lymphfollikeln (Eileiter). Hypoplasie des Eileiters mit zunehmender Einengung. Bei *erwachsenen Hühnern* Erniedrigung des Oberflächenepithels, tubuläre Drüsen dilatiert, abgeflachtes Epithel in denselben, besonders Magnum. Lymphozyten, Lymphfollikel, auch reichlich Heterophile. Nur langsame Epithelregeration (nach 7 Wochen noch nicht bei allen Hühnern einer Herde abgeschlossen). Im Ovar vermehrt artretische Follikel mit Blut zwischen Theca externa und Mesothel (25 % der Hühner). In der Niere, besonders in den Nierenpyramiden, weniger in der Rinde, und in den Uretern Heterophile, später lymphozytäre interstitielle Infiltrate. Epitheldesquamation, Uratansammlungen, vereinzelt Mikroabszesse. Uratablagerung auf serösen Häuten.

Differentialdiagnose: Infektiöse Laryngotracheitis, Mykoplasmose, Mykosen, Pockendiphtheroid, Vitamin-A-Mangel, nichtinfektiöse Ursachen des Abfalls der Legeleistung, Egg-Drop-Syndrom, Adenovirusinfektionen.

Ergänzende Untersuchungen: Histopathologische Untersuchungen, Virusnachweis, serologische Untersuchungen, Immunfluoreszenz.

Literatur

Crinion, R. A. P., R. A. Ball and M. S. Hofstad (1971): Pathogenesis of Oviduct Lesions on Immature Chickens Following Exposure to Infectious Bronchitis Virus at One Day Old. Avian Dis. 15, 32—41.

Cumming, R. B. (1967): Studies on Avian Infectious Bronchitis Virus. 2. Incidence of the Virus in Broiler and Layer Flocks, by Isolations and Serological Methods. Aust. Vet. J. 45, 309—311.

Pohl, I. R. (1974): The Histopathogenesis of the Nephrosis-Nephritis Syndrome. Avian Path. 3, 1—13.

Purcell, D. A., and J. B. McFerran (1972): The Histopathology of Infectious Bronchitis in the Domestic Fowl. Res. vet. Sci. 13, 116—122.

24.1.16. Infektiöse Enteritis der Puten
(Blue Comb Disease, Transmissible Enteritis)

Diese Krankheit ist eine akut verlaufende und hochinfektiöse Krankheit, die 1951 erstmalig in den USA beschrieben wurde. Sie verursachte hohe wirtschaftliche Verluste, die inzwischen zurückgegangen sind. Rasche Übertragung des Coronavirus von Herde zu Herde (Kontakt und Zwischenträger, vielleicht auch freifliegende Vögel). Keine Eiübertragung. *Inkubationszeit:* 2—3 Tage mit der Variation 1—5 Tage. Morbidität bis 100%, Letalität 5—50%, bei 6—8 Wochen alten Tieren etwa 50%. Krankheitsdauer 10 Tage bis 2 Wochen.

Anamnese: Erkrankung von Puten jeden Alters innerhalb 48 Stunden p.i., Depression, Sistieren der Futteraufnahme, subnormale Körpertemperatur, schaumiger oder wäßriger Kot, bei jungen Puten Piepsen, hohes Wärmebedürfnis, bei wachsenden Puten Sistieren von Futter- und Wasseraufnahme, rasche Gewichtsabnahme, Blaufärbung in Kopfbereich und Haut, eingefallene Haut über dem Kopf, wäßriger Durchfall mit Schleimflocken und Schleimzylindern, grünlich bis bräunlich, später urathaltig; subnormale Körpertemperatur. Bei legenden Tieren ähnliche Merkmale. Rascher Abfall der Legeleistung. Eischalen kalkig. *Makroskopisch:* Exsikkose. Inhalt von Duodenum, Jejunum und Zäkum wäßrig, gashaltig, übelriechend. Zäher Schleim, auch glasige Zylinder. Im Zäkum wäßriger, gelbbrauner, übelriechender Inhalt. Im Pankreas einzelne weiße, trübe Herdchen. Uratablagerung in Niere und Ureteren. *Mikroskopisch:* Beginn der Läsionen (Darm) mit Verlust der Mikrovilli, Vermehrung der Schleimzellen, reichlich Schleim. Am 2. Tag massenhaft Schleimzellen an der Spitze der Zotten, kubisches Epithel mit trüber Schwellung, Abhebung des Epithels von der Propria durch Ödem, vor allem im Jejunum, später auch Duodenum, Ileum und dann Zäkum. Ab 4. Tag Abstoßung der Schleimzellen ins Darmlumen, Heterophile und Erythrozyten emigrieren. Ab 5. Tag Infiltration der Propria mit Lymphozyten, Kongestion, Ödem, Verdickung der Darmwand, Blutaustritte, Abhebung des Epithels, Zottenspitzen, Nekrosen. Ab 6. Tag Durchtränkung der Mukosa mit Blut. Stetige Abnahme der argentaffinen Zellen bei ca. 50 % der Puten im Pankreas, im exokrinen Teil Vakuolen und eosinophiles Material. Veränderungen gelten nicht als pathognostisch für Infektiöse Enteritis, da sie bei Enteritiden anderer Ursache und auch nach Hungern auftreten. *Elektronenoptisch:* Verlust der Mikrovilli, Schädigung der Mitochondrien, Virusreplikation in Zäkum, Bursa Fabricii.

Differentialdiagnose: Hämorrhagische Enteritis der Puten, Typhlohepatitis, Hexamitiasis, Salmonellose, Pasteurellose, Kokzidiose.
Ergänzende Untersuchungen: Virusnachweis, Immunfluoreszenz.

Literatur

Adams, N.R., R.A.Ball and M.S.Hofstad (1970): Intestinal Lesions in Transmissible Enteritis of Turkeys. Avian Dis. 14, 392—399.

Ritchie, A.E., D.R.Deshmuleh, C.T.Larsen and B.S.Pomery (1973): Electron Microscopy of Coronavirus-like Particles Characteristic of Turkey Bluecomb Disease. Avian Dis. 27, 546—558.

24.1.17. Geflügelleukose (Hämoblastosen)

Leukosen kommen praktisch bei allen Vögeln vor, wenn auch in unterschiedlicher Häufigkeit. Über die Häufigkeit dieser Krankheit bei *Hühnern* sind heute kaum zuverlässige Aussagen möglich, da die Hühnerleukose wegen ihrer morphologischen Ähnlichkeit mit der Marekschen Krankheit verwechselt bzw. in der Vergangenheit gleichgesetzt wurde. Im allgemeinen sind die Verluste infolge Leukose heute gering. Bei anderen *Hausgeflügelarten* spielte die Leukose von jeher nur eine untergeordnete Rolle. Erkrankungen wurden gefunden bei *Puten, Tauben, Enten, Gänsen, Fasanen, Wachteln, Wellensittichen* und anderen Vögeln. Die Erreger des Geflügelleukose-Sarkomatose-Komplexes (mit Retikuloendotheliose und lymphoproliferativer Krankheit der Pute) haben ein Genom, das aus einsträngiger RNS besteht, auf der 3 oder 4 Gene lokalisiert sind. Das Gen gag codiert das gruppenspezifische Antigen (gs-Antigen). Es ist bei allen aviären Leukoseviren im COFAL-Test nachweisbar. Das Gen env codiert die Synthese des Hüllproteins (Envelope) des Virions. Das Gen pol codiert die reverse Transkriptase, eine Polymerase. Durch das Gen src wird die Transformation durch die Sarkomatoseviren codiert. Ein Teil der Erreger ist defekt, d. h. nicht in der Lage, das Envelope zu codieren. Nach Eindringen eines Leukose-Sarkomatose-Virus in eine empfängliche Zelle wird mittels reverser Transkriptase DNS codiert, die den weiteren Ablauf des Infektions- und vor allem Transformationsgeschehens steuert. Die Neusynthese von infektiösem Virus bedarf der Gene gag, env und pol. Soweit die Viren defekt sind, bedürfen sie eines Helfervirus. Bei den Rous-Sarkom-Viren (RSV) kann ein aviäres Leukosevirus (ALV) als Helfervirus dienen, um neues infektiöses Virus zu synthetisieren. In den Zellen der meisten Hühner sind das Genom oder Teile des Genoms der Subgruppe E des ALV enthalten, das als chf (chicken helper factor) funktioniert und die Codierung des gs-Antigens bewirkt. Hierdurch erhalten an sich defekte ALV-Viren ein Helfervirus. Mit RSV besiedelte und transformierte Zellen werden als „Non-producer-cells" bezeichnet, wenn sie kein Virus ausschleusen. Gewöhnlich betrifft der Defekt des RSV das Gen env. Das ALV codiert in diesem Falle das Envelope, mit dessen Hilfe das Virus die infizierte Zelle verlassen kann und infektionstüchtig wird. Das Helfervirus wird auch als Rous-Associated-Virus (RAV) bezeichnet. RSV und ALV werden zugleich produziert. Beide Viren haben dann die Antigene des Helfervirus. Das Helfervirus codiert so: 1. die Infektiosität und den Umfang der Infektiosität in genetisch verschiedenen Zellen; 2. die Interferenz unter und zwischen den Subgruppen; 3. die typenspezifische Antigenität und 4. das Ausmaß der Virusreifung. Die Pathogenität des neugebildeten Virus kann zudem dadurch beeinflußt werden, daß in das Virusgenom Teile der genetischen Information der Zelle eingebaut oder letztere mit Teilen der Virus-RNS ausgetauscht werden können. Dies ist insofern von Bedeutung, als besser verstehbar wird, warum ein „einheitliches" Virus verschiedene Leukoseformen auslösen kann. Bestimmte Viren enthalten ein als Onkogen bezeichnetes Gen für bestimmte Leukoseformen. Diese viralen Onkogene (erb = Gen für Erythroleukose; myb = Gen für Myelose; myc = Gen für Myelozytomatose) stammen von zellulären Onkogenen im Erbgut normaler Zellen ab. Nicht strukturgebundene Proteine werden durch Teile des Wirtszellgenoms codiert.

In Zellkulturen bewirkt das RSV die Ausbildung von Herden (Foci), die aus transformierten Zellen bestehen, da sie über keine genetische Information zur Ausschleusung des Virus verfügen. Die Herdbildung bleibt aus, wenn die Zellkulturen vorher mit ALV mit gleichem Antigen auf der Virushülle infiziert waren (oder wurden), da dem ALV das src-Gen fehlt. Es tritt der Resistance-Inducing-Factor (RIF) auf, der zum Nachweis infizierter Hühner dient.

Die ALV werden in Subgruppen (A bis G; F und G für Fasanen) eingeteilt; die für das Huhn wichtigste ist die Subgruppe A. Durch Rezeptoren an der Oberfläche empfänglicher Zellen können genetisch fixierte Antigene unterschiedlicher Oberflächenstruktur des Envelope (env-Gen) erkannt und an die Zelloberfläche Virus gebunden werden. Nur hierdurch kommt die Infektion zustande. Die Empfänglichkeit ist autosomal-dominant, die Resistenz rezessiv vererbbar. Vier Genloci kontrollieren die Resistenz. Anhand der Resistenz gegenüber Virusuntergruppen kann die Zugehörigkeit des ALV zu einer bestimmten Untergruppe ermittelt werden. Gegen Virus der Untergruppe A resistente Zellen werden als C/A bezeichnet. Analog erfolgt die Bezeichnung der anderen Untergruppen (C/B, C/C usw.). Es gibt jedoch auch Zellen, die gegen mehrere Subgruppen resistent sind, z. B. C/ABE. Bei der Untergruppe C/O besteht gegen keine Virusgruppe Resistenz, d. h., die Zellen sind für alle Virusuntergruppen empfänglich, wobei sich die Empfänglichkeit jeweils auf Zellen, Gewebe, Embryo, geschlüpftes Küken und reifes Tier erstreckt.

Die Virusübertragung erfolgt hauptsächlich vertikal, wobei sich Immuntoleranz ausbildet und die Tiere virämisch werden. Bei horizontalen Infektionen mit hohen Virusdosen bewirken solche bei sehr jungen Tieren gleichfalls Immuntoleranz, geringe Dosen vorübergehende Virämie mit nachfolgender Antikörperbildung.

Die Leukosen lassen sich nach unseren heutigen Kenntnissen in lymphogene (Lymphomatose) und myelogene (Myelose, Monozytenleukose, Myelozytomatose und Erythroleukose) einteilen.

Literatur

Crittenden, L. B. (1975): Two Levels of Genetic Resistance to Lymphoid Leucosis. Avian Dis. 19, 281—292.
Hanafusa, T., T. Hanafusa and H. Rubin (1983): The Defectiveness of Rous Sarcoma Virus. Proc. Natl. Acad. Sci. 49, 572—580.
Purchase, H. G., W. Kazaki, P. R. Vogt, H. Hanafusa, B. R. Burmester and L. B. Crittenden (1977): Oncogenesity of Avian Leucosis Viruses of Different Subgroups and of Mutants of Sarcoma Viruses. Ref. Vet. Bull. 47, Nr. 5163.

24.1.17.1. Lymphomatose

Ellermann und Bang konnten 1908 die Übertragbarkeit der Geflügelleukämie nachweisen. Die natürliche Infektion kommt nur beim *Huhn* vor. Obwohl *Pute, Wachteln, Gänse, Tauben, Zier-, Wild- und Zoovögel* erkranken, ist bei ihnen Virus bislang nicht nachgewiesen worden. Die Empfänglichkeit nimmt mit zunehmendem Alter sehr rasch ab. Zuverlässige Angaben über die *Inkubationszeit* bei Feldinfektionen sind nicht bekannt. Doch treten Erkrankungen nicht vor der 14. Lebenswoche auf. Hohe Infektionsrate (mehr als 75%), aber nur geringe Erkrankungsrate (i. d. R. 1—3%).

Anamnese: Erkrankte Tiere können abmagern und allmählich allgemeine Schwäche äußern. Unter Umständen läßt sich die vergrößerte Leber palpieren. *Makroskopisch:* Bursa Fabricii geschwollen, grau-speckige Knoten; Leber erheblich vergrößert (Huhn bis 500 g), gesprenkelt, grauweiß bis graurot, manchmal bläulichrot, auffallend brüchig; Rupturen und Hämatome bzw. innere Verblutungen möglich. Bei Ausbildung der knotigen Form Vergrößerung geringer; zahlreiche, gut abgegrenzte, grau-rot-weiße, speckige, etwas brüchige Knoten von Erbsen- bis Walnußgröße, die teilweise konfluieren. In der vergrößerten Milz (2- bis 3fach) grau-braun-rote Sprenkelung, manchmal mit grau-speckigen Knötchen; Niere nicht regelmäßig beteiligt, meist diffus geschwollen, manchmal auch Knötchen. Im Darm gelegentlich von lymphatischen Einrichtungen ausgehende leukotische Wucherungen, über denen das Epithel ulzeriert. Leukotische Knoten im Gekröse, selten in Pankreas, Nebenniere, Schilddrüse und Knochenmark; Thymusdrüse atrophisch; ausnahmsweise Exophthalmus durch Leukose des retrobulbären Bindegewebes. *Mikroskopisch:* Die Wucherungen nehmen ihren Ausgang von der Bursa Fabricii. Mehr als 90% der Zellen tragen B-Lymphozyten-Oberflächenmarker. Chromatinreiche Kerne, schwach basophiles Zytoplasma, manchmal etwas polygonal, deutliche Nukleolen. Der Ausreifungsgrad der Zellen differiert stark. Auffallende Neigung der Zellen, post mortem rasch durch Pyknose und Karyorrhexis zugrunde zu gehen. In der Bursa Fabricii nehmen die Wucherungen ihren Ausgang von den Follikeln. Die Wucherung erfolgt zunächst in Einzelfollikeln, gefolgt von Rückbildungen. Erst danach progressiv wachsende Knoten, die sich metastatisch auf Milz, Niere, Pankreas, Schilddrüse und Nebenniere ausbreiten. In der Leber Wucherungen entlang der Sinusoide, streng extrakapillär unter Ausbildung kleiner, teilweise konfluierender Knoten *(diffuse Form)* oder größerer Knötchen und Knoten *(noduläre Form).* Die Wucherungen gehen stets zu Lasten des autochthonen Gewebes, das druckatrophisch wird.

Differentialdiagnose: Mareksche Krankheit, Retikuloendotheliose, Koligranulomatose, Tuberkulose, sog. Vibrionenhepatitis, Tumoren anderer Genese. Eine Übersicht zur Differentialdiagnose der verschiedenen Leukoseformen gibt Tabelle 24.1.

Ergänzende Untersuchungen: histologische Untersuchung, serologische Untersuchung.

Tabelle 24.1. Lymphomatose und andere Leukoseformen

	Lymphomatose	Myelose	Myelozytomatose	Erythroleukose
Inkubation	5—8 Monate	3—16 Wochen	?	3—16 Wochen
Klinik	Schwäche, vergrößerte Leber palpierbar	Anämie, Schwäche, Abmagerung mit/ohne Tumorbildung im Abdomen		Schwäche mit/ohne Anämie und Abmagerung
Pathologie	Tumorbildung diffus oder nodös, vorwiegend in Leber, Milz, Nieren und Organvergrößerung sowie im Knochenmark	diffuse Tumorbildung in Leber und Milz; immer Veränderung des Knochenmarks	Nodöse Tumoren in Leber und Milz sowie Muskulatur, Knochen (Periost)	Leber: a) mahagonifarben, b) anämisch; Milz dunkelrot
		regelmäßig in Bursa FABRICII Mikrotumoren		
Histologie	extravaskuläre Lymphoblastenansammlung	intra- und extravaskuläre Myeloblastenhaufen, Myeloblastose des Blutes	Azidophile Myelozyten in kompakten Massen	a) Erythroblasten in Parenchymen und Blut, intravaskulär b) Knochenmarkaplasie mit Polychromasie

Literatur

Campbell, G. (1972): Visceral Lymphomatosis in a Turkey Flock. Irish Vet. J. 26, 18.

Cooper, M. D., L. N. Payne, P. B. Dent, B. R. Burmester and R. A. Good (1968): Pathogenesis of Avian Lymphoid Leucosis. I. Histogenesis. J. Nat. Cancer Inst. 41, 374.

Ellermann, V., und O. Bang (1908): Experimentelle Leukämie bei Hühnern. Zbl. Bakt. Abt. 1 Orig. 46, 595—609.

Kneblwosky, P. (1980): Ein Fall von lymphatischer Leukose bei Gänsen. Ref. Landw. Zbl. 25, Nr. 4—80/03—0356.

Löliger, H.-Ch., und H. J. Schubert (1967): Untersuchungen zur Ätiologie und Pathologie der lymphoidzelligen Leukose japanischer Wachteln. Dtsch. Tierärztl. Wschr. 74, 154—158.

Rambow, V., J. Murphy and J. G. Fox (1981): Malignant Lymphoma in a Pigeon. J. Amer. Vet. Med. Assoc. 179, 1266—1268.

Siegmann, O. (1984): Kompendium der Geflügelkrankheiten. 4., neubearbeitete Auflage. Verlag M. u. H. Schaper, Hannover.

24.1.17.2. Myelose

Diese aviäre Form der Leukose ist weitaus seltener als die Lymphomatose. Die Myelose wird beim *Huhn* durch *verschiedene Virusstämme* ausgelöst, wie z. B. Stamm BAI, Untergruppe A, Stamm E II und CM II. Bei anderen Vögeln *(Puten, Psittaziden)* kommt Myelose vor, ohne daß Virus nachweisbar ist. *Inkubationszeit:* im Experiment etwas mehr als 10 Tage, danach Todesfälle bis zum 1. Lebensmonat.

Anamnese: Lethargie, allgemeine Schwäche, Blässe des Kammes, Inappetenz, Abmagerung und Durchfall; manchmal Blutungen aus Federfollikeln infolge Gerinnungsstörungen. *Makroskopisch:* allgemeine Anämie mit wäßrigem Blut. Vergrößerung der Leber (2- bis 3fach), gelb-grau-braune Farbe mit grauer bis graubläulicher Sprenkelung; mäßige Schwellung der dunkelbraunroten Milz mit grau-roten, teilweise konfluierenden Knötchen. Nieren partiell oder zur Gänze geschwollen, sehr brüchig. In Lunge und Herz diffus oder herdförmig grau-rote und speckige Knötchen. Knochenmark rot bis graurot. *Mikroskopisch:* massive intravaskuläre und extravaskuläre Infiltration mit Myoblasten und teilweise auch Promyelozyten. In der Leber Wucherungen auch in der Umgebung der Portaltrakte unter Verdrängung des autochthonen Gewebes. In anderen Organen (Milz, Niere, Herz, Lunge, Bursa Fabricii) ähnliche Infiltrate. Im Knochenmark deutliche myeloblastische Aktivität in den extrasinusoidalen Gebieten ohne nennenswerte Beeinträchtigung der Myelopoese. Erst gegen Ende schrankenlose Wucherungen. *Elektronenoptisch* reichlich Viruspartikeln in extravaskulären leukotischen Zellen und denen des Knochenmarks, nicht in den intravaskulären.

Differentialdiagnose: Lymphomatose, Erythroleukose (s. auch Tabelle 24.1.).
Ergänzende Untersuchungen: histopathologische Untersuchung, serologische Untersuchung.

Literatur

Bona, R. A., D. F. Parsand, G. S. Beaudreau, C. Becker, and J. W. Beard (1959): Ultrastructure of Avian Myeloblast in Tissue Culture. J. Nat. Cancer Inst. 23, 199—225.
Mladenov, Z. (1978): Vergleichende Pathologie der aviären Leukosen. Mh. Vet.-Med. 15, 561—563.

24.1.17.3. Myelozytomatose
(Aleukämische myeloide Leukose, Chlorom, Chloromatose, Leukochlorom)

Diese Krankheit ist selten. Sie kann experimentell mit den *Stämmen CM II und E II* erzeugt werden. Die Krankheit nimmt einen langsamen Verlauf.

Anamnese: allgemeine klinische Befunde ähnlich anderen Leukosen. Manchmal Auftreibungen am Kopf, seltener an Brust und Schenkeln. Im Serum erkrankter Hühner signifikanter Anstieg der γ_2-Globuline und ein mäßiger der β_1- und β_2-Globuline. Hypochrome Anämie und Linksverschiebung. Polychromasie sowie Anisozytose. Gelegentlich Lähmungen. *Makroskopisch:* charakteristische, gewöhnlich multipel und annähernd symmetrisch auftretende, als *Chlorome* bezeichnete, etwas brüchige weiße bis gelblichweiße Knoten an Rippen, Sternum, Becken, Schädel, Unterkiefer, Lendenwirbelsäule bis Os coccygeum. Knoten ausgehend von Periost und in Knorpelnähe, wenn auch jedes Organ befallen werden kann. An Rippen oft Ketten von Knoten oder diese von den Wirbeln her zylinderförmig und sich nach lateral verlierend ummantelnd. An Becken, Sternum, Schädel unregelmäßig angeordnete Erhabenheiten. Am Sternum Knoten von 1—2 cm Dicke möglich. An Rippen Bevorzugung der kaudalen Rippen. Wucherungen an der Wirbelsäule können Kompakta durchdringen (erhöhte Brüchigkeit) bzw. in Wirbelkanal eindringen oder sich in benachbarter Muskulatur ausbreiten. An inneren Organen miliare bis kirschgroße Knoten (Leber, Milz, Lunge, Herz, Herzbeutel). Duodenum gelegentlich von leukotischen Wucherungen durchdrungen. Selten beteiligt Thymus, Ösophagus, Kropf, Trachea. *Mikroskopisch:* Wucherungen von pseudoeosinophilen Myelozyten (Myeloblasten, auch Pro- und Metamyelozyten) ohne Stroma, ausgehend vor allem vom Periost, von wo die Zellen in die Peripherie auswandern. Unreife Zellen können auch ultrastrukturell ohne Granula sein. Die Zellen erscheinen „körnig" durch ihren hohen Gehalt an Ribosomen, Polysomen und Proteinen. Geringer Gehalt an endoplasmatischem Retikulum. Kleiner Kern mit Nukleoplasma mit diffusem oder verstreutem Chromatin und stark vergrößertem Nukleolus. Die Zellen unterscheiden sich so von solchen, die durch den Stamm BAI, Untergruppe A hervorgerufen werden.

Differentialdiagnose: Leukosen anderer Art, mesenchymale Tumoren (s. auch Tabelle 24.1.).
Ergänzende Untersuchungen: histopathologische Untersuchung.

Literatur

Löliger, H.-Ch. (1964): Experimentelle Untersuchungen zur Übertragung der Geflügelleukose. II. Serienübertragungen mit einem Myelosestamm. III. Vergleichende Untersuchungen zwischen 2 aus Spontanfällen isolierten Myelosestämmen und einem Lymphomatosestamm. Dtsch. Tierärztl. Wschr. 71, 207—212.
Löliger, H.-Ch. (1968): Die formale Genese der Geflügelleukosen. Zbl. Vet. Med. B 15, 95—105.

24.1.17.4. Monozytenleukose

Als seltene, den myeloischen Leukosen zuzuordnende Leukose des *Huhnes* ist die Monozytenleukose zu nennen. *Makroskopisch:* Leber von hellbrauner Farbe und fester Konsistenz bei geringer Vergrößerung und nur geringer Granulierung; Muskatnußzeichnung auf der Schnittfläche; Milz mäßig vergrößert mit deutlichen Lymphfollikeln; Röhrenknochen: häufig Osteomyelosklerose mit Resten von graurotem bis grauweiß gefärbtem Knochenmark. *Mikroskopisch:* in der Leber mantelartige Wucherungen und große, den Histiozyten ähnliche Zellen im Bereich der Portalgefäße; daneben Myeloblasten, granulierte Myelozyten und sog. lymphoide Stammzellen. Ähnliche Zellwucherungen in Sinusoiden und im übrigen Lebergewebe. Niere: Zellwucherungen, ähnlich Myelose.

Von Mladenov wird das Vorkommen einer Monozytenleukose in Frage gestellt.

Literatur

Löliger, H.-Ch.: (1959): Morphologische Untersuchungen zur Systematik der Hämoblastosen des Huhnes. Arch. exper. Vet. med. 13, 467—498.
Mladenov, Z.: (1978): Vergleichende Pathologie der aviären Leukosen. Mh. Vet.-Med. 15, 561—563.

24.1.17.5. Osteopetrose
(Marble Bone Disease, Thick Leg Disease, Osteoperiostitis, Ekchondromatose)

Diese Krankheit wurde 1927 erstmals beschrieben und kommt sporadisch bei *Huhn, Pute, Fasan* und *Rebhuhn* vor. Erreger ist ein *Leukosevirus* der Subgruppen A, B oder E, das nicht defekt ist. Übertragung vertikal, keine Kontaktinfektion trotz erheblicher Virusausscheidung durch permanent virämische Hühner.

Anamnese: langsamer Krankheitsverlauf mit zunehmender Verdickung der Diaphyse der großen Röhrenknochen, die vermehrt warm sind. Manchmal schwerfälliger Gang. Anämie. *Makroskopisch* bzw. *mikroskopisch.*

Literatur

Dämmrich, K., R. Heinonen und G. Monreal (1975): Virusinduzierte Ekchondromatose oder sogenannte Osteopetrose bei Hühnern. Berl. Münch. Tierärztl. Wschr. **88**, 412—418.

Morgan, J. H., and R. E. Smith (1983): Rapid Induction of Osteopetrosis by Subgroup F Recombinant Viruses. Virology **129**, 493—500.

24.1.17.6. Erythroleukose
(Erythroblastose, Leukomyelose, Erythroleukämie, intravaskuläre Erythroleukose)

Sie ist beim *Huhn* unter allen Leukoseformen die seltenste. Gelegentlich seuchenhaftes Auftreten. Inkubationszeit: 3—16 Wochen. Vorkommen auch bei *Puten, Psittaziden,* jedoch ohne Virusnachweis.

Anamnese: Verminderte Futteraufnahme, Mattigkeit, Abmagerung, Blässe der Kopfbehänge und Schleimhäute. Kopfbehänge gelbweiß, oft porzellanfarben welk, geschrumpft. Unbefiederte Haut blaßgelb. Durchfall, Blutungen aus Federfollikeln, manchmal Leber tastbar. Hochgradige Verminderung der Erythrozyten (u. U. weniger als 0,5 Millionen pro mm^3) und des Hämoglobingehaltes. Erythroblasten und Proerythroblasten im Blut. *Makroskopisch:* Tierkörper hochgradig anämisch, abgemagert, Blut wäßrig, Aszites, manchmal Blut in der Leibeshöhle aus Milz- oder Leberruptur. Zahlreiche Blutungen infolge Thrombopenie in Subkutis, Muskulatur, Thymus, Darmschleimhaut (besonders Duodenum). Milz kirschrot bis rötlichviolett (bis 40 g statt 2—3 g); Schnittfläche kirschrot bis rotbraun. Leber meist einheitlich hell-rot-braun bis violett, eigenartig fest, nicht derb, manchmal von Fibrin bedeckt. Manchmal stecknadelkopfgroße, gekörnte Herde. Nieren geschwollen, hellbraun bis rotbraun. Im Bereich der Koronarfurche selten stecknadelkopfgroße Knötchen. Knochenmark gelbrot bis purpurrot, von johannisbeergeleeartiger Beschaffenheit. Atrophie der Spongiosabälkchen, u. U. auch der Kompakta (Spontanfrakturen!). *Mikroskopisch:* Beginn der Läsionen im *Knochenmark* (Erythroblastenwucherungen). In der leukämischen Phase Ausschwemmung in Blut und Organe. Streng intravaskuläre Wucherungen, extravaskuläre selten. Mit zunehmender Krankheitsdauer Zunahme der Unreife der gewucherten Zellen. In Leber pralle Füllung der Sinusoide mit basophilen Zellen mit chromatinreichem Kern, deutlich basophilem homogenen Zytoplasma. Atrophie der Leberzellen und Nekrose derselben. Extreme Ablagerung von Hämoglobin. In der Milz in der roten Pulpa extreme Ansammlung von Hämozytoblasten, Proerythroblasten, Erythroblasten. Reichlich Hämosiderin. In den übrigen Organen (Niere, Herz, Lunge, Thymus, Pankreas, Nebenniere, Unterhaut, Muskulatur) neben Blutungen in Kapillaren massenhaft leukotische Zellen. Im Knochenmark verdrängen Wucherungen der unreifen erythropoetischen leukotischen Zellen das Fettmark. Anfänglich Erythropoese und Myelozytopoese noch relativ unbeeinträchtigt. Zurückdrängung durch Einengung der Sinusoide, Störungen der Reifung der Zellen der Erythro- und Myelozytopoese, Atrophie der Trabekel und Kompakta. Häufig osteoides Gewebe anstelle von Knochengewebe.

Differentialdiagnose: Myelose, lymphatische Leukose, Retikuloendotheliose, lymphoproliferative Krankheit (s. auch Tabelle 24.1.).

Ergänzende Untersuchungen: histopathologische Untersuchungen, serologische Untersuchung.

Literatur

Löliger, H.-Ch. (1968): Die formale Genese der Hühnerleukosen. Zbl. Vet. Med. B **15**, 95—105.

Pontén, J. (1959): Observations on the Relationship between Rous Sarcoma and Chicken Erythroblastosis. Acta path. microbiol. Scand. **47**, 81.

Swoboda, R. (1959): Über Erythroblastose beim Truthahn. Wien. Tierärztl. Mschr. **46**, 804—81.

● **Anämische Form der Erythroleukose**
Selten vorkommende, bereits 1921 von Ellermann beschriebene Form.

Anamnese: Abmagerung, Schwäche, beträchtliche Anämie (weniger als 0,5 Millionen Erythrozyten/mm^3), Rückgang des Hämoglobingehaltes. Im Blut Porphyrine. *Makroskopisch:* Nur schwach ausgeprägt. Umfangsvermehrung von Leber, Milz und Niere fehlen in der Regel. Leber brüchig, gelblich gesprenkelt oder gelbgraue bzw. graubraune Farbe, etwas verfettet. Knochenmark erinnert an Osteopetrose, dunkelrot, etwas weich. *Mikroskopisch:* Im Knochenmark kleine basophile, an Lymphozyten erinnernde Zellen sowie Erythrozyten in extremer Menge. Häufig Mitosen. Gelegentlich Zellen der Myelozytopoese. Leukotische Zellen in Leber und übrigen Organen. Manchmal Nekroseherde sowie Herde mit Heterophilen bzw. Myelozyten (bei makroskopisch gesprenkelter Leber und pigmenthaltiger Milz).

Differentialdiagnose: lymphatische Leukose, Erythroleukose und Osteopetrose, bakteriell bedingte Nekrosen in der Leber.

Ergänzende Untersuchungen: histophathologische Untersuchung.

Literatur

Ellermann, V. (1921): Folia Haemotol. 26, 165–175, zit. aus: Gratzl, E., und H. Köhler (1968): Spezielle Pathologie und Therapie der Geflügelkrankheiten. Ferdinand Enke Verlag, Stuttgart.

Stubbs, E. L., and J. Furth (1932): Anemia and Erythroleucosis Occurring Spontaneously in the Common Fowl. J. Amer. Vet. Med. Assoc. 81, 209–222.

24.1.17.7. Leukosenassoziierte Geschwulstformen

Bei experimentellen Untersuchungen mit Leukoseviren hat sich gezeigt, daß im Gefolge der Infektion mit manchen Virusstämmen mehr oder weniger regelmäßig bestimmte Tumoren auftreten. Es handelt sich um Endotheliome, Hämangiome und Nephroblastome.

Endotheliome: Vorkommen in Niere, Leber und Milz. Dort auch herdförmige zystische oder nävusartige Tumoren.

Hämangiome: meist multipel auftretend, erbsen- bis walnußgroß (Haut, parenchymatöse Organe, seröse Häute, Muskulatur).

Nephroblastome: Unterschieden werden adenomatöse und zystische Nephroblastome.

Elektronenoptisch: Viruspartikeln in großer Menge.

Literatur

Löliger, H.-Ch. (1961): Die morphologische Variabilität der übertragbaren Leukose des Huhnes im Tierversuch. Berl. Münch. Tierärztl. Wschr. 74, 255–258, 269–271.

Walter, W. G., B. R. Burmester and Ch. H. Cunningham (1962): Studies on the Transmission and Pathology of a Viral-Induced Avian Nephroblastoma (Embryonal Nephroma). Avian Dis. 6, 455–477.

24.1.17.8. Retikuloendotheliose

Diese 1958 bei Puten erstmals beschriebene und erhebliche wirtschaftliche Verluste hervorrufende Krankheit wird durch ein *aviäres RNS-Tumorvirus* verschiedener Typen hervorgerufen. Dieses unterscheidet sich von Leukose- und aviären Sarkomviren durch das Fehlen des gruppenspezifischen (gs) Antigens. Das Virus ist unter *Enten* weit verbreitet. Über Putenherpesvirus-Vakzinen wurde es in Broilerbestände eingeschleppt. Doch ist das Virus in den USA, Australien und Japan in *Hühnerbeständen* auch vor Einführung der Vakzinierung nachgewiesen worden.

Anamnese: bei *Puten* Krankheitszeichen erst kurz vor dem Tod: Schläfrigkeit, geschlossene Augen, Hängenlassen der Flügel, Inappetenz mit Abmagerung und Zurückbleiben im Wachstum. Blasse Schleimhäute gegen Ende des Lebens, forcierte Atmung bei *Hühnern,* die als *Küken* durch kontaminiertes Putenherpesvirus infiziert wurden. Störungen der Befiederung an den Schwungfedern der Flügel, indem diese sich unvollkommen entfalten. Büschelbildung an den Federfahnen in den distalen und transversalen Linien quer zu den Federästen. Die Federn brechen entlang den Querlinien. Befiederungsdefekte jedoch nur bis zu einem Alter von 8 Wochen, doch bleiben die Hühner danach schwach befiedert und fallen häufig Kannibalismus zum Opfer. Bei Kontaktinfektionen stellten sich nur Befiederungsstörungen, nicht jedoch Tumorbildung ein. Bei *Enten* wurde das Virus im Zusammenhang mit einer *infektiösen Anämie* und einer Infektion mit Plasmodium lophurae sowie Milznekrosen nachgewiesen. Vorkommen auch bei *Gänsen, Wachteln* und *Fasanen.*

Makroskopisch: prinzipiell 3 Typen von Läsionen: 1. **poliferative viszerale Läsionen**; 2. **proliferative neurale Läsionen** und 3. **nekrobiotische Läsionen**, die z. T. vom Virustyp abhängen (Stamm T: Proliferation, Stamm SN: Nekrosen). Störungen der Befiederung bei *Hühnern* allein oder in Verbindung mit Tumoren der inneren Organe.

Letztere aber auch allein, was bei Puten die Regel darstellt. Leber: gelblichbraun bis hellbraun, vergrößert, subkapsulär kleine, weiße Knoten, die nekrotisch sein können. Milz: bei *Küken* auf das Doppelte, bei älteren Tieren auf das Fünffache vergrößert. Herdförmige und subkapusläre Knoten. Thymus und Bursa Fabricii teilweise mit beträchtlicher Atrophie. Auch Atrophie der Blinddarmtonsillen. In Herz, Pankreas, Dünndarm, Lunge, Niere und Gonaden vielfach ähnliche Veränderungen wie in der Leber und Milz. Die Beteiligung dieser Organe ist variabel. Im Drüsenmagen nicht selten Proventrikulitis, die allerdings häufig erst bei der histologischen Untersuchung aufgedeckt wird. Bei experimentellen Infektionen auch Nekrosen des Pankreas mit fibrinöser Pleuroperitonitis. 4—6 Wochen p. i. Nervenläsionen, die in jedem Nerv vorkommen können und sich durch Verlust der Streifung, Mißfärbigkeit und Verdickung (bis auf das Zweifache) auszeichnen. Vereinzelt Hautläsionen im Bereich des Gesichtes und an den Kehllappen, im Nacken, an den Schenkeln und am Schnabel, die etwa 1 cm große, rote Erhabenheiten darstellen und eine schwarze, nekrotische Oberfläche aufweisen. Große Ähnlichkeit mit Pockendiphtheroid. Ähnliche Knoten, wenn auch mehr von käsiger oder plaqueähnlicher Beschaffenheit, am Gaumen, im hinteren Teil der Zunge und im vorderen Teil des Larynx.

Die bei Infektion von *Küken* auftretenden Läsionen an den Federn können zwar alle Konturfedern betreffen, besonders aber die primären und sekundären Flugfedern an den Flügeln. Diese sind auffallend dünn (Durchmesser der Spulen und der Schäfte 1,3 statt 1,7 mm). Verlust der proximalen Federäste, spärliche Ausbildung der Federfahnen.

Bei *Wachteln* Darmwände 2- bis 3mal so dick wie normal, graugelb gefärbt und mit zahlreichen Knoten versehen. Knoten von gelber Farbe in der vergrößerten Leber und Milz. Gelegentlich auch Tumoren in Lunge, Herz, Pankreas, Blinddarmtonsillen, Eierstock, Nieren, Luftsäcken, Schilddrüse und Hoden.

Bei *Enten* Anämie, Milzschwellung und Milznekrose sowie typische Tumorknoten.

Mikroskopisch: in Leber, Milz, Niere, Pankreas, Herz, Lunge und anderen viszeralen Organen Wucherung von histiozytenähnlichen Zellen, die herdförmig auftreten und oft große Tumormassen bilden. In rasch wachsenden Tumoren häufig Nekrosen. In der Leber Zellinfiltrate, ausgehend vom perivaskulären Gewebe und oft in großer Anzahl in den Sinusoiden. Zellen basophil, groß, etwas pleomorph mit runden bis ovalen, etwas eingedellten Kernen mit einem großen eosinophilen Nukleolus. Chromatin teils körnig, teils verklumpt. Zahlreiche Mitosen. Bei sich langsam entwickelnden Tumoren auch Beteiligung von Lymphozyten. Thymus zeigt herdförmige Nekrosen und Blutungen in der Rindenzone. In der Bursa Fabricii Hypoplasie der Lymphfollikel mit deutlichem Hervortreten der interfollikulären Septen. Auch Bindegewebszubildung. Vielfach Metaplasie des Oberflächenepithels zu Plattenepithel. Im Darm Epithel über den Tumorknoten häufig nekrotisch. In peripheren Nerven und im Gehirn pleomorphe Zellen, Plasmazellen und Lymphozyten zwischen den Nervenfasern, teils locker verstreut, teils herdförmig angeordnet. Gleichartige Zellansammlungen auch im Perineurium. In den Nerven dominieren Plasmazellen. Die histiozytenähnlichen Zellen der Organe fehlen. Bei *Hühnern*, die die Infektion längere Zeit überlebten, in der Drüsenschicht des Drüsenmagens und in der Darmschleimhaut lymphoretikuläre Zellen. Bei den Knoten in der Haut werden massive lymphoretikuläre Infiltration der Dermis und Epidermis sowie Nekrose des Oberflächenepithels gefunden.

Bei den experimentell ausgelösten Veränderungen der Federn sind am meisten der Epidermalkragen, die intermediären und Zylinderzell-Lagen sowie die Konturfedern betroffen. In den intermediären und Zylinderzell-Lagen anfangs herdförmig oder vereinzelt Degeneration oder Nekrose. In der Federpapille abnormaler Federn milde entzündliche perivaskuläre Infiltrate mit Lymphozyten, Heterophilen und mononukleärem Ödem, auch Blutungen.

Differentialdiagnose: Leukose, Mareksche Krankheit, Lymphoproliferative Krankheit der Puten.

Ergänzende Untersuchungen: histologische Untersuchung, Virusnachweis, Immunfluoreszenz.

Literatur

McDougell, J. S., P. M. Biggs and R. W. Shilleto (1978): A Leukosis in Turkeys Associated with Infection with Reticuloendotheliosis Virus. Avian Path. 7, 557—568.

Purchase, H. G., and R. L. Witter (1975): The Reticuloendotheliosis Virus. Current Topics in Microbiology and Immunology **71**, 103—124.

Witter, R. L., H. G. Purchase and G. H. Burgoyne (1970): Peripheral Nerve Lesions Similar to Those of Marek's Disease in Chicken Inoculated with Reticuloendotheliosis Virus. J. Nat. Cancer Inst. **45**, 567—577.

24.1.17.9. Lymphoproliferative Krankheit der Puten

Diese erstmals 1974 beschriebene, durch ein *Onkovirus*, das nicht mit Leukoseviren und dem Retikuloendotheliosevirus verwandt ist, hervorgerufene Krankheit geht mit Anämie und Vermehrung der Serumglobuline einher.

Anamnese: Krankheitsausbrüche im Alter von 10-12 Wochen. Letalität bis zum Schlachtalter von 18 Wochen etwa 20% (bis zur 10. Woche 0,2%, pro Woche bis zur 16.–18. Woche 2,0%). Infektion durch Kontakt, wahrscheinlich auch vertikal übertragbar. Empfänglichkeit bei den einzelnen Putenstämmen sehr unterschiedlich. Im ganzen uncharakteristische Krankheitszeichen (gesträubtes Gefieder, Bewegungsstörungen), die erst kurz vor dem Tode auftreten. *Makroskopisch:* anämische Tiere mit Blutungen in den Pektoral- und Oberschenkelmuskeln. Erhebliche Vergrößerung der Milz, die rosa gefärbt und gesprenkelt ist. Vergrößerungen von Leber, Gonaden, Niere, Lunge, Pankreas und Thymus treten dagegen zurück. In den genannten Organen einzelne miliare Knötchen, ebenso in Herz und Darmwand. Periphere Nerven mitunter verdickt. *Mikroskopisch:* in der Milz mehr herdförmige Infiltrate in der roten Pulpa aus Lymphozyten, Lymphoblasten, Retikulumzellen und Plasmazellen mit zahlreichen Mitosen. Nekrosen im Zentrum der Zellaggregate, die von kräftiger Plasmazellreaktion umgeben sind. Atrophie der Thymusrinde, Schwund der Lymphozyten aus der Markzone, wo Lymphoblasten, Retikulum- und Plasmazellen vorhanden sind. Als zweiter Typ der Veränderungen totale Atrophie der Rindenzone, Ausbreitung der Plasmazellen in der Milz, so daß herdförmig nur noch Plasmazellen vorhanden sind. Zahlreiche Mitosen. Zahlreiche kleine Herde gleicher Art in Leber, Gonaden und Knochenmark. In peripheren Nerven herdförmige Infiltrate aus Lymphozyten und Plasmazellen. Später herdförmige Infiltrate aus reifen Lymphozyten mit Ausbildung von Keimzentren. *Elektronenmikroskopisch:* Viruspartikeln in Leber, Milz und Thymus nachweisbar, in letzterem Organ besonders zahlreich. Sie liegen extrazellulär zwischen benachbarten Plasmamembranen.

Differentialdiagnose: Leukose, Mareksche Krankheit, Retikuloendotheliose.

Ergänzende Untersuchungen: histopathologische Untersuchung.

Literatur

Biggs, P. M., J. S. McDougall, J. A. Frazier and B. S. Milne (1978): A Lymphoproliferative Disease of Turkeys. I. Clinical Aspects. Avian Path. 7, 131–139.

McDougell, J. S., P. M. Biggs, R. W. Shilleto and B. S. Milne (1978): Lymphoproliferative Disease of Turkeys. II. Experimental Transmission and Aetiology. Avian Path. 7, 141–155.

24.1.17.10. Lymphoproliferative Krankheit der Wachteln

Bei der bei Wachteln beschriebenen Lymphoproliferativen Krankheit treten im Alter von etwa 14 Wochen Tumoren mit einer Letalität von 10–20% auf. Leber und Milz in allen Fällen vergrößert mit weißen bis gelblich-weißen Knötchen, die isoliert und vereinzelt auftreten oder konfluieren können. Vergrößerung der Milz bis auf das Zehnfache möglich. Vereinzelt Knoten am Herzen und an der Niere.

Mikroskopisch: ausgiebige lymphoproliferative Infiltration mit weitgehender Verdrängung des Lebergewebes. Die wuchernden Zellen sind pleomorph, doch bestehen Unterschiede zwischen den einzelnen Tieren. Teils sind die Zellen deutlich basophil, teils mittelgroß mit eingedellten Kernen. Kleine retikulumzellähnliche Zellen kommen vor. Mitunter wird sogar ein feines bindegewebiges Stroma ausgebildet. Regelmäßig infiltrieren die abnormen Zellen in das Blutgefäßsystem. In allen Läsionen treten reguläre Lymphozyten und zahlreiche Mitosen auf. Wucherungen in den anderen Organen entsprechen denen in der Leber. Immunbiologisch keine Beziehungen zur Marekschen Krankheit, zur Retikuloendotheliose und zur Aviären Leukose.

Differentialdiagnose: Mareksche Krankheit, Lymphomatose, Retikuloendotheliose.

Ergänzende Untersuchungen: histopathologische Untersuchung.

Literatur

Schat, K. A., J. Gonzales, A. Solorzano, E. Avila and R. L. Witter (1976): A Lymphoproliferative Disease in Japanese Quail. Avian Dis. 20, 153–161.

24.1.18. Infektiöse Hepatitis der Gössel
(Parvovirusinfektion der Gössel, Derzsysche Krankheit)

Diese wohl erstmals 1971 beschriebene Krankheit befällt nur Gössel bis zu einem Alter von 4 Wochen. Es besteht Altersresistenz. *Inkubationszeit:* 2—7 Tage. Die Übertragung ist horizontal und vertikal möglich.

Anamnese: Der Krankheitsverlauf richtet sich beim Einzeltier nach dem Zeitpunkt der Infektion. **Akuter Verlauf** bei Tieren, die etwa innerhalb der ersten 8 Lebenstage infiziert werden. 3—4 Tage p.i. Anorexie, Polydipsie; 1—2 Tage später Schwäche, keine Wasseraufnahme, schließlich Tod. Bei bis zur 2. Lebenswoche infizierten Tieren entweder akuter Krankheitsverlauf bei fehlender Futteraufnahme; ab dem 5. Tag p.i., vermehrte Wasseraufnahme, Schwäche manchmal seröse Konjunktivitis, Nasenausfluß und pseudomembranöse bis diphtheroide Beläge auf der Zunge und in der Mundhöhle. Nasses und verschmutztes Gefieder, Lahmheit, Kopfschleudern. Schnell fortschreitende Abmagerung, auch Durchfall. Rückenlage und Opisthotonus. Tod meist 10 Tage p.i. Höchste Mortalität zwischen 10. und 16. Lebenstag. Bei **protrahiertem Krankheitsverlauf** Verlust der Federn (Rücken, Nacken, Flügel), manchmal auch Nacktheit, Rötung der Haut, Schwellung der Bürzeldrüse, Konjunktivitis, Fibrinbeläge in der Mundhöhle, Sistieren der Futteraufnahme, Zusammendrängen. Tod zwischen 6.—10. Tag p.i. Tiere, die die Krankheit überstehen, erholen sich, bleiben aber in der Entwicklung zurück. In der Herde bei akutem bzw. perakutem Verlauf Morbidität und Letalität bis 100 %, bei protrahiertem Verlauf zwischen 10—40, meist 20—30 %. *Makroskopisch:* abgesehen von Veränderungen an Haut und Federn, keine wesentlichen Unterschiede zwischen akutem und protrahiertem Verlauf. Mäßiger bis schlechter Ernährungszustand. Augenlider verklebt, grauschwarze Krusten. Unterhautödem (gering bis deutlich) am Hals. Bei protrahiertem Verlauf diffuse subkutane und muskuläre Blutungen in der Brustmuskulatur und in den Zehen. Bürzeldrüse auf das Fünf- bis Zehnfache vergrößert und gerötet. Herzdilatation. Aszites, serofibrinöse Perihepatitis und Perikarditis unterschiedlichen Grades, Schwellung der mit weißen punktförmigen Flecken versehenen geröteten Leber. Blutungen. Lungen gestaut, ödematös. Pankreas: Petechien, stecknadelkopfgroße Nekrosen. Im Dünndarm grünlich-schleimiger Inhalt, Wandödem. Milzschwellung. Hypertrophie der Schilddrüse. Bei protrahiertem Verlauf häufig Pilzbefall (Fibrinbeläge auf Zunge und Mundhöhle), manchmal auch Lungen- und Luftsackmykose. *Mikroskopisch:* Anfangs vakuoläre Degeneration der Leberzellen, gefolgt von herdförmigen Nekrosen rund um die Leberkapillaren. Infiltration mit Heterophilen. In Leberzellen und Kupfferschen Sternzellen basophile Kerneinschlußkörperchen vom Typ Cowdry A. Im Herzmuskel diffuse oder fokale Faserdissoziation, spärlich Makrophagen- und Rundzellinfiltration. Auch schollige Fragmentation der Herzmuskelzellen. Im Dünndarm Zottenatrophie, Desquamation der Enterozyten. Abflachung der Enterozyten in den Krypten; Dilatation der Krypten, Zelldetritus. Skelettmuskulatur körnig getrübt, auch hyalinschollig zerfallen, gefolgt von resorptiver zelliger Infiltration.

Differentialdiagnose: Infektiöse Myokarditis der Gössel, Entenpest, Mykotoxikosen. Diagnose wird durch sekundäre Infektionen, insbesondere Pilzinfektionen, erheblich erschwert.

Ergänzende Untersuchungen: histopathologische Untersuchung, Virusnachweis.

Literatur

Kokles, R., H. Kiupel und K.-H. Reckling (1985): Zur Parvovirusinfektion der Junggänse (Derzsy'sche Krankheit) (Kurzmitteilung). Mh. Vet.-Med. 40, 707—708.

Schettler, C. H. (1971): Isolation of a Highly Pathogenic Virus from Geese with Hepatitis. Avian Dis. 15, 323—325.

24.1.19. Wachtelbronchitis

Diese bei *Wachteln* hochkontagiöse Krankheit wird durch das *CELO-Virus (FAV-1)* hervorgerufen und ist mit dem Erreger der Hämorrhagischen Enteritis der Puten identisch. Infektionen über inapparent infizierte *Hühner* und *andere Vögel*. Zusammen mit dem Adenovirus kommt häufig AAAV (Avian Adenovirus Associated Virus) vor. *Hühner* und *Puten* sind für das Virus empfänglich. Horizontale (aerogene) Infektion, auch Zwischenträger. *Inkubationszeit:* im Experiment 2—7 Tage, sonst 3—7 Tage. Morbidität 100 %, Letalität 50 % und mehr.

Anamnese: rasselnde Atemgeräusche, „Husten", „Niesen", Tränenfluß, Konjunktivitis, Lustlosigkeit, gelegentlich nervale Symptome, Trübung der Kornea. *Makroskopisch:* sehr reichlich Schleim in Trachea, Bronchien und Luftsäcken. *Mikroskopisch:* keine Angaben.

Differentialdiagnose: Infektiöse Bronchitis, Newcastle-Krankheit, Lungenmykose.

Ergänzende Untersuchungen: Virusnachweis, serologische Untersuchung.

Literatur

Du Bose, R.T.: In: Hofstad, M.S., B.W.Calnek, C.F.Helmboldt, W.M.Reid and H.W.Yoder jr. (1978): Diseases of Poultry. 7th Ed. The Iowa State University Press, Ames/Iowa.

24.1.20. Einschlußkörper-Hepatitis des Huhnes

Derzeit kennt man 12 Serotypen, die keine Kreuzimmunreaktionen geben. Bei Einschlußkörper-Hepatitis (EKH) meist Serotypen FAV-2, -3, -5 und -8 (Fowl Adeno-Virus). Zu dieser Erregergruppe gehören der Erreger der Wachtelbronchitis *(FAV-1 = CELO = chick embryo lethal orphan)* und das *GAL-Virus (GAL = gallus adeno-like = FAV-2).* Der EKH zuzuordnen ist die Infektiöse aplastische Anämie oder Hepatomyelopathie (vermutlich nach Immunsuppression nach Ansteckender Bursakrankheit). Kompliziert wird das Problem noch dadurch, daß zusammen mit FAV häufig AAAV (Avian Adeno-Associated Virus) vorkommt, das defekt ist. FAV und AAAV sind antigen nicht verwandt. AAAV vermehrt sich nur in Anwesenheit von FAV. Möglicherweise bietet dies eine Erklärung für die Uneinheitlichkeit der zusammen mit FAV auftretenden Krankheitsbilder.

Übertragung der EKH vertikal und horizontal (oral, Virusausscheidung über Kot). Lange Latenzzeit des Virus. Krankheitsentstehung nur durch prädisponierende Faktoren bzw. nach Zusammenwirken mit anderen Viren (Reoviren, AIB-Virus).
Inkubationszeit: unterschiedlich, i. d. R. 6—10 Tage; bei experimentellen Infektionen (FAV-3) 48 Stunden. Erkrankungen können bei experimentellen Infektionen ausbleiben. Häufig stumme Infektionen. Aplastische Anämie und intramuskuläre Blutungen treten nach 1—3 Wochen auf, danach Hepatitis.

Anamnese: nicht regelmäßig mäßiger Rückgang der Legeleistung, schlechte Schalenqualität und leichte respiratorische Erscheinungen. Alter und maternale Immunität können Krankheitsbild beeinflussen. 4—10 Wochen alte *Hühner* sind oft anämisch, matt; Haut gelblich schlaff; Blutungen an und unter den Flügeln, die in Hautgangrän übergehen können. Die Herde ist im Wachstum unausgeglichen. *Makroskopisch:* Blutungen in Unterhaut und Muskulatur (besonders Brust und Schenkel), Leberschwellung mit gelbbrauner Verfärbung, Blutungen und Nekrosen unterschiedlichen Ausmaßes, die mitunter Läsionen der sog. Vibrionenhepatitis ähneln. Nieren blaß und geschwollen. Aplastisches Knochenmark, Blutungen im Darm und in anderen Organen. Bursa Fabricii atrophisch (Folge einer Ansteckenden Bursakrankheit?), vereinzelt milde Tracheitis. *Mikroskopisch:* vakuoläre und fettige Degeneration der Leberzellen mit unterschiedlich ausgedehnten Nekrosen, Blutungen und mäßiger oder sehr geringer entzündlicher Infiltration (Heterophile, Lymphozyten). In Abhängigkeit vom Krankheitsverlauf basophile Kerneinschlußkörperchen vom Typ Cowdry A in den Hepatozyten in sehr unterschiedlichem Ausmaß. Interstitielle Nephritis unterschiedlichen Grades. Knochenmark weitgehend aplastisch. Wenige hämatopoetische Zellen, Fettmark, auch herdförmige Nekrosen. Bei protrahiertem Verlauf Proliferation von Gallengangsepithelien. Bei Infektionen mit FAV-1 auch lymphozytäre Herde mit wenigen Heterophilen und fibrinoiden Nekrosen sowie Ausbildung einer Nekrose in der Leber. Bei Tracheitis Rundzelleninfiltrate der Propria. Epithelnekrose über hochgradig infiltrierten Regionen. Spärlich basophile Kerneinschlußkörperchen.

Differentialdiagnose: sog. Vibrionenhepatitis (Campylobacter-Hepatitis), Infektiöse Bronchitis, Hämorrhagisches Syndrom, Mykotoxikosen.

Ergänzende Untersuchungen: histopathologische Untersuchung, serologische Untersuchung.

Literatur

Gallina, A.M., R.W.Winterfield and A.M.Fadly (1973): Adenovirus Infection and Disease. II. Histopathology of Natural and Experimental Disease. Avian Dis. 17, 343—353.

Winterfield, R.W., A.M.Fadly and A.M.Gallina (1973): Adenovirus Infection and Desease. I. Some Characteristics of an Isolate from Chickens in Indiana. Avian Dis. 17, 334—342.

24.1.21. Hämorrhagische Enteritis der Puten

Diese Krankheit wurde ersmals 1937 in den USA beschrieben. Sie erfaßt vor allem junge Puten (5—12 Wochen) und verursacht bedeutende wirtschaftliche Verluste. *Puten* bis 4 Wochen sind i. d. R. resistent. Subklinische Infektionen mit dem Adenovirus auch bei *Küken*. Die Infektion kann auch undeutlich in Beständen vorkommen. Der Erreger ist identisch mit dem der Marmormilzkrankheit der *Fasanen*. Letalität zwischen 0,1 % bis über 60 % schwankend (durchschnittlich 10—15 %). Die meisten Virusstämme bewirken bei 100 % der Puten eine Infektion. Die Infektion erfolgt oral durch infizierte Streu. Keine Eiübertragung. *Inkubationszeit:* 3—6 Tage (experimentell), in Feldfällen 6—10 Tage.

Anamnese: plötzliches Einsetzen von Depression, verminderte Futteraufnahme; blutiger Durchfall. Auch Todesfälle. Dunkelrotes bis bräunlichrotes Blut an der Haut und an den Federn in der Kloakenumgebung toter oder sterbender Tiere. Kranke Tiere sterben innerhalb weniger Stunden. *Makroskopisch:* anämischer Tierkörper in gutem Nährzustand mit Futter im Kropf. Blutungen (unregelmäßig) in verschiedenen Organen. Dunkelroter, dilatierter Darm. Manchmal Fibrin und desquamiertes Epithel als Pseudomembran auf der Darmoberfläche. Milz gesprenkelt oder marmoriert, geschwollen. Kongestion der Lunge. Leberschwellung. *Mikroskopisch:* Milz hyperplastisch, Nekrosen der Retikulumzellen, Proliferation der geschwollenen Endothel- und Retikulumzellen, Kerneinschlußkörperchen, besonders bei unmittelbar vor dem Tode getöteten Tieren. Im Dünndarm hochgradige Kongestion der Mukosa. Degeneration der Epithelzellen auf den Zottenspitzen. Schädigung der Kapillaren im Bereich der Zottenspitzen mit massiven Blutungen in das Darmlumen. Desquamation von Epithelzellen. Infiltration der Propria mit Heterophilen, Makrophagen und Plasmazellen(?); Kerneinschlußkörperchen in Endothel- und retikulären Zellen. Schwerste Läsionen im Duodenum kaudal der Einmündung der Pankreasgänge. Ähnliche Läsionen auch in Drüsenmagen, Muskelmagen, Dickdarm, Zäkum, Blinddarmtonsillen, Bursa Fabricii. Herdförmige, teilweise konfluierende Nekrosen der Leber, begleitet von deutlichen Blutungen. Keine entzündlichen Reaktionen. Schwellung der Endothelzellen. Vereinzelt Kerneinschlußkörperchen. Nekrosen, besonders subkapsulär. *Elektronenoptisch:* Viruspartikeln in Kernen (Leber, Milz, Darm, Knochenmark) darstellbar. Zellen mit Viruspartikeln gehen zugrunde.

Differentialdiagnose: Infektiöse Enteritis der Puten, hämorrhagische Enteritis anderer Ursache.

Ergänzende Untersuchungen: Histopathologische Untersuchung, serologische Untersuchung.

Literatur

Itakura, C., and H. C. Carlson (1975): Pathology of spontaneous Hemorrhagic Enteritis of turkeys. Canad. J. comp. Med. **39**, 310—315.
Pomery, B. S., and R. Fenstermacher (1937): Hemorrhagic Enteritis of turkeys. Poultry Sci. **16**, 378—382.

24.1.22. Marmormilz-Krankheit der Fasanen

Diese ätiologisch mit dem Erreger der Hämorrhagischen Enteritis der Puten identische Krankheit tritt akut und perakut verlaufend bei intensiv gehaltenen Fasanen auf. Horizontale Übertragung in infizierten Gehegen und Ausläufen. *Inkubationszeit:* unbekannt.

Anamnese: rasselnde Atemgeräusche, gehäuft Todesfälle innerhalb weniger Stunden. *Makroskopisch:* Nekrosen in der marmoriert aussehenden, geschwollenen Milz; Kongestion der Lunge, Lungenödem. Subepikardiale Blutungen. *Mikroskopisch:* Nekrosen in der Milz, besonders in retikulären Zellen und Lymphozyten; Kerneinschlußkörperchen in Retikulumzellen ähnlich Hämorrhagischer Enteritis. Lunge: Kongestion, Ödem, herdförmige Nekrosen; Blutungen im Bereich der Tertiärbronchien;

Differentialdiagnose: Spirochätose, Infektiöse Bronchitis.

Ergänzende Untersuchungen: Histopathologische Untersuchung, Virusnachweis, serologische Untersuchung.

Literatur

Iltis, J. P., R. M. Jakowski and D. S. Wyand (1975): Transmission of Marble Spleen Disease in turkeys and pheasants. Am. J. vet. Res. **36**, 97—101.
Wyand, D. S., R. M. Jakowski and C. N. Bürki (1972): Marble Spleen Disease in ring-necked pheasants: Histology and Ultrastructure. Avian Dis. **16**, 319—379.

24.1.23. Egg-Drop-Syndrom
(EDS 76)

Diese Krankheit wurde erstmals 1976 beschrieben. Das Adenovirus ist unter Hausenten und wildlebenden *Enten* weit verbreitet, ohne dort Krankheitserscheinungen auszulösen, und wurde über erstere mittels Impfstoffen gegen die Mareksche Krankheit in die Hühnerpopulation eingeschleppt. Vertikale und horizontale Infektionen (Kot), Latenz bis Legereife möglich. *Inkubationszeit:* 8—14 Tage.

Anamnese: Im allgemeinen geringfügiger Rückgang der Legeleistung. Ablage von dünnschaligen, schalenlosen Eiern oder Fließeiern. Stärkste Reduzierung der Schalendicke zwischen 13.—20. Tag p. i. Braunfärbige Eier bereits wenige Tage p. i. mit weißen Flecken, schließlich weiß. Vielfach Kalkeffloreszenzen. Vermehrt Ablage von 2 Eiern pro Tag. Auch deformierte Eier. Erhöhte Brüchigkeit der Eier. Bei *Enten* kommt es nach neueren Mitteilungen gelegentlich zum Absinken der Legeleistung. *Makroskopisch:* Bei ca. 15 % schalenlose, dünnschalige, deformierte Eier oder Eifragmente in der Leibeshöhle. Bei ca. 10 % der *Hühner* sog. Dotterperitonitis (Ovar, Darmschlingen, Eileiter mit gelben Dottermassen bedeckt und verklebt). Vermehrt schlaffe Eifollikel. Im Eileiter vermehrt Eiweiß und Schalenhäute. *Mikroskopisch:* Ovar von Dottermassen ohne jegliche Reaktion bedeckt. Vermehrt atretische Follikel. Im Uterus zunehmend lockere lymphozytäre Infiltrate, auch Ausbildung von Lymphfollikeln. Atrophie des Oberflächenepithels. Vereinzelt herdförmige Nekrosen des Epithels. Hochgradiges Ödem und Atrophie des Drüsenepithels. Erst nach 4 Wochen Wiederherstellung von Drüsen- und Oberflächenepithel. Ähnliche Veränderungen, jedoch geringgradiger und früher auftretend, in Infundibulum und Vagina. Kerneinschlußkörperchen unregelmäßig (Oberflächenepithel, Drüsenepithel).

Differentialdiagnose: Pulloruminfektion, Einschlußkörper-Hepatitis, Infektiöse Bronchitis, Nicarbazin-Intoxikation, Fütterungsfehler.

Ergänzende Untersuchungen: Histopathologische Untersuchung, Virusnachweis.

Literatur

Bartha, A. (1984): Dropped eggs production in ducks associated with adenovirus infection. Avian Path. **13**, 119—126.

Köhler, H., G. Loupal und W. Spadiut (1982): Zum Egg Drop Syndrom des Huhnes. II. Mitteilung: Pathologische Anatomie und Histopathologie. Dtsch. Tierärztl. Wschr. **89**, 14—16.

24.1.24. Infektiöse Laryngotracheitis

Diese hochgradig kontagiöse Krankheit der *Hühner* und *Fasanen* wurde 1925 erstmals in den USA beschrieben. Sie hat beachtliche wirtschaftliche Bedeutung. Das Herpesvirus kann durch Virusträger (lange Erregerpersistenz: mehr als 400 Tage), Zwischenträger (freifliegende Vögel), Geräte und Kontakt leicht übertragen werden. Natürliche Eintrittspforten: Oberer Respirationstrakt, Lidbindehaut. Keine vertikale Übertragung. Vorzugsweise Erkrankung von *Junghennen* und *Legehennen* (konnatale Immunität? und latente Durchseuchung). Krankheitsverlauf akut und bösartig oder protrahiert und milde. *Inkubationszeit:* 6—15 Tage. Auch *Pfauen* erkranken.

Anamnese: Bei **akutem Verlauf** beim Einzeltier anfangs serofibrinöse bis fibrinöse Konjunktivitis. Serös-schleimiger, später schleimig-eitriger Nasenausfluß. Hochgradige inspiratorische Dyspnoe, in Schnabelhöhle und Pharynx teils käsige Massen, teils abstreifbare, käsige Beläge. Bluthaltiger Schleim in der Trachea. Atemnot sehr unterschiedlich ausgeprägt. Oft Kopf bodenwärts gerichtet, bei Einatmung nach vorn und aufwärts gestreckt. Bei geöffnetem Schnabel krächzendes Geräusch. Ausschleudern von blutig-schleimigem Exsudat. Zyanose der Kopfanhänge. Ödem und Kongestion der Konjunktiven und des Infraorbitalsinus. In der Herde Abfall der Legeleistung, hohe Morbidität, unterschiedliche Letalität (bis 50 %). Bei **protrahiertem Krankheitsverlauf** undeutliche Krankheitserscheinungen, aber Abfall der Legeleistung. *Makroskopisch:* in Larynx und Trachea (besonders kranialer Teil) Blutungen, Schleim, der mit Blut vermengt ist, später auch Fibrin, das mit Blut und Schleim untermengt ist. Exsudat kann Trachea verstopfen. Auch diphtheroide oder hämorrhagische Entzündung. Gelegentlich Ausdehnung der Entzündung auf Bronchien (besonders Küken), Kongestion der Lungen, manchmal Fibrin zwischen Lunge und Brustwand. Luftsäcke getrübt, besonders Bauchluftsäcke. *Mikroskopisch:* Läsionen variieren mit dem Stadium der Krankheit. Blutig-schleimige, blutig-fibrinöse bis blutig-diphtheroide Laryngotracheitis mit Auftreten von Kerneinschlußkörperchen, deutliches Ödem mit zelliger Infiltration aus Lymphozyten, Plasmazellen und Makrophagen in Mukosa und Submukosa. Später Epitheldesquamation, reichlich Schleim, Blutungen. Mit Fortschreiten des Krankheitsprozesses Zunahme der Zellproliferation und der Epitheldesquamation. Auftreten der Kerneinschlußkörperchen nach 12 Stunden p.i. *Elektronenmikroskopisch:* Erste Läsionen im Nukleus während Bildung des Viruskapsids. Anschließend Migration des Virus ins Zytoplasma. Massenhaft Viruspartikeln. Mit Fortschreiten der Läsionen in der Zelle Verlust der Zilien. In protrahiert verlaufenden Fällen weitergehende Epitheldesquamation, Hyperämie, massive zellige Infiltration der Propria mit Heterophilen, Lymphozyten, Plasmazellen, wenigen Makrophagen.

Differentialdiagnose: Infektiöse Bronchitis, Mykoplasma-Infektionen, Yucaipa-Virus-Infektion.

Ergänzende Untersuchungen: Histopathologische Untersuchungen, Virusnachweis, serologische Untersuchung.

Literatur

Hilbink, F. W. (1985): Susceptibility of some avian species other than chickens to infectious laryngotracheitis virus. Tijdschr. Diergeneesk. 110, 437—439.

Seifried, O. (1931): Histopathology of infectious laryngotracheitis in chickens. J. Exp. Med. 56, 817—826.

24.1.25. Entenpest

Diese hochkontagiöse Krankheit wurde 1923 erstmals in den Niederlanden beschrieben. Sie kommt besonders häufig in Regionen mit stehenden Gewässern vor. Herpesvirus. Außer *Enten* erkranken *Gänse* und *Schwäne*. *Wildenten* und *-gänse* sind Virusreservoire. Virusausscheidung bis 4 Jahre. *Inkubationszeit:* 2—4 Tage.

Anamnese: hochgradige Inappetenz, serös-eitrige Konjunktivitis mit Verklebung der Augenlider, Nasenausfluß, vermehrter Durst, wäßriger Durchfall, Verkleben der Federn in der Analregion. Bei protrahiertem Krankheitsverlauf Bewegungsstörungen, Unfähigkeit zu stehen, Kopf und Flügel werden am Boden abgestützt. Ataxien, starke Erregbarkeit, Tremor (Kopf, Nacken), Abfall der Legeleistung, Penisvorfall. Morbidität und Letalität 5—100 %. Fast alle erkrankten Tiere sterben. *Makroskopisch:* Veränderungen sind abhängig von Alter, Geschlecht, Spezies, Virusstamm. Blutungen in Form von Petechien, Ekchymosen oder Suffusionen in Ösophagus, Zäkum, Kloake und Rektum, ferner Herz (Koronarfurche), seröse Häute, Mesenterium, auch Leber, Pankreas, Lunge, Nieren, Eifollikel. Blut in Leibeshöhle und Hohlorganen. Ringförmige Blutungen im Dünndarm. Bei langsamerem Krankheitsverlauf diphtheroid-nekrotisierende Entzündung von Ösophagus, Zäkum, Kloake und Rektum, mitunter auch Eileiter. Die diphtheroiden Beläge sind zunächst gelb, später grün in der Größe von anfangs 1 mm, dann bis 1 cm in der Länge der Schleimhautfalten, oft konfluierend. Bei jungen Enten Läsionen im Ösophagus weniger regelmäßig. Im Meckelschen Divertikel Blut und Fibrin. Alle lymphatischen Einrichtungen sind in Mitleidenschaft gezogen. Nekrosen in Milz, Thymus (umgeben von Blutungen, die sich in die Halsregion erstrecken), Bursa Fabricii, in den 4 bandförmigen lymphatischen Einrichtungen des Darmes (durch Serosa sichtbare ringförmige Blutungen) sowie Lymphfollikeln des Dünndarmes. Leber mit gesprenkeltem Aussehen, bronzefarben oder gelb. Bei Virusausscheidern Erosionen in der Schnabelhöhle. Bei *Gänsen* ähnliche Befunde wie bei *Enten*. *Mikroskopisch:* Grundlage der Blutungen: Fibrinoide Degeneration kleiner Gefäße, oft mit Thromben mit nachfolgender Gewebsnekrose bzw. sekundärer diphtheroider Entzündung im Verdauungskanal. Prädilektionsstellen für Blutungen sind die Längsfalten des Ösophagus, der Übergang vom Ösophagus zum Drüsenmagen, die Kloake, interlobuläre Venen des Drüsenmagens, Leber- und Portalvenen, parabronchial gelegene Venen, Darmzotten, intralobuläre Gefäße der Niere. Durch Hämorrhagien in Darmzotten Abhebung des Epithels mit nachfolgender Ulzeration. Auch ausgiebige Blutungen im lymphatischen Gewebe mit Karyorrhexis und Pyknose der Lymphozyten. Im lymphatischen Apparat des Darmes auch Infarkte mit Koagulationsnekrose des darüberliegenden Epithels und diphtheroide Beläge. Blutungen und Nekrosen im Eileiter legender Enten. Blutungen und Nekrosen auch in Pankreas, Niere, besonders in der Umgebung der Blutgefäße. Kerneinschlußkörperchen in Endothelzellen und Organen.

Differentialdiagnose: Virushepatitis der Enten, Parvovirus-Hepatitis der Gössel, Infektiöse Myokarditis der Gössel, Anatipestifer-Septikämie, Psittakose/Ornithose, Mykotoxikosen.

Ergänzende Untersuchungen: Histopathologische Untersuchung, Virusnachweis, serologische Untersuchung.

Literatur

Baudet, A. E. R. F. (1923): Een Sterfte Onder Eenden In Nederland, Veroorzaakt Door Een Filtreerbaar Virus (Vogelpest). Tijdschr. Diergeneesk. 50, 455—459.

Leibovitz, L. (1976): Gross and histopathologic changes of Duck Plague (Duck Virus Enteritis). Am. J. Vet. Res. 32, 275—290.

24.1.26. Pachecosche Krankheit
(Pacheco's Parrot Disease)

Diese Krankheit wurde 1930 erstmals beschrieben. Sie befällt nur *Papageienarten*. In Papageienhaltungen (Brütereien, Quarantänestationen, Zoohandlungen) kann sie beträchtliche Verluste bewirken. Das Herpesvirus (Serotyp 5) ist auf andere Vogelarten nicht übertragbar. Virusausbreitung horizontal über virushaltigen Kot.

Anamnese: Aufplustern des Gefieders, Schwäche, Konjunktivitis, Nasenausfluß, auch Durchfall, unregelmäßig ist Tod innerhalb weniger Stunden möglich, bei Wellensittichen nach 3—7 Tagen. *Makroskopisch:* Schlechter Nährzustand, zahlreiche

kleinste und größere, manchmal konfluierende Nekroseherdchen von graugelber Farbe in der Leber. Myokarddegeneration; Milzschwellung (50 %). Häufig Sekundärinfektionen (Salmonellen, Pilze, Bedsonien). *Mikroskopisch:* Miliare und größere Nekrobiosen, Nekrosen, Nekroseherde mit Kernwandhyperchromasie, Karyolyse, Karyorrhexis und Pyknose der Leberzellen und nur geringer oder fehlender entzündlicher Infiltration am Rande der Herde. Dort in wechselnder Anzahl Kerneinschlußkörperchen vom Typ Cowdry A. Fettige Degeneration der Leberzellen im Nekrosebereich und in dessen Umgebung.
Differentialdiagnose: Psittakose, Tuberkulose, Salmonellose, Mykose.
Ergänzende Untersuchungen: Histophathologische Untersuchung, Virusnachweis.

Literatur

Lüthgen, W., J. Frost, W. A. Velder und G. Geuchl (1980): Eine virusbedingte Hepathopathie der Papageien. I. Klinische, pathologische, epizootologische Beobachtungen sowie Übertragungsversuche. Prakt. Tierarzt **61**, 127—129.
Pacheco, G., et O. Bier (1930): Epizootie chez les perriquets du Brasil. Comp. rend Soc. Biol. **105**, 109.

24.1.27. Herpesvirusinfektion der Tauben

Diese Krankheit ist unter Zucht- und Reisetauben weit verbreitet. Das *Virus (Serotyp 5)* kann auf Psittaziden und Falken übertragen werden. Horizontale Übertragung; keine vertikale Übertragung. Jungtiere sind besonders gefährdet. Lange Erregerlatenz. *Inkubationszeit:* 5—7 Tage. Letalität bis 10 %.
Anamnese: Durchfall, Abmagerung, manchmal Konjunktivitis, katarrhalische Rhinitis, Pharyngitis mit respiratiorischen Symptomen, Depression, Sistieren der Futter- und Wasseraufnahme. *Makroskopisch:* Nekrosen in der Leber (bis 1 cm Durchmesser), in Milz, Nieren, Pankreas, Ösophagus und Kropf. Fibrinöse Perihepatitis. Gelegentlich Pleuroperitonitis. *Mikroskopisch:* Nekrosen, Nekrobiosen in den genannten Organen mit meist zahlreichen Kerneinschlußkörperchen vom Typ Cowdry A. Am Rande meist zahlreiche Heterophile, Makrophagen. Proliferation des Gallengangsepithels. In der Niere Nekroseherde in der Rinde. Vereinzelt diphtheroide Laryngitis, Pharyngitis mit hochgradiger Kongestion und Rundzelleninfiltration. Einschlußkörperchen nur spärlich. Ähnliche Läsionen in Ösophagus und Kropf.
Differentialdiagnose: Ornithose, Salmonellose, Tuberkulose, Trichomoniasis, Mykose.
Ergänzende Untersuchungen: histopathologische Untersuchung, Virusnachweis.

Literatur

Cornwell, H. J. C., and D. G. Wight (1970): Herpesvirus Infection of Pigeons. I. Pathology and Virus Isolation. J. comp. Path. **80**, 222—227.
Jylling, B. (1967): Oesophagitis in Pigeons. Pathologic-anatomic Changes and Results of Inoculation Experiments. Nord. Vet. Med. **19**, 415—419.

24.1.28. Mareksche Krankheit

(Mareksche Geflügellähmung, Mareksche Hühnerlähmung,
Neurolymphomatosis gallinarum, Range Paralysis)

Die Krankheit wurde 1907 erstmals beschrieben. Sie ist bei Hühnern von größter wirtschaftlicher Bedeutung. Die Infektion mit dem *Herpesvirus Typ 1* mit sehr unterschiedlicher Pathogenität erfolgt aerogen durch Federstaub. *Inkubationsfrist:* 20—140 Tage. Für Mareksche Krankheit besteht *genetische Disposition.* Ein Major-Histocompatibility-Locus (B-Locus) kontrolliert die Resistenz. Es lassen sich 2 Formen der Resistenz unterscheiden: 1. assoziiert mit B-Blutgruppen-Allelen, teilweise mit dem B_{21}-Allel. Sie drückt sich im gesteigerten Potential der Immunabwehr und in Altersresistenz aus. 2. Ausgedrückt ohne gesteigerte Resistenz der Lymphozyten gegen Mareksche Krankheit und Transformation. Sie wird durch Th-1- oder Th-4-Allele kontrolliert. Die durch antivirale T-Zellen vermittelte Immunität spielt die Hauptrolle bei immunologisch initiierter Resistenz. Durch humorale Antikörper kann die Effizienz der Makrophagen und T-Lymphozyten beeinflußt werden. Die humoral oder zellulär vermittelte Immunantwort ist bei der Marekschen Krankheit spezifisch gegen die Tumorzelle gerichtet. In unspezifischer Weise können Natural-Killer-Cells und aktivierte Makrophagen die Proliferation der Tumorzellen hemmen. Bei empfänglichen Tieren fällt über den B-Locus-Repressor-Mechanismus die Kontrolle über die T-Lymphozyten aus. Letztere reagieren mit Oberflächenantigenen, was Hand in Hand mit der Erkrankung an Marekscher Krankheit geht. Die Milz resistenter Hühnerlinien enthält 2- bis 4fach weniger Lymphozyten als empfängliche Linien und somit weniger Zielzellen. Resistente Hühnerlinien verfügen über eine zellgebundene lymphozytäre Zytotoxizität, die gegen das Oberflächenantigen (MATSA = Marek Disease Tumor Specific Surface Antigen) gerichtet ist. Marek-Virus entfaltet immunsuppressive Wirkung. 3–15 Tage p.i. Virusvermehrung nach vorangegangener Virämie in Bursa Fabricii, Thymus und Milz mit akuter Zytolyse. In der Phase der restriktiven Virusinfektion Vermehrung der absoluten Menge der B- und T-Lymphozyten sowie Heterophilen. In der lymphoretikulären Phase (21 bis 22 Tage p.i.) Vermehrung der T-Lymphozyten, Verminderung der B-Lymphozyten. Nach abermaliger, zeitlebens bestehenbleibender Virämie Besiedelung der Federfollikel. Diese Virämie ist zellassoziiert. Transformation der T-Lymphozyten bewirkt Immunsuppression und damit Unterdrückung der zellgebundenen Immunität. Auftreten der Krankheit in akuter, chronischer (klassischer), okulärer und klinisch inapparenter Form sowie als vorübergehende Lähmung. Erkrankungen kommen auch bei *Fasanen, Enten, Schwänen* und *Wachteln* vor. Nach dem folgenden Schema (Payne, 1985) läßt sich die Diagnose der Marekschen Krankheit sichern:

Vorübergehende Lähmung (Transient Paralysis) wurde 1962 erstmals beschrieben.
Anamnese: plötzlich auftretende Lähmungen bei *Junghennen*, selten erwachsenen Hühnern, die meist innerhalb 24–28 Stunden verschwinden. Schlaffe Lähmung des Nackens, der Extremitäten, Ataxie, Aufstützen des Kopfes mit der Schnabelspitze. In der Herde dauern Krankheitserscheinungen meist nicht länger als 14 Tage. Morbidität 10–20 %, Letalität 1–2 %. *Makroskopisch:* keine Veränderungen. *Mikroskopisch:* diskrete, nichteitrige Enzephalomyelitis und Neuritis.

● **Akute Mareksche Krankheit**
Krankheitsbezeichnung, weil Krankheitszeichen explosionsartig auftreten können, auch *Broiler* erfassen.
Anamnese: Tiere können ohne erkennbare Krankheitszeichen sterben, sonst Abmagerung. Sterblichkeitsrate sehr unterschiedlich (täglich ¼–1,5 %, später weniger). Insgesamt auch mehr als 50 %. *Makroskopisch:* bei akuter und klassischer Verlaufsform zwar prinzipiell gleichartig, doch verschiedene Manifestationszeitpunkte und Beteiligung der peripheren Nerven bei der chronischen Form. Ausnahmsweise können Veränderungen fehlen. Grauweiße, speckige, etwas derbe Knötchen und Knoten, die konfluieren können, aber auch diffuse Infiltrationen des ganzen Organs. Betroffen sind vor allem Gonaden (83–97 %), besonders das Ovar. Umwandlung in speckige Masse, in der Eifollikel nur noch angedeutet sind. Ferner Lunge (18–38 %), Niere (14–18 %), Leber (12–67 %), Mesenterium (4–58 %), Herz (3–33 %), Muskulatur (0–26 %), Milz (0–33 %), Drüsenmagen (0–25 %). Betroffen sein können auch Epi- und Perikard, Pankreas, Bursa Fabricii, Thymus, Hardersche Drüse, Unterhaut und äußere Haut. Drüsen-

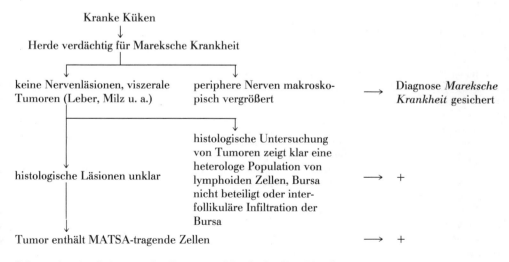

Schema für die Sicherung der Diagnose „Mareksche Krankheit"

magen durch herdförmige oder diffuse Verdickung oft mit Ulzera, Pankreas durch derbe, speckige Masse, Mesenterium durch zentimeterstarke Verdickung ausgezeichnet. Bursa Fabricii bei jungen Tieren vergrößert, sonst atrophisch. *Mikroskopisch:* heterogenes Zellbild mit Vermehrung von Lymphozyten, Prolymphozyten und Lymphoblasten, ferner histiozytenähnlichen und retikulär-fibroblastischen Zellen in den inneren Organen, in Serosa, Muskulatur und Haut. In peripheren Nerven hierzu noch sog. Marek-Zellen. Wucherung von T-Lymphozyten, 15—20% B-Lymphozyten. In Bursa Fabricii: Nekrose der Lymphozyten in Lymphfollikeln. Einstülpung des Oberflächenepithels. Ausbildung von Zysten. Infolge nachfolgender Atrophie der Lymphfollikel und Vermehrung der lymphozytären Zellen im interfollikulären Bindegewebe relative Vermehrung des interstitiellen Gewebes. Im Ovar bereits frühzeitig lymphozytäre Infiltrate (9 Tage p.i.). In der Leber Ausgang der Infiltrate von periportalen Feldern. Wucherungen entlang Sinusoiden mit Pyknosen und Atrophie in Leberzellen. Weitgehende Verdrängung des Leberparenchyms. Im Drüsenmagen Atrophie der tiefen Schleimdrüsen, in Federfollikeln mit Envelope versehene Viruspartikeln im geschichteten Plattenepithel. Kerneinschlußkörperchen vom Typ Cowdry A.

● **Chronische Mareksche Krankheit**
Anamnese: unkoordinierte Bewegungen, besonders Hinterextremitäten, die in Lähmungen übergehen können. Meist auch Flügel betroffen. Auch Ataxien und Zwangsbewegungen. Muskelatrophie. Bei Beteiligung vegetativer Nerven Kropfdilatation, Magendilatation, u.U. röchelnde Atmung. Am Auge Depigmentierung und Veränderungen der Gestalt der Iris bzw. Pupille bei okulärer Form (unregelmäßig gezackt, zahnradartig, schlitzförmig). Krankheitserscheinungen zwischen 12. und 20. Lebenswoche. Letalität 3—30% und mehr. *Makroskopisch:* Betroffen sind vor allem periphere Nerven, doch können in den einzelnen Organen zugleich Veränderungen wie oben vorhanden sein. Bei Nervenläsionen vom Typ A: T-Lymphozyten. Bei Läsionen vom Typ B: T- und B-Lymphozyten und bei solchen vom Typ C T-Lymphozyten vermehrt. Auch Spinalganglien und Nervus vagus sowie vegetative Nerven betroffen. Ausnahmsweise in Rückenmark und Gehirn Blutungen und Erweichungsherde. Bei letzteren sind Großhirn, Chiasma und Tractus opticus betroffen. Trotz Lähmungserscheinungen können makroskopisch Veränderungen in den peripheren Nerven fehlen. Bei *Wachteln* Leberschwellung mit Muskatnußzeichnung oder Knötchen. Milz geschwollen (2- bis 8fach) mit Knoten und subkapsulären Blutungen. Verdickung der Schleimhaut des Drüsenmagens (2—3fach) und des Dünndarmes, besonders Duodenum (2- bis 5fach). Nierenschwellung, Knoten im Herzen, Ovar in fleischige Masse verwandelt. Periphere Nerven unauffällig. *Mikroskopisch:* stets Beteiligung der peripheren Nerven. Häufig Beteiligung des Zentralnervensystems. Bei *Küken* wird nach Doppelinfektion mit dem Virus der Marekschen Krankheit und einem Anämie-Erreger (CAA) ein Frühsterblichkeitssyndrom beobachtet.

Differentialdiagnose: Leukose, vor allem lymphatische Leukose (s. Tabelle 24.2.), Lymphoproliferative Krankheit der Puten, Retikuloendotheliose.

Ergänzende Untersuchungen: histopathologische Untersuchung, Immunfluoreszenz. Eine weiterhin beschriebene Krankheit hat größte Ähnlichkeit mit der vorübergehenden Lähmung. Üblicherweise handelt es sich aber um eine Adenovirusinfektion.

Literatur

Bülow, V. von B. Fuchs und E. Vielitz: Frühsterblichkeitssyndrom bei Küken nach Doppelinfektion mit dem Virus der Marekschen Krankheit (MDV) und einem Anämie-Erreger (CAA). Zbl. Vet. Med B **30**, 742—750.
Dutton, R. L., S. G. Kenzy and W. A. Becker (1971): Marek's Disease in the Japanese Quail (Coturnix coturnix japonica). Poultry Sci. **52**, 139—143.
Kornegay, J. N., E. Gorgacz and M. Parker (1983): Marek's Disease Virus-induced Transient Paralysis: Clinical and Electrophysiologic Findings in Susceptible and Resistant Lines of Chickens. Am. J. vet. Res. **44**, 1541—1544.
Marek, J. (1907): Multiple Nervenentzündung (Polyneuritis) bei Hühnern. Dtsch. Tierärztl. Wschr. **15**, 417.
Payne, L. N. (1985): Marek's Disease. Scientific Basis and Methods of Control. Martinus Nijhoff Publ. Boston, Dordrecht, Lancaster.

24.1.29. Pockendiphtheroid
(Geflügelpocken, Vogelpocken, Geflügeldiphtherie)

Diese Krankheit dürfte 1775 als Conjunctivité des poules erstmals beschrieben worden sein. Die Wirtspektren einiger aviärer Pockenviren sind aus der Tabelle 24.3. ersichtlich.
Übertragungen erfolgen leicht über Hautläsionen, Kontakt mit infizierten Gegenständen, durch stechende und saugende Insekten, ferner gibt es aerogene Infektionen. Wirtschaftlich wichtigste natürli-

Tabelle 24.2. Differentialdiagnose Leukose/Mareksche Krankheit (nach Siegmann, 1984)

Parameter	Lymphoide Leukose	Mareksche Krankheit
Klinik		
Alter bei Krankheitsbeginn	> 16 Wochen	> 6 Wochen
betroffenes Geschlecht	♀ und ♂	mehr ♀ als ♂
Krankheitsdauer	mehrere Monate	wenige Wochen mehrere Monate
Morbidität und Mortalität	< 5%	< 50%
Entwicklungsstörungen	nein	ja
Abmagerung und Anämie	ja	ja
Bewegungsstörungen	nein	ja
Atemgeräusche	nein	selten
Palpierbare Tumoren	ja	ja
Pathologie		
Auge	—	+ [1])
Haut	—	+
Nerven	—	+++
Lunge	—	++
Leber und Milz	+++	+++
Nieren	++	++
Drüsenmagen	—	+++
Herz/Muskulatur	—	++
Eierstock/Hoden	—	+++
Thymus	—	++
Bursa Fabricii	+++	—
Serosa	—	+
Histologie		
ZNS betroffen	nein	ja
periphere Nerven betroffen	nein	ja
lymphoidzellige Proliferation in Haut und Federfollikel	nein	ja
Tumoren in Leber	herdförmig oder diffus	perivaskulär
Tumoren in Milz	herdförmig	diffus
Bursa Fabricii	intrafollikuläre Tumoren	interfollikuläre Tumoren und/oder Follikelatrophie, Zysten
Zelltypen	Lymphoblasten unterschiedlicher Reife	Lymphoblasten, Lymphozyten, Retikulum- und Plasmazellen, Marekzellen
Herkunft der neoplastischen Zellen	B-Zellen	T-Zellen

[1]) +++ = regelmäßig (> 50%); ++ = sehr oft (5—50%); + = selten (< 5%); — = nicht betroffen.

che Wirte sind *Hühner* und *Puten*. *Tauben* sind bei Transporten, *Kanarienvögel* bei Züchtern besonders gefährdet. Überaus große Anzahl von natürlich infizierten Vogelarten. *Inkubationszeit:* 4—14 Tage.

Anamnese: Hühner, Puten: Mattigkeit, Freßunlust, Atemnot, manchmal Durchfall, Rückgang der Legeleistung, langsamer Krankheitsverlauf (3 bis 4 Wochen). Bläschen, Pusteln und Pockeneffloreszenzen im Bereich des Kopfes (Kamm, Kehllappen, Augenlider, Ohrumgebung, Schnabelwinkel, Stirnwulst). Pockenneffloreszenzen an federlosen Arealen (Schenkel, Füße, After) oder dünn befiederten Arealen. Schnupfen. Bei Puten auch Erblindung. Dort Krankheitsdauer 6—8 Wochen. *Tauben:* Pockenneffloreszenzen (mitunter sehr umfangreich) an Augenlidern, Nasenkarunkeln, Ohreingang, Schnabelwinkel, u. U. mit Substanzverlusten am Schnabel und Nekrose. Dünn befiederte Haut der Hinterex-

Tabelle 24.3. Übersicht über verschiedene Pockenviren und deren Pathogenität für verschiedene Vogelspezies (nach Siegmann 1984)

Virusbezeichnung	Huhn	Pute	Taube	Ente	Kanarie	Wachtel	Agaporniden
Hühnerpocken (HPV)	+++	+++	(+)	−	−	?	?
Putenpocken (PPV)	+++	+++	+++	+++	−	?	?
Taubenpocken (TPV)	(+)	(+)	+++	−	−	?	?
Kanarienpocken (KPV)	(+)	(+)	++	(+)	+++	?	?
Wachtelpocken (WPV)	(+)	(+)	(+)	−	−	++	?
Agaporenidenpocken (APV)	−	(+)	−	(+)	−	?	+++

Anmerkungen
− keine Reaktion nach kutaner Injektion,
(+) nur lokale „Impfpocke",
++ lokale Reaktion und Generalisation,
+++ lokale Reaktion und Generalisation mit hoher Mortalität,
? nicht untersucht

tremitäten. *Kanarienvögel:* gesträubtes Gefieder, Schnappen nach Luft („Schnappkrankheit"), Pockenefflorenzen am Rande der Augenlider, am Kopf, an den Beinen und Zehen, manchmal am ganzen Körper, Schnabelwinkel. Pockeneruptionen können fehlen, aber auch erhebliche Umfangsvermehrungen an den Zehen ausbilden. *Papageien:* Atemnot, Schwellung der Augenlider, Pockenefflorenzen an Kopf und Zehen. *Makroskopisch:* neben den Hautläsionen bei *Huhn* und *Pute* diphtheroide Beläge an Schnabelschleimhaut, Zunge, Rachen, Kehlkopf, Ösophagus, gelegentlich Trachea, denen katarrhalische Entzündungen vorangehen. Übergreifen auf Nasenhöhle und Cella infraorbitalis. *Taube:* Beteiligung der Schleimhäute seltener, dann aber ähnlich Huhn. *Kanarienvögel:* Schleimhautläsionen ähnlich Huhn, weniger häufig. Ebenso *Papageien.* *Mikroskopisch:* Verdickung des Epithels mit zapfenartiger Wucherung in die Tiefe des Koriums. Ballonierende Degeneration der Epithelzellen mit meist zahlreichen Bollingerschen Einschlußkörperchen. Bakterielle Sekundärinfektion mit Nekrose und Exulzeration sowie Schorfbildung. Entzündliche Infiltration des Koriums (Lymphozyten, Makrophagen, wenig Heterophile). Bei Kanarienvögeln Epithelwucherungen weniger ausgeprägt, wohl aber Epitheldegeneration. An den kutanen Schleimhäuten prinzipiell bei allen Vogelarten gleichartige Veränderungen, die jedoch durch Fibrinexsudation und Nekrose überdeckt werden. Am Rande der Nekrosen Einschlußkörperchen.
Differentialdiagnose: Hautverletzungen (besonders Kamm), Trichophytie. Bei Schleimhautform: Infektiöse Laryngotracheitis, Plattenepithelkarzinome (Rachen, Zunge: Huhn, Pute), Trichomoniasis (Taube).
Ergänzende Untersuchungen: histopathologische Untersuchung, Virusnachweis, serologische Untersuchung.

Literatur

Dodd, A. (1974): Pox in racing pigeons. Vet. Rec. 95, 41−43.
Gratzl, E., und H. Köhler (1968): Spezielle Pathologie und Therapie der Geflügelkrankheiten. Ferdinand Enke Verlag, Stuttgart.
Loupal, G., M. Schönbauer und J. Jahn (1985): Pocken bei Zoo- und Wildvögeln. Licht- und elektronenmikroskopische Untersuchungen. Zbl. Vet. Med. 32, 326−336.

24.1.30. Infektiöses Malabsorptionssyndrom

(Infektiöses Runting- (and Stunting-) Syndrom, Helicopter Disease, Pale Bird Syndrome, Brittle Bone Disease, Infektiöse Proventrikulitis, Infektiöse Femurkopfnekrose)

Diese Krankheit wurde 1977, möglicherweise aber schon 1949 erstmals in den USA, 1978 in den Niederlanden und 1981 in England beschrieben. Ihr Auftreten hat erhöhte Mortalität, mangelhafte Futterkonversion und erhebliches Zurückbleiben im Wachstum zur Folge.
Ätiologie: ungenügend geklärt. Isoliert wurden Reoviren (Darm von Durchfallküken), enterovirus-

ähnliche Partikeln in Darmepithelzellen und Parvoviren, mit denen Durchfall ausgelöst werden konnte. Neuerdings wurde sowohl in Epithel der Pankreasausführungsgänge als auch im Darmepithel ein togavirusähnliches Virus nachgewiesen, das möglicherweise der wahre Krankheitserreger ist.

Küken, Anamnese: 50 % der 3—6 Tage alten Küken haben Durchfall, fressen bevorzugt Kot, sind stark aufgeplustert; 7 Tage alte Küken auffallend aktiv, erholen sich teilweise. Bei 10 Tage alten Küken sind 5—10 % der Küken kleiner als die Schlupfgefährten, haben auffallend abnormen Appetit, produzieren Fäzes mit großen Mengen schlecht verdauten Futters („Maldigestionssyndrom"). Kot haftet an den Krallen als Ballen. Manche Tiere beginnen innerhalb von 1—2 Wochen wieder zu wachsen („Stunts"). Diejenigen, die in 3—4 Wochen nicht wieder wachsen, werden als „Runts" bezeichnet („Runting and Stunting Syndrome"). Im Alter von 3—4 Wochen wird gelbes Pigment aus Mais nicht resorbiert. Die Tiere sind blaß („Malabsorptionssyndrom", „Pale Bird Syndrome"). Bei manchen Tieren brechen die Beinknochen („Brittle Bone Disease"). Auch Femurkopfnekrosen kommen vor. Anstieg der alkalischen Phosphotase im Blutserum. *Makroskopisch:* Im Wachstum zurückgebliebene Küken, katarrhalische Enteritis, Pankreasatrophie (partiell oder total). *Mikroskopisch:* im Dünndarm katarrhalische Enteritis, entzündliche Infiltrate in den Krypten, Ausbildung von Zysten; Veränderungen im Pankreas in unterschiedlichem Maße ausgedehnt in Abhängigkeit vom Ausmaß der Beteiligung der 3 Ausführungsgänge des Pankreas. 9 Tage nach Krankheitsbeginn Verschluß der Ausführungsgänge (oder eines einzelnen) mit Zelldetritus aus desquamierten Epithelzellen mit nachfolgender Unterbrechung der Enzymproduktion im zugehörigen Pankreasabschnitt nach 1—2 Tagen. Schwund der exkretorischen Pankreaszellen und Atrophie; Hemmung der Enzymproduktion wird als Grundlage der Malabsorption mit allen Begleiterscheinungen aufgefaßt (Wachstumshemmung, Knochenbrüche infolge ungenügender Vitamin-D_3- und Kalziumresorption). Dauer der Wachstumshemmungen abhängig vom Ausmaß der Pankreasatrophie. Kleine Läsionen des Pankreas haben 1—2 Wochen, ausgedehnte Läsionen langdauernde Wachstumshemmungen zur Folge. Sobald Ausführungsgänge wieder durchgängig sind, können — abhängig vom Ausmaß der Läsionen der exokrinen Pankreaszellen — wieder Enzyme in den Darm gelangen. *Elektronenmikroskopisch:* im Epithel der Ausführungsgänge 50 nm große „Togalike"-Viruspartikeln nachweisbar. Ähnliche Viruspartikeln auch in Epithelzellen des Darmes.

Broiler, Anamnese: Erkrankungen im Alter von 5—7 Tagen. 5—20 % der Tiere einer Broilerherde können betroffen sein. Geringe Letalität (bis 7 %). Beträchtliches Zurückbleiben im Wachstum (bis $1/3$ des Gewichtes der Vergleichstiere), das bereits in der ersten Lebenswoche einsetzt. Häufig Störung der Befiederung mit Retention juveniler Federn, Abbrechen der Federn oder waagerechtes Abbiegen der Flügelfedern („Helikopter") (Beginn: 2. Lebenswoche). Häufig erhöhte Biegsamkeit oder Brüchigkeit der Knochen, bisweilen auch Lahmheit im Alter von $4\frac{1}{2}$ oder 5 Wochen. Verschiedentlich Enzephalomalazie. Perioden mit Auftreten der Krankheit in Broilerherden wechseln mit solchen des Freiseins ab (maternale Antikörper?). *Makroskopisch:* Vergrößerung des mit Körnern oder Futter stark angefüllten Drüsenmagens. In der Schleimhaut manchmal mit Fibrin bedeckte Nekrosen sowie Blutungen. Atrophie des Muskelmagens. Katarrhalische Enteritis. Im brüchigen und geschwollenen, auffallend blassen Darm nur schlecht verdautes Futter mit charakteristischem, orange verfärbtem und schleimigem Material im kaudalen Dünndarm. Reichlich Gas. Gelber, übelriechender Inhalt im Zäkum. Atrophie von Bursa Fabricii und Thymus sowie Pankreas. In letzterem auch miliare Nekrosen und später Fibrose. Verdickung und hyaline Beschaffenheit der Capitula und Tubercula costae sowie der epiphysären Wachstumsplatten der proximalen Tibia (21. Tag). Vom 28.—35. Tag Gelenkknorpel der proximalen Tibia, des Caput femuris leicht vom darunterliegenden Knochen mechanisch abhebbar. 4 Wochen alte Küken haben häufig Chondrodysplasie. Nach anderen Berichten handelt es sich um Rachitis bzw. Osteoporose. Die Oberschenkelkopfnekrose wird vielfach als Osteomyelitis interpretiert, da die Oberschenkelknochen fest und nicht brüchig sind und häufig Staphylokokken und/ oder E. coli aus dem Knochenmark isoliert werden kann. Die Muskeln lassen sich leicht vom Knochenschaft trennen. Häufig Hydroperikard, auch fibrinöse Perikarditis. *Mikroskopisch:* Drüsenmagen: Hyperplasie und Hypertrophie des Drüsenepithels, teils Fibrose oder Ödem, Blutungen. Vereinzelt Nekrose im Drüsen- und Oberflächenepithel. Massive, teilweise auch nur herdförmige lymphozytäre Infiltration im Drüsengewebe und in der Mukosa das Drüsenmagens. *Darm:* im Jejunum mäßige bis hochgradige Atrophie der Zotten und Hypertrophie der Krypten. Katarrhalische Enteritis. *Herz:* herdförmige Myocarditis simplex, gelegentlich fibrinöse Perikarditis. Pankreas: vakuoläre Degeneration des exokrinen Anteils, Fibrose. Knochen: Spalten in Längs- und Querrichtung in der Wachstumsplatte (Femur), die sich auch in die tieferen Anteile der Proliferations- und Übergangszone erstrecken. Mangel an Chondrozyten entlang dieser Spalten. Vertikale Spalten bewirken Abhebung des Perichondriums vom Knorpel. Knorpelnekrose. Fragmentation der Knochenbälkchen. Periost häufig hyalinisiert.

Differentialdiagnose: Muskelmagenerosionen, Vitamin-D_3-Mangel, Kalziummangel, Rachitis, Mangelkrankheiten anderer Ätiologie, Parasitosen.

Literatur

Heide, L. von der, D. Lutticken and M. Horzinek (1981): Isolation of Avian Reovirus as a Possible Etiologic Agent of Osteoporosis („Brittle Bone Disease"; „Femoral Head Necrosis") in Broiler Chickens. Avian Dis. 25, 847—856.

Page, R. K., O. J. Fletcher, G. N. Rowland, D. Gaudry and P. Villagas (1982): Malabsorption Syndrome in Broiler Chickens. Avian Dis. 26, 618—624.

Vertommen, M., J. H. H. van Eck, B. Kouwenhoven and N. van Kal (1980): Infectious Stunting and Leg Weakness in Broilers. I. Pathology and Biochemical Changes in Blood Plasma. Avian Path. 9, 133—142.

24.1.31. Infektiöse Anämie der Küken

Diese durch das *CAA-Virus* (Chicken Anemia Agent) hervorgerufene, vertikal übertragene Krankheit tritt nur bei Küken (Broilern) auf. Sehr kleines Virus, Ähnlichkeit mit Parvovirus. Immunsuppression. Altersresistenz nach Ende der 2. Lebenswoche. Simultane Infektionen mit anderen immunsuppressiven Viren (Virus der Marekschen Krankheit, Virus der Infektiösen Bursitis, Retikuloendotheliose-Virus) bewirken beschleunigten und schlimmeren Krankheitsverlauf mit Letalität bis 100 %. Sterblichkeit beginnt am 9. Tag p. i. Zwischen 13. und 18. Tag p. i. Letalität bis 30 %. Hohe Anfälligkeit für Sekundärinfektionen, verzögerte Rekonvaleszenz bei überlebenden Küken. Bei mit CAA infizierten Küken, die Kontaktinfektionen mit Virus der Infektiösen Bursitis erleiden, nur verzögerte Ausbildung der Altersresistenz. CAA ist ubiquitär, Ausscheidung über Kot. Vertikale Übertragung mit Bruteiern frisch infizierter Hennen ist besonders wichtig.

Anamnese: Die Krankheit beginnt in einer Herde am Ende der 2. Lebenswoche und endet nach ca. 1 Woche. Gegen Ende der 2. Lebenswoche treten die ersten Läsionen auf. Herde ist depressiv. Zusammendrängen, feuchte Einstreu, Stagnation des Wachstums. Depressionsphase 3—5 Tage. Erkrankte Tiere hochfiebrig, Inappetenz, vielfach Blaufärbung der Haut (Kopfbereich, seitliche Brustwand, Abdomen, Oberschenkel, beschuppter Bereich der Ständer einschließlich Ballen). Haut reißt ein, es entleert sich blutig-seröses Exsudat. Hämatokrit 16—24 % (normal 28—38 %). Morbidität 20—60 %, Letalität bis 10 %; tägliche Verluste bis 10 %. *Makroskopisch:* schlecht entwickelte Tiere, Muskulatur auffallend blaß. Gangränöse Dermatitis an Flügeln und Schenkelinnenfläche, manchmal auch an anderen Hautpartien. Blutungen in Haut und Unterhaut. Knochenmark in Brustbein kaum erkennbar, in Femur wachsartig gelblichweiß. Lymphatische Organe extrem reduziert, besonders Thymus, der mitunter nur aus 2 dünnen, grauroten Fäden besteht. Atrophie des blutbildenden Marks. Befunde häufig durch Sekundärinfektionen überdeckt. *Mikroskopisch:* Thymusrinde infolge Lymphozytenverlustes extrem schmal oder fehlend. Im Mark überwiegend Fibrozyten und einzelne Lymphoblasten. Manchmal eosinophiler Detritus. Im Extremfall Thymusstruktur aufgehoben. Bursa Fabricii: Verlust ganzer Lymphfollikel, besonders an den Faltenspitzen. Im Follikelmark überwiegend Makrophagen mit Zelldetritus. Follikelrinde schmal. Tiefe Einstülpung des Epithels („Zysten"). Knochenmark: kaum Myelopoeseherde oder Heterophile. Erythropoese stark reduziert (Panmyelophthise). Eindruck eines Fettmarks mit einzelnen Lymphfollikeln. Milz: kaum Keimzentren, perivaskuläres lymphatisches Gewebe kaum entwickelt. Schweigger-Seidlsche Kapillarhülsen teilweise nekrotisch. Tonsilla caecalis unregelmäßig beteiligt, dann aber vollständiger Schwund der Lymphozyten. Herdförmige Myocarditis simplex, besonders links. Leber: gelegentlich herdförmige Nekrosen ohne entzündliche Reaktionen.

Differentialdiagnose: Reovirus-Infektion, Gumboro-Krankheit (Ansteckende Bursakrankheit), Staphylokokkose der Haut, Hämorrhagisches Syndrom.

Ergänzende Untersuchungen: Histopathologische Untersuchung, Virusnachweis.

Literatur

Bülow, V. von, R. Fuchs, E. Vielitz und H. Landgraf (1983): Frühsterblichkeitssyndrom bei Küken nach Doppelinfektion mit dem Virus der Marekschen Krankheit

(MDV) und einem Anämie-Erreger. Zbl. Vet. Med. B 30, 742—750.

Weikel, J., P. Dorn, H. Spiess und E. Wessling (1986): Ein Beitrag zur Diagnostik und Epidemiologie der infektiösen Anämie (CAA) beim Broiler. Berl. Münch. Tierärztl. Wschr. 99, 119—121.

24.1.32. Puten-Rhinotracheitis
(Putenschnupfen, Akutes respiratorisches Krankheitssyndrom, Alcaligenes-Rhinotracheitis, adenovirusassoziierte respiratorische Krankheit)

Anamnese: Erreger: wahrscheinlich ein Pneumovirus. Erkrankungsalter 1—10 (15) Wochen; Morbidität 80—100 %; Mortalität 2—5 %, bei Sekundärinfektionen mit E. coli, Mykoplasmen u. a. bis 80 %. Schniefen, Nasen- und Augenausfluß, Rasselgeräusche. Nasenausfluß wird zunehmend eingedickt, verlegt Nasenöffnungen. Mundatmen, Schwellung des Sinus infraorbitalis, der Augenlider und submandibuläre Ödeme, Blaufärbung des Kopfes. Gewichtsverluste, erhöhter Futterverbrauch. Ätiologie ungenügend geklärt. In den meisten Ausbrüchen Nachweis von *Bordetella avium* (Bordetella bronchisepticum, Alcaligenes faecalis), häufig in Verbindung mit anderen Erregern. Genannt werden: Mycoplasma gallisepticum, Adenovirus, Yucaipa-Virus (Paramyxovirus Typ 2), meso- und lentogene Stämme des Newcastle-Virus. Regionale Unterschiede: in BRD, Großbritannien, Frankreich und Israel wird B. avium weniger regelmäßiger nachgewiesen als in USA und Kanada. *Makroskopisch:* schleimige Rhinitis, Tracheitis, Konjunktivitis und Sinusitis. Vereinzelt auch katarrhalisch-fibrinöse Bronchopneumonie. *Mikroskopisch:* Nase mit exzessiver Schleimansammlung. Bei akuter Tracheitis Erweiterung der Schleimdrüsen, Hyperplasie des Drüsenepithels, Verlust der Zilien. Anfangs nur oberflächliche Epithelnekrose, später auch komplette Nekrose mit Blutungen und Fibrinexsudation. Massive submuköse Infiltration mit Heterophilen. Bei chronischem Verlauf Metaplasie des regenerierenden Trachealepithels zu Plattenepithel; gelegentlich fibrinöse Bronchopneumonie.

Differentialdiagnose: Influenza, Newcastle-Krankheit, Chlamydiose, Mykoplasmose, Geflügelcholera, Pasteurella-anatipestifer-Infektion, Aspergillose, A-Avitaminose.

Literatur

Lister, S. A., and D. J. Alexander (1986): Turkey rhinotracheitis: A review. Vet. Bull. 56, 637—663.

24.2. Bakteriell bedingte Krankheiten

24.2.1. Geflügelspirochätose
(Borreliose)

Diese vor allem in Ländern und Regionen mit warmem Klima vorkommende Krankheit wurde erstmals 1891 bei Gänsen in Transkaukasien beschrieben. Sie wird durch die Zecken *Argas persicus* sowie *A. miniatus, A. reflexus, A. vitroriensis* (Australien), möglicherweise auch durch *Culex*-Arten übertragen. Milben dienen als mechanische Überträger, nicht als Vektoren. Der Erreger ist *Spirochaeta anserina*. Bei Übertragungen durch Zecken verstreichen 4—9 Tage, bis der Erreger im Blut nachgewiesen werden kann, wo er im Durchschnitt 7 Tage lang vorhanden ist. Nach dem Verschwinden aus dem Blut sind die Erreger in den Organen nachweisbar. Die Krankheit kommt bei *Hühnern, Enten, Gänsen, Puten, Fasanen* und *freilebenden Vögeln* vor. Mit Zunahme der Intensivhaltung ist die Krankheit deutlich zurückgegangen. Sie tritt vorwiegend in der warmen Jahreszeit (in Österreich August und September) auf. Nach Biß eines Wirtes werden Zecken nach 6—7 Tagen infektionstüchtig. Die Infektion erfolgt durch Zeckenbiß oder orale Aufnahme der infektionstüchtigen Zecken. *Inkubationszeit:* 3—8 Tage, nach Zeckenbiß 6—7 Tage, Morbidität 10—100 %, Letalität 1—2 %, aber auch bis 100 %, meist etwa 50 % in Abhängigkeit von der Anzahl der Vektoren und damit der Spirochäten, die in den Tierkörper gelangen.

Anamnese: erkrankte Vögel mit gesträubtem Gefieder, Fieber (bis 43 °C und mehr). Leuchtend rote Kopfbehänge, Verweigerung der Futteraufnahme, grünlicher Durchfall mit urathaltigem, stinkendem Kot. Vermehrter Durst, final Paralysen und Krämpfe. Nicht selten auch Anämie mit blassen oder zyanotischen Kopfbehängen. Bei protrahiertem Verlauf Abmagerung. Bei Gänsen häufig Anämie. *Makroskopisch: Hühner, Puten:* Abmagerung, erhebliche Milzschwellung (bis 5fach) mit zahlreichen Nekroseherden und Blutungen; Leber geschwollen, leicht zerreißbar, häufig Hämatome oder innere Verblutung. Nekrosen. Fallweise fibrinöse Perikarditis. Nierenschwellung, Lungenödem, Darmkatarrh. *Puten* (protrahierter Verlauf): Nekrosen in der Leber. *Gänse:* Nekrosen in der Leber (bis erbsengroß). *Enten:* allgemeine Anämie, Milzschwellung mit Nekrosen. *Mikroskopisch: Hühner:*

Blutungen, Plasma- und Fibrinergüsse, Nekrosen, Infiltration mit lymphatischen und retikulären Zellen in der Milz. In letzteren Speicherung von Lipoiden. Zahlreiche Mitosen in den lymphatischen Zellen. In der Leber Blutungen, Nekrosen, perivaskuläre lymphozytäre Infiltrate. Hämozytoblasten. Erythropoeseherde. Um Nekrosen Infiltrate mit Heterophilen, Fibroblasten; fettige Degeneration der Leberzellen. Rundzelleninfiltrate im Herzen. Koagulationsnekrosen in den Sammelkanälchen der Nieren. Hämorrhagische Infarkte. Perivaskuläre Gliose in Gehirn und Medulla oblongata, nichteitrige Leptomeningitis. In allen Organen reichlich Spirochäten. *Puten:* Leber: herdförmige Verfettung und Nekrosen. Zahlreiche lymphozytäre Infiltrate.

Differentialdiagnose: Geflügelcholera, Geflügelpest, Newcastle-Krankheit, Streptokokkose; bei chronischem Verlauf Pullorumkrankheit und Paratyphoid.

Ergänzende Untersuchungen: Nachweis der Spirochäten aus Blutausstrichen.

Literatur

Baumann, R. (1925): Untersuchungen über Geflügelspirochätose. Wien. Tierärztl. Mschr. 12, 387—385.
Rokey, N. W., and V. N. Snell (1961): Avian Spirochetosis (Borrelia anserina). Epizootics in Arizona poultry. J. Amer. Vet. Med. Assoc. 138, 648—652.

24.2.2. Infektiöse Campylobacter-Infektion
(Vibrionen-Hepatitis, Aviäre Infektiöse Hepatitis)

Diese Krankheit der *Hühner* wurde erstmals 1955 beschrieben. Der Ausdruck Vibrionen-Hepatitis wurde von Peckham (1958) geprägt. Der Erreger wird heute als *Campylobacter fetus* ssp. *intestinalis* (Biotyp B nach Berg und Serotyp 01 nach Mitscherlich) bezeichnet. Die Krankheit tritt vor allem bei Hühnern auf, die vor der Legereife stehen oder seit mehreren Monaten legen. Die Ausbreitung erfolgt über den Kot, doch ist auch Kontaktinfektion leicht möglich. *Inkubationszeit:* 5—12 Tage. Letalität insgesamt 2—15 %.

Anamnese: Die Krankheit geht mit undeutlichen Zeichen einher und besteht oft wochenlang in einem Bestand. Vermehrte Sterblichkeit, Ausbleiben des Erreichens der Produktionsspitze oder Nichteintreten in die Eiproduktion, Abfall der Legeleistung um 25—35 %. Gewichtsverlust, Lustlosigkeit, Schrumpfung des Kammes, manchmal Durchfall. Ausnahmsweise akute Todesfälle. Keine Auswirkungen auf Schale und Eiqualität sowie Fruchtbarkeit und Schlupffähigkeit. *Makroskopisch:* Abmagerung, Blässe der Muskulatur. Etwa 10 % der erkrankten Hühner weisen Leberläsionen auf. Diese sind sehr variabel in Aussehen und Ausdehnung. Vergrößerung und mahagonifarbige Verfärbung können einzige Zeichen sein. Meist disseminierte Nekrosen (stecknadelkopfgroß bis 1—3 mm, grauweiß bis gelbbraun), unregeläßige Blutungen nahe der Leberkapsel. Manchmal kleine Hämatome, auch Leberrupturen. Erhöhte Brüchigkeit. Oft eisblumenartige, sternchenförmige bis landkartenartige (1—4 cm große), ausgedehnte Nekrosen. In chronischen Fällen Induration und Atrophie, vergesellschaftet mit Aszites und Hydroperikard. Gelegentlich Ikterus. Nieren: Blaß. Degeneration der Eifollikel mit vollständigem Schwund oder nur erbsengroßen Eifollikeln. Herzdilatation mit Hydroperikard. Vereinzelt Nekrosen im Herzmuskel. Milz: im Frühstadium geschwollen. Katarrhalische Enteritis mit Petechien (15—100 % der erkrankten Hühner). *Mikroskopisch:* im akuten Stadium vorwiegend subkapsuläre und parenchymale Blutungen mit Verquellung der Gefäßwände. Plasmarrhagien. Lympho- und granulozytäre Infiltrate im Portalbereich. Dazu herdförmige Nekrosen, die als parenchymatöse oder fettige Degeneration beginnnen, unterschiedlicher Größen und verschiedenen Aussehens sind, denen anfangs Infiltrate mit Heterophilen fehlen. Nekrosen besonders an den Rändern der Leber, landkartenartig ausgedehnt. Neigung zur Konfluenz. Störungen des Gallenabflusses. Bei subakutem Verlauf lympho- und histiozytäre Infiltrate mantelartig im Portalbereich. Phagozytose von Hämosiderin und Gallenpigment. Am Rande von ausgedehnten Nekrosen Heterophile und Makrophagen, auch Riesenzellen. Nekrosen und deren Demarkation durchziehen in breiter Fläche das Lebergewebe. Bei protrahiertem Krankheitsverlauf Ausbildung einer chronischen, nichteitrigen Hepatitis mit ausgiebiger Bindegewebs- und Gallengangsproliferation. In der Milz deutliche Verminderung der Lymphozyten, manchmal Nekrosen bzw. Ausbildung kleiner Granulome. Heterophile und Lymphozyten im Interstitium der Niere. Im Knochenmark vermehrt große, unreife, myeloische Zellen. Bei jungen Hühnern Infiltration mit Lymphozyten und Heterophilen im Myokard und Epikard, manchmal auch herdförmig Verlust der Querstreifung. Desquamation, z.T. auch Nekrose des Oberflächenepithels im Darm.

Differentialdiagnose: Pullorumkrankheit, Paratyphoid, Typhlohepatitis.

Ergänzende Untersuchungen: bakteriologische und serologische sowie histologische Untersuchung.

Literatur

Delaplane, J. P., H. A. Smith and R. W. Moore (1955): An Unidentified Agent Causing a Hepatitis in Chickens. Southwestern Vet. **8**, 356—361.
Sevoian, M., R. W. Winterfield and C. L. Goldenau (1958): Avian Infectious Hepatitis. I. Clinical and Pathological Manifestations. Avian. Dis. 2, 3—18.

24.2.3. Staphylokokken-Infektion
(Staphylomykose, Staphylokokkose, Seuchenhafte Staphylokokkenkrankheit)

Die Krankheit ist weltweit verbreitet und verursacht gelegentlich akute und chronische Infektionen. Der Erreger ist *Staphylococcus aureus*, der ein normaler Bewohner von Haut und Schleimhäuten ist und zahlreiche Toxine und Enzyme produziert. Übertragungen horizontal (konnatal, Vektoren). Bei endogenen Infektionen hämatogene Aussaat, bei exogener Infektion häufig lokale Entzündung der Haut, die zur Septikämie führen kann. Für Infektionen sind prädisponierende Faktoren erforderlich (Alter, Hautläsionen, Federwechsel, photosensible Stoffe des Futters, vorangegangene andere Infektionen, Immunsuppression, Intoxikation, Streßfaktoren). Auslösung sehr unterschiedlicher Krankheitsbilder: 1. Embryosterblichkeit, 2. Nabel- und Dottersackentzündung, 3. Septikämie, 4. Arthritis und Synovitis, 5. Osteomyelitis, 6. vesikuläre Dermatitis, 7. Gangränöse Dermatitis. Erkrankungen kommen vor bei *Hühnern, Puten, Enten, Gänsen, Tauben* und *Fasanen.*

Anamnese: Hühner: erhöhte Embryosterblichkeit und Frühsterblichkeit mit trockener oder feuchter Nabelentzündung (Infektionen häufig mit von Menschen stammenden Staphylokokken). Septikämie: meist rasch eintretende Todesfälle, Fieber, Benommenheit, aufgeplustertes Gefieder, Absinken der Eiproduktion. Arthritis und Synovitis: meist nach vorangegangener überstandener Septikämie, teils bei jungen, teils bei 9—16 Wochen alten Tieren. Schwellung der Tibiotarsalgelenke, seltener Femorotibialgelenke, Abszesse an den Füßen. Osteomyelitis; Bewegungsstörungen. Vesikuläre Dermatitis; junge und adulte Hühner manchmal mit Arthritis; Infektionen meist kombiniert mit Clostridium perfringens Typ A. Bläschen, besonders am Kamm, am Kehllappen, an schwach befiederten Seitenflächen des Kopfes, an unbefiederten Teilen der Beckengliedmaßen. Bläschen platzen (milchige bis bernsteingelbe, auch grünliche Flüssigkeit), Schorfe und Krusten, die bis 3 Wochen haften; reduzierte Freßlust und Eiproduktion. Gangränöse Dermatitis: zunächst hämorrhagisches Ödem, danach Gangrän (schwarze, federlose, feuchte Haut). Besonders häufig betroffen sind die Flügel: *Puten:* meist chronisch verlaufende Arthritis nach vorangegangener Septikämie, selten akut (junge Tiere). Betroffen sind Sprunggelenke, seltener Femorotibialgelenke, Zehengelenke; erhebliche Bewegungsstörungen, teils nur hüpfende Vorwärtsbewegungen. Letalität bei bis 10 Tage alten Küken bis 80%. *Enten* und *Gänse:* akuter Verlauf mit Apathie, Inappetenz, Liegen am Boden. Bei chronischem Verlauf Entzündung der Sprunggelenke, Zehengrundgelenke bzw. einzelner Zehengelenke, auch der Fußballen und Flügelgelenke. Bei protrahiertem Verlauf Zurücktreten der Allgemeinstörungen zugunsten der Gelenkentzündungen. Tiere stehen nur selten auf. Später Appetitmangel und Durchfall. Abmagerung. Tod innerhalb von 10—14 Tagen. Bei Abklingen der Krankheitserscheinungen Gelenkschwellungen und steifer Gang. *Makroskopisch: Hühner:* Frühsterblichkeit, Nabelentzündung, die über Nabelstrang zum Dottersack (Dottersackentzündung, Dottersackretention) und über kutane Nabelöffnung auf Pleuroperitoneum (eitrig-fibrinöse Pleuroperitonitis) fortgeleitet wird. Nabelregion trocken oder schmierig-schwarz oder rötlich-schwammig. Septikämie: bei perakutem Verlauf keine auffallenden Veränderungen. Sonst Blutungen in Unterhaut und Serosen. Milzschwellung, mäßige Leberschwellung mit kleinen Nekroseherden. Infarkte in Leber, Milz und Niere. Blutig-seröses Hydroperikard, Abszesse in Lunge und Niere, auch Blinddarmwand. Auch akute seröse Polyarthritis und Tendovaginitis. Bisweilen Entzündung von Eierstock, Eileiter, Kloake. Vereinzelt Otitis externa, eitrige Panophthalmie. Arthritis und Synovitis: serofibrinöser, eitrig-fibrinöser und schließlich bröckeliger Inhalt in den betroffenen Gelenken und Sehnenscheiden. Sehnenscheiden an Gelenkkapseln eitrig infiltriert. Gangränöse Dermatitis: neben Hautläsionen hyalinschollige Muskeldegeneration. Auch Entzündung von Eierstock, Eileiter, Kloake. Vielfach gehäuftes Vorkommen von Endocarditis valvularis. Besonders häufig betroffen sind Aortenklappen, Pulmonalklappen und rechte Atrioventrikularklappe. Linke Atrioventrikularklappe in nahezu der Hälfte der Fälle gemeinsam mit anderen Klappen beteiligt. Herzdilatation, Infarkte in Leber und Milz. *Puten:* Im Vordergrund stehen Gelenkentzündungen ähnlich wie bei Hühnern. Verschiedentlich Abszesse über dem Brustbein, manchmal fibrinöse Perikarditis. Auch Endokarditis ähnlich wie bei Hühnern. Infarkte in der geschwollenen Leber, Milz und Niere. Bei Putenküken Nabelentzündung mit Schorfen über Geschwüren mit seropurulenter Exsudation. Dottersackinhalt verflüssigt, oft übelriechend. Bei *Gänsen* häufig bei Arthritiden Usuren der Gelenkknorpel. Eitrige Einschmelzung von Zehenknochen. Atrophie der Beinmuskulatur. Fibrinöse Perikarditis. Lebernekrose. Bei *Enten* ähnlich Gänsen, manchmal Sehnen aufgeschlissen, eitrig infiltriert. Bei *Tauben* keine Besonderheiten gegenüber anderen Vogelarten. *Mikroskopisch: Hühner:* fibrinöse Perikarditis mit reichlich Heterophilen und Makrophagen, später Fibroblasten. Infarkte in der Herzspitze mit septischen Thromben. In der Leber ebenfalls septische Thromben mit Nekrosen der Umgebung. Oft große Bakterienrasen. Demarkation mit Heterophilen, Makrophagen, später auch Fibroblasten; ähnlich in der Milz. Gelegentlich auch in der Lunge Thromben. Endokarditis gegenüber Säugern ohne Besonderheiten.

Differentialdiagnose: Streptokokkose, Streptobazillose, Pasteurellose, Salmonellose, Yersiniose, Rotlauf, Koliseptikämie, Gasödemkrankheit, Infektiöse Synovitis, Reovirus-Arthritis, Rhodotoruliasis.

Ergänzende Untersuchungen: bakteriologische Untersuchung unter Berücksichtigung von Pathogenitätsmerkmalen.

Literatur

Canoghan, R. B. A. (1966): Spinal Cord Compression of Fowls due to Spondylitis Caused by Staphlococcus pyogenes. J. comp. Path. **76**, 9–14.
Hale, N., and H. S. Purchase (1931): Arthritis and Periostitis in Pheasants Caused by Staphylococcus pyogenes aureus. J. comp. Path. **44**, 252–257.
Köhler, B., V. Bergmann, W. Witte, R. Heiss und K. Vogel (1978): Dermatitis bei Broilern durch Staphylococcus areus. Mh. Vet.-Med. **33**, 22–28.
Miner, M. L., R. A. Smart and A. E. Olson (1968): Pathogenesis of Staphylococcal Synovitis in Turkeys. Avian Dis. **12**, 46–60.
Povar, M. L., and B. Brownstein (1947): Valvular Endocarditis in the Fowl. Cornell Vet. **37**, 49–54.

24.2.4. Streptokokken-Infektion
(Streptokokkose, Streptokokkenkrankheit, Schlafkrankheit der Hühner, Streptomykose)

Diese Krankheit wurde 1902 erstmals beschrieben. Sie ist weltweit verbreitet, im ganzen aber nur von geringer Bedeutung. Akute und chronische Verluste bis 50 % sind möglich. Der wichtigste Erreger ist *Streprococcus faecalis* (Serogruppe D), doch kommen auch *S. zooepidemicus* (Serogruppe C), vielfach als *S. gallinarum* bezeichnet. *S. faecium* und *S. durans* (beide Serogruppe D) in Betracht. *S. faecalis* ist ein normaler Darmbewohner. Aerogene und omphalogene Infektionen sind die wichtigsten. Infektionen bei allen Altersgruppen, bei Streptococcus-zooepidemicus-Infektionen auch bei erwachsenen *Hühnern, Gänsen, Enten, Puten* und *Tauben*. *S. faecium* und *S. durans* besitzen nur geringe Pathogenität. *Inkubationszeit:* 24 Stunden bis mehrere Tage.

Anamnese: bei Serogruppen D (Enterokokken) Embryosterblichkeit und Frühsterblichkeit mit Nabelentzündung bei *Küken* bis zum 10. Lebenstag; bei *Hühnern* (selten) apoplektiforme Todesfälle. Bei Infektionen mit S. zooepidemicus, und S. faecalis subnormale Temperaturen. Bei Jungtieren Krankheitsablauf mehr perakut bis akut, bei adulten meist protrahiert bis chronisch. Hochgradige Depression, gesträubtes Gefieder, geschlossene Augen, teilweise verklebte Augenlider. Später Durchfall mit gelblichen Fäzes, auch respiratorische Symptome, Paresen. Bei protrahiertem Verlauf Gelenkentzündungen, geschrumpfter Kamm, Katarrh der oberen Luftwege, Benommenheit, Schläfrigkeit, hochgradige Abmagerung. Bei *Tauben* Teilnahmslosigkeit, Flugunwilligkeit, Atemnot, schleimige Rhinitis. Bei *Enten* Depression, Abmagerung, Konjunktividen Arthritiden. Ähnlich bei *Gänsen*. Krankheitsdauer 5–7 Tage, selten perakut. *Makroskopisch:* bei *Küken* bis 10. Tag Nabelentzündung, Dottersackretention, Hydroperikard, sonst Milzschwellung, Leberschwellung mit Blutungen und kleinen Nekroseherden, serofibrinöse Entzündung des Pleuroperitoneums und Perikrads, manchmal auch der Luftsäcke. Blutungen in Myokard, Trachea. Nierenschwellung, Kongestion der Lunge, manchmal pneumonische Herde. Schleimiger, selten blutiger Darmkatarrh. Nicht selten Endocarditis valvularis, besonders links. Bei chronischem Verlauf fibrinöse Tendovaginitis und Arthritis. Entzündung der Kehllappen, herdförmige Nekrose in Herzmuskel und parenchymatösen Organen. Auch Oophoritis und Salpingitis sind möglich. *Mikroskopisch:* Endocarditis valvularis mit Thromboembolien, Infarktnekrosen in Herz, Leber, Milz mit entzündlicher Infiltration. Segmentale eitrige Entzündung von Arterien, Arteriolen und Kapillaren mit perivaskulärer und intrazerebraler Entzündung sowie Infarkten im Gehirn; Leptomeningitis.

Differentialdiagnose: Embryonen und Küken: Brutfehler, Infektionen mit anderen Infektionserregern. Sonst Staphylokokkose, Streptobazillose, Pasteurellose, Salmonellose, E.-coli-Infektion, Yersiniose, Mykoplasmose, Reovirus-Infektion, Anatipestifer-Septikämie.

Ergänzende Untersuchungen: bakteriologische Untersuchung.

Literatur

Jortner, B. S., and C. F. Helmboldt (1971): Streptococcal Bacterial Endocarditis in Chickens. Associated Lesions of the Central Nervous System. Vet. Path. 8, 54—62.

Nörgaard, V. A., and J. R. Mohler (1902): Apoplectiform Septicemia in Chickens. USDA BAI Bul. 36, Zit. aus Gratzl, E., und H. Köhler (1968): Spezielle Pathologie und Therapie der Geflügelkrankheiten. Ferdinand Enke Verlag, Stuttgart.

24.2.5. Pseudomonas-Infektion

Der Erreger ist weltweit verbreitet und kommt in Wasser, Boden und Einstreu vor. Zwar können Vögel aller Altersgruppen erkranken, doch verursacht *Pseudomonas aeruginosa* in erster Linie Embryosterblichkeit und Erkrankungen bei sehr jungen Hühnerküken (sog. Frühsterblichkeit der Küken). Auch *Puten* und *Fasanen* erkranken. Bei älteren Tieren ist der Erreger vor allem als Sekundärerreger bedeutungsvoll. Immunsuppression, Behandlungen mit Antibiotika, Schäden der äußeren Haut und/oder Schleimhaut sowie hohe Keimzahlen ermöglichen Infektionen. Der Erreger produziert Lecithinase und Protease, die für Hautödeme und Blutungen sowie Nekrosen verantwortlich sind. Leukozidin soll die Granulozyten zerstören. Die Morbidität schwankt in weiten Grenzen, kann aber sehr hoch sein (bis 90%), ebenfalls die Letalität (1—20%).

Anamnese: hochgradige Allgemeinstörungen mit Septikämie bei bis 10 Tage alten *Küken* mit Durchfall, respiratorischen Geräuschen, Atemnot, Ödem und Blässe der Haut im Kopfbereich sowie in den Kehllappen. Tränenfluß, Schwellung der Augenlider. Somnolenz. Tod meist binnen 24 Stunden. Erhöhte Embryosterblichkeit, „Explosion" von Bruteiern in Brutapparaten bzw. Schlupfbrütern. Bei protrahiertem Krankheitsverlauf respiratorische Krankheitszeichen und Keratitis, Korneanekrose. Später Bulbusatrophie bei 50% der Tiere. *Makroskopisch:* Blutungen und Ödeme im Bereich der Unterhaut, katarrhalisch-hämorrhagische Enteritis, Blutungen in serösen Häuten. Darmkatarrh. Bei protrahiertem Verlauf fibrinöse Perikarditis, Perihepatitis, Luftsackentzündung. *Mikroskopisch:* vereinzelt Nekrosen in der Leber, Erosionen und Ulzera im Darm.

Differentialdiagnose: E.-coli-Infektion, alle Krankheiten des Respirationstraktes.

Ergänzende Untersuchungen: bakteriologische Untersuchung.

Literatur

Essex, H. E., F. D. McKenney and F. C. Mann (1930): Pseudomonas pyocyanea a Significant Factor in a Disease of Chickens. J. Amer. Vet. Med. Assoc. 77, 174—184.

Lusis, P. I., and M. A. Soltys (1978): Pseudomonas aeruginosa. Vet. Bull. 41, 169—177.

24.2.6. Brucellose

1907 wurde erstmals bei *Hühnern* Brucellose nachgewiesen, allerdings nur serologisch wie bei den meisten anderen derartigen Berichten. Nur sehr wenige Mitteilungen liegen über bakteriologischen Nachweis von *Brucellen* bei Hühnern vor. Durch Kontakt mit infizierten Haussäugern sind Infektionen bei Hühnern möglich. Positive Titer wurden bei *Gans, Fasan, Ente* und *wildlebenden Vögeln* festgestellt. Bei experimentellen Infektionen wurden Abfall der Legeleistung, Durchfall, Blässe der Kopfbehänge, Abmagerung, Schwäche und Somnolenz bemerkt.

Anamnese: Bei Spontanfällen bei Hühnern sind keine verwertbaren klinischen Symptome berichtet worden. *Makroskopisch:* meist keine Veränderungen, doch auch Milzschwellung, später Atrophie; in der Leber miliare Nekrosen, schlaffe Eifollikel; ähnliche Veränderungen bei Gänsen und Enten, dazu jedoch fibrinöse Perikarditis und gelegentlich hämorrhagische Enteritis. *Mikroskopisch:* Histiozytenwucherungen in Lunge, Milz und Leber, in letzterer auch herdförmige Nekrosen. Trübe Schwellung der

Nierenepithelien. Nekrosen im Dünndarm mit diffuser lymphozytärer Infiltration.
Differentialdiagnose: Krankheiten mit septikämischem bzw. virämischem Krankheitsverlauf.
Ergänzende Untersuchungen: bakteriologische Untersuchung.

Literatur

Angus, R. D., G. M. Brown and C. S. Guc (1971): Avian Brucellosis. A Case Report of Natural Transmission from Cattle. Am. J. vet. Res. 32, 1609—1612.

Fiorentini, zit. aus Manninger, R.: in: Hutyra, F. von, J. Marek und R. Manninger (1959): Spezielle Pathologie und Therapie der Haustiere. 11. Aufl. Bd. I. VEB Gustav Fischer Verlag, Jena.

24.2.7. Bordetellose
(Putenschnupfen, Rhinotracheitis)

Die Krankheit kommt bei jungen *Putenküken,* selten auch bei *Entenküken* vor. Sie verläuft akut bis chronisch. Der Erreger ist *Bordetella avium* sp. nov. Übertragung aerogen, ferner durch lebende oder tote Vektoren. Hoher Tropismus zu den Zilien des Respirationstraktes. Infektionsquellen: kontaminierte Umwelt, latent infizierte *Puten, Hühner, Gänse, Enten* und auch *andere Vogelarten.* Häufig sekundäre Infektionen (Mykoplasmen, E. coli, P. multocida, Paramyxoviren), die verlängerten und komplizierten Krankheitslauf zur Folge haben. *Inkubationszeit:* 2—7 Tage. Schnelle Krankheitsausbreitung mit hoher Morbidität und zunächst geringer Letalität (1—5%), die bei kompliziertem Krankheitsverlauf (10.—14. Krankheitstag) nahezu 20—80% erreichen kann.

Anamnese: anfangs seröser bis trüber und flockiger Nasen- und Augenausfluß; Schwellung und Verklebung der Augenlider. Gelegentlich Auftreibung des Infraorbitalsinus. Rasselnde Atemgeräusche, Dyspnoe. Rasche Krankheitsausbreitung in einer Herde. *Makroskopisch:* katarrhalische bis eitrige Rhinitis, Konjunktivitis, Tracheitis, gelegentlich auch Sinusitis. Manchmal Lungenemphysem und serofibrinöse pneumonische Herde. Bei kompliziertem Verlauf interstitielle Bronchopneumonie und fibrinöse Luftsackentzündung. *Mikroskopisch:* anfangs Verlust der Zilien, gefolgt von Desquamation von Epithelzellen im Respirationstrakt; Infiltration mit Heterophilen. Später Epithelhyperplasie und -metaplasie. Parabronchiale lymphoplasmazytäre Infiltrate. Herdförmige serofibrinöse, später interstitielle granulomatöse pneumonische Herde.

Differentialdiagnose: Mykoplasmose, Influenza-A-Infektion, Paramyxovirus-Infektion.

Ergänzende Untersuchungen: bakteriologische Untersuchung, ergänzend serologische Untersuchung.

Literatur

Filou, R., S. Clautier, E. R. Vrancken et G. Bernier (1967): Infection Respiratoire des Dindonneau Causée par un Microbe Apparanté au Bordetella bronchiseptica. Canad. J. comp. Med. Vet. Sci. 31, 129—134.

Hinz, K. H., G. Glünder, B. Stiburek und H. Lüders (1979): Experimentelle Untersuchungen zur Bordetellose der Pute. Zbl. Vet. Med. B, 26, 202—213.

24.2.8. Pullorumkrankheit
(Pulloruminfektion, Weiße Kükenruhr, Pullorumseuche, Hühnertyphus)

Die Krankheit ist weltweit verbreitet und stellt eine Geißel und ständige Bedrohung der Geflügelhaltung dar. Die Krankheit erfaßt in erster Linie *Hühner,* doch kommen Infektionen auch bei *Puten, Enten, Gänsen, Perlhühnern, Fasanen, Wachteln, Tauben* und zahlreichen *wildlebenden Vögeln* vor. Der als *Salmonella gallinarum-pullorum* bezeichnete Erreger wird seit 1957 als *Salmonella gallinarum* bezeichnet. Dabei wird zwischen den Biovaren Gallinarum und Pullorum differenziert. Beide Erreger unterscheiden sich biochemisch, durch ihre Wachstumsansprüche und pathogenen Eigenschaften. Ätiologisch wird zwischen Pullorum-Krankheit und Hühnertyphus unterschieden. Hühner aller Altersstufen sind durch S. pullorum und S. gallinarum infizierbar. *S. pullorum* ist vor allem Erreger akut-septikämischer Erkrankungen von Küken bis zur 3., selten 6. Krankheitswoche. *S. gallinarum* verursacht ein derartiges Krankheitsbild häufiger bei Junghennen und adulten Hühnern. Außer Unterschieden im Lebensalter der erkrankten Tiere bestehen genetisch determinierte Resistenzunterschiede der Rassen bzw. Hybridlinien. Braune Hybridlinien sind deutlich krankheitsanfälliger als weiße Hybridlinien. Wenn auch keine prinzipiellen Unterschiede in der durch Biovar Pullorum bzw. Biovar Gallinarum ausgelösten Krankheitsbildern bestehen, gilt, daß *S. pullorum* vorwiegend akuten bis *subakuten, S. gallinarum* perakuten Krankheitsverlauf nach sich zieht. *Inkubationszeit:* bei Eintagsküken 36 Stunden bis 5 Tage, aber auch wesentlich länger (bis zu 3 Wochen). Morbidität und Letalität sind bei *Küken* hoch, während die Letalität bei *Hühnern* in der Regel gering ist.

Anamnese: Konnatal infizierte *Küken* sterben etwa am 19. Bebrütungstag ab oder schlüpfen lebensschwach mit allgemeiner Körperschwäche, Schläfrigkeit, Inappetenz, Durst sowie Absatz von urathaltigem Kot mit Verklebung der Kloake und Pseudoobstipation. Ein Teil der Küken erkrankt erst am 3.—5. Schlupftag, bisweilen sogar noch bis zur 3. Woche. Bei postnataler Infektion nach aerogener Infektion Atemnot mit schniefender und röchelnder Atmung, Schnabelatmen. Bei oraler Infektion erhöhtes Wärmebedürfnis, erhöhte Wasseraufnahme, Piepsen und klagende Geräusche. Gesträubtes Gefieder, Durchfall mit urathaltigem Kot sowie Pseudoobstipation. Bei protrahiertem Krankheitsverlauf (meist 2.—3. Lebenswoche) ein- oder beidseitige Schwellung und Schmerzhaftigkeit der Tibiometatarsalgelenke, seltener der Femorotibial-, Humero-, Radial- oder Zehengelenke. Bei erwachsenen Tieren Erkrankung nach Inkubationsperioden von 3 Tagen bis 3 Wochen. Oft lange Zeit klinisch inapparente oder einige Wochen dauernde Erkrankung. Unregelmäßige, schließlich sistierende Legetätigkeit, Abmagerung, Schrumpfung der Kopfbehänge, Tod. Aus inapparentem Krankheitsstadium Übergang in akutes Stadium möglich, das binnen 1—2 Tagen zum Tod führt. Durchfall mit schmutzig-grünlich-braunem Kot, auch Pleuroperitonitis mit Umfangsvermehrung des Bauches, Fluktuation, Eileiterentzündung mit bluthaltigem Kot, Blut im Weißei, Ablage weißschaliger Eier, schließlich Legenot. *Makroskopisch: Küken:* Bei septikämischem Verlauf uncharakteristische Veränderungen. Dottersackpersistenz, Leberschwellung, Blutungen in der Leber. Manchmal Leberruptur. Meist miliare Nekrosen in Leber und Milz. In der Lunge miliare bis linsengroße, grauweiße, später gelbliche und trockene Granulome. Nekrosen bisweilen zwei Drittel der Lunge erfassend. Ähnliche Granulome im Herzmuskel (ab 9. Tag p.i.). Bisweilen ähnliche Knötchen in Muskelmagen, Darm, Pankreas, ausnahmsweise Skelettmuskulatur. Hyperplastischer Milztumor. Darmentzündung mit flüssigem Inhalt, im Enddarm reichlich Urate. Blinddärme bisweilen durch diphtheroide Entzündung in starre, grauweiße oder gelblichweiße Rohre verwandelt. Bei sehr jungen Küken nicht selten hochgradige Hyperämie der Lunge und Katarrhalpneumonien als einzige, wenig auffällige Veränderungen. Gelenkentzündung mit periartikulärem Ödem.

Adulte Hühner: hochgradige Abmagerung, allgemeine Anämie, hochgradige Schwellung der bunt gefärbten Leber (Bronzeleber) mit zahlreichen submiliaren bis miliaren Nekroseherden, die konfluieren. Manchmal Leberrupturen mit subkapsulären Hämatomen oder innerer Verblutung. Erhebliche hyperplastische Milzschwellung, häufig mit miliaren Nekrosen. Serofibrinöse Perikarditis. Im Herzmuskel zahlreiche, häufig konfluierende, miliare bis erbsengroße Granulome. Hochgradige Degeneration des Ovars mit mißfarbenen, schlaffen Eifollikeln an langen Stielen. Auch großblasige zystische Eifollikel oder Eifollikel mit eingedicktem käsigen Inhalt. Zahlreiche kleine unterentwickelte Eifollikel. Gelegentlich Rupturen der Eifollikel mit nachfolgender sog. Dotterperitonitis mit käsigem, Ovar und Darmschlingen bedeckenden Inhalt, auch Verwachsungen. Fibrinöser Inhalt in Eileiter oder Anschoppung von Eimassen, gelegentlich katarrhalische Enteritis, auch diphthteroide Beläge im Anfangsteil des Darmes oder vereinzelt Granulome. Solche auch im Muskelmagen. Nierenschwellung mit miliaren Nekrosen. Blutungen in Pleuroperitoneum. Leber, Lunge. *Mikroskopisch: Küken:* Nekrosen der Lamellen des Epithels von der Innenwand des Dottersackes. In der Leber Nekrosen und Nekrobiosen mit diskreter Infiltration mit Heterophilen am Rand. Später hauptsächlich aus Histiozyten und Lymphozyten bestehende, mitunter konfluierende Granulome (Pullorumknötchen). In der Lunge ähnliche Granulome wie in der Leber, jedoch mit stärkerer Neigung zur Nekrose, die oft zahlreiche Bakterien enthalten. Bei jungen Küken Katarrhalpneumonie (Brooder pneumonia). Im Herzen anfangs hyalinschollige Muskeldegeneration, dann Granulome, die konfluieren können, ähnlich Lunge. Granulome auch in Muskelmagen, gelegentlich Dünndarm. Katarrh des Drüsenmagens mit Desquamation des Oberflächenepithels sowie des Epithels der tiefen Schleimdrüsen. Diphtheroide Typhlitis.

Adulte Hühner: Nekrosen, Blutungen, Verfettung, Gallestauung in der Leber bei mäßiger entzündlicher Infiltration mit Rundzellen. Später bindegewebige Demarkation. Im Herzmuskel Granulome ähnlich wie bei Küken. Infolge Endotoxinausschüttung Modifikation der Erythrozytenmembran. Derartige Erythrozyten werden einer Clearance durch das MPS zugeführt, woraus hämolytische Anämie mit Blockade des MPS und schließlich Tod resultieren. Verluste von 70 % und mehr der Erythrozyten führen zum Tode.

Puten: makroskopisch: wie bei Küken Dottersackpersistenz, Leberschwellung, Darmkatarrh. Bei adulten Tieren Veränderungen entsprechend wie beim Huhn.

Enten: makroskopisch: Persistenz des Dottersakkes. Fettleber, Darmkatarrh bei Adulten, Degeneration der Eifollikel, Milzschwellung, subepikardiale Blutungen.

Puten und Enten: mikroskopisch: wie beim Huhn.

Differentialdiagnose: klinisch: Haltungsfehler. Pathologisch-anatomisch: Paratyphoid, Salmonella-arizonae-Infektion, E.-coli-Infektion, Listeriose, Klebsiella-Infektion, Enterobacter-Infektion, Mykosen.

Ergänzende Untersuchungen: bakteriologische und serologische Untersuchung.

Literatur

Dobberstein, J., und E. Schürmann (1932): Zur pathologischen Anatomie und Histologie der akuten bakteriellen weißen Kükenruhr. Z. Inf. Krkh. Haust. 41, 80—115.

Hinz, K.-H., G. Glünder, S. Rottmann und M. Frierich (1989): Über Salmonella-gallinarum-Feldisolate der Biovare Pullorum und Gallinarum. Berl. Münch. Tierärztl. Wschr. 102, 205—208.

Lerche, M. (1929): Die bakterielle weiße Ruhr der Küken. Z. Inf. Krkh. Haust. 35, 139—189.

24.2.9. Paratyphoid
(Geflügeltyphus)

Unter Paratyphoid werden alle durch das begeißelte Bakterium Salmonella hervorgerufenen Krankheiten beim *Geflügel* zusammengefaßt. Die Erreger gehören dem Subgenus I mit den Gruppen B bis E an. Diese lassen sich in Untergruppen und Spezies anhand ihrer Antigene unterteilen, von denen *S. typhimurium* die am häufigsten vorkommende ist. Beim Geflügel ist eine außerordentlich große Anzahl von Serotypen nachgewiesen worden, die teils weltweit, teils regional vorkommen. Sie haben, soweit dies übersehbar ist, durchaus gleichartige Krankheitserscheinungen zur Folge. Erkrankungen kommen bei *Huhn, Pute, Ente, Gans, Taube, Fasan, Rebhuhn, Perlhuhn* und verschiedenen *frei* oder in *Gefangenschaft lebenden Vögeln* vor. Hinsichtlich der Infektions- und Verbreitungswege gelten prinzipiell gleichartige Gesichtspunkte, wie sie für die Pulloruminfektion ausgeführt wurden. Von überragender Bedeutung ist die Einschleppung der Erreger über Futtermittel. Vor allem bei *Enten* spielt zudem der Infektionsweg über die Eischale eine beträchtliche Rolle. Eine Übertragung über das Ei selbst erfolgt beim *Huhn* nicht. Soweit die Salmonellen oral aufgenommen werden, werden sie von den Epithelzellen durch Vorstülpung derselben aufgenommen und durch die Epithelzelle in die Propria geschleust, wo sie frei oder in Zellen liegend vorkommen. Inkubationszeit, Morbidität und Letalität entsprechen im wesentlichen den Verhältnissen bei der Pulloruminfektion.

Anamnese: Küken: bei Infektionen über das Ei niedrige Schlupfergebnisse, Schlupf kranker oder in den ersten Lebenstagen erkrankender Küken. Im übrigen gleichartige Krankheitszeichen einschließlich gegebenenfalls Gelenkentzündung wie bei Pulloruminfektion. Gelegentlich Hypopyon, Hornhauttrübungen und Synechien sowie Atrophie des Bulbus.

Adulte Hühner: meist klinisch inapparente Keimträger und Bakterienausscheider (mehrere Monate). Bei akuten Ausbrüchen Inappetenz, Durchfall, Exsikkose.

Puten: gesträubtes Gefieder, Inappetenz, Durchfall, Abmagerung, Entzündung der Sprunggelenke.

Enten und Gänse: Bei *Entenküken* Schnappen nach Luft, Konjunktivitis, Rhinitis, Lähmungserscheinungen, Opisthotonus. *Adulte:* bei protrahiertem Krankheitsverlauf Gleichgewichtsstörungen (Enten schwimmen mit dem Brustbein nach oben: „Kiel-Krankheit"), Gelenkentzündungen.

Tauben: bei jungen Tieren neben bekannten Erscheinungen Erkrankungen des Zentralnervensystems und der Gelenke mit Gleichgewichtsstörungen, Tortikollis. Bei der Flügellähme der Reisetauben Entzündung der Schulter- und Ellbogengelenke. Gelenke vermehrt warm, geschwollen, später verdickt, schmerzlos. Manchmal auch Erkrankungen des Hüftgelenks mit Lahmen. Aufstützen mit den Flügeln. Konjunktivitis und Keratitis. Hauser (1959) unterscheidet: 1. Lähmeform; 2. Durchfallform ohne Lähmeerscheinungen mit hohen Verlusten; 3. Gemischte Form; 4. Nervale Form, u.a. mit Tortikollis; 5. Latente Form.

Makroskopisch: Hühnerküken: Läsionen sind abhängig von Erregervirulenz, Lebensalter und resistenzmindernden Faktoren. Veränderungen können fehlen, gleichen aber im Prinzip jenen der Pullorumkrankheit mit weniger regelmäßiger und deutlicher Ausprägung. Häufig diphtheroide Typhlitis. Dazu vereinzelt fibrinöse Pleuritis und eitrig-fibrinöses Exsudat im Dottersack. Hodennekrose. Schleimige Rhinitis. Bei erwachsenen Hühnern Eierstockdegeneration. Leberschwellung mit zahlreichen Nekrobiosen und Nekrosen. Putenküken: Dottersackpersistenz, Leberschwellung mit Nekrosen, katarrhalische Enteritis, fibrinöse Typhlitis, Nekrosen in der Milz, Katarrhalpneumonie, Trübung der Luftsäcke, Nekrosen im Herzmuskel.

Enten: katarrhalische Rhinitis, Sinusitis, oft mit käsigem Inhalt. Dottersackpersistenz, Nekroseherde in der geschwollenen Leber und Milz, Darmkatarrh, fibrinöse Typhilitis. Bei Adulten Degeneration der Eifollikel, ausgedehnte Nekrosen in den Hoden, Nekrosen in der Lunge, mitunter Herzbeutelentzündung.

Gänse: katarrhalische, auch hämorrhagische Enteritis, Schwellung und Nekrosen in Leber und Milz. Mitunter Herzbeutelentzündung.

Taubenküken: Veränderungen wie bei Pulloruminfektion der Hühnerküken, dazu Darmkatarrh, Ulzera im vorderen Teil des Dünn- und Enddarmes, Nekrosen und Granulome in Lunge und Pankreas. Bei älteren Tieren Entzündung der Schulter-, Ellbogen- und Tarsalgelenke.

Jungtauben: Nekrosen in der geschwollenen Leber und Milz sowie gelegentlich Niere. Darmkatarrh, Ulzera. Gelenkentzündung (Schulter-, Ellbogen-, seltener Fußgelenke).

Adulte Tiere: chronischer Krankheitsverlauf, bei dem pathologisch-anatomische Veränderungen fehlen können. Vielfach Leber- und Milznekrosen, herdförmige diphtheroide Darmentzündung, Degeneration der Eifollikel mit Nekrose, Eileiterentzündung. Eikonkremente infolge Follikelberstung, fibrinöse Pleuroperitonitis, Hodennekrosen. Nekrosen und Granulome in der Lunge. Granulome auch in Herz, Herzbeutel, Darm, Muskelmagen, Skelettmuskulatur; ausnahmsweise Hornhauttrübungen, Synechien, Nekrose von Linse und Glaskörper.

Mikroskopisch: Huhn, Pute, Ente, Taube: Leberveränderungen ähnlich Pullorumkrankheit (Granulome mit Nekrosen bzw. Nekrosen und Nekrobiosen). Eitrige Oophoritis bei *Enten*. Bei *Tauben* diphtheroide Entzündung, Ausbildung von Granulomen im Darm. Rundzellige Infiltrate mit Nekrosen in der Lunge, Nekrobiosen im Herzen. Lympho-histiozytäre Granulome mit Resten der Muskulatur und zentrale Nekrosen in der Skelettmuskulatur. Ausgedehnte Nekrosen im Hoden mit mäßiger zelliger Infiltration unter Beteiligung von Riesenzellen. In Gelenken Nekrose der Knorpel, die sich auch auf Knochen ausdehnen mit Infiltration von Heterophilen. Wucherung der Synovialis. Übergreifen des Entzündungsprozesses auf Sehnen und Sehnenscheiden der Gelenkumgebung. In der Kornea Infiltration mit nekrotischen Heterophilen sowie Pigmentzellen. Nekrose von Linse und Glaskörper. Fibrinöse Entzündung der Semizirkulargänge. Manchmal Abszesse in den hinteren Windungen des Großhirns sowie im Kleinhirn. Nekrosen im Zweihügelgebiet, in Großhirnhemisphären und Seitenventrikeln, die durch Makrophagen abgegrenzt werden. Leptomeningitis im Bereich der hinteren Windungen des Großhirns.

Differentialdiagnose: wie Pullorumkrankheit.

Ergänzende Untersuchungen: bakteriologische und serologische Untersuchung.

Literatur

Boyer, C. J. jr., S. Narotsky, D. W. Bruner and J. A. Brown (1962): Salmonellosis in Turkeys and Chickens Associated with Contaminated Feed. Avian Dis. **6**, 43—50.

Pallaske, G. (1930/31): Paratyphusinfektion (Bact. enteritidis Gärtner) bei Erpeln mit schweren Hodenveränderungen. Arch. wiss. Tierhkd. **62**, 89—96.

Pallaske, G. (1941): Beitrag zur Ätiologie und Pathologie des Tortikollis der Tauben. Tierärztl. Rdsch. **47**, 18—21.

Weisgerber (o. V.), und C. Müller (1922): Untersuchungen über eine seuchenhafte Erkrankung der jungen Gänse in der Provinz Ostpreußen mit Paratyphusbefund. Dtsch. Tierärztl. Wschr. **30**, 663—666.

24.2.10. Salmonella-arizonae-Infektion
(Aviäre Arizonose)

Der Erreger *Salmonella arizonae* gehört in das Subgenus III der Salmonellen und ist weltweit in der Geflügelhaltung, bei Reptilien und zahlreichen anderen Tierarten sowie beim Menschen verbreitet. Die Krankheit erlangt zunehmende Bedeutung, vor allem unter jungen *Puten*. Gelegentlich kommen auch Erkrankungen bei *Hühnern* vor. Die Infektion erfolgt hauptsächlich über das Ei (Infektion der Ovarien und Embryonen) und die Eischale. Im übrigen gelten aber die gleichen Gesichtspunkte wie für die Übertragung des Paratyphoids. Adulte *Puten* können über lange Zeit den Erreger ausscheiden, ohne krank zu sein. *Wildvögel, Ratten, Mäuse* und *Reptilien* stellen gleichfalls Infektionsquellen dar. *Inkubationszeit:* nicht exakt bekannt. Morbidität und Letalität schwanken in weiten Grenzen (bis mehr als 50% bei jungen Puten). Höchste Sterblichkeitsrate in der 4. Lebenswoche. Erwachsene Puten sterben selten.

Anamnese: nur uncharakteristische Befunde wie Lustlosigkeit, Durchfall, Verschmutzung der Kloakenregion, Beinschwäche. Bei Erkrankungen des Zentralnervensystems Zurückbiegen des Kopfes, Krämpfe. Konjunktivitis und Blindheit bei 6—12% der Putenküken. Nach anderen Angaben regelmäßig mehr weibliche Tiere als männliche erblindet. Oft einseitige Erkrankung. *Makroskopisch: Putenküken:* Hornhauttrübung, Hornhaut von gelblichkäsigem Exsudat bedeckt. Kongestion der Lunge, bisweilen fibrinöse bis fibrinös-eitrige Perikarditis. Milzschwellung. Leber mäßig geschwollen, ockerfarben, grauweiße Nekroseherdchen. Dottersackpersistenz. Im Dottersack käsige Inhaltsmassen. Dottersäcke bisweilen der Nabelregion anhaftend. Mitunter diphtheroide Typhlitis. Kongestion des Duodenums. Vereinzelt Nekrosen in der Lunge. Bei 5—12 Wochen alten Putenküken Schrumpfung der Bulbi. *Erwachsene Puten:* Eierstockzysten, käsige Dottermassen in anderen Eifollikeln. Käsiges Exsudat in der Bauchhöhle (sog. Dotterperitonitis). Bulbi nicht selten geschrumpft. Fibrinöse Luftsackentzündung. *Mikroskopisch:* Leber: einzelne Nekroseherdchen, umgeben von spärlichen entzündlichen Infiltraten. Milz: Proliferation retikulärer Zellen, kleine Nekroseherde. Reduzierung der Anzahl der Lymphozyten auf kleine Inseln. Herz: Blutungen und Infiltrate von Heterophilen im Epikard. Pankreas: Degeneration einzelner Azinuszellen. Nieren: herdförmige Nekrosen von Tubulusepithelien. Leptomeninx regelmäßig beteiligt. Im Subarachnoidalraum Heterophile, Fibrin und Histiozyten, besonders im Bereich des Großhirnes. Bisweilen auch Nekroseherde. Leptomeningitis besonders ausgeprägt über Kleinhirn. Im Gehirn vaskuläre und perivaskuläre Infiltrate aus Rundzellen und Heterophilen. Gefäße gewöhnlich deutlich mit Heterophilen angeschoppt. Hyalinisierung kleiner Gefäße. Vor allem Seitenventrikel mäßig deutlich dilatiert und mit Liquor und Heterophilen, die teilweise nekrotisch sind, gefüllt. Reichlich Bakterien im Exsudat. Ependymzellen, besonders in ventralen Regionen, geschwollen, hyperchromatisch, nekrotisch und desquamiert. Ödem des Plexus chorioideus. Chromatolyse der Epithelzellkerne. Auch Nekrosen. Vermehrung der Astrozyten auch in der Umgebung von Abszessen des Großhirns. Im subpialen Neuropil herdförmig Status spongiosus und Heterophile sowie Histiozyten. Status spongiosus im periventrikulären Neuropil entsprechend der Schwere der Läsionen in den Ventrikeln. Verschiedentlich Abszesse. Hyaline Thromben. In der Molekular-, Purkinje- und Körnerschicht herdförmige Nekrosen mit Heterophilen. Auch Abszesse. Vereinzelt Abszesse im Zwischenhirn und Hirnstamm. In Augen Ödem und Heterophile in den Konjunktiven. Infiltration der Substantia propria der Kornea mit Heterophilen, vor allem in der Peripherie. In der vorderen und hinteren Augenkammer eitrig-fibrinöses Exsudat mit desquamierten Zellen. Iris- und Ziliarkörper ödematös. Heterophileninfiltration. Retina teilweise unverändert, sonst Schwellung der Ganglienzellschicht und der inneren plexiformen Schicht. Herdförmige Fibrinexsudation mit Abhebung der unveränderten Retina von der Chorioidea. Später totale Nekrose und Abhebung der Retina durch ergiebiges eitrig-fibrinöses Exsudat. Im Glaskörper Heterophile und Bakterien. Nekrotisches Pekten von eitrig-fibrinösem Exsudat bedeckt und im Stroma mit Heterophilen infiltriert. Pupilla optica, Nervus opticus, Augenmuskeln und Bindegewebe in der Augenumgebung unverändert.

Differentialdiagnose: Auge: Aspergillose; Gehirn: Newcastle-Krankheit; sonst alle für Pullorumkrankheit und Paratyphoid in Betracht kommenden Krankheiten.

Ergänzende Untersuchungen: bakteriologische Untersuchung (Auge, Gehirn, Eifollikel), serologische Untersuchung.

Literatur

Kowalski, L. M., and J. F. Stephens (1981): Arizona 7: 1, 7, 8 infection in Young Turkeys. Avian Dis. **12**, 317—326.
West, J. L., and G. C. Mohanty (1973): Arizona hinshawii Infection in Turkey Poults. Pathologic Changes. Avian Dis. **17**, 314—324.

24.2.11. Koliseptikämie

E. coli ist unter Vögeln *(Hühner, Enten, Gänse, Puten)* weit verbreitet und kann verschiedene Krankheitserscheinungen auslösen (Koliseptikämie, Koligranulomatose, Salpingitis, Omphalitis, Embryosterblichkeit und Frühsterblichkeit der Küken). Die meisten der Erreger kommen nur beim Geflügel vor, doch gibt es auch solche, die für Säuger pathogen sind. Der Erreger hat erhebliche Verluste bei frisch geschlüpften Küken zur Folge. Die meisten Infektionen bei Küken kommen über die kontaminierte Eischale zustande. Infektionen entstehen in erster Linie alimentär über kontaminiertes Futter, Trinkwasser und Einstreu. Aber auch aerogene Infektionen sind möglich. E. coli kann sich bei Trockenheit im Stall lange Zeit und in hoher Konzentration am Leben halten. Verbreitung über Kot von Nagern stellt eine weitere Infektionsmöglichkeit dar. Küken sind empfänglicher als erwachsene Hühner.

Wie bei den Säugern tragen die für die Vögel pathogenen E.-coli-Keime O-, K- und H-Antigene. Die am häufigsten vorkommenden Serotypen sind 01: K1 (L), 02: K1 (L), 078: K 80 (B) und 02: K1: H5. Für das Krankheitsgeschehen beim Vogel sind weder Endotoxin noch Hämolysine von E. coli bedeutungsvoll. Morbidität und Letalität können je nach Art der Krankheitsmanifestation unterschiedlich sein, besonders aber bei Küken sehr hoch sein. Krankheitserscheinungen können als Embryo- und Frühsterblichkeit bei Küken, als Luftsackkrankheit (fast stets in Kombination mit anderen Krankheitsfaktoren, wie Infektiöse Bronchitis, Mykoplasmose, Newcastle-Krankheit), Panophthalmitis, Serositis und Septikämie auftreten.

Anamnese: Embryo- und Frühsterblichkeit bei *Küken:* erhöhte Embryosterblichkeit, schlechte Schlupfergebnisse oder Tod kurze Zeit nach dem Schlupf oder vor dem Schlupf. Bei Infektionen des Dottersackes Verlust bis 3 Wochen nach dem Schlupf möglich.

Luftsackentzündung: mangelhafte Gewichtszunahme, unausgeglichenes Wachstum innerhalb einer Herde. Manchmal Durchfall, Dyspnoe, besonders 5—12 Wochen alte Hühner sind betroffen mit einem Maximum zwischen 6 und 9 Wochen. Beträchtliche wirtschaftliche Verluste bei Schlachttieren sowie durch Todesfälle.

Panophthalmie: ungewöhnliche Komplikation der Koliseptikämie; Hypopyon, meist ein Auge betroffen. Tod gewöhnlich nach wenigen Krankheitstagen. Erholung möglich.

Perikarditis: plötzliche Todesfälle.

Salpingitis: Hennen hören auf zu legen (sog. Legenot), Umfangsvermehrungen im Bereich des Bauches, vielfach aufrechter Gang („Pinguinstellung"). Eileiterentzündung vor allem bei gut legenden Hennen oder von Luftsackentzündung auf Eileiter übergreifend. Krankheit kann mehrere Wochen bestehen.

Akute Septikämie: *Hühner:* plötzliche Todesfälle bei gefülltem Kropf. *Enten:* Todesfälle, vor allem im Spätherbst und Winter, alle Altersgruppen.

Makroskopisch: Embryo- und Frühsterblichkeit der *Küken.* Dottersackinhalt gelbgrün bis käsig oder gelb-braun-wäßrig. Neben E. coli oft auch andere Bakterien (Proteus vulgaris, Enterokokken und Clostridien). Bei vor oder nach dem Schlupf gestorbenen Küken Persistenz des Dottersackes mit Veränderung des Inhaltes wie oben. Entzündung des Nabelstranges sowie des Nabels („Mushy chick disease"). Bei 4 und mehr Tage überlebenden Küken auch fibrinöse Perikarditis und infizierte Dottersäcke. Dottersackpersistenz und Zurückbleiben im Wachstum, jedoch kaum Todesfälle.

Luftsackentzündung: hochgradige fibrinöse Luftsackentzündung mit beträchtlicher Verdickung der Luftsackmembran, besonders der Bauchluftsäcke. Sekundär auch fibrinöse Perikarditis und Perihepatitis, die in fibrinöse Entzündung übergehen kann. Manchmal fibrinöse Eileiterentzündung und Panophthalmitis als Begleiterscheinung.

Perikarditis: im Gefolge einer Kolibazillose häufig fibrinöse Perikarditis und Epikarditis. Perikarditis meist mit Myokarditis vergesellschaftet, auch bei *Gänsen.* Im Herzbeutel vermehrt trübe, fibrinhaltige Flüssigkeit, Epikard ödematös trübe, mit Fibrin bedeckt. Später Verwachsungen möglich.

Salpingitis: Eileiter mit käsigem Inhalt (Schichteier, mehr oder weniger gefüllt mit erheblicher Dilatation des dünnwandigen Eileiters).

Akute Septikämie: *Huhn:* Kongestion der Pektoralismuskulatur, Schwellung der grün gefärbten Leber, machmal mit kleinen Nekroseherden. Mitunter auch serofibrinöse Perikarditis und Serositis. *Enten:* serofibrinöse bis fibrinöse Serositis mit feuchtem, körnigen, an Quark erinnernden Exsudat, das Innenorgane und Luftsackoberfläche bedeckt und unterschiedlich dick ausgeprägt ist. Bei Eröffnung der Bauchhöhle mitunter eigentümlicher Geruch. Schwellung der dunkelbraunen Leber, Gallenstauung, Schwellung der dunkelbraunen Milz.

Mikroskopisch: Embryo- und Frühsterblichkeit der *Küken.* In der Wand infizierter Dottersäcke milde entzündliche Reaktionen, Ödem. Äußere Bindegewebslage innen mit Heterophilen und Makrophagen infiltriert, gefolgt von Riesenzellen und einer Zone nekrotischer Heterophiler mit Massen von Bakterien. Innen infizierter Dottersackinhalt.

Luftsackentzündung: zunächst Ödem und Heterophile, dann Makrophagen in der Luftsackwand. Abgrenzung des Fibrinergusses mit Riesenzellen, schließlich Fibroblastenproliferation. Nekrotische Heterophile in großen Mengen im fibrinösen Exsudat. Soweit andere prädisponierende Faktoren vorhanden, Ausbildung von Lymphfollikeln (Mykoplasmen), Epithelhyperplasie, Heterophile in den von Epithel ausgekleideten Luftwegen.

Panophthalmie: Infiltration mit Heterophilen und Makrophagen im gesamten Auge. Riesenzellen um Nekrosen. Hyperämie der Chorioidea, komplette Destruktion der Retina. In chronischen Fällen Ausbildung eines Resorptionsgewebes mit reichlich Bindegewebe im gesamten Auge.

Perikarditis: anfangs Heterophile im Epikard, nach 24 Stunden auch Makrophagen. Subepikardial

Ansammlung von Lymphozyten. Nach 7—10 Tagen auch Plasmazellen. Schließlich Ausbildung eines Resorptionsgewebes mit fibröser Perikarditis.

Salpingitis: mäßige Infiltration des Eileiters mit Heterophilen, unmittelbar unter dem Epithel. Nekrotische Heterophile auch im Exsudat. Hohe Östrogenaktivität (gute Legehennen!) begünstigen Ansiedlung von E. coli im Eileiter.

Differentialdiagnose: Synovitis, Arthritis: Mycoplasma synoviae, Staphylokokken, Salmonellen, Streptobacillus moniliformis. Embryo- und Frühsterblichkeit der Küken: häufig auch andere Bakterien- bzw. Mischinfektionen (Aerobacter, Proteus, Salmonellen, Clostridien, Staphylokokken, Streptokokken u. a.). Perikarditis: gelegentlich Chlamydien. Peritonitis: Pasteurellen, Streptokokken. Septikämie: Pasteurellen, Salmonellen, Streptokokken, Staphylokokken.

Ergänzende Untersuchungen: bakteriologische Untersuchung.

Literatur

Bronstein, S., and V. Lamberg (1983): Colibacillosis in Geese Caused by Escherichia freundii. Refuah Vet. **10**, 95—105.

Fabricant, J., and P. P. Levine (1962): Experimental Prodution of Complicated Chronic Respiratory Disease Infection („Air Sac Disease"). Avian Dis. **6**, 15—25.

Harry, E. G., and L. A. Hemsly (1965): The Association between the Presence of Septicemia Strains of Escherichia coli in the Respiratory and Intestinal Tracts of Chickens and the Occurrence of Coli Septicemia. Vet. Rec. **77**, 35—40.

24.2.12. Koligranulomatose
(Hjärre's Disease)

Diese Krankheit wurde erstmals von Hjärre und Wramby beschrieben. Sie kommt außer beim *Huhn* auch bei *Pute, Pfau* und *Rebhuhn* vor. Meistens lassen sich aus den Granulomen bekapselte, mukoide *E.-coli*-Keime isolieren. Serotypen 08, 09, 016. Für die Entstehung der Koligranulome werden die in den Bakterienkapseln vorhandenen Galaktane verantwortlich gemacht, von denen es mindestens 5 serologisch verschiedene Gruppen gibt. Über die Pathogenese ist wenig bekannt. Darm, Haut und Luftwege scheinen die Eintrittspforten darzustellen. Darmparasiten begünstigen das Angehen der Infektion. Die Bedeutung des Koligranuloms ist gering, insbesondere in der Intensivhaltung.

Anamnese: Kränkeln, Rückgang des Ernährungszustandes, Mattigkeit, bisweilen Durchfall. Hautläsionen vorwiegend in der After- und Bauchgegend als multipel auftretende, höckerige, etwas warzige, erbsen- bis haselnußgroße, oberflächlich ulzerierte oder verschorfte Knoten. *Makroskopisch:* Blinddarm: Blinddarmspitze, manchmal einen oder beide Blinddärme zur Gänze erfassend, haselnuß- bis faustgroße Knoten, mitunter auch Ileum ergreifend. Auf Schnittfläche Nekrosen, die von Bindewebssträngen und -septen durchzogen sind. Im Inneren eingetrockneter, meist übelriechender Darminhalt. Darmschleimhaut regelmäßig ulzeriert. Manchmal sekundär Tympanie oder Koprostase. Im Dünndarm subserös liegende, sich in die Darmlichtung vorbuchtende, bis Taubeneigroße, derbe, grauweiße bis graugelbliche Knoten mit trockener, von Bindegewebssträngen durchzogener Schnittfläche. Zum Darmlumen zu kraterartige Aushöhlungen mit übelriechendem Inhalt. Ähnliche Knoten (selten) in Drüsen- und Muskelmagen; Leberschwellung, vielfach fibrinöse herdförmige Perihepatitis. Zahlreiche miliare bis stecknadelkopfgroße, schmutzig-gelbbraune Nekroseherde, die mitunter konfluieren. Schnittfläche mit bröckeliger trockener nekrotischer Masse, umgeben von hyperämischer Randzone. Daneben auch grau-speckige Herde mit oder ohne nennenswerte Nekrose. Ähnliche Herde in Lunge und Niere. Vereinzelt Knoten in Pankreas, Eierstock, Eileiter, Peritoneum und Luftsack. *Mikroskopisch:* unterschiedliches Aussehen entsprechend Ausreifungsgrad. Anfangs Plasmarrhagien, umgeben von Makrophagen und Heterophilen, alsbald von Fremdkörperriesenzellen umgebene Nekrosen, die nach außen von mehr oder weniger jugendlichem Bindegewebe mit Heterophilen, Makrophagen, Lymphozyten, auch Plasmazellen, umgeben werden. Bei weit fortgeschrittenem Krankheitsstadium zunehmende Kollagenisierung mit Atrophie der Riesenzellen und Zurücktreten der Heterophilen und Lymphozyten. Mitunter Konfluenz der Nekroseherde.

Differentialdiagnose: Tuberkulose, Leukose, Typhlohepatitis.

Ergänzende Untersuchungen: bakteriologische und histologische Untersuchung.

Literatur

Hjärre, A., und G. Wramby (1945): Undersokingar over en med specifika granulom förlöpande hönssjukdom orsakad av mukoida kolibakterier (Koligranulom). Skand. vet. Tskr. **35**, 449—507.

Köhler, H. (1951): Zur histologischen Differentialdiagnose des Koligranuloms und der Tuberkulose der Hühner. Dtsch. Tierärztl. Wschr. 58, 177—180.

24.2.13. Yersiniose
(Pseudotuberkulose, Rodentiose)

Die Krankheit wurde 1889 bei Kanarienvögeln und 1897 beim Huhn festgestellt. Erkrankungen kommen auch bei *Puten, Tauben, Fasanen* und zahlreichen freilebenden Vogelarten vor. Die Krankheit ist weltweit verbreitet. Infektionen entstehen vorwiegend alimentär über Trinkwasser und Futter, gelegentlich auch perkutan. Prädisponierende Faktoren (Parasitenbefall, allgemeine Schwäche) begünstigen das Angehen der Infektion. Der Erreger wird mit dem Kot verbreitet. Die Morbidität kann sehr hoch sein, die Letalität insgesamt bis 60% betragen. *Inkubationszeit:* sehr unterschiedlich, kann mehrere Tage bis 2 Wochen und mehr betragen.

Anamnese: Bei perakutem Krankheitsverlauf können Krankheitszeichen fehlen. Sonst Rhinitis, Durchfall, hochgradige Allgemeinstörungen, Aneinanderdrängen, Verweigerung der Futteraufnahme; Hühner atmen erschwert und gehen unter Lähmungserscheinungen zugrunde. Bei mehr protrahiertem Verlauf Abmagerung, allgemeine Körperschwäche, Lähmung der Beckengliedmaßen. Krankheitsdauer oft 2 Wochen und mehr. Bei *Puten* Schlafsucht, Motilitätsstörungen, Inappetenz, Atemnot, Durchfall. Bei *Enten* Freßunlust, Abmagerung, Bewegungsstörungen und Durchfall. Bei *Kanarienvögeln* gesträubtes Gefieder, erschwerte Atmung, Trauern, nach 24 bis 36stündiger Krankheitsdauer plötzlicher Tod. *Makroskopisch: Hühner:* Rhinitis, Unterhautödem am Hals, Leber- und Milzschwellung, miliare Nekroseherde in Leber und Milz, manchmal auch in Lunge, Blinddarm und Knochenmark. Gelegentlich serofibrinöse Perikarditis, hämorrhagische Enteritis. Bei *Puten* entweder akute septikämische Form mit Leber- und Milzschwellung mit grauweißen, miliaren Nekroseherden von bis 2 mm Durchmesser, katarrhalische Enteritis mit grünlichgelbem Inhalt. Petechien in serösen Häuten, Lungenentzündung. Bei protrahiertem Verlauf grün verfärbte, vergrößerte Leber, käsige Nekroseherde nahe den Wachstumsplatten der großen Röhrenknochen (Osteomyelitis), bisweilen beide Formen bei ein und demselben Tier. Bei *Tauben* Leber- und Milzschwellung mit Nekroseherden, Petechien in serösen Häuten, katarrhalische Darm- und Lungenentzündung. Nekroseherdchen in der Darmschleimhaut, in Lunge und Niere. Bei *Enten* Leber- und Milzschwellung mit bisweilen konfluierenden Nekroseherden. Katarrhalische Darmentzündung. *Mikroskopisch: Huhn:* Leber: Nekroseherde mit Epitheloid- und Riesenzellen in palisadenartiger Anordnung; peripher unterschiedlich deutliche Bindegewebskapseln mit Rundzelleninfiltraten. Ähnliche Veränderungen in Darmschleimhaut, Lunge und Knochenmark.

Differentialdiagnose: Geflügelcholera, Salmonellose, Borreliose, Tuberkulose, Listeriose, Campylobacter-Hepatitis, Koligranulomatose.

Ergänzende Untersuchungen: Erregernachweis.

Literatur

Beaudette, R.: (1940): A case of Pseudotuberculosis in a blackbird. J. Amer. Vet. Med. Assoc. 97, 151—157.
Rieck, M. (1889): Dtsch. Z. Tiermed. 15, 68, zit. aus Gratzl, E., und H. Köhler (1968): Spezielle Pathologie und Therapie der Geflügelkrankheiten. Ferdinand Enke Verlag, Stuttgart.

24.2.14. Pasteurella-gallinarum-Infektion

Infektionen mit diesem Erreger wurden erstmals 1955 von Hall et al. bei *Hühnern* beschrieben. Der Erreger wird oft im oberen Respirationstrakt bei klinisch gesunden jungen Hühnern gefunden. Häufig tritt er in Verbindung mit anderen Krankheiten als Sekundärerreger auf, doch kann P. gallinarum auch selbständige Erkrankungen hervorrufen, die sich als Krankheiten des Respirationstraktes äußern. Die Art der Übertragung ist unklar. Im Experiment sind intranasale Infektionen im Gegensatz zur P.-multicida-Infektion erfolglos. In der Anfangsphase einer Infektiösen Bronchitis kann Infektion mit P. gallinarum erhebliche Komplikationen bewirken. Haltungsfehler begünstigen deutlich die Auswirkungen der Infektion mit P. gallinarum. Bei akutem Krankheitsverlauf gehen Virusinfektionen gewöhnlich voran (NCD, IB). In chronisch verlaufenden Fällen besteht häufig zugleich Ansteckender Schnupfen. Die Morbidität kann sehr hoch sein. Die Letalität ist gering. Über Inkubationsfristen ist nichts bekannt.

Anamnese: akute Fälle: gesträubtes Gefieder, extreme Inappetenz und Inaktivität, Anämie und rasche Abmagerung, manchmal Schwellung des intermandibulären Spaltes. Schwellung des Sinus infraobitalis, mitunter Atembeschwerden. Vereinzelt plötzliche Todesfälle bei gut genährten Tieren. *Makroskopisch:* schleimiges bis eitriges Exsudat im Sinus infraorbitalis. Ödem des Intermandibularspaltes, in fortgeschrittenen Fällen Fibrinmassen, die sich bis zum Hals unter der Haut ausdehnen. Ähnliche Fibrinmassen subkutan auch auf der medialen Seite der Schenkel und auf der Bauchdecke. Serofibrinöse bis fibrinöse Epi- und Perikarditis sowie Perihepatitis, ähnlich Kolibazillose. Exsudat jedoch von weißer Farbe. Leber, Milz unverändert. Chronische Fälle: Schleimige Sinusitis und Tracheitis. *Mikroskopisch:* im Intermandibularspalt zellige Infiltrate. Organisation des Exsudates bei chronischem Verlauf. Zellige Infiltration der Fibrinexsudation, die sich auf die Muskulatur der Bauchdecke erstrecken kann.

Differentialdiagnose: Infektiöse Bronchitis, Infektiöse Laryngotracheitis, Chronische respiratorische Krankheit; Yucaipa-Virus-Infektion und andere respiratorische Krankheiten.

Ergänzende Untersuchungen: Erregernachweis (besonders aus Kopfsinus) und Erregerdifferenzierung.

Literatur

Hall, W. J., K. L. Heddleston, D. H. Legenhausen and R. W. Hughes (1955): Studies on Pasteurellosis. I. A New Species of Pasteurella Encountered in Chronic Fowl Cholera. Am. J. vet. Res. 16, 598—604.

Clark, D. S., and J. F. Godfrey (1960): Atypical Pasteurella Infections in Chickens. Avian Dis. 4, 280—290.

24.2.15. Geflügelcholera
(Hämorrhagische Septikämie des Geflügels, Geflügelpasteurellose)

Die bei nahezu allen Vogelarten sporadisch oder enzootisch auftretende Krankheit gehörte zu den klassischen, inzwischen weitgehend bekämpften Geflügelseuchen. Die teils bekapselte, teils unbekapselte *Pasteurella multocida* (vielfach auch als P. septica bezeichnet) ist bipolar anfärbbar. Von ihr lassen sich die Kapselpolysaccharide A, B, C und D nachweisen. Anhand thermostabiler Endotoxine lassen sich derzeit 16 Serotypen charakterisieren. Die Kapselantigene A und D bzw. die Serotypen 1 und 3 sind beim Geflügel am häufigsten. Nur bekapselte Erregerstämme sind pathogen. Von entscheidender Bedeutung ist das Endotoxin für die Ausprägung des Krankheitsbildes. Die Übertragung erfolgt vor allem aerogen (obere Luftwege, Pharynx), ferner über die Konjunktiven und über Hautwunden bei direktem Kontakt sowie indirekt über lebende oder tote Vektoren. Neben latent oder chronisch infizierten Vögeln kommen Schweine, Muriden und Menschen als Infektionsquellen in Betracht. Für den Krankheitsverlauf sind die Pathogenität des Erregerstammes, prädisponierende Faktoren und speziesspezifische Faktoren von Bedeutung. *Puten* und erwachsene *Hühner* sind besonders empfänglich. Aber auch *Gänse* und *Enten* sind sehr empfänglich. Erkrankungen kommen auch bei *Fasanen, Wild-* und *Zoovögeln* vor. Häufig wird über Infektionen bei *Sperlingsvögeln, Krähen* und *Staren* berichtet. Die Erkrankungen treten vor allem im Spätsommer, Herbst oder Winter auf. Die Jahreszeit übt den größten Einfluß auf das Auftreten der Krankheit aus. Die Inkubationsfrist ist sehr unterschiedlich: 4 Stunden bis 9 Tage, meist 1—2 Tage. Doch können auch 4—9 Tage bis zum Krankheitsausbruch verstreichen. Morbidität und Letalität sind gleichfalls sehr unterschiedlich und reichen von wenigen Prozenten bis zu mehr als 50 %. Chronisch infizierte Hühner können den Erreger bis zu 4 Jahre ausscheiden.

Anamnese: perakuter Verlauf: symptomloser Tod oder Tod unter großer Hinfälligkeit innerhalb weniger Stunden, besonders bei *Puten* und *Gänsen.* Akuter Verlauf: Krankheitserscheinungen mitunter nur wenige Stunden vor dem Tode wahrnehmbar. Anorexie, gesträubtes Gefieder, gestörtes Allgemeinbefinden, Schleim an Nasen- und Schnabelöffnung, erhöhte Atemfrequenz, Zyanose der unbefiederten Haut, meist wenige Stunden vor dem Tode. Durchfall mit anfangs wäßrigem, später schleimhaltigen, grünlichen Kot. Tod nach 2—4 Tagen. Tiere, die die Krankheit überleben, können schließlich mit Abmagerung und Dehydratation sterben, chronisch infiziert bleiben oder genesen. Chronischer Verlauf: schleimiger Nasen- und Augenausfluß, Schwellung der Kopfsinus, selten der Kehllappen und Gelenke, Tortikollis, rasselnde Atmungsgeräusche und Dyspnoe, Rückgang der Legeleistung. Kankheitsdauer 1—2 Wochen mit Tod oder Heilung. Auch lange bestehenbleibende Infektion möglich. *Makroskopisch:* perakuter Verlauf: negativer Befund oder Blutungen in serösen Häuten und Schleimhäuten. Kongestion in den abdominalen Venen und kleinen Gefäßen des Duodenums mit massenhaft Bakterien. Akuter Verlauf: reichlich Blutungen in serösen Häuten und Schleimhäuten. Subepikardial oft ausgiebige flächenhafte Blutungen. Hydroperikard. Blutungen im Verdauungskanal, Lunge, Abdominalfett, Leberschwellung mit multiplen Nekrobiosen und Nekroseherdchen. Pneumonien (besonders Puten), Schleim in Larynx, Pharynx, Trachea. Bei legenden Tieren schlaffe Eifollikel, verwachsene Thekagefäße, Follikelruptur und Dottermaterial in der Bauchhöhle sowie „Dotterperitonitis". Chronischer Verlauf: keine Zeichen der Septikämie, örtliche Entzündungen dominieren. Katarrhalisch-fibrinöse Rhinitis, Sinusitis, Konjunktivitis mit Beteiligung der Umgebung der Augen, Pneumonie (besonders Puten) mit Übergreifen der Entzündung von Luftsäcken auf pneumatisierte Knochen des Schultergürtels. Bei *Puten* auch in Oss. temporale, splenoidale, frontale und occipitale. Übergreifen auf das Mittelohr sowie auf die Halswirbelsäule. Fibrinöse Entzündung der Sprunggelenke, Fußballen, Bursa sternalis und des Pleuroperitoneums. Manchmal Entzündung des Mittelohres und der kranialen Knochen (Tortikollis) mit käsigem Exsudat in den Luftspalten. *Mikroskopisch:* **perakuter Verlauf:** in gestauten Venen oft massenhaft Pasteurellen. **Akuter Verlauf:** teilweise DIC in verschiedenen Organen nachweisbar. Leber: herdförmige Nekrosen mit Heterophilen. Heterophile in der Lunge und anderen Organen. Fibrinöse Pneumonie bei *Puten* regelmäßiger als bei *Hühnern*. Hochgradige Hyperämie mit Blutungen, besonders im Mittelteil des Dünndarmes. Verarmung des Knochenmarks an Heterophilen. **Chronischer Verlauf:** fibrinöse Pneumonien mit Infiltration durch Heterophile. Bei *Puten* in den Luftspalten in den Schädelknochen Infiltration mit Heterophilen, teilweise Nekrosen, die von Riesenzellen umgeben sind, Plasmazellen, Lymphozyten und Fibroblasten. Deutliche Infiltration des Mittelohres mit Heterophilen. Fibrinexsudation, oft mit Vorwölbung der Membrana tympanica nach der Seite in den äußeren Gehörgang. Eitrige Leptomeningitis im Bereich des Kleinhirns mit Heterophilen. Auch Fibrin, Plasmazellen und Lymphozyten. Thromben in kleinen Venen der Dura mater. Mäßige Demyelinisierung von Medulla oblongata und proximalem Rückenmark. Infiltration mit Heterophilen und Blutungen in der Skelettmuskulatur über dem Schädel und ventral des Ohres. Fibroblastenproliferation, manchmal mit kleinen Thromben.

Differentialdiagnose: Infektionen mit Pasteurella gallinarum und P. haemolyticum, Infektiöse Bronchitis, Chronische respiratorische Krankheit, Newcastle-Krankheit, Septikämien anderer Ursache.

Ergänzende Untersuchungen: Erregernachweis, Erregerdifferenzierung.

Literatur

DeVolt, H. M., and C. R. Davis (1932): A Cholera-like Disease in Turkeys. Cornell Vet. 22, 78—80.
Olson, L. D. (1966): Gross and Histopathological Description of the Cranial Form of Chronic Fowl Cholera in Turkeys. Avian Dis. 10, 518—529.
Rhoades, K. R. (1964): The Microscopic Lesions of Acute Fowl Cholera in Mature Chickens. Avian Dis. 8, 658—665.

24.2.16. Pasteurella-haemolytica-Infektion

Derartige Infektionen wurden erstmals 1962 von Harbourne beim *Geflügel* beschrieben. Der Erreger ist immunbiologisch weder mit P. multocida noch mit P. gallinarum verwandt. Er tritt vorwiegend bei Rind und Schaf bei Pneumonien und Septikämien auf. Beim *Huhn* ist er hauptsächlich als Begleitkeim von fakultativ-pathogener Bedeutung. Er wird hauptsächlich im Zusammenhang mit chronischen Eileiter-, Eierstock- und Bauchfellentzündungen sowie Leukose beobachtet. Morbidität sehr hoch. Letalität bis 5%. *Inkubationszeit:* keine Angaben.

Anamnese: Mattigkeit, Futterverweigerung, Durchfall, z.T. Dyspnoe. Krankheitsdauer in akuten Fällen 1—3 Tage. *Makroskopisch:* hämorrhagische Darmentzündung, akute Entzündung des Eierstocks, Blutungen in serösen Häuten, fibrinöse Herzbeutelentzündung, vereinzelt bei Hennen Ödem der Kehllappen und Läppchenkrankheit; auch Luftsack- und Lungenentzündung. *Mikroskopisch:* keine Angaben.

Ergänzende Untersuchungen: Erregernachweis und -differenzierung.

Literatur

Harbourne, J. F. (1962): A Hemolytic Coccobacillus Recovered from Fowl. Vet. Rec. 74, 566—567.
Matthes, S., H.-Ch. Löliger und H.-J. Schubert (1969): Enzootisches Auftreten der Pasteurella haemolytica beim Huhn. Dtsch. Tierärztl. Wschr. 76, 94—95.

24.2.17. Pasteurella-anatipestifer-Infektion
(New-Duck-Syndrom, New Duck Disease, Pfeiferellose, Anatipestifer-Septikämie, Duck-Septikämie, Infektiöse Serositis, Duck-Influenza, Gänseinfluenza, Exsudative Septikämie der Gänse, Moraxella-Septikämie)

Weltweite Verbreitung, besonders in der Entenintensivhaltung. Große wirtschaftliche Bedeutung. Erreger: *Pasteurella anatipestifer* (species incertae sedis — sp. i.s.). Übertragung: aerogen, Hautverletzungen, Flügelmarken. Infizierte Alttiere und Wildvögel bilden das Erregerreservoir. Große Virulenzunterschiede des Erregers, Altersresistenz nach der 10. Lebenswoche. Gehäuft endemisches Auftreten. Streßsituationen, Resistenzminderung begünstigen Krankheitsausbruch. Es besteht eine Korrelation zu ungünstigen Witterungsbedingungen. Neben Enten erkranken auch Gänse, Schwäne, seltener Hühnervögel.

Anamnese: vorwiegend Erkrankungen in der 2.—8. Lebenswoche. Morbidität 10—100 %, Letalität 5—60 % (75 %). Perakuter Krankheitsverlauf: nahezu symptomlos, vor allem bei bis 2 Wochen alten Tieren. Tod meist innerhalb von 6—12 Stunden nach Einsetzen von Krankheitszeichen. Akuter Krankheitsverlauf: Apathie, Inappetenz, Schniefen, trockener „Husten", anfangs seröse Rhinitis und Konjunktivitis, Verklebung der Nasenöffnungen und der Augenlider. Später Sinusitis mit Umfangsvermehrung der Kopfsinus. Diarrhoe mit wäßrigem, grün gefärbtem Kot. Beinschwäche, Ataxie, Tortikollis, Opisthotonus, Manegebewegungen, klonische Spasmen, Ruderbewegungen, Paralyse. Tod 24 bis 48 Stunden nach Auftreten der Krankheitszeichen, auch erst nach einigen Tagen. Vereinzelt Übergang in chronische Form mit Kümmern, schlechter Gewichtszunahme und Futterverwertung. Zurückbleiben im Wachstum und in der Entwicklung (Gewichtsdifferenzen bis 1 000 g). Befiederungsstörungen, Arthritiden mit Gelenkschwellung, Lahmheit.
Makroskopisch: Zeichen einer akut verlaufenden Septikämie mit hochgradiger Milzschwellung (bis 90 % der Tiere). Bei akutem Verlauf serofibrinöse bis fibrinöse Peri- und Epikarditis (85 %), Perihepatitis (75 %), Aerosacculitis (90 %), Pleuroperitonitis und Meningitis. Katarrhalische bis hämorrhagische Enteritis. Bei akutem Krankheitsverlauf Exsudatmenge gering, bei chronischem Krankheitsverlauf Exsudat gelb, trocken, fest, meist reichlich, auch Luftsäcke gänzlich ausfüllend. Luftsackwand verdickt. Fibrinöse Arthritis und Salpingitis bei protrahiertem Krankheitsverlauf. *Mikroskopisch:* im frischen Exsudat reichlich Fibrin. Nur wenige neutrophile und pseudoeosinophile Granulozyten, Makrophagen und Zelldetritus. Mit zunehmender Krankheitsdauer Einwucherung von Resorptionsriesenzellen und Fibroblasten. Im Luftsack auch Verkalkung des Exsudates. Leber: fettige Degeneration der Leberzellen, fokale Leberzellnekrosen mit Bakterienansammlung, aber nur bescheidener entzündlicher Infiltration. Desquamation des Bronchialepithels, Zelldetritus und Granulozyten im Bronchiallumen. Lungenödem. Diffuse fibrinöse Leptomeningitis in Gehirn und Rückenmark. Vielfach auch Ventrikulitis unter verstärkter Beteiligung mononukleärer Zellen. Bei langsamerem Krankheitsverlauf Übergreifen der Leptomeningitis auf das benachbarte Gehirn und Rückenmark. Gelegentlich Übergreifen der Epikarditis auf Myokard mit Myolyse und lymphozytärer Infiltration. Mitunter Nekrose des Darmepithels. Niere: Bakterienembolien in den Glomerula. Knochenmark: Unterdrückung der Erythropoese bei Hyperplasie des myelopoetischen Gewebes.
Differentialdiagnose: Geflügelcholera, E.-coli-Infektion, sekundäre Pasteurellosen (P.-haemolytica- und P.-gallinarum-Infektion).
Ergänzende Untersuchungen: bakteriologische Untersuchung.

Literatur

Floren, U., B. Wiedeking, B. Kissel und E. F. Kaleta (1987): Pasteurella anatipestifer-Infektion des Wassergeflügels. Dtsch. Tierärztl. Wschr. 94, 525—534, 597—603.

Hendrickson, J. M., and K. F. Hilbert (1932): A new and serious disease of young ducks with a description of the causative organism, Pfeifferella anatipestifer. Cornell Vet. 22, 712—715.

24.2.18. Streptobazillose
(Streptobacillus-moniliformis-Infektion)

Die Krankheit hat nur geringe Bedeutung und wurde bisher nur bei *Puten* beobachtet. Erreger ist *Streptobacillus moniliformis*, der normal im Nasopharynx bei Ratten vorkommt und durch Rattenbiß auf Puten übertragen wird. Von der Haut aus hämatogene Ausbreitung auf synoviale Höhlen. Inkubationsfrist im Experiment 2—7 Tage.
Anamnese: Nachweis von Bißverletzungen. Fluktuierende Umfangsvermehrungen im Bereich der Gelenke (besonders Intertarsal-, Zehengrund- und Ellbogengelenke), der Sehnenscheiden und Bursen. Bewegungsstörung, von den Gelenken aus-

gehende Schmerzen. *Makroskopisch:* trübes, fadenziehendes bis fibrinöses Exsudat in Gelenken, Bursen und Sehnenscheiden. Letztere ödematös entzündlich verdickt; katarrhalische Enteritis; Leber- und Milzschwellung (vereinzelt); Atrophie von Bursa Fabricii und Thymus. *Mikroskopisch:* Nekrosen im Bereich der Gelenkknorpel; Infiltration der synovialen Häute mit Heterophilen und serofibrinösem Exsudat. Nekrosen im Stratum synoviale und Stratum fibrosum. Auch Nekrosen im Periost.

Differentialdiagnose: Infektiöse Synovitis, Gelenk- und Sehnenscheidenentzündung durch Staphylokokken, E. coli, Salmonellen, Pasteurellen.

Ergänzende Untersuchungen: bakteriologische Untersuchung.

Literatur

Boyer, jr. C. I., D. W. Brunner and J. A. Brown (1958): A Streptobacillus, the Cause of Tendon Sheath Infection in Turkeys. Avian Dis. 2, 418—427.

Glünder, G., K. H. Hinz und B. Stiburek (1982): Eine durch Streptobacillus moniliformis bedingte Gelenkserkrankung bei Puten in Deutschland. Dtsch. Tierärztl. Wschr. 89, 368—370.

24.2.19. Rotlauf

Die durch *Erysipelotherix rhusiopathiae* hervorgerufene Krankheit bei Haus-, Wild- und Zoovögeln wurde 1905 erstmals bei Puten nachgewiesen. Am häufigsten wird Rotlauf bei *Puten*, bei denen die Krankheit in den USA beträchtliche wirtschaftliche Bedeutung erlangen kann, beobachtet. Doch kommen seuchenhafte Erkrankungen auch in *Hühnerherden* sowie bei *Gänsen* nicht selten vor. Auch *Enten, Fasanen* und *Stare* erkranken. *Inkubationszeit:* 1—8 Tage. Die Krankheit verläuft akut und septikämisch, gelegentlich aber auch chronisch.

● **Akuter Krankheitsverlauf**

Anamnese: Puten: Einzeltiere äußern Störungen des Allgemeinbefindens, wie Mattigkeit, gestörte Futteraufnahme, gesträubtes Gefieder, Konjunktivitis, Enteritis (gelblichweißer bis grünlicher Kot), Hängenlassen von Kopf, Flügeln und Schwanz. Die Haut ist im Kopfbereich rotviolett. Die Warzen und der Stirnwulst sind zyanotisch und geschwollen. Letzterer ist teigig, u. U. bis 15 cm lang und heiß. Die Krankheit führt rasch zum Tode. Bei *Hühnern* und *Gänsen* können Todesfälle ohne erkennbare Krankheitszeichen eintreten. Meist jedoch sind die Tiere benommen und haben aufgeplustertes Gefieder. In der Herde kann sich die Krankheit wochen- und monatelang hinziehen. Die Mortalität schwankt in weiten Grenzen von 1—50 %. Bei männlichen Puten kann sie auch bis 80 % betragen. *Makroskopisch:* Bei *Puten* finden sich Zyanose, Blutungen und Ödeme der Haut im Kopfbereich sowie Blutungen in der Muskulatur (Brust- und Schenkelmuskulatur) und im Pankreas. Auch kommen solche im Epikard, im Darm, in der Serosa sowie in den Geschlechtsorganen vor. Nierenschwellung, Stauungslunge, Hydroperikard ergänzen das Bild. Bei *Hühnern* werden Blutungen in Epikard, Darm und Serosa, Leber- und Milzschwellung (teilweise mit kleinen Nekrosen, Fibrinbelägen) sowie hämorrhagische Dickdarmentzündung gesehen. Die Eifollikel sind geschrumpft und enthalten eingedickte Dottermassen oder konfluierende subseröse Hämatome in den Follikeln. Bei *Tauben* und *Fasanen* sowie Enten ähneln die Befunde weitgehend denen beim Huhn. Bei *Enten* werden Blutungen in den Schwimmhäuten und Füßen sowie in Drüsen- und Muskelmagen verzeichnet. *Mikroskopisch:* Kongestion von Lunge, Niere und Leber; in letzterer Nekrobiosen und Nekrosen; in den Sinusoiden vielfach Thromben, in denen Massen von Bakterien vorkommen; kaum zellige Reaktionen; in der Milz Schwellung, Vakuolisierung von Retikulumzellen sowie deren Nekrose; vielfach hämorrhagische Infarkte in Milz und Hoden.

Differentialdiagnose: alle mit Blutungen einhergehenden, septikämisch oder virämisch verlaufenden Krankheiten, wie Streptokokkose, Staphylokokkose, Pasteurellose, Newcastle-Krankheit, Anstekkende Bursakrankheit; bei Hühnern auch Hämorrhagisches Syndrom.

Ergänzende Untersuchungen: bakteriologische Untersuchung.

● **Protrahierter Verlauf**

Anamnese: Bewegungsstörungen beim Einzeltier infolge Gelenkentzündung; bei *Puten* Nekrosen der Kehllappen; ausgedehnte lederartige Nekrosen der Haut samt subkutaner Faszie über der Brust und anderen Lokalisationen sowie den Beugeflächen der Flügel; Fußsohlen und Zehen geschwollen, teilweise nekrotisch bzw. gangränös; bei *Puten* und *Enten* können serofibrinöse Arthritiden auftreten; bei Enten sind die Femorotibialgelenke besonders beteiligt.

Differentialdiagnose: Streptokokkose, Staphylokokkose, Pasteurellose, Pulloruminfektion, Salmonellose, ggf. auch Infektiöse Synovitis und Virusarthritis im Hinblick auf die Gelenkaffektionen.

Literatur

Bisgaard, M., and P. Olsen (1975): Erysipelas in Egg-Laying Chickens: Clinical, Pathological and Bacteriological Investigations. Avian Path. **4**, 59—71.

Faddoul, G.P., G.W. Fellows and J. Baird (1969): Erysipelothrix Infektion in Starlings. Avian Dis. **12**, 61—66.

Müller, H. (1978): Rotlauf bei Fasanen. Mh. Vet.-Med. **33**, 173—175.

Polner, F., Gy. Gajdács, F. Kemenes and G. Kucsera (1972): Heavy Losses among Geese due to Swine Erysipelas. Magy. Allatorvos Lapja **27**, 341—344.

Reetz, G., und L. Schulze (1972): Rotlaufinfektion bei Mastenten. Mh. Vet.-Med. **33**, 170—175.

24.2.20. Listeriose

Die Listeriose (Erreger *Listeria monocytogenes*) wurde 1932 erstmals beim *Huhn* nachgewiesen. Sie verläuft akut und endet rasch tödlich oder verläuft protrahiert. Erkrankungen sind bei *Hühnern*, *Puten* und *Gänsen* beschrieben. Der Erreger wird oral aufgenommen und führt zu Bakteriämie. Listeriose ist eine Anthropozoonose.

● **Akuter Verlauf**
Anamnese: Beim Einzeltier können beim *Huhn* Lähmungen, Erblindung, Tortikollis und Abmagerung auftreten. Bei *Junggänsen* werden Massensterben ohne klinische Krankheitszeichen, bei älteren Tieren Freßunlust, Rhinitis, Durchfall, Verdrehen des Kopfes und Kreisbewegungen bemerkt. *Puten* können plötzlich verenden oder Tortikollis, Tremor und hochgradige Teilnahmslosigkeit äußern. Erkrankungen auch bei *Zier-* und *Wildvögeln*. Herdenerkrankungen sind an sich selten, doch können sich diese über viele Monate hinziehen. Die Gesamtmortalität schwankt zwischen 1 und 50%. *Makroskopisch:* Veränderungen können beim *Huhn* vollkommen fehlen oder unspezifischen septikämischen Charakter (vereinzelte Blutungen, Kongestion der inneren Organe) tragen, meist jedoch deutliches Hydroperikard, mitunter auch serofibrinöse Perikarditis mit reichlich Transsudat bzw. Exsudat; zahlreiche subepikardiale Blutungen. Im Herzmuskel weißlichgelbliche Nekroseherde unterschiedlichsten Ausmaßes, die durch Konfluenz ganz ausgedehnt und tiefreichend sein können. Vorwiegend sind Septum und linker Ventrikel betroffen. Miliare Nekrosen kommen vor. In der geschwollenen Leber Hyperämie und oft zahlreiche miliare Nekrosen sowie fibrinöse Perihepatitis; miliare Nekrosen auch in Milz und Blinddarm. Im wesentlichen entsprechen die Befunde bei der *Pute* denen des Huhnes. Bei *Gänsen* herrschen bei jungen Tieren Myokarditis mit Herzdilatation rechts, bei älteren Tieren Nekroseherde in der Leber (nadelstich- bis stecknadelkopfgroß) vor, die mitunter konfluieren. Nekroseherdchen in der Milz; fibrinöses Exsudat in Luftsäcken und Leibeshöhlen. *Mikroskopisch:* im Herzen kleinste, mittelgroße oder flächenhafte Nekroseherde in Kammerwand und Septum mit oft kleinsten Muskelfaserresten; in mittelgroßen Herden zentrale Nekrose, umgeben von nekrobiotischer Randzone mit Resten von teilweise untergehenden Muskelfasern; am Rande reichlich Pseudoeosinophile und Histiozyten (auch Riesenzellen), die teilweise wiederum der Nekrose anheimfallen. Nekrobiosen und Nekrosen in der hyperämischen Leber, in der Milz und Niere, die von nur geringer zelliger Infiltration begleitet sind. Veränderungen im Zentralnervensystem fehlen. Nur bei *Gänsen* vereinzelt perivaskuläre Infiltrate.
Differentialdiagnose: klinisch: Newcastle-Krankheit, Aviäre Enzephalomyelitis, Botulismus; pathologisch-anatomisch: Rotlauf, Pasteurellose, Pulluruminfektion, Salmonellose, Ornithose/Psittakose.
Ergänzende Untersuchungen: bakteriologische Untersuchung.

● **Protrahierter Verlauf**
Makroskopisch: Granulome im Herzmuskel und Dünndarm. *Mikroskopisch:* Es handelt sich bei den Granulomen um Infiltrate aus Histiozyten und Heterophilen sowie Lymphozyten, in deren Zentrum meist noch Nekrosen erkennbar sind.
Differentialdiagnose: Pullorum-Infektion, Paratyphoid, Pasteurellose, Streptokokkose, Staphylokokkose, Virusarthritis.
Ergänzende Untersuchungen: bakteriologische Untersuchung unter Einbeziehung des Gehirns; serologische Untersuchung.

Literatur

Basher, H.A., D.R. Fowler, F.G. Rodgers, A. Seaman and M. Woodbine (1984): Pathogenicity of Natural and Experimental Listeriosis in Newly Hatched Chicks. Res. Vet. Sci. **36**, 76—80.

Csontos, L., D. Derzsy und L.T. Barrant (1955): Listeriosis in Young Geese. Acta vet. Acad. Sci. Hung. **5**, 262—274.

Pallaske, G. (1941): Listeria-Infektion bei Hühnern in Deutschland. Berl. Münch. Tierärztl. Wschr. **54**, 441—445.

24.2.21. Milzbrand

Milzbrand ist unter Vögeln außerordentlich selten. Spontanerkrankungen werden bei *Enten* und *Gänsen* sowie bei *Straußen* beobachtet. Erkrankungen kommen wohl nur nach Aufnahme von Blut und Fleisch milzbrandinfizierter Tiere zustande, wobei jedoch resistenzmindernde Faktoren mitwirken müssen. Vögel haben offensichtlich eine hohe Resistenz gegenüber dem Erreger. *Inkubationszeit:* 7–12 Tage. Morbidität und Letalität sind außerordentlich hoch.
Anamnese: Infolge des überaus stürmischen Krankheitsverlaufes kann auch über keine Krankheitssymptome berichtet werden. *Makroskopisch:* Ödem der Unterhaut im Kopf- und Halsbereich. Diese Bereiche und die Kopfschleimhäute sind zyanotisch. Seröse Perikarditis; subepikardiale Blutungen, Splenomegalie mit flüssiger Pulpa; hämorrhagische Enteritis; schlecht geronnenes Blut. *Mikroskopisch:* serofibrinöse bis serös-hämorrhagische Enteritis; in Darmepithel und Propria reichlich Milzbrandbazillen.
Differentialdiagnose: Gasödemkrankheit, Septikämien anderer Ätiologie.
Ergänzende Untersuchungen: bakteriologische Untersuchung.

Literatur

Gerlach, F. (1923): Bemerkenswerter Verlauf einer Milzbrandenzootie (Schweine-, Enten- und Katzenmilzbrand). Wien. Tierärztl. Mschr. 10, 481–494.
Theiler, A. (1912): Anthrax in Ostrich. Agr. J. Union South Africa 4, 370–379.

24.2.22. Botulismus
(Limberneck, Western Duck Sickness)

Die Krankheit wurde 1912 erstmals bei Hühnern beschrieben. Besondere Bedeutung erlangte die Krankheit durch Massensterben von Wasservögeln an den Binnenseen im Westen der USA und von Wildvögeln in Australien und Südafrika. Massenerkrankungen wurden bei mehr als 70 Vogelspezies beschrieben. In Europa gelangte die Krankheit in verschiedenen Ländern (zuletzt ein Massensterben unter Vögeln im Osten Österreichs) zur Beobachtung. Sie wird durch das Toxinbildungsvermögen von *Clostridium botulinum* bewirkt, wobei bei den *Vögeln* lediglich die Toxine A bis E, hauptsächlich aber Typ A und C von Belang sind. Von besonderer Bedeutung für die Kankheitsentstehung ist jeweils eine außergewöhnlich warme Witterung. Außer bei Wildvögeln wird Botulismus bei intensiv gehaltenen *Hühnern* verschiedentlich gesehen. Erkrankte Tiere haben in der Regel Gelegenheit, an Tierkadavern (Seen, Einstreu) zu picken oder kontaminiertes Futter bzw. Fliegenlarven und damit das exogen gebildete Toxin aufzunehmen. Letzteres besitzt eine Affinität zum Zentralnervensystem und ist von extremer Toxizität (Dl_m für Meerschweinchen 0,00012 mg/kg/KM nach subkutaner Injektion). Zwischen Toxinaufnahme und ersten Krankheitszeichen vergehen in Abhängigkeit von der aufgenommenen Toxinmenge wenige Stunden bis 2 Tage. Die Morbidität ist außerordentlich hoch, ebenso die Letalität. Doch ist Genesung möglich.
Anamnese: Der Krankheitsverlauf ist abhängig von der aufgenommenen Toxinmenge. Schlaffe Lähmungen des Kopfes, Halses und der Gliedmaßen. Allgemeine Körperschwäche, Festliegen auf der Körperunterfläche oder Körperseite bei gerade gestrecktem oder gegen den Rücken gebogenem Hals. Auch Aufsetzen des Kopfes mit dem Schnabel auf dem Boden. Vorfall der Nickhaut, Herabhängen der Flügel, lockere bzw. vor dem Tode ausfallende Federn; Zyanose der Schwellkörper, oft auch Durchfall. *Makroskopisch:* wenig ergiebige Befunde; Kongestion. Manchmal geringgradige katarrhalische Entzündung des Dünndarmes. Bei *Puten* auch blutige Beschaffenheit der Kloake. Bei *Enten* subepikardiale Blutungen, Abhebung der Keratinoidschicht im Muskelmagen. Dicker, gelber Schleim im Darm. Bei *Schwänen* Darmkatarrh. Hyperämie der Meningen, Blutungen in Zwischen-, Mittel-, Kleinhirn und Medulla oblongata. *Mikroskopisch:* verschiedentlich Thromben und Blutungen; in deren Nachbarschaft auch Nekrosen im Gehirn. Pyknose einzelner Ganglienzellen.
Differentialdiagnose: Septikämien bzw. Virämien verschiedenster Ursachen, Newcastle-Krankheit, Influenza-A-Infektion (Geflügelpest).
Ergänzende Untersuchungen: Toxinnachweis aus Darm- bzw. Kropfinhalt. Bakteriologische Untersuchung von toten Tieren, aus Einstreu und von Futtermitteln.

Literatur

Blandford, T. B., T. A. Roberts and W. L. G. Ashton (1969): Losses from Botulism in Mallard Duck and other Water Fowl. Vet. Rec. 85, 541–542.
Dickson, E. C. (1917): Botulism. A Cause of Limberneck in Chickens. J. Amer. Vet. Med. Assoc. 50, 612–613.

Foreyt, W. J., and F. R. Abinonti (1980): Maggot-associated Type C-Botulism in Game from Pheasants. J. Amer. Vet. Assoc. 177, 827—828.

24.2.23. Nekrotisierende Enteritis

Diese Krankheit wurde 1961 erstmals beschrieben. Sie kommt hauptsächlich bei 2—8 Wochen alten *Küken* vor und wird durch *Clostridium perfringens Typ C* ausgelöst. Der Erreger gelangt mit dem Futter in den Tierkörper. Viele Fragen sind dabei jedoch noch ungeklärt. *Inkubationszeit:* nicht bekannt. Die Morbidität ist innerhalb einer Broilerherde hoch. Die Krankheit dauert in einem Bestand etwa 7 Tage. Die tägliche Sterblichkeit liegt bei etwa 1 %. Letalität zwischen 5—50 %.

Anamnese: Depression, zunehmende Apathie, Durchfall mit dunklen, oft bluthaltigen Fäzes, gesträubtes Gefieder. Tod innerhalb 1—2 Stunden nach Krankheitsbeginn. Meist sind *Broiler*, selten Legehühner betroffen. *Makroskopisch:* guter Nährzustand, häufig Wasser im Kropf. Dünndarm gashaltig mit übelriechendem braunen, flüssigen Inhalt; Darm extrem brüchig. Ausgedehnte diphtheroide Membranen, besonders im kaudalen Teil des Dünndarms. Gelegentlich Blutungen und blutiger Inhalt im Darm. Ödem des Mesenteriums. Leber gestaut, vereinzelt 2—3 mm große Nekroseherdchen. In chronischen Fällen Abmagerung, gelegentlich hämorrhagische Nekrosen der Füße. *Mikroskopisch:* diphtheroid-nekrotisierende Enteritis mit desquamiertem nekrotischen Epithel und Bakterienkolonien. Nekrose der Zottenspitzen. Mäßig phagozytierende Zellen in der Propria. Darmdrüsen zystisch erweitert mit Zelldetritus und Heterophilen. Bei mildem Verlauf nur Retentionszysten. In der Leber manchmal ausgedehnte Degeneration und Nekrose, keine Bakterien. Degeneration (keine näheren Angaben) des Knochenmarks mit teilweise gesteigerter myelo- und erythrozytopoetischer Aktivität. Veränderungen im Darm häufig mit Befall mit Eimeria brunetti vergesellschaftet.

Differentialdiagnose: Ulzerative Enteritis, Kokzidiose, Hämorrhagisches Syndrom.

Ergänzende Untersuchungen: bakterioskopische und bakteriologische Untersuchung des Darminhaltes.

Literatur

Davis, R. B., J. Brown and D. L. Dawe (1971): Quail—Biological Indicators in the Differentiation of Ulcerative and Necrotic Enteritis of Chickens. Poultry Sci. 50, 737—740.

Helmboldt, C. F., and E. S. Bryant (1971): The Pathology of Necrotic Enteritis in Domestic Fowl. Avian Dis. 15, 775—780.

24.2.24. Ulzerative Enteritis
(Quail Disease)

Diese Krankheit ist wahrscheinlich erstmalig 1907 beschrieben worden. Sie kommt bei *Hühnern, Puten, Tauben, Wachteln, Birkhühnern* u. a. vor. Sie wird vor allem in Regionen mit beträchtlicher Konzentration der Geflügelhaltungsbetriebe gesehen. Vornehmlich erkranken *Hühner* im Alter von 4—20, *Puten* im Alter von 3—8 und *Wachteln* im Alter von 4—12 Wochen. Als Erreger wird *Clostridium colinum* angesehen. Die Krankheit tritt häufig in Zusammenhang mit Kokzidiose, aplastischer Anämie, Ansteckender Bursakrankheit und Streßsituationen auf. Die Übertragung geht oral über infiziertes Futter, Wasser und infizierte Einstreu vor sich. Krankheitsausbrüche können Jahr für Jahr erfolgen (Sporenbildner!). Wahrscheinlich sind Keimträger für die Perpetuierung der Krankheit verantwortlich. *Inkubationszeit:* im Experiment 1—3 Tage mit einer Mortalitätsspitze bei 5—14 Tagen p. i. In Feldfällen kann die Krankheit in einer Herde 6—10 Monate dauern. Morbidität und Letalität betragen bei *Wachteln* 100 %, bei *Küken* belaufen sich die Verluste auf 2—10 %.

Anamnese: Krankheitszeichen können fehlen, wenn Tiere akut sterben. Oftmals Futter im Kropf. Bei länger dauernder Erkrankung Lustlosigkeit, geschlossene Augenlider, gesträubtes Gefieder, schließlich deutliche Atrophie der Muskulatur. *Wachteln:* oft wäßriger Durchfall. *Makroskopisch:* Veränderungen sind abhängig von der Krankheitsdauer. In akuten Stadien hämorrhagische Duodenitis, Blutungen im gesamten Darm. Nach einigen Tagen Krankheitsdauer Ulzera und Nekrosen im gesamten Darm einschließlich Blinddarm. Gelbe diphtheroide Beläge. Anfangs kleine, durch die Serosa schimmernde Ulzera mit blutigem Saum. Später Vergrößerung der Ulzera und Verschwinden der blutigen Infiltration. Vorwiegend im kranialen Dünndarm lentikuläre Ulzera. Bei älteren Läsionen tiefe Ulzera oder ausgedehnte, mit unregelmäßigen Rändern. Auch große diphtheroide Beläge. Häufig Perforation der Ulzera mit Serositis und Verwachsungen. Leber geschwollen, diffus gelb gefärbt oder herdförmige gelbe Nekrosen. Besonders an den

Rändern auch disseminierte graue Nekrosen. Milz: auffallend hyperämisch geschwollen. *Mikroskopisch:* anfangs kleine hämorrhagisch-nekrotisierende Herde im Darm. Zotten, dann Submukosa betroffen. Karyolyse und Karyorrhexis. Demarkation mittels Heterophilen und Lymphozyten. Bakterienkolonien in Nekrosematerial. In älteren Ulzera ausgedehnte Nekrosen mit Zelldetritus und Bakterienrasen. Thromben in kleinen Gefäßen und in Nachbarschaft der Ulzera. In der Leber deutlich abgesetzte herdförmige Nekrosen. Vielfach ulzerative Enteritis und Kokzidiose nebeneinander, ebenso Hämorrhagisches Syndrom und Ulzerative Enteritis.
Differentialdiagnose: Nekrotisierende Enteritis, Kokzidiose, Typhlohepatitis, Hämorrhagisches Syndrom, Einschlußkörper-Hepatitis.
Ergänzende Untersuchungen: bakterioskopische Untersuchung von Quetschpräparaten aus Nekroseherden in der Leber (Clostridium und Sporen); bakteriologische Untersuchung; Übertragungsversuch auf die Wachtel.

Literatur

Glover, J. (1951): Ulcerative Enteritis in Pigeons. Canad. J. Comp. Med. Vet. Sci. 15, 295—297.
Morse, G. B. (1980): USDA, BAJ Circ. 109, zit. aus Puckham, M.C., in: Hofstad, M.S., B.W. Calnek, C.F. Helmboldt, W.M. Reid and H.W. Yorder, jr. (Eds.): Diseases of Poultry. 8th Ed. The Iowa State University Press, Ames/Iowa.
Schillinger, J.E., and L.C. Marley: (1984): Studies on Ulcerative Enteritis in Quail. J. Amer. Vet. Med. Assoc. 84, 25—33.

24.2.25. Geflügeltuberkulose

Sie ist lange Zeit weltweit verbreitet und von großer Bedeutung gewesen. Insbesondere durch die Intensivhaltung ist sie deutlich zurückgegangen, wenn auch keineswegs verschwunden. In kälteren Klimagebieten erfährt sie vor allem bei älteren Tieren durch Intensivhaltung sogar eine gewisse Begünstigung (USA: 0,04 % Beanstandungen unter 186,9 Mill. Schlachthühnern wegen Tuberkulose; Kanada: 1—26 %). Der Erreger ist *Mycobacterium avium* mit den Serotypen 1 und 2 in den USA und Serumtyp 3 in Europa. Die Pathogenität für *Hühnervögel* (Hühner, Puten, Fasanen, Perlhühner) und *Tauben* ist sehr hoch. *Wassergeflügel* (Gänse, Enten, Schwäne) erkrankt nur selten. Auch *Wachteln, Psittaziden* und *Kanarienvögel* können gelegentlich erkranken. Wenn auch alle anderen Vogelarten einschließlich wildlebender empfänglich sind, so ist die Tuberkulose bei ihnen von untergordneter Bedeutung. Die Infektion erfolgt oral, die Ausbreitung über den Darm-Pfortader-Kreislauf zur Leber. Bereits 1 Tag p. i. ist in Leber und Milz maximaler Keimgehalt nachweisbar, während dies für die Lunge erst am 4. Tag zutrifft. Bei Hühnervögeln sind aerogene Infektionen außerordentlich selten, während sie bei *Tauben* durchaus vorkommen. Die Keimausbreitung erfolgt über bakterienhaltigen Kot, durch Futter und Trinkwasser, aber auch Streu. In Einstreu und Erdboden kann sich der Erreger bis 4 Jahre lang ansteckungsfähig erhalten. Die Ausbreitung kann über belebte (Vögel, Ratten, Mäuse u. a.) und unbelebte Zwischenträger (verseuchte Böden, Einstreu, Verpackungsmaterial u. a.) erfolgen. Strittig ist eine kongenitale Infektion über infizierte Eierstöcke bzw. Infektion über die Eischale. Praktisch besitzt sie keine Bedeutung. Bei *Psittaziden* werden Infektionen, ausgelöst durch *Mycobacterium tuberculosis*, beobachtet. Dabei können die Psittaziden einerseits Indikator für Infektionen in der Umwelt (Mensch) darstellen, andererseits ihre Umwelt über Fäzes und Staub gefährden. Bei *Mycobacterium avium* ist die Inkubationszeit i. d. R. lang. Im Experiment vergingen zwischen Infektion und Auftreten der ersten Veränderungen 20 Tage. Morbidität und Letalität sind sehr hoch, wobei allerdings zu berücksichtigen ist, daß sich die Krankheit in einem Bestand nur langsam ausbreitet und selbst einen langsamen Verlauf nimmt. Gelegentlich kommen Infektionen mit *Mycobacterium brunense* vor.
Anamnese: keine sicheren, hinweisgebenden Symptome: verminderte Lebhaftigkeit, rasche Ermüdung, Mattigkeit, struppiges Federkleid, Schrumpfung des Kammes, Abmagerung, deutlicher Rückgang der Legeleistung, gelegentlich Zyanose des Kammes; einseitige Lahmheit, Schwellung und Schmerzhaftigkeit einzelner Gelenke (meist Schulter- oder Ellbogengelenk); mitunter hochgradiger Durchfall; Leber geschwollen, gelegentlich tastbar. Vereinzelt Hauttuberkulose (Haut oder Unterhaut) mit Ausbildung von Knoten mit speckiger Beschaffenheit oder mörtelartigem Inhalt. Mitunter Knoten, von Federfollikeln ausgehend, oder Haut bis zehnfach verdickt. Bei *Tauben* Erkrankungen besonders der Flügelgelenke („Flügellähme der Tauben"). Abmagerung, Tuberkulose der Augenlider und deren Umgebung sowie an Schnabelwinkel, Nasenwulst und Ohrenfalte halbkugelige Knoten, die oft geschwürig zerfallen. Ähnliche Kno-

ten auch in der Haut und Brustmuskulatur. Bei *Puten, Gänsen, Enten, Psittaziden* ähnliche Befunde wie bei *Hühnern*. Bei Infektionen der Psittaziden mit Mycobacterium tuberculosis Geschwüre am Zungengrund. *Makroskopisch: Hühner:* Leberschwellung. Hirsekorn- bis haselnußgroße und größere, vielfach konfluierende Knötchen und Knoten. Kleine Knoten grauweiß, glasig, größere Knoten graugelb, käsig. Verkalkungen kaum ausgeprägt. Vielfach Blutungen und Verfettung. Auch Hämatome, Kapselrupturen und innere Verblutung. Gelegentlich Amyloidose. Milz vergrößert mit meist zahlreichen, bis haselnußgroßen Knoten, höckerig. Darm oft durch hirsekorn- bis hühnereigroße Knoten in größerer Anzahl verunstaltet. Kleinste, in der Schleimhaut gelegene Knötchen oder linsengroße Geschwüre mit gewulsteten Rändern, die die Serosa vorwölben, oder große, meist multipel vorkommende Knoten, die die Serosa stark vorwölben mit ausgeprägter Ulzeration des Knoteninneren, in dem meist übelriechender Darminhalt vorhanden ist. Knoten gewöhnlich gegenüber dem Gekröseansatz. Am Blinddarm Knoten am Blinddarmeingang oder an der Blinddarmspitze. Tuberkulöse Geschwüre oder Knoten des Darmes meist von lymphatischen Einrichtungen ausgehend, auch auf Gekröse und Serosa übergreifend. Im Drüsenmagen von der Schleimhaut oder Subserosa, im Muskelmagen von der Schleimhaut ausgehende Knoten, die teilweise zu Geschwüren werden, flach oder trichterförmig gestaltet und mit erheblicher Ausdehnung in die Muskularis reichend. In Kropf, an der Zungenbasis, in der Lunge, in Bronchien und Trachea, Kehlkopf, ausnahmsweise in Luftsäcken, Herzbeutel und Herzmuskel, ferner in Pankreas, Hoden, Eileiter, Ovar, Niere, Thymus tuberkulöse Knötchen unterschiedlicher Größe. Nahezu regelmäßig unterschiedlich große tuberkulöse Knoten im Knochenmark der großen Röhrenknochen, in Brustbein, Rabenschnabelbein, Darmbein, seltener Wirbelkörper. Vom Markraum ausgehend auch tuberkulöse Arthritis. Sehr selten Tuberkel im Gehirn sowie in den meist nach außen vorgestülpten Konjunktiven.
Puten: Veränderungen prinzipiell gleichartig wie beim Huhn. *Enten:* vorwiegend Erkrankungen des Verdauungskanals sowie Erkrankungen der serösen Häute. Lunge und Luftsack häufiger als beim Huhn betroffen. *Gänse:* spärliche Berichte, Knoten in Leber, Darm, Milz und Perikard. *Taube:* grundsätzlich ähnliche Veränderungen wie beim Huhn, jedoch nicht selten Infektion der Konjunktiven, aerogene Infektionen mit Tuberkulose der Nasenhöcker, des Larynx, der Trachea und Luftsäcke,

von denen aus Knochen infiziert werden können. *Mikroskopisch:* unabhängig von betroffenen Organen zunächst Epitheloidzelltuberkel mit Lymphozyten in der Peripherie, dann Verkäsung im Zentrum dieser Herde. Schließlich ausgedehnte Verkäsung, umgeben von abgeplatteten Epitheloidzellen und palisadenartig angeordneten Fremdkörperriesenzellen und auch Epitheloidzellen sowie Bindegewebszellen samt Lymphozyten. Am Rande Resorptionstuberkel, auch Konglomerattuberkel. Mit zunehmendem Alter im Tuberkel zunehmend Bindegewebe bei Abnahme der Epitheloidzellen, jedoch so gut wie stets am Rande Resorptionstuberkel aus Epitheloidzellen. Keine Wesensunterschiede der tuberkulösen Granulome in verschiedenen Organen bei verschiedenen Spezies. Bei durch Mycobacterium brunense hervorgerufenen Infektionen in der Leber nicht scharf begrenzte zusammenfließende Herde mit geringer Nekroseneigung.
Differentialdiagnose: Koligranulome, Typhlohepatitis, Leukose.
Ergänzende Untersuchungen: histologische Untersuchung, bakteriologische Untersuchung.

Literatur

Felsar, M., J. Balaščeck und K. Renez (1968): Über das Auftreten der Tuberkulose bei Gänsen. Folia vet. (Košice) 12, 97–98.
Hepding, L. (1939): Beiträge zur Tuberkulose der Tauben. Arch. wiss. Tierheilkunde 74, 442–453.
Jansen, J., en R. Wemmenhove (1968): Sectiebevindingen van op de markt gestorven eenden. Tijdschr. Diergeneesk. 92, 862–867.
Karlson, A. G., Ch. O. Thoen and R. Harrington (1970): Japanese Quail: Susceptibility to Avian Tuberculosis. Avian Dis. 14, 39–44.
Scrivner, L. H., and C. Elder (1931): Cutaneous and Subcutaneous Tuberculosis in a Turkey. J. Amer. Vet. Med. Assoc. 79, 244–247.

24.2.26. Psittakose/Ornithose
(Aviäre Chlamydiose)

Von Meyer wurde die Bezeichnung *Psittakose* für die Erkrankung mit Chlamydien bei Psittaziden und die Bezeichnung *Ornithose* für die Erkrankung der domestizierten und wildlebenden anderen Vögel eingeführt. Diese Differenzierung ist eine künstliche, da *Chlamydia psittaci* der gemeinsame Erreger der entsprechenden Krankheitsbilder ist. Die Krankheit hat in den letzten 3 Jahrzehnten zunehmende wirtschaftliche Bedeutung bei landwirtschaftlichen *Nutztieren* (Puten, Hühner, Enten, Gänse, Tauben) erlangt. Auch als Zooanthroponose hat sie beachtliche Bedeutung. *C. psittaci* ist ein obligat intrazellulär lebendes Bakterium. Derzeit lassen sich die Stämme von C. psittaci in 2 Kategorien gliedern: 1. hochvirulente Stämme, auch toxigene Stämme genannt, die akute Epizootien mit Mortalitätsraten von 5—30% bei Vögeln, besonders Puten, auslösen. Sie verursachen auch — tödliche — Infektionen bei Menschen, insbesondere Personen, die Umgang mit Geflügel haben. 2. Stämme mit geringer Virulenz, die sich langsam ausbreitende Epizootien mit einer Mortalitätsrate unter 5%, wenn keine Komplikationen (Bakterien, Parasiten) hinzutreten, auslösen. Betroffen sind besonders Tauben und Enten, gelegentlich Puten und wildlebende Vögel. Infektionen bei Enten und Tauben sind allerdings oft mit sekundären Infektionen, insbesondere mit Salmonellen und Trichomonaden, vergesellschaftet. Bei Puten, auch Tauben, erfolgt die Übertragung hauptsächlich durch infizierten trockenen Kot sowie wildlebende Vögel. Infizierter Kot wird inhaliert oder oral aufgenommen. In zweiter Linie kommen Infektionen über die Haut durch Milben zustande. Auch werden Infektionen durch Simuliiden herbeigeführt (intravenöse Infektionen). Nach Phagozytose gelangt der Erreger über den Blutstrom in die inneren Organe und in den Darm. *Inkubationszeit:* sehr variabel in Abhängigkeit vom Erregerstamm und von der Menge der aufgenommenen Erreger. Bei natürlicher Infektion beträgt sie anfänglich in einer Herde 2—8 Wochen, verkürzt sich jedoch zunehmend. Bei sehr toxigenen Stämmen erkranken 50—80% der Tiere mit einer Letaliät von 10—30%. Bei wenig toxigenen Stämmen erkranken 5—20% der Tiere mit einer Letaliätsrate von 1—4%. Bei Enten erfolgen die Infektionen hauptsächlich aerogen, ausgehend von wildlebenden Enten und anderen Vögeln. Morbidität 10—80%, Letalität 0—30%. Tauben sind das größte Erregerreservoir für Chlamydien. Die Chlamydien werden hauptsächlich von älteren Tieren auf die Nestlinge übertragen, wobei die Erreger von den älteren Tieren sowohl über Nasensekret als auch über Fäzes verbreitet werden. Die Nestlinge nehmen sie aerogen oder alimentär auf. Dichte Aufstallung, unhygienische Haltung, große Erregermengen begünstigen in hohem Maße die Infektionsausbreitung. Überlebende Tiere werden zu Keimträgern und scheiden den Erreger aus. Sekundäre Infektion mit Salmonellen und Trichomonaden können den Krankheitsverlauf nachteilig beeinflussen. Hühner sind relativ resistent gegenüber Chlamydien. Nur bei jungen Tieren kommt es zu akuten, auch tödlich endenden Erkrankungen, meist jedoch inapparente Infektionen. Bei Gänsen ähneln die klinischen Befunde denen bei Enten. Psittaziden sind häufig klinisch inapparent infizierte Erregerausscheider!

Anamnese: Puten: Anorexie, Kachexie, Fieber, gelbgrüner Durchfall, drastischer Rückgang der Legeleistung sowie der Fruchtbarkeit. Bei *Enten* stark schwächende, oft tödliche Krankheit. Bei jungen Enten Zittern, unsicherer Gang, Kachexie, Anorexie, Diarrhoe mit grünlich-wäßrigen Fäzes. Seröser bis eitriger Ausfluß aus Augen und Nase mit Verklebung und Verkrustung der Federn in der Umgebung von Auge und Nase. Mit fortschreitender Krankheitsdauer Abmagerung und Muskelatrophie. Tod mit Konvulsionen. Bei *Tauben* unterschiedliche Krankheitserscheinungen: akute und latente Krankheitsform. **Akute Krankheitsform:** bei jungen Tauben Anorexie, Mattigkeit, Durchfall. Bei Reisetauben Konjunktivitis, Schwellung der Augenlider (auch einseitig), Rhinitis, rasselnde oder krächzende Atemgeräusche durch vermehrte Schleimabsonderung. Verklebung der Nasenlöcher durch seröses bis eitriges Exsudat. Durch Druck auf Oberschnabel Entleerung eines schmutzig-grauen Exsudates. Schleim am Kehlkopf. Leichte Ermüdbarkeit, Flugunfähigkeit ohne Gelenkveränderungen, weiche Fäzes. Zyanose der Haut über den Brustmuskeln. Bei Rassetauben Abmagerung, profuse Durchfälle, Kropfdilatation, auch Hängekropf, vorübergehende Parese der Beine und des Nackens. **Latente Form:** nur uncharakteristische Störungen, wie Nachlassen der Flugleistung, Zurückbleiben im Wachstum, verminderte Fruchtbarkeit. Tod von 2—3 Wochen alten Jungtieren mit Schnupfen und Durchfall deuten auf latente Infektion der Elterntiere. Bei Infektionen mit Salmonellen, Trichomonaden u. a. Aufflammen der Chlamydien-Infektion.

Makroskopisch: Pute: keine prinzipiellen Unterschiede der Ausprägung pathologisch-anatomischer Veränderungen zwischen Infektionen mit hochtoxigenen und wenig toxigenen Stämmen. Lediglich Unterschiede in der Ausprägung des Schweregrades. Lunge: Kongestion, Fibrin auf der Pleura. Mitunter schmutzig-braunes Exsudat in der Brusthöhle. Verdickung des Herzbeutels. Fibrin auf der Herzoberfläche. Herzdilatation. Leberschwellung. Leber von Fibrin bedeckt. Luftsäcke verdickt, mit Fibrin gefüllt. Milz geschwollen, dunkelbraun, weich. Kongestion der Serosa im Bauchhöhlenbereich. Serosa mit schaumigem oder fibrinösem Exsudat bedeckt. Bei wenig toxigenen Stämmen Fibrinexsudation auf

Herzoberfläche. Leberschwellung. Nekroseherde in der Leber. Trübung der Luftsäcke. Bauchserosa wie oben. Bei Enten Keratokonjunktivitis, serös-schleimige Rhinitis mit auffallender Rötung der Schleimhaut. Gelegentlich Panophthalmitis, Atrophie der Bulbi, Entzündung der Infraorbitalsinus, Atrophie der Pektoralmuskulatur, allgemeine Polyserositis, seröse bis serofibrinöse Perikarditis mit eigentümlich zähem und klebrigem Exsudat, Leberschwellung mit serofibrinöser Perihepatitis, Splenomegalie, Nekroseherdchen in Leber und Milz. Auftreten von nicht näher beschriebenen Pneumonien bei 3—4 Monate alten Tieren. Bei *Tauben* in unkomplizierten Fällen weitgehende Ähnlichkeit mit Veränderungen bei Puten nach Infektion mit milden Stämmen. Zyanose der Haut über Brustmuskeln. Fibrinöses Exsudat auf Pleuroperitoneum, Mesenterium, gelegentlich Epikard. Verdickung der Luftsäcke. Leberschwellung. Manchmal Milzschwellung mit hell- oder dunkelroter Farbe, auch kleinen Nekroseherden. Darmkatarrh mit reichlich Uraten in der Kloake. Nierenschwellung, Nekroseherde im Pankreas. Bei milden Infektionen (erwachsene Tauben), abgesehen von Rhinitis, Keratokonjunktivitis, Sinusitis, Leberschwellung mit Gelbfärbung. Auch Nekroseherde sowie Trübung der Luftsäcke. Regelmäßig Milzschwellung. Gelegentlich Ruptur mit innerer Verblutung. Nekrose im Pankreas. *Hühner:* fibrinöse Perikarditis und Leberschwellung. *Gänse:* pathologisch-anatomische Befunde ähnlich wie bei Enten. *Psittaziden:* ähnlich Tauben. Häufig nur vermehrt Exsudat im Herzbeutel, Trübung der Luftsäcke. *Mikroskopisch: Puten:* katarrrhalische Tracheitis mit heftiger Infiltration von Propria und Submukosa mit Makrophagen, Lymphozyten und Heterophilen. Verlust der Zilien. Lunge: Kongestion, heftige Infiltration der Tertiärbronchien und Lungenpfeiffen mit großen Monozyten und Fibrin. Nekrose einzelner Zellen und größerer Areale. Fibrinexsudation auf Epikard, Leber und Serosa. Epi- und Perikard verdickt durch Kongestion, Fibrinexsudation und mononukleäre Zellen sowie Heterophile und Lymphozyten. Myocarditis simplex bei etwa 50% der Puten. Leber: Dilatation der Sinusoide, Infiltration mit mononukleären Zellen, Lymphozyten und Heterophilen. Schwellung der Kupfferschen Sternzellen. Leberzellnekrosen. Vereinzelt herdförmige Nekrosen. Milz: Zellproliferation und herdförmige Nekrosen. Zellige Infiltrate und Nekrosen in der Niere. Hoden und Nebenhoden mit desquamiertem Epithel und Fibrin gefüllt. Auch Rupturen testikulärer Blutgefäße mit innerer Verblutung. *Enten:* abgesehen von fibrinöser Entzündung der serösen Häute keine verwertbaren Befunde. *Tauben:* herdförmige Leberzellnekrosen und Verfettung. Hyperämie der Milz. Blutungen und Fibrinergüsse. Verquellung der Blutgefäße. Auch Nekrosen der Endothelzellen. Reaktionslose Nekrosen im Pankreas. *Psittaziden:* ähnlich Tauben.

Differentialdiagnose: Influenza-A-Infektion, Paramyxovirus-Infektion, Herpesvirus-Infektion der Tauben, Pachecosche Krankheit, Entenpest, Listeriose, Mischinfektionen!

Ergänzende Untersuchungen: bakteriologische Untersuchung, Immunfluoreszenz, Abklatschpräparate von Epikard, Leberoberfläche, Schnittfläche von Leber und Milz bzw. Rachenschleimhaut (Taube) zum Nachweis der LCL-Körperchen, serologische Untersuchung.

Literatur

Dickinson, E. M., W. E. Babcock and J. G. Kilian (1957): Ornithosis in Oregon Turkeys. J. Amer. Vet. Med. Assos. 130, 117—118.

Fritzsche, K., H. Lippolt und F. Weyer (1957): Beiträge zur Epidemiologie, Diagnose und Theraphie der Ornithose bei Tauben. Berl. Münch. Tierärztl. Wschr. 69, 61—67.

Meyer, L. F. (1941): Pigeons and Barnyard Fowls as Possible Sources of Human Psittacosis or Ornithosis. Schweiz. Med. Wschr. 71, 79—85.

Strauß, J. (1967): Microbiologic and Epidemiologic Aspects of Duck Ornithosis in Czechoslovakia. Am. J. Ophthalmol. 63, 1246—1263.

24.2.27. Mycoplasma-gallisepticum-Infektion
(Aviäre Mykoplasmose, Putensinusitis)

Bei den Untersuchungen über Mykoplasmen wurden verschiedene Serotypen nachgewiesen, die es erlauben, die zunächst als Pleuropneumonia-like Organisms (PPLO) bezeichneten Erreger näher zu klassifizieren. Beim Geflügel sind lediglich *Mycoplasma gallisepticum, M. gallinarum, M. meleagridis* und *M. synoviae* von praktischem Interesse, weil diese — wenn auch in unterschiedlichem Ausmaß — pathogen sind. Von größter Bedeutung sind Infektionen mit *M. gallisepticum* beim *Huhn* und bei der *Pute*, das zum Serotyp A gehört. Vielfach wird die beim Huhn auftretende Krankheit auch als Chronic Respiratory Disease (CRD) bezeichnet. Da diese Bezeichnung ein klinisches bzw. pathologischanatomisches Bild unterschiedlicher Ätiologie beschreibt, ist sie nicht zweckmäßig. Dies gilt auch für den Ausdruck „Air sac disease". Das bei Puten ausgelöste Krankheitsbild wird auch als Putensinusitis bzw. Infektiöse Sinusitis der Puten bezeichnet.

Die Mycoplasma-gallisepticum-Infektion hat sehr große wirtschaftliche Bedeutung und ist weltweit verbreitet. Der Erreger weist unterschiedliche Pathogenität und Immunogenität auf. Generell sind Puten empfänglicher als Hühner, doch bestehen Unterschiede zwischen verschiedenen Serotypen. Auch bei *Tauben, Fasanen, Rebhühnern* und anderen Vögeln wurde der Erreger nachgewiesen. Die Krankheit kann durch Kontakt mit infizierten Keimträgern, durch erregerhaltigen Staub oder Tröpfchen, vor allem über das Ei übertragen werden. Die Unterdrückung der Eiübertragung ist ein wesentliches Instrument der erfolgreichen Bekämpfung der Krankheit. Übertragungen sind auch durch mykoplasmenhaltige Vakzinen erfolgt. Infektionen mit M. gallinarum ähneln im wesentlichen denen mit M. gallisepticum; aber geringe Pathogenität. *Inkubationszeit:* unsicher; im Experiment: bei *Hühnern* zwischen 4 und 21, meist aber zwischen 11 und 18 Tagen, bei *Puten* 7—10 Tage. Im allgemeinen beträgt sie aber bei konnatalen Infektionen 4—6 Tage, bei horizontaler Infektion 14 Tage. Die Inkubationsfrist wird auch durch sekundäre Faktoren wesentlich beeinflußt. Die Erregerausbreitung in einem Bestand kann rasch, aber auch langsam vor sich gehen. Morbidität bei *Broilern* mehr als 30% bei *Legehühnern* geringer. Letalität bei Broilern 30% und mehr, bei Legetieren sehr gering. Unter Feldbedingungen wird die Infektion gewöhnlich durch andere Infektionserreger kompliziert, wie das IB-Virus, das NCD-Virus, E. coli (besonders Stamm 0 2). Bei kombinierter Infektion von M. gallisepticum mit IB-Virus und E. coli resultiert ein äußerst schwerwiegender Krankheitsverlauf.

Anamnese: Hühner: Rasselgeräusche bei der Atmung, Nasenausfluß, Husten, Sinusitis (Eulenkopf), Rückgang der Futteraufnahme und Gewichtsverlust. Sehr unausgeglichene Größe der Tiere einer Herde. Krankheitserscheinungen in einer Broilerherde (Erkrankungen meist im Alter von 4—8 Wochen) unterschiedlich, meist aber stärker als bei Legetieren entwickelt. Bei letzteren mäßiger Rückgang der Legeleistung. Krankheitserscheinungen in der kalten Jahreszeit meist schwerwiegender als in der warmen. Männliche Tiere erkranken i. d. R. schwerer als weibliche. Infektionen können in einer Herde auch latent verlaufen. Durch Komplikationen Auftreten schwerer Krankheitsausbrüche.

Puten: anfangs seröser, etwas schaumiger Tränenfluß mit Verklebung der Federn der Umgebung des Auges. Deutliche Umfangsvermehrung des Sinus infraorbitalis ein- oder beidseitig, die unter Umständen zum kompletten Verschluß des Auges führt. Verklebung der Augenlider, manchmal Keratitis, Hypopyon, Panophthalmitis, Fibrinexsudation im Lidsack. Futteraufnahme, solange die Tiere sehen können, unverändert. Abmagerung, Rasselgeräusche bei der Atmung, „Husten", „Niesen", Schleudern mit dem Kopf, Atemnot. Bei Zuchtherden Rückgang der Legeleistung und Schlupfergebnisse. Morbidität fast 100 %, Letalität gering, doch erhebliche wirtschaftliche Verluste durch mangelhafte Eiproduktion bei Zuchttieren und hohe Ausschußrate bei Schlachttieren (Abmagerung, Luftsackentzündung). *Makroskopisch: Hühner:* Nase, Sinus infraorbitalis, Trachea, Bronchien mit schleimig-eitrigem Sekret bedeckt. Meist beträchtliche Fibrinmengen in den Luftsäcken. Manchmal nur Verdickung bzw. körnige Beschaffenheit der Luftsäcke. In komplizierten Fällen fibrinöse oder eitrig-fibrinöse Perikarditis und Perihepatitis sowie massive Luftsackentzündung. Gelegentlich hochgradige fibrinöse Salpingitis und herdförmige Pneumonie. *Puten:* regelmäßig schleimig-eitrige Sinusitis mit beachtlicher Umfangsvermehrung des Sinus. Schleimige Rhinitis, auch Tracheitis und Bronchitis. Luftsackentzündung. Gelegentlich fibrinöse Salpingitis. *Mikroskopisch: Hühner:* Nasenschleimhaut, Kopfsinus: Infiltration mit Lymphozyten und Histiozyten, Ausbildung kleiner Lymphfollikel, Epithelhyperplasie. Trachea mit ähnlichen Veränderungen. Auf der Schleimhautoberfläche desquamiertes und degeneriertes Epithel, Schleim, Zilien, Infiltratzellen. Bronchien ähnlich wie Trachea. Lunge: in Bronchioli und Parabronchien eiweißreiches Exsudat, Makrophagen, auch Heterophile, Fibrin und Schleim. Bei einem Teil der Hühner submiliare bis miliare Nekroseherde mit palisadenartig angeordneten Riesenzellen, Histiozyten, Lymphozyten, Fibroblasten. In Tertiärbronchien Lymphfollikel. Luftsack anfangs ödematös. Heftige Fibrinexsudation, gefolgt von beginnender Organisation mit Verdickung der Luftsackmembran. In dieser häufig Lymphfollikel, kleine Nekroseherde mit Riesenzellen. *Puten:* Nase, Sinus ähnlich Huhn, doch beträchtliche Verdickung der Schleimhaut. Pharynx, Larynx, Trachea ähnlich Huhn. Lunge: Infiltration mit Lymphozyten in Sekundär- und Tertiärbronchien; Schleim, Lymphfollikel. Luftsäcke nicht regelmäßig verändert, doch dann Verdickung durch Vermehrung des Bindegewebes in der Propria. Infiltrate mit

Heterophilen, Lymphozyten. Lymphfollikel, oberflächlich serös-purulentes Exsudat mit Heterophilen. Mitunter kleine Nekroseherde. Riesenzellen in der Propria. Leber: Granulome, Nekroseherde sowie Regenerationsherde mit Gallengangsproliferation. Gehirn: fallweise Gefäßläsionen mit Endarteriitis und Fibrinexsudation sowie enzephalomalazieähnlichen Herden sowie Nekroseherde. Ophthalmitis mit extremer zelliger Infiltration.

Differentialdiagnose: alle Infektionskrankheiten mit Beteiligung des Respirationstraktes.

Ergänzende Untersuchungen: bakteriologische Untersuchung, Erregernachweis durch immunfluoreszenzserologische Untersuchung, histologische Untersuchung.

Literatur

Barber, C. W. (1962): The Lymphfollicular Nodules in Turkey Tissues Associated with Mycoplasma gallisepticum Infection. Avian Dis. 6, 289—296.

Domermuth, C. H., W. B. Gross and R. T. DuBose (1967): Mycoplasmal Salpingitis of Chickens and Turkeys. Avian Dis. 11, 393—398.

Gron, W. B. (1961): The Development of „Air Sac Disease". Avian Dis. 5, 431—439.

24.2.28. Infektiöse Synovitis

Die Krankheit tritt gewöhnlich als subklinische respiratorische Kankheit auf. Unter unbekannten Bedingungen wird sie zu einer systemischen Krankheit als Infektiöse Synovitis. Sie erfaßt hauptsächlich *Hühner* (4.—16. Woche) und *Puten* (10.—24. Woche). Als Erreger ist *Mycoplasma synoviae* anzusehen. Aerogene Infektionen spielen eine beträchtliche Rolle. Von größter Bedeutung ist jedoch die Übertragung über das Ei, sie soll sogar fast 50% ausmachen. Nicht selten erfolgen sekundäre Infektionen, z. B. mit Staphylokokken. Die Krankheit hat an Bedeutung verloren, was möglicherweise mit der erfolgreichen Bekämpfung der Mykoplasmosen zusammenhängt. Bei natürlicher Infektion (Kontaktinfektion) beträgt die *Inkubationszeit* 11—21 Tage, bei Küken, die über das Ei infiziert wurden, ist sie kürzer. Die Inkubationszeit variiert mit der Menge und der Pathogenität des Erregers. Die Morbidität schwankt zwischen 1—75% bei Hühnern und 1—20% bei Puten, die Letaliät zwischen 1—20%.

Anamnese: anfänglich Blässe der Kämme, geringgradige, wenig auffällige Lahmheit. Zurückbleiben im Wachstum. Häufig grünliche Durchfälle mit reichlicher Exkretion von Uraten. Schließlich Umfangsvermehrung im Bereich der Intertarsalgelenke und an der plantaren Fläche der Intertarsalgelenke. 1—3 cm lange, walzenförmige fluktuierende, proximodistal verlaufende Umfangsvermehrungen (Bursa tarsalis subcutanea), die später derb werden. Plantar am Tarso-Metatarsus liegende Sehnenscheiden verdickt. Ein- oder beidseitige Schwellung der Zehengrundgelenke, beginnend am Ursprung der 1. und 2. Zehe. Verdickung des Ballenpolsters (abgeplattet, Auftreten von Drucknekrosen in der Haut, Blutungen), Erkrankung der Bursa sternalis mit Entwicklung einer bis gut hühnereigroßen, anfangs fluktuierenden „Brustblase" über kranialem Teil des Brustbeines. Gelegentlich Miterkrankung von Zehen-, Kiefer- oder Flügelgelenken. Bei *Puten* ähnliche Erscheinungen, jedoch zurücktretende Gelenkschwellung und nur gelegentlich Erkrankung der Bursa sternalis. *Makroskopisch:* Abmagerung, manchmal Unterhautödeme. In Bursa sternalis, Bursa tarsalis subcutanea, Sehnenscheiden und Gelenkhöhlen visköses, etwas trübes Exsudat. Synovialis gerötet. Mit zunehmender Krankheitsdauer auch Milz- und Nierenschwellung. Bei chronischem Krankheitsverlauf in synovialen Höhlen eingedicktes, fibrinhaltiges Exsudat. Synovialis rauh. In der Bursa sternalis und deren Umgebung mitunter ausgiebige Fibrinexsudation in die Unterhaut. Gelegentlich Fibrinexsudation in die Bauchluftsäcke. *Mikroskopisch:* weitgehend übereinstimmende Befunde an Gelenkkapseln, Sehnenscheiden, Bursen. Stratum fibrosum und Str. synoviale von Fibrin durchtränkt und mit Heterophilen infiltriert. Perivaskuläre lympho-plasmozytäre Infiltrate. Schließlich Ausbildung eines unspezifischen Resorptionsgewebes. Desquamation der Synovialiszellen, karyorrhektische Heterophile, Lymphozyten und Plasmazellen im Stratum synoviale. In Gelenk-, Sehnenscheiden- und Schleimbeutelhöhlen eitrig-fibrinöses Exsudat. Gelenkaffektionen werden als zellgebundene Immunantwort auf Antigen aus Mykoplasmen bzw. Muskel- und Synovialgewebe interpretiert. Im Peritenium ähnliche Veränderungen wie im Stratum synoviale. Dazu Infiltration mit Histiozyten und Fibroblastenwucherung auch in die Sehnen selbst. Übergreifende Entzündung auch auf subkutanes Bindegewebe der Umgebung. Leber: Plasmarrhagien und Nekrobiosen. Trachea, Bronchien, Luftsack: Infiltrate mit Lymphozyten und Plasmazellen. Ödem der Luftsackwand, geringgradige interstitielle Pneumonie, geringgradige Myocarditis simplex. Lymphohistiozytäre Infiltration in Epi- und Perikard. In Nieren proliferative Glomerulonephritis, auch sklerosierende Form. Atrophie des Thymus.

Differentialdiagnose: Reovirus-Arthritis, Gelenkentzündungen durch Streptokokken, Staphylokokken, E. coli, S. gallinarum-pullorum, andere Salmonellen, Pasteurellen, Streptobacillus moniliformis; Fußballengeschwulst (Bumble Foot); traumatisch bedingte „Brustblasen".

Ergänzende Untersuchungen: bakteriologische und serologische Untersuchung.

Literatur

Burtscher, H. (1961): Zum Vorkommen der Infektiösen Synovitis der Hühner in Österreich. Wien. Tierärztl. Mschr. 48, 850—872.

Kawakubo, Y., K. Kume and M. Yoshioka (1980): Histo- and Immunopathological Studies on Experimental Mycoplasma synoviae Infection of the Chickens. J. comp. Path. 90, 457—467.

24.2.29. Mycoplasma-meleagridis-Infektion

Der Erreger gehört zum *Serotyp H* und ist weltweit verbreitet. Er wird in erster Linie über das Brutei übertragen und stellt eine Gefährdung der *Putenküken* dar. Doch können alle Altersgruppen erkranken. Hohe Temperaturen, getrennte Aufstallung u. a. begünstigen das Angehen der Infektion. Besonders bedeutungsvoll ist die Besamung mit mykoplasmenhaltigem Samen. Die Rate der über das Ei infizierten Küken beläuft sich — auch bei nur einmaliger Besamung — auf 10—60 %. Die Infektionsrate steigt während der Legesaison kontinuierlich an und sinkt erst wieder gegen deren Ende. Die Infektion dürfte in der Fimbrienplatte oder im oberen Magnum erfolgen. Eiübertragung findet bei Hennen, bei denen nur der obere Respirationstrakt oder der Luftsack infiziert ist, nicht statt. Infiziert geschlüpfte Küken weisen Luftsackveränderungen auf und enthalten den Erreger in verschiedenen Geweben einschließlich Federn, Haut, Luftsack, Bursa Fabricii, Darm und Kloake. Kloakeninfektion kann lebenslang persistieren. Männliche und weibliche Geschlechtsorgane können von hier aus oder von der Bursa Fabricii infiziert werden. Der Eileiter kann bei Infektionen jugendlicher Tiere, nicht bei erwachsenen, auch durch endogene Infektionen infiziert werden. Männliche Tiere sind empfänglicher als weibliche. Im übrigen sind bei jungen Tieren auch Kontaktinfektionen möglich, die auch zur Infektion des Genitaltraktes führen. Morbidität bei TS-65-Syndrom 5—10 %, gelegentlich mehr. Letalität gering (Kannibalismus), doch wirtschaftliche Verluste durch schlechte Schlupfergebnisse bzw. Beanstandungen bei der Schlachtung.

Anamnese: respiratorische Symptome nur bei sorgfältiger Untersuchung und völliger Stille in der Umgebung. Am auffälligsten das sog. *TS-65-Syndrom*, das sich in den ersten 22 Lebenswochen mit einem Maximum zwischen 3.—6. Woche entwickelt mit Veränderungen am Skelett (Verbiegung, Verkürzung der großen Röhrenknochen, Schwellung des Sprunggelenks, Deformation der Halswirbel). Zurückbleiben im Wachstum, schwache Befiederung, erhöhter Gammaglobulingehalt bei reduziertem Albumingehalt bei chronischen Erkrankungen. Inwieweit Biotin und Arginin einen Einfluß auf die Skelettmuskulatur haben, ist ungeklärt. *Makroskopisch:* fibrinöse Luftsackentzündung (Brustluftsack) bei *Eintagsküken* mit Verdickung der Luftsackmembranen. Auch Exsudat frei im Luftsack. Luftsackentzündung regelmäßig bei 3—4 Wochen alten Tieren. Im ganzen Läsionen weniger ausgeprägt als bei Infektionen mit M. gallisepticum. Gelegentlich Entzündung der Bursa sternalis und anderer Bursen. Aszites. *Mikroskopisch:* in der Luftsackmembran Heterophile, wenige Lymphozyten, Fibrin und Zelldetritus. Epithelnekrosen. Lunge: Fibrininfiltration mit Mononukleären. Bei im Alter von 7 Wochen infizierten Tieren auch Lymphfollikel, die aus B-Lymphozyten bestehen. An den proximalen Enden der langen Röhrenknochen, im Knorpel, der am weitesten von in die Proliferationszone eindringenden Gefäßen entfernt liegt, mangelhafte Zelldichte, abnorme Chondrozyten. Betroffen sind alle Röhrenknochen. Bei langdauernder Erkrankung oft normale Wachstumsraten (Normalisierung), obwohl makroskopisch erkennbare Knochendeformationen bestehen. Am medialen Ende der Tarsometatarsalknochen bei chronischen Fällen mit Varusdeformation Chondrodysplasie oder Chondrodystrophie als Ausdruck mangelhafter Blutversorgung der Wachstumsplatte. Milde mononukleäre Infiltration in der Umgebung des Sprunggelenks. Bei *Putenhennen* Lymphfollikel in Fimbrienplatte, Uterus, Vagina. Dazu Heterophile und Plasmazellen in der Propria des gesamten Geschlechtstraktes. In Phallus und akzessorischen Organen, in submukösen Drüsen M. meleagridis nachweisbar. Dazu extensive Ausbildung von Lymphfollikeln in Schleimdrüsen.

Differentialdiagnose: M.-gallisepticum-Infektion, M.-synoviae-Infektion, E.-coli-Infektion.

Ergänzende Untersuchungen: bakteriologische und serologische Untersuchung, Immunfluoreszenz.

Literatur

Gerlach, H., R. Yamamoto and H. E. Ortmayer (1968): Zur Pathologie der Phallus-Infektion der Puten mit Mycoplasma meleagridis. Arch. Geflügelkd. 32, 396—399.

Mohamed, Y. S., S. Chema and E. H. Bold (1966): Studies on Mycoplasma of the „H" Serotype (Mycoplasma meleagridis) in the Reproductive and Respiratory Tract of Turkeys. Avian Dis. 10, 347—352.

Rhoades, K. R. (1971): Mycoplasma meleagridis Infection: Development of Lesions and Distribution of Infection in Turkey Embryos. Avian Dis. 15, 762—774.

24.3. Ätiologisch ungeklärte Krankheiten

24.3.1. Blauflügelkrankheit (Blue wing disease)

Diese Krankheit wird seit 1972 gehäuft beobachtet. Sie betrifft hauptsächlich *Broiler* im Alter von 2—4 Wochen, nimmt einen perakuten Verlauf, hat in betroffenen Beständen hohe Morbidiät und eine Letalität, die zwischen 1—60 % liegt. Die Krankheit beginnt zwischen dem 11. und 16. Lebenstag mit plötzlichem Einsetzen von Todesfällen. Die Spitze der Mortalität wird zwischen 17. und 21. Lebenstag erreicht. Am 23.—26. Tag sinkt sie auf normale Raten. Mitunter tritt ein zweiter Mortalitätsgipfel zwischen 30. und 33. Lebenstag auf. Hierbei sind die Ausfälle allerdings geringer als bei dem ersten Gipfel. Gelegentlich tritt die Krankheit zwischen 30. und 35. Lebenstag auf. In diesen Fällen können Antikörper gegen Ansteckende Bursakrankheit nachgewiesen werden. Es wird angenommen, daß genetische Faktoren das Krankheitsgeschehen beeinflussen, da die Krankheit bei Nachkommenschaft bestimmter Elterngruppen auftritt in Abhängigkeit vom Alter dieser Eltern zur Zeit der Legetätigkeit. Die Letalität ist in den ersten Ausbrüchen gewöhnlich sehr hoch und sinkt dann ab, wenn die Elterntiere älter werden. Die Ausbrüche ereignen sich in Herden, die von verschiedenen Elterngruppen abstammen, doch gibt es keine Zweifel, daß gewisse Elterngruppen suspekt für die Verursachung der Übertragung dieser Krankheit sind. Ausbrüche beginnen in den ersten Schlupfen der suspekten Elterngruppen und an der Spitze der Produktion mit 30 Lebenswochen. Die Ausbrüche setzen sich für 2—4 Wochen fort, doch können sie auch 12 Wochen dauern. Die Elterntiere selbst haben niemals irgendwelche Anzeichen der Krankheit gezeigt. Es gibt keine Hinweise für eine horizontale Ausbreitung der Krankheit. Inwieweit Beziehungen zur Infektiösen Anämie der Küken (24.4.31.) bestehen, ist ungeklärt.

Anamnese: perakuter Krankheitsverlauf: Depression. Liegen mit geschlossenen Augen. Mitunter picken Tiere zu Krankheitsbeginn an den Flügeln. Tod innerhalb weniger Stunden. Hautblutungen, Wunden in der Haut. Die Blutungen erstrecken sich auf Flügel, Beine, Zehen sowie auf die Haut über der Brustmuskulatur. Mitunter dehnen sich die Blutungen einige Millimeter auf den Federschaft aus.

Makroskopisch: guter Nährzustand. Keine Anämie. Vereinzelt Tod von Tieren ohne Läsionen, Blutungen in Haut, Unterhaut und Fettgewebe, an den o.g. Lokalisationen. Blutungen erstrecken sich auch in die Muskulatur. Milz und Thymus atrophisch. *Mikroskopisch:* Haut: Blutungen in Kutis, Subkutis, besonders im lockeren Binde- und Fettgewebe. Blutungen auch tief in der Muskulatur zwischen Muskelzellen. Häufig Nekrosen in der Haut mit ausgedehnter bakterieller Infektion. Herz: Hyperämie, milde Myokarditis; Niere: kleine interstitielle Blutungen; Leber: stets Hyperämie, Ödem, Degeneration von Leberzellen, perivaskuläre, mononukleäre zellige Infiltration; manchmal zytoplasmatische Einschlußkörperchen. Milz: gelegentlich hoher Gehalt an unreifen Zellen und häufig milde Erythropenie. Bursa Fabricii in den meisten Fällen mit mäßiger bis schwerer Degeneration, charakterisiert durch kleine Follikel und Verbreiterung des interfollikulären Bindegewebes. Thymus: Hyperplasie und auch Degeneration der Lymphozyten; keine Abgrenzung zwischen Mark und Rinde.

Differentialdiagnose: Hämorrhagisches Syndrom.

Ergänzende Untersuchungen: Analyse der Herkunft der erkrankten Tiere.

Literatur

Dorn, P., J. Weikel und O. E. Wessling (1981): Anämie, Rückbildung der lymphatischen Organe und Dermatitis — Beobachtungen zu einem neuen Krankheitsbild in der Geflügelmast. Dtsch. Tierärztl. Wschr. 88, 313—315.

Engström, B. E. and A. M. Luthmann (1984): Blue Wing Disease of Chickens. Signs, Pathology and Natural Transmission. Avian Path. 13, 1—12.

24.3.2. Aszites-Syndrom

(Alimentäre Toxämie, Myokarditis, Kükenödemkrankheit, Endotheliose, Hydroperikard-Krankheit, Ödem, Toxopathische Hepatitis, „Water belly", Ascites, Aviäres Ödem, Kongestiver Herzfehler, toxische Lipidose, Höhenkrankheit)

Anamnese: Erkrankung vor allem von Broilern nach offensichtlich unterschiedlicher Verursachung, wobei Umfangsvermehrung des Leibes, Mattigkeit. Dyspnoe, gesträubtes Gefieder. Zurückbleiben im Wachstum, manchmal Zyanose. In mehr als 70 % sind männliche Tiere betroffen. Beim Erfassen der Tiere mitunter plötzlicher Tod unter Konvulsion. *Hämatologisch:* erhöhter Gehalt an Hämoglobin, Erythrozyten, Heterophilen, Lymphozyten und Makrophagen. Erhöhter Hämatokrit. *Makroskopisch:* Aszites mit himbeerfarbener, klarer Flüssigkeit; Aszitesflüssigkeit bis zu 360 ml, rechtsseitige Herzdilatation, Hydroperikard mit manchmal gelatinöser Flüssigkeit. Relatives Herzgewicht 9,99 % (normal 6,86). Herz vergrößert, aber schlaff. Sehr gestaut, manchmal geschrumpft, gesprenkelt oder mit Knötchen versehen. Abgerundete Ränder bedeckt mit einem dünnen Film halbgelatinösen, fibrinähnlichen Materials. Nierenschwellung, Nieren gestaut und urathaltig. Lungen ödematös und gestaut. Brustmuskel häufig dunkler als normal. Gelegentlich subkutanes Ödem. *Mikroskopisch:* in Aszitesflüssigkeit hauptsächlich Lymphozyten, Erythrozyten, Makrophagen. Nieren: Glomerula gestaut und verdickte Basalmembranen; in Sammelröhrchen vermehrt Urate. Leberkapsel verdickt, vereinzelt perivaskulär Herde degenerierender Leberzellen; herdförmige Ansammlung von Lymphozyten. Fibrose des Perikards, Hypertrophie des Myokards mit blassen Kernen und Degeneration von Muskelfasern. Lipide zwischen den Muskelfasern und Verlust der Querstreifung; herdförmige Blutungen, begleitet von Heterophilen und Eosinophilen. Dilatation der Tertiärbronchien; Kongestion und Blutungen.

Literatur

Maxwell, M. H., G. W. Robertson and S. Spence (1986): Studies on an ascitic syndrome in young broilers. 1. Haematology and Pathology. Avian Path. 15, 511—524.

Maxwell, M. H., G. W. Robertson and S. Spence (1986): Studies on an ascitic syndrome in young broilers. 2. Ultrastructure. Avian Path. 15, 525—538.

25. Voraussetzungen zur Sicherung der postmortalen Diagnose

L.-Cl. Schulz

Die Hauptaufgaben der Pathologie sind die **postmortale Befunderhebung** und die Ermittlung der **Diagnose**. Auf ihnen beruhen auch pathogenetische und wissenschaftliche Interpretationen des jeweiligen Krankheitsgeschehens. Es erscheinen daher einige kritische Bemerkungen zur Einengung der Diagnose sowie zu ihrer forensischen Bedeutung angebracht. Außerdem sollen kurz diejenigen notwendigen technischen Bedingungen aufgeführt werden, die vor und nach Eröffnung des Tieres Voraussetzung dafür sind, daß eine möglichst zuverlässige Diagnose gestellt werden kann. Hierzu gehören: Aufbewahrung und Transport des Kadavers, die Tötung aus diagnostischen Gründen sowie die Materialentnahme für weiterführende Untersuchungen. Nicht eingegangen wird dagegen auf die in speziellen Büchern dargestellte Obduktionstechnik.

25.1. Diagnose, Wahrscheinlichkeits- und Differentialdiagnose

Im Institutsbetrieb kann die **endgültige Diagnose** in etwa 40 % (41,0 %) der Fälle nicht ohne zusätzliche ätiologische Laboruntersuchungen gestellt werden, wie das nachfolgende Schema ausweist. Der praktische Tierarzt, Veterinärbeamte oder der in der Fleisch- und Lebensmitteluntersuchung tätige Kollege wird diese komplementären ätiologischen Laborergebnisse jedoch bei ca. 70 % der Obduktionen benötigen. Trotzdem muß auch in diesen Fällen bereits die makroskopische **Wahrscheinlichkeitsdiagnose** so konkret wie möglich erhoben werden. Der Tierarzt kann die notwendigen weiterführenden Untersuchungen nicht abwarten, son-

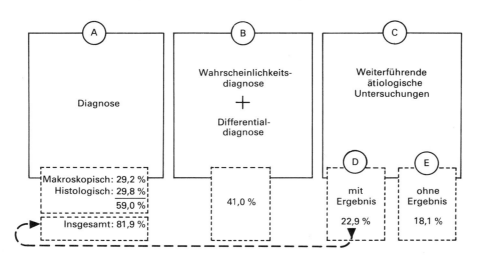

Schema: Prozentuale Verteilung bei der Einengung der postmortalen ätiologischen Diagnose (A) bzw. der Wahrscheinlichkeitsdiagnose mit Differentialdiagnosen (B) sowie der erfolgreichen (D) oder ergebnislosen (E) weiterführenden ätiologischen Laboruntersuchungen (C) (Stichprobe 1977)

dern muß schon vorher die erforderlichen hygienischen Maßnahmen bei der Schlachttierbeurteilung oder die Seuchenprophylaxe im gefährdeten Tierbestand einleiten. Er übernimmt daher eine erhebliche Verantwortung, zumal er auch Untersuchungsmaterial für die **zusätzlichen ätiologischen Untersuchungen** sofort richtig unter Berücksichtigung der zu erwartenden Ätiologie entnehmen muß. Eine gleichzeitige bakteriologische, virologische, toxikologische und diätetische Analyse kann im allgemeinen aus Kostengründen nicht verantwortet werden.

Es ist daher in vielen Fällen notwendig, die **Wahrscheinlichkeitsdiagnose** sofort zu stellen, auch dann, wenn Zweifel bestehen. Dieser Zweifel wird durch Hinzufügen der in Frage kommenden Differentialdiagnosen ausgedrückt. Streng genommen ist eine solche durch **Differentialdiagnosen** ergänzte Diagnose immer nur eine Wahrscheinlichkeits- oder Verdachtsdiagnose, während die Diagnose keiner differentialdiagnostischen Ergänzungen bedarf.

Dagegen erhebt die ohne Differentialdiagnose gestellte **Diagnose** einen Anspruch auf Richtigkeit. Dies hat erfahrungsgemäß immer dann eine erhebliche Bedeutung, wenn die Diagnose später vor *Gericht* mit Hilfe von Gutachten angezweifelt wird. Der Zweifel kann vom Tierbesitzer, Krankheitsverursacher oder vom Entschädigungspflichtigen, insbesondere von Versicherungsfirmen, ausgesprochen werden. Daher sind von vornherein das Wissen um die o. a. Grenzen bei der Diagnostik und eine kritische Einstellung zu Diagnose oder Wahrscheinlichkeitsdiagnose (mit den komplementären Differentialdiagnosen) wichtig.

Statistische Erhebungen im Sektionsbetrieb der vorwiegend mit postmortaler Diagnose befaßten Institute ergaben, daß in etwa 30 % (29,2 %) der Sektionsfälle die **ätiologische Diagnose** bei durchschnittlicher Erfahrung schon **makroskopisch** gestellt werden kann und etwa bei 30 % (29,8 %) erst nach zusätzlicher **mikroskopischer** Auswertung. In ca. 40 % (41,0 %) ist es dagegen nur möglich, eine Wahrscheinlichkeitsdiagnose mit den in Frage kommenden Differentialdiagnosen zu ermitteln. Weiterführende ätiologische Laboruntersuchungen vermochten hiervon etwa 20 % (22,9 %) zu klären, während es bei dem verbleibenden, nicht unerheblichen Rest von ca. 20 % (18,1 %) bei der Verdachtsdiagnose bleibt.

Wesentlich sicherer können dagegen die einzelnen pathologisch-anatomischen oder mikroskopischen **Organdiagnosen** gestellt werden. Bei entsprechender Erfahrung ist dieses im Institutsbetrieb in etwa 75 % der Fälle schon makroskopisch und in 20 % mit zusätzlichen histologischen Untersuchungen möglich. Nur bei etwa 5 % resultiert hieraus eine **Verdachtsdiagnose.**

Diese im diagnostischen Dienstleistungsbereich ermittelte prozentuale Verteilung von Diagnosen, Wahrscheinlichkeits- und Differentialdiagnosen sowie der zusätzlichen erfolgreichen und ergebnislosen ätiologischen Laboruntersuchungen ergibt sich aus einer im Jahre 1984 durchgeführten Stichprobe. Wenn sie auch wegen des nach Ort und Zeit veränderlichen Untersuchungsmaterials nicht repräsentativ ist, zeigt sie dennoch die grundsätzliche Notwendigkeit, die Wahrscheinlichkeitsdiagnosen durch Ausschöpfung von weiterführenden Untersuchungen in die endgültige Diagnose zu überführen.

Nach von Cramon et al. (1970) sind die meisten Beobachtungen in der Medizin nicht einfach wahr oder falsch. Deterministische Verbindungen von Symptomen und Symptomengruppen, die auf einer zweiwertigen Logik mit den Entscheidungen „Ja" und „Nein" aufbauen, sind selten. Vielmehr hat man es i. d. R. mit *unterschiedlichen Wahrscheinlichkeiten von Symptomen und Befunden* bei einer Krankheit zu tun. Der Umgang mit Wahrscheinlichkeiten muß in jedem Falle auf praktische Schwierigkeiten stoßen. Ein weiteres Problem bleibt, daß die Logik nur das richtige Folgern garantiert, nicht aber das richtige Erkennen. Andererseits ist es möglich, bei großer Erfahrung trotz Verletzung logischer Gesetze im diagnostischen Entscheidungsprozeß durch intuitives Vorgehen noch zu richtigen Erkenntnissen zu gelangen.

Zu bedenken ist auch, daß man auf die ständig wachsende Zahl technischer Befunde Rücksicht nehmen muß, die nur durch ihre scheinbare Objektivität den Diagnosegang einseitig bestimmen können. Aus solchen technischen Befunden kann sich eine *technische Diagnose* ergeben, die mit den Symptomen und der Todesursache nichts zu tun hat. So kann eine postmortale mikrobielle Kontamination eine Infektionskrankheit vortäuschen oder ein latent vorhandenes und nachgewiesenes Virus kausal unbedeutend sein, und in der Leber ermittelte Bleiwerte können lediglich auf eine zusätzliche chronische Bleivergiftungen hinweisen.

Die häufigste Fehlleistung geschieht jedoch durch einen unsorgfältig erhobenen oder bewußt in die Irre führenden *Vorbericht.*

Es wird auf unabsehbare Zeit weiterhin unvermeidbar sein, daß bei der Vielfalt der krankhaften Erscheinungsformen — solange Mangel an gesichertem Wissen besteht — auf die schöpferische Intuition des Untersuchenden im diagnostischen Entscheidungsprozeß nicht verzichtet werden kann.

Der jeweilige Wissensschatz setzt sich aus der Gesamtheit des methodisch-theoretischen Wissens und der Erfahrung zusammen. Er wird im einzelnen bestimmt durch:

1. Umfang und Güte der Ausbildung,
2. Umfang und Güte der Fortbildung,
3. kontinuierlich gewonnene Erfahrung,
4. ständige Diskussionen mit Fachkollegen.

25.2. Bedeutung von Befund und Diagnose im forensischen Gutachten

Wie von Köhler und Kraft (1984) betont wird, „ist das Interesse für Tiere und deren Haltung beträchtlich gestiegen, ebenso die Kenntnisse über Tiere und deren Wohlergehen. Damit ist nicht nur eine positiv zu verstehende Sensibilisierung von Tierbesitzern und -haltern eingetreten".

Vielmehr kommt es ebenso wie in der Humanmedizin mit diesen letztlich emanzipatorischen Tendenzen der Laien immer häufiger zu Rechtsstreitigkeiten. Daher ist bei der Erhebung von Befund und Diagnose die größte Sorgfalt geboten. Tatsächlich kann im sich erst später ergebenden Streitfall der sorgfältigen Befunderhebung und -protokollierung eine größere Bedeutung zukommen als der vermeintlich richtigen Diagnose. *Der Obduzierende sollte sich vor Augen führen, daß es allein von ihm abhängt, ob der Obduktionsbericht im forensischen Verfahren urkundlichen Charakter gewinnt* oder vor Gericht zu einem wertlosen Papier wird, weil er zu viel subjektive Unzulänglichkeiten enthält. Dabei wird dem Sezierenden weniger eine bewußt falsche Beurteilung vorgeworfen werden. Dieses geschieht tatsächlich außerordentlich selten.

Die folgende Übersicht soll demonstrieren, daß nur die **Befunderhebung** und auch nur dann, wenn sie sorgfältig durchgeführt wird, als objektive Grundlage in einem Rechtsstreit dienen kann. Vorbericht, Diagnosen, Epikrise und Gutachten beinhalten in jedem Fall einen hohen Grad subjektiver Äußerungen und sind daher vom sachverständigen Gutachter anfechtbar. Ohne eine sorgfältige Befundbeschreibung kann später vor Gericht nicht die eigene Diagnose gerechtfertigt werden. *Die Befundbeschreibung ist daher als einziger objektiver Teil der integrierende Bestandteil des Obduktionsberichtes.* Mit einer oberflächlichen Befundung geht der urkundliche Charakter des Sektionsberichtes von vornherein verloren.

Die Tabelle 25.1. soll kenntlich machen, daß ein Obduktionsbericht selbst bei falscher Diagnose, aber objektiver Befundung durchaus für einen Rechtsstreit Verwendung finden kann. Die falsche diagnostische Interpretation ist dem Untersucher nur selten zum Vorwurf zu machen, die falsche oder unsorgfältige Befundung jedoch stellt seine Glaubwürdigkeit a priori in Frage und führt nur zu oft zum Abbruch des Gerichtsverfahrens zuungunsten des Obduzenten.

Tabelle 25.1. Objektive bzw. subjektive, d. h. einen Interpretationsspielraum zulassende Anteile im Vergleich zwischen Obduktionsbericht, Gutachten und wissenschaftlicher Originalarbeit sowie die Bedeutung von Befund und Diagnose vor Gericht

Obduktionsbericht	Forensisches Gutachten	Publikation	
Vorbericht	Tatbestand (strittig)	Einleitung	subjektiv
Befund	Tatbestand (unstrittig)	Ergebnisse	objektiv
Diagnosen Epikrise und Gutachten	Gutachten	Diskussion	subjektiv

Folgerungen vor Gericht

Befund	Diagnose	Folgerung
1. richtig	richtig	problemlos
2. richtig	falsch	die richtige Diagnose kann oft noch später ermittelt werden
3. falsch	richtig	die richtige Diagnose läßt sich nicht verteidigen
4. falsch	falsch	unbrauchbar

So enthält der Obduktionsbericht ebenso wie das forensische Gutachten und die wissenschaftliche Orginalarbeit nur einen kleinen Anteil objektiver Fakten. Der *„Befund"* ist vergleichbar mit dem *„unstrittigen Teil des Tatbestandes"* des forensischen Gutachtens, dem er sehr oft als der wichtigste Teil angehört, und den Ergebnissen der Publikation. Ob im Falle des Obduktionsberichtes, des Gutachtens oder der Publikation von einer wissenschaftlich-kritischen Einstellung ausgegangen wurde, ergibt sich in erster Linie aus der sorgfältigen Unterscheidung zwischen den objektiven und subjektiven Bestandteilen. So verlaufen Gerichtsverfahren, bei denen der Tatbestand im wesentlichen durch einen sorgfältig erhobenen Obduktionsbericht objektiviert werden kann, formal problemlos. Als fast aussichtslos dagegen erweisen sich Gerichtsverfahren, bei denen der urkundliche Charakter von einer Partei in Frage gestellt wird und daher versucht werden muß, durch Zeugenbefragung den postmortalen Status im nachhinein zu ermitteln.

Ohne auf die Sektionstechnik einzugehen, sind als weitere Voraussetzungen für den potentiellen forensischen Fall aufzuführen: sorgfältige Identifizierung des Tieres, vollständiges Abziehen der Haut bei Verdacht oder Ausschluß eines stumpfen Traumas, röntgenologischer Nachweis oder Ausschluß von Geschossen oder Geschoßteilen bei Verdacht von Schußverletzungen, Todeszeitbestimmung (s. 25.3.), Materialentnahme für weiterführende Untersuchungen (s. 25.4.).

25.3. Todeszeitbestimmung

Bekanntlich ist es außerordentlich schwer, den Zeitpunkt des biologischen Todes exakt zu bestimmen. Nach dem Stillstand des Herzens und den letzten Atembewegungen leben einzelne Organe, Gewebe oder Zellen in unterschiedlich begrenzten Zeitspannen weiter. Erst allmählich überwiegen die katabolen Stoffwechselvorgänge gegenüber den anabolen. Sehr viel später treten als Zeichen irreversibler Merkmale des Todes eindeutige Indikatoren auf: So bildet sich die *Totenstarre*, an Herz und Zwerchfell beginnend, fortschreitend über die Muskulatur des Kopfes und Nackens und schließlich übergehend auf die Extremitäten 2—6 Stunden nach dem klinischen Tod aus. In 8—10 Stunden ist sie vollständig vorhanden. Die Lösung tritt nach 24—48 Stunden ein. Die große Variabilität hängt vom Zustand und von der Beanspruchung der Muskulatur vor dem Tode sowie von der Umgebungstemperatur und Hypostase ab. Die *Temperaturabnahme* im Inneren des Kadavers beträgt pro Stunde ca. 0,5—1,5 °C. Das sog. *Totenauge* in Form der Korneatrübung wird bei geöffnetem Auge bereits nach einer Stunde, bei geschlossenem etwa nach einem Tage festgestellt. Die Beurteilung ist jedoch bei kachektischen und exsikkierenden Krankheiten schwierig.

Die *Selbstauflösung* des Gewebes beginnt mit der nur mikroskopisch feststellbaren Autolyse und endet mit deutlichen Fäulniserscheinungen. Sie wird in ihrem Ablauf wesentlich durch die Außentemperatur bei Transport und Lagerung sowie durch die Wärmeverhältnisse im Inneren des Körpers bestimmt.

Die *Körpertemperatur* ist bekanntlich eine Funktion von Wärmeproduktion und Wärmeabgabe. Beim Tetanus z. B. kann die Wärmeproduktion in der Muskulatur so stark sein, daß es zu einem postmortalen Temperaturanstieg von etwa 2 °C kommt. Dieser kann mehrere Stunden anhalten. Die Wärmeabgabe ist bei Tieren mit reichlich wärmeisolierendem Fettgewebe (besonders beim Schwein) oder langem Haarkleid (besonders beim Schaf) herabgesetzt, was die Autolyse sehr begünstigt.

Der *Tierkadaver* sollte daher möglichst unmittelbar nach dem Tode *so kühl wie möglich gelagert* werden. Außerdem ist darauf zu achten, daß mehrere gestorbene Tiere nicht in direktem Kontakt miteinander für eine Obduktion aufbewahrt oder transportiert werden.

Die diagnostische Beurteilbarkeit der einzelnen Organe ist nach dem Tode außerordentlich unterschiedlich. Die schnellste **Autolyse** tritt in Form einer Selbstverdauung bereits nach wenigen Minuten am Magen-Darm-Kanal ein. Nach einigen Stunden ist sie an Niere und Leber festzustellen, während die Herz- und Skelettmuskulatur sowie die Lunge bei durchschnittlichen Temperaturen auch nach 24 Stunden noch einigermaßen zu beurteilen sind. Feinere Veränderungen am Zentralnervensystem wie die initialen Ödeme bei Entmarkungskrankheiten sind ebenfalls nur wenige Stunden nach dem Tode zu bewerten. Dagegen lassen sich enzephalitische Infiltrate selbst noch an Gehirnmaterial feststellen, das äußerlich bereits einen verformten, weichbreiigen Charakter zeigt.

Wegen der schnell eintretenden Fäulnis sollte der **Transport** des Tieres zum Zwecke der Obduktion so rasch wie möglich vorgenommen werden. In den Sommermonaten kann eine Beurteilung bereits nach Stunden schwierig sein, während bei Wintertemperaturen eine Auswertung selbst nach zweitägiger Lagerung noch bedingt möglich ist. Für den Transport bietet sich in erster Linie das Kraftfahrzeug an. Hierbei sollte jedoch auf kühle und gut belüftete Lagerung geachtet werden. Wird ausnahmsweise ein Tierkörper als Expreßgut befördert, muß besonders sorgfältig eine isolierende Verpackung vorgenommen werden. Hierfür bieten sich Plastiksäcke an. Es empfiehlt sich in jedem Fall, dem Empfänger den genauen Ankunftstermin des Expreßgutes anzukündigen, damit dort eine unmittelbare Abholung erfolgen kann.

Ergibt sich bei der Obduktion eine Verzögerung, sollten wenigstens die Bauchhöhle eröffnet und die durch Autolyse besonders gefährdeten Darmschlingen aus den fettreichen Körperpartien herausgelagert werden. Hierbei ist allerdings eine Eintrocknungstendenz in Kauf zu nehmen. Sind mehrere Tiere über längere Strecken zu transportieren, empfiehlt sich ein *kombiniertes Verfahren*: Es werden von den Organen, die für die Diagnose entscheidend sind, kleine Materialproben entnommen und danach fixiert versandt (s. 25.4.2.). Andere Tiere dagegen werden uneröffnet zur Obduktion weitergeleitet. Dieses Verfahren ist natürlich aufwendig, sichert aber am ehesten eine auswertbare Diagnose.

25.4. Materialentnahme für ergänzende Untersuchungen

25.4.1. Bestimmungen an Körperflüssigkeiten

Nur unmittelbar nach dem Tod des Tieres lassen sich einige chemische Parameter am postmortal gewonnenen *Blut* bestimmen. Später ist dieses wegen der hämolytischen Neigung des Serums und infolge chemischer und mikrobieller Autolyse nicht möglich.

Geeigneter sind *klare Körperflüssigkeiten*, wie Liquor cerebrospinalis, Augenkammerwasser, aber auch Glaskörper und Synovia. Die postmortale Liquorgewinnung ist jedoch schwierig, der Glaskörper bedarf einer speziellen Aufarbeitung und gerinnt schnell. Die sehr visköse Gelenkflüssigkeit läßt sich nur in geringen Mengen gewinnen. Dagegen kann das *Kammerwasser des Auges* ohne besondere Aufarbeitung einer chemischen Untersuchung zugeführt werden. Wie der folgenden Übersicht entnommen werden kann, ist es nicht möglich, anhand der Kammerwasserkonzentrationen Rückschlüsse auf die intravitalen Serumwerte an Calcium und Magnesium sowie sechs untersuchten Enzymen zu ziehen. Dagegen können Harnstoff und Kreatinin relativ leicht und zuverlässig im Kammerwasser bestimmt werden. Bei ihnen ergibt sich eine deutlich positive Korrelation zwischen den Untersuchungen im Blutserum und Kammerwasser, wie auch die folgenden Diagramme zeigen. Die hier wiedergegebenen Werte betreffen Untersuchungen am Rind. Abweichungen beim Fleischfresser und bei anderen Säugetierarten sind geringgradig.

Vergleich der chemischen Werte zwischen Blutserum und Kammerwasser des Auges beim Rind

	nicht korreliert	gut korreliert
Calcium	+	
Magnesium	+	
Enzyme	+	
GOT	+	
CK	+	
LDH	+	
γ-GT	+	
GPT	+	
Harnstoff		+
Kreatinin		+

Zur *Gewinnung des Kammerwassers* wird der Augenbulbus sorgfältig im Bereich der vorderen Augenkammer mit sterilen Kanülen und 2-ml-Einwegspritzen punktiert. Die weitere chemische Bestimmung erfolgt photometrisch mit den entsprechenden Reagenzien für:

Kreatinin:
  Test-Kombination Kreatinin, Jaffé-Methode ohne Enteiweißung, auf Mikromethode modifiziert, kinetische 2-min-Messung, Hg 490 nm.

Harnstoff:
  Test-Kombination Harnstoff, Start mit 5 µl unverdünntem Serum bzw. Plasma, Hg 340 nm.

25.4.2. Materialentnahme für histologische Untersuchungen

Für die histologische Untersuchung sollten *Gewebsproben* möglichst frisch entnommen werden. Die **Fixierung** des etwa würfelzuckerstückgroßen Gewebes erfolgt in 10%igem neutralen *Formalin* (Verdünnung der 40%igen Stammlösung mit Wasser).

Diese Proben können entweder in gut verschlossenen Formalingläsern oder nach ein- bis zweitägiger **Vorfixierung** versandt werden. Im letzteren Fall entnimmt man die entsprechenden Proben vor dem Transport dem Formalinglas und hüllt sie in mäßig mit Formalin getränkte Watte ein. Danach wird das Ganze sorgfältig in Plastiksäckchen verschlossen. Es sollten mehrere Plastiksäckchen verwendet werden: zum Schutz der Materialien und

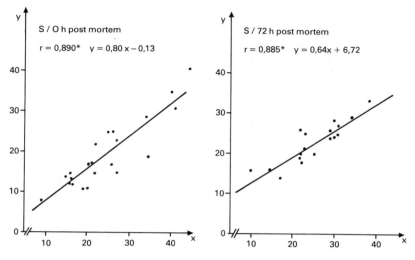

x-Achse: Serumharnstoffkonzentration (mg / 100 ml),
y-Achse: Kammerwasserharnstoffkonzentration (mg / 100 ml),
* positive Korrelation (p < 0,05).

Diagramm: Intravitaler Gehalt an Harnstoff im Serum im Vergleich zum Kammerwasser: 0 h und 72 h p.m. (Rind)

um Geruchsbelästigungen während des Transportes zu vermeiden. Letztere können erfahrungsgemäß insbesondere beim Mitführen von Formalinmaterial während der Flugreise in Druckkabinen sehr lästig werden.

Gehirn- und Rückenmarkmaterial sollte zur besseren Durchfixierung vorsichtig mehrfach angeschnitten und hier durch Einlegen von kleinen formalingetränkten Wattepolstern der opitimalen Fixierung zugänglich gemacht werden. Vorher anzuschneiden sind auch *kompakte Gewebsbestandteile*, die das Diffundieren der Fixationsflüssigkeit erschweren: bindegewebige Organkapseln von Milz, großen Lymphknoten und Hoden.

Ganz allgemein ist darauf zu achten, daß die früher angegebene *Minimalmenge an Fixierungsflüssigkeit*, die das Zehnfache des zu fixierenden Volumens betreffen sollte, für eine brauchbare diagnostische Beurteilung nicht genügt. Für die Entnahme von würfelzuckerstückgroßen Organproben der wichtigsten Parenchyme sollte mindestens ein Halblitergefäß mit Formalin verwendet werden. Hauptursache der Qualitätsbeeinträchtigung histologischer Schnitte ist in einer mangelhaften Fixierung zu suchen. Bei der Auswahl der Organproben sollte davon ausgegangen werden, daß stets veränderte und normale Gewebspartien in demselben Block vorliegen. Grundsätzlich ist für eine Beurteilung die *Reaktionszone* wichtiger als die Art der degenerativen Veränderungen.

Beim Umgang mit fixiertem Material sollte darauf geachtet werden, daß Formaldehyddämpfe die Atemschleimhäute reizen und darüber hinaus (seltener) allergische Reaktionen auslösen können. Dagegen gibt es für den neuerdings diskutierten kanzerogenen Effekt keinen schlüssigen Beweis. Dennoch sollten die Arbeiten mit Formalin wegen der Schleimhautirritation unter einem Abzug oder zumindest in gut durchlüfteten Räumen erfolgen.

Zu bedenken ist, daß formalinfixiertes Organmaterial eine 10—20%ige Vergrößerung seines Volumens erfährt und dadurch das Untersuchungsgut, wenn sehr enghalsige Gefäße verwendet werden, schwer oder nur nach Zertrümmerung des Behältnisses zu entnehmen ist.

Für **weiterführende Untersuchungen** in der Pathologie kommen folgende Methoden in Frage: Polarisation zum Nachweis doppeltbrechender Substanzen (Amyloid, Urate und bestimmte Fremdkörper); Struktur- und Zytochemie (Lipide, Proteoglykane, Pigmentidentifizierung); Flueoreszenzmikroskopie (porphyrinhaltiges Material, Ceroid); Immunhistologie und -zytochemie (Nachweis von

Antigenen bzw. Antikörpern in Zellen und Geweben); Transmissions- und Rasterelektronenmikroskopie (Virusnachweis im Gewebe oder im Negativstaining-Verfahren, sonstige ultrastrukturelle Identifizierung); Zytometrie und zytogenetische Untersuchungen zur Feststellung von Chromosomenanomalien. Wegen der vorteilhaftesten Fixierung empfiehlt sich die vorherige Rücksprache mit dem jeweiligen Institut.

25.4.3. Materialentnahme für bakteriologische Untersuchungen

Die für eine mikrobiologische Untersuchung vorgesehenen Organproben sind sofort nach der Exenteration zu entnehmen, um die erhebliche, schnell eintretende sekundäre Besiedlung zu unterbinden. Insbesondere ist darauf zu achten, daß die entnommenen Organproben sofort abgedeckt werden. Besser geeignet für Aufbewahrung und Transport als die früher verwendeten Petrischalen sind preiswerte, mit Deckel versehene Plastikbecher. Für den Transport sind zugeschweißte Plastiktüten vorteilhaft. Wichtig ist, daß die Behältnisse steril sind, die Probenentnahme frühestens fünf Tage nach Antibiotikaapplikation erfolgt, das Material gekühlt, aber nicht gefroren versandt wird und keine Konservierungsmittel Verwendung finden. Bei mykologischen Untersuchungen kann ebenso verfahren werden. Eine Untersuchung ist jedoch trotz erfolgter antibiotischer Therapie möglich.

Bei besonderen Fragestellungen empfiehlt es sich, ein uneröffnetes Gelenk, die abgebundene Gallenblase, beidseitig abgebundene Darmabschnitte bzw. einen intakten Röhrenknochen zu versenden. Flüssigkeiten werden mit steriler Spritze entnommen.

25.4.4. Materialentnahme für virologische Untersuchungen

Auch hierfür sind sterile Behältnisse bei kühler Lagerung und entsprechendem Transport des möglichst frischen Gewebes zu verwenden. Bei vielen Virusarten kann das Material eingefroren werden; bei einigen Viren des Verdauungstraktes empfiehlt sich dagegen die Kühlung bei +4 °C. Im Zweifelsfall sollte stets vorsorglich die optimale Asservierung bei dem untersuchenden Institut erfragt werden. Für den fluoreszenzmikroskopischen Nachweis eignet sich frisches Organmaterial (das jeweils wechselnde Organspektrum siehe bei den Krankheiten in Teil II). Inwieweit der fluoreszenzmikroskopische Nachweis auch an bereits eingebetteten Organen möglich ist, wird z. Z. vielerorts mit wechselndem Erfolg untersucht.

25.4.5. Materialentnahme für parasitologische Untersuchungen

Die auffindbaren Parasiten können nativ oder konserviert in Glycerol-Alkohol der Untersuchung zugänglich gemacht werden. Da insbesondere bei Darmparasiten eine quantitative Bestimmung notwendig ist, sollten Darminhalt oder abgebundene Darmstücke, d. h. stets Inhalt und Darmwand (je nach Fragestellung: Dünn- oder Dickdarm), asserviert werden.

25.4.6. Materialentnahme für toxikologische Untersuchungen

In Abhängigkeit von der Wirkungsweise sowie der Halbwertszeit und der Art der Ausscheidung des betreffenden Stoffes sind die Vorbereitungen für eine toxikologische Untersuchung sehr unterschiedlich. Da dem gelegentlich mit Vergiftungsfällen konfrontierten Tierarzt *Verweildauer, Ausscheidungsmechanismus* sowie die *Hauptablagerungsstätten* nicht immer bekannt sein werden, empfiehlt sich die vorsorgliche Sicherstellung eines **sehr breiten Organspektrums**. Dies ist schon deswegen in fast allen Fällen notwendig, weil nur selten sofort nach der makroskopischen Untersuchung feststeht, um welches Gift es sich handelt und erst entsprechenden Erhebungen im Tierbestand vorgenommen werden müssen. In fast allen Vergiftungsfällen ist es auch möglich, das Organmaterial einzufrieren. Aufzubewahren sind vor allem Magenwand- und -inhalt sowie Darm- und Harnblaseninhalt. In diesen Verdauungs- bzw. Ausscheidungsorganen besteht im Verlauf von **akuten Vergiftungen** die größte Wahrscheinlichkeit, die toxische Substanz zu ermitteln. Weiterhin sollten Leber und Nieren sichergestellt werden. Hier befinden sich bei akuten und subakuten Vergiftungen, häufig auch bei chronischen Verlaufsformen nachweisbare Ablagerungen. Schließlich sollte ein Röhrenknochen entnommen werden, um **kumulative Ablagerungen** im Skelettsystem, insbesondere bei chronischer Bleivergiftung, zu erfassen. Läßt sich zuverlässig annehmen, daß es sich um eine bestimmte Vergiftung handelt, ist immer zu empfehlen, das die spätere Untersuchung durchführende toxikologische Institut fernmündlich um Auskunft zu fragen, wie sich der Obduzent zu verhalten hat und ob Blutproben von den noch lebenden Tieren zur Aufklärung beitragen können. Für die häufig vorkommenden Vergiftungen bei Haustieren finden sich entsprechende Hinweise auf die Materialentnahme für toxikologische Untersuchungen im Teil II.

Grundsätzlich sollten **Aufbewahrung und Versand** möglichst kühl erfolgen, um nicht den Abbau des Giftstoffes zu beschleunigen. Hohl- und Ausscheidungsorgane sind abzubinden. Sonstige Körperflüssigkeiten und alle zur Aufbewahrung kommenden Organe werden am vorteilhaftesten in Plastikgefäßen oder notfalls in Plastiksäcken sichergestellt. Dieses Material ist im allgemeinen chemisch inert, während aus Glas- und Metallbehältnissen anorganische Stoffe in das Untersuchungsgut übergehen können, die später die Analyse beeinflussen. In gleicher Weise ist auch mit allen Materialien zu verfahren, in denen die giftige Substanz vermutet wird, wie Trinkwasser und Futter, Farbanstriche usw.

25.4.7. Futtermittelanalyse

Die Probenentnahme bei Verdacht auf Futterschädlichkeiten sollte ebenfalls in Geräten und Behältnissen erfolgen, die das Spektrum der bestimmenden Stoffe nicht beeinflussen. Hierfür liegen z.B. Richtlinien der Europäischen Gemeinschaft vor.

25.5. Diagnostische Tötung

Die diagnostische Tötung im Großbestand ohne vorausgegangene Therapieversuche läßt sich mitunter verantworten. Die ätiologische Kanalisierung ist jedoch bei getöteten Tieren oft schwieriger, da ausgeprägte pathologische Veränderungen fehlen können. Wenn auch die Einengung des differentialdiagnostischen Spektrums schwieriger ist, so kann andererseits frisches Material gewonnen werden. Das kann für virologische und gewisse bakteriologische Untersuchungen von großem Vorteil sein.

Durch die Tötung werden Reaktionen ausgelöst, die spontan zustande gekommene Krankheitsveränderungen überdecken können. Bei den meisten fortgeschrittenen Infektions- und Intoxikationskrankheiten sind diese zusätzlichen Veränderungen jedoch unerheblich. Sie erschweren daher nicht wesentlich die Diagnose. Bei allen wissenschaftlichen Fragestellungen dagegen und bei Erkrankungen des Zentralnervensystems können die Wahl der Tötungsart und die Form ihrer Anwendung von großer Bedeutung sein.

Grundsätzlich kommt es bei allen **Tötungsarten** zu einem mehr oder weniger ausgeprägten Kollaps mit recht charakteristischen Veränderungen an bevorzugten Organen, die deswegen auch als *Schockorgane* bezeichnet werden. Prädilektionsstellen sind die Lunge (Lungenödem), das Zentralnervensystem (Permeabilitätsstörungen und Blutungen) sowie der Darm (hochgradige Hyperämie bis Blutaustritt). Etwas seltener sind Leber und Niere beteiligt.

25.5.1. Explosivgeschoß und Bolzenschußapparat

Diese Tötungsarten führen in jedem Fall zu mehr oder weniger ausgeprägten traumatischen Veränderungen. Da vorwiegend der Kopfschuß angewandt wird, ist das Zentralnervensystem für die Diagnose nicht oder nur noch bedingt auswertbar. Sowohl bei der Verwendung des Bolzenschußapparates als auch bei Explosivgeschossen findet man ausgedehnte Blutungen, die sich über große Flächen besonders in den meningealen Hohlräumen verteilen. Die Zerstörung der Nervensubstanz durch das Geschoß ist dabei von unerheblicher Bedeutung. Außerdem werden bisweilen reflektorische Blutungen in den verschiedensten Organsystemen beobachtet.

25.5.2. Chloroformnarkose mit anschließender Entblutung

Diese bei kleinen Tieren bis etwa zur Größe des Läuferschweines einfach anzuwendende Methode führt zu wenigen objektivierbaren sekundären Veränderungen, wenn sie unter den nachstehend aufgeführten Bedingungen angewandt wird:
1. Verwendung von erwärmtem Chloroform,
2. schnelle Eröffnung von großen Blutgefäßen.

Bei *kleineren Tieren* kann das erwärmte Chloroform (Vorsicht Brandgefahr!) auf Watte geträufelt und in einem einseitig geöffneten Gefäß fest über Mund und Nase gestülpt werden. Die Narkose tritt dann nach wenigen Atemzügen ein. Um sekundäre Veränderungen an der peripheren Strombahn zu vermeiden, muß sofort danach entblutet werden. Durch das sog. Abstechen im Bereich der Brustapertur kommt es leider zu umfangreichen Blutungen im Hals-Brust-Bereich und nicht selten zu Blutaspirationen. Wenn ohnehin sofort nach der Tötung eine Eröffnung stattfindet, empfiehlt es sich, mit einem schnellen Schnitt die Bauchhöhle zu eröffnen, die Darmschlingen vorzuverlagern und die Bauchaorta durchzuschneiden. Diese schnelle Entblutung in die Bauchhöhle hinein hat insbesondere den Vorzug eines verhältnismäßig sauberen Verfahrens. Das die Aorta unter Druck verlassende Blut fließt kontinuierlich aus der Bauchhöhle. Spritzer werden weitgehend vermieden. Auch kommt es kaum zu Abwehrbewegungen. Letztere sind dagegen beim sog. Abstechen oder auch beim Dekapitieren sehr ausgeprägt. Ähnlich wirkungsvoll wie die Eröffnung der Bauchaorta ist das Anschneiden des Herzens. Dieses kann ebenfalls im Schutz des nur einseitig eröffneten Brustkorbes erfolgen.

25.5.3. Injektion von Narkotika

Barbiturate und andere Narkosemittel können entweder intravenös oder intraperitoneal angewendet werden. Es ist jedoch mit Symptomen des Kreislaufkollapses zu rechnen. Es empfiehlt sich daher, nur eine eben ausreichende Narkose einzuleiten und danach sofort eine möglichst schnelle Entblutung herbeizuführen.

25.5.4. Intrakardiale Injektionen

Diese haben sich als eine leicht durchführbare und nur im Brustraum zu Veränderungen führende Tötungsart erwiesen. Appliziert werden insbesondere neuere Präparate, die für die schnelle Tötung eigens entwickelt wurden (z. Z. T 61, Eutha 77). Bei Verwendung dieser Präparate ist die Angabe der Tötungsart für den Untersucher noch wichtiger als bei den anderen Tötungsformen, da durch kristalloide Ablagerungen frische degenerative Veränderungen an Herz und Pleura, verbunden mit Blutungen, vorgetäuscht werden können.

25.5.5. Perfusionstechnik am Ganzkörper

Die intravitale Durchspülung kleinerer Tiere bis zur Größe des Schweines mit Fixationsflüssigkeit ist heute für die Beurteilung feingeweblicher Veränderungen allgemein verbreitet. Sie hat sich insbesondere für die Beurteilung des Zentralnervensystems als sehr vorteilhaft erwiesen. In einer *vereinfachten Form* kann sie auch vom praktizierenden Tierarzt durchgeführt werden.

Dabei wird beim narkotisierten Tier mit einem schnellen Schnitt die Brusthöhle eröffnet, das rechte Herz zur Entblutung mit einem Scherenschlag eröffnet und in das linke Herz eine möglichst große Kanüle eingeführt. Mit dieser Kanüle erfolgt mittels eines Infusionsgefäßes eine langsame Durchspülung mit physiologischer Kochsalzlösung, bis diese mäßig rötlich verfärbt auf der rechten Seite des Herzens wieder austritt. Danach folgt die Infusion einer etwa 3—5%igen Formalinlösung, bis eine allgemeine Erstarrung des ganzen Tieres festzustellen ist. Für die Durchführung dieser einfachen Methode bedarf es keiner Übung. Für die in entsprechend ausgerüsteten Instituten durchgeführte Perfusion wird ein aufwendigeres Verfahren angewandt.

Wird eine Ganzkörperperfusion angewandt, die der Organfixierung für *elektronenmikroskopische Untersuchungen* dient, muß die Perfusionstechnik verfeinert werden. Unter tiefer Barbituratnarkose und vorheriger intravenöser Injektion von Heparin wird das auf dem Rücken liegende Tier, z. B. das Schwein, an allen vier Extremitäten ausgebunden und der Kopf mittels Oberkieferschlinge fixiert. Anschließend wird die Bauchhöhle eröffnet und die Haut über dem Sternum und den Rippenansätzen entfernt. Nach Eröffnung des Brustkorbes (Durchtrennung der Rippenknorpelgrenze von kaudal nach kranial und Umkippen des kaudalen Teils des Sternums nach kranial) und des Herzbeutels durchsticht man je nach Größe des Schweines mit einer 0,3—0,7 cm starken Kanüle, deren Lumen von einem an der Kanülenspitze konisch zulaufenden Mandrin ausgefüllt ist, die linke Herzkammermuskulatur und führt die Kanüle in die Aorta ascendens ein. Der Mandrin wird entfernt und die Kanüle an ein Schlauchsystem angeschlossen, dessen Flüssigkeit unter einem Druck von 90—100 mm Hg steht. Der Druck von 90—100 mm Hg kann entweder mit einer Druckflasche, die an das Schlauchsystem angeschlossen ist, erzeugt werden, oder die Flasche wird mit der Fixierungsflüssigkeit in einer bestimmten Höhe über dem zu perfundierenden Tierkörper angebracht, so daß ein konstanter Druck vorliegt. Es ist darauf zu achten, daß sich in den Schläuchen keine Luftblasen befinden. Sobald das Tier in der Perfusionsanlage angeschlossen ist, eröffnet man die rechte Herzvorkammer (ein Teil des Herzohres wird mit der Schere abgeschnitten) und die Vena cava caudalis zwischen der Leber und dem Zwerchfell. Der Tierkörper wird für 15—20 Sekunden mit körperwarmer physiologischer Kochsalzlösung oder Ringerlösung durchströmt, um eine sofortige Fixierung des Blutes zu verhindern. Anschließend erfolgt eine 15—30minütige Perfusion mit einer 1—2,5%igen phosphatgepufferten Glutaraldehydlösung, die eine Temperatur von 4 °C und einen pH-Wert von 7,2—7,4 aufweist. Der Tierkörper erstarrt in wenigen Minuten und nimmt eine gelbliche Farbe an. Nach der Perfusion können ohne Eile kleine Gewebsproben für elektronenmikroskopische Untersuchungen entnommen werden, die weitere 2 Stunden in Glutaraldehyd nachfixieren. Danach erfolgt eine Umbettung in Phosphatpuffer.

25.5.6. Instillationstechnik an Organen

Einzelne Organe, z.B. Lunge und Darm, können für besondere, vor allem elektronenmikroskopische Untersuchungen *per instillationem* fixiert werden.

Lunge: Die Instillation des Fixationsmediums (Glutaraldehyd, evtl. mit Zusatz von Tannin, Formalin oder Karnovsky-Medium) erfolgt entweder in situ oder am exenterierten Organ über die Trachea bzw. das Bronchialsystem unmittelbar sub finem vitae und gestattet so, kombiniert mit einer sich anschließenden Immersionsfixation repräsentativ entnommenen Probenmaterials, eine gute Darstellbarkeit der zu untersuchenden Strukturelemente. Für spezielle Fragestellungen wird jedoch auf eine Perfusionsfixation und/oder Instillation unter definierten hydrostatischen Druckverhältnissen nicht zu verzichten sein.

Darm: Die intraluminale Fixation repräsentativer Darmsegmente sollte für gezielte licht- und elektronenmikroskopische Fragestellungen am narkotisierten und laparotomierten Tier oder unmittelbar post mortem durch Abbinden von Segmenten erfolgen, in die das Fixationsmedium (Glutaraldehyd, Formalin) mittels einer Spritze und aufgesetzter Kanüle unter leichtem Druck bis zum Erreichen des maximalen physiologischen Lumenquerschnittes verabfolgt wird. Die Nachfixierung wird als Immersionsfixation in ausreichend dimensionierten Probenbehältnissen im verwendeten Fixationsmedium vorgenommen. Dieses Verfahren eignet sich jedoch nicht für die Rasterelektronenmikroskopie, hier sind ein vorheriges Spülen mit Pufferlösung bzw. physiologischer NaCl-Lösung und anschließende Immersionsfixation erforderlich.

Literatur

Cramon, D. von, H. Backmund und F. Strian (1979): Überlegungen zum diagnostischen Entscheidungsprozeß am Beispiel der Neurologie. Med. Kin. 74, 495—502.

Bösch, B. (1983): Die chemische Untersuchung des Augenkammerwassers als ergänzende Möglichkeit in der postmortalen Diagnostik? Vet.-med. Diss., Zürich.

Geisel, O. (1986): die pathologisch-morphologisch-diagnostischen Möglichkeiten und Grenzen. Vet. 4, 8—10.

Köhler, H. (1983): Der Pathologe als Gutachter. Tierärztl. Praxis 11, 421—430.

Köhler, H., und H. Kraft (1984): Gerichtliche Veterinärmedizin. F. Enke Verlag, Stuttgart.

Rudolph, R. (1984): Gutachten und Technik in der Veterinärpathologie. F. Enke Verlag, Stuttgart.

Lehr- und Handbücher
(für Teil I und Teil II)

Andersen, N. V. (1980): Veterinary Gastroenterology. Lea and Febiger, Philadelphia, USA.

Austin, C. R., and R. V. Short (1972): Reproduction in Mammals. Book 2: Embryonic and fetal development. Cambridge University Press, London.

Beer, J. (Hrsg.) (1987): Infektionskrankheiten der Haustiere. 3. Aufl. VEB Gustav Fischer Verlag, Jena.

Benirschke, K., F. M. Gardner and T. C. Jones (1978): Pathology of Laboratory Animals. Springer-Verlag, New York, Heidelberg, Berlin.

Blood, D. C., O. M. Radostits and J. A. Henderson (1983): Veterinary Medicine. 6th ed. Baillière, Tindall, London.

Boch, J., and R. Supperer (1983): Veterinärmedizinische Parasitologie. Paul Parey, Berlin/Hamburg.

Cheville, N. F. (1983): Cell Pathology. The Iowa State University Press, Ames, Iowa, USA.

Dahme, E., und E. Weiss (1983): Grundriß der speziellen pathologischen Anatomie der Haustiere. F. Enke Verlag, Stuttgart.

Dietz, O., und E. Wiesner (1982): Handbuch der Pferdekrankheiten für Wissenschaft und Praxis. VEB Gustav Fischer Verlag, Jena.

Döcke, F. (Hrsg.) (1981): Veterinärmedizinische Endokrinologie. 2. Aufl. VEB Gustav Fischer Verlag, Jena.

Freudiger, U., E.-G. Grünbaum und E. Schimke (Hrsg.) (1986): Klinik der Hundekrankheiten. VEB Gustav Fischer Verlag, Jena.

Gratzl, E., und H. Köhler (1968): Spezielle Pathologie und Therapie der Geflügelkrankheiten. F. Enke Verlag, Stuttgart.

Grunert, E. und M. Berchtold (Hrsg.) (1982): Fertilitätsstörungen beim weiblichen Rind, Paul Parey, Berlin/Hamburg.

Hapke, H.-J. (1975): Toxikologie für Veterinärmediziner. M. u. H. Schaper, Hannover.

Head, K. W. (1976): Tumors of the upper and lower alimentary tract. Bull. World Health Org. 53, 145–186.

Heidrich, H. J., und W. Renk (1963): Krankheiten der Milchdrüse. Paul Parey, Berlin/Hamburg.

Hofstad, M. S., H. J. Barnes, B. W. Calnek, W. M. Reid and H. W. Yoder jr. (1984): Diseases of Poultry. 15th ed. The Iowa State University Press, Ames, Iowa, USA.

International Histological Classification of Tumors of Domestic Animals (1976): World Health Organisation (Geneva) 53, 145–166.

Joest, E. (Hrsg. J. Dobberstein, G. Pallaske und H. Stünzi) (1985): Handbuch der speziellen pathologischen Anatomie der Haustiere. Bd. I bis VII. Paul Parey, Berlin/Hamburg.

Johannsen, U., Kardeván, A., und M. Zendulka (1986): Lehrbuch der speziellen Veterinärpathologie. VEB Gustav Fischer Verlag, Jena.

Jones, T. C., and R. D. Hunt (1983): Veterinary Pathology. 5th ed. Lea and Febiger, Philadelphia, USA.

Jubb, K. V. F., P. C. Kennedy and N. Palmer (1985): Pathology of Domestic Animals. Vol. 1 to 3. Academic Press, Orlando, San Diego, New York, London, Toronto, Montreal, Sidney, Tokyo.

Kahrs, R. F. (1981): Viral Diseases of Cattle. The Iowa State University Press, Ames, Iowa, USA.

Kent, T. H., and H. W. Moon (1973): The Comparative Pathogenesis of Some Enteric Diseases. Vet. Path. 10, 414–469.

Kidder, D. E., and M. J. Manners (1978): Digestion in the Pig. Keystone Press, Oldfield Park, U. K.

Kraft, W. (1984): Kleintierkrankheiten. Bd. 1: Innere Medizin. Eugen Ulmer Verlag, Stuttgart.

Kraft, W., und K. M. Dürr (1985): Katzenkrankheiten. M. u. H. Schaper, Hannover.

Leman, A. D., B. Straw, R. D. Glock, W. L. Mengeling, R. H. C. Penny and E. Scholl (1986): Diseases of Swine. The Iowa State University Press, Ames, Iowa, USA.

Löliger, H.-Ch. (1970): Pelztierkrankheiten. VEB Gustav Fischer Verlag, Jena.

Martin, W. B. (1983): Diseases of Sheep. Blackwell Scientific Publications, Oxford, London, Edinburgh, Boston, Melbourne.

Montes, L. F., und J. Th. Vaughan (1985): Atlas der Hauterkrankungen des Pferdes. Schlütersche Verlagsanstalt, Hannover.

Nickel, R., A. Schummer und E. Seiferle (1979): Lehrbuch der Anatomie der Haustiere. Bd. II. Paul Parey, Berlin/Hamburg.

Neundorf, R., und H. Seidel (Hrsg. P. Kielstein und E. Wohlfahrt) (1987): Schweinekrankheiten. 3. Aufl. VEB Gustav Fischer Verlag, Jena.

Nieberle, K., und P. Cohrs (1970): Lehrbuch der speziellen pathologischen Anatomie der Haustiere. 5. Aufl. VEB Gustav Fischer Verlag, Jena.

Ossweiler, G. D., T. L. Carson, B. B. Buck and G. A. Van

Gelder (1985): Clinical and Diagnostic Veterinary Toxicology. 3rd ed Kendall-Hunt Publishing Company, Dubuque, Iowa.

Robertson, W.B. (1981): The Endometrium. Butterworths, London-Boston.

Robinson, E. (1987): Current Therapy in Equine Medicine. Saunders Company, Philadelphia.

Rosenberger, G. (1978): Die Krankheiten des Rindes. Paul Parey, Berlin/Hamburg.

Rossow, N., und Z. Horváth (Hrsg.) (1985): Innere Krankheiten der Haustiere. Band I: Organkrankheiten. VEB Gustav Fischer Verlag, Jena.

Rossow, N., und Z. Horváth (Hrsg.) (1988): Innere Krankheiten der Haustiere. Band II: Funktionelle Störungen. VEB Gustav Fischer Verlag, Jena.

Sandersleben, J. von, K. Dämmrich und E. Dahme (1989): Pathologische Histologie der Haustiere. 3. Aufl. VEB Gustav Fischer Verlag, Jena.

Schmidt, V. (1988): Augenkrankheiten der Haustiere. 2. Aufl. VEB Gustav Fischer Verlag, Jena.

Schulze, W., K. Bickhardt, W. Bollwahn, G. von Mickwitz und H. Plonait (1980): Klinik der Schweinekrankheiten. M. u. H. Schaper, Hannover.

Smollich, A., und G. Michel (1985): Mikroskopische Anatomie der Haustiere. VEB Gustav Fischer Verlag, Jena.

Starck, D. (1965): Embryologie, ein Lehrbuch auf allgemeinbiologischer Grundlage. 2. Aufl. Georg Thieme, Stuttgart.

Wendt, K., H. Mielke und H.-W. Fuchs (Hrsg.) (1986): Euterkrankheiten. VEB Gustav Fischer Verlag, Jena.

Wenzel, U. D. (1987): Pelztiergesundheitsdienst. 2. Aufl. VEB Gustav Fischer Verlag, Jena.

Wintzer, H.-J. (1982): Krankheiten des Pferdes. Paul Parey, Berlin/Hamburg.

Sachregister

II = Seitenverweise im Teil II

A
Abdominalgravidität 415
Ablatio retinae 100, 876, 878, 886, 891
Abomasitis 276, II 87, 90
Aborte-Leitsymptom 629 ff
—, Kaninchen II 196, 199
—, Karnivoren, 632, 633, II 146, 151, 153
—, Pelztiere II 187 ff
—, Pferd 381, 612, 629, II 17, 21, 22
—, Schwein 604, 612, 631, II 106, 142 ff
—, Wiederkäuer 240, 244, 384, 612, 629, 632, II 43, 47, 49, 57, 58, 70, 73, 74, 78, 80, 86
Abrachie 682
Abscheidungsthrombus 81
Absidia corymbifera 123, 314, II 80, 81, 160
Absorptivzellen, Darm 220
Absprengungsfraktur 694, 695, 696, 698, 735, 748
Acardius 24
Acephalus 439
Acervulus cerebri 824
Acetylaminofluoren 586
Acetylcholin, -esterase 761
Acetylsalicylsäure 275, 363
Achalasie 255
Acheilie 226
Achirostrongylus abstrusus 208
Ackerschachtelhalm-Vergiftung 463, 465, 469
Acroteriasis congenita 682
Actin 759, 761
Actinobacillus capsulatus II 192
— *equuli* 45, 457, 496, 559, 631, 743, II 23 ff
— *lignieresi* 162, 246, 846
— *seminis* 667
Actinomyces bovis 246, 497, 647, 722, 846
— *equi* 425
— *israelii* 246, II 160
— *(Corynebacterium) pyogenes* 39, 44, 85, 122, 131, 180, 187, 188, 190, 388, 426, 457, 496, 558, 560, 604, 606, 609, 617, 630, 639, 642, 643, 646 ff, 665, 670, 675, 721, 722, 743, 756, 846, II 80, 116
— *suis* 648, II 124
Acuaria hamulosa 278, 282
Adaktylie 682
Adamantinome 152, 252, 725

Adaptationssyndrom 805 ff
Adenitis glandulae vesicularis 670
Adenohypophyse 692
Adenokarzinome 202, 203, 253, 282, 283, 331, 341, 408, 575, 585, 594, 612, 652, 671, 805, 819, 886, 898
Adenomatose, Darm 293
—, Lunge, Schaf 202, 203 ff, II 63 ff
Adenome 162, 201, 283, 331, 341, 344, 400, 408, 564, 566, 585, 594, 795, 805, 808, 813, 819, 821, 887, 898
Adenomyosis 613
Adenopapillome 151
Adenosarkome 565
Adenosis 651
Adenoviridae 147, 158, 163, 179, 222, 299, 300 ff, 386, 492, 541, 554, 877, II 60, 62, 100, 213, 235
Adenovirus, Enteritis II 39 ff
— Typ 1 492
— Typ 2 189, 492
Adenylzyclase-System 306
Adhäsine 560
Adhäsionsposthitis 676, II 144
Adipositas 28, 798, II 171 ff
Adiuretin 794, 800
Adlerfarn-Vergiftung 95, 465, 469, 573, II 90 ff
Adrenalinausschüttung 419, 802
Adrenalitis 804
Adrenocorticotropes Hormon (ACTH) 792 ff, 795, 798, 800, 801, 807, II 170
Adrenogenitales Syndrom 808
Adult respiratory distress syndrom 177, 186
Aedes spp. 855, 864, II 14
Aerobacter aerogenes 593, 617, 675
Aeromonasinfektion 29
Aerosacculitis 211
Äthylenglykol-Vergiftung II 166
Aflatoxin 152, 268, 363, 367, 378, 465, 466, 531, 551, 776, II 91, 130, 185
Afrikanische Pferdepest 176, 419, II 14 ff
— Schweinepest 176, 232, 302, 419, 420, 545, 573, II 102 ff
Afterzitzen 637
Agalaktie II 187
Agamodistomum suis 786
Aganglinosis, intestinale 284

Agave lechuguilla 363, 368, 530
Aglossie 226
Agnathie 226, 244, 683, II 49
Agranulozytose 98, 245, II 93
Agyrie 443
Air sac disease II 269
Air trapping 158
Akabane disease 482ff, 612, 627, 631, 632, II 57ff
Akantholyse 266, 857
Akanthome 282, 871
Akanthose 230, 831, 838
Akarusräude 861
Akne 842
Akranie 683
Akrengangrän II 132
Akromegalie 692, 799
Akropachie 718, 836
Aktinobazillose 246, 642, II 192ff
Aktinomykose 40, 147, 150, 198, 246, 430, 558, 647, 670, 677, 722, 783, II 124ff
Akzessorische Geschlechtsdrüsen 670ff
— Plazenta 621, 624
Alanin-Aminotransferase (ALAT) 350
Albinismus 98, 829, 877, 884
Albumin 350
Albuminurie II 152
Alcaligenes faecalis 149
Aldosteron 521
Aldrin 530
Aleutenkrankheit, Nerz 384, 546, 547, 548, 550, 556, II 175ff
Alizarin 716
Alkalische Phosphatase 350, 356
α1-Antitrypsin 340
α-Globulin 350
α-L-Iduronidase-Mangel 370, 444
α-Naphthyl-Thiouracil (ANTU) 68, 354, 363
α-Tocopherol-Mangel 419
α-Viren 487
Allantochorionzyste 623
Allantois 578
Allergische Reaktionen (Typ I bis IV) 885ff, 856, 866, 878, 880, 883
Allescheria spp. 855
Allotriophagie II 104, 148
Alopezie 827, 831, 861, II 43, 135, 164, 173ff, 186, 203
Alpha-Naphthylthioharnstoff (ANTU) II 129ff, 165ff
Alphaviren II 18
Altersamyloid 43
Alterstaubheit 898
Aluminium 200, 783
Amantina-phalloides-Vergiftung 354, 530
Amaranthus retroflexus 538
Amaurotische Idiotie 449
Amelie 682
Ameloblastisches Fibrom 252
Ameloblastom 252
Amerikanische Pferdeenzephalomyelitis 32, 38, 487ff, II 17ff, 216ff

Amidostomum anseris 282
Aminoazidurie 540
Aminosäuren-Mangel 105, 359, 363, 364, II 134
Ammoniak 363, 553, 560, II 130
Amnionperlen 622
Amniotische Plaques 623
Amoebotaenia cuneata 329
Amphotericin 530
Amsinckia intermedia 363, 366, II 91
Amyelie 441
Amylase 335
Amylo-1,6-Glucosidase-Mangel 370
Amyloidose, Amyloidproteine 526ff
—, Auge 892
—, Gefäße 36, 43, 68, 476
—, Haut 829, 833
—, intestinale 289
—, Kornea 879
—, Leber 352, 371, 416
—, Lunge 172
—, Lymphknoten 128
—, Milz 114, 115
—, Nase 144
—, Nebennieren 802
—, Niere 524ff, 531
—, Pankreas 336, 343
—, ZNS 493
Anämie, durch Abbaustörungen 97, II 12, 64, 68, 82, 88, 110, 111, 125, 127, 149, 159, 161, 163
—, — Bildungsstörungen 95, II 94, 134, 135, 139, 158
—, — Blutverlust II 137
—, — Blutversacken II 140
—, Formen 95ff
—, infektiöse, Einhufer 29, 97, 122, 128, 133, 173, 176, 358, 458, 533, 547, 550, II 12ff
—, isoimmune 534
Anämie-Leitsymptom
—, Kaninchen II 208
—, Karnivoren II 172ff
—, Pelztiere II 184, 186, 187
—, Pferd II 12
—, Schwein II 108, 110, 125, 141ff
—, Wiederkäuer II 45, 54, 68, 82, 83, 88, 90
—, Vögel II 227, 229, 232, 245, 249, 257
Analdrüsentumoren s. Perianaldrüsentumoren
Analgetika 98
Anaphylaktischer Schock 171, 177
Anaplasmose 97, 864
Anaplocephala magna 323
— *mamillana* 323
— *perfoliata* 323
Anasarka 836
Ancylostoma spp. 786
Ancylostoma caninum 326, 860, II 163
— *stenocephala* 326, 860
— *tubaeforme* 326, II 163
Androblastom 588
Androgen-binding-protein (ABP) 656
Androgene 363, 578, 670, 671, 793

—, Rezeptoren 576
Androgen insensivity 579
Androkortikoide 801, 808
Andrya cuniculi II 207
Anenzephalie 439, 794
Aneurinmangel 231, 509
Aneurysma, 64 ff
—, arteriovenöses 64
— dissecans 63, 64, 65
— per arrosionem 64
—, Ranken- 64, 65
— spurium 64, 65
— verum spontaneum 64
Angiomyxosarkome 92
Angiopathie, kongophile 476
—, zerebrospinale 68, 269, 304, 467 ff
Angiosarkome 92, 815
Angiosen 65
Angiostrongylus vasorum 52, 53, 208, 504, 563, 886
Angiotensin 521
Aniridie 876, 884
Anitschkow-Myozyten II 215
Ankylose 715, 727, 732, 735, 742, 743, 749, 751, 754, II 168
—, Frakturen 755
Ankylosomen 326
Anopheles spp. 864, II 14
Anophthalmie 875
Anoplura spp. 864, II 210
Anotie 897
Ansteckender Scheidenkatarrh 617
— Schnupfen II 192
Anthrakose 128, 200, 417
Antiatelektase-Faktor 165
Antibiotika, Intoxikation 270, 339
—, Nephrose 539
Antidiuretisches Hormon (ADH) 521, 554
Anti-Müller-Hormon (AMH), Oviduktrepressor 578, 656
Antipyretika 98
Antithrombin III 526
Antu-Vergiftung 68, II 165 ff
Anulus fibrosus 727, 752
Anurie 530, 534, 543, 683
Anurie-Anophthalmie-Syndrom 875
Aorta 58, 68, 75
Aortenbogen-Persistenz, rechts 61, 255
Aortenruptur 62, 63, 65, 414
Apatemon gracilis 329
Aphten 236, II 106, 107
Aphtoviren 235, II 52
Apodie 682
Apoferritin 358
Aprosopie 144, 683
Apterylosis 827
APUD-Zellen 221, 402
— -Amyloid 821, II 170
Aquaeductus mesencephali, Stenose 441, 459
Araberfohlen, T.-u.B-Zelldefekt 98
Arachnoidea 436

Arachnomelie 682
Arbovirus 384, 486, 488, 627, II 18, 215
Arcus lipoides 371
Arenavirus 488
Argasidae 861, II 245
Argentophile Zellen 220
Argyrose 128
Arhinie 144, 439, 683
Arizona-Infektion 119, 124, 179, 293, 317, 362, 369 II 253 ff
Arrhenoblastom 588
Arsanilvergiftung 469, II 128
Arsenvergiftung 32, 35, 82, 232, 277, 359, 360, 361, 375, 420, 461, 463, 468, 530, 831, 841, II 128
Arterien 58, 61 ff
—, Entzündungen 78 ff
—, Stoffwechselstörungen 65 ff
—, Thrombosen 81 ff
Arteriitis 78 ff, II 16
— allergica 78
—, Endarteriitis 80 ff
— mycotica 80 ff
— necroticans 80, II 27
—, Periarteriitis nodosa 79 ff
— purulenta 78
Arteriitis-Virus 188, 631, 665, II 16
Arteriolen 58
—, fibrinoide Nekrose 68, II 16, 128, 134, 149
Arteriosklerose 67, 69, 70, 73, 76, 343, 816
Arthritis 737 ff, 740 ff, 834, 847, II 270
—, allergische 741 ff
—, aseptische 738 ff
—, chronische 743 ff
—, fortgeleitete 741 ff
—, granulomatöse 746 ff
—, metastatische 742 ff
—, purulente 743 ff
—, serofibrinöse 738 ff
—, subakute 743 ff
Arthrodese 735
Arthrogryposis 244, 682, 690, 732, 762, II 49
Arthropathia cervicospinalis deformans 733
— deformans 688, 695, 696, 697, 748 ff, 799, II 89
Arthusphänomen 646, 856 ff, II 145
Arylsulfatase-B-Mangel 370, 444
Asaernia axillaris 368
Ascaridia columbae 330, 399
— *galli* 330
Ascaris lumbricoides 325, 430
— *megalocephala* 430
— *suum* 209, 430, II 126
— *vitulorum* 430
Ascites chylosus 86
Aseptische Entzündung 720
Aseptische Femurkopfnekrose Legg-Calvé-Perthes 685, 718, 719, 733, 749
— Humeruskopfnekrose 697
Asialo-Verbindungen 444
Askariden 209, 277, 323, 326, II 126

Sachregister 289

Asparat-Aminotransferase (ASAT) 350
Aspergillose 31, 80, 81, 107, 124, 162, 198, 200, 201, 212, 274, 276, 313, 425, 497, 627, 648, 855
Aspergillus flavus 363, 367, II 81, 130, 167, 185
— *fumigatus* 151, 187, 498, 883, II 81, 160, 203
— *nidulans* II 81
— *niger* 187, II 81
— *ochraceus* II 131
— *parasiticus* II 130, 167
Asphyxie 177, 178
Aspirationspneumonie 155, 190, 191, 225
Aspirin 98
Asteroide Intimasklerose 76
Asthenie 829
Asthma bronchiale 154, 158, 171
Astomie 225
Astralagus-Vergiftung 34, 450, 464
Astroviren 300, II 41, 100, 212
Astrozyt 457, 475 467, 476, 481, 488
Astrozytome 504, 505, 797
Asymmetric hindquarter syndrome 768, II 136
Asynchrone Zyklusbefunde 599
Aszites, Leitsymptom 268, 414, 415
—, Kaninchen II 195, 208
—, Karnivoren 548, II 149, 165, 167
—, Pferd 366 II 16, 32
—, Schwein II 105, 117, 125, 141 ff
—, Wiederkäuer 279, II 65, 77, 83, 84, 85, 93, 96
—, Vögel II 215, 246, 273 ff
Ataxie, hydrozephale 452
—, spinale, Pferd 460, 461
—, zerebellare 440
— —, Araberpferde 441
— —, Bovine Virusdiarrhoe 441
— —, Daft lambs 441
— —, Jersey-Kälber 441
— —, Kerry-Blue-Terrier 441
— —, Oldenburger Fohlen 441
— —, Taube 450
Atelektase 168 ff., 414
Atemnotsyndrom (ANS) 177, 625, III 48
Athanasia trifurcata 368
Atherome 69, 459
Athyreose 815 ff
Atlanto-axiale Dysplasie 685
Atresia ani et recti 284, II 141
— isthmi 591
— recti 284
— simplex 284, II 141
Atrichosis 826, II 173 ff
Atrioventrikularklappe 22
Atrioventrikularknoten 23
Atrophia fusca 32, 372, 766, 776
Atrophie, Alter 453, 461, 463
—, gallertige (seröse) 29, 94, 418
—, Haut 807
—, Leber 372
—, Milz 114
—, Muskel 777 ff, 807

—, rote 362, 363
—, Thymus 101
Atropin 464
Aufschließungsblastem 680
Auge 873 ff
—, Embryologie 873 ff
—, Entzündungen 880, 882, 886, 893, 895
—, Kreislaufstörungen 891
—, Mißbildungen 875, 881, 886, 891, 893
—, Pathophysiologie 873 ff
—, Stoffwechselstörungen 882,
—, Tumoren 889, 893, 896
Augenbecher 873
Augenblasen 873
Augenlider 875
Aujeszkysche Krankheit 29, 38, 176, 188, 229, 489 ff, 632, 886, II 12 ff, 54 ff, 102 ff, 145 ff, 177 ff, 188 ff
Auricularis 22,
Ausscheidungsnephritis 556
Ausscheidungstuberkulose 558
Autoimmunkrankheiten 104, 344, 609, 663, 746, 761, 768, 795, 804, 811, 842, 857 ff, 884, 894, II 38, 58, 139
Autoimmunthymitis 104
Autoimmunthyreoiditis 811
Autolyse 826, II 277
Automutilation II 54, 146, 148, 177, 188, 203
Autosomales XX/XY-Syndrom 579
Aviäre Enzephalomyelitis 316, 338, 483, II 211 ff
— Monozytose 316
— Uveoenzephalitis 484
Avidin II 186
Avipoxvirus 849
Avitaminose s. Vitamine
Axon 507
Axondegeneration 469
A-Zellen, Gelenk 728, 729, 730, 741
A-—, Nebenniere 802
A-—, Pankreas 341, 342, II 170
Azetonämie 527
Azidophile Zellen 792
— —, Adenome 796
Azidophile-Zellen-Hepatitis 381
Azidose 221, 254, 554
Azotämie 553

B
Babesia bigemina 395
— *bovis major* 395, 502
— *caballi* II 31
— *canis* 395, II 161
— *equi* 395, II 31
Bebesiose 97, 358, 419
Babes-Kochsche Granula 480
Baby chick nephropathy 536
Bacillus anthracis 131, 310, II 18, 69, 122, 155, 180
— *cereus* 221, II 184
— *piliformis* 310, 391, II 196, 201

19 Schulz, Pathologie II

Backsteinblattern II 120
Bacteroides melaninogenicus II 76
— *nodosus* II 76
Baileya multiradiata-Vergiftung 34
Bakterienemboli 560
Balanoposthitis 674, 675, 676
— follicularis 675, II 146
Balantidium coli II 127
Balkenblase 573, 671
Ballonierende Degeneration 354
Bananenkrankheit II 136
Bandscheibenvorfall 460
Barbiturate 117
Bartholinsche Drüsen 582, 614, 615
Basaliom 867
Basenji-Hund 96, 97, 99, 540
Basidiobolus haptosporus 855
Basilarmeningitis 495, 497
Basophilen-Leukose 140
Basset-Hund 98
Bauchfellkarzinomatose 288, 415, 432, 594
Bauchhöhle, Mageninhalt 415
Baumwollsamenöl 363
Bauxit 76
Becherzellen 224, 293, 307
Bedlington Terrier 371, 378
Beinebennieren 802
Beinschwäche-Syndrom 696, 790
Beizwischennieren 802
Belastungsmyopathie 769, II 136
Belegknochen 679
Belegzellen 219, 275, 279
Bence-Jones-Proteinurie 99, 532
Benzenderivate 359
„Benzin"-Vergiftung 26, 95, 97, 99,
Benzpyren-Vergiftung 162
Berner-Sennenhund 144
Beryllium 716
Beschälseuche 618, 833, 859, II 32
Besnoitia bennetti 860
— *besnoiti* 860
Betäubung 177
Beugekontrakturen 762
Bezoare 262
Bilharzia polonica 90
Bilirubin I u. II 350, 355, 356, 533
— -Diglucuronid 350
Bilirubinurie 356, 358, 367, II 167
Bimssteinlunge 174, 807, 821
Bindehaut 893 ff
Biorhythmik 350
Biotinmangel 230, 264, 361, 699, II 135, 186
Biphenyle 266, 530, 774
Birkauge 876, 884
Bisonkälber 583
Blackhead 328
Black leg II 67, 123
— tongue 230
Bläschenausschlag, Pferd 618

Bläschenflechte 853
Bläschenkrankheit, Schwein 237, 847, II 107
Bläschenseuche 617
Blättermagen 217
Blasenknorpel 680
Blastomatosen, systemische 55
Blastomyces dermatitidis 123, 198, 393, 854, 878, II 160
Blastomykosen 151, 854
Blauflügelkrankheit II 270 ff
Blausäurevergiftung 176
Bleiniere 539
Blei-Polyneuropathie 466
Bleivergiftung 97, 173, 261, 451, 453, 463, 466 ff, 530, 702, II 86, 183
Blepharitis II 193
Blinddarmausschoppung, 286
Blinddarmatresie 284
Blindheit 328, II 87, 94, 164, 254, 262
Blister beetle 266
Blitzschlag 451, 453, 831, II 97
Blockwirbel 682
Blue comb disease 562
Bluetongue 147, 235, 243, 612, 665, 784, 877, 889, II 48
Blutaspiration 177
Blutbildende Organe 93 ff
—, Bursa Fabricii 107
—, Knochenmark 93 ff
—, Leukosen 135 ff
—, Lymphknoten 126 ff
—, Milz 111 ff
—, Thymus 101 ff
Blutchimärismus 578, 579
Blutdruckerhöhung 419
Blutgefäße 58 ff
—, Arterien 61 ff
—, Kapillaren 82 ff
—, Lymphgefäße 86 ff
—, Mißbildungen 60 ff
—, Parasiten 88 ff
—, Pathophysiologie 58 ff
—, Tumoren 91 ff
—, Venen 83 ff
Blutgerinnungsfaktoren 350, 776
Blutharnen 573
Blut-Hirn-Schranke 437, 438, 466
Blutinseln 93
Blutresorption 129
Blutspeicherfunktion 113, 350
Blutsturz 177
Blut-Testis-Barriere 656
Blutungsbereitschaft-Leitsymptom
—, Kaninchen II 198, 200
—, Karnivoren 541, 737, 837, II 143, 144, 145, 146, 152, 155, 156, 158, 159, 161, 162, 163, 165, 167
—, Pelztiere II 176, 178, 179, 181
—, Pferd 28, 232, 302, 366, 541, 837, II 12, 16, 27, 34
—, Schwein 27, 232, 302, 541, 627, 737, 837, II 101, 102, 109, 112, 117, 122, 125, 129, 130, 132, 133, 137, 139, 141 ff

—, Wiederkäuer 232, 257, 541, 803, 837, II 42, 47, 55, 88, 90, 93, 94
—, Vögel 27, 269, 375, 385, 541, 593, 837, II 214, 217, 220, 221, 233, 234, 245, 247, 248, 249, 261, 263, 272
Blutzellmauserung 113
Bösartiges Katarrhalfieber (BKF) 38, 147, 157, 235, 241, 271, 273, 276, 289, 301, 491 ff, 665, 776, 784, 804, 880, 883, 886, II 46
Bollingersche Einschlußkörperchen 246, 848, II 242
Bolustod 228
Boophthora spp. 864, II 85
Border disease 486, 827, II 44
Borderline tissues 731, 746
Bordetella avium 150, 159, II 245, 250
— bronchoseptica 149, 180, 181, 185, 189, 208, II 117, 118, 193
— multocida 185, 211
Borkenflechte 853
Borna-Enzephalomyelitis 492 ff, 777, 891, II 13, 55, 188
Borreliose 30, 124, 178, 369, II 245
Borsäure 530
Botryomykose 430, 670, 721, 783, II 26
Botulismus 277, 317, II 68, 156
Boutonbildung 306, II 101, 110
Bovine respiratory disease (BRD) 186, II 58
Bovine rhinotracheitis 245, II 46
Bovine Virusdiarrhoe (BVD) 97, 98, 147, 451, 550, 612, 626, 631, 827, 877, II 42
Bowmansche Kapsel 519, 527, 537, 545, 547, 552, 566
— Membran 873
Brachygnathie 226, 683
Brachyurie 683
Brachyzephale Hunderassen 451
Bradsot 275, II 66, 122
Branchiogene Zysten 226, 227, 815
Brandfolgen 156, 176, 200
Brassica spp. 816
Bredaviren 300, II 41
Breiniere 521
Bremsen 864
Brennertumor 587
Brevibacterium ammoniagenes 675
Bright blindness 890
Brisket disease 47, 49, 837
Brom 841
Bromsulphthalein 350
Bronchialkarzinome 204
Bronchiektasien 154
Bronchiektatische Kavernen 177
Bronchien 153 ff
Bronchitis 157 ff, 172
Bronchopneumonie s. Pneumonie
Bronchospasmus 171
Bronchus associated lymphocyt tissues (BALT) 165
Bronze-Syndrom 540
Brucella abortus 556, 610, 629 ff, 630, 665, 666, 790, II 79, 152, 182
— *canis* 610, 632, 663, 666, II 152
— *melitensis* 610, 632, 666, II 79, 152, 182

— *ovis* 666, 667, II 79
— *suis* 390, 610, 631, 666, 721, 756, II 120, 152
Brucellose 419, 421, 425, 558, 624, 670, 746, II 249
Bruchsche Membran 874
Brühwasserlunge 167
Brüsseler Krankheit 187, II 15
Brunnersche Drüsen 219
Brunst 579
Brustbeule II 26
Brustseuche 156, 183, 425
Brutkapseln 695, 750
Brutknoten 207
Buchweizen 245
Büffelseuche 183
Büngersches Band 509
Bürstensaumenzyme 222
Bürzler, Taube 450
Büscheldrüsen 219
Bulbourethraldrüsen 670 ff
Bulla tympanie 215
Bullae 838, 856
Bulldogge 144
Bulldogkälber 837
Bunostomum phlebotomum 209, 323
— *trigonocephalum* 323
Bunyaviridae 384, 482, II 57
Bursa fabricii 107 ff
— —, Entzündungen 107 ff
— —, Kreislaufstörungen 107 ff
— —, Parasiten 110 ff
— —, Pathophysiologie 107 ff
— —, Stoffwechselstörungen 107 ff
— —, Tumoren 111 ff
Bursahygrom 790
Bursa-Krankheit, Huhn 98, 107, 119, 124, 269, 270, 838, II 214
Bursitis 789, 790
Buss-Disease 27, 495
B-Zellen, Gelenk 728, 729, 730, 741, 748
B-Zellen, Pankreas 342, 343, 344, II 170
β-Zellkarzinome 344, 345

C
Cadmiumvergiftung 467, 530
Calcinosis circumscripta 231, 807, 834
Calcitonin 521, 705, 707, 809, 820 ff
Calciummangel 619, 705, 709, 822
Calciumoxalatnephrose 538
Calciumphosphat 538, 705, 707
Calculi biliares 407
Caliciviren 189, 238, 244, 271, 300, 847, II 100, 107
Calicivirusenteritis II 41
Call-Exner-Körperchen 586
Calliphoridae 856, II 210
Campylobacter-Hepatitis 123, 124, 369, 370
Campylobacter faecalis II 78
— *fetus* 369, 391, 604, 609, 629 ff, 632, 675, II 78, 79, 246

— hyointestinalis 309
— jejuni 297, 309, 310, II 78
— mucosalis 309
Campylobacter-Infektion 285, 294, 624, 743, II 246
Campylognathia superior 227
Cancer eye 867, 895, II 98
Candida 198, 274, 497, 499, 886, II 160
— albicans 272, 311, 497, 619, 854, 855
Caniculi biliferi 349
Canine distemper 189
Canines Adenovirus Typ 2 189
Cantharidin 264
Capillaria aerophila 208, II 183
— anatis 278
— annulata 256, 278, 330
— böhmi II 183
— bursata 330
— caudinflata 330
— contorta 278, 330
— feliscati 563
— hepatica 399
— obsignata 330
— phasianina 330
— plica 563, 575
— retrusa 330
Caprine Arthritis-Enzephalitis (CAE) 485, II 48
Capripoxvirus 849
Capture myopathy 773
Caput medusae 85
Cara inchada 722
Carbamat-Vergiftung II 92
Carcinoma leiomyomatosum 586
Carotin 358, 419, 833
Cassia occidentalis 775
Cavernitis 674
Celoviren 558, II 233
Central cores 766
Ceroid-Lipofuszinose 128, 173, 355, 357, 443, 449, 833, 891, II 167, 186
Cestrum diurnum 74, 713
— laevigatum 465
Chabertia spp. 323
Chagas-Krankheit 53
Chalkose 879, 892
Charcot-Leyden-Kristalle 159
Chasteck-Paralyse 469, II 185
Chediak-Hiagashi-Syndrom 98, 829
Cheilitis 233, 245, II 50
Cheilognathopalatoschisis superior 225, 683
Cheilognathoschisis superior und inferior 225
Chelatbildung 680
Chemodektome 91, 515
Chemorezeptoren 56
Chemosis 893
Cherry red II 130
Chewing disease 465
Cheyletiella blakei II 164
— parasitivorax II 164, 209

— yasguri II 164
Chianinarind 344
Chick-edema-disease 178
Chilomastix equi 323
Chimärismus 576, 656, 659
Chinin 97, 775
Chlamydia felis 148, 189
— pecoris 495
— psittaci 384, 495, 630, 632, 667, II 58, 266ff
Chlamydiose 186, 187, 303, 425, 610, 617, 624, 641, 670, 675, 677, 743, 744, 883, II 57
Chlor 176
Chloralhydrat 363, 534
Chloramphenicol 95, 99, 232, 530, 775
Chlorierte Kohlenwasserstoffe 178, 468ff, 603, 663, 774, II 93, 166
Chlornaphthalin-Vergiftung 145, 394, 615, 670, 832
Chlorochin 775
Chloroform 359, 363
Chlorom 787, II 228
Chloromatose 404
Chlorpromazin 363
Choanenöffnung 215
Choanotaenia infundibulum 329
Cholangiektasie 407
Cholangiohepatitis 393
Cholangiokarzinom 401
Cholangiolithiasis 356
Cholangitis 378, 393ff, 407
—, chron., Katze 394
—, eitrige, Katze 393
—, parasitäre 394, II 82
Cholaskos 407, 414
Cholebilirubin 350, 356
Cholecalciferol 705
Cholecystokinin-Pankreozymin (CCK-PZ) 221, 335, 376, 820
Choleperitoneum 414
Cholestase 350, 356, 357, 365, 378, II 167
Cholesteatom 459, 898
Cholesterin 69, 173, 356, 361, 371, 378, 459, 705, 801, 803, 834, 892
— -Granulom 878
Cholezystitis 407
Cholinesterasehemmung II 37
Cholinmangel 359, 360, 361, 699
Chondrifikation 727
Chondrodysplasia fetalis, 10 Typen 687ff, 692
Chondroine Metamorphose 572
Chondroitinsulfat 679, 728
Chondrokalzinose 736
Chondromalazie 697
Chondrome 162, 724
Chondrosarkome 724, 798, 815, 870
Chondrosis dissecans 694, 695, 696, 697
Chondrozyten 728
Chordalmembran 750
Chorioependymitis II 149
Chorioidea 873, 874

Chorioiditis 497, 892
Chorionepitheliale Heterotopien 624
Chorionepitheliome 622
Chorionkarzinome 624
Chorion ridges 621
Chorioptes spp. 864,
— *bovis* II 29
— *communis* 898
— *cuniculi* II 209
Chorioretinitis 886, 891
Chromate 200
Chromatolyse 461, 462, 488, 493
Chromophobe Zellen 793
— —, Adenome 796, 799
Chromoproteinzylinder 533
Chronic obstructive pulmonary disease (COPD) 158, 172, II 35
Chronic respiratory disease II 268
Chronische-obstruktive Bronchitis (COB) 187
Chronisch-progressive Pneumonie (Marsh) 188, II 63
Chrysocoma tenuifolia 831
Chrysomia spp. 864
Chrysops spp. 864
Chylaskos 414
Chyloperikard 27
Chylorrhagie 86
Chylothorax 86, 414
Chylusthrombosen 86
Chymotrypsin 335
Chymotrypsinogen 335, 339
Ciliocytophthoria 159
Citrinin 106, 530
Citrioviridin-Vergiftung 465
Cittotaenia denticulata II 207
— *leuckarti* II 207
Claudicatio intermittens 81
Claviceps purpurea 81, 465, 835
Cloisonné-Niere 535
Clostridiose 29, 97, 290, 617, 642, 645, 780
Clostridium botulinum 463, II 68, 156, 181, 263ff
— *chauvoei* 618, 780, II 67, 123, 155
— *colinum* II 264
— *feseri* 628, II 67
— *haemolyticum* 363, 534, II 68
— *histolyticum* 628
— *oedematiens* II 66
— *novyi* 363, 628, 670, 780, 781, 844, II 27, 124, 181
— *perfringens* 222, 232, 310ff, 311, 463, 464, 647, 675, 780, 844, II 27, 64
— — Typ A 310, 312, 781, II 64, 123, 155, 181, 194
— — — B 310, 311, II 64
— — — C 310, 311, 312, 318, II 65, 122, 264
— — — D 310, 312, 521, II 65
— — — E 310, 312, II 65, 194
— *septicum* 275, 618, 647, 780, 844, II 27, 66, 122, 155
— *tetani* 463, II 24, II 67, 156
— *welchii* 463
Clostridiumtoxine 285
Coated pits 622

Cobaltmangel 95, 358, 359, 533, 692, 702
Coccidioides immitis 123, 198, 393, 497, 721, 855, 886, II 160
Cochlear-Degeneration 898
Coenurus cerebralis 503, 786, II 163
— *gaigeri* 786
— *serialis* II 207
Cohnheimsche Felderung 759, 778
Collie eye (CEA) 877
Collyricum faba 860
Colpitis granulosa 617
Coma hepaticum 366
— uremicum 553
Commotio 460
Conidiobolus coronatus 855
Conium maculatum 762
Conjunctiva 893
Conjunctivitis follicularis 893
— mucopurulenta 893
— sicca 894
Contre coup 460
Contusio 459, 734
Cooperia spp. 279, 281, II 84
Cordae tendineae 22
Core lesions 778
Coronaviridae 222, 248, 296, 297, 324, 427, 482, 548, II 99, 100, 148, 224
Coronavirusenteritis II 39, 148, 224
Corpora amylacea 810
— libera 734
Cor pulmonale 174
Corpus albicans 580
— luteum 531, 580, 582, 583, 593
— — graviditatis 580
— — persistenz 581, 599, 601
— — pseudograviditatis 581, 584, 599
— —, Zysten 583
— rubrum 579
— vitreum, Auge 875, 891ff
Corpusculum renis 417
Corriedale-Schafe, Melanose 358
— —, Photosensibilisierung 368
Corticotropin-releasing-faktor (CRF) 793, 801, 807
Cortisches Organ 898
Cortison s. Glukokortikoide
Cor triloculare biventriculare 24
Corynebacterium diphtheriae 463
— *equi* 181, 190, 311
— *pseudotuberculosis* (ovis) 88, 131, 190, 388, 390, 667
— *renale* 560, 561, 575, 675
— *suis* 561, 575
Coryza contagiosa, Huhn 149, 192, 316
Coryza infectiosa, Katze 148
Cotugia digonopora 329
Cotylophoron spp. 279
Cotylurus cornutus 329
Councilman bodies 353, 384
Coxarthritis 718

Coxa valga 697
Coxiella burnetti 122, 630, 632, 641, II 80
Coxsackievirus 38
Coyotillo-Vergiftung 465, 775
Crenosoma vulpis 208, II 183
Creolakörperchen 159
Crooced calf syndrome 762
Crooke-Zellen 800
Crotalaria-Vergiftung 233, 363, 366, 527, II 36, 91
Croup-Membran 245
Crowding disease 186, II 57
Crush-Niere 533, 534
Cryptococcus neoformans 198, 393, 458, 648, 854, II 160
Cryptosporidium spp. 163, 321, 323, II 82
Ctenocephalides canis II 164
Ctenocephalus geniocephalus II 210
Culicoides robertsi 855
— *variipennis* 855
Culicuides spec. 244, 482, 864, II 14, 18
Cumarin s. Dikumarol
Cumulus oophorus 579
Curare 465, 761
Curettage 604
Curled toes 509
Curled tongue 227
Curschmann-Spiralen 159
Curvularia spp. 855
Cushing-Syndrom 359, II 168
Cuterebridae spp. II 210
Cyanide 461, 815
Cyathocotyloides curonensis 329
Cycas-Vergiftung 463, 465
Cysticercus bovis (inermis) 51, 53, 248, 399, 503, 786
— *cellulosae* 51, 249, 399, 503, 564, 786
— *cervi* II 163
— *fasciolaris* II 163
— *ovis* 51, 786, II 163
— *pisiformis* 209, 399, 503, II 163, 207
— *tenuicollis* 209, 399, 400, 430, 667, 786, II 163
Cystinmangel 364
Cystocaulus spp. 207, II 84
Cytisin II 35
Cytodites nudus 210
C-Zellen 809, 810, 815, 816, 820 ff
C-Zellen-Tumore 714, 820, 823

D
Dämpfigkeit 158
Dakryoadenitis, -zystitis 894
Dalmatinerhund 540
Darkneuron 436, 439
Darm 215, 219, 283 ff
—, Entzündungen 295 ff
—, Kreislaufstörungen 289 ff
—, Mißbildungen 284 ff
—, Parasiten 320 ff
—, Pathophysiologie 219 ff
—, Stoffwechselstörungen 289 ff
—, Tumoren 330 ff
Darmabknickung 285
Darmeinklemmung, Inkarzeration 284, 288
Darmeinstülpung, Invagination, Intussuszeption 283, 285, 288
Darmflora 303
Darminfarzierung, hämorrhagische 290, 291
Darmkonkremente 288
Darmobstruktion 286
Darmobturation 286
Darmperforation 288
Darmrotation, Volvulus 285, 288
Darmschleimhautimmunsystem 214
Darmstenose 286, 288
Darmwandverdickung 294
Darmzotten, Atrophie s. Zottenatrophie
—, Epithel-Turnover 220
Dasselfliegen 504, 856
Datura stramonium 762
Davainea proglottina 329
DDT 360, 363, 530, II 183
Deckzellen 420
Deckzellenkarzinom 55
Defektpseudarthrose 701
Dehydratation 221, 343, II 40
Demodex bovis 861
— *canis* 861, II 163
— *caprae* 861
— *cuniculi* II 209
— *equi* 861
— *ovis* 861
— *suis* 861
Demodikose 831, 861, II 163
Demyelinisierung 446, 463, 466, 467, 468, 471, 476, 480, 485, 509, 510, II 43, 44, 87, 104, 128, 164, 177, 185
Dendrit 436
Depletion 297, II 175
Depotkrankheit 187
Dermanyssus avium 278
— *gallinae* II 164
Dermatitis 838 ff, II 135
—, abszedierende 721
—, aktinische 840
—, ekzematöse 839, 841, 861, 868
—, eosinophile 858, II 139
—, granulomatöse 844, 858
— herpetiformis 857
—, nekrotisierende 844
—, nodöse 844
—, photodynamische 840
—, seborrhoische 839
— solaris 245, 840
—, ulzerative 859, 861
Dermatocentor spp. II 161
Dermatofibrose 564
Dermatomykosen 852 ff, 897, II 81, 125, 159
Dermatomyositis 858
Dermatophilose 846

Dermatophilus congolensis 846
Dermatophyten 852
Dermatosis vegetans 829, II 138
Dermatosparaxie 829
Dermoidzysten 410, 589, 867, 879
Descemetozele 881, 882
Descemetsche Membran 873, 883
Diabetes insipidus 521, 554, 794, 798, 800ff
Diabetes mellitus 167, 337, 343ff, 359, 360, 526, 531, 532, 799, 831, 888, II 169
Diacetoxyascirpenol 834
Diagnose, postmortale II 274 ff
Diagnostische Tötung II 281
— —, Bolzenschuss II 281
— —, Chloroformnarkose II 281
— —, Explosivgeschoss II 281
— —, Instillationstechnik II 283
— —, intrakardial II 282
— —, Narkotika-Injektion II 282
— —, Perfusionstechnik II 282
Diandrie 579
Diapedesisblutungen s. Blutungsbereitschaft
Diaphyse 680
Diarrhoe-Leitsymptom, 221 ff
—, Kaninchen II 194, 195, 196, 198, 201, 202, 204, 206, 207, 208
—, Karnivoren 245, 345, II 144, 145, 146, 147, 148, 152, 153, 154ff, 155, 158, 162, 163, 164, 165, 171
—, Pelztiere II 175, 176, 183, 185, 186
—, Pferd 245, II 16, 22, 24, 31, 34
—, Schwein 304, 457, II 99, 100, 101, 103, 109, 110, 111, 113, 123, 126, 127, 135
—, Wiederkäuer 239, 289, 304, 482, II 39, 40, 41, 42, 43, 44, 45, 46, 48, 49, 50, 64, 68, 71, 76, 82, 83, 85, 86, 89, 90, 92, 93
—, Vögel II 211, 214, 224, 227, 229, 235, 238, 242, 247, 249, 251, 252, 253, 257, 258, 259, 260, 262, 263, 264, 265, 267, 270
Diarthrosen 727
Diastase 697, 734
Diastematomyelie 442
Dicrocoelium dendriticum 394, 397
— *lanceolatum* 340, II 208
Dictocaulus arnfieldi 205, II 33
— *filaria* 205, II 84
— *viviparus* 204, II 84
Dipylidium caninum 325
Dotterperitonitis 425, 584, II 223, 247, 251, 254
Dourine 618, 858, II 32
Dracunculus medinensis 861
Draschia megastoma 281, 860, 864, II 20
Drepaniodotaenia lanceolata 329
Drüsenmagen, Vögel 218
—, Erweiterung 258
Druse, Pferd 40, 78, 105, 122, 131, 147, 156, 232, 559, 789, 893, II 23
—, aktinomykotische 722, II 124
Ductuli biliferi 349
Ductus arteriosus (Botalli) 60

— choledochus 335
— deferens 578
— interlobares biliferi 349
— omphalomesentericus, Persistenz 284
— pancreaticus accessorius 335
— — major 335
— thoracicus 85, 86, 126
— thymo-pharyngicus 104
— thyreoglossus 809, 814
Dürrbächler-Hund 144
Dummkoller 459
Duodenalgeschwür 275, II 80
Duodenitis 290, 294, 323
Dura mater 437
Durchbau 718
Durchtrittigkeit 762
Dyschondroplasia 699
Dysenterie, Affe 309
—, Kaninchen 307, 542
—, Schwein 307ff, II 112
Dysgerminom 588, 589, 660
Dyskrinie 158
Dysmelie 682
Dysostosen 683 ff
Dysphagia lusoria 61
Dysplasia acetabuli 733, 748
— epiphysealis multiplex 683
Dyspnoe-Leitsymptom
—, Kaninchen II 193, 195, 197, 198
—, Karnivoren II 147, 150, 159, 168
—, Pelztiere II 179, 181, 183
—, Pferd II 14, 15, 17, 20, 24
—, Schwein II 103, 119, 122, 124, 125, 127, 129, 133, 137
—, Wiederkäuer II 47, 70, 72, 82, 85, 89, 92, 93, 95
—, Vögel II 221, 222, 233, 236, 238, 242, 249, 250, 251, 258, 259, 260, 267, 269
Dysproteinämie 548
Dysraphie 439
Dystopie, Herz 25
—, Milz 114
—, Niere 522
D-Zellen, Pankreas 342

E
Ebenholzniere 535
Eburnisation 750
Echinococcus alveolaris 52
— *granulosus* 209, 398, 430, 722, 786, II 163, 207
— *hydatidosus (cysticus)* 51, 209, 398, 430, 504, 786, II 163, 207
— *multilocularis* 52, 325, II 163
Echinolepis carioca 329
Echinoparyphium petrowi 328, 564
— *recurvatum* 328, 564
Echinostoma revolutum 328, 564
Echinuria uncinata 278, 281, 282
Echium plantagineum 465

E.C.S.O.-Virus 483
Ectopia cordis 25
Ectyma contagiosum 244, 844, 850, 851, II 49
Egg-drop-syndrom 416, 425, 594, 235 ff
Ehlers-Danlos-Syndrom 829
Ehrlichia canis 98, 123, II 158
— *equi* II 27
— *phagocytophilia* 123
— *risticii* II 27
Eiben-Vergiftung II 35, 90
Eichel-Vergiftung 261, 530
Eichenblattknospen 363
Eierherz 48
Eierstock 579 ff
—, Embryologie 579 ff
—, Entzündungen 584 ff
—, Kreislaufstörungen 584 ff
—, Mißbildungen 581 ff
—, Pathophysiologie 580 ff
—, Stoffwechselstörungen 583 ff
—, Tumoren 594 ff
Eihautwassersucht 624
Eileiter 590 ff
—, Ampulle 579
—, Entzündungen 593 ff
—, Kreislaufstörungen 593 ff
—, Mißbildungen 590 ff
—, Pathophysiologie 590 ff
—, Tumoren 594 ff
Eileiteradenokarzinome 432
Eileitergravidität 625
Eimeria acervulina 326
— *adenoeides* 328
— *anatis* 328
— *anseris* 328
— *bovis* 321, II 82
— *brunetti* 326
— *bucephala*
— *columbarum* 328
— *danailovi* 328
— *debliecki* 324, II 127
— *dispersa* 328
— *ellipsoidalis* II 82
— *faurei* 321
— *gallopavonis* 328
— *innocua* 328
— *intestinalis* II 204
— *intricata* 321
— *irresidua* II 204
— *labbeana* 328
— *leuckarti* 323
— *magna* II 204
— *maxima* 326
— *media* II 204
— *meleagridis* 328
— *mitis* 326
— *mivati* 326
— *nocens* 328
— *ovinoidalis* 321

— *performans* 204
— *piriformis* II 204
— *polita* 324, II 127
— *scabra* II 127
— *spinosa* 324
— *stiedai* 394, 395, II 205
— *stigmosa* 328
— *subrotunda* 328
— *tenella* 328
— *truncata* 563
— *zuerni* 321, II 82
Eingußpneumonie 190
Einschlußkörperchen 462, 539
—, Kaninchen 479, II 190
—, Karnivoren 189, 301, 479, 490, 491, 492, 495, 883, 891, II 145, 146, 151
—, Pelztiere 479, II 175, 177
—, Pferd 479, 488, 492, II 11, 15, 18
—, Schwein 479, 490, II 100, 105, 106
—, Wiederkäuer 384, 479, II 39, 47, 50, 51, 55
—, Vögel 246, 340, 385, 510, 558, 850, 870, II 236, 237, 242
—, Typ Cowdry A Karnivoren 530
—, — — — Pelztiere II 188
—, — — — Pferd 188, 381, II 12, 17
—, — — — Schwein II 103
—, — — — Vögel 317, 385, 386, II 233, 238, 242
—, Typ Cowdry B Kaninchen II 189
—, — — — Pferd 492
—, — — — Wiederkäuer II 56
Einschlußkörperchen-Hepatitis, Vogel 270, 385 ff, II 234 ff
Einschlußkörperchen-Rhinitis 147, II 105
Einschlußzysten 583
Einschmelzungskaverne 194
Eischalenbildung 708
Eisen 200, 358 ff, 892
Eisen-Kalk-Salze 116
Eisenmangel 95, 363, 461, 692, II 134
Eisenpräparate 128, II 128
Eitersteine 898
Eiweiß-Kalkzylinder 538, 569, 571
— -Mangel 702
Eizellen 579
Ekchondromatose 685, 724
Ekchymosen 837
Ekstrophia vesicae 570
Ektasie 83
Ektopie, Milz 113
Ektropium 894 ff
Ekzem 839 ff, 842, 855, 865
Elaephoroa schneideri 89, 860
Elastase 335
Elastose, Arterien 65
Elchkälber 682
Elephantiasis 87, 834, 835, 860, II 20
Ellenbogengelenksdysplasie 684, 734
Embolie 81
Embryonalverluste II 187, 254

Emphysem, Lunge 170 ff, 411
—, kadaveröses 410
Empyem 426
Encephalitis ventricularis 458
Encephalopathia saturnina 453
Enchondrom 684, 724
Enchondrosis intervertebralis 754
Endarteriitis 78,
—, eitrig nekrotisierende 80
—, obliterierende 80
—, urämische 80
Endemische Parese 504
Endobronchitis obliterans 187
Endocarditis valvularis simplex 43
— — ulcerosa 43, 560
— — verrucosa 43
Endokard 41 ff
Endokardfibrose 41
Endokardiose 41
Endokarditis 43 ff, II 115, 120, 198, 247
Endokrine Organe 792 ff
Endokrinopathie 95
—, chronisch 607 ff
Endometrial cups 622
Endometriale Zyklusbestimmung 596 ff
Endometriose 613
Endometritis 122, 190, 425, 575, 561, 605 ff, II 21, 85, 114, 199, 200
Endometrium 580, 582, 593
Endomysium 758
Endophlebitis 85, 389
Endophthalmitis 878
Endotheliome 92, 566, II 230
Endotoxine 303
Endstromgebiet 58, 419
Enostose 719
Entamoeba histolytica 325
Entblutung II 281
Entenhepatitis 119, 211, 369, 375, 385 II 212 ff
Enteninfluenza 211
Entenpest 35, 117, 157, 584, II 237 ff
Enteritis, abszedierende/phlegmonöse 294, II 202
—, diphtheroid-nekrotisierende 295, 301, 302, 306, 307, 310, 315, 317, 318, 369, II 64, 69, 82, 110, 113, 123, 127, 196, 199, 237, 254, 264
— eosinophilica 315
—, fibrinöse 295, 301, II 70, 78, 87, 101, 110, 111, 123, 126, 154 ff
—, granulomatöse 295, 313, 314, 318
—, hämorrhagische 295, 301, 302, 306, 316, 317, 318, 330, 369, 384, II 64, 68, 69, 88, 90, 111, 122, 123, 127, 154 ff, 163, 175, 200, 249, 259, 260, 263
—, katarrhalische 294, 301, 306, 310, 316, 328, 330, II 65, 66, 78, 88, 101, 110, 126, 127, 154 ff, 163, 194, 201, 204, 224, 233, 243, 245, 246, 257, 261, 263
—, mukoide 316, 318, II 195
—, ulzerative 295, 369, II 66, 154, 163, 179, 202
—, Vögel 316 ff
Enterobacter 561

Enterochromaffine Zellen 221
Enteroendokrine Zellen 220
Enterogastron 219
Enterohämorrhagisches Syndrom II 132
Enterolithen 288
Enteropankreatisches endokrines Zellsystem 341
Enterotoxämie, Kalb II 71
—, Karnivoren II 156
—, Schaf 521
—, Schwein II 112
Enterotoxin LT 222
— Sta 222
— Stb 222
Enteroviridae 483, 642, 665, II 52, 103
Enterozyten 222
Entgiftungsfunktion 350
Entmarkung s. Demyelinisierung
Entmarkungsenzephalitis 480
Entropium 880, 894 ff
Enzephalitis 241, 419, 478 ff, II 11, 86, 107, 120, 182, 205, 206, 253
Enzephalitozoonosis 500
Enzephalomalazie 454, 773, 774, II 65, 112, 135
—, nigropallidale 465
Enzephalomeningozele 439, 683
Enzephalomyelitis 271, II 17, 18, 103, 104, 177, 188, 192, 216, 220, 221, 239
Enzephalomyelopathie-Mikrophthalmie 876
Enzephalomyokarditis 38, 344, 483 ff, II 105
Enzephalopathie, hepatogene 469
—, nephrogene 469
—, pankreatogene 469
—, pulmonale 469
Enzephalozele 439
Enzootische Bronchopneumonie, Rind 186, II 58
Enzootische Pneumonie, Schwein 188, II 124
Enzootischer Abort, Rind II 58
Enzootischer Herztod, Schwein 34, 775, 811, II 140
Enzymopathie, ZNS 439
Eosinophilen-Leukose 140
Eosinophiles Granulom, Katze 245, 858 ff
Ependym 437
Ependymitis 458, 497, 670
— granularis 458, II 153
Ependymom 452, 505, 797
Eperythrozoon felis II 159
— *ovis* 503
— *suis* II 125
Epidermis 825 ff
Epidermiszysten 867
Epidermitis, exsudative 843
Epidermolysis bullosa 857
Epididymitis 665, II 121, 198
Epiduralraum 437
Epikard 26 ff
Epilepsie 444
Epimysium 758
Epineurium 508
Epiphora 893

Epiphyse 824 ff
Epiphysenfugen 680, 681, 687, 689, 690, 691, 692, 694, 696, 698, 701, 704, 706, 709, 712, 713, 715, 719, 808
Epiphysennekrose 718
Epiphysiolysis 695, 696, 697, 699, 710, 734
Epiphysitis 697
Epiploitis 421
Episkleritis 884
Epispadie 672
Epitheliogenesis imperfecta 226, 826, II 139
Epitheliom (Malherbe) 622, 867
Epithelkörperchen und C-Zellen 816 ff
Epitheloidzelltuberkel 392
Epizootische Lymphangitis 162
Epizootische Virusdiarrhoe (EVD, PED), Schwein 297 ff, II 99
Epizootischer boviner Abort 384, II 58
Epoopheron 580
Epuliden 251, 252
Equine coital exanthema 618
Equine viral rhinopneumonitis (EVR) 188, 631, II 16
Equines Adenovirus 181
Equines Herpesvirus Typ 1 188, 245
Erblindung 444
Erbrechen 345
— und Kümmern, Saugferkel II 100
Erektionsblutung 673
Erfrierung 839 ff
Ergotismus 81, 465, 835, II 131
Erlen 639
Ermüdungsbrüche 749
Erstickung 178
Ertrinkungstod 167, 171
Erysipelothrix rhusiopathiae s. Rotlauf
Erythem 838, 869
Erythroblast 93, 97
Erythrogenin 521
Erythroleukose 125, 141
Erythrophagie 113, 383
Erythropoese 93, 95, 97
Erythropoetin 94, 521, 530
Erythropoetischer Faktor 521
Erythrozyten 93
Erythrozytose 95, 98
Escherichia coli 190, 222, 303, 463, 558, 570, 571, 575, 617, 624, 639, 670, 675, 721
— —, Kaninchen 542, II 194, 195, 202
— —, Karnivoren 45, 189, 561, 606, II 154
— —, Pelztiere 179, II 179
— —, Pferd 187, 607
— —, Schwein 181, 304, 473, 542, 561, 649, II 111, 112
— —, Wiederkäuer 44, 233, 304, 388, 542, 556, 631, 633, 645 ff, 665, 756, 803, II 71
— —, Vögel 110, 211, 361, 593, II 254, 256
E 605-Vergiftung 82, 420, 461
Ethmoidalkarzinom 151
Ethylenglykol-Vergiftung 469, 530
Eulenkopf 145, 149, II 269
Eunuchoidaler Hochwuchs 692

Eurytrema coelomaticum 340
— *fastosum* 340
— *pancreaticum* 340
Euthanasie, Folgen 177
Eventratio 257
— hernialis, Formen ff 411
— simplex, Formen ff 412
Ewing-Sarkom 725
Exanthem 838, 855
Exanthema coitale 617, 675
Exenzephalie 439
Exophthalmus 816, 880, 893, II 133
Exostosen 685, 687, 721, 789
Exotoxine 303, 310, 553
Exsikkose 221, 540, 554, 733, II 40, 43, 45, 68, 71, 99, 101, 111, 123, 127, 140, 144, 152, 224
Exsudat — Transsudat, Differentialdiagnose 424
Extramedulläre Hämatopoese 401, 804
Extrauteringravidität 625

F
Fabersche Krankheit 447
Fagopyrin 840
Fagopyrum esculentum 840
Faktor-VIII-Mangel 737
Falling disease, Rind 34
Fallotsche Tretralogie 60
Fallotsche Trilogie, 60
Farmerlunge 177, 187, 188, II 61
Farnarten 233
Fasciola gigantica 210, 397
— *hepatica* 210, 394, 369, 398, 408, 430, 564, 612, 786, II 83, 207
— *magna* 397
Faserigkeit, Vögel 227
Faserknochen 679
Fasziolose 128, 133, 425, II 83
Fatal syncop 34
Fatty-liver-and-kidney-syndrom 531
Fatty liver-hemorrhagic-syndrome 352, 361 ff
Fatty liver, Küken 361
Favus 159, II 204
Federbalgzysten 410, 829
Federfollikeladenome 871
Federkleid, Veränderungen 828 ff, 847
Federlinge 864
Felicola subrostratus II 164
Feline Leukose s. Leukose
— infektiöse Peritonitis (FIP) 80, 82, 85, 132, 381, 420, 425, 427, 482, 547, 548, 558, 633, 886, II 148
— Rhinotracheitis 148, 244, 883, 893, II 151
— zentrale Retinadegeneration (FCRD) 890
Fellbeißen II 186
Feminisierung 656, 658, 668, II 170
Ferkelanämie 359, 363
Ferkelruss 841, 843, II 114
Fettembolie 178
Fettgewebsnekrose 338, 418, 419

Fettgewebsprolaps 616
Fettkörnchenzellen 437, 465, 468
Fettleber 357, 361
Fettmark 94, 95
—, Nekrose 718
Fettzelle 93
Fettzysten 802
Fibrinogen 350
Fibrinoide Nekrose 68, 188, 242, II 16, 128, 134, 149
Fibrinolytisches Potential 423
Fibroadenomatosis 651
Fibroelastose, endokardiale 25
Fibroide Metamorphose 752
Fibroleiomyome 593
Fibromatose II 189
Fibrome 55, 90, 152, 162, 202, 204, 282, 333, 432, 565, 669, 585, 587, 593, 619, 725, 787, 868, 870, 893
Fibropapillome 250, 282, 619, 677, 867
Fibrosarkome 55, 151, 152, 204, 282, 283, 333, 432, 565, 585, 593, 671, 725, 815, 868, 870, 893, II 149
Fibrosklerose 651
Filaria bauchei 208
— *sanguinis* equi 208
Filaroides-Arten 208
Filicollis anatis 330
Fingerprint structures 449
Fischmehl 363, II 184
Fischschuppenkrankheit 826
Fischwirbel 702
Fissura sternalis 683
Fistula rectourethralis 284
— rectovaginalis 284
Fixationseffekte 596, 278 ff
Flavivirus 486, 488, II 18, 57
Flavobacterium meningosepticum 457, 496
Flechten 852 ff
Flexio uteri 601
Fliegen 864
Fliegenmaden 144, 225
Flöhe 865
Flohallergie 856
Flügelgangrän 843
Flüssigkeitsverlust, Symptomatik 221
Fluor albus 606
Fluorose 231, 716 ff, II 89
Fog fever 176
Fohlenbrot 623
Fohlenlähme 559, 890, II 23
Folliculitis 245, 844, 861
Follikel, Atresie 581
—, Degeneration 584
—, Kollaps 811, II 140
— — Lutein-Zysten 581, 582
—, Reifungsstadien 579, 583, 601
—, Sprung 579, 582
— — stimulierendes Hormon (FSH) 580, 581, 583, 596, 599, 656, 792, 795
— — Theca-Zysten 581, 603, 615
—, Zysten, Haut 867

Follikelnekrosen, Milz II 17, 146, 153, 154
Follikuläre Hyperplasie 234
Folsäuremangel 451, II 186
Foramen interventriculare 24, 60
— Luschkae, 453
— Magendi 453
Foot rot 741, 844, II 76
Foxhound 97
Frakturformen 699 ff, 735
Francisella tularensis 122, 131, 192, 391, II 153, 180, 201
Französische Mauser 848
Franzosenkrankheit 429
Freemartinismus 578 ff, 579, 600
Fremdkörperembolie 178
Fremdkörpergranulome 844
Fremdkörperperitonitis 190, 256, 264, 274, 415, 425, II 76
Fremdkörperpneumonie 190
Frenulum 672
Fruchttod 627 ff, II 187
Fruchtwasseraspiration 167
Frühgeneralisation 193
Fundus-Kolobome 889
Funiculitis 670
Furazolidon 49, 95, 97, 98, II 93
Furunkel 844
Fusarium culmorum II 131
— *graminearum* II 131
—, Intoxikation 582, 774, 834, II 51
— *sporotrichiella* 834
— *sporotrichioides* 834
Fusobacterium necrophorum 44, 190, 245, 247, 274, 368, 388, 496, 611, 721, 722, 741, 844, II 75, 182, 197

G
Gänsehepatitis 385 ff
Gänseinfluenza 157, 159, 162, 293, 316, 425
Gänsepest 211, 316, 369, 375, 386
Galaktopoese, -kinese 636
Gallekanälchen 349
Gallen, Gelenk 741
Gallenblase, -Wege 407 ff
—, Wandödem II 130, 145
Gallenfarbstoffe 254, 350, 355, 362, 716
Gallengänge 349, 384
Gallengangsadenom 400
Gallengangskarzinom 401, 432
Gallengangskokzidiose 395, II 205
Gallensäuren 339, 350
Gallensalzdiarrhoe 223
Gallensalze 340, 350
Gallensteine 356, 407
Gallertkropf 812
Gallertmark 94
Gallezylinder 356, 569
Gallige Imbibition 254, 410
Gallige Peritonitis 425

Gameto-, Embryo- und Fetopathien 626, 627
γ-Glutamyltransferase 350, 356
Ganglogliome 506
Ganglioneuritis II 100, 104
Ganglioneurome 57, 515, 805
Gangliosidose, Formen 444ff
Gangliozytome 506
Gangraena emphysematosa 618
Gangränöse Pneumonie 190
Ganzkörper-Chimärismus 579
Gartnersche Gänge 576, 615, 617
Gasterophiliden 249, 275, 281
Gasterophilus haemorrhoidalis 281, 324, II 33
— *inermis* 281, 324
— *intestinalis* 281, II 33
— *nigricornis* 324
— *pecorum* 324
Gastric inhibitory peptide (GIP) 221
Gastrin 217, 275, 345
Gastritis 266, 274ff, 294, II 14, 35, 90, 92, 128, 152, 164, 166, 183
—, Drüsenmagen, Vögel 276
Gastromalazie 254
Gauchersche Krankheit 115, 370
Gaumenspalte 144, II 186
Gebärmutter 578, 579, 595ff
—, Embryologie 595ff
—, Entzündungen 604ff
—, Kreislaufstörungen 604ff
—, Mißbildungen 600ff
—, Parasiten 612ff
—, Pathophysiologie 595ff
—, Stoffwechselstörungen 602ff
—, Tumoren 612ff
Gebärparese 761
Geburtsrauschbrand 618, II 66
Geeldikkop 840
Gefäße, Kalziumstoffwechsel 74
—, Neutralfettablagerungen 69
—, Rupturen 62
—, Schaum-(Xanthom-)zellen 69
—, Ulkus 69
Gefäßhaut 884ff
Gefäßwandhyalinose 66, 68
Gefäßwandlipoidose 69
Gefäßwandnekrose 68
Gefäßwandödeme 66, 69
Gefäßwandsklerose 69
Gefäßwandverdickung 65
Gefäßwandverkalkungen 69
Gefäßwandxanthomatose 69, 73
Geflügelcholera 28, 293, 316, 556, 838, II 258ff
Geflügelleukose II 225ff
Geflügelpest 35, 124, 146, 174, 211, 233, 269, 270, 454, 481ff, 584, 838, II 217ff
Geflügelspirochätose II 245ff
Gehirnblasen 435
Gehirnentwicklung 435
Gehirngewicht 435

Gehirn und Rückenmark 459ff
— —, Embryologie 435ff
— —, Entzündungen 478ff
— —, Kreislaufstörungen 473ff
— —, Mißbildungen 439ff
— —, Parasiten/ZNS 500ff
— —, Pathophysiologie 436ff
— —, Stoffwechselstörungen 461ff
— —, Tumoren 504ff
Gehörgangsphlegmone 898
Gehörorgan 897
Gelber Knopf 278
Gelenke 727ff
—, Embryologie 727ff
—, Entzündungen 737ff
—, Kreislaufstörungen 737ff
—, Mißbildungen 732ff
—, Pathophysiologie 782ff
—, Stoffwechselstörungen 736, 748ff
—, Tumoren 747ff
Gelenkflächen 728
Gelenkkapsel 728
Gelenkmaus 734
Gelenkperfusion 728
Gelenkprothesen 702
Generallamellen 681
Genickbeule 790
Genitaldifferenzierung 576
Genitalhöcker 576
Gentamycin 530, 539
Gerbsäure 363
Gerinnungsthrombus 81
Germinome 506
Geröllzyste 750
Gerstenkorn 894
Gerüstsklerose 373
Geschlechtsorgane (männlich) 656ff
—, akzessorische Geschlechtsdrüsen 670ff
—, Hoden, Nebenhoden 656ff
—, Penis, Präputium 672ff
Geschlechtsorgane (weiblich) 576ff
—, Eierstock 579ff
—, Eileiter 590ff
—, Embryologie 576ff
—, Gebärmutter 595ff
—, Gravidität und Involution 621ff
—, Intersexualität 576ff
—, Milchdrüse 963ff
—, Scheide, Vorhof, Scham 614ff
Gesichtsspalten 144, 683
Gewichtsverlust 345
Giant fibres 764
Giardia canis 325
— *cati* 325
Giardiasis 294, 321, 325
Gicht 535, 736
—, Nephrose 535ff
— —, Vögel 536ff
Gigantismus 450, 691ff, 799

Gigas-Infektion 29, 425
Gingivitis 245
Gitterzellen 437
Glässersche Krankheit 29, 425, II 118
Glandulär-zystische Hyperplasie 601, 602 ff
Glasauge 884
Glaskörper 875, 891 ff
—, Schrumpfung 892
—, Trübung 892
—, Verflüssigung 892
Glaukom 876, 879, 888, 892 ff
Gleichgewichtsorgan 897
Gleitfähigkeit, Gelenk 728, 730
Gliaknötchen 481, 487, 488, 490, 500, II 12, 55, 103, 188
Glianarbe 462, 470, 476
Gliarasen 484, 491
Gliastrauchwerk 485
Glioblastome 504, 505
Gliomatose, Geflügel 476 ff, 477
Globidien 321
Globoidzell-Leukodystrophie 445
Globule leucocytes 221
Glomerulonephritis 544 ff, 550 ff, 837, II 74, 176
Glomerulonephrosen, Formen 524 ff
Glomerulosklerose 526, 527
Glomerulopathie, Diabetes 343, 526
Glomerulum 517 ff, 518
Glomusorgane 90
Glomustumor 91, 868
Glossitis 233 ff, 245
Glottisödem 156, II 85
Glucagon 343
Glucocerebrosid 370
Glucosaminoglycan 533, 893
Glucose-6-Phosphat-Mangel 370
Glucuronsäure 350
Glukoneogenese 361, 461, 807, 809, II 140
Glukokortikoide 98, 114, 339, 343, 354, 360, 704, 793, 801, 806, 807, 881
Glukosurie 343, 540
Glukozerebrosid 115
Glukozerebrosidose 445
Glutamat-Dehydrogenase (GLDH) 350
— -Oxalacetat-Transaminase 350
— -Pyrovat-Transaminase 350
Glycolipidrezeptoren 560
Glykogen 343, 350, 374, 443, 448, 532, 679, 759, 762, 766, 773, 802, 807, 817
Glykogenspeicherkrankheit Typ 1, II, III u. IV 370, 532, 767
Glykolyse 809
Glykoproteinosen 447
Glykosaminoglykane 370, 444
Glysantin 538
GM2-Gangliosidose 370
Gnathoschisis 227
Gnathostoma spinigerum 281
Goldhafer 41, 74, 231, 266

Gold-Intoxikation 95, 716
Goldregen II 36
Gomen disease 449
Gomphosis 699
Gonaden-Entwicklung 579
Gonadostromale Tumoren 586
Gonadotropin, Releaser-Hormon (GnRH) 656, 793
—, Rezeptoren 580
Gonarthrose 697
Gonotrochlose 697
Gongylonema ingluvicola 256, 279
— *pulchrum* 278, 281
— *verrucosum* 279
Goodpasture-Syndrom 547, 550
Gossypol (Baumwollsamenöl) 363, 775
Graafscher Follikel 579
Grätschferkel 767, II 136
Granularzelltumoren 797
Granulomatöse Entzündung, Darm 318
— — Leber 391
— — Lunge 193
— — Milz 120
— — Niere 558
— — ZNS 497
Granulom-Enzephalitis 500
Granulosazellen 579, 588
Granulosazelltumor 586 ff, 587, 601, 603, 619
Granulozyt 93, 97
Granulozytopenie 98
Granulozytopoese 93
Granulozytose 95
Graphidium strigosum II 206
Grass sickness 514
Grauer Star 887 ff
Gravidität 144, 621 ff, 625, II 187
—, Frucht 625 ff
—, Plazenta 621 ff
—, Puerperium 633 ff
Graviditätsfettleber 360
Graviditätssklerose 65
Graviditätstoxikose 527, 531
Grawitz-Tumor 564
Green muscle disease 771
Grenzflächengewebe 731, 746
Grey-Collie-Syndrom 245
Grit 218
Groth hormone-inhibiting-factor (GIF) 793, 798
— — -releasing-factor (GRF) 793, 798
Grünholzfrakturen 689, 699, 702
Gumborokrankheit s. Bursakrankheit
Gummiknochen 705
Gurtung 728, 755
Gutachten, forensisches II 276 ff
Gut associated lymphoid tissue (Galt) 214
Gutierrezia 530
Gynäkomastie 637, 831
Gynandroblastom 588
G-Zellen 221

H

Haare 825 ff
Haarausfall 467
Haarfollikeltumor 867
Haargranulom 178
Haarlinge 864
Habronema-Larven 275
Harbronema microstoma 281, 860, II 29
— *muscae* 281, 677, 860, 864, II 29
Hämangioendotheliome 55, 91, 432, 507, 575, 868, 893
Hämangiome 55, 90, 91, 162, 201, 204, 283, 333, 401, 432, 507, 565, 566, 575, 585, 654, 725, 787, 868, 871, 887, II 230
Hämangiolipome 92, 251, 585
Hämangioperizytome 91, 868, 871
Hämangiosarkome 55, 124, 251, 401, 565, 725
Haemaphysalis spp. 161
Hämarthros 738
Haematodipsus spp. 864
Hämatoidin 355, 417, 454
Haematopinus spp. 864
Haematopota spp. 864
Haematuria vesicalis bovis 573
Hämaturie 571, II 88, 90
Hämobartonellose 97, II 159
Hämobilirubin 350
Haemodipsus ventricosus II 210
Hämoglobinopathien 96
Hämoglobinsynthese, Störungen 96 ff, 521
Hämoglobinurie 97, 366, 534, 571, II 64, 68, 74, 113, 127, 139, 159, 161
Hämolyse 97, 461, 468, 502, 533, II 64, 74, 125, 127, 152
Haemomelasma ilei 88, 291
Hämometra 600, 601, 604
Haemonchose 281, II 83
Hämoperikard 26, 414, II 68
Hämophilie 737, 838
Haemophilus agni 494, 743, 784
— *equigenitalis* 610, II 20
— *gallinarum* 883
— *parahaemolyticus s. pleuropneumoniae* 184, II 119
— *parasuis* 188, 425, 457, 743, 784, II 118
— *somnus* 494, 610, 631, 675, 891, II 72
Hämophilusschnupfen 162, 211
Hämmorrhagische Diathese s. Blutungsbereitschaft
Hämorrhagische Enteritis, Pute 318, 369, II 234
Hämorrhagisches Syndrom, Küken 270, 369, 379, 838
Hämosiderin 350, 351, 355, 358, 383, 417, 420, 454, 462, 533, 810
Hämosiderose 78, 113, 115, 128, 173, 454, 879, II 125
Hämothorax 177, 699, II 68
Hämovagina 617
Hämozytoblast 93
Händlerpneumonie 183
Hängekropf 256
Hagelkorn 894
Halogeton glomeratus 538
Halothan-Vergiftung 363

Halskrümmung, Huhn 450
Hamartome 202, 374, 405, 523, 585
Hammelschwanz 17
Hammondia hammondi 785, II 162
Hannotsche Zirrhose 376
Hard pad disease 480, 832, II 147
Harnblase u. Harnröhre 570 ff
— —, Entzündungen 573 ff
— —, Kreislaufstörungen 573 ff
— —, Mißbildungen 570 ff
— —, Stoffwechselstörungen 570 ff
— —, Parasiten 575 ff
— —, Tumoren 575 ff
— —, Urolithiasis 571 ff
Harnblasenemphysem 570
Harnblaseninvagination 570
Harnblasenlähmung 573, 574
Harnblasenruptur 572
Harnblasenvorfall 570
Harnleiter 568 ff
Harnorgane 517 ff
—, Harnblase u. Harnröhre 570 ff
—, Niere 517 ff
Harnröhre 570 ff
Harnsäure, Ausscheidung 540
—, Infarkte 536
Harnstoffbestimmung II 279
Harnstoffvergiftung 268, 530, 553
Harz, Magen 261
Hasenhacke 734
Hasenscharte 144
Hassallsche Körperchen 101
Haube 217
Haubenbildung, Huhn 450
Hauptzellen 219
Haut 825 ff
—, Embryologie 825 ff
—, Entzündungen 838 ff
—, Kreislaufstörungen 836 ff
—, Mißbildungen 826 ff
—, Parasiten 859 ff
—, Pathophysiologie 825 ff
—, Stoffwechselstörungen 831 ff
—, Tumoren 866 ff
—, Vogel 826 ff
Haverssche Kanäle 681, 704
Hefen 366, 627, 641
Helichrysum argyrosphaerum 465
Helikopterkrankheit 829, II 214, 243
Heliotropium europaeum 363, 366, II 36
Helminthosporium spp. 151
Hemagglutinating-Encephalitis-Virus (HEV) 482
Hemeralopie 890
Hemikardie 24
Hemimelie 682
Hemiplegia laryngis 154, 155, 514, II 33
Hemorrhagic bowel syndrome 285
Heparansulfat-Sulfatase 444
Hepatitis-B-Antigen 80

Hepatitis contagiosa canis 38, 97, 156, 177, 380, 407, 420, 425, 492ff, 554, 776, 883, II 144
Hepatitis-Formen 363ff
— —, bakteriell eitrige 387
— —, chronisch-aktive 387
— —, granulomatöse 388
— —, nicht eitrige 380ff, II 12
— —, seröse 380ff
— —, Vögel 385ff
— cysticerosa 399
— eosinophilica 400
Hepatoblastom 401
Hepatocystis Kochi 395
Hepatoide Drüsen, Tumor 333, 823, 867
Hepatosen 352ff
Hepatosis diaetetica 773, II 133
Hepatosplenitis infectiosa strigum 124, 247, 386
Hepatozelluläres Karzinom 401
Hepatozellulolyse 362, 363, 383
Hepatozerebrales Syndrom 465
Hepatozyt 349
Heptakardie 23
Herbstgrasmilben 864
Herbstpneumonie 176, 177
Hereditäre Thrombasthenie 98
Hereford-Syndrom I u. II 541
Hermaphroditismus 576, 577ff, 615
Hernien, 411ff, 450, 762
—, Eventratio hernialis, Formen 412ff
—, — simplex, Formen 411ff
Herpes-Virus, bovines 1, 2, 3 u. 4 491, 612, 617, 631, 675, 850, II 46, 47, 58
— —, canines Typ-1 381, 420, 421, 491ff, 541, 633, 676, 877, 880, II 146
— —, — Typ 3 II 189
— —, equines Typ 1 u. 3 158, 381, 490, 612, 618, 631, 675, 777, 784, II 16
— —, felines Typ 1 148, 189
— —, Huhn Typ 1, 2 u. 5 492, II 237, 238
— —, porcines Typ 1 489, II 12, 145
— —, — Typ 2 147
— -Virus-Infektion 624, 884, II 63
— — —, Falke u. Kranich 386ff
— — —, Primaten 585
— — —, Taube 124, 340, 386ff
Herringscher Kanal 349
Herz 21ff
—, Embryologie, 21ff
—, Kreislaufstörungen 27ff
—, Mißbildungen 23ff, 68
—, Myokarditis 36ff
—, Myokardosen 32ff
—, Parasiten 50ff
—, Pathophysiologie 21ff
—, Tumoren 55ff
Herzbasistumoren 55, 56, 91, 810
Herzbeuteltuberkulose 31
Herzdilatation 49, 50, 257
Herzdilatation, idiopathische, Hund, Katze 50

Herzfehlerzellen, 174
Herzgewicht 22
Herzhypertrophie 45, 60
Herzinfarkt 35, 49, 66
Herzinsuffizienz, 68, 100, 145, 177
Herzklappenanomalien 25, 97
Herzknochen 22
Herzknorpel 22
Herzmuskel 31ff
Herzruptur 36
Herzschwielen 36, II 13
Herztamponade 31, 62
Herztod idiopathischer, Huhn 48, 451
—, plötzlicher, Rind 34
—, plötzlicher, Schwein 34, 775, 811, II 140
Heterakis dispar 330
— *gallinarum* 328, 330
— *isolonche* 330
Heterochromia iridis 884, 886
Hexachlorophen 359
Hexachlorzyklohexan (HCH) 183
Hexamita columbae 326
— *meleagridis* 326, 396
Hexenmilch 637
Hiatus oesophagi 217
High-altitude disease 47
Hippobosca equina 865
Hippomanes 623
Hirnödem 177
Hirnrohr 435
Hirnsand 824
Hirn- u. Rückenmarkshäute 453ff
— —, Entzündungen 455ff
— —, Kreislaufstörungen 454ff
— —, Stoffwechselstörungen 453ff
Hirschlausfliege 865
Hirschsprungsche Krankheit 284
Hirsutismus 827
Hirtenstabpenis 672
Histiozytome 204, 283, 566, 585, 620, 858, 869, 893
Histiozytose 141, 858, 868
Histokompatibilitätsantigene HLA-B 8 344
— HLA-BW 15 344
— HLB-Locus 238
— H-Y 656
Histomonas meleagridis 328, 395
Histoplasma capsulatum 123, 198, 314, 393, 854, 878, 886, II 160
— *farciminosum* 151, 854, 878, II 28
Hitzschlag 454, 457, II 137
Hjärre disease II 256
— Syndrom II 138
Hoden, Nebenhoden 656ff
— —, Embryologie 656ff
— —, Entzündungen 663ff
— —, Mißbildungen 657ff
— —, Parasiten 667ff
— —, Pathophysiologie 656ff
— —, Stoffwechselstörungen 661

– –, Tumoren 667 ff
Hodenbiopsie 657, 661
Hodennekrose, knotige 666
Hodgkinsche Krankheit 139
Höhlenosteom 723
Hoflund-Syndrom 514
Hog cholera s. Schweinepest
Hohlschwanz 616
Holsteinsche Euterseuche 646
Holzzunge 246
Honigklee 233
Hoppegartener Husten 147, 187, II 15
Hordeolum 894
Hornhautnekrose 881
Horse-sickness-fever II 14
Hortegazellen 437
Howshipsche Lakunen 680, 711
Hüftgelenksdysplasie 684, 733
Hufeisenniere 522
Humeruskopfnekrose 697
Humpy back 465
Hunger 515, 663, 773, 836
Hungerräude 841
Hurler-Syndrom 447
Hyänenkrankheit 691
Hyaline Degeneration, Pleura 416, 417
Hyaline Membranen 187, II 61
Hyalinose, Dura mater 453
–, Lymphknoten 128
–, Milz 114
Hyalinschollige Degeneration 32, II 137
Hyalomma transiens 831, II 161
Hyaluronsäure 730
Hydatigera taeniaeformis II 163, 207
Hydrallantois, -amnion 624
Hydranenzephalie 442, 451, 472, 482, 627, II 44, 57
Hydrocephalus internus, Formen 451 ff, 688
– – acquisitus 451
– – aresorptivus 451
– – congenitus 451
– – ex vacuo 451
– – hypersecretorius 451
Hydromeningozele 439, 442
Hydrometra 582, 600, 601, 603
Hydromyelie 442, 463
Hydronephrose 568 ff, 575
Hydroperikard 26, 414, II 14, 16, 32, 65, 83, 84, 85, 93, 125, 165, 195, 215, 246, 248, 258, 262
– Syndrom 178
Hydrophthalmus 876, 886
Hydrops follicularis 584
– meningeus 455
– tendovaginalis 788
– universalis 837
Hydrosalpinx 591, 592, 593, 612
Hydrothorax 415, II 14, 16, 65, 83, 84, 85, 93, 125, 165, 195, 208
Hydroxycholecalciferol 554, 705, 707, 713, 817, 822, II 96

Hydroxylapatit 679, 680, 705, 822
Hydrozele 667
Hydrozephalus 244, 451, 453, 459, 461, 683, 794, II 43, 49
Hygroma tendovaginale 788
Hymen 614, 615, 617
Hyostrongylus rubidus 281, II 127
Hypalbuminämie 548
Hyperaldosternoismus 554, 808
Hypercalcitonismus 823
Hypercholesterinämie 548, 554, 798, 807, 816
Hyperextension 733
Hypergammaglobinämie 99, II 149, 176, 271
Hyperglykämie 343, 469
Hyperhidrosis 831
Hypericin 840
Hypericum perforatum 840
Hyperinsulinismus 344
Hyperkaliämie 221, 530, 806
Hyperkalzämie 74, 604, 705, 709, 712, 713, 714, 810, 817, 821, 823
Hyperkalzitonismus 714
Hyperkeratose 145, 230, 265, 275, 394, 603, 616, 670, 676, 807, 816, 832, 838, 848, II 115, 125, 138, 147, 159, 164, 185, 203
Hyperkortizismus 797, 807 ff, 831, II 168
Hyperkrinie 158
Hyperlipidämie, Leghornhühner 32, 70, 95
–, Ponys 531, II 38
Hypernephrom 564
Hyperöstrogenismus 603, 831, II 170
Hyperostosen 461, 684, 686, 712, 719
Hyperparathyreoidismus 41, 74, 144, 231, 522, 554, 568, 709 ff, 712, 819, 821, 822, II 169
Hyperphosphatämie 530
Hyperpigmentierung 799, 806, 807, 816, 829 ff, 842
Hyperpituitarismus 799
Hyperplasie, Fettgewebe 418
–, knotige 119, 338, 362, 370, 405, 811
–, Lymphknoten 129
–, Milz 118
–, zystisch-muzinöse 408
Hypersekretion 222
Hyperthermie 663, II 136
Hyperthyreose 816 ff, 831
Hypertonie 68, 77, 808
Hypertrichose 827
Hypertrophische Ileitis 294
Hypervitaminose s. Vitamine
Hyphaema 878, 886, 892
Hyphomyces destruens 855
Hypochlorämie 806
Hypoderaeum conoideum 328
Hypoderma bovis 278, 504, 856, 865,
– *lineatum* 278, 865
Hypoglykämie 344, 461, 806, II 140
Hypogonadismus 657, 798, 816, 831, II 169
Hypohidrosis 831
Hypokalzämie 554, 822

Hypokomplementämie 547
Hypokortizismus 806
Hypomastie 637
Hypomyelogenese 443
Hypomyelogenesis congenita 486, II 138
Hyponatriämie 521, 806, 808
Hypoparathyreoidismus 822
Hypophyse 792 ff
Hypophysenvorderlappen 580, 582, 792
Hypophysitis 794
Hypopigmentierung 829
Hypopituitarismus 692, 693, 798 ff, 816
Hypoplasia bisexualis 578
Hypoproteinämie 415
Hypopyon 878, 886, II 255, 269
Hypospadie 672
Hyposthenurie 526
Hypothalamus-Hypophysen-System 580, 793, 806
Hypothyreose 144, 692, 693, 798, 810, 815 ff
Hypotonie 521, 806
Hypotrichose 794, 826 ff, II 43, 138, 173 ff
Hypoxie 68, 82, 177, 354, 355, 359, 361, 362, 363, 383, 461, 462, 463, 528, 889, II 37
Hyptiasmus arcuatus 152
Hysterektomie 414, 613
Hystrichis tricolor 278, 281

I
Ichthiosis congenita 826
Ikterus-Leitsymptom 78, 354, 355 ff, 368, 766
—, Kaninchen 367, II 204, 208
—, Karnivoren 367, II 152, 153, 154, 159, 161, 167, 172
—, Pelztiere 384, II 184
—, Pferd 366, 367, 378, II 12, 16, 32, 36
—, Schwein 367, II 113, 125, 127, 130, 139, 142 ff
—, Wiederkäuer 367, 384, II 64, 68, 74, 80, 88, 93
Ileitis 294
—, hypertrophische 294
Ileus 258, 322, 323, 325
Immundefektsyndrome 104
Immunfluoreszenz, Kaninchen II 188, 189, 192, 200
—, Karnivoren II 144, 145, 146, 147, 148, 149, 150, 152, 159
—, Pelztiere II 175, 177, 178
—, Pferd 488, II 11, 12, 13, 14, 15, 17
—, Schwein 482, 486, II 99, 101, 102, 103, 104
—, Wiederkäuer 491, II 41, 42, 44, 45, 48, 53, 60, 66, 67, 70, 83
—, Vögel II 214, 224, 231, 268, 270, 271
Immunkompetentes Gewebe 737, 746
Immunkomplexe 78, 80, 224, 427, 512, 547, 548, 856, II 12, 61, 72, 175
Immunkomplexglomerulonephritis 550
Immunsuppression 303, 485, 488, 554, 804, II 42, 58, 130, 239, 247
Immuntoleranz II 43, 226
Impacted crop 259
Impetigo 843

Inaktivitätsatrophie 777
Inclusion body rhinitis, Schwein 147, II 105
Indomethazin 275
Infarkt, Gehirn 475
—, Herz 35,
—, Knochenmark 717, 721
—, Leber 373
—, Milz 117
—, Nebennieren 803
—, Niere 541
Infarzierung, hämorrhagische 290, 291
Infektiöse Anämie, Einhufer 29, 122, 128, 133, 173, 419, 458, 533, 547, 550, 665, 864, II 12
— aviäre Nephrose 557
— bovine Rhinotracheitis (IBR) 147, 271, 273, 276, 491 ff, 612, 631, 642, 670, 675, II 46
— Bronchitis der Küken (IB) 149, 157, 159, 162, 178, 211, 269, 425, 536, 557, 584, 592, 883, II 222
— Enteritis, Katze II 144
— —, Pute 318, II 224
— Enzephalopathie, Nerz II 178
— Hepatitis, Gössel II 232 ff, 246 ff
— Keratokonjunktivitis II 192
— Laryngotracheitis (ILT) 149, 157, 159, 162, 179, 210, 231, 883, II 236 ff
— Malabsorption II 242
— Myokarditis der Gössel 30, 369, II 215
— Pustulöse Vulvovaginitis (IPV) 617, II 46
— Rhinotracheitis, Katze II 151
— Septikämisch-thrombembolische Meningoenzephalitis (ISTME) 425, 454, 494, II 72
— Sinusitis, Vögel 150, II 270 ff
Influenza-A-Infektion, Geflügel 30, 149, 159, 174, 211, 337, II 217
Influenzavirus Typ A 188, 451, 632, II 15, 105
Ingestapassage 216 ff
Inkarzeration 284, 288
Inselzellkarzinom 341, 346, 808
Insertionsdesmopathie 789
Insuläres Gangorgan 341
Insulinmangel 343
Interendotheliale Passage 58
Intermediärzelle 728
Interöstrus 597, 614
Interpositionspseudarthrose 701
Intersexualität 576, 656, 659
Interstitial-cell-stimulating-hormon (ICSH) 656, 792
Intestinale Agangliosis 284
Intestinalemphysem 128, 310, 316
Intestinaler Adenomatose-Komplex, hämorrhag.nekrot. Enteropathie 310, II 111
— —, intestinale Adenomatose 309, II 111
— —, nekrotisierende Enteritis 310, II 111
— —, regionale Ileitis 310, II 111
Intestinalflora 303
Intimapolster 65
Intimasklerose 65, 67, 75
Invagination 283, 285
Inversio salpingis 592

Involution, Lymphknoten 128
—, Thymus 101
Ipomoea-Vergiftung 465
Iridodialyse 878
Iridovirus 303
Iridozyklitis 883, 885, 886, 888, 892, II 145
Iris 873, 874
Iritis 884
Isoflavone 603
Isohämolytische Anämie 626, II 139
Isoleucin-Mangel 227
Isospora burrowsi 325
— *canis* 325, 784, II 162
— *felis* 325, 784, II 162
— *novicati* II 162
— *ohioensis* 325, II 162
— *rivolta* 325
Isosthenurie 561
Ito-Zellen 349
Ixiolaena brevicompacta 775
Ixodes u. Dermanyssus-Arten 464, 861, II 57, 210

J
Jagziekte 203 ff, II 63
Japan-B-Enzephalitis 488, II 18
Japanisches Seidenhuhn 417
Jejunitis 294
Jittery 450
Jodide 815, 841
Jodisation 809
Jodmangel 815
Joest-Degensche Einschlußkörperchen 492, II 189
Johanniskraut 245
Johnesche Krankheit, s. Paratuberkulose

K
Kachexie 114, 337, 352, 361, 418, 776, II 83, 84, 86, 153, 163
Käfiglähme 699, 709, 777
Kälberdiphtheroid 147, 246, II 75
Kältehämagglutinin 836
Kaliumchlorat 97
Kaliumdichromat 530
Kallikrein 340
Kallusbildung 700
Kalzinose 537, 603, 713 ff, II 96
Kalziphylaxie 74, 231, II 128
Kanamycin 898
Kaninchen, Krankheiten und Syndrome s. II 188 ff
—, Bakterielle- II 192 ff
—, Mykosen II 203 ff
—, Parasitäre- II 204 ff
—, Virusbedingte- II 188 ff
Kaninchendysenterie II 195
Kaninchenspirochätose 676, 846, II 199
Kaninchenstaupe II 192
Kankroid 162

Kantharidin 275
Kapillaren 58, 82 ff, 374
Karbunkel II 19
Kardiaverschluß 255
Kardiomyopathie 47, 50, 769
Kardiomyopathie, Parvovirose, Hund 301, II 143
Karnifikation 181
Karnivoren, Krankheiten und Syndrome s. II 143 ff
—, Bakterielle- II 152 ff
—, Leitsymptome II 171 ff
—, Mangel- II 167 ff
—, Mykosen II 203 ff
—, Parasitäre- II 161 ff
—, Sonstige- II 168 ff
—, Vergiftungen II 164 ff
—, Virusbedingte- II 143 ff
Karpalbeule 790
Karunkel 634 ff
Karwinskia humboldtiana 775
Karyotyp XX, XY, XX/XY, XO 578, 579, 580, 581
—, XXY, XX/XXY, XX/XY/XXY 578, 658
—, XXY/XXXY/XXYY 658
Karzinoide 333, 402, 808
Karzinome 99, 204, 345, 401, 432, 564, 569, 575, 612, 669, 671, 787, 795, 805, 820
Karzinosarkome 341, 432, 586, 814, 815
Kastration, Früh-, Spät- 692
Kastrationszellen 795
Katarakt 876, 878, 884, 886, 887 ff, 891, II 135, 170
Katzenpneumonitis 148, II 151
Katzenschnupfen 148, II 151
Katzenstaupe II 144
Kaudorektourogenitalsyndrom 683
Kehlkopf, Trachea u. Bronchien 153 ff
— — —, Anatomie 153 ff
— — —, Entzündungen 157 ff
— — —, Kreislaufstörungen 156 ff
— — —, Mißbildungen 154 ff
— — —, Parasiten 162 ff
— — —, Pathophysiologie 153 ff
— — —, Tumoren 162 ff
Kehlkopfpfeifen 154, 155, 514, II 33
Keilwirbel 682, 702
Keimzellentumoren 587
Kennel cough 189
Keratitis 880 ff, 893, II 252
— parenchymatosa 880
— punctata 880
— purulenta 881
— sicca 880
— superficialis 880
— ulcerosa 881
Keratokonjunktivitis 617, 880, 883, II 45, 268
Keratokonus 876
Keratomalazie 880
Keratopathia bullosa 892
Ketonkörper 350, 806
Ketose 343, 359, 531
Kidney disease 361

Kiemengangsepithel 226, 815, 817
Killigrewia delafondi 329
Kimmelstiel-Wilson 526
Kissing spine 755
Klappenzysten 25
Klarzellenkarzinom 564
Klauenabszeß 844
Klauensohlengeschwür 721
Klebsiella-enterobacter-Infektion 123, 189, 369, 457, 642
Klebsiella ozaenae II 180
— *pneumoniae* 645, II 180
Kleie- oder Krüschkrankheit 822
Kleinzystische Degeneration 583
Klinefelter-Syndrom 657
Klitoris 614
Kloake 106, 517, 674
—, Entzündung 594
Klossiella equi 563
Knemidocoptidae spp. 864
Knickschwanz 682
Knochen, Glatze 750
—, Implantation 701
—, Transplantation 701
—, Zysten, juvenile 685
Knochenmark 93ff, 561
—, Blutkrankheiten 94ff
—, Embryologie 93ff
—, Entzündungen 99ff
—, Kreislaufstörungen 94ff
—, Pathophysiologie 93ff
—, Stoffwechselstörungen 94ff
—, Tumoren 99ff
Knötchenflechte 853
Knötchenseuche 617
Knorpelgewebsembolie 475ff
Knorpelmatrix 728
Knotige Hyperplasien 119, 338, 362, 370, 405, 804
Knotenausschlag 848
Koagulopathie, disseminierte 338, 340, 542, 543, 803
— — Kaninchen 776, II 195
— — Karnivoren 776, II 143;
— — Pelztiere 776
— — Pferd 306, 776
— — Schwein 290, 407, 486, 776, II 110, 112, 120
— — Wiederkäuer 274, 290, II 71
— — Vögel II 221
Kobaltmangel 32
Kochsalzvergiftung 289, 457, 463, 468ff, 530, II 129, 183
Kohlarten 363
Kohlendioxidvergiftung 35, 469, 533, 776, II 130
Kohlenhydrate 350
Kohlenmonoxidvergiftung 35, 176, II 130, 166
Kohlenwasserstoffe 530
Kokzidioidomykose 31, 497, 721, 855, 878
Kokzidiose 296, 320, 324, II 82, 162, 183
Kokzidiostatika 270
Kolibazillose 35, 211, 212, 292, 316, 425, 593, II 111
Kolienterotoxämie, Kalb II 71

— Schwein 26, 68, 176, 268, 290, 300, 304, 454, 455, 463, 474, 837, II 112
Koligranulomatose 200, 277, 319, 584, II 256
Kolik, Darm 285, 289, II 14, 16, 22, 82, 86, 88, 89
Koliruhr 304, II 111
Kolisepsis 305, 425, II 154
Koliseptikämie, Geflügel 30, II 254
—, Kalb II 71
—, Kaninchen II 194
Kolitis 266, 290, 294, 307, 310, 315, II 48, 82, 128, 134
Kolitis-X 314, II 34
— ulcerativa, Boxer 315
Kollagenase 681
Kollagen Typ I 679, 788, 873
— — II 728, 875
— — III 788, 873
— — IV 873
— — V 873
Kolloidzysten 794
Kolobome 877, 884ff, 889
Kolpitis 617
Koma 343, 366
Komedokarzinom 654
Kompakta 681, 708, 709
Komplementfaktor C3 383, 858
— C4 560
Konjunktivitis-Leitsymptom
—, Kaninchen II 190, 192, 193, 196, 198, 200, 201
—, Karnivoren 380, 893, II 144, 145, 147, 150, 151, 158
—, Pelztiere II 176, 182, 183
—, Pferd 893, II 14, 22
—, Schwein 893, II 101, 102, 105
—, Wiederkäuer 893, 46, 47
—, Vögel 893, II 214, 233, 236, 238, 240, 245, 248, 260, 261, 267
Kontagiöse equine Metritis (CEM) 610, II 20
Kontaktdermatitis 857
Kontaktheilung 700
Kontusionsstar 888
Koprolithen 288
Koprophagie 149
Koproporphyrin 96, 716
Koprostase 288, 689
Koprovagina 616
Korium 825ff
Kornea 873, 874
Koronargefäße 73
Kortikalis 680, 681, 689, 690, 692, 695, 698, 707, 709, 712
Kortikalisnekrose 718, 721
Kotanschoppung 221
Krätze 864, II 164
Kraniopharyngeome 692, 794
Kronioschisis 439
Krapp-Pflanze 716
Kreatinin 530, 553
Kreislauforgane 21ff
—, Arterien 61ff
—, Embryologie 21ff

—, Herz 21 ff
—, Kapillaren 82 ff
—, Lymphgefäße 86 ff
—, Venen 83 ff
Kresol 530, 553
Kretinismus 693, 816
Kreuzkraut II 36
Kreuzlähme 504
Kreuzschnabel 227
Kriebelmücken 146, 156, 864, II 33, 85
Kröpfer, Taube 450
Krötenflecke 618, 675, 833, II 32, 33
Kropf 215 ff, 218, 256, 259, 268, 271, 277, 282
Kropfdilatation 260
Kropffistel 263
Kropfkatarrh 272
Kropfnekrose 273
Kropfverstopfung 259, 263, 267, 272
Krüperhuhn 688
Kryptenabszesse II 40
Kryptenhyperplasie 222, 279, 293, 294, 297, 321, II 42, 44, 82, 84, 143
Kryptokokkose 497, 854, 878
Kryptorchismus 578, 579, 659, 668, 831
Kryptosporidiose 294, 300, 324, 340, II 82, 126
Kükenruhr 29
Kugelzellenanämie 96
Kupfer, Ausscheidungsstörung 371, 378
—, Mangel 34, 63, 95, 289, 463, 468, 472, 703, 833
—, Vergiftung 97, 359, 363, 366, 454, 461, 468, 530, 534, 716, 774, 892, II 87, 127
Kupffersche Sternzellen 349, 350, 353, 357, 370, 381, 383, 384, 394
Kurzpenis 672
Kyanolophie 838
Kyphose 682, 689, 709
K-Zellen 221

L
Labmagen 214
—, Geschwür 275, 425, II 80
—, Verlagerung 258
Laburnum anagyroides II 36
Lachskrankheit 123, 310
Lactat-Dehydrogenase-Virus 550
Laennecsche Zirrhose 376
Längsachsendrehung, Colon, Pferd 285
Läuse 864
Lafora disease 447, 448, 767
Lagomorph-Herpesvirus II 189
Lagophthalmus spp. 880
Laktazidose 770, 772
Laktogenese 636, 708, 795
Laktosebum 639
Laminosioptes cysticola 210
Langerhanssche Inseln 335, 807
Lantana camara-Vergiftung, Schaf 32, 363, 368
Larva migrans 503, 504, 563, 612, 786, 878, II 61, 163

Laryngitis 156, 157 ff, II 75, 147, 150, 151, 236
—, follicularis, Pferd 157
Laryngoenteritis, Katze 301
Laryngoskopie 146
Lathyrismus 464, 703
Lathyrus cicera 703
— *sativus* 703
— *odoratus* 703
Laugen 841
Lauffliegen 865
Layer's Nephritis 572
Lazeration 459
Leber 348 ff
—, Embryologie 348 ff
—, Hepatitis 379 ff
—, Hepatose 352 ff
—, Mißbildungen 351
—, Parasiten 394 ff
—, Pathophysiologie 348 ff
—, Tumoren 400 ff
Leberinfarkt 374, II 69
Leberinsuffizienz 61
Lebernekrosen, zentrolobuläre II 134, 166
Leberpigmente (Histochemie) 355
Leberruptur 352, 416
Leberschwellung 370, II 32, 36, 125, 145, 150, 153, 154, 176, 180, 190, 215, 251, 254, 257, 265
Leberverfettung 359 ff, 371, 378
—, Vögel 361 ff
Leberzirrhose 68, 366, 376 ff, II 91, 131, 167
—, Vögel 378
Lederhaut 883 ff
Leguminosen 363, 816
Legg-Calvé-Perthes 658, 718, 733
Leg-weakness-syndrom 692, 698
Lehr- und Handbücher II 284
Leiomyome 282, 283, 333, 408, 432, 564, 575, 594, 612, 613, 619, 669, 887
Leiomyosarkome 333, 575, 612, 671
Leishmania donovani 123, 133, 394, 859, II 161
— Formen 501, 502, 548
Leist 720
Lens cristallina 875
Lentikuläre Geschwüre 150, II 20
Lentiviridae 122, 188, 382, 482, II 12, 63
Leporipoxvirus 849, 850, 868, II 189, 190
Lepra 845
— bubalorum 845
Leptomeningitis 455 ff, II 13, 116, 246, 249, 254, 260
Leptomeninx 436, 438, 453,
Leptospira australis 629
— *bataviae* 555
— *canicola* 546, II 74, 113, 152
— *grippotyphosa* 355, 363, 555, 884, II 22, 74, 152
— *hardjo* II 74
— *hebdomadis* 555, 629
— *icterohaemorrhagiae* 355, 363, 533, 629, II 22, 74, 113, 152
— *interrogans* II 74

— *pomona* 355, 496, 555, 556, 629, 632, 884, II 22, 74, 113
— *sejroe* 629, II 22, 113
— *tarassovi* 632, II 22, 113
Leptospirose 29, 97, 306, 353, 355, 358, 420, 610, 624, 641, 776, 784, II 22, 74, 113, 152
Leucaemia glauca 831
Leucinaminopeptidase 350
Leukämievirus, felines 96
Leukämoide Reaktion 95
Leukismus 829
Leukodermie 833
Leukodystrophie 443
Leukoenzephalomyelitis, Ziege 485
Leukoma 976, 879
Leukomalazie 462, 485
Leukopenie 97 ff, 858, II 83, 93, 144, 145
Leukoplakie 637
Leukose 55, 95, 99, 100, 105, 114, 125, 134, 135 ff, 253, 264, 352, 373, 432, 506, 565, 584, 669, 815, 886, 893
—, Basophilen- 140
—, Eosinophilen- 140
—, Erythroleukose 141, 404, II 108, 150, 229
—, feline (FeLV) 548, 550, II 149
—, Klassifikation 136 ff
—, lymphatische 136, 402, 565, 575, 613, 787, 798, 823, 887, II 34, 53, 108, 150, 189, 226
—, Lymphosarkom 139, 403, II 150
—, maligne Histiozytose 141
—, maligne Mastozytose 141
—, Megakaryozyten- 141, II 150
—, Monozyten- 140, 404, II 150, 228
—, myeloische- 139, 403, II 34, 108, 150, 227
—, Myelozytomatose 404, II 228
—, Neutrophilen- 140, II 227
—, Plasmazellen- 141, II 108, 150
—, speziesabhängige- 137 ff, 585
—, Virus II 53, 225 ff
Leukotrichie 833
Leukozytopoese 93, 95
Leukozytose 94, 95
Leydigscher Zwischenzelltumor 667, 668
Leydigzellen 578, 581, 656, 657, 670
Lichteinfluß 582
Lider 893 ff
Lien duplex 114
— lobatus 114
— succenturiatus 114
Limax 834
Limber leg 465, 775
Limbisches System 580
Lingulatula serrata 52, 133, 152
Linognathus setosus 864, II 164
Linse 875, 887 ff
Linsenluxation 886, 888
Lipase 335
Lipidämie, Ponys 360
Lipide 350, 358
Lipidosis corneae 879

Lipidspeicherkrankheit, Foxterrier 371
Lipochondrome 506
Lipoidose, 69, 443
Lipofibrome 92
Lipofuszin 32, 355, 357, 368, 449, 462, 463, 766, 801, 802, 810
— -Nephrose 534
Lipoidzelltumoren 590
Lipolyse 359, 809
Lipoptena cervi 865
Lipoma pendulans 286
Lipomatose 32, 780, 807, 817
Lipome 55, 431, 507, 566, 654, 725, 787, 870
Lipophagen 371
Lipopigmente 356, 357
Liposarkome 725, 870
Lipozyten 349
Lippengrind 246, 850, II 49
Lippenspalten 144
Liquor folliculi 579
Liquorkontaktneurone 438
Listeria monocytogenes 389, 496, 629 ff, 632, 881, II 21, 73, 120, 155, 182, 196, 261 ff
Listeriose 26, 35, 38, 44, 78, 95, 117, 124, 178, 316, 369, 389, 425, 496, 610, 624, 886, 893, II 21, 73, 120, 155, 262
Lithium 530
Lithopädion 628
Livores 826
Lobular dissecting hepatitis 387
Lochiometra 600, II 80
Lockentauben, -Gänse 828
Locoweeds-Vergiftung 464
Lolium perenne 840
Long acting thyroid stimulator (LATS) 816
Loosersche Umbauzonen 707
Lordose 682, 689, 709
Louping ill 486, II 57
Lower nephron nephrosis 534
L-Tryptophan 176
Lucilia spp. 864
Lückenschädel 683, 690
Luftblasengekröse 87, 128, 311, 316
Luftsack 165, 210 ff
—, Anatomie 210 ff
—, Entzündungen 211 ff, II 255
—, Kreislaufstörungen 211 ff
—, Pathophysiologie 210 ff
Luftsackmilbe 210
Lumbago 534, 772
Lumpy skin disease 665, 848
— wool 846
Lunge 163 ff
—, Anatomie 163 ff
—, Entzündungen 179 ff
—, Kreislaufstörungen 174 ff, 178 ff
—, Mißbildungen 166 ff
—, Parasiten 204 ff
—, Pathophysiologie 163 ff

—, Tumoren 202 ff
Lungenadenomatose, Schaf 203 ff, II 63
Lungenbiopsie 159
Lungenbluten II 37
Lungenembolie 68, 178
Lungenemphysem 50
Lungenentzündung 179
Lungenfibrose 50
Lungenödem 174 ff, II 14, 27, 133, 137, 165, 166, 235, 245
Lungenparasiten 204 ff, II 33, 84, 126
Lungenpassanten 208
Lungenseuche 86, 183
Lungenstrongylose 154, 172, 177, 204, II 33, 84, 126
Lupinen 732, 762
Lupus erythematodes 104, 547, 548, 744, 746, 856, 857 ff
Luteinisierungshormon (LH) 580, 582, 583, 599, 792, 795
— -Releasing-Faktor (LHRF) 793
Luteinisierung 586
Luteolyse 606
Luteom 586
Luteotropin 656
Luxation 748
Lymnea truncatula 396
Lymphadenitis 129 ff, 130, 241, 305
— granulomatosa 132
— haemorrhagica 131
— necroticans 131
— simplex 130
— purulenta/apostematose 131, II 153
Lymphadenopathia multiplex hepatis 376
— epizootica 88
— ulcerosa 87
Lymphangiektasie 86, 316
Lymphangioendotheliome 92
Lymphangioma cysticum 595
Lymphangiome 91, 92, 333, 432, 585
Lymphangiosarkome 432
Lymphangitis 87 ff, II 158, 160
— epizootica, -farciminosa 846, II 27
Lymphe 86
Lymphgefäße 85 ff, 112
—, Entzündungen 88 ff
—, Parasiten 88 ff
—, Tumoren 91 ff
Lymphfollikel, Endometrium 598, 608
—, Gelenk 738, 746
Lymphgefäßemphysem 87
Lymphknoten 126 ff
—, Embryologie 126 ff
—, Entzündungen 130 ff
—, Kreislaufstörungen 129 ff
—, Parasiten 133 ff
—, Pathophysiologie 126 ff
—, Stoffwechseltörungen 127
—, Tumoren 134 ff
Lymphknotenschwellung -Leitsymptom, Kaninchen II 190, 196, 199

—, Karnivoren II 144, 145, 147, 153, 154, 158, 159, 160, 161
—, Pelztiere II 182
—, Pferd II 12, 15, 20, 23, 28
—, Schwein II 100, 102, 103, 105, 109, 110, 117, 122, 125
—, Wiederkäuer II 39, 41, 46, 47, 48, 69, 73, 83
Lymphoblast 94
Lymphödem 86
Lymphoepitheliales Organ 101
Lymphogranulomatose 139
Lymphoproliferative Krankheit, Pute 106, 125, 405, 514, II 232 ff
— —, Wachtel II 232 ff
Lymphosarkom 105, 110, 125, 134, 139, 253, 403, 565, 584, 613, 868, II 189
Lymphozyt 93
Lymphozytäre Choriomeningitis 488, 550, 877
Lymphozytopenie 98
Lymphozytose 95
Lymphstauung 129
Lysinoxydase 703
Lysolecithin 339

M

Macow fading or wasting syndrome 259, 264
Maduromykose 151, 855
Maedi 188, 485, II 63
Mähnen-, Schweifgrind 841
Magen 215 ff, 218, 253, 262, 268, 279, 283
—, Blähung II 100
—, Dilatation 271
—, Drehung 258
—, Geschwür 263, 268, 274, 275 ff, 289
— —, Mikroulzera 281, II 78, 137
—, —, ösophagogastrisches, Schwein 289, II 137
—, —, peptogenes 275
—, Perforation 289
—, Ruptur 264, 289
—, Überladung 264
—, Wandödem 268
Magenwurmseuche, Gänse 282
Magnesium 716, 732, 761
Magnesiumammoniumphosphat 288
Maissilage 497
Makroglia 437
Makrozephalie 683
Malabsorption 222, 245, 258, 296, 415, 692, 776, 832, II 40, 123, 126, 127, 163, 170, 171
Malamuthund 96
Malaria 97, 503
Malazie 459, 462, 465, 466, 467, 468, 470, 473, 476, 500, 504, II 95, 112
Maldigestion 222, 296, 415, 692, 776, II 40, 123, 126, 170, 171
Malignes Ödem II 66, 122, 181
Malleomyces pseudomallei II 19
Malleus s. Rotz

Mallophaga spp. 864
Mallory-Körperchen 354
Malpighische Körperchen 112, 125
Mammamischtumoren 651
Mammarknospen 636
Mammatumoren 649ff, 798
Mammogenese 636
Manchester wastig disease 76
Manganmangel 472, 699, 704, 833
Mannosidose 447, 533
Marble-spleen-disease 124
Marek-disease-tumor-associated-surface-antigen 512
Mareksche Krankheit 40, 108, 201, 271, 352, 405, 406, 492ff, 510ff, 567, 584, 778, 868ff, II 238ff
Markfibrose 711
Markinfarkt 717, 721
Markparenchym 93
Markscheide 436, 507
Markstammkohl 97
Marmorknochenkrankheit 689
Marmormilz-Krankheit 124, II 234, 235ff
Marshallagia marshalli 280
Marteaux-Lamy-Syndrom 447
Mascagnia pubiflora 528
Makulinom 588
Maskulinisierung 576, 578, 579, 588
Mastfettsucht 359
Mastitis acuta gravis sive phlegmonosa 637, 642, 645, II 71
— apostematosa 642, 646, 807, II 114, 200
— catarrhalis acuta 641, 643, 644, II 50, 74, 114
— — chronica 643
— granulomatosa 642, 647, 648
— interstitialis 642, 647
— -Metritis-Agalaktie-(MMA)Syndrom 642, 648, II 114
Mastitisresistenz 639
Mastomys natalensis 105
Mastozytom 275, 787, 868, 893
Mastozytose, maligne 141, 868
Masuginephritis 550
Materialentnahme II 278ff
—, bakteriologische II 280
—, Futtermittelanalyse II 281
—, histologische II 278
—, parasitologische II 280
—, toxikologische II 280
—, virologische II 289
Mauke 841
Maulbeerherzkrankheit 26, 32, 33, 35, 68, 774, II 133
Maul- und Klauenseuche 37, 234, 273, 344, 632, 641, 784, 847, II 52, 106
— — —, Schutzimpfung 156, 232
Mauser 708
Maxillary mopathy 774
Mazeration, Frucht 628
—, Schleimhaut 254
Meckelsches Divertikel 284
Medianekrose 62
Mediaverkalkung 67, 75

Mediaxanthomatose der Hunde 69
Medulloepitheliom 887
Medusenhaupt 85
Megakaryozyt 93, II 139
Megakaryozyten-Leukose 140
Megakolon 284
Megalokornea 876, 879
Megaloureter 569
Megalozytose 367
Megaösophagus 61, 255, 271
Meibomsche Drüse 875, 894
Mekonium 284
— -Peritonitis 421
Melanin 355, 825ff, 829
Melanome 252, 283, 507, 787, 868, 870, 887, 892
Melanophagus ovinus 865
Melanosarkome 432, 507, 585, 787, 798
Melanose, Arterien 77, 78
—, Auge 893
—, Endokard 43
—, Hoden 663
—, Kornea, Sklera 879
—, Leber 357
—, Lunge 166
—, Leptomeninx 454
—, Lymphknoten 128
—, Muskulatur 766
—, Nebennieren 802
—, Niere 535
—, Serosa 417
Melanosis maculosa, 166, 167, 357, 454, 766
Melanotropes Hormon (MSH) 792
Melanozyten 825ff
Melatonin 824
Melioidose 88, 121, 198, 392
Membrana cornea adhaerens 884
— pupillaris persistens 884
Meningitis 305, 419, 898, II 70, 74, 116, 119, 129
Meningeome, Formen 506ff
Meningoendoophthalmitis 886
Meningoenzephalomyelitis 457, II 12, 13, 21, 22, 46, 47, 51, 55, 56, 57, 71, 72, 73, 101, 102, 103, 110, 146, 147, 148, 151, 153, 162, 177, 189, 217
— eosinophilica 468, II 129
— purulenta II 21, 72, 73, 116, 120, 178, 196
Meningozele 439, 442
Meninx primitiva 436
Menisken 735
Mephistis mephistis 139
Merle-Syndrom 884
Mesangium 520, 521ff, 543, 544, 546, 547, 553
Mesarteriitis 78
Mesenteritis 421
Mesenzephalon 435
Mesocestoides lineatus 430, II 163
Mesonephros 517
Metaplastische Verknöcherung, Arterien 76
Metastrongylus spp. 207
— *apri* II 126

Metenzephalon 435
Methan-Vergiftung II 130
Methämoglobin 454, II 92, 130
Methioninmangel 361, 364
Methylcholanthren 612, 671
Methylguanidin 553
Metorchis bilis 408
Metorchis spp. 340
Metritis 604, 609ff, II 73
Metrozyten 785,
Mexaformvergiftung 469, 573
MHC-Locus 511
Micrococcus pyogenes II 200
Microcystis aeruginosa 363
Micronema deletrix 504
Micropolispora faeni 187, II 61
Microsomacanthus compressus 329
Microsporum 852, 853ff
— *canis* II 159, 203
— *gypseum* II 203
— *nanum* II 125
Mikroangiopathie 68, 343, II 133, 134, 170
Mikrocheilie 226
Mikrofilarien 430, 431, 504, 884
Mikroglia 437, 486
Mikroglossie 226
Mikrokokken 88, 843
Mikrokornea 879
Mikromelie 682
Mikrophthalmie 876, 889, 894, II 43
— -Mikroplakie-Syndrom 876
Mikrosporidiose II 205
Mikrostomie 226
Mikrothrombose 117, 187
Mikrotie 897
Milchaustauscher 774, 831, II 94
Milchdrüse 636ff
—, Embryologie 636ff
—, Entzündung 639ff
—, Kreislaufstörungen 639ff
—, Mißbildungen 637ff
—, Pathophysiologie 636ff
—, Tumoren 649ff
Milchfarbe 638
Milchfieber 257
Milchflecken 410
Milchleisten, -linien, -hügel 636
Milchzähne 215
Miliartuberkulose 193
Miliary eczema 856
Milz 111ff
—, Embryologie 111ff
—, Entzündungen 120ff
—, Kreislaufstörungen 116ff
—, Mißbildungen 113ff
—, Pathophysiologie 111ff
—, Stoffwechselstörungen 114ff
—, Tumoren 124ff
Milzatrophie 95, 114

Milzbrand 28, 146, 177, 454, 593
—, Karnivoren II 155
—, Pelztiere II 180;
—, Pferd 131, 310, 844, II 18
—, Schwein 131, 156, 425, 844, II 122
—, Wiederkäuer 131, 310, 419, 776, 844, II 69
—, Vögel 29, 35, 119, 317, II 263
Milzgewebshernie 114
Milzhämatom 117
Milzinfarkt 117, II 101, 110, 178, 261
Milzruptur 114
Milzschwellung -Leitsymptom, Kaninchen II 190
—, Karnivoren II 152, 153, 154, 155, 159, 161
—, Pelztiere II 176, 178, 179, 180, 181, 185
—, Pferd II 12, 17, 19, 22, 32;
—, Schwein II 102, 109, 120, 122, 125
—, Wiederkäuer II 54, 58, 63, 69, 73, 74
—, Vögel II 212, 235, 238, 245, 248, 249, 252, 254, 257, 260, 261, 263, 266, 267, 268
Milztorsion 114
Minamata-Krankheit 467
Mineralisation 679, 681, 689, 690, 706, 817
Mineralokortikoide 801, 808
Miosis 884
Mischgeschwülste 92, 253
Mitotan 803
Mitralklappeninsuffizienz 26, 50, 176
Moderhinke 844, II 76
Mola carneosa 622
— cystica 622
— hydatidosa 622
— sanguinolenta 622
— villosa 622
Moldycorn poisoning 466
Molke II 132
Mondblindheit 884
Monesin-Vergiftung 34, 775, II 93
Moniezia spp. 332
Monilellia suaveolens 855
Moniliasis 497, II 160
Monoacetoxyscirpetol 231
Monobrachie 682
Mononukleäres Phagozytensystem (MPS) 350
Monopodie 682
Monozyt 93
Monozyten-Leukose 140
Monozytopoese 93
Monozytose 95, II 120
Montafoner Rind 144
Montana disease 188
Moraxella bovis 883
Morbillivirus 189, 243, 480, 482, II 45, 146
Morbus Addison 104, 806ff
— Aujeszky s. Aujeszkysche Krankheit
— Basedow 816ff
— Batten 449
— Bechterew 756
— Crohn 314
— Cushing 98, 704, 776, 797, 799, 800, 807ff, 831

— haemolyticus neonatorum 626
— maculosus 146, 156, 177, 232, 375, 776
— Möller-Barlow 703, 717
Morgagnische Hydatiden 661
Mortirella wolfii 498, II 81, 160
Mosaikleber II 134
Mosquito-Borne Flavivirus 384
Motilin 221
MRL-Maus 97, 550
Mucor 123, 198, 274, 276, 497, 627, 648, 855, II 80, 160
— pusillus 498
Mucosal disease/Virusdiarrhoe (MD-VD) 235, 239, 271, 273, 276, 289, 301, 762, II 42, 43
Muellerius spp. 207, 600, II 84
Müllersche Gänge 576, 578, 591, 593, 601, 614, 661
— Stützzellen 875
Mukoide Enteritis II 195
— Zellen 793
— —, Adenome 796, 799
Mukometra 582, 601
Mukopolysaccharidose 370, 443, 444, 447, 533, 877
Mukosalpinx 592
Mukostase 158
Multiceps multiceps II 163
— *serialis* II 207
Multifollikuläre Ovarien 582
Multiple kartilaginäre Exostosen 685
Multiplicitas cordis 24
Mumifikation 486, 628, II 43, 109, 142 ff
Mundhöhlenepithel 215
Mund- und Rachenhöhle 215 ff, 229
Muscidae 864
Mushy-chick disease 843
Muskatnußleber 373, 382
Muskel, Atrophie 777 ff, 807
—, Dystrophie 768 ff
Muskelfasertypen 760, 770, 775, 778
Muskelkontraktion 761
Muskelmagen, Vögel 218, 258, 267
Mutterkornvergiftung 81, 465, 835
Muzinöse Degeneration 570
Myasthenia gravis 104, 105, 255, 761, 768
Mycobacterium avium 193, 196, 391, 392, 558, II 25, 121, 157, 181, 265
— *bovis* 193, 195, 196, 274, 391, 558, 617, 631, II 25, 121, 157, 181
— *brunense* II 265
— *chelonei* 845
— *farcinogenes* 846
— *fortuitum* 844
— *intracellulare* II 121
— *lepraemurium* 845
— *paratuberculosis* 133, 311, 392, II 76
— *tuberculosis* 193, 391, II 121, 157, 265
Mycoplasma agalactiae 649
— *arginini* II 62
— *gallinarum* II 268
— *gallisepticum* 149, 162, 192, 593, II 268

— *hyopneumoniae s. suipneumoniae* 188, II 124
— *hyorhinis* 425, II 124
— *melagridis* 148, 162, 192, 211, 212, II 268, 271 ff
— *mycoides* subsp. *caprae* 183, 425
— — subsp. *mycoides* 183, II 60
— *ovipneumoniae* II 62
— *synoviae* 149, 162, 192, 212, II 268, 270 ff
Mydriasis 884
Myelenzephalon 435
Myelinisation 436
Myelitis 419
Myeloblasten 93, 97
Myeloblastenleukämie 100, 139
Myelodysplasie 98
Myelofibrose 98
Myelom, multiples 99, 111, 725
Myeloproliferative Krankheit 100
Myelose 584.
Myelozytomatose 125, 162, 338
Myenteric ganglioneuritis 259
Myiasis 677, 864, II 210
Mykoplasmose 44, 186, 610, 629, 670, 675, 745
—, Kaninchen II 193
—, Karnivoren 189, 425, 677
—, Schwein 29, 188, 425, 677, 743, II 124
—, Wiederkäuer 183, 187, 425, 593, 617, 627, 641, 643, 647, 665, 667, 677, II 78
—, Vögel 30, 35, 149, 157, 192, 211, 213, 593, II 268
Mykosen 80, 85, 133, 147, 198, 212, 256, 264, 276, 393, 498, 584, 624, 631, 642, 648, 746, 880, II 80
Mykotoxikosen 233, 245, 270, 285, 360, 363, 368, 461, 463, 465, 466, 530, 774, II 51, 131, 167, 185
Myoblasten 758
Myocarditis eosinophilica 40
— non purulenta 36,
— ossificans 40
— purulenta 38
— sarcosporidica 50, 54
— toxoplasmotica 50
— tuberculosa 40
Myoclonia congenita suis, Formen 443 ff, 627, 767, II 138
—, Taube 450
Myofibrilläre Hypoplasie 767
Myofibrille 759
Myoglobinurie 534, 571, 772
Myokarditis 36, 49, 50, 53, 71, 237, 328, II 14, 52, 53, 54, 93, 105, 106, 107, 133, 244, 255, 262
Myokardosen 32, 49, 373, II 53, 132, 133, 134, 143, 161, 238
Myoklonus-Epilepsie 767
Myolyse 534, 764
Myometritis 604
Myopathien, erworbene 771
—, konstitutionelle, Schwein 769, II 136
—, —, Vögel 771
Myosin 759, 761
Myositis 249, 768, 781 ff
— emphysematosa II 66, 122, 155, 156, 181

— eosinophilica 40, 248, 781 ff
— granulomatosa 783 ff
— infectiosa 784
— ossificans 768, 779
— purulenta 781
Myotuben 758
Myxocystis glandularis 154
Myxödem 831, II 140
Myxofibrome 868
Myxomatose 676, 850 ff, II 190
Myxome 55, 90, 251, 333, 566, 870, II 190
Myxosarkome 333, 334, 432, 566, 585, 595, 815
M-Zellen 221, 223

N
NA-Zellen, Nebenniere 802
N-Acetylmuraminsäure 444
Nachgeburt 601, 633 ff
Nacktmäuse 104
Nadelholztriebe 639
Nährschadenneuritis 509
Nävus 829
Nagana 501
Nanosomie 96, 104, 691 ff, 692
Narbenkolloide 830, 868
Narkotika 172, 461
Nase und Nebenhöhlen 143 ff, 215
— —, Anatomie 143 ff
— —, Entzündungen 146 ff
— —, Kreislaufstörungen 145 ff
— —, Parasiten 152 ff
— —, Pathophysiologie 143 ff
— —, Stoffwechselstörungen 144 ff
— —, Tumoren 151 ff
Nasenbluten 145, 146
Nasenlochstenosen 144
Natriumchlorat 97
Natriumüberschuß 50
Nebenhoden 656 ff
Nebenmilz 114
Nebennieren 801
—, Insuffizienz 806 ff
Nebennierenrinde 582
Negri-Körperchen 479, 483, II 11, 148, 192
Neisserien 457, 496, 677
Nekrobazillose 40, 85, 245, 247, 368, 611, 618, 741, 844, II 75, 182, 197
Nekrotisierende Enteritis, Küken II 264
— —, Schwein II· 111
Nematodirus 279, 281, 323, II 84
Neoknemidocoptes spp. 864
Neomycin 530, 898
Neorickettsia helminthoeca 123, II 158
Neostrongylus II 84
Neotrombicula autumnalis 864, II 164, 209
Nephritis 544 ff
—, eitrige 558 ff, II 24, 198
— fibrovesiculosa 522 ff

—, Glomerulonephritis 544 ff
—, granulomatöse 558 ff
—, interstitielle 531, 537, 551 ff, 553, II 104, 113, 152, 161, 169, 205
—, Periarteriitis nodosa 562 ff
—, Pyelonephritis 569 ff
Nephritis-Nephrose-Syndrom 29, 211, 536, 557
Nephroblastom 432, 564, 566, 567, II 230
Nephrohydrose 532, 552, 569
Nephrokalzinose 537, 538, 807, II 168
Nephrolithiasis 568 ff, 821, II 168
Nephron 517 ff
Nephrosen 524 ff, II 131, 164, 166, 183
Nephrotisches Syndrom 85, 159, 415, 524, 526, 548
Nephrotoxische Nephritis 550
Nervensystem 435 ff
—, Embryologie 535 ff
—, Mißbildungen 439 ff
—, Pathophysiologie 436 ff
—, Vegetatives Nervensystem 514 ff
—, Pathologie s. Gehirn und Rückenmark
Nervenzelle 436
—, vakuoläre Degeneration II 56, 178
Nervus splanchnicus 218
Nestflüchter 874
Nestling-Hepatitis 848
Nettoabsorption 221
Netz 410
Netzhaut 874, 889 ff
—, Ablösung 100, 878, 886, 891
—, Falten 889
—, Septen 889
Neugeborenen-Peritonitis 421
Neuralplatte 435
Neuralrohr 435
Neurektomie 690
Neurilemmom 514, 887
Neurinom 514
Neurit 436
Neuritis 512
—, cauda equina 514, 777
Neuroblastome 515, 805
Neurodermatitis 842
Neurofibromatose 515
Neurofibrome 55, 431, 515 ff, 778, 887
Neurofibrosarkome 893
Neuroglia 437
Neuromyodysplasia congenita 690, 762
Neuron 436
Neuronophagie 462, 481, 488, II 103
Neuropathien, Formen, 509 ff
Neutropenie, Collie 829
Neuropil 437
Neurotensin 221
Neurotoxin 463, 464
—, Arthropoden 464
—, Giftschlangen 464
—, marine Tiere 464
Neurotubuli 436

Neutralfett 360
Neutropenie 97, 245, 372, 526
Neutrophilen-Leukose 140
Newcastle disease 35, 82, 114, 145, 146, 156, 159, 162, 232, 233, 269, 270, 272, 276, 293, 420, 454, 481ff, 584, 593, 784, 838, II 220
New-duck-syndrom II 260
New-Hampshire-Huhn 450
Newmarket cough 187
Niacinmangel 230
Nickhaut 875
Niemann-Picksche Krankheit 115
Nierembergia veitchii 713
Niere 527ff
—, Embryologie 517ff
—, Entzündungen 544ff
—, Kreislaufstörungen 541ff
—, Mißbildungen 522ff
—, Nephrosen 524ff, II 88, 126
—, Parasiten 563ff
—, Pathophysiologie 520ff
—, Tumoren 564ff
Nierenbecken u. Harnleiter 568ff
— —, Entzündungen 569ff
— —, Hydronephrose 568ff
— —, Kreislaufstörungen 569ff
— —, Mißbildungen 568ff
— —, Nephrolithiasis 568ff
Nierendysplasie 522
Nierenfibrose 523
Niereninfarkt 538, 542ff, II 119, 246
Niereninsuffizienz 96, 530, 543, 553ff, 561, II 168
Nierenkörperchen 517, 518
Nierenpapillen-Nekrose 526, 543, 560
Nierenzellkarzinom 564
Nierenzysten 523
Nikotinsäureamidmangel 461, 699, II 135
Nikotinvergiftung 268, 762
Nischenpleuritis 420, 428
Nitratvergiftung 97, 463, 530, 534, 600, 619, 815, II 91, 130
Nitrile 703
Nitritvergiftung 97, II 91, 130
Nitrofurazon-Vergiftung 95, 469
Nitrogentrichlorid-Vergiftung 469
Nocardia asteroides 427, 497, 648, II 157, 182
— *brasiliensis* 846, II 157
— *farcinia* 846
Nokardiose 31, 425, 427, 429, 627, 642, 648, II 157
Normoblasten 95
Nosema (Encephalitozoon)cuniculi 500, 501, 502, II 205
Notoedres cati 864, II 164, 208
Novyi-Infektion 29, 425
NT-Zellen 221
Nucleus pulposus 727, 752, 754
Nude mouse 104, 581
Nutritional muscular degeneration (NMD) 773
Nyktalopie 890
NZB/NZW-Maus 97, 550

O
Obeliscoides cuniculi II 206
Oberer Verdauungstrakt 224ff
— —, Embryologie 215ff
— —, Entzündungen 233ff
— —, Kreislaufstörungen 232ff
— —, Mißbildungen 225ff
— —, Parasiten 248ff
— —, Pathophysiologie 217ff
— —, Stoffwechselerkrankungen 229ff
— —, Tumoren 250ff
Obesitas 816
Obstruktionsemphysem 171
Ochratoxin 106, 530, II 131
Odagmia spp. 864
Odontoameloblastom 252
Odontome 252
Ödembereitschaft -Leitsymptom, Kaninchen II 190, 199, 208
—, Karnivoren II 145, 155, 156, 158, 167, 171
—, Pelztiere II 181
—, Pferd II 14, 16, 19, 27, 32
—, Schwein II 102, 105, 117, 122, 133, 139, 140, 141ff
—, Wiederkäuer II 49, 67, 68, 69, 77, 80, 84, 90, 93
Ödemkrankheit, Schwein 26, 68, 290, 300, 304, 837, II 112
—, aviäre 66, 178, 551
Ödemsyndrom, Pute 179
Ösophagitis 241, 245, 266, 270, 271, 345
Ösophagomalazie 253
Oesophagostomose 134, 431
Oesophagostomum columbianum 134
— *dentatum* II 127
— *quadrispinulatum* II 127
Oesophagus 215ff, 253, 259, 268, 271, 277, 282
Ösophagus, Kropf, Vormägen u. Magen 253ff
— — — —, Embryologie 215ff
— — — —, Entzündungen 271ff, II 48
— — — —, Kreislaufstörungen 268ff
— — — —, Mißbildungen 254ff
— — — —, Parasiten 277ff
— — — —, Pathophysiologie 217ff
— — — —, Stoffwechselstörungen 264ff
— — — —, Tumoren 282ff
Oestridae 856
Östridenlarven 249
Östrogene 339, 568, 580, 583, 593, 596, 612, 619, 649, 656, 661, 671, 708, 793, 831, II 184
—, pflanzliche 601, 603ff, 616, 672, 675
Östrus 343, 597, 614
Ohr 899ff
—, Äußeres- 899
—, Anatomie 899
—, Entzündung 897, 898
—, Innen- 900
—, Mittel- 900
Ohrenschmalz 897
Ohrmuschelphlegmone 897

Ohrnekrosen 844
Ohrräude 898
Oidium coccidioides 497
Oikotropes System 436
Old-Dog-Encephalitis 481
Oleander (*Nerium oleander*) 363
Oligodendroglia 437, 443, 472, 481
Oligodendrogliome 504, 505
Oligodontie 226
Oligurie 530, II 22
Ollulans tricuspis 281
Omasitis ff
Omasum 217
Omentitis 421
Omentum 409
Omphaloarteriitis 78
Omphalophlebitis 85, 122, 190
Onchocerca armillata 860
— *gibsonii* 860
— *gutturosa* 790
— *reticulata* 790
Onchozerken 878, 884, 886, 892
Onkozyten 793, 795, 814
Ontario-Poliomyelitis 482, II 100
Oogonien 576
Oolemma 579
Ooplasma 579
Oozyten 576
Ophthalmitis 880
Opisthorchis-Arten 340
— *felineus* 394, 398
Optikusatrophie 893
Orbidivirus II 48
Orchitis 663 ff, 189
— granulomatosa 665, II 121
— interstitialis 664
— necroticans 664
— purulenta 663, 665, II 198
Orf-Virus 244
Ornithodorus coriaceus 384
Ornithose-Psittakose 30, 495, 584, 593, 661, 662, 838, 893, II 266
Orthomyxovirus influencae A 107, 481, II 15
— suis 188
Orthopoxvirus 848, II 15, 190, 191
Ossifikation, chondrale 680
—, desmale 679
—, Fasergewebe 712
Osteoangiolathyrismus 703
Osteoarthropathie 719, 749
Osteoblastome, benigne 723
Osteochondritis 721
Osteochondrosen 693 ff, 697, 678, 710, 717
Osteodystrophia fibrosa 145, 554, 707 ff, 720, 789, 817, 821, 822, II 169
Osteofibrome 725
Osteogenese 679, 681
Osteogenesis imperfecta 688, 702
Osteoid 679, 706, 716

Osteoklasten 680, 681, 690, 704, 705, 707, 710, 715, 721, 723, 725, 817, 823
Osteoklastom 724
Osteolyse 99, 679, 680, 681, 710
Osteolyozyten 680, 681, 704, 710, 817
Osteomalazie 706, 817, II 89
Osteome 151, 723, 870
Osteomyelitis 99, 147, 247, 721, 722, II 24, 121, 257, 721
Osteomyelosklerose 98
Osteon 681, 716
Osteonekrose 685, 697, 718
Osteopathie, kraniomandibuläre 685
Osteopetrosis gallinarum 686, II 229
Osteophyten 719, 721, 723
Osteoporose 689 ff, 807, II 168
—, Jungtiere 702 ff
—, Erwachsene 704 ff
Osteorenales Syndrom 155, 550, II 169
Osteosarkome 251, 723, 798, 815, 893
Osteosklerose 689, 714, 717, 719, 723
Ostertagiose 279, 280, 281, II 84
Ostitis 720, 899
Othämatom 897
Otitis 794, 897 ff
— externa 897, II 135, 209, 247
— interna 898, II 116, 135
— media 898, II 116, 198, 201, 209, 259
Otobius megnini 898
Otodectes cynotis 856, 864, 898, II 164
Otterhound 98
Ovar 579 ff
Ovar-Dysgenese, Stute 581
Ovargravidität 625
Ovarialdystrophie 599
Ovarialkarzinome 432, 585
Ovarialzysten 580, 581, 603, 615, 619
Ovariektomie 602
Ovariobursale Adhäsion 593
Ovidukt 590 ff
Ovine placental lactogen (OPL) 622
Ovotestis 577
Ovula Nabothi 613
Ovulation 425, 579, 580
Ovulationsgrube 579
Oxalat 538, 568, II 166, 184
Oxyphile Zellen 817
Oxytetracyclin 530, 539
Oxytocin 794
Oxyuris equi 324

P

Pachecosche Krankheit, Papagei 119, 124, 386 ff, II 237 ff
Pachydermie 834, 846, II 164
Pachygyrie 443
Pachymeningitis 455 ff
Pachymeninx 436

Pale-soft-exudative muscle (PSE) 769, 775, II 136
Palicourea marcgravii 528
Palpebrae 875, 893 ff
Panaritium 190, 721, 844, II 76
Panarteriitis 78, II 176
Panethzellen 220
Panicum-Arten 840
Pankreas, akzessorisches 335
—, Embryologie 335, 341 ff
—, endokrines 341 ff
—, Entzündungen 338, 343 ff
—, exokrines 335 ff
—, Kreislaufstörungen 338 ff
—, Mißbildungen 335, 342 ff
—, Parasiten 340 ff
—, Pathophysiologie 335, 342 ff
—, Stoffwechselstörungen 336, 343 ff
—, Tumoren 341, 344 ff
—, Zellen: (A,B,D,D1,F,PP,V,X-) 342
Pankreasnekrose, 338, 340, 343, 344, 352
Pankreastumoren 275
Pankreatitis 335, 337, 338 ff, 343, 344
—, akute 338, 340
—, chronische 337, 338, 340, 343, II 171
—, fortgeleitete 340
—, glasige 340
Panleukopenie, Katze 97, 105, 157, 301, II 144
Panmyelophthise 98, 99, 794, II 158
Pannus, Gelenk 732, 745
— corneae 879
Panophthalmitis 241, 883, II 198, 247, 255, 268 269
Panostitis, 697, 719, 720, 722, 899
Pansen 217
—, Azidose 273
—, Gährung 218
—, Leere 257
—, Ruptur 245, 263
—, Überladung 273
Pansensteine 262
Panthothensäuremangel 114, 230, 265, 267, 362, 509, 832, II 134
Panuveitis 884
Panzerherz 56, 429
Papageienschnabel 227
Papel 838, II 108, 115
Papillomatose 619, II 18, 51
Papillomavirus 677, II 18
Papillome 250, 255, 408, 451, 564, 575, 619, 654, 677, 867, 871
Papovaviridae 619, 848, II 18, 51
Pappeln 639, II 139
Papulöse Stomatitis II 51
Paraaminobenzoesäure 815
Paraaminosalizylsäure 815
Parafilaria bovicola 860
— *multipapillosa* 860
Parafollikuläre Thyreozyten 809
Paragangliome 810
Paragonimus kellicotti II 183

— *westermani* II 183
Parainfluenza-2-Virus 189, 4511
— -3-Virus 147, 148, 183, 186, 612, 627, 642, 675, II 60, 62, 222
Parakeratose 104, 145, 230, 264, 274, 275, 832, 833, 838, II 115, 125, 132, 135, 164, 203
Parametritis 421, 604, 609
Paramphistomum cervi 279, 321
— *daubneyi* 321
— *ichikawai* 321
— *liorchis* 279
— *microbothrioides* 279
Paramyxoviridae 189, 480, 481, 558, 852, II 146, 176, 220, 222
Paraovarialzysten 580, 583, 590, 591
Paraphimose 673
Parapoxvirus 849, II 51
Paraproteine 99
Paraquat-Vergiftung 177, II 92
Pararauschbrand 618, 780 ff, II 27, 66, 122, 155
Parascaris equorum 324, 430
Paratanaisia bragai 564
Parathormon 521, 817, 820, 822
Parathyreoidea 214, 816 ff
Parathyreoiditis 819
Paratuberkulose 86, 131, 311, 392, II 76
Paratyphoid, Vögel 30, 35, 124, 149, 178, 200, 213, 293, 316, 317, 337, 339, 379, 420, 425, 584, 593, 667, II 252
Paresen 468
Parodontitis 247, 722
Parodontose 247
Paroopheron 580
Parvoviren 37, 97, 98, 132, 157, 192, 223, 245, 301, 386, 627, 632, 746, II 143, 144, 175, 232
Parvovirusinfektion, Hund 301, 420, II 143
—, Katze 245, 301, 420
—, Rind 301
Passalurus ambiguus II 207
Pasteurella anatipestifer II 260
— *cuniculiseptica* II 193, 197
— *gallinarum* II 257
— *haemolytica* 183, 390, 457, 593, II 117, 259 ff
— *multocida* 181, 188, 390, 457, II 60, 117, 118, 180, 193, 258
— — Typ A II 183, 185, II 62, 77
— — — D IV 183, 184
— — — T II 78
Pasteurellose 177, 425, 743
—, Kaninchen 185, 425, II 197
—, Karnivoren 185, 425, 633, II 150, 151
—, Pelztiere 185, 425, II 180
—, Pferd 184, 425, 496, 607, II 19
—, Schwein 185, 425, 743, II 116, 117
—, Wiederkäuer 29, 156, 183, 187, 425, 642, II 58, 60, 62
—, Vögel 26, 30, 35, 117, 124, 146, 149, 157, 159, 161, 179, 211, 233, 269, 277, 317, 369, 420, 593, 677, 784, II 257

Patellar-(sub)-Luxationen 683, 734
Pautriersche Abszesse 868
Pelger-Huët-Anomalie 97
Peliosis hepatis 375
Pellagra 230, 832
Pelodera strongyloides 860
Pelztiere, Krankheiten und Syndrome s. II 175 ff
—, Bakterielle- II 178 ff
—, Mangel- II 185 ff
—, Parasitäre- II 182 ff
—, Sonstige- II 187 ff
—, Vergiftungen II 183 ff
—, Virusbedingte- II 175 ff
Pemphigoid 843, 856, II 115
Pemphigus 245, 856, 857 ff, II 38
Pendelkropf 256
Penicillium 97, 107, 198, 648, II 184
— *puberulum* 367, II 130
— *rubrum* II 167
Penis 672 ff
—, Knickung 673
—, Lähmung 673
Pentastomen 133
Pentastomum denticulatum 133
Perchlorate 815
Perforationsstar 888
Perfusionsstrom 729, 731
Perianaldrüsentumoren 333, 823, 867
Periarteriitis 78
Periarteriitis nodosa 79, 562
Periarthritis 747, 834, II 121
Peribiliäre Fibrose 393
Pericarditis fibrinosa 29, II 105
— fibrosa 29
— purulenta/ichorosa 31
— serosa 29
— tuberculosa 31
Pericholangitis 397
Perikard 26 ff
Perikarditis 29 ff, 373, II 102, 117, 118, 124, 233, 245, 249, 254, 255, 258, 260, 268
Perikranium 679
Periligamentöse Verfettung 360
Perimetritis 604, 609, II 199
Perimysium 758
Periodische Augenentzündung 884, II 22
Periodontitis 247, 722
Periostitis 720, 721 ff, 834, 898
Periostphlegmone 718, 721
Periphlebitis 85
Periprostatische Zysten 671
Peritenonium 787
Peritheliom 91
Peritonitis, Formen ff 420
—, 571, II 105, 109, 118, 124, 198, 238, 251
Perizytom 91
Perlcholesteatom 459
Perlsucht 429, 584
Permeabilitätsstörungen 81 ff

Perodaktylie 682
Perodermie 826, II 139
Perokormie 682
Peromelie 682
Perophalangie 682
Perosis 698, 704, 737
Perosomus elumbis 442, 683
Peroxidasemangel 449
Peroxidbildung 364
Pestivirus 239, 486, II 16
Petechialfieber 146, 838
Petrifikation, Gefäße 75
Petroleumvergiftung 268
Peyersche Platten 223, 297, 302, 321, II 39, 44, 45, 80, 101, 144, 146, 158
Pfahlherz 48
Pfeifferellose 119, 146, 149, 162, 211, 212, 317, 425
Pferd: Krankheiten und Syndrome s. II 11 ff .
—, Bakterielle- II 18 ff
—, Parasitäre- II 28 ff
—, Sonstige- II 33 ff
—, Vergiftungen II 35 ff
—, Virusbedingte- II 11 ff
Pferdegrippe 187
Pferdeinfluenza 187, II 15
Pferdepocken II 15
Pferdestaupe 188, II 16
Pferdetyphus 188
Pflanzenzelltyp (Degeneration) 354
Pfortader 84
Phäochromozyten 802
Phäochromozytome 515, 805
Phäohyphomykose 855
Phalloidin 363
Pharyngealdivertikel 215
Pharyngitis 156, 233 ff, 245, 248, II 103, 144, 150, 151, 233, 236, 238
Pharynx 229 ff
Phenacetin 97, 530
Phenolvergiftung 99, 363, 530, 553
Phenothiazinvergiftung 97, 245, 363, 368, 534, 840
Phenylalanin 227
Phenylbutazon 99, 275, 543, 815
Phimose 675
Phlebektasie 85
Phlebotomus II 161
Phlegmone 844, 947, II 66, 178
Phokomelie 682
Phomopsis leptostromiformis 363
Phosgen 176
Phosphatasen 679, 680
Phosphatmangel 76, 705, 707, 709
Phosphatrückresorption 554
Phospholipase A 339, 340
Phospholipide 350
Phosphorsäureester 82, 420, 461, II 36, 129, 183
Phosphorverbindungen, organische 469, II 92, 165
Phosphorvergiftung 32, 35, 359, 360, 361, 363, 420, 530, 619, 716, II 183

Photodermatitis 245
Photophobie 98
Photosensibilität 96, 358, 368ff, 716, 867
Phthisis bulbi 886
pH-Verschiebung 340, 572
Phykomykosen 123, 677, 855, II 160
Phylloerythrin 358, 368, 840
Physaloptera canis 281
— *praeputialis* 281
Physiometra II 66
Phytin-Vergiftung II 132
Phytobezoare 262, 270, 288
Phytotoxine 354, 363ff, 366ff
Pia mater 436
Picornaviridae 236, 237, 483, 558, 573, 847, II 103, 105, 106, 107, 211, 213
Pierre-Marie-Bamberger-Syndrom 719
Pili, Darm 222
Pilzgranulome 200
Pimelea-simplex-Vergiftung 375
Pinealome 506, 824
Pinealozyten 824
Pink eye 188, II 16
— farbene Gewebe II 130
— tooth 716
Pinozytose 58
Piroplasmose 26, 97, 173, II 31
Pithomyces chartarum 368, 838
Pituizyten 794
Pityriasis rosea 841, II 139
Ptyrosporum pachydermatitidis 159
Pizzle Rot 675
Placenta endotheliochorialis 621
— epitheliochorialis 621
— haemochorialis 604
Plaques, hyaline 68
Plasmazellen 93
Plasmazellen-Leukose 141
Plasmodium cynomolgi 503
Plasmozytom 99, 124, 725
—, Niere 532
Plasmozytose 384
Plattenepithelkarzinome 202, 250, 253, 282, 283, 564, 575, 612, 619, 671, 677, 815, 867, 871, 898
Platterbsen-Vergiftung 464, 703
Platynosomum concinnum 397
Plazentageschwüre 601, 626
Plazentarstörungen 622
Plazentarschranke 621
Plazentitis 618, 624ff, II 44, 47, 58, 74, 78, 79, 80, 81, 86, 151, 153, 199
Pleuritis 420ff, II 17, 78, 102, 105, 118, 119, 157, 193, 198, 251, 252, 269
— intercostalis 553
Pleuropneumonia contagiosa caprae 183
— contagiosa equorum 29, 183
— suis II 119
Plexuscholesteatom 458
Plexus chorioideus 438, 452, 454

— — Papillom 451, 505
Plica genitalis 576
Plötzlicher Tod II 142ff, 180
Plymouth-Rock-Huhn 450
Pneumoenteritis 300
Pneumokokkeninfektion 119, 120, 316, 457
Pneumokokkenpneumonie, Kalb 189
Pneumokoniose 172, 198ff
Pneumomediastinum 411
Pneumometra 601
Pneumonie 179ff
—, abszedierende 189, 190, II 24, 158, 160, 180
—, fibrinöse 181, II 59, 110, 117, 119, 198, 220, 245
—, gangräneszierende 190
—, granulomatöse 193, II 20, 160, 163
—, hämorrhagische II 179
—, interstitielle 185ff, II 69, 104, 138, 151, 177, 250
—, —, atypische 186, II 62
—, katarrhalische 179, II 17, 59, 104, 109, 147, 151, 152, 153, 193, 253, 258
—, nekrotisierende 190, II 15, 47, 70, 203
—, progressive II 63
—, purulente 179, II 70, 72, 105, 117, 124, 198
—, urämische 185
—, Vögel 192ff
Pneumonitis s. Pneumonie, interstitielle
Pneumonyssus spp. 162
Pneumoperikard 27
Pneumoperitoneum 411
Pneumothorax 170, 411ff, 699
Pneumovagina 601, 616
Pneumozyten Typ I 163, 165
— — II 165, 176, 177
Pocken 146, 256, 273, 848, 849ff, 893, II 15, 108, 191
Pockendiphtheroid 119, 150, 160, 265, 272, 848, 850, 851, 893, II 240ff
Pododermatis 236
Podotrochlose 789
Podozyten 527
Polioencephalomyelitis II 100, 211
— enzootica suum 483, II 103
Poliomalazie 462, 468, 470, 473, II 167
Polyarthritis, chronische 731, 743ff, II 48, 70, 120, 121, 214
—, fibrinöse II 116, 118, 124
Polybromiertes Biphenylen (PBB) 363
Polychloriertes Biphenylen (PCB) 363
Polydaktylie 682
Polydipsie 540, 553, 554, 561, 800
Polyenfettsäuren 419
Polygala-Vergiftung 465
Polymelie 682
Polymorphus boschadis 330
Polymyositis 773
Polyneuropathie 465, 467, 468, 509
Polyodontie 226
Polyorchidia peritonealis dissiminata 410
Polyovulation 577
Polypen 330, 408, 604, 612

Polyserositis 305, II 118
Polyurie 343, 526, 540, 543, 553, 554, 561, 800
Polyzythämie 94, 98 ff
Pompesche Krankheit 24
Porcine epidemic diarrhea (PED) 297
Porcines Herpes-Virus Typ 1 188
Porcine proliferative enteropathy (PPE) 309 ff, II 110
Porcine-stress-syndrome 34, 769, II 136
Porenzephalie 442
Porphyrie 96, 232, 535, 840, II 141
Porphyrin 355, 716, 840
Porphyrinurie 571
Prophyrozyten 96
Portaler Hochdruck 376
Portocavaler Shunt 61, 376
Portosystemischer Shunt 351
Posthitis 673, 674, II 199
Postöstrus 580
Post parturient rise 280
Postvakzinale Enzephalitis 499 ff
Potomac horse fever 314
Poxviridae 848, II 108
Präöstrus 599
Präputialbehaarung 579
Präputialbeutelgeschwüre 676
Präputium 672 ff
Priapismus 674
Primärfollikel 576, 579
Proboscis 439
Probstmayria vivipara 324
Procarboxypeptidase 335
Proelastase 339
Proerythrozyten 96
Progesteron 579, 582, 596, 793
Prognathie 226, 244
Progressive Netzhautatrophie (PRA) 890
Prokollagen-Peptidase-Mangel 829
Proktitis 294
Prolactin 792, 795
— — inhibiting-factor (PIF) 793
Prolapsus ani et recti 283, 286
— praeputii 673
— recti 283, 286
— uteri 601
— vaginae 615, 617
Proliferationsphase 580, 595, 597
Promyelozytenleukämie 100
Pronephros 517
Prophylthiourazil 97, 98
Prostaglandine 521, 580, 581, 596, 823
Prostata 670 ff, 672
—, Hypertrophie, -plasie 670, 671
Prostatakarzinom 575
Prostatitis 670, 671, 807, II 153
Prosthogonimus pellucidus 108
— *longus morbificans* 108
Proteasen 681
Proteinasen-Inhibitoren 732
Proteine 350, 361

Protein loosing enteropathy, Hund 86, 415, II 171
Proteinurie 527, 548, 554, 858, II 176
Proteoglykane 444, 598, 679, 713, 715, 728, 729
Proteus vulgaris 575, 606, 617, 665, 670, 676, 743
Prothrombin 350
Protostrongyliden 205, II 84
Protostrongylus cuniculorum II 207
— *oryctolagi* II 207
— *pulmonalis* II 207
Prototheca zopfii 642, 648, 886
Protothekose 123, 314, 855
Proventriculitis, Vögel 276
Psalter 217
—, Parese 257
Pseudarthrose 701
Pseudamphistomum truncatum 394
Pseudogicht 736
Pseudohermaphroditismus 577 ff, 579
Pseudohypertrophia lipomatosa 780
Pseudoiritis 892
Pseudokalkeinlagerung 453
Pseudokonkremente 228
Pseudolobuli 376
Pseudo lumpy skin disease 850
Pseudomelanose 254, 265, 335, 351, 410, 417
Pseudomembran, 156, 177, 263, 326, 330, 883
Pseudomonas aeruginosa 30, 187, 211, 606, 607, 617, 627, 630, 631, 642, 645, 670, 675, 721, II 179, 184, 198, 249
— mallei 121, 150, 196 ff, 666, 845, II 19
— pseudomallei 121, 198, 393
Pseudopräputialbehaarung 578
Pseudorotz s. Melioidose
Pseudotuberkulose 119, 120, 124, 131, 150, 174, 190, 316, 369, 390, 415, 420, 425, 558, II 154, 182
Pseudowut 489 ff, II 12, 54, 102, 145, 177
Pseudozyste 500
Psilotrema swerimensis 329
— *spiculigerum* 329
Psittacine beak and feather disease 848
Psittakose-Lymphogranulomatose-Komplex 302
Psittakose/Ornithose 38, 119, 124, 149, 201, 211, 212, 316, 337, 425
Psoroptes spp. 864, 864
— *communis* 898
— *cuniculi* II 209
— *equi* II 29
Pteridium aquilinum II 90
Pterygium 879
Ptosis 876
Ptyalismus 217
Pubertas praecox 808
Puerperium 633 ff
Pullorumkrankheit 24, 35, 119, 124, 200, 293, 316, 337, 361, 369, 379, 416, 420, 425, 583, 593, 667, 838, II 250 ff
Pulmonale alveoläre Lipo-Proteinose 173
Pulmonalsklerose 68, 174
Pulmonary foam cells 173

Pulpagranulom 247
Pulpitis 247
Pulpy kidney 521
Pustel 838, II 108, 115, 199
Pustulöse Vulvovaginitis 617, II 47
Putenschnupfen 161, II 245ff
Pyämie 721
Pyelitis 569
Pyelonephritis 537, 560ff, 561, 562, 807
Pylorusverschluß 255
Pyobazillose 426, 747, II 116
Pyodermie 807, 842, II 157
Pyogenesabszesse 39, 84
Pyometra 32, 95, 547, 561, 581, 582, 584, 600, 601, 603, 606ff; II 198, 200
Pyonephrose 561, 569
Pyosalpinx 593
Pyozephalie 458
Pyridoxinmangel 256, 461, 834, II 186
Pyrophosphat 679
Pyrrolizidin-Vergiftung 268, 366, II 91
Pyruvatkinase-Mangel 96, 99
Pythiose 855
Pythium destruens 855

Q
Quaddel 838
Quail disease 317, 369
Quecksilbervergiftung 35, 99, 146, 156, 363, 461, 463, 466, 530, 831, 841, II 89, 128
Queensland itch 855
Q-Fieber 122, 630, 632, II 80

R
Rachendachhypophyse 794
Rachenhöhle 229ff
Rachenmilzbrand 156, 248
Rachischisis 441, 683, II 43
Rachitis 705ff, 817, II 186
Räudemilben, Haustiere 862ff, II 27
Railiettina echinobothrida 329
— *bonini* 329
— *cesticillus* 329
Railroad fever 183
Randhämatome 604
Randschollenkranzbildung 509
Randsiderose 454
Randwülste 750, 754
Rankenaneurysma 61
Ranula 226, 229
Raps 363, 639
Raspe 841
Ratemia spp. 864
Raumschlauchbildung 675
Rauschbrand 29, 65, 425, 521, 618, 776, 780ff, II 67, 123, 155
Redwater disease II 68

Reendothelisierung 81
Regenfäule 842
Regurgitation 217
Reitender Thrombus 81
Reflexkonstriktion 159
Reflux, Duodenalsaft 339
Refluxösophagitis 253, 271
Regenbogenhaut 873
Reibeisenvagina 617
Reissnerscher Faden 438
Reizleitungssystem 23
Rektum, Perforation 289
—, Striktur 291, II 110
—, Vorfall 286, II 131
Rekurrenslähmung 514
Releasing-Hormone 580
Remodeling 680, 704
Renin 521
Reoviridae 26, 30, 38, 147, 344, 386, 743, 744, 746, 829, II 14, 48, 62, 214
Reovirus Typ 1 186, 451
— — 3 189
Resistence-inducing-factor II 225
Respirationsapparat 143ff
—, Embryologie 143ff
—, Kehlkopf, Trachea, Bronchien 153ff
—, Lunge 163ff
—, —, Vögel 165ff
—, Nase und Nebenhöhlen 153ff
—, Parasiten 204ff
—, Pathophysiologie 143ff
—, Tumoren 202ff
Respiratory-syncytial-Virus 186, II 62
Reststickstoff 530, 553
Retentio secundinarum 634ff, II 21
— testiculorum 578, 659, 668
Reticulitis traumatica 274
Retikulitis 273ff
Retikuloendotheliose 106, 125, 494, 513, 829, 870, II 230
Retikuloperitonitis s. Fremdkörperperitonitis
Retikulosarkome 124, 134, 204, 283, 566, 725, 787, 869, 887
Retikulose, ZNS 500
Retikulozytose 129
Retikulumzelle 93, 112
Retina 874, 889ff
—, Ablösung 554
—, Blutung 100
Retinitis 888, 891ff
Retinoblastom 891
Retinopathie 343, 890
Retinoschisis 890
Retothelknötchen 384
Retroflexio, Harnblase 570
—, Penis 672
Retroperitonitis 421
Retroviridae 188, 203, 344, 381, 744, 746, 868, II 12, 63, 189

Rezeptordefekte 579
Rhabarber 538
Rhabdomyolysis 772
Rhabdomyome 55, 787
Rhabdomyosarkome 55, 787
Rhabdoviridae 237, 478, II 11, 50, 104, 147, 177, 191, 192
Rheumafaktoren 746
Rheumatoide Arthritis 104
Rhinitis-Leitsymptom 146ff, 794
—, Kaninchen 149, II 192, 193, 198, 200
—, Karnivoren 148, 151, 380, II 144, 147, 150, 151
—, Pelztiere II 176, 180, 182
—, Pferd 147, 150, II 15, 17, 20, 23
—, Schwein 147, 148, II 102, 105, 118
—, Wiederkäuer 147, 241, 384, II 45, 46, 48
—, Vögel 149, II 215, 218, 222, 233, 236, 237, 238, 242, 245, 248, 250, 252, 257, 258, 260, 262, 269
Rhinitis atrophicans 144, 147, 148ff, 709, II 118
Rhinitis contagiosa cuniculorum 149, II 192
Rhinolithen 147
Rhinopneumonitis, equine 156, 157, 490ff, 612, 784, II 16
Rhinosporidium seeberi 151
Rhinotracheitis, Pute II 245
Rhinoviren 158, 186, 235, 847
Rhipicephalus spp. II 161
Rhizopus spp. 123, II 160
Rhodotorula glutins 619, 854
— *mucilaginosa* 854
Ribbert's disease II 196, 834, II 135
Ricinus-Vergiftung 354, 465
— *communis* II 132
Riesenfasern 764
Riesenleber 376
Riesenwuchs 450, 691ff, 799
Riesenzellentumor 251, 724
Rift-Valley-Fieber 384
Rikettsia conjunctivae 883
Rickettsiose 133, 176
Rindergrippe 147, 181, 186, II 58
Rinderinfluenza 186
Rinderpest 35, 235, 242, 271, 273, 276, 301, 482ff, II 45
Ringabszeß 883
Ringbinden 766
Ringblutung 473
Ringelzunge 227
Ringklätschler, Taube 450
Ringworm II 81, 125
Rodentiose II 153
Röcklsches Granulom 783
Röntgenstrahlen 82
Roquefortin-Vergiftung 465
Rosenkranz, rachitischer 706
Ross-river-virus 451
Rotation, Magen 258
Rotaviren 222, 296ff, 324, II 100, 148
Rotavirusenteritis II 40
Rote Atrophie 373

Rote Ruhr 321
Rotlauf, Pelztiere II 182
—, Schwein 35, 38, 44, 45, 81, 120, 144, 419, 542, 546, 604, 721, 732, 743, 756, 776, 893, II 119ff
—, Vögel 26, 35, 117, 119, 124, 178, 211, 265, 269, 293, 316, 317, 369, 375, 584, 593, 838, II 261
Rotz 121, 133, 147, 150, 162, 177, 196ff, 783, 845, 893, II 19
Rous-Sarkom 402
Rowett nude rats 104
Rubber jaw 231, 709
Rubia tinctoria 716
Ruckser, Taube 450
Rückenmuskelnekrose 769, II 136
Rückresorption, Niere 520
Ruhephase, Endometrium 596, 598
Rumen 217, 273
Rumenitis 245, 254, 273ff, II 48, 93
Rundherzkrankheit, Huhn 40, 48, 49
Runting-shunting-syndrome 258, 337, 513, II 242
Ruptura uteri 625
Russelkörperchen 557
Rusterholzsches Klauensohlengeschwür 789

S
Sacahuiste (*Nolina texana*) 363, 368
Saccharomyces 619
Sachregister Teil I 900
— Teil II 286
Sackniere 569
Säbelscheidentrachea 154
Säuren 841
Sagomilz 115
Sakralisation 682
Salivation 217
Salmonella abortus-equi 631, 665, II 21
— — -*ovis* 632, II 69, 70
— *aertrycke* II 199
— *anatum* II 199
— *arizonae* 496, II 253ff
— *cholerae-suis* 285, 306, II 109, 179
— *dublin* 306, 389, 457, 630, II 69, 179
— *enteritidis* 306, II 69, 179, 199
— *gallinarum* (gallinarum)-pullorum 277, 585, 593, 743, 784, II 179, 250ff
— *niloese* II 199
— *typhi-murium* 303, 306, 389, 630, 784, II 69, 109, 199, 252
— *typhi-suis* II 109
Salmonellose 28, 85, 146, 624, 721
—, Kaninchen II 199
—, Karnivoren II 153
—, Pelztiere II 179
—, Pferd II 21
—, Schwein 305, 841, II 109
—, Wiederkäuer 29, 120, 181, 419, 425, 556, 627, 803, II 69, 70
—, Vögel 277, 496, 743, 892, II 253

Salpingitis 593, 610, II 254, 255, 256
Salpinx 579
Salsola tuberculata 625
Samenblasen 578, 670 ff
Samenblasendrüse 670
Samenleiter 669 ff
—, Ampullen 578
Samenrinne, Vögel 674
Samenstauung 660
Sandmannsche Erkrankung 144
Sanduhrmagen 254
San Miguel sea leon virus (SMSV)238
Saponine 97
Sarcocystis bigemina II 162
— *bovicanis* 51, 500, 627, 784, 785, II 86, 162
— *bovifelis* 785, II 86
— *bovihominis* 785
— *equicanis* 51, 784, 785
— *ovicanis* 51, 500, 627, 785, II 86, 162
— *ovifelis* 277
— *suicanis* 51, 785
Sarkoid 868
Sarkolemm 758
Sarkomatose 99, 111
Sarkomatoseviren 868, II 225 ff
Sarkome 162, 204, 251, 282, 341, 507, 566, 613, 654, 671, 787, 815
Sarcoptidae 864, II 28, 126, 164, 208
Sarkosporidiose 50, 277, 784, II 86
Satellitose 462, 483, 493
Sauerampfer 538
Sauerklee 538
Schaltknochen 451
Schaltlamellen 681
Schattenzellen 867
Schaumzellen 173
Scheide, Vorhof, Scham 614 ff
— — —, Embryologie 614 ff
— — —, Entzündungen 617 ff
— — —, Kreislaufstörungen 616 ff
— — —, Mißbildungen 615 ff
— — —, Pathophysiologie 414 ff
— — —, Stoffwechselstörungen 616 ff
— — —, Tumoren 619 ff
Scheinträchtigkeit 581
Scherende Flechte 852
Schichteier 592, 593
Schierling-Vergiftung 465, 732, 762
Schilddrüse 809 ff
—, Anlage 809
Schinkenmilz 115
Schistosoma bovis 398
— *haematobium* 398
— *japonicum* 398
— *mansoni* 398
— *mattheei* 398, 575
— *reflexum* 683
Schistosomen 85
Schistosomiasis 89

Schizogastrie 254
Schlachtung, Folgen 177
Schlafsucht 450
Schlangengifte 97, 527, 775 ff
Schleimbeutel 787, 790 ff
Schleimhautablösung 254
Schleimhautkollaps 293
Schleimige Degeneration, Nasenseptum 144
Schlempemauke 841
Schlenkertaube 450
Schliffflächen 752
Schliffrinnen 749
Schlingenkapillaren 728, 729, 732, 744
Schlundmotorikstörung, Hund 514
Schlundtasche 101, 809
Schlundverstopfung 259
Schmorlsche Knötchen 707
Schmutzmauke II 15
Schnabelmißbildungen 226, 227
Schnabelnekrosen 231
Schnabel- und Rachenhöhle 251
Schnüffelkrankheit 709, 822, II 118
Schnupfen der Puten 149, II 245
Schnupfen der Reisetauben 149
Schock, Angiopathie 66, 68, 474, 475
—, Auge 890
—, Belastungsmyopathie 136
—, Blutungen 28
—, Diarrhoe 221
—, Endokarditis 43
—, Herzdilatation 49
—, Kardiogen 137
—, Kolienterotoxämie 112, 195
—, Kolikformen 290, 416
—, Leber 373
—, Lunge 177, 186
—, Magendarmerosionen 268
—, Magendrehung 258
—, Malazie 473
—, Nebenniere 803
—, Niere 534, 542, 543
—, Pankreas 340
—, Permeabilitätsstörungen 82
—, Pleuritis 425
Schollenzellen 614
Schopfbildung, Huhn 450
Schreckthyreotoxikose 816
Schrumpfniere 426, 550, 561
Schüttler 450
Schuhzweckenleber 376
Schultergelenksdysplasie 684
Schwangerschaftshypophyse 795
Schwannom 514, 887
Schwannsche Zellen 508
Schwanzbeissen 721
Schwanzreiter, Taube 450
Schwarzzungenkrankheit 230
Schwefelwasserstoff-Vergiftung 176, 363, II 130
Schwein: Krankheiten und Syndrome s. II 99 ff

—, Bakterielle- II 109 ff
—, Leitsymptome II 141 ff
—, Mangel- II 133 ff
—, Parasitäre- II 125 ff
—, Sonstige- II 136 ff
—, Vergiftungen II 127 ff
—, Virusbedingte- II 99 ff
Schweinedysenterie s. Dysenterie
Schweineinfluenza 188, II 105
Schweinepest, afrikanische s. Afrikan. Schweinepest
—, klassische 28, 29, 35, 38, 68, 82, 97, 98, 118, 144, 146, 156, 177, 232, 302, 354, 419, 443, 454, 586 ff, 541, 542, 546, 569, 570, 573, 612, 626, 632, 762, 838, 841, 844, 890, 891, II 101
Schweinsberger Krankheit 365, 378, II 36
Schweißdrüsentumor 867
Schweißekzem 843
Schwielenrotz 197, II 20
Scotty cramp 767
Scrapie 463, 493 ff, 784, II 56
Seborrhoea sicca, -oleosa 831, 832, 842
Secale cornutum 81, 465, 835
Sehnen 787 ff
—, Ab(Aus-)risse 789
—, Entzündungen 788, 789
—, Rupturen 787, 788
Sehenflecken 248
Sehenscheide 787
Sehenstelzfuss 733, 762
Sehplatte 873
Sehpurpur 875
Sekretin 335
Sekretionsphase 595, 597
Sekundärfolliket 579
Sekundenherztod 178
Selbstreinigung, Endometrium 595, 604
Selenmangel 34, 68, 337, 363, 773, 774, 775, 834, II 95, 133, 134, 136
Selenvergiftung 34, 363, 463, 468, 831, II 88
Seminom 668, 669
Semiplacenta diffusa 624
Senecio jacobaea 36, 365, II 91
— *lautus* 530, II 91
— *vulgaris* 363, 365, II 36
Senkscheide 616
Septierungsdefekte 24
Septische Entzündung, Knochen 721
Septum membranaceum 25
Seröse Häute 409 ff
— —, Embryologie 409 ff
— —, Entzündungen 420 ff
— —, Kreislaufstörungen 419 ff
— —, Mißbildungen 410 ff
— —, Parasiten 430 ff
— —, Postmortale Beurteilung 421 ff
— —, Stoffwechselstörungen 416 ff
— —, Tumoren 431 ff
Serosen-Gelenksentzündung 29, 425, II 118
Serositis chronica 426

— fibrinosa 424, II 71, 149
— granulomatosa 428, II 182
— necroticans 426
— purulenta 426
— serosa 424, II 70
Sertolizellen 656, 665
Sertolizelltumor 95, 668, 671, 831
Serumesterase 350
Serumfaktor des Thymus (FTS) 102
Serumhepatitis der Pferde, sogenannte 383
Serumkrankheit 856
Sessea brasilensis 465
setaria africana 430
— *bernardi* 431
— *cervi* 431, 504
— *congolensis* 431
— *digitata* 430, 431, 504
— *equina* 430
— *labiatopapillosa* 430
— *marhalli* 430, 504
Setarien 886, 892
Sexualhormone 343
Shigella dysenteriae 222, 309, 743
— *flexneri* 309
— *sonnei* 309
Shipping fever 183, II 58
Shopesches Fibromvirus II 189
— Papillomvirus II 190
Short docking sheep 619
Shorthorn-Syndrom 451
Shuntbildung, Darm 290
Shwartzman-Sanarelli-Phänomen 543, II 109
Sialoadenitis 248
Sialose 253
Sialozele 229, 253
Siamesische Katze 96
Sichelzellenanämie 96
Siderofibröse Herde 116
Siderose 878
Siderosomen 358
Siderozyten 383, 810
Siebbeintumor 151
Silage 274
Silikatose 200
Silikose 200
Silky Terrier 370
Simbuvirus 482
Simuliidae 249, 838, 864, II 33, 85
Simulium reptans II 82
Sinusitis 147, 794, II 245, 258, 269
Sinusoide 349
Siphona spp. 864
Siphonaptera spp. 865
Skabies 864
Skelett 679 ff
—, Entwicklungsstörungen 683 ff
—, Entwicklung und Struktur 679 ff
—, Entzündungen 720 ff
—, Mißbildungen 682 ff

—, Parasiten 723 ff
—, Speicherungen 716 ff
—, Stoffwechselstörungen 702 ff
—, Tumoren 723 ff
—, Wachstumsstörungen 690 ff
—, Zusammenhangstrennungen 699 ff
Skelettmuskulatur 758 ff
—, Embryologie 758 ff
—, Entzündungen 780 ff
—, Fasertypen 760 ff, 770, 778
—, Kreislaufstörungen 775 ff
—, Mißbildungen 762 ff
—, Parasiten 723 ff
—, Pathophysiologie 801 ff
—, Stoffwechselstörungen 763 ff
—, Tumoren 787
Skin lesions 844
Sklera 873, 883 ff
Skleraektasie 877
Sklerastophylom 877, 883
Skleritis 883
Skoliose 682, 689, 709
Skorbut 146, 156, 232, 420, 703
Skrjabinagia lyrata 280
Skye-Terrier 154
Sleeper Syndrome s. ISTME
Slipped tendon 737
Slow-Virus 485
SMEDI-Syndrom 610, 632, II 108
Snorter dwarfs 533
Sobolevicanthus gracilis 329
Sojabohnen 80, 816
Solanin II 184
Solanum esuriale 465
— *fastigiatum* 465
— *malacoxylon* 74, 76, 231, 266, 603, 713, II 96
— *torvum* 713
Solenopotes spp. 864
Solitäres Ekchondrom 685
Somatomedin 693
Somatopleuroperitoneum 409
Somatostatin 793, 798
Somatotropes Hormon (STH) 343, 692, 718, 792 ff, 795, 798, II 170
Sommerausschlag 843
Sommerbluten 860
Sommerdermatitis 855
Sommerekzem 841, 855
Sommermastitis 642
Sommerwunden 677, 860, II 29
Sonnenbrand 245
Sonnenkleid, Vögel 227
Sonnenstich 454, 457
Soor 272, 276, 497, II 160
Sorbit-Dehydrogenase 350
Spätlähme, Fohlen 419, II 23
Spaltheilung 700
Spaltnase 144
Spaniel 144

Spat 749
Spatium perisinusoideum 349
Speckferkel 837
Speckkleber 372
Speicheldrüsen 215, 229, 232, 253
Speichelgänge 228
Speicherkrankheiten, ZNS, Formen 445 ff
—, Muskulatur 767
Speicherungsnephrose 524, 525, 529
Spermagranulom 660, 664
Spermatidenriesenzellen 661
Spermatogenese 656, 662
Spermatozele 659
Spermidendifferenzierung 658
Sphärozytose 96
Sphingoglykolipide 444
Sphingomyelin 115
Spingomyelin-Lipidose 446, 877, 891
Spiculacaulus spp. 202
Spikes 547
Spilopsyllus cuniculi II 210
Spina bifida 439, 442
Spinale Ataxie 460, 461, 685, 697, 698, 733, 752, 756
Spinalganglien 436
Spindelzellensarkome 283, 333, 566, 585, 870
Spinnengift 97
Spiradenome 867
Spirocerca lupi 65, 89, 278, 282
— *sanguinolenta* 62, 65
Spirochaeta anserina II 245
Spirochätose 269, 557, 846, II 113, 199
Spirurida spp. 281
Splanchnomegalie 799
Splanchnopleuroperitoneum 409
Splay leg syndrome 767
Splenektomie 95
Splenitis 120, 122
Splenomegalie 96, 125
Split hand deformity 682
Spondylarthritis 756, II 121
Spondylarthropathia deformans 755
Spondylolisthesis 697, 699
Spondylopathia deformans thoraco-lumbalis 697, 698, 754, 755
— — lumbosacralis 755
Spongiosa 680, 681, 689, 690, 692, 694, 701, 703, 706, 707, 708, 709, 715, 716, 717, 721, 722, 726
Sporodesmin (*Pithomyces chartarum*) 363
Sporotrichose 855
Sporothrix schenckii 855, II 160
Spring rise 280
Stachybotrys alternans 245, 363
Stallrot 573
Stammzellen 93
—, Adenome 797
Stapelschilddrüse 809
Staphylococcus aureus 388, 497, 561, 607, 633, 644 ff, 649, 670, 721, 783, 843, 846, II 26, 115, 184, 200, 209, 247

— *epidermidis* 644
— *hyicus* 570, 843, II 114
Staphylokokkose 39, 99, 122, 131, 180, 190, 247, 312, 558, 575
—, Kaninchen II 200
—, Karnivoren 189, 606, 633, 670
—, Pferd 88, 721, 842, II 26
—, Schwein 44, 607, 722, 843, 844, II 114
—, Wiederkäuer 184, 496, 556, 606, 607, 630, 642, 644, 665, 756
—, Vögel 118, 743, 790, II 247
Staphyloma corneae 881
Status cribrosus 471, II 212
— spongiosus 470, 476
Staubbindungvermögen 198
Staupe 38, 41, 146, 148, 188, 231, 245, 463, 480ff, 633, 665, 844, 852, 880, 893, II 146, 176
Stauungsatrophie 373
Stauungsinduration 373
Stauungsmilz 117
Steatitis II 185, 186
Steatorrhoe 296, 352, 822
Steatose 358, 359, 765, 769
Stechapfel 732, 762
Steinfrucht 628
Stenose, Aorta 60
—, Truncus pulmonalis 50, 60
Stephanofilaria stilesi 860
Stephanurus dentatus 563
Stercobilin 350
Sterilität 599, 604, 608, 611, II 85, 135, 213, 222, 267
Sternbergsche Riesenzellen 139
Sterndistel-Vergiftung 463, 465
Sterngucker 713
Sternzellenhämosiderose 358, 383
Steroiddiabetes 807, II 169
Sterzwurm 844
St. Georg disease 375
Stickertumor 619, 677
Stiff lamb disease 774
Stilesia hepatica 408
St. Louis-Virus II 217
Stomatitis 233, 234ff, 241, 244, 245, 246
— catarrhalis 230
— papulosa 230
— proliferativa 230
— pustulosa II 15, 48
— ulcerosa 231, 384, II 43, 48, 49, 50, 51, 75, 151
— vesiculosa 230, II 52, 106, 107, 151
Stomatis vesicularis, Schwein 234, 642, II 191
Stomatozyten 96
Stomoxys calcitrans 855, 864
Strabismus 893
Strahlenschäden 82, 98, 99, 105, 114, 177, 178, 293, 663, 815, 831, 833, 840, 889
Strangatresie 284
Strangulationsmarken 285
Strawberry foot rot 846
Streptobacillus moniliformis II 260

Streptocara crassicauda 282
— *pectinifera* 282
Streptococcus agalactiae 639, 643ff
— *durum* II 248
— *dysgalactiae* 643
— *equi* 131, 147, II 23
— *equisimilis* 457
— *faecalis* 40, 457, II 248
— *faecium* II 248
— *pneumoniae* 181, II 195
— *suis* 457
— *uberis* 639
— *zooepidemicus* 131, 388, 457, 607, 618, 631, II 23, 178, 200, 248
Streptokokkeninfektion 68, 80, 88, 97, 99, 122, 180, 190, 247, 545, 558, 842
—, Kaninchen II 200
—, Karnivoren 45, 189, 561, 670, 676, 844
—, Pelztiere II 178
—, Pferd 131, 184, 187, 188
—, Schwein 44, 457, 560, 561, 891, II 115, 116
—, Wiederkäuer 29, 496, 560, 670, 891
—, Vögel 26, 39, 33, 35, 118, 119, 124, 157, 178, 316, 369, II 248
Streptokokkenmeningitis, Ferkel 457, II 115
Streptomycin 97, 898, II 184
Streß 105, 275, 303, 359, 360, 527, 803, 805, II 88, 127, 136, 176, 199
Strichnin 464
Strobilocercus fasciolaris II 207
Stromaband 602, 609
Stromazellen 579, 580, 596, 597, 598, 599, 609
Stromschlag, -Tod 82, 451, 453, II 97
Strongylinae 323
Strongyloides papillosus 209, 322, 860, II 206
— *ransomi* 325, II 127
— *westeri* 209, II 31
Strongylose 26, 52, II 29
Strongylus edentatus 323, 324, 431, 667, II 30
— *equinus* 323, 324, 431, II 30
— *vulgaris* 52, 62, 65, 67, 76, 81, 88ff, 97, 504, II 30
Strontium 716
Struck II 65
Struma 68, 811ff
Strupphühner 828
Strychninvergiftung 35
Stummelohren 897
Stuttgarter Hundeseuche II 152
Subarachnoidalraum 437
Subfertilität 599
Succinylcholin 761
Sucrosemangel 337
Sudanophile Leukodystrophie 447
Sudecksche Atrophie 701
Sulfatidose 446
Sulfmethämoglobin 254, 335, 351, 410, 417, 826
Sulfonamide 98, 99, 270, 350, 815, II 186
Sulfonamidnephrose 539
Sulfoquinoxalin 838

Sumestrol 603
Superfecundatio, -fetatio 625
Superfunktionsikterus 355
Suprachorioidea 874
Surfactant 165, 177, II 35
Sussex-Huhn 45
Swainsonia Vergiftung 450, 464
Swayback 463, 472
Sweating disease 831
Swine enzootic pneumonia 188, II 124
Swine vesicular disease (SVD) 483, 847, II 107
Swiss-cheese-Type 603
Sydney-Silky-Terrier 115
Sympathoblastome 515
Symphyse 727
Synapsen 436, 759
Synarthrosen 727
Synchilie 225
Synchondrose 701, 727
Syndaktylie 682
Syndesmose 701, 727
Syngamus trachea 162
Synophthalmie 976
Synostose 682
Synovia 728, 729, 730, 732, 751
Synovialgruben 731
Synovialis 727, 728, 729, 730
Sonovialom 725, 748
Syringadenome 867
Syringomyelie 442
Systemmykosen 854ff, II 160

T
Tabak-Vergiftung 732
Tabaniden 864
Taenia cervi 326, II 163
— *gaigeri* 786
— *hydatigena* 209, 399, 430, 786, II 163
— *multiceps* 399, 503, 786
— *ovis* 326, 786, II 163
— *pisiformis* 209, 399, II 163, 207
— *saginata* 51, 248, 399, 503, 786
— *solium* 51, 249, 399, 786
Talerflecke 833, II 33
Talfan disease 483, 891, II 104
Talgdrüsentumor 867
Talkumgranulom 415
Talpa 790
Tanyzyten 437
Target-Fasern 766
Taubenzüchterlunge 187
Taurinmangel 890
Taxus baccata II 35, 90
Teerplattenkrankheit 145, II 134
„Teer"-Vergiftung 261
Teleangiektasie, Leber 83, 374, 375, 803, 836
Telenzephalon 435
Tendinitis 789

Tendovaginitis 788, 847, II 70, 71
Teratome 432, 566, 589, 669
Terpentin 530
Tertiärfollikel 581, 582
Teschener Schweinelähmung 38, 482ff, 632, 777, 891, II 103
— —, Subtyp 2 104
Testosteron 576, 578, 656, 675
Tetanie 761, 822
Tetanus 784, II 24, 67, 123, 156
Tetrachlordibenzodioxin (TCDD) 363
Tetrachlorethylen 363, 530
Tetrachlorkohlenstoff 27, 32, 99, 359, 360, 363, 375, 530
Tetrakardie 23
Tetrameres americana 282
— *fissispina* 281
Tetraplegie 460, 470
Tetrazyklin 232, 716
Tfm-Gen 656
Thalassämie 96
Thalliumvergiftung 32, 363, 461, 462, 467ff, 831, 840, II 163, 184
Theca folliculi 579, 580
Theileria annulata 501
— *parva* 133, 419, 776
Thekazelltumor 587
Thelazia lacrimalis 886
Thelitis 845
Theliolymphozyten 221
T-Helferzellen 102
Thermoactinomyces vulgaris 187, II 61
Thiaminasewirkung 461, 465, 469
Thiobarbiturate 815
Thioharnstoff-Vergiftung 176, 815, II 165
Thiouracile 815
Thomasmehl 200
Thracheitis 157ff, II 46
Thracheotomie 157
Three day sickness 569
Thrombophlebitis 85
Thrombose, Vena cava 373
Thrombosetheorie, Arteriosklerose 73
Thrombotisch-embolische Kolik 81, 290, II 30
Thrombozyt 93
Thrombozythämie 98
Thrombozytopenie 82, 97, 98, 232, 858
Thrombozytopenische Purpura 232, 375, 573, 838, II 93, 139, 158
Thrombozytopoese 93
Thrombozytose 95
Thymektomie 102, 581
Thymogene Zysten 104
Thymom 105, 106
Thymosin α 1 102
Thymus 101ff, 215, 817
—, Embryologie 101ff
—, Entzündungen 105ff
—, Kreislaufstörungen 104ff
—, Mißbildungen 104ff

—, Pathophysiologie 101 ff
—, Tumoren 105 ff
Thymusatrophie 105
Thymusfaktor (THF) 102
Thymushyperplasie 104
Thymushypoplasie 323, II 43
Thymuspersistenz 102
Thyphlohepatitis, Pute 395
Thyreoglobulin 809 ff, 815
Thyreoidea 809 ff
Thyreoidea stimulierendes Hormon (TSH) 792, 795, 798, 809, 813, 815, 816
Thyreoidektomie 815
Thyreoidhormon 343
Thyreoiditis 693, 811 ff
Thyreostatika 98, 815 ff
Thyreotropin-Releasing-Faktor (TRF) 693
Thyroxin (T3,4) 793
Thysanosoma actinoides 408
Tiamulin-Vergiftung 469, 775
Tiertransport II 277
Tigerherz 37, 237, II 53
Tigrolyse 464, 488, 493
Todeszeitbestimmung II 277 ff
Togaviridae 188, 486, II 16, 42, 101
Tollwut 478 ff, II 11, 104, 147, 177, 192, 213
Toluen 97
Tonsillarsteine 228
Tonsillen 229 ff, 232, 248, 253
Tonsillitis 245, 248, 380, II 71, 103, 147, 150, 151
Tophus 536, 736
Toroviridae II 42
Torsio uteri 601, 626
Torticollis 690, 733
Torulopsis spp. 619
Torulose 854
Totgeburten 486, II 58, 106, 109, 130, 142 ff, 187
Totenflecke 826
Totenstarre, Herz 26
—, Mundhöhle 224
Toxascaris leonina 326, 430, 555, II 163
Toxic-Fat-Disease 178
Toxocara canis 52, 53, 209, 504, 563, 878, II 163
— *cati* 555
— *mystax* 326, II 163
— *vitulorum* 323, 563
Toxoplasma gondii 51, 133, 210, 325, 328, 394, 500, 632, 785, II 86, 162, 182, 206
Toxoplasmose 50, 51, 78, 133, 325, 463, 785, 878, 884, II 86, 162, 182, 206
Traberkrankheit 493, II 56
Trachea 153 ff
Tracheophilus cymbicus 162
Tracheotomie 154
Tractus rubrospinalis 463
— spinobulbaris 463
— spinocerebellaris 463
Trächtigkeit 621 ff, 625
Trächtigkeitsdiagnose, vaginalbioptisch 614 ff

Tränendrüsen 875, 893
Tränennasengang 875
Transmissible Gastroenteritis (TGE) 297 ff, II 99
Transplantationsantigene 578
Transplazentare Infektion 626 ff
Transportkrankheit 257
Transportmyopathie 773
Transportpneumonie 183, II 58
Transporttod 769, II 136
Transposition, Aorta und Tr. pulmonalis 60
Transsudat, -Exsudat, Differentialdiagnose 424
Transzellulärer Transport 58
Trematoden 133, 152, 279, 323, 325
Tremor 443, 444, 450, 466
Treponema hyodysenteriae 306, 307, II 112
— *paraluis-cuniculi* 610, 676, 846, II 199
Tribulis terrestris 840
Trichinella spiralis 52, 54, 249, 293, 325, 786
Trichlorethylen 82, 95, 363, 530, 838
Trichobezoare 262, 288
Trichobilharzia spec. 90
Trichodectes canis II 164
Trichoepitheliom 867, 871
Tricholemmom 867
Trichomonas fetus 604, II 85
— *gallinae* 248, 256, 278, 328, 396
— *vaginalis* 619
Trichomoniasis 272, 606, 617, 624, 631, 860
Trichonematinae 323
Trichophyton 852, 853 ff
— *mentagrophytes* 857, II 125, 159, 203
— *quinckeanum* II 159
— *(Achorion) schönleinii* II 203
— *verrucosum* II 203
Trichosporon spp. 619
Trichostrongylidose 279 ff, II 83, 206
Trichostrongylidae, II Axei 281, II 84
—, *Cooperia* 279
—, *Haemonchus* 279, 280
—, *Nematodirus* 279
—, *Ostertagia* 279, 280
—, *Trichostrongylus* 279, 280
Trichuris leporis II 207
— *suis* 325, II 127
— *vulpis* 326, II 162
Tridermom 589
Trifolium-Arten 672, 816
Triglyzeride 358, 370
Trinitrotoluen-Vergiftung 95
Triorchie 659
Tripelphosphat 572
Triphenyle 266
Trisetum flavescens 603, 713, II 95
Tritrichomonas fetus 609, 617, 675
Troglotrema salmincola 123, 310
Trombicula cavicula II 209
Trombidiose 864, II 164
Trommelbauch 258
Trommler 450

Trophoblastzellen 621, 622, 626
Truncus arteriosus communis 60
Trypanosoma brucei 858, II 32
— *congolense* 858
— *cruzi* 51, 53
— *equinum* 858
— *equiperdum* 618, 675, 833, 858, II 32
— *evansi* 784, 858
Trypanosomiasis 501, 776, 864
Trypsin 335, 339
T-Suppressorzellen 102
Tuba Eustachii 898
Tubarabort 625
Tubenkatarrh 898
Tuberkulose, Kaninchen II 201
—, Karnivoren 31, 430, 497, 844, II 157
—, Pelztiere II 181
—, Pferd 40, 121, 132, 429, 783, 844, II 25
—, Schwein 40, 132, 430, 457, 497, 783, 844, II 121
—, Wiederkäuer 40, 86, 132, 150, 154, 161, 162, 373, 429, 457, 497, 647, 675, 783, 844, 886, II 77
—, Vögel 32, 40, 105, 114, 272, 277, 318, 783, 844, II 265
Tuberkulose, Auge 879, 880
—, Haut 844
—, Hoden 666, 667
—, Knochen 722
—, Leber 392 ff
—, Lunge 193 ff
—, Lymphknoten 132 ff
—, Milz 121 ff
—, Nebennieren 804
—, Niere 558 ff
—, Uterus 611
—, Vulvovagina 617
Tubuli seminiferi 578
Tubulonephrosen, Formen 527 ff, II 88, 128, 152, 183, 185
—, Ursachen 530 ff
Tubulussystem, transversales 759
Tümmler 450
Tularämie 122, 132, 192, 391, II 153, 180, 201
T- und B-Zelldefekt 104
Tumormarker 667
Turning Sickness 501
Tying up 773
Tympanie 254, 257
—, postmortale 254
Typhlitis 293, 310, II 49, 194
Typhlohepatitis 286, 328
Typhlokolitis 306, 310, II 34, 127
Tyzzersche Krankheit 310, 391, II 196, 202
T2-Mykotoxin 231

U
Überfütterung 259
Überschläger, Taube 450
Ulcus corneae 881, 882
— oesophagastricum, Schwein 274, 289, II 137
Ultimobronchialkörper 809, 817
Ultrafiltration, Niere 520, 526
Ulzera, Magen 264, 275 ff, II 78, 80, 137, 184, 199
—, —, ösophagogastrisches 274, 289, II 137
Ulzerierende Enteritis, Vögel II 264
— Kolitis, Boxer 315
Uncinaria stenocephala 860, II 163
Unstirred Layer 220
Urachus 85
— patens 570
—, Zysten 570
Urämie 32, 177, 306, 355, 469, 526, 530, 534, 553, 554, 571, 672, II 152, 161, 173 ff
Urämische Peritonitis 425
Urämisches Koma 461
Uratablagerungen 28, 338, 531, 536, 562, 564, 736
Ureaplasmen 617, 670, 675
Ureteritis 569
Urethra 579
Urgeschlechtszellen 576
Uricase 540
Urkeimzellen 578
Urnerpneumonie 178
Urnierenfalten 580
Urolithiasis 540, 558, 560, 568, 571 ff, 821, II 96
Uroperitoneum 414
Uroporphyrin 535, 571, 716
Uroporphyrinogen-III-Kosynthetase 96
Urtika 838
Usuren, Gelenk 749, 751, 789
Uterinarteriensklerose 65
Uterindrüsen 580, 595, 596, 598
Uterinstroma 595, 598, 599
Uteroferrin 621
Uterus 578, 579, 595 ff
— bicornis 593
—, Biopsie 595
— duplex 595, 625
—, Prolaps 603
— septus 625
— simplex 593
— unicornis-Syndrom 581, 590, 600
Uterusinvolution 65, 634, 635
Uvea 874, 892
Uveitis 880, 884, 885 ff, 888
Uveokeratitis 883
UV-Licht 705, 867, 883, 895

V
Vaciniavirus 848, II 15
Vagina 578, 579
Vaginalzytologie/-biopsie 614 ff
Vaginitis 575, 611, 617 ff
Vakzinevirus 558, 572, 627, 633
Varikozele 670
Varizen 84
Vasa sinusoidea 349

Vaskulitis 443, 494, 665, II 16, 47, 58, 72, 110
Vasoactive intestinal peptide (VIP) 221
Vasopressin 793
Vasotoxin 269
Vatersche Papille 335
Vegetatives Nervensystem 514 ff
Vena cava caudalis, Thrombose 84, 85, 388
— jugularis, Thrombose 83
Venen 58, 83 ff
—, Entzündungen 85 ff
—, Erweiterungen 85 ff
—, Thrombosen 83 ff
Venerischer Tumor 619, 677
Ventricularis 22
Ventrikelhypertrophie 60
Veratrum californicum 625
Verbrennung 840
Verbrauchskoagulopathie s. Koagulopathie
Verdachtsdiagnose II 275 ff
Verdauungsapparat 214 ff
—, Darmkanal 283 ff
—, Embryologie 214 ff
—, Endokrines Pankreas 341 ff
—, Exokrines Pankreas 335 ff
—, Oberer Verdauungsapparat 224 ff
—, Ösophagus, Kropf, Vormägen und Magen 253 ff
—, Pathophysiologie 216 ff
Verfettung 69, 95, 352, 358, 417
—, Herz 32 ff
—, Leber 359 ff, 584, 807, II 126, 131
—, Niere 531
Vergiftungen, häufig vorkommende: s. tierartlich zugeordnet in Teil II
—, Karnivoren II 164 ff
—, Pelztiere II 183 ff
—, Pferd II 35 ff
—, Schwein II 127 ff
—, Wiederkäuer II 86 ff
Verkalkungen, Allantochorion 622
—, Darmwand 294
—, Dura mater 453
—, Endokard 41, 550, II 168
—, Gefäße 70, 74, 75, 550, II 168
—, Gelenk 736
—, Haut 807, 821, 834
—, Hoden 663
—, Kehlkopf 155, 550
—, Kornea 879
—, Lunge 173, 550, 807, II 96, 168
—, Magenwand 550
—, Muskel 765
—, Nebennieren 802
—, Niere 537, 550, 807, II 96, 168
—, Nucleus Pulposus 752
—, Pleura 416, 417, 553
—, Plexus chorioideus 454
—, prästernale 834
—, Zunge 231
Verklebung 424

Verknöcherung, Dura mater 453
—, Kehlkopf 155
—, Serosa 417
Verlötung 424
Versandung, Magen 261
Verschluckpneumonie 190
Versio uteri 601
Verstopfung 221
Vesiculitis seminalis 670, II 107
Vesikel 838
Vesiko-umbilikale Fistel 570
Vesikulärer Transport 58
Vesikuläre Stomatitis 237, II 50, 107
Vesikuläres Exanthem (VES) 234, 238, 482, 847, II 107
Vesikulärkrankheit, Schwein 237, II 107
Vestibulitis 617 ff
Vestibulum 578, 579, 614 ff
Vibices 837
Vielträchtigkeit 625
Vioform-Vergiftung 469
Virchow-Robinscher Raum 437, 438, 496
Virilisierung 576, 578, 579, 588
Virusabort, Stute 105, 122, 156, 157, 188, 419, 421, 425, II 16
Virusarteriitis, Pferd 80, 188, 301, II 16
Virusarthritis, Huhn II 214
Virusenteritis, Nerz II 175
Virushepatitis 337, 385 ff
—, Pute II 213
Virus-N-Krankheit, Geflügel 481, II 220
Visna 485, II 63
Viszeralgicht 28, 338, 362, 417, 572
Vitamin-A-Mangel 29, 144, 145, 155, 156, 161, 178, 231, 232, 265, 267, 451, 461, 469 ff, 536, 568, 570, 572, 663, 670, 714, 832, 875, 876, 877, 880, 889, II 116, 135, 168, 185
— B1-Mangel 50, 316, 461, 463, 465, 469 ff, 663, 692, II 94, 134, 167, 185
— B2-Mangel 230, 692, II 185
— B6-Mangel II 186
— B12-Mangel 95, 451, 461
— C-Mangel 146, 156, 178, 230, 233, 420, 639, 703
— D-Mangel 705, 706, 737, 817
— E-Mangel 32, 33, 34, 82, 267, 274, 337, 363, 461, 463, 471 ff, 663, 737, 768, 773, 774, 775, 833, 834, II 95, 133, 134, 136, 167
— K-Mangel 179, 192, 338, 352, 369, 379, 776, II 165
Vitamin-A-Überschuß 663, 714, 715, 789
— D- — 41, 76, 174, 231, 266, 289, 294, 537, 604, 713, 714, II 96, 168
— E — 74
Vitiligo 833
Vögel: Krankheiten und Syndrome s. II 211 ff
—, Bakterielle- II 245 ff
—, Sonstige- II 272 ff
—, Virusbedingte- II 211 ff
Vogelaugen (Einschlußkörperchen) 148
Vogellunge 165
Volumenmangelkollaps 31

Volvulus 258, 285, 288
Vomiting and vasting disease 258, 297, 482 ff, II 100
Vormägen 215 ff, 253, 261, 268
Vulvaödem 582
Vulvovaginitis II 76, 131

W

Wachtelbronchitis 114, 211, II 233
Wahrscheinlichkeitsdiagnose II 274 ff
Wallersche Degeneration 465, 469, 508 ff, 509
Wanderniere 523
Wangenkrebs 246
Warfarin-Vergiftung II 129, 184
Wasting disease 32
Wasting syndrome 102
Waterbelly 178
Weideblindheit 883
Wiedeemphysem, Rind 176, 187, II 61
Weilsche Krankheit II 152
Weimaraner-Hund 104, 442
Weißfleischigkeit 773, II 95, 136
Wesselbron disease 384
West highland white terrier 371
White liver disease 357, 359
White muscle disease 773, II 95, 136
White scours 289, 296
White-(Shorthorn)-heifer-disease 581, 600
Whole body chimerism 579
Widerristfistel 790
Wiederkäuer: Krankheiten und Syndrome s. II 39 ff
—, Bakterielle- II 64
—, Mangel- II 94
—, Mykosen II 80
—, Parasitäre- II 82
—, Sonstige- II 96
—, Vergiftungen II 86
—, Virusbedingte- II 39
Wild- und Rinderseuche 28, 29, 183, II 60
Wilhelmia spp. 864, II 85
Wilms-Tumor 566
Wilsonsche Krankheit 371
Winterdysenterie 297
Winterostertagiose 280
Wirbel, Deviation 733
—, Rotation 682
—, Verkürzung 733
Wirbelsäule, 751 ff
Wirsungscher Gang 335
Wisconsin-Infektion 211
Wobbler Syndrom 460, 461, 685, 697, 698, 752, 756
Wolffscher Gang 576, 578, 659, 670
Wolfsrachen 144
Wolmansche Krankheit 371
Wurmaneurysma 62, II 30
Wurmknoten 207

X

Xanthinnephrose 537
Xanthocephalum 530
Xanthomatöse Zirrhose 378
Xanthomatose 115, 458, 459, 766, 834, 835
Xerophthalmie 880, II 185
X-disease 230, 603, 832
Xylen 97

Y

Yellow fat disease 357, 418, 774, 833, II 186
Yersinia enterocolitica 306, 743
— *pseudotuberculosis* 120, 131, 306, 632, 665, 667, 784, II 154, 182, 202
Yersiniose, Vögel II 257
Yucaipavirus-Infektion 161, 192, II 222

Z

Zähne 231 ff, 247, 252
Zahnfleisch 228
Zahnfraktur 229
Zahnsteinbildung 228, 247
Zecken, Haustiere 861 ff
Zeckenenzephalitis, paralyse 464, 488, 504, 861
Zellembolie 178
Zellzylinder 571
Zementome 252
Zementstaub 200
Zenkersche Degeneration 763, II 95, 137, 161, 164, 186
Zentralkanal 435, 437
Zerebellarhypoplasie 626, 889, II 43, 44, 138
Zerebrokortikale Nekrose (CCN) 470, II 94
Zerebrospinale Angiopathie 68, 269, 304, 475 ff, II 112
Zerumen 897
Zervix 578, 582, 606, 613
Zervizitis 611, 613, 618
Zestoden 51, 277, 279, 322, 323, 325
Ziliarkörper 873, 874
Ziliaten 279
Ziliolentikularblock 892
Zinkmangel 264, 451
Zinkvergiftung 530, 702, 774, II 183
Zinnvergiftung 467
Zirbeldrüse 824
Zitterferkel, Formen 443 ff, 627, 767, II 138
Zitzen, Anomalien 637
—, Papillome 654
—, Stenose 637
—, Verletzungen 638
ZNS-Stoffwechselstörungen 461 ff
Zönurose 451, 503
Zollinger-Ellison-Syndrom 275, 344, 345
Zona glomerulosa 582
Zottenatrophie, Darm 279, 293, 296, 297, 300, 311, 321, 325, II 40, 41, 42, 99, 101, 111, 126, 127, 143, 163, 243
Zottenfusion 321, II 41, 42, 101

Zottenspitzennekrosen, Darm, 245, 290, 293, 300
—, Plazenta 625, 630, II 79
Zuckergußherz 31
Zuckergußleber 248
Zuckerrübenblattsilage 584
Zuckerspeicherniere 528, 532
Zunge 229
Zungenschwellung 228
Zweidrüsenzwitter 577
Zwerchfellruptur, -spalten 254, 762
Zwergrassen 688
Zwergwuchs 96, 104, 691 ff, 692, 794, 798, 816, II 174 ff
Zwickenbildung 578, 579
Zwiebel 97
Zwillingsträchtigkeit 578, 579
Zwingerhusten 148, 189, II 150
Zwischenklauengeschwür 844
Zwischenklauenwulst 834
Zwischenwirbelscheibe 752, 754
Zwischenzelltumor 95
Zyanose-Leitsymptom-Karnivoren II 166
—, Pferd II 14
—, Schwein II 132, 133, 137, 141 ff
—, Wiederkäuer II 92
—, Vögel II 212, 218, 158, 261, 263
Zygomyzeten 81, 200, 212
Zyklitis 884
Zyklodialyse 878
Zyklopie 144, 439, 683, 794, 876
Zylinderzellkarzinome 283
Zymogengranula 335, 341
Zystadenokarzinome 401, 564
Zystadenome 283, 585
Zystenniere 523
Zystinurie 540, 571
Zystisch-muzinöse Hyperplasie, Hund 408
Zystitis 561, 573 ff
Zystoide 697
Zytomegalievirus 248, 612, 665, II 105
Zytopempsis 58
Zytostatika 97, 98, 663